Taschenatlas
Neurologie

D1828044

Taschenatlas Neurologie

Reinhard Rohkamm

172 Farbtafeln von Manfred Güther

2000
Georg Thieme Verlag
Stuttgart · New York

Prof. Dr. med. Reinhard Rohkamm
Leitender Arzt
Neurologische Klinik
Nordwest-Krankenhaus Sanderbusch
D-26452 Sande

Die Deutsche Bibliothek – CIP-Einheitsaufnahme

Rohkamm, Reinhard:
Taschenatlas Neurologie / Reinhard Rohkamm.
172 Farbtaf. von Manfred Güther. – Stuttgart ;
New York : Thieme, 2000

Geschützte Warennamen werden **nicht** besonders kenntlich gemacht. Aus dem Fehlen eines solchen Hinweises kann also nicht geschlossen werden, daß es sich um einen freien Warennamen handele.

Das Werk, einschließlich aller seiner Teile, ist urheberrechtlich geschützt. Jede Verwertung außerhalb der engen Grenzen des Urheberrechtsgesetzes ist ohne Zustimmung des Verlages unzulässig und strafbar. Das gilt insbesondere für Vervielfältigungen, Übersetzungen, Mikroverfilmungen und die Einspeicherung und Verarbeitung in elektronischen Systemen.

© 2000 Georg Thieme Verlag
Rüdigerstraße 14
D-70469 Stuttgart
(http://www.thieme.de)
Printed in Germany

Grafiken: Grafik-Atelier-Güther,
D-88697 Bermatingen

Satz: primustype Robert Hurler GmbH,
D-73274 Notzingen
Druck: J. P. Himmer Druckerei & Verlag,
D-86167 Augsburg

ISBN 3-13-124191-8 1 2 3 4 5 6

Wichtiger Hinweis: Wie jede Wissenschaft ist die Medizin ständigen Entwicklungen unterworfen. Forschung und klinische Erfahrung erweitern unsere Erkenntnisse, insbesondere was Behandlung und medikamentöse Therapie anbelangt. Soweit in diesem Werk eine Dosierung oder eine Applikation erwähnt wird, darf der Leser zwar darauf vertrauen, daß Autor und Verlag große Sorgfalt darauf verwandt haben, daß diese Angabe **dem Wissensstand bei Fertigstellung des Werkes** entspricht.

Für Angaben über Dosierungsanweisungen und Applikationsformen kann vom Verlag jedoch keine Gewähr übernommen werden. **Jeder Benutzer ist angehalten**, durch sorgfältige Prüfung der Beipackzettel der verwendeten Präparate und gegebenenfalls nach Konsultation eines Spezialisten festzustellen, ob die dort gegebene Empfehlung für Dosierungen oder die Beachtung von Kontraindikationen gegenüber der Angabe in diesem Buch abweicht. Eine solche Prüfung ist besonders wichtig bei selten verwendeten Präparaten oder solchen, die neu auf den Markt gebracht worden sind. **Jede Dosierung oder Applikation erfolgt auf eigene Gefahr des Benutzers.** Autor und Verlag appellieren an jeden Benutzer, ihm etwa auffallende Ungenauigkeiten dem Verlag mitzuteilen.

Vorwort

Medizinstudium, ärztliche Weiterbildung und Tätigkeit beruhen in vielen Anteilen auf Bildern, visuellen Eindrücken und deren Zuordnung. Als Pionier auf dem Gebiet eindrucksvoller bildhafter Darstellung klinischer Zusammenhänge nennen wir hier mit großem Respekt Dr. Frank H. Netter.

Heute mehr denn je lassen es die stetig zunehmenden Detailinformationen schwieriger werden, einheitliche Bilder für die klinische Arbeit zu gewinnen. Immer rascher drängen neue Erkenntnisse in den Vordergrund oder bringen scheinbar festgefügte Bilder ins Wanken. In einer Welt schnell wechselnder audiovisueller, multimedialer Informationen waren diese Veränderungen der Ausgangspunkt, Grundlagen, Symptome und Erscheinungsformen neurologischer Krankheitsbilder in handlicher Buchform und in einer überschaubaren Kombination aus Text und Bild zu Papier zu bringen. Dazu bot sich das vom Georg Thieme Verlag entwickelte Konzept des Taschenatlasses an.

In der Darstellung haben wir textlich und graphisch das Gewicht auf häufigere Syndrome und Krankheitsbilder der Neurologie gelegt. Eine subjektiv bestimmte Auswahl von Schwerpunkten ist nicht nur aufgrund persönlicher Interessen entstanden, sondern auch wegen der durch das Taschenatlaskonzept bedingten Umfangsvorgaben und Text-Bild-Einheiten notwendig geworden. Wir haben uns bemüht, trotzdem eine ausgewogene Darstellung zu finden. Dabei sind wir uns bei der Vielschichtigkeit der Thematik sehr deutlich der Tatsache bewußt, nicht ohne Fehler zu sein. Nicht zuletzt deshalb begegnen wir Anregungen, kritischen Hilfestellungen und Verbesserungsvorschlägen aufgeschlossen und nehmen sie dankbar an.

Im Herbst 1999 *Reinhard Rohkamm*, Sande
Manfred Güther, Bermatingen

Danksagung

Ohne das feinsinnige Einfühlungsvermögen von Herrn Diplom-Designer Manfred Güther in das Gebiet der Neurologie, seine Bereitschaft, durch lange Autofahrten die zahllosen gemeinsamen Treffen zu ermöglichen und durch tiefsinnige Gespräche zu gestalten, seine Geduld gegenüber meinen Änderungswünschen und manchmal kapriziösen Anforderungen an visuelle Informationen, seine ansteckende Begeisterung sowie seine außergewöhnliche Fähigkeit, neue Techniken der bildlichen Gestaltung kreativ, kenntnisreich, eindrucksvoll und kunstfertig umzusetzen, wäre dieses Buch nicht entstanden. Dabei schätze ich mich glücklich, daß sich aus dieser engen Zusammenarbeit eine ebensolche Freundschaft entwickelt hat.
Die detailgenaue und schwierige Beschriftung der Graphiken hat Frau Birgit Güther mit bewundernswerter Präzision, Perfektion, Schnelligkeit, Flexibilität und stupender Kenntnis der Computernutzung erstellt. Mit ihrer freundlichen, engagierten und humorvollen Professionalität in der Bewältigung der anspruchsvollen Aufgabenstellung hat sie einen wesentlichen Anteil an der Fertigstellung dieses Buches. Auch soll die Rücksichtnahme von Jonas und Lukas auf die Belastungen ihrer Eltern mit Anerkennung erwähnt werden.
Für die Tugend der Geduld und das Vertrauen während der langjährigen Entstehungsphase möchte ich mich bei den Mitarbeitern des Georg Thieme Verlages bedanken. Herr Dr. med. Thomas Scherb hat unsere Arbeit stets wohlwollend, sehr kompetent, aufmunternd und vertrauensvoll begleitet und gefördert. Herr Rainer Zepf hat uns in der Gestaltung und zum Aufbau praktische und nutzbringende Hinweise gegeben. Zügig und angenehm professionell haben Frau Marion Ueckert, M.A., Frau Martina Müller und Herr Rolf Dieter Zeller schließlich die Fertigstellung des Buches begleitet.
Eine große Hilfe ist die immer verständnisvolle Unterstützung aller Mitarbeiter der Neurologischen Klinik für die von mir zusätzlich zur klinischen Tätigkeit durchgeführten Projekte. Dabei möchte ich besonders die offenen, bereichernden Gespräche und die kompetente fortwährende Hilfestellung in der Bewältigung der klinischen Arbeit durch die Oberärzte Frau Dr. med. Helga Best und Herrn Dr. med. Robert Schumann erwähnen.
Zahlreichen Kollegen, Beschäftigten und der Verwaltung am Nordwest-Krankenhaus Sanderbusch bin ich für ihre Toleranz gegenüber meinen zeitlichen Eigenwilligkeiten verpflichtet. Den Radiologen Herrn Dr. med. Benno Wördehoff und Herrn Dr. med. Ditmar Schönfeld danke ich für die Überlassung von Röntgenbildern. Besondere Reverenz schulde ich den vielen Menschen, die mir als Patienten vertrauen und vertraut haben.
Dieses Buch ist meiner Familie gewidmet. Sie hat unendliche Raumgrößen an Rücksicht, Großmut, Nachsicht und Verständnis aufgebracht. Meine Ehefrau Christina hat uns in den langen Arbeitszeiten logistisch unterstützt, mich von den Wichtigkeiten des Alltags abgeschirmt, die Zusatzbelastungen wohlwollend ertragen und ist stets ein fester Rückhalt. Gleichermaßen gilt dies für die noble Zurückhaltung und fröhliche Lebenskraft von Claire und Ben.

Reinhard Rohkamm

Inhaltsverzeichnis

1. Grundlagen 1

Übersicht 2
Schädel 4
Meningen 6
Liquor 8

Gefäße 10
Hirnkreislauf, Karotisgefäße 11
Anteriore Hirnarterien 12
Vertebrobasiläre Arterien 14
Posteriore Hirnarterien 16
Intrakranielle Venen 18
Extrakranielle Venen 20
Spinale Gefäße 22

Zentrales Nervensystem 24
Zerebrale Organisation 24
Hirnstamm 26
Hirnnerven 28

Peripheres Nervensystem 30
Wirbelsäule und Rückenmark 30
Dermatome und Myotome 32
Armplexus 34
Armnerven 35
Beinplexus 36
Beinnerven 37

2. Funktionen und Syndrome 39

Motorik 40
Reflexe 40
Bewegungssteuerung 42
Bewegungsausführung 44
Zentrale Lähmung 46
Periphere Lähmung 50
Kleinhirn 54
Vestibuläres System 56
Schwindel 58
Gangstörung 60
Tremor 62
Dystonie 64
Chorea, Ballismus, Dyskinesie, Myoklonus 66
Myoklonus, Tic 68

Hirnstamm 70
Mesenzephale Hirnstammsyndrome 70
Pontine Hirnstammsyndrome 70
Medulläre Hirnstammsyndrome 70

Hirnnerven 74
Schädelbasissyndrome 74
Geruchssinn 76
Geschmackssinn 78
Sehbahn 80
Gesichtsfeldausfall 82
Okulomotorik 84
Augenbewegungsstörungen 86
Nystagmus 88
Pupillomotorik 90
Pupillenstörungen 92
N. trigeminus 94
N. facialis 96
Fazialisläsion 98
Hören 100
Schluckstörungen 102

Sensibilität 104
Sensorik 104
Sensibilitätsstörungen 106

Schmerzen ... 108

Schlaf ... 112
Normaler Schlaf ... 112
Schlafstörungen ... 114

Bewußtseinsstörungen ... 116
Akute Bewußtseinsstörungen ... 116
Koma ... 118
Koma-ähnliche Syndrome, Hirntod ... 120

Verhaltensänderungen ... 122
Sprache ... 124
Aphasien ... 126
Agraphie, Alexie, Akalkulie, Apraxie ... 128
Sprechstörungen ... 130
Orientierungsstörungen ... 132
Gedächtnisstörungen ... 134
Demenz ... 136
Somatisierung ... 138

Vegetatives System ... 140
Organisation ... 140
Hypothalamus ... 142
Limbisches und peripheres vegetatives System ... 144
Herz und Kreislauf ... 148
Atmung ... 150
Thermoregulation ... 152
Gastrointestinale Funktion ... 154
Blasen- und Sexualfunktion ... 156

Intrakranieller Druck ... 158

3. Krankheitsbilder 165

Zentralnervensystem ... 166
Schlaganfall ... 166
Kopfschmerzen ... 182
Epilepsien ... 192
Nichtepileptische Anfälle ... 200
Parkinson-Syndrom ... 206
Multiple Sklerose ... 214
Infektionskrankheiten ... 222
Hirntumoren ... 254
Trauma ... 266
Kleinhirnkrankheiten ... 276
Myelopathien ... 282
Fehlbildungen und Entwicklungsstörungen ... 288
Neurodegenerative Krankheiten ... 294
Enzephalopathien ... 304

Neuromuskuläres System ... 316
Periphere Neuropathien ... 316
Myopathien ... 334
Neuromuskuläre Syndrome ... 346

4. Untersuchung 349

Klinische Untersuchung ... 350
Anamnese und Befund ... 350

Zusatzuntersuchungen ... 351
Beurteilung ... 351
Neurophysiologische und neuropsychologische Diagnostik ... 352
Neurosonographische, bildgebende und bioptische Diagnostik ... 353

5. Tabellenanhang 355

Literatur ... 409

Sachverzeichnis ... 415

1 Grundlagen

- Anatomische Daten
- Physiologische Daten

Neurologie befaßt sich mit Krankheitsbildern des zentralen, peripheren und vegetativen Nervensystems einschließlich der Skelettmuskulatur.

Zentralnervensystem (ZNS, Neuraxis)

■ Gehirn (Encephalon)

Vorderhirn (Prosenecephalon, supratentorielle Region). Hierzu gehören das Großhirn (*Telencephalon* mit *Telencephalon impar*) und das Zwischenhirn (*Diencephalon*).

Hirnstamm (Truncus cerebri, infratentorielle Region). Er gliedert sich in Rauten- (*Rhombencephalon*) und Mittelhirn (*Mesencephalon*). Innerhalb des Rautenhirns werden Brücke (*Pons*), Kleinhirn (*Cerebellum*) und *Medulla oblongata* (Myelencephalon, Bulbus medullae spinalis) voneinander abgegrenzt.

■ Rückenmark (Medulla spinalis)

Das Rückenmark ist beim Erwachsenen ungefähr 45 cm lang. Es beginnt oberhalb des ersten Halsnervenpaares im Anschluß an die Medulla oblongata und reicht mit dem spitz auslaufenden *Conus medullaris* bis in die Höhe des Bandscheibenraumes zwischen ersten und zweiten Lendenwirbelkörper (bei Neugeborenen in Höhe des 3. Lendenwirbelkörpers). Ab dort setzt es sich weiter fadenförmig (*Filum terminale*) bis zur Anheftung an die Hinterfläche des Steißbeins fort. Das Filum terminale ist vorwiegend aus Glia- und Bindegewebe aufgebaut. Ab dem 1. Lendenwirbelkörper bilden die langstreckig verlaufenden Vorder- und Hinterwurzeln der Spinalnerven die *Cauda equina*. Die segmentale Gliederung der Wirbelsäule und die Rückenmarksnerven erlauben eine Zuordnung von Hals-, Brust-, Lenden- und Sakralmark.

Peripheres Nervensystem (PNS)

Das ZNS wird durch das PNS mit den übrigen Körperregionen verbunden. Alle motorischen, sensiblen und vegetativen Nervenzellen und -fasern, die sich außerhalb des ZNS befinden, werden zum PNS gerechnet. Im einzelnen gehören zum PNS ventrale (motorische) und dorsale (sensible) *Nervenwurzeln, Spinalganglien* sowie *Spinalnerven*. Ferner ein großer Anteil des vegetativen Nervensystems (*sympathischer Grenzstrang*), sensible und motorische *Nervenfasern* wie auch die *Hirnnerven* mit Ausnahme des N. olfactorius und N. opticus, die zum ZNS rechnen.

Ein *gemischter* peripherer Nerv enthält in unterschiedlichen Anteilen motorische, sensible und vegetative Nervenfasern. Daneben gibt es *rein* motorische oder sensible Nerven. Nervenfasern verlaufen durch einhüllendes Bindegewebe (*Perineurium*) gebündelt (*Nervenfaserbündel*) zu den unterschiedlichen Körperregionen und Organen. Durch lockeres Bindegewebe (*Epineurium*) werden diese Nervenfaserbündel untereinander und mit ihrer Umgebung verknüpft. Innerhalb der Nervenfaserbündel finden sich *markhaltige* und *marklose Nervenfasern*, ferner Bindegewebe (*Endoneurium*) sowie kapilläre Blutgefäße. Die *Ranvier-Schnürringe* entstehen durch die Aneinanderreihung der Markscheiden einzelner Schwann-Zellen, die das jeweilige Axon umgeben. Mit der Dicke der Markscheide nimmt die Nervenleitgeschwindigkeit zu. Bei den markarmen bzw. marklosen Nervenfasern hüllt eine Schwannsche Zelle mehrere Axone ein. Im Bereich der Skelettmuskelfasern bilden die motorischen Nervenfasern speziell ausgebildete Kontaktzonen (*neuromuskuläre Synapse* oder *motorische Endplatte*). Die peripheren Fortsätze (*afferente* bzw. *sensible Nervenfasern*) der pseudounipolaren Spinalganglienzellen erreichen das Rückenmark über ihre zugehörige Hinterwurzel. Hierdurch werden alle von den entsprechenden Rezeptoren z. B. der Haut, Faszien, Muskeln, Gelenke und innerer Organe aufgenommenen Erregungen dem ZNS zugeführt.

Vegetatives (autonomes, viszerales) Nervensystem

Das vegetative Nervensystem koordiniert die Funktionen innerer Körperorgane. Es gleicht sie an die endogenen und exogenen Lebensbedingungen des Organismus an. Diese Aufgabenstellungen fallen zentralen (S. 140 ff) und peripheren (S. 146 ff) Anteilen des vegetativen Nervensystems zu.

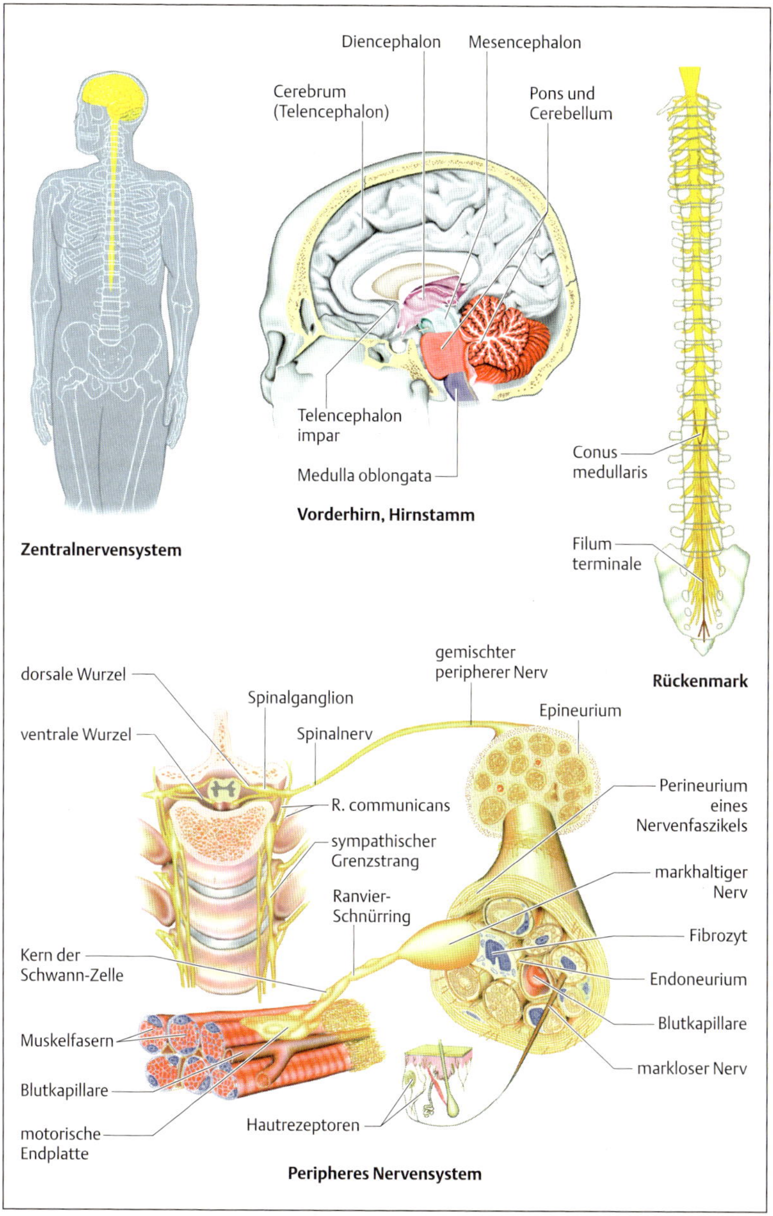
Zentralnervensystem
Diencephalon
Mesencephalon
Cerebrum
(Telencephalon)
Pons und
Cerebellum
Telencephalon
impar
Medulla oblongata
Vorderhirn, Hirnstamm
Conus
medullaris
Filum
terminale
Rückenmark
dorsale Wurzel
ventrale Wurzel
Spinalganglion
Spinalnerv
gemischter
peripherer Nerv
Epineurium
R. communicans
sympathischer
Grenzstrang
Perineurium
eines
Nervenfaszikels
markhaltiger
Nerv
Ranvier-
Schnürring
Kern der
Schwann-Zelle
Fibrozyt
Endoneurium
Muskelfasern
Blutkapillare
Blutkapillare
markloser Nerv
motorische
Endplatte
Hautrezeptoren
Peripheres Nervensystem

Die individuelle Kopfform wird wesentlich vom knöchernen Schädel (Cranium) bestimmt. Wegen der dünnen Ausformung von Muskeln und Bindegewebe ist er an seiner Oberfläche der Palpation zugänglich. Die Schädelknochen sind in Abhängigkeit von ihrer mechanischen Belastung unterschiedlich dick und stabil gestaltet. An dünnen Stellen des Schädelknochens („Knochenfenster") temporal und orbital können mit der Ultraschalldiagnostik die basalen Hirnarterien untersucht werden. Gewalteinwirkungen führen bevorzugt zu Frakturen im Bereich schmächtig ausgebildeter Knochenstrukturen. Das *Kiefergelenk* (Articulatio temporomandibularis) ist neben den gelenkigen Verbindungen der Gehörknöchelchen untereinander die einzige Gelenkverbindung der Schädelknochen.

Hirnschädel (Neurocranium)

Er umschließt Gehirn, Labyrinth und Mittelohr. Im Jugend- und Erwachsenenalter sind die verschiedenen Knochen des *Schädeldaches* (Calvaria) durch Nähte und Knorpelfugen unbeweglich miteinander verbunden. Beim Schädelknochen begrenzen zwei kompakte Knochenschichten (Lamina externa und interna) die zwischen ihnen liegende spongiöse Substanz (Diploë). Von den Schädelnähten verläuft die *Kranznaht* (Sutura coronalis) quer über das vordere Drittel des Schädeldaches. An sie grenzt medial die *Pfeilnaht* (Sutura sagittalis). Von dieser zweigt okzipital nach beiden Seiten die *Lambdanaht* (Sutura lambdoidea) ab. Als *Pterion* bezeichnet man das Feld, in dem Stirn-, Scheitel-, Schläfen- und Keilbein zusammentreffen. Darunter liegt die Aufzweigung der A. meningea media.

Den Boden der Schädelhöhle bildet die innere *Schädelbasis*. Sie formt die vordere, mittlere und hintere *Schädelgrube* (Fossa cranii). Die *vordere* Schädelgrube enthält die basalen Hirnanteile des Riech- und Stirnlappens, die *mittlere* Zwischenhirn, Hypophyse und Schläfenlappen und die *hintere* das Kleinhirn. Die Abgrenzung der vorderen von der mittleren Schädelgrube erfolgt seitlich durch den hinteren Rand des (kleinen) Keilbeinflügels und zur Mitte durch das Jugum sphenoidale. Mittlere und hintere Schädelgrube werden lateral durch die obere Kante der Pyramiden des Schläfenbeins und medial durch das Dorsum sellae unterteilt.

Kopfschwarte (Skalp)

Von ihr wird der Hirnschädel bedeckt. Sie baut sich schichtweise aus der Kopfhaut (Epidermis mit Haaren und Dermis), der Subcutis und der Sehnenplatte (Galea aponeurotica) auf. Mit dem Periost des Schädeldaches (Pericranium) ist sie über lockeres Bindegwebe (subaponeurotischer Spalt) verschieblich verbunden, das wiederum am oberen Rand der Orbita, am Jochbeinbogen und an der Protuberantia occipitalis externa befestigt ist. Hautverletzungen ohne Beteiligung der Galea führen nicht zu größeren Hämatomen und die Wundränder stehen nicht weit auseinander. Ist die Galea aber mitbetroffen, kommt es zu mehr oder weniger stark klaffenden Wunden oder aber zu skalpierenden Verletzungen mit Abriß der Galea vom Periost. Blutungen in den subaponeurotischen Spalt breiten sich hier flächenhaft aus. Die Kopfhaare wachsen ca. 1 cm im Monat.

Gesichtsschädel (Viscerocranium)

Dieser bildet die knöchernen Anteile der Augen-, Nasen- und Nasennebenhöhlen. Der obere Rand (Margo supraorbitalis) der *Augenhöhle* (Orbita) wird vom Stirnbein (Os frontale), der untere Rand (Margo inferior) durch Oberkiefer- (Maxilla) und Jochbein (Os zygomaticum) dargestellt. Über dem Dach der Orbita liegt die Stirnhöhle (Sinus frontalis), unter ihrem Boden die Kieferhöhle (Sinus maxillaris). Die *Nasenhöhle* (Cavitas nasi) erstreckt sich vom Nasenloch (Naris) bis zur hinteren Nasenöffnung (Choana). In die Nasenhöhle münden die *Nasennebenhöhlen* (Sinus paranasales), und zwar die Kiefer-, Stirn- und Keilbeinhöhle (Sinus sphenoidalis), sowie die Siebbeinzellen (Sinus ethmoidalis). In der oberen Wand der Kieferhöhle liegt der Canalis infraorbitalis mit dem N. infraorbitalis und den Vasa infraorbitalia. Die Keilbeinhöhle grenzt jeweils an den Canalis opticus, den Sulcus praechiasmaticus und die Hypophyse.

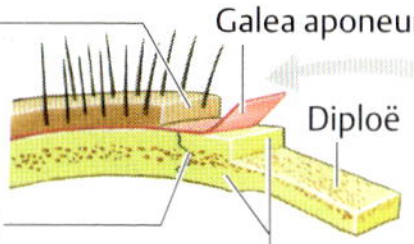

Schädeldach

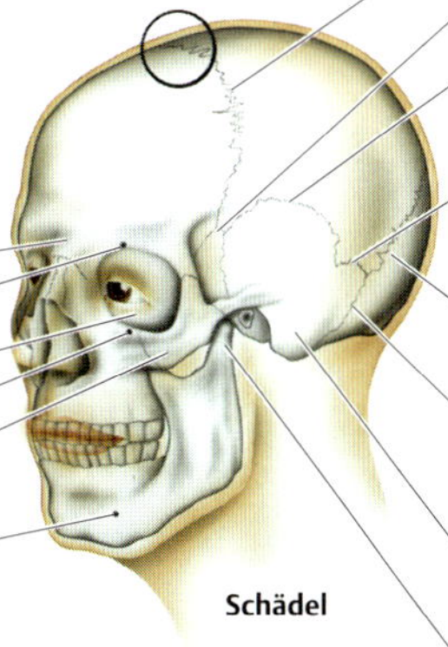

Schädel

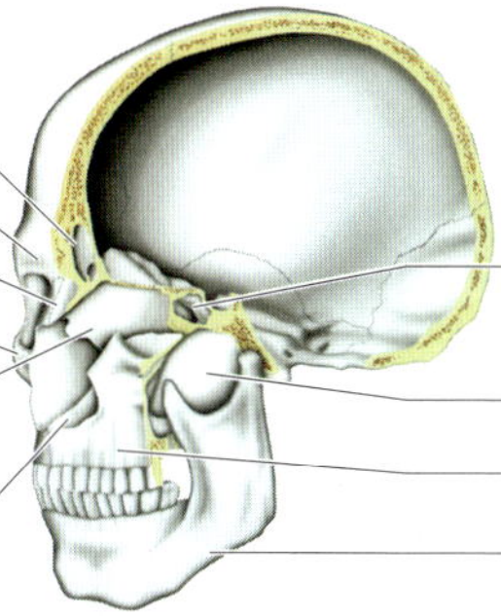

Gesichtsschädel

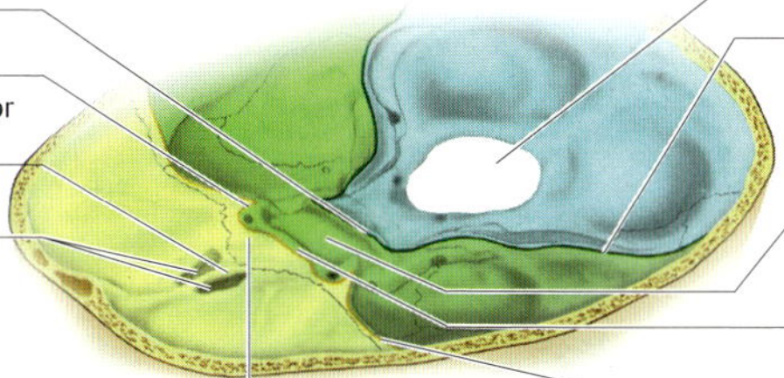

Innere Schädelbasis
(vordere Schädelgrube gelb, mittlere grün und hintere blau)

Die Hirnhäute (Meninges) sind zwischen Schädelinnenseite und Gehirnoberfläche angeordnet. *Pachymeninx* faßt begrifflich die Schicht Dura mater u. Periost, *Leptomeninx* die Schicht Arachnoidea u. Pia mater zusammen.

Harte Hirnhaut (Dura mater cranialis)

Sie besteht aus einem äußeren Blatt, das mit dem Periost des Schädelknochens fest verbunden ist, und einem inneren Blatt, an das sich die Spinnwebhaut getrennt von einem kapillären Spalt (*Subduralraum*, Spatium subdurale) anschließt. Im äußeren Durablatt verlaufen die meningealen Gefäße (Aa. meningeae). Sie versorgen die Dura mater und das Knochenmark des Schädeldaches. Bis auf die klappenlosen venösen Blutleiter (Sinus durae matris), wo periostales und meningeales Durablatt auseinanderweichen, tritt erst durch z. B. arterielle Blutungen (Epiduralhämatom) eine Trennung der beiden Durablätter voneinander (*Epiduralraum*, Spatium epidurale) auf.

Zwischen den Großhirnhemispären ordnet sich die *Falx cerebri* an. Der Sinus sagittalis superior findet sich in ihrer oberen, der Sinus sagittalis inferior in ihrer unteren Begrenzung. Vorne ist die Falx an der Crista galli und hinten im Dachfirst des Tentorium cerebelli in Höhe des Sinus rectus befestigt. Unterhalb des Tentoriums setzt sie sich als *Falx cerebelli*, die den Sinus occipitalis einschließt, zwischen den Kleinhirnhemisphären fort und ist hier am Os occipitale verankert.

Das *Tentorium cerebelli* spannt sich zwischen den Hinterhauptslappen des Großhirns und der Kleinhirnoberfläche leicht zur Mittellinie ansteigend zeltdachähnlich auf. Nach medial grenzt es an den Hirnstamm (*Tentoriumschlitz*, Incisura tentorii). In seinem hinteren Anteil ist es am Sulcus sinus transversi fixiert. Die weiteren Befestigungen liegen seitlich an den Pyramidenoberkanten der Schläfenbeine, vorne im Bereich des Processus clinoideus posterior des Dorsum sellae und am Processus clinoideus anterior des kleinen Keilbeinflügels. Vom Tentorium wird die Schädelhöhle in einen *supra-* und einen *infratentoriellen Raum* unterteilt.

Durch das *Diaphragma sellae*, einer horizontalen Duraplatte zwischen den Procc. clinoidei, kommt die Hypophyse extradural zu liegen. Das Diaphragma besitzt im hinteren Anteil eine Öffnung, durch die neben dem Hypophysenstiel auch die Arachnoidea hindurchzieht.

Die Rami meningei der drei Äste des *N. trigeminus* (S. 28, 94) versorgen die Dura der Schädeldecke, der vorderen und mittleren Schädelgrube sensibel. Der R. meningeus aus dem Ganglion superius des *N. vagus* (S. 29) hingegen innerviert die Dura der hinteren Schädelgrube sensibel. Deshalb sind alle diese Duraanteile im Gegensatz zum Hirnparenchym schmerzempfindlich.

Die verschiedenen Hirnnerven und hirnversorgenden Gefäße liegen je nach Durchtrittsort durch die Dura und Austrittsregion aus dem Schädel eine unterschiedlich lange Strecke *extradural* (aber intrakraniell). So ist das Ganglion trigeminale ohne Duraeröffnung zugänglich.

Weiche Hirnhaut (Pia mater cranialis)

Diese bedeckt die Hirnoberfläche und folgt ihr in allen Windungen und Furchen. In ihr verlaufen die Hirngefäße bis zur ihren Ein- bzw. Austrittsstellen an der Hirnoberfläche. Mit Ausnahme der Kapillaren werden die aus der Pia mater ins Gehirn eintretenden Gefäße von einer Piahülle, in ihrem weiteren Verlauf von einer Gliamembran gegen das Neuropil abgegrenzt. In diesen perivaskulären Räumen (*Virchow-Robin-Räume*) befindet sich Liquor. Darüberhinaus bildet die Pia als gefäßführende Schicht (Tela choroidea) zusammen mit der Epithelschicht (Ependym) der Ventrikel den *Plexus choroideus* in den Ventrikeln.

Spinnengewebshaut (Arachnoidea mater cranialis)

Die Arachnoidea liegt der sie bedeckenden Dura, nur durch den (kapillären) Subduralraum getrennt, eng an. Da sich andererseits die Pia der Hirnoberfläche anschmiegt, bildet die Arachnoidea den mit Liquor gefüllten, von zarten kollagenfaserartigen Bälkchen durchzogenen *Subarachnoidalraum* (Spatium subarachnoideum).

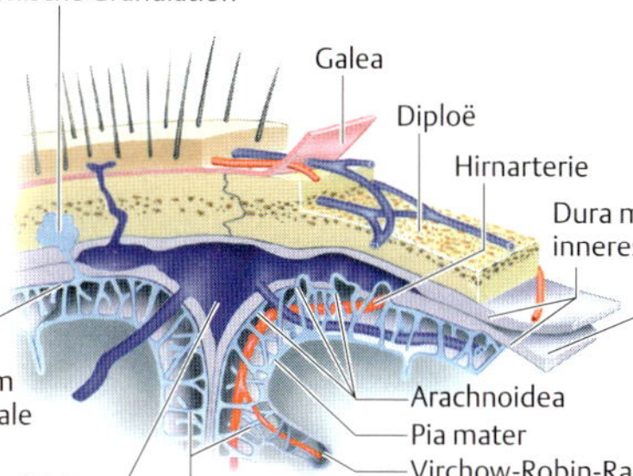

Kopfschwarte, Schädeldach, Hirnhäute

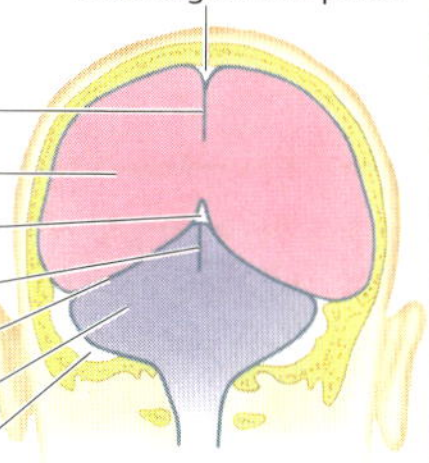

Schädelhöhle
(Dorsalansicht)

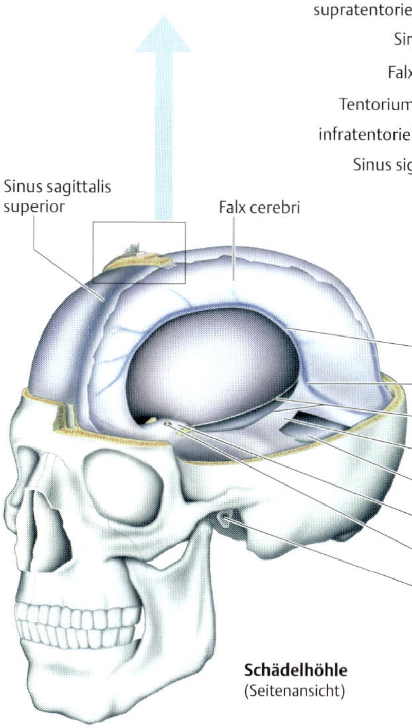

Schädelhöhle
(Seitenansicht)

Das *Ventrikelsystem* baut sich aus den beiden Seitenventrikeln auf, die über das jeweilige *Foramen interventriculare* in den dritten Ventrikel überleiten, der sich über den *Aquädukt* (Aaquaeductus cerebri) in den vierten Ventrikel fortsetzt. Die medial (Apertura mediana Magendii) und bilateral (Apertura lateralis Luschkae) angelegten Öffnungen des vierten Ventrikels verbinden das Ventrikelsystem (innerer Liquorraum) mit dem *Subarachnoidalraum* (äußerer Liquorraum). Zisternen sind regionale Erweiterungen dieses Raumes. Die *Cisterna cerebellomedullaris* grenzt an die Hinterfläche der Medulla oblongata. Im Kleinhirnbrückenwinkel ist die *Cisterna pontocerebellaris* lokalisiert. Lateral der Hirnschenkel in Höhe des Mittelhirns findet sich die *Cisterna ambiens* (Inhalt: A. cerebri posterior, A. cerebelli superior, V. basalis, N. trochlearis). Die *Cisterna interpeduncularis* liegt zwischen den Hirnschenkeln (Inhalt: N. oculomotorius, Aufzweigung der A. basilaris, Ursprung der A. cerebelli superior und A. cerebri posterior) hinter der *Cisterna chiasmatica*, die das Chiasma opticum mit Infundibulum und Hypophysenstiel umfaßt. Der Subarachnoidalraum vom Foramen magnum bis zum Dorsum sellae wird insgesamt als hintere, vom Dorsum sellae bis zur Crista Galli als vordere *basale Zisterne* bezeichnet.

Liquor cerebrospinalis

Er wird überwiegend in den Plexus choriodei gebildet, füllt die Liquorräume aus und ist im wesentlichen ein Ultrafiltrat des Blutplasmas. Seine Funktionen sind *physikalischer* (Druckverteilung, Ausgleich von Volumenschwankungen, Schutz vor venösen oder arteriellen Druckveränderungen) und *metabolischer* (Abtransport von Stoffwechselprodukten, intrazerebraler Transport von Substanzen der extrazellulären Flüssigkeit und Hormonen) Natur. Das Gesamtvolumen an Liquor beim Erwachsenen beträgt etwa 150 ml. Davon befinden sich ca. 30 ml im spinalen Subarachnoidalraum. In 24 Stunden werden um die 500 ml Liquor – entsprechend 21 ml/Stunde – gebildet. Durch Körperbewegungen, Volumenschwankungen der Hirngefäße sowie Atem- und Preßbewegungen entstehen *Liquorpulsationen*.
Die *Liquorströmung* verläuft von den Plexus choroidei über die Aperturae Magendii und Luschkae zum Subarachnoidalraum und den basalen Zisternen. Von hier fließt der Liquor weiter in den spinalen Subarachnoidalraum und über die Oberflächen von Klein- und Großhirn zu den Resorptionsorten. Diese liegen vor allem in den Arachnoidalzotten (Granulationes arachnoideae, Pacchionische Granulationen). Ein aktiver Rücktransport einzelner Liquorbestandteile (wie Makromoleküle, Aminosäuren, Elektrolyte) erfolgt über die Plexus choroidei.

Schrankensysteme

„Schranke" bedeutet in diesem Zusammenhang keine unüberwindbare Grenze. Alle Serumproteine gelangen unter Normalbedingungen in den Liquor. Je größer aber ein Proteinmolekül ist, um so langsamer erreicht es den Liquorraum, desto größer wird das Serum-/Liquor-Konzentrationsgefälle. Der Begriff *Blut-Hirn-Schranke* (BHS) umfaßt die Barriere zwischen Blutserum und Neuropil. *Blut-Liquor-Schranke* (BLS) umfaßt die Grenzfläche zwischen Serum und Liquor. Krankhafte Prozesse verändern überwiegend die Permeabilität der BHS, sehr viel seltener die der BLS.
Morphologisch wird die BLS durch das choroidale Epithel realisiert, die BHS durch die Tight junction (Zonula occludens) der Endothelzellen von Blutkapillaren. Bis zur Hälfte aller Hirnkapillaren sind tubulär aufgebaut, d. h. sie zeigen keinerlei „Verbindungsfugen". *Physiologisch* bilden die Schrankensysteme die Basis für die Osmoregulation von Gehirn und Liquor, damit auch für die Kontrolle von intrakraniellem Druck und Hirnvolumen. *Biochemisch* betrachtet ist die BLS für wasserlösliche Serumbestandteile (z. B. Serumproteine) durchlässig, für lipidlösliche (wie Anästhetika, Psychopharmaka, Analgetika) dagegen nicht. Für die BHS gilt umgekehrt, daß sie gut für lipidlösliche (unter Molekulargewicht von 500 Dalton) Substanzen, aber nicht für wasserlösliche permeabel ist.

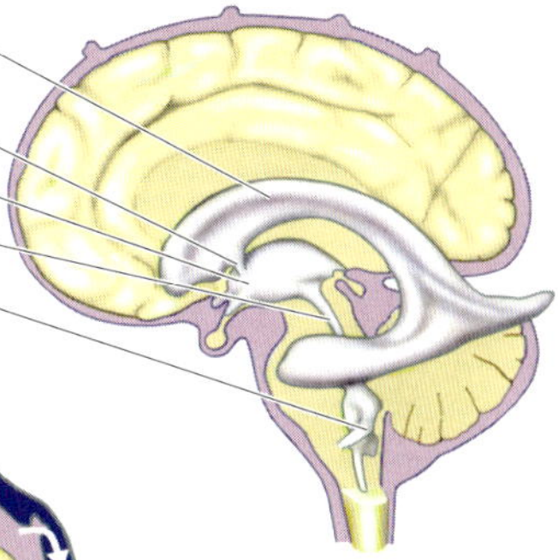

Ventrikelsystem

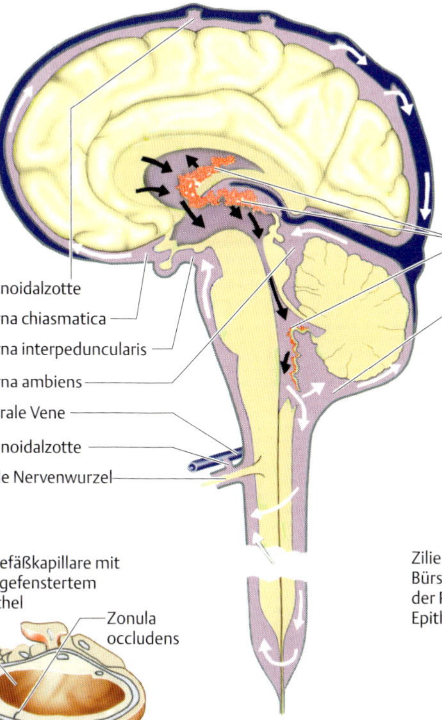

Liquorzirkulation

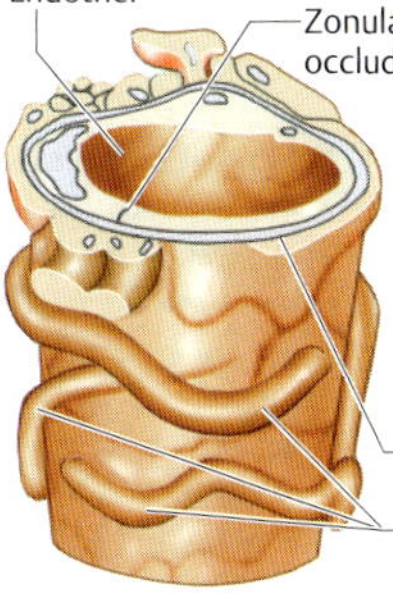

Blut-Hirn-Schranke
(arterielles Gefäß)

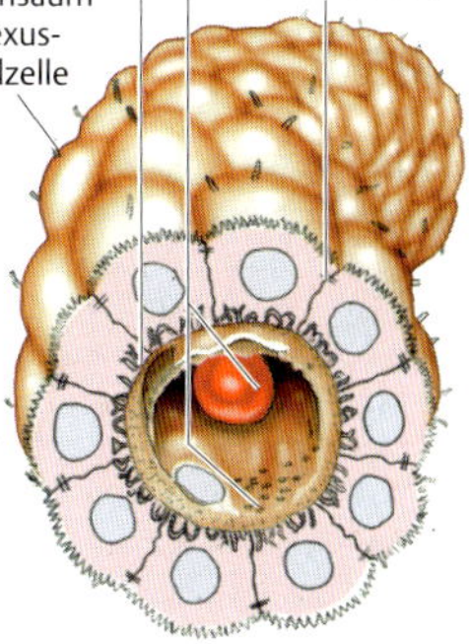

Blut-Liquor-Schranke
(Plexus-choroideus-Gefäß)

Die Blutversorgung des Gehirns ausgehend vom linken Herzventrikel erfolgt über den Aortenbogen, die vorderen (Aa. carotis communis – carotis interna – cerebri media – cerebri anterior) und die hinteren (Aa. vertebralis – basilaris – cerebri posterior) Hirnarterien. Der *vordere Hirnkreislauf* durchblutet Augen, Basalganglien und Anteile des Hypothalamus, der frontalen und parietalen Hirnregionen sowie große Teile der Temporallappen. Der *hintere Hirnkreislauf* führt Blut zum Hirnstamm, Kleinhirn, Innenohr, zu Teilen des Hypothalamus, Thalamus und Temporallappens sowie zu den Okzipitallappen.
Über die *oberflächlichen* und *inneren Hirnvenen* (S. 18 ff) fließt das venöse Blut in die duralen Sinus, die in die V. jugularis interna münden. Diese leitet das Blut weiter in die Vena cava superior zum rechten Herzvorhof. Zu den *extrakraniellen Hirnarterien* zählen alle Gefäße, die zwischen Herz und Schädelbasis dem Gehirn Blut zuführen.

Extrakranielle Karotisgefäße

Vom *Aortenbogen* zweigt der Truncus brachiocephalicus hinter dem Manubrium sterni ab und teilt sich in Höhe des Sternoklavikulargelenkes in die rechte *A. carotis communis* und A. subclavia auf. Die linke A. carotis communis entspringt meist direkt neben dem Truncus brachiocephalicus aus dem Aortenbogen, anschließend biegt die linke A. subclavia ab. Die A. carotis communis gabelt sich in Höhe des Schildknorpels in die Aa. carotides interna und externa, wobei die A. carotis externa hier eng benachbart und medial zur A. carotis interna liegt. In Höhe ihrer Teilungsstelle (*Bifurkation*) ist die A. carotis communis bis in die A. carotis interna leichtgradig erweitert (Sinus caroticus).
Im Verlauf gibt die *A. carotis externa* ihre weiteren Äste ab: Aa. thyreoidea superior, lingualis, facialis und maxillaris in anteriorer, A. pharyngea ascendens in medialer, Aa. occipitalis und auricularis posterior in dorsaler Ausrichtung. Sie endet kranial als A. temporalis superficialis. Die *A. meningea media* entspringt als kräftiges Gefäß aus der A. maxillaris.
Bis zur Schädelbasis gibt die *A. carotis interna* keine weiteren Äste ab. Sie verläuft im zervikalen Abschnitt (*Pars cervicalis*) lateral oder laterodorsal zur A. carotis externa, findet ihren Weg dorsomedial neben der Rachenwand (parapharyngealer Raum) vor den Querfortsätzen der drei ersten Halswirbel und zieht in einer medial konvexen Krümmung zum Foramen caroticum.

Intrakranielle Karotisgefäße

Im Canalis caroticus (*Pars petrosa*) verläuft die A. carotis interna in der Schädelbasis meist über ca. 1 cm vertikal und biegt dann nach vorn medial in Richtung Felsenbeinspitze um. An der Pyramidenspitze tritt sie aus dem Kanal aus und zieht im Sinus cavernosus (*Pars cavernosa*) weiter. Dort verläuft sie anfangs entlang der Seitenfläche des Keilbeinkörpers (Segment C5), biegt dann nach ventral um und ist so lateral von der Sella turcica an der Seitenwand des Keilbeinkörpers angelangt (Segment C4). Unterhalb der Wurzel des Processus clinoideus anterior nimmt die A. carotis interna dann einen stark gekrümmten, nach vorne konvexen Verlauf (Segment C3, *Karotisknie*), verläßt den Sinus cavernosus und durchbohrt die Dura medial vom vorderen Klinoidfortsatz in dorsaler Ausrichtung unter dem N. opticus (*Pars cisternalis*, Segment C2). Danach steigt sie subarachnoidal gelegen weiter bis zur Teilung im Circulus Willisii auf (*Pars cerebralis*, Segment C1). Der *infraklinoidale Abschnitt* der A. carotis interna umfaßt die Segmente C3 bis C5, der *supraklinoidale* die Segmente C1 und C2. Die Segmente C2 bis C4 gehören zum Karotissyphon.
Die *A. ophthalmica* hat ihren Anfang im Karotisknie und verläuft kaudal vom N. opticus durch den Canalis opticus. Einer ihrer Äste zum Bulbus oculi, die A. centralis retinae, gelangt mit dem N. opticus zur Netzhaut und ist dort mit dem Ophthalmoskop sichtbar.
Medial vom Processus clinoideus biegt von der Hinterwand der A. carotis interna die *A. communicans posterior* ab, die mit dem N. oculomotorius nach okzipital zieht und sich dort mit der A. cerebri posterior verbindet.
Gewöhnlich nimmt die *A. choroidea anterior* ihren Ursprung von der A. carotis interna (selten A. cerebri media). Sie kreuzt unter dem Tractus opticus, zieht seitlich am Crus cerebri und Corpus geniculatum laterale vorbei zum Unterhorn des Seitenventrikels in die Tela choroidea mit Richtung zum Foramen interventriculare.

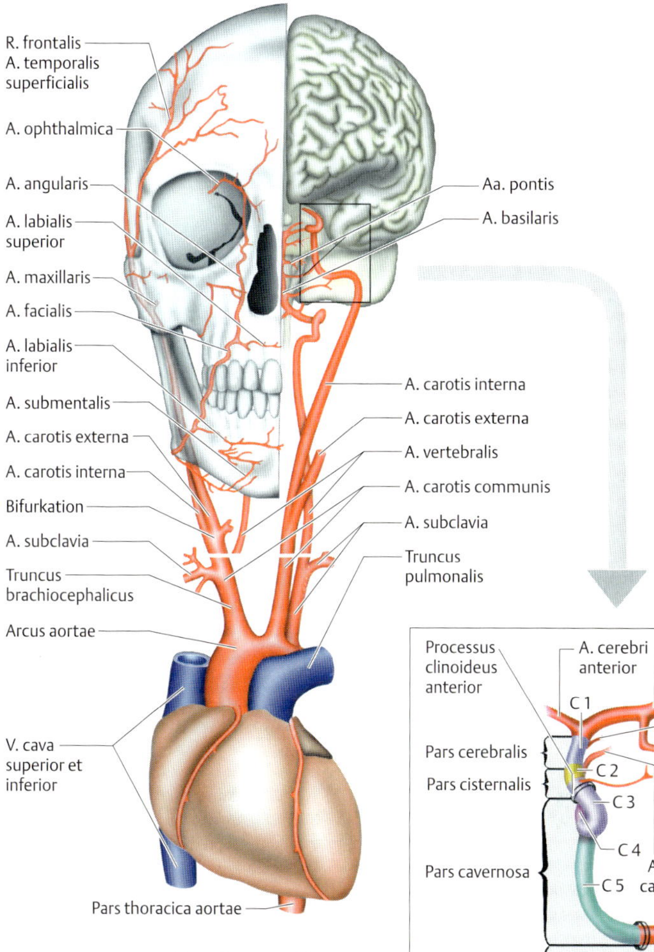

Herz, Karotisgefäße

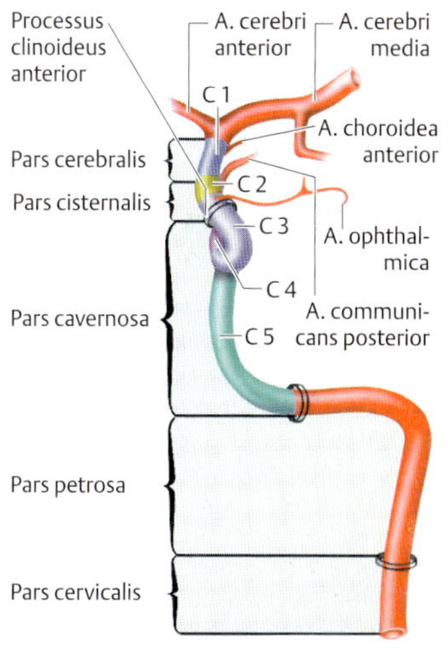

A. carotis interna links
(von anterior)

A. cerebri anterior und media sind die Endäste der A. carotis interna. Ihre Aufzweigung im Circulus Willisii liegt in Höhe des Processus clinoideus anterior zwischen Chiasma opticum und temporalem Pol des Schläfenlappens.

A. cerebri anterior

Sie entspringt medial aus der A. carotis interna. Seinen Weg sucht das Gefäß nach kranial und seitlich vom Processus clinoideus anterior. Es verläuft oberhalb vom N. opticus und Chiasma opticum bis zur Abzweigung der A. communicans anterior, die die beiden Aa. cerebri anteriores miteinander verbindet. Das Segment (A1) zwischen A. carotis interna und A. communicans anterior heißt *Pars praecommunicalis.* Die A. communicans anterior bildet mit der Pars praecommunicalis der jeweiligen Seite den vorderen Anteil des Circulus Willisii. Im A1-Abschnitt zweigen im Mittel 8 *basale* perforierende Äste im Bereich der Substantia perforata anterior (Aa. centrales) ab. In Höhe der A. communicans anterior hat die A. centralis longa (*A. recurrens Heubner*) entweder im distalen A1- oder proximalen A2-Segment ihren Ursprung.
Die *Pars postcommunicalis* (Segmente A2 bis A5) erstreckt sich aufsteigend zwischen den Frontallappen in der Fissura interhemisphaerica. Sie biegt dann nach okzipital um. Die A. pericallosa verläuft dabei unter dem freien Rand der Falx cerebri. Der erste Abschnitt A2 umfaßt die Gefäßstrecke vom Abgang der A. communicans anterior bis zum Scheitelpunkt eines dorsal-konvexen Bogens. Meist zweigt hier die A. frontopolaris ab. Die anschließende A3-Strecke reicht bis zum Ende des oberen frontal-konvexen bogenförmigen Verlaufes. Die suprakallösen Gefäße entstammen dem folgenden A4- (dorsalwärts verlaufende vordere Gefäße) und A5-Abschnitt (dorsalwärts verlaufende hintere Gefäße) der A. pericallosa.
Versorgungsgebiete. Ausgehend von der *Pars praecommunicalis* versorgen die Aa. centrales die vorderen Kerngebiete des Hypothalamus und Anteile des Infundibulums. Die A. recurrens Heubner zieht zum Caput nuclei caudati, zu den rostralen Vierfünftel des Putamen, zum Globus pallidus und zur Capsula interna. Wechselnd ist der Verlauf von kleineren Gefäßen zum unteren vorderen Anteil von Corpus callosum, zum Bulbus mit Tractus olfactorius und zum Trigonum olfactorium.
Von der A. communicans anterior treten einige Äste (Rami centrales anteromediales) in die Hirnunterseite ein.
Aus der *Pars postcommunicalis* entspringen Gefäße zur Unterseite des Frontalhirns (A. frontobasalis), zur medialen Fläche und Mantelkante des Frontalhirns (A. callosomarginalis), zum Lobulus paracentralis (A. paracentralis), zur medialen Fläche und Mantelkante des Parietalhirns (A. praeuncalis) sowie zur Rinde im Gebiet des Sulcus parietooccipitalis (A. parietooccipitalis).

A. cerebri media

Dieses Gefäßes setzt anfangs die Verlaufsrichtung der A. carotis interna fort und verläuft über eine Strecke von 1–2 cm neben dem Processus clinoideus anterior (*Pars sphenoidalis*, M1-Segment), biegt dann von medial in den Sulcus lateralis cerebri ein und zieht in mehreren Ästen über die Inselregion (*Pars insularis*, M2-Segment). Anschließend nehmen die Gefäße eine starke Krümmung über die Opercula *(Pars opercularis*, M3-Segment) zum Sulcus lateralis, wo sie sich weiter über der Konvexität der Hirnoberfläche in die Endäste verzweigen (*Pars terminalis*, M4- und M5-Segment), wobei diese Gefäßabschnitte jeweils nach den von ihnen versorgten Hirnbezirken benannt werden.
Versorgungsgebiete. Von der *Pars sphenoidalis* zweigen die Aa. thalamostriatae et lenticulostriatae zu Capsula interna, Basalganglien, Capsula externa, Claustrum und Capsula extrema ab. Aus der *Pars insularis* werden Inselanteile (Aa. insularis), seitlicher Gyrus orbitalis mit Gyrus frontalis inferior (A. frontobasalis) und Operculum temporale einschließlich Gyrus temporalis (Aa. temporales) durchblutet. Die *Pars terminalis* schließlich führt Blut zu Teilen des Frontallappens (Aa. sulci praecentralis und triangularis), zum Gyrus prae- und postcentralis mit angrenzendem Temporallappen (Aa. sulci centralis und postcentralis), zum Lobulus parietalis inferior (Aa. parietales anterior et posterior) und zum Gyrus angularis (A. gyri angularis) heran.

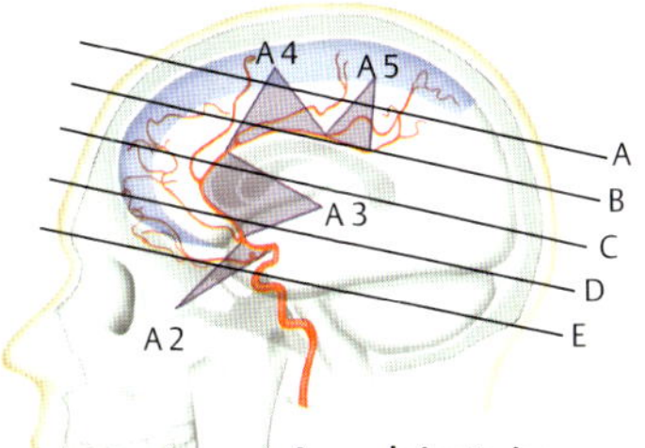

A. cerebri anterior
(peripheres Versorgungsgebiet blau, Schnittebenen A – E)

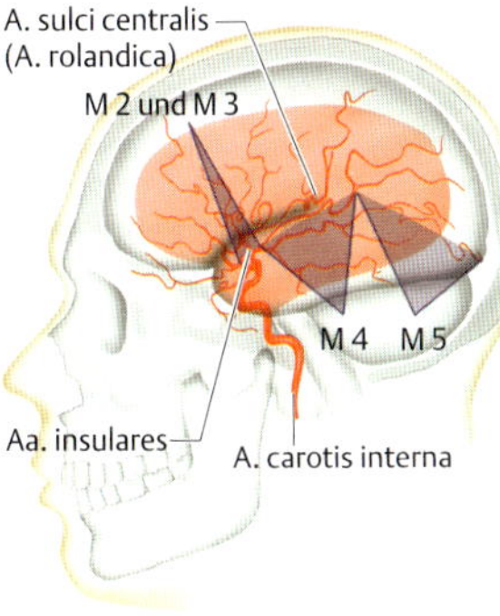

A. cerebri media
(peripheres Versorgungsgebiet rot)

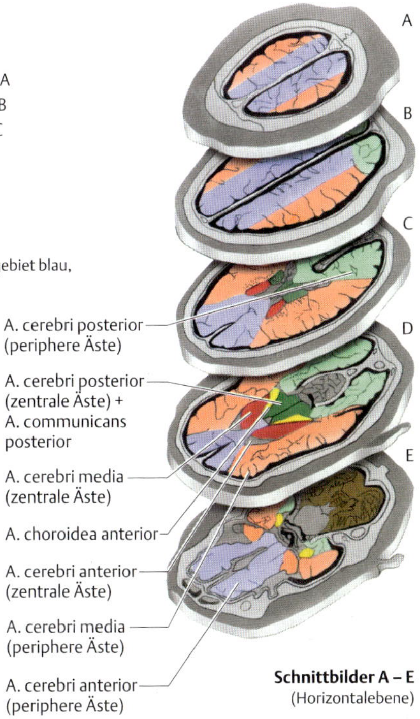

Schnittbilder A – E
(Horizontalebene)

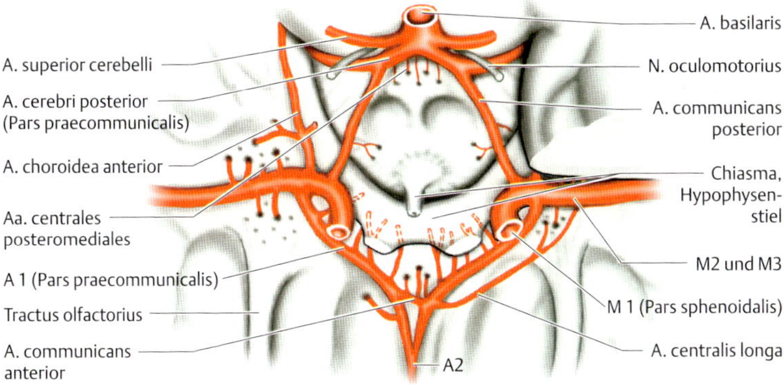

Circulus arteriosus cerebri (Willisii)

Die Vertebralarterien entspringen aus den Aa. subclaviae in ihrem höchsten Bogenpunkt. Im Verlauf werden wechselnde Abschnitte unterschieden. Der Ursprungsort des Gefäßes hat die Bezeichnung V0. V1 (*Pars praevertebralis*) reicht von V0 bis zum Eintritt in den Querfortsatz des 6. Halswirbelkörpers. V2 (*Pars transversaria*) ist der danach fast senkrecht aufsteigend verlaufende Abschnitt in den Wirbelkörper-Querfortsätzen bis zum zweiten Halswirbel. Die A. vertebralis wird hier von Venengeflechten und sympathischen Nerven, die mit den zervikalen Ganglien verbunden sind, begleitet. Sie gibt Gefäßäste zu den Zervikalnerven, den Wirbelkörpern und deren Gelenke, den tiefen Halsmuskeln (Rr. musculares), wie auch zum zervikalen Rückenmark (Rr. spinales) ab. Einer dieser Äste ist in Höhe von C5 relativ konstant stärker ausgebildet und anastomisiert hier mit der A. spinalis anterior. Mit V3 *(Pars atlantica*, Atlasschlinge) wird der laterale und fast senkrechte Verlauf des Gefäßes zwischen dem zweiten (Axis) und ersten (Atlas) Halswirbelkörper-Querfortsatz benannt, unter Einschluß des gewundenen Abschnittes über die Massa lateralis bis zur Durchbohrung der Membrana atlantooccipitalis posterior dorsal des Atlantookzipitalgelenkes. Hier perforiert die Vertebralarterie die Dura mater und Arachnoidea in Höhe des Foramen magnum. In etwa 25% der Fälle haben beide Vertebralgefäße das gleiche Lumen. Eine Hypoplasie, d. h. sehr enges Lumen eines Gefäßes findet man in ca. 10%. Oft ist dann der linke Gefäßdurchmesser im Vergleich zu rechts größer.

Intrakranielle vertebrobasiläre Gefäße

V4 bezeichnet den intrakraniellen Weg der Vertebralarterie im Subarachnoidalraum bis zur Verschmelzung mit dem kontralateralen Gefäß am kaudalen Brückenrand zur A. basilaris.

Kurz vor der Vereinigung der beiden Aa. vertebrales zweigt jeweils ein mediobasal verlaufender Ast zur *A. spinalis anterior* ab, der sich nach ca. 2 cm mit der gegenüberliegenden Arterie zu einem Gefäß vereinigt, das an der Vorderseite der Medulla oblongata zum Rückenmark absteigt. Die *A. spinalis posterior* nimmt ihren Ausgang von der A. vertebralis oder A. cerebelli inferior posterior. Die *A. cerebelli inferior posterior* (PICA = *p*osterior *i*nferior *c*erebellar *a*rtery) entspringt sehr variabel oberhalb des Foramen magnum aus der A. vertebralis, richtet sich dann um den unteren Olivenanteil durch die Wurzelfäden des N. accessorius nach dorsal aus, steigt hinter den Fasern der Nn. hypoglossus und vagus auf und bildet eine Schlinge an der Hinterwand des 4. Ventrikels. Anschließend verästelt sie sich über den unteren Kleinhirnhemisphären, den zerebellären Tonsillen und der Wurmregion. Sie führt vor allem Blut an die dorsolaterale Medulla oblongata und die hintere Kleinhirnunterfläche heran.

Die *A. basilaris* zieht vom unteren zum oberen Ponsrand in der Cisterna praepontis bis zur Gabelung in die Aa. cerebri posteriores. Im unteren Brückenanteil verlaufen beidseits des Gefäßes die Nn. abducentes, im oberen die Nn. oculomotorii. Die von der A. basilaris paramedian (Rr. ad pontem mediales) abgehenden, wie auch die kurzen (Rr. ad pontem mediolaterales) und langen (Rr. ad pontem laterales) zirkumferierenden Äste versorgen Pons und den Pedunculus cerebellaris superior et medius.

Im Anfangsdrittel der A. basilaris zweigt die *A. cerebelli inferior anterior* (AICA = *a*nterior *i*nferior *c*erebellar *a*rtery) nach lateral und kaudal ab, zieht in Richtung zum Kleinhirnbrückenwinkel und weiter zum Meatus acusticus internus, verläuft über den Flocculus und teilt sich dann in ihre Endäste zur Versorgung der vorderen und unteren Kleinhirnrindenregionen sowie Teilen der Kleinhirnkerne auf. Sie liegt dabei basal vom N. abducens in der Cisterna pontocerebellaris ventromedial vom N. facialis und N. statoacusticus. Oft spaltet sich von ihr die A. labyrinthi ab.

Die *A. cerebelli superior* entspringt kurz vor der Aufteilung der A. basilaris in die Aa. cerebri posteriores. Sie nimmt ihren Weg in der perimesenzephalen Zisterne dorsal des N. oculomotorius, umfaßt den Pedunculus cerebri kaudal und medial vom N. trochlearis, um dann in der Cisterna ambiens zur Aufzweigung in die Endäste aufzusteigen. Dabei versorgt sie die oberen Brückenanteile, wie auch Abschnitte des Mittelhirns, der Oberfläche der Kleinhirnhemisphären, der oberen Wurmanteile und der Kleinhirnkerne.

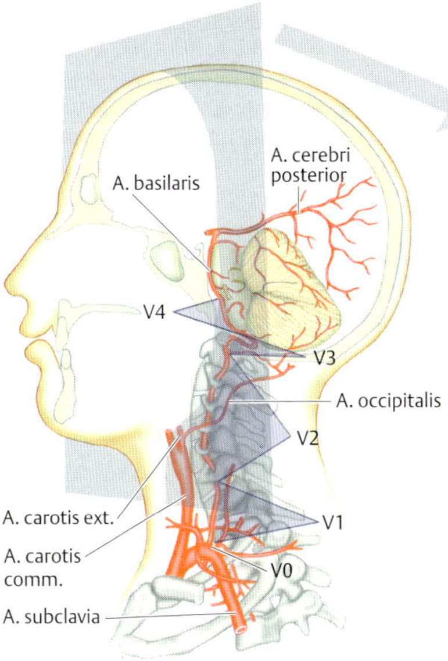

Vertebrobasiläres System
(extrakraniell, frontale Schnittebene)

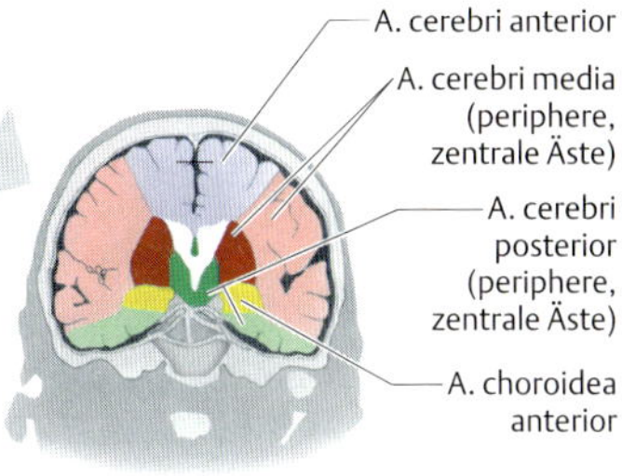

Frontalschnitt

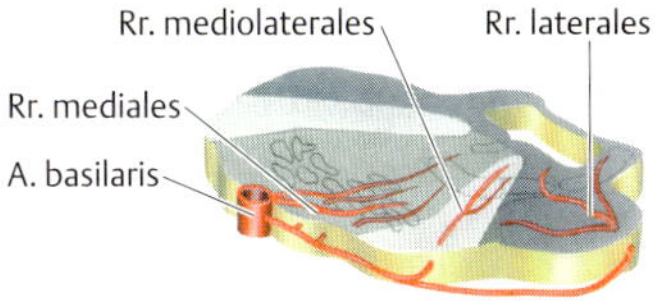

Hirnstammgefäße, Territorien
(Pons)

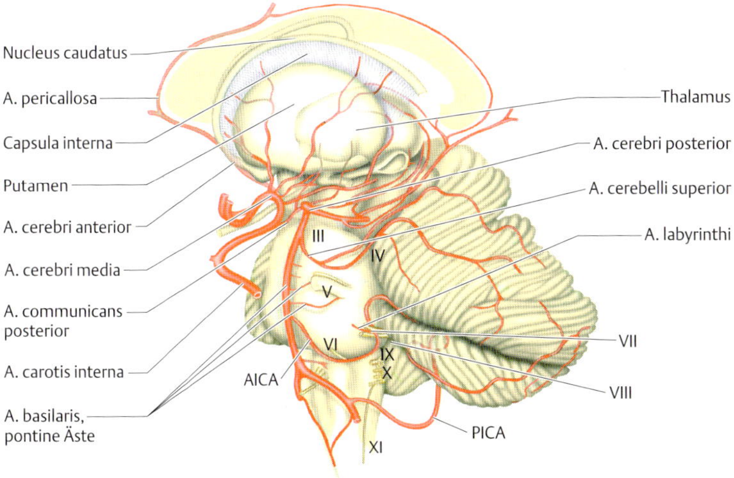

Vertebrobasiläres System (intrakraniell)

A. cerebri posterior

Wegen ihrer Anordnung und Funktion kann die A. cerebri posterior als Grenzgefäß zwischen den Stromgebieten des Karotis- und des vertebrobasilären Gefäßsystems angesehen werden. Sie zweigt am oberen vorderen Ponsrand nach beiden Seiten aus der A. basilaris ab.

Die *Pars praecommunicalis* (P1-Abschnitt, S. 13) reicht von dieser Abzweigung bis zur Mündung der *A. communicans posterior*. Diese Gefäßstrecke verläuft zwischen Hirnschenkeln und Clivus in der Cisterna interpeduncularis, wobei hier der N. oculomotorius zwischen A. cerebri posterior und A. cerebelli superior hindurchtritt. Hieran schließt die *Pars postcommunicalis* (P2-Abschnitt) an, die das Crus cerebri umfaßt und die hintere Seite des Mittelhirns zwischen vorderem und hinterem Hügel der Lamina quadrigemina erreicht.

Prä- und postkommunikale Gefäßstrecke werden als *Pars circularis* zusammenfassend bezeichnet. Die jeweiligen Abschnitte der A. cerebri posterior werden nach den von ihr in diesem Verlauf durchzogenen Zisternen als pedunkuläres (Cisterna interpeduncularis), ambientes (Cisterna ambiens) und quadrigeminales (Cisterna quadrigemina) Segment benannt.

Danach setzt sich das Gefäß in der *Pars terminalis* (Pars corticalis) fort. Es teilt sich oberhalb des Randes vom Tentorium cerebelli, kaudal vom Corpus geniculatum laterale in die Endäste *A. occipitalis medialis* und *A. occipitalis lateralis* auf.

Pars circularis. Die *Pars praecommunicalis* gibt feine Äste (Aa. centrales posteromediales, S. 13), die durch die Substantia perforata interpeduncularis hindurchtreten, zum vorderen Thalamus, zur Wand des dritten Ventrikels und zum Globus pallidus ab.

Von der *Pars postcommunicalis* ziehen feine Gefäße (Aa. centrales posterolaterales) zu den Hirnschenkeln, dem hinteren Thalamusanteil, zur Lamina tecti, zum Corpus geniculatum mediale und zum Corpus pineale. Weitere Gefäße transportieren Blut zum hinteren Kerngebiet des Thalamus (Rr. thalamici), zum Crus cerebri (Rr. pedunculares) und zum lateralen Corpus geniculatum einschließlich Plexus choroidei des dritten und Seitenventrikels (Rr. choroidei posteriores).

Pars terminalis (Pars corticalis). Hiervon werden Uncus, Gyrus hippocampalis und Unterfläche des Hinterhauptlappens (A. occipitalis lateralis mit Rr. temporales) arteriell durchblutet. Ferner wird über die A. occipitalis medialis, die unterhalb des Splenium corporis callosi verläuft, Blut zum Splenium des Balkens (R. corporis callosi dorsalis), zum Cuneus und Praecuneus (R. parietooccipitalis), zur Area striata (R. calcarinus), zu den medialen Flächen des Okzipital- (R. occipitotemporalis) und des Temporallappens einschließlich Mantelkante (R. parietalis) herangeführt.

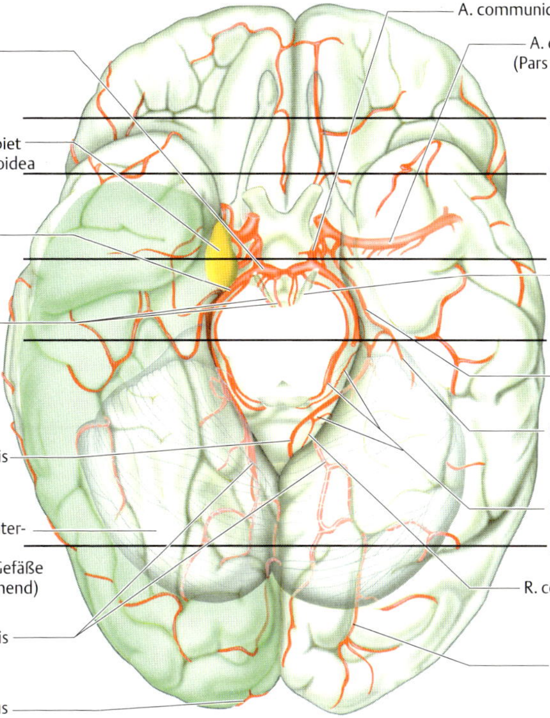

A. cerebri posterior
(periphere Äste grün)

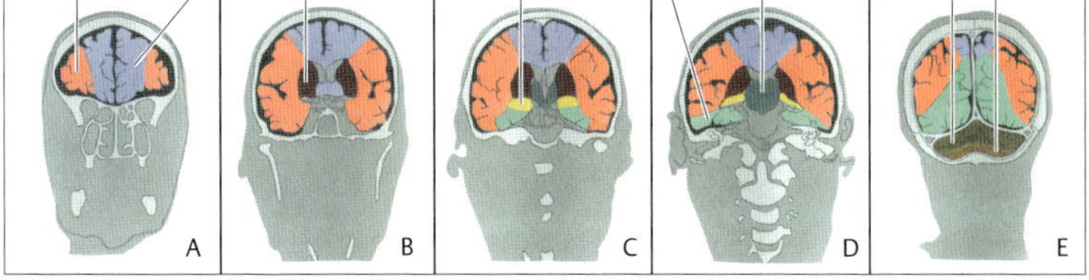

Regionale arterielle Durchblutung (frontale/koronare Schnittbilder A-E)

Zerebrale Venen

Die zerebralen kortikalen (oberflächlichen) Venen leiten das Blut bis zu etwa 1 bis 2 cm Tiefe aus der Hirnoberfläche in die zugehörigen größeren abführenden Sammelsysteme (wie Sinus sagittalis superior, V. cerebri magna, Sinus rectus, Venen des Tentorium cerebelli). Entsprechend führen die zerebellären Venen von der Kleinhirnoberfläche Blut über die V. vermis superior in den Sinus rectus, die V. cerebri magna und die V. cerebri interna.

Die zerebralen zentralen (tiefen) Venen drainieren aus den inneren Hirnregionen (vor allem Marksubstanz, Basalganglien, Corpus callosum, Plexus choroideus) und teilweise auch aus Rindenarealen.

Kortikale Venen (Vv. cerebri superficiales). Die *Vv. cerebri superiores* werden entsprechend ihrer regionalen Zuordnung als Vv. praefrontales, frontales, parietales und occipitales bezeichnet. Sie verlaufen mit Ausnahme der Vv. occipitales, die in den Sinus transversus einmünden, über die Konvexität der Hirnoberfläche zum Sinus sagittalis superior. Sinusnahe Venen, die in diesen Sinus eintreten und dabei die Arachnoidea perforieren, heißen *Brückenvenen*. Im Ramus posterior des Sulcus lateralis verläuft die *V. cerebri media superficialis* (nicht dargestellt) zu ihrer Mündung, die meist im Sinus cavernosus liegt. Die *Vv. cerebri inferiores* führen ihr Blut dem Sinus cavernosus, Sinus petrosus superior und transversus wie auch dem Sinus sagittalis superior (via Vv. cerebri superiores) zu.

Zentrale Venen (Vv. cerebri profundae). In Höhe des Foramen interventriculare (Monro) bildet sich jeweils die *V. cerebri interna*. Sie verläuft in der Fissura transversa cerebri bis unterhalb des Splenium corporis callosi. Bei der Angiographie ist in der Seitenprojektion die Einmündung der V. thalamostriata superior, die von dorsal nach frontal zieht, in die V. cerebri interna als *Venenwinkel* (Angulus venosus) darstellbar. Die beiden Vv. cerebri internae verbinden sich unterhalb des Splenium des Balkens zur *V. cerebri magna* (*Galeni*), die dann oberhalb der Vierhügelplatte nach Aufnahme der V. basalis in den Sinus rectus am vorderen First des Tentorium cerebelli einfließt. Im Zusammenfluß der vorderen (Striatumsegment), mittleren (pedunkuläres Segment) und hinteren Venen (mesenzephales Segment) entsteht die *V. basalis* (Rosenthal). Sie nimmt ihren weiteren Weg okzipital und medial vom Tractus opticus um den Pedunculus cerebri herum bis zur Einmündung in die V. cerebri interna oder V. cerebri magna dorsal vom Hirnstamm.

Hintere Schädelgrube. Die *vordere Venengruppe* drainiert in die V. cerebri magna, die *mittlere* in die V. petrosa und die *hintere* in die Sinus tentorii und rectus.

Extrazerebrale Venen

Von den extrazerebralen Venen, vor allem den Sinus durae matris, wird das gesammelte Venenblut weitgehend über den Sinus sigmoideus in die V. jugularis fortgeleitet.

Die *Diploëvenen* (Vv. diploicae) münden in die extrakraniellen Venen der Kopfhaut ein wie auch in die intrakraniellen Venensystemen (vor allem Sinus).

Vv. emissariae verbinden Sinus, Diploëvenen und oberflächliche Venen des Schädels. Auf diesem Weg können sich Infektionen der Kopfweichteile nach intrakraniell fortsetzen.

Die *Sinus* (Sinus durae matris) sammeln das Blut der zerebralen Venen in einer oberen und unteren Gruppe. Der Zusammenfluß der oberen Sinusgruppe ist der *Confluens sinuum* (Weiterleitung über Sinus transversus in die V. jugularis interna), der der unteren liegt im *Sinus cavernosus* (Drainage über Sinus petrosus inferior zum Sinus sigmoideus/V. jugularis interna oder über Plexus basilaris zum Plexus vertebralis internus).

Zur *oberen Sinusgruppe* gehören Sinus sagittalis superior, Sinus sagittalis inferior, Sinus rectus, Sinus occipitalis, Sinus transversus und Sinus sigmoideus. *Die untere Sinusgruppe* umfaßt Sinus cavernosus, Sinus petrosus superior und Sinus petrosus inferior.

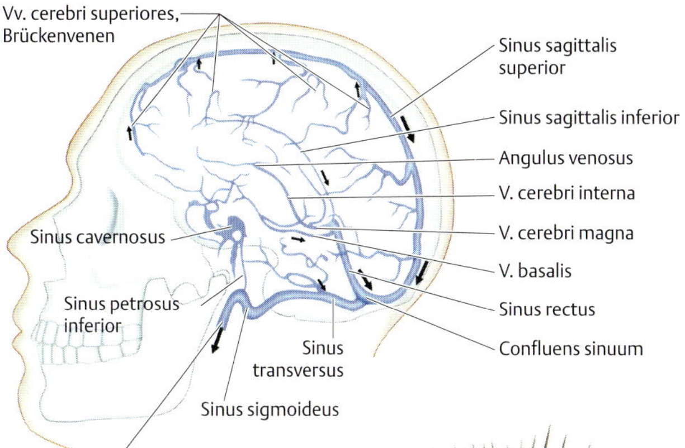

Zerebrale Venen

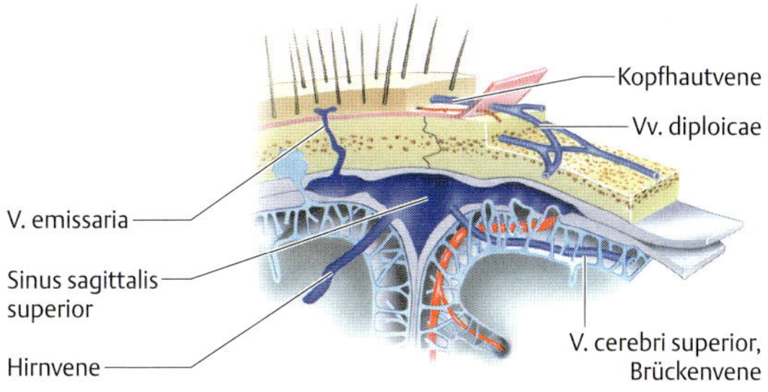

Extrazerebrale Venen

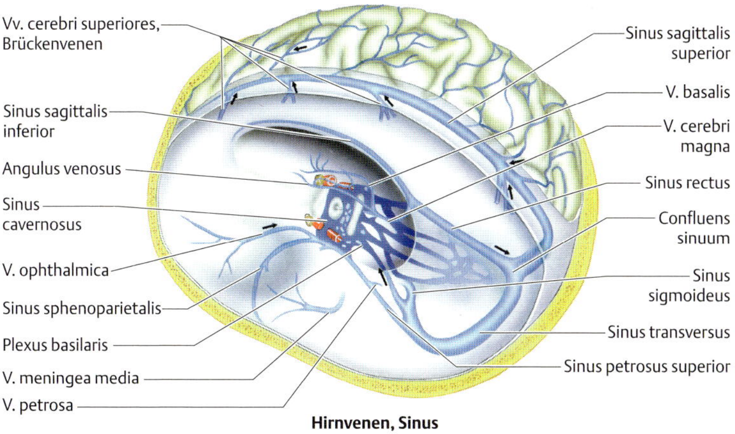

Hirnvenen, Sinus

Kraniozervikale Venen

Durch Anastomosen sind die Hautvenen der einen Kopfseite mit denen der Gegenseite verknüpft. Venöses Blut der Gesicht-, Schläfen- und Stirnregion fließt zur V. jugularis interna (via V. facialis und V. retromandibularis). Ferner wird Blut aus der Stirngegend in den Sinus cavernosus abgeleitet (über V. nasofrontalis, V. angularis und V. ophthalmica superior). Die Venen des Hinterkopfes führen ihr Blut über die V. occipitalis der V. cervicalis profunda und V. jugularis externa zu. Von den Vv. faciales, retromandibulares, occipitales und cervicales profundae wird das Blut der extrakraniellen Venen des Kopfes über die Vv. jugulares internae, Vv. brachiocephalicae und die V. cava superior zum Herzen geleitet. Die Venensysteme des Wirbelkanals haben nur geringen Anteil an der venösen Drainage. Gleiches gilt für die Vv. emissariae (S. 18), die die Hautvenen des Schädelknochens mit den Vv. diploicae und den Sinus durae matris verbinden. Der Plexus pterygoideus unterhält Beziehungen zum Sinus cavernosus, zur V. facialis und zur V. jugularis interna.
Die vielfältigen Verknüpfungen zwischen extra- und intrakraniellem Venensystem ermöglichen Infektionen im Kopf- und Gesichtshautbereich die Ausbreitung in das Schädelinnere. Beispielsweise kann eine lokale eitrige Entzündung in der Periorbitalregion zu einer septischen Sinus-cavernosus-Thrombose führen.

Kraniale Venen

Durch die *V. facialis* erfolgt der venöse Abfluß der vorderen Galearegionen und der Gesichtsweichteile. Über die V. angularis am medialen Augenwinkel steht sie mit dem Sinus cavernosus via V. ophthalmica superior in Verbindung. Unterhalb des Kieferwinkels verbindet sie sich mit der V. retromandibularis sowie Ästen der V. thyreoidea superior und V. laryngea superior. Sie mündet dann im Bereich des Trigonum caroticum in die V. jugularis interna.
Vor dem Ohr vereinigen sich die Venen der Temporalregion, der Ohrmuschel, des äußeren Gehörganges, des Kiefergelenkes und des lateralen Gesichtes zur *V. retromandibularis*. Sie endet in der V. facialis oder direkt in der V. jugularis interna. Ein stärker dorso-kaudal ausgebilder Ast bildet im oberen Drittel zusammen mit der V. auricularis posterior über dem M. sternocleidomastoideus eine Verbindung zur V. jugularis externa.
Blut der okzipitalen Galea, der Vv. emissariae mastoidea und occipitalis sowie der V. diploica occipitalis wird in der *V. occipitalis* zusammengeführt. Sie anastomosiert mit dem Plexus venosus occipitalis und erreicht schließlich die V. jugularis externa.
Der *Plexus pterygoideus* ist zwischen Mm. temporalis, pterygoideus medialis und lateralis angelegt. Er erhält Zuflüsse aus tiefen Gesichtsbereichen, dem Gehörgang, der Ohrmuschel, der Parotis und dem Sinus cavernosus. Durch die Vv. maxillares gewinnt er Anschluß an die V. retromandibularis, über die er in die V. jugularis interna ableitet.

Zervikale Venen

Die *V. cervicalis profunda* zieht subokzipital aus der V. occipitalis über den Plexus occipitalis und erreicht zusammen mit der A. cervicalis profunda die A. vertebralis, die sie wiederum bis zur V. brachiocephalica begleitet.
Aus dem Plexus venosus occipitalis und der V. occipitalis erhält die *V. vertebralis* Zuflüsse der Venengeflechte im Wirbelbereich, aus dem Halsmark mit den Meningen und aus den kleinen Venen der Nackenmuskeln. Nachdem sie durch das Foramen transversarium des zweiten Halswirbelkörpers (Atlas) hindurchgezogen ist, trifft sie auf die A. vertebralis, die sie bis zum Querfortsatz des 6. oder 7. Halswirbelkörpers netzartig umhüllt. Hier tritt die V. vertebralis wieder aus dem Foramen transversarium aus und mündet dann im weiteren Verlauf in die V. brachiocephalica.

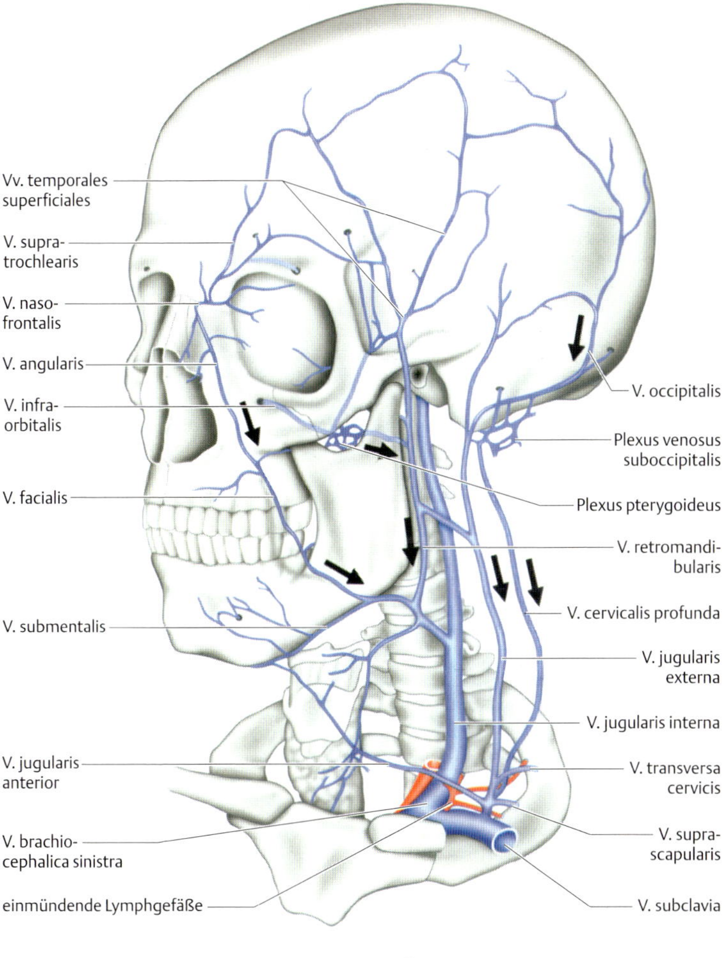

Extrakranielle Venen

Arterien

Die arterielle Durchblutung des Rückenmarks erfolgt überwiegend über die Segmentarterien, zu einem geringeren Anteil durch die Spinalarterien. Diese Gefäße sind durch reichhaltige Anastomosen untereinander verbunden.

Segmentarterien. Im *Halsbereich* entspringen sie den Aa. vertebrales, cervicales ascendentes und cervicales profundae. In der *Brust*- und *Lendenwirbelsäulenregion* nehmen sie ihren Ursprung von der thorakalen und abdominalen Aorta als Aa. intercostales posteriores und lumbales.

Von den Segmentarterien zweigt ein R. spinalis ab, der durch das Foramen intervertebrale zur entsprechenden Vorder- und Hinterwurzel der Spinalnerven sowie den Spinalganglien zieht, ohne Blut an das Rückenmark heranzuführen.

Die eigentlichen, für die Blutversorgung des Spinalmarks von den Segmentarterien abzweigenden unpaaren „medullären" Gefäße, sind variabel ausgebildet. Es sind gewöhnlich 5 bis 8 ventrale und dorsale größere Gefäße, die unverzweigt zu den Spinalarterien ziehen. Als *A. radicularis magna* (Adamkiewicz) wird ein größeres, einseitig vorhandenes Wurzelgefäß bezeichnet. Es kann als einziges Gefäß die arterielle Durchblutung der unteren zwei Drittel des Rückenmarks sicherstellen. Meist verläuft diese Arterie mit einem der kaudalen Thorakalnerven, seltener tritt sie im mittleren Thorakalbereich oder lumbal in den Wirbelkanal ein.

Spinalarterien. Sie sichern die Durchblutung des Rückenmarks in Längsrichtung. Die *A. spinalis anterior* hat ihren Ursprung aus den beiden Aa. vertebrales. Sie verläuft in der Fissura mediana anterior mit stetiger Zunahme des Durchmessers ab etwa Th2 abwärts und versorgt die vorderen Zweidrittel des Rückenmarkes mit Blut. Die *Aa. spinales posteriores* entspringen aus den Aa. cerebelli posteriores inferiores bzw. den Aa. vertebrales und führen den spinalen Hintersträngen und dem Hinterhorn unter Aussparung von dessen Basis Blut zu. Die Spinalarterien gehen zahlreiche Anastomosen untereinander ein (*Vasocorona*), die um das Rückenmark herum angeordnet sind. Sowohl durch die von hieraus penetrierenden, wie auch durch die von der A. spinalis anterior sich verzweigenden Äste (*Aa. sulcocommissurales*) wird das Spinalmark durchblutet.

Venen

Der venöse Abfluß aus dem Rückenmark erfolgt in sehr variabel verlaufenden intramedullären Venen zur Rückenmarksoberfläche in die *Vv. spinales anteriores* und *posteriores*, die sich sowohl in der Zirkumferenz wie auch longitudinal netzartig in der Pia mater verzweigen. Dabei führt die V. spinalis anterior Blut aus den vorderen zwei Dritteln der grauen Substanz, die Vv. posteriores und laterales aus übrigen Anteile des Rückenmarks. Von diesen Gefäßen nimmt der venöse Abfluß seinen Weg über die *Vv. radiculares* in *Plexus venosi vertebrales externi* und *interni*. Besagte Venengeflechte sind aus klappenlosen Venen aufgebaut und reichen vom Steißbein bis zur Schädelbasis (Verbindung über subokzipitale Venen zu den Sinus durae matris). Im *Halsbereich* sammelt sich das Venenblut in den Vv. vertebrales und cervicales profundae (zur V. cava superior), im *Brust*- und *Lendenwirbelsäulenbereich* in den Vv. intercostales posteriores und lumbales (zur V. azygos und V. hemiazygos) und schließlich in der Region des *Kreuzbeins* in der V. sacralis mediana und den Vv. sacrales laterales (zur V. iliaca communis).

Vaskuläre Grenzzonen

Weil das Blut durch die vorderen und hinteren Spinalarterien in kraniokaudaler wie auch in umgekehrter Richtung fließen kann, treten Durchblutungsstörungen vor allem in den Grenzzonen der Versorgungsgebiete von jeweils zwei zuführenden Segmentarterien („Wasserscheiden") auf. Die gefährdeten spinalen Regionen liegen im Halsmarkbereich (Höhe C4), im zervikothorakalen Gebiet (Th 3 – 4) sowie thorakolumbal (Th 8 – 9).

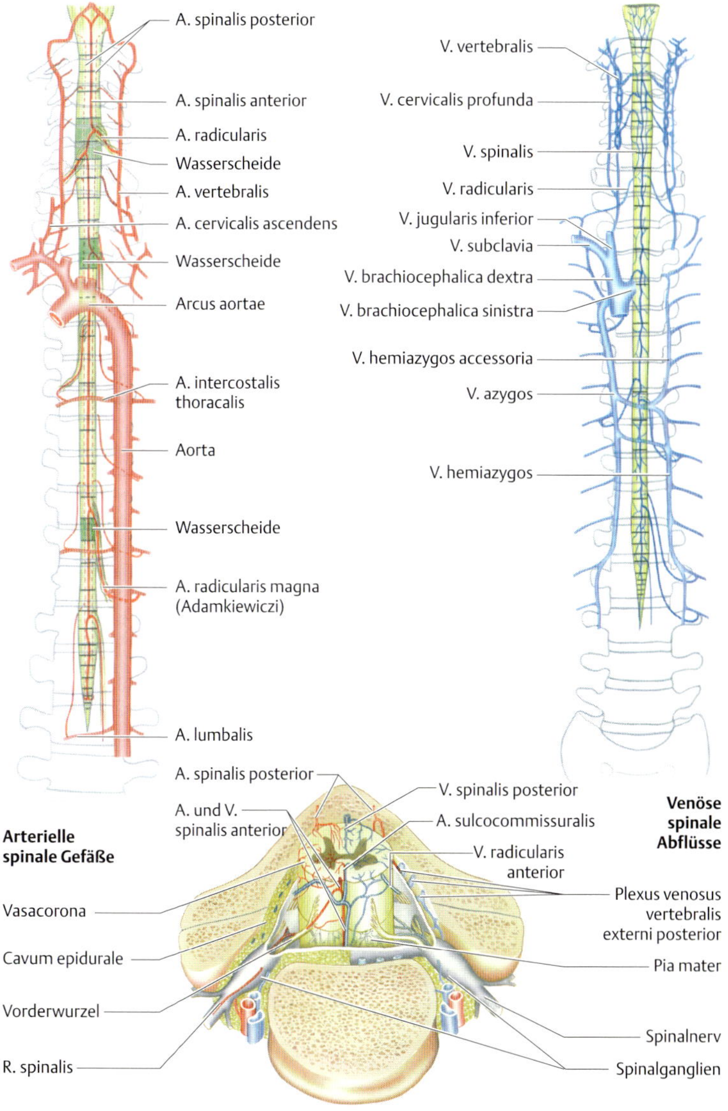

Rückenmarksgefäße (links Arterien, rechts Venen)

Kortikale Organisation

Die Großhirnrinde (*Neocortex*) kann nach unterschiedlichen Merkmalen („Hirnkarten") gegliedert werden.

Projektionsfelder. Diese Unterteilung leitet sich aus der Anordnung afferenter und efferenter Bahnsystemen ab. Dazu wird der Verlauf der axonalen Verbindungen zu den entsprechenden Hirnrindenregionen verfolgt. Direkte Verbindungen zu den Rindenarealen werden als *primäre Projektionsfelder* bezeichnet. Sie zeigen eine topische Gliederung mit spiegelbildlicher Repräsentation motorischer (Area 4) und sensorischer (somatosensorisch Area 1,2,3; visuell Area 17; auditorisch Area 41,42) Informationen. In ihrer Umgebung finden sich sekundäre und tertiäre Projektionsfelder. *Sekundäre Felder* (motorisch Area 6, 8, 44; sensorisch Area 5, 7a, 40; visuell Area 18; auditorisch Area 42) besitzen übergeordnete Aufgaben der Koordination und Verarbeitung von Informationen. *Tertiäre Felder* (motorisch Area 9,10, 11; sensorisch Area 7b, 39; visuell Area 19, 21, 20; auditorisch 22) zeichnen für komplexe Funktionen wie Intention von Bewegungen, Einordnung sensorischer Impulse in räumliche Bezüge, Kognition, Gedächtnis, Sprache und emotionales Verhalten verantwortlich.

Beide Hemisphären stehen über heterotope kommissurale Fasern, die eine koordinierte Funktion der Hirnhälften ermöglichen, miteinander in Verbindung. Von diesen *Kommissuren* hat das Corpus callosum die größte klinische Bedeutung. Eine Unterbrechung verursacht *Diskonnektions-Syndrome*, die in der funktionellen Asymmetrie der Hirnhemisphären (*Dominanz*) begründet sind. So führt die vollständige Durchtrennung des Balkens (Corpus callosum) zum *Split-brain-Syndrom* mit Unfähigkeit einen in der linken Hand gehaltenen Gegenstand bei geschlossenen Augen zu ertasten (taktile Anomie) oder mit geöffneten Augen zu benennen (optische Aphasie), im linken Gesichtsfeld projizierte Wörter laut zu lesen (Hemialexie), mit der linken Hand zu schreiben (Agraphie links) und pantomimische Gesten mit der linken Hand auszuführen (Apraxie links). Bei Läsionen im vorderen Anteil des Copus callosum resultiert ein *Alien-hand-Syndrom* (diagonistische Apraxie), bei dem rechte und linke Hand keine abgestimmte Zusammenarbeit mehr ausführen können. Die fehlende Anlage (*Agenesie*) des Corpus callosum bewirkt in der Regel kein Diskonnektionssyndrom.

Zytoarchitektonik. Dabei wird der schichtweise neuronale Aufbau der Hirnrinde aus verschiedenen Zelltypen zugrunde gelegt. Insgesamt können 6 Schichten (*Isokortex*) differenziert werden. Entsprechend den jeweiligen histologischen Befunden werden Areale mit ähnlicher zytologischer Anordnung zusammengefaßt und nummeriert (z. B. *Brodmann-Felder*).

Funktionsbereiche. Kortikale Funktionsareale lassen sich methodisch unterschiedlich untersuchen. So beispielsweise durch Stimulation von Hirnrindengebieten im Rahmen einer Operation, Analyse der elektrischen kortikalen Aktivität mit dem Elektroenzephalogramm, evozierte Potentiale oder Messung der regionalen Hirndurchblutung und Stoffwechselaktivität. Hierbei zeigt sich eine breit gestreute Verteilung funktionell aktiver Regionen (*neuronale Netzwerke*), die nicht nur einer strengen morphologisch vorgegebenen Gliederung folgen. Einzelne Regionen sind zwar für bestimmte Hirnfunktionen wichtig, diese Funktionen sind aber nicht ausschließlich in einer einzigen Region repräsentiert. Damit wird verständlich, daß zwar die Läsion einer Hirnregion klinische Ausfälle verursacht, diese aber im weiteren Verlauf der Rehabilitation mehr oder weniger vollständig kompensiert werden können. Die Korrelation von Projektionsfeldern, Zytoarchitektonik und Befunden zur Hirnfunktion macht deutlich, wie eng die strukturelle mit der funktionellen Organisation verknüpft ist.

Subkortikale Organisation

Morphologisch können hierunter Basalganglien, Thalamus, Nucleus subthalamicus, Hypothalamus, Nucleus ruber, Substantia nigra, Kleinhirn, Hirnstamm und die entsprechenden Bahnsysteme zusammengefaßt werden. Funktionell fällt diesen Bereichen die Aufnahme, Umschaltung, Integration und Koordination von Informationen zu. Läsionen in diesen Kern- oder Verbindungssystemen können sich klinisch ähnlich wie kortikale Schädigungen darstellen. Erst die weitere apparative Diagnostik erlaubt dann eine eindeutige lokalisatorische Zuordnung.

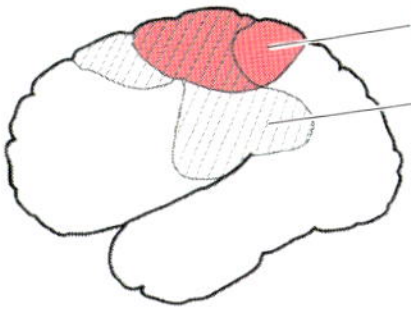

Kortikale Funktionsareale
(regionale Hirndurchblutungs-
messung)

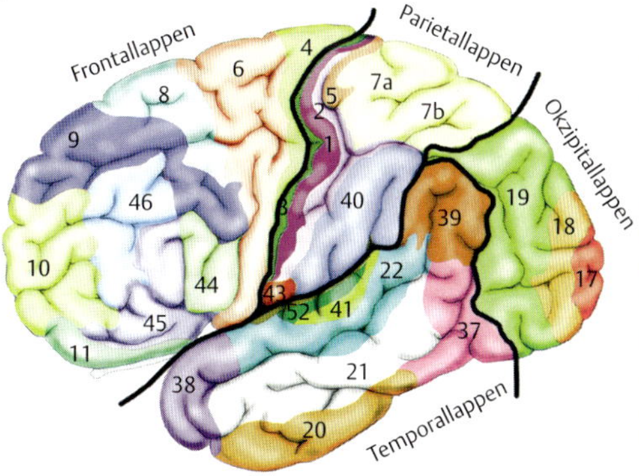

Brodmann-Felder (Lateralansicht)

**Isokortex-
schichten**

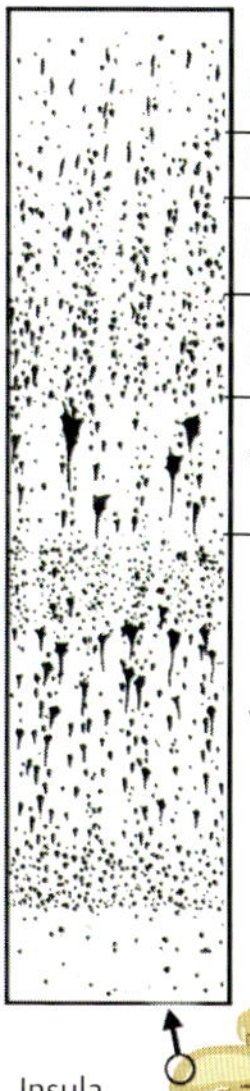

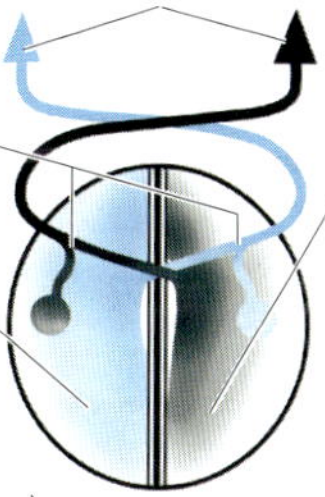

Hemisphärendominanz

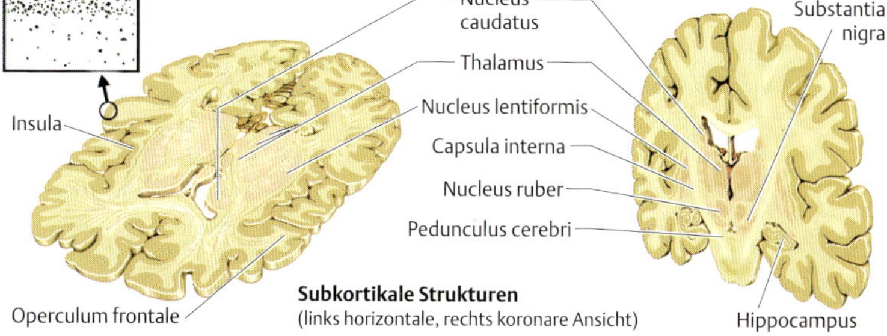

Subkortikale Strukturen
(links horizontale, rechts koronare Ansicht)

Der Hirnstamm gliedert sich in die Regionen Mittelhirn (Mesencephalon), Brücke (Pons) und Medulla oblongata. In ihm sind die Hirnnervenkerne angeordnet. Er wird von ab- und aufsteigenden Verbindungen zwischen Gehirn, Kleinhirn und Rückenmark durchzogen. Die vegetativen Zentren zur Steuerung von Herz, Kreislauf, Atmung und Nahrungsaufnahme wie auch akustische und vestibuläre Verschaltungen befinden sich innerhalb des Hirnstamms. Reflexsysteme regulieren die Informationsflüsse afferenter und efferenter Bahnsysteme.

Bahnsysteme

Durch den Hirnstamm verlaufen alle motorischen (S. 44) und sensorischen (S. 104) Projektionssysteme. Dabei gehen sie zahlreiche Verbindungen innerhalb des Hirnstamms ein. Die zentrale Sympathikusbahn nimmt ihren Ursprung (S. 90) vom Hypothalamus.

Formatio reticularis

Damit wird ein Netzwerk von Kerngebieten und Faserverbindungen begrifflich zusammengefaßt, das sich sich zwischen Hirnnervenkernen und Bahnsystemen des Hirnstamms ausbreitet. Die verschiedenen Anteile dieses Systems erfüllen unterschiedliche Aufgaben. *Retikuläre Aktivierungssysteme* (RAS) bilden die morphologische und physiologische Grundlage des Wachbewußtseins (S. 116). In der *Medulla oblongata* sind Kontrollfunktionen (Rhythmogenese) von Atmung, Herz und Kreislauf angesiedelt, sowie zentrale Steuerung von Schlucken und Erbrechen. Die *Pons* enthält Verschaltungen zur Koordination von akustischen, vestibulären, respiratorischen und kardiovaskulären Abläufen. Im *Mittelhirn* werden Funktionen für die optische Raumorientierung und die Nahrungsaufnahme (Kauen, Saugen, Lecken) harmonisiert.

Reflexsysteme (S. 118 f)

Pupillen-Lichtreflex (Lichtreaktion). Der Reflexbogen wird über das Kerngebiet des N. oculomotorius im Mittelhirn geschlossen (S. 90). *Prüfung*: S. 92.

Vestibulookulärer Reflex (**VOR,** S. 84). Afferenzen (labyrinthäre Bogengänge, okulomotorisch, spinal, zerebellär) zum Vestibulariskerngebiet werden efferent über den medialen longitudinalen Fasciculus zu den Augenmuskelkernen und über den Tractus vestibulospinalis zum Rückenmark herangeführt. *Prüfung*: *Visuelle Fixationssuppression* ⇨ Blickstabilisierung durch Fixation der Daumen bei ausgestreckten Armen und passiver Drehung des ganzen Körpers auf einem Drehstuhl. Normalerweise kann der VOR unterdrückt werden, und es tritt kein Nystagmus auf. *Puppenkopfphänomen* („okulozephaler Reflex") ⇨ Passive horizontale/vertikale Bewegungen des Kopfes führen zu Augenbewegungen in Gegenrichtung. *Kalorische Prüfung* mit Gabe von Eiswasser nach Trommelfellinspektion (intakt?) in äußeren Gehörgang bei 30^0 erhöhtem Kopf (horizontaler Bogengang) resultiert in einer tonischen Augenbewegung ipsilateral gefolgt von Nystagmus zur Gegenseite.

Kornealreflex. Afferente Bahn ist V/1. Über die Formatio reticularis Umschaltung auf beide Kerne der VII. Hirnnerven, Innervation des M. orbicularis oculi. *Prüfung*: Von lateral Berührung der Kornea bei nasaler Blickrichtung ⇨ Lidschluß. Mit EMG ⇨ Orbicularis-oculi-Reflex (Blinkreflex).

Pharyngealreflex. Afferenzen verlaufen vor allem in IX, X und V/2, Efferenzen in IX und X. Der Gaumenreflex kann auch normalerweise fehlen. *Prüfung*: Berührung weicher Gaumen, Rachenhinterwand ⇨ Muskelkontraktion Pharynx.

Hustenreflex. Afferenzen in IX und X, Efferenzen über den Tractus solitarius zu den verschiedenen Muskelgruppen. *Prüfung*: Bei komatösen intubierten Patienten durch endotracheales Absaugen (Trachealreflex).

Masseterreflex. Afferenz wahrscheinlich V/3, Efferenz motorische Bahn V. *Prüfung*: Beklopfen des Kinns ⇨ Kieferschluß.

Akustische Schreckreaktion (S. 68). Verbindungen der Nuclei cochleares zum RAS. *Prüfung*: Plötzliche laute Schallreize führen zu einer Schreckreaktion (Lidschluß, Zusammenzucken des Körpers, vemehrte Aufmerksamkeit, Kopfabwendung).

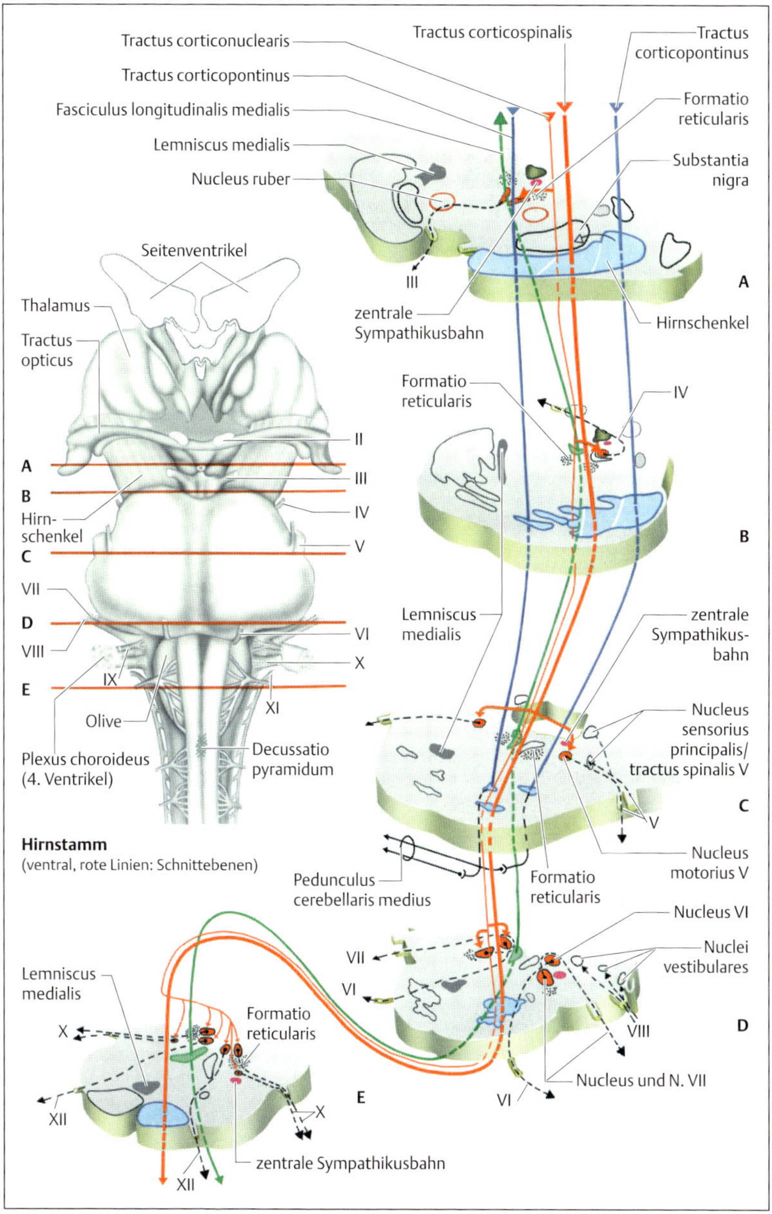

Hirnstamm
(ventral, rote Linien: Schnittebenen)

Verlauf der Hirnnerven

HN[1]	Ursprung/Verlauf (s. auch S. 70 ff, 74 ff)
I	Nn. olfactorii ⇨ Lamina cribrosa ⇨ Bulbus olfactorius ⇨ Tractus olfactorius ⇨ Substantia perforata anterior ⇨ Stria olfactoria lateralis (⇨ Gyrus parahippocampalis) et medialis (⇨ limbisches System)
II	Retinale Ganglienzellen ⇨ Papilla n. optici ⇨ N. opticus ⇨ Orbita ⇨ Canalis opticus ⇨ Chiasma opticum ⇨ Tractus opticus ⇨ Corpus geniculatum laterale (⇨ Sehstrahlung ⇨ Okzipitallappen) bzw. Colliculi superiores (⇨ Area praetectalis)
III	Mittelhirn ⇨ Fossa interpeduncularis ⇨ zwischen A. cerebelli superior und A. cerebri posterior ⇨ Tentoriumrand ⇨ Sinus cavernosus ⇨ medial Fissura orbitalis ⇨ R. superior (Mm. levator palpebrae superioris, rectus superior) bzw. R. inferior (Mm. rectus medialis, inferior, obliquus superior) bzw. parasympathische Fasern ⇨ Ganglion ciliare
IV	Mittelhirn ⇨ dorsaler Hirnstamm unterhalb Colliculi inferiores ⇨ um den Pedunculus cerebri ⇨ laterale Wand Sinus cavernosus ⇨ Fissura orbitalis ⇨ M. obliquus superior
V	Pons ⇨ ca. 50 Wurzelfäden (Radix sensoria = Portio major, Radix motoria = Portio minor) ⇨ Spitze der Felsenbeinpyramide ⇨ durch Dura ⇨ Ganglion trigeminale (V/1 ⇨ Fissura orbitalis, V/2 ⇨ Foramen rotundum, V/3 + Portio minor ⇨ Foramen ovale)
VI	Hinterrand Pons ⇨ aufsteigend Clivus ⇨ durch Dura ⇨ Spitze Felsenbeinpyramide ⇨ lateral A. carotis interna im Sinus cavernosus ⇨ Fissura orbitalis ⇨ M. rectus lateralis
VII	Pons (Kleinhirn-Brückenwinkel) oberhalb Olive ⇨ Meatus acusticus internus ⇨ Felsenbeinpyramide (Canalis n. facialis) ⇨ Geniculum n. facialis (⇨ N. intermedius/N. petrosus major ⇨ Geschmacksfasern) ⇨ mediale Wand Paukenhöhle ⇨ Foramen stylomastoideum ⇨ Gesichtsmuskeln
VIII	Lateral vom VII. HN ⇨ N. vestibularis, N. cochlearis
IX	Medulla oblongata ⇨ Foramen jugulare ⇨ zwischen A. carotis und V. jugularis interna ⇨ Zungenwurzel
X	Medulla oblongata im Sulcus posterolateralis ⇨ Foramen jugulare ⇨ Organsysteme
XI	Radices craniales + Radices spinales ⇨ Truncus n. accessorii ⇨ Foramen jugulare ⇨ Erfolgsmuskeln
XII	Medulla oblongata ⇨ Canalis hypoglossi ⇨ Zungenmuskulatur

[1] Hirnnerv

Merkmale der Hirnnerven s. Tabelle 1, S. 356.

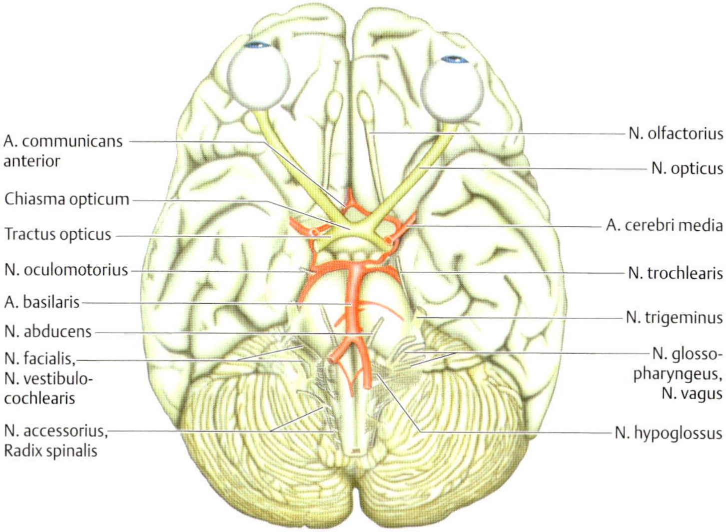

Hirnnerven an der Hirnbasis

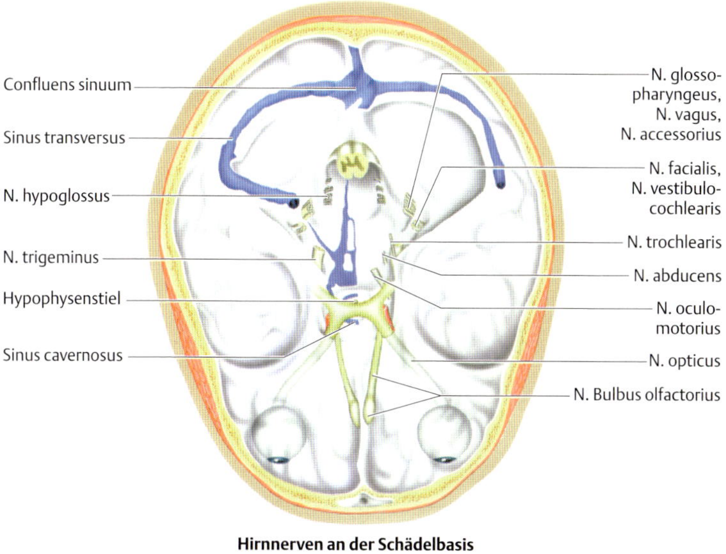

Hirnnerven an der Schädelbasis

Wirbelsäule (Columna vertebralis)

Sie trägt die Hauptlast von Kopf, Hals, Rumpf und oberen Extremitäten. Die Beweglichkeit der Wirbelsäule ist am größten in der Hals-, gefolgt von der Lendenwirbelsäule, am geringsten ist sie in der Brustwirbelsäule. Die *Kopfgelenke* verbinden die Wirbelsäule im Bereich von Hinterhaupt, Atlas und Axis mit dem Kopf. Über das *Kreuzbein* (Os sacrum), das aus 5 fest untereinander verbundenen Wirbeln besteht, ist die Wirbelsäule mit dem Becken zusammengefügt. Zu den 24 oberhalb des Kreuzbeins liegenden Wirbeln gehören 7 *Hals-*, 12 *Brust-* und 5 *Lendenwirbel*. An das Kreuzbein schließen sich 3–6 *Steißwirbel* an.

Bandscheiben (Disci intervertebrales)

Durch sie werden jeweils vom 2. Halswirbel bis zum Kreuzbein zwei Wirbelkörper miteinander verbunden. Sie haben zu etwa 25 % Anteil an der Längenausdehnung der Wirbelsäule. Ab der 3. Lebensdekade nimmt der Wassergehalt der Bandscheiben und damit ihre Höhenausdehnung ab. Der äußere zugfeste Faserring (*Anulus fibrosus*) der Bandscheibe, der sie innig mit dem Wirbelkörper verbindet, wird durch den Druck im zentral gelegenen Gallertkern (*Nucleus pulposus*) gespannt. Dabei ist der Druck innerhalb des Nucleus pulposus von der jeweiligen Körperposition mitbestimmt. Im Liegen mit angewinkelten Beinen (Stufenbett) beträgt der intradiskale Druck nur ca. ein Drittel des Druckes im Stehen, in sitzender Position ist er annähernd gegenüber dem Standdruck verdoppelt. Die inneren Partien der Bandscheibe sind schmerzunempfindlich. Schmerzempfindlich über den *Ramus meningeus* der Spinalnerven sind das Wirbelkörperperiost einschließlich der Gelenkkapseln der Wirbelbogengelenke, das Lig. longitudinale posterius, der posteriore Aspekt des Anulus fibrosus, die vorderen Duraanteile und die Blutgefäße.

Wirbelkanal (Canalis vertebralis)

Er entsteht aus der Summe aller Wirbellöcher (*Foramina vertebrales*), die aus der Hinterwand des Wirbelkörpers und dem Wirbelbogen gebildet werden. Die Wände werden durch Bandscheiben und Bänder (vorderes und hinteres Längsband) zusätzlich verstärkt. Der normale sagittale *Durchmesser* des Wirbelkanals beträgt zervikal zwischen 12 und 22 mm, lumbal 22–25 mm.

Rückenmark (Medulla spinalis)

Es wird von der gefäß- und nervenreichen *Pia mater spinalis* umhüllt, die sich auf dem Filum terminale fortsetzt (*Filum terminale internum*). In den Spinalnerven geht die Pia in das Endoneurium der Nervenfasern über. Durch das *Lig. denticulatum*, das die Pia mit der Dura mater verbindet, wird das Rückenmark fixiert. Zwischen den Oberflächen der Pia und der Dura mater spinalis liegt geflechtartig die *Arachnoidea mater spinalis*. Sie enthält kaum Kapillaren und ist nervenfrei. Die Liquorentnahme bei der Lumbalpunktion erfolgt aus dem Spalt zwischen Arachnoidea und Pia mater (Subarachnoidalraum), der mit dem Subarachnoidalraum des Gehirns verbunden ist. Die am Rand des Foramen magnum befestigte *Dura mater spinalis* umschließt das Rückenmark schlauchartig, endet in Höhe des 1.–2. Sakralwirbels und geht dann in das *Filum terminale externum* über, mit dem die Dura in Höhe des Steißbeins verspannt ist. Im Bereich der Nervenwurzeln bildet die Dura eine (vordere und hintere) *Wurzeltasche* und setzt sich dann weiter zusammen mit der Arachnoidea ins Epi- und Perineurium der Spinalnerven fort. Im Gegensatz zur Schädelhöhle ist die Dura nicht fest mit dem Periost des Wirbelkanals verbunden, sondern durch den *Epiduralraum* (Spatium epidurale) von ihm getrennt. Dieser enthält Fettgewebe, lockeres Bindegewebe und klappenlosen Venengeflechte (S. 22). Die Wurzelfäden (Fila radicularia) der vorderen und hinteren Nervenwurzel (Radix anterior und posterior) sind in Längsreihen seitlich vom Rückenmark angeordnet. Die Radix anterior führt ausschließlich motorische Fasern. Die rein sensible Radix posterior verdickt sich kurz vor der Verschmelzung mit der Vorderwurzel im Spinalganglion (*Ganglion spinale*), das die Nervenzellkörper der pseudounipolaren Nervenzellen enthält.

C	=	Zervikalnerven (1 – 8, Wirbelkörper blau)
Th	=	Thorakalnerven (1 – 12, Wirbelkörper rosa)
L	=	Lumbalnerven (1 – 5, Wirbelkörper türkis)
S	=	Sakralnerven (1 – 5, Wirbelkörper braun)
Co	=	Kokzygealnerv (Wirbelkörper grau)

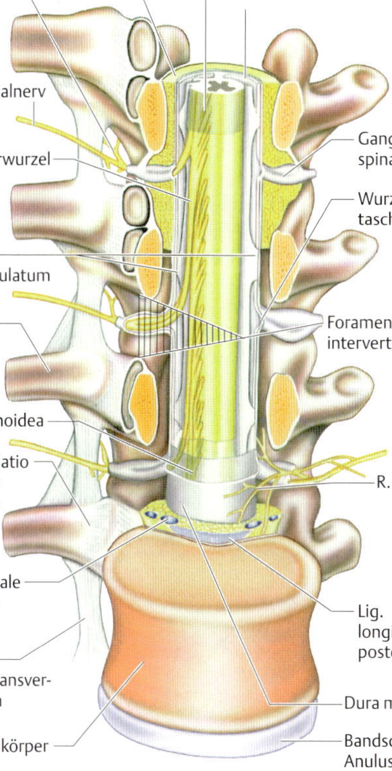

Rückenmark, Wirbelkanal
(Brustwirbelsäule, Vorderansicht)

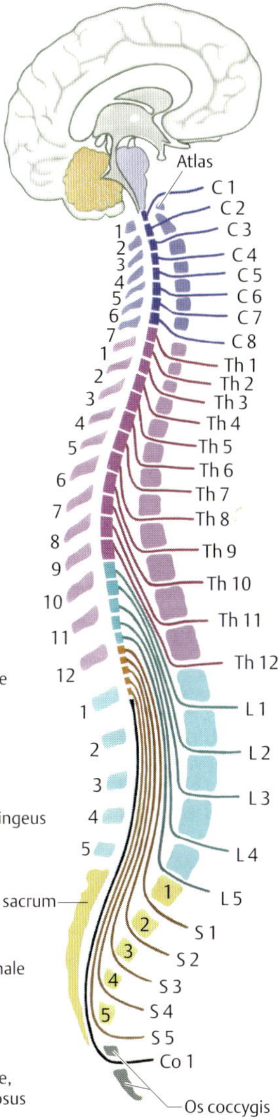

Spinalnerven

In der topischen (Höhen-)Diagnostik von Läsionen des Rückenmarks und peripherer Nerven sind Befunde zum Schmerz- und Berührungsempfinden wesentlich. Zusätzliche Aussagen zum Schädigungsort liefern Reflex- (S. 40) und vegetative (S. 110) Störungen.

Dermatome (S. 34, 36)

Dermatom ist ein von den zugehörigen sensiblen Spinalnervenfasern innerviertes Hautareal. Die segmentale Gliederung (Metamerie) des Rückenmarks mit den zugeordneten Spinalnerven spiegelt sich darin wider. Da sich Dermatome des Berührungsempfindens stärker als für das Schmerzempfinden überlappen (S. 104), ist in der spinalen/radikulären Höhenlokalisation die Prüfung der Algesie aussagekräftiger als die der taktilen Ästhesie. Für periphere Nervenläsionen gilt die umgekehrte Feststellung. Radikuläre Schmerzen projizieren sich ebenfalls in die entsprechenden Dermatome. *Pseudoradikuläre Syndrome* sind Schmerzen, deren Ausbreitung nur scheinbar segmental verläuft und die keinem Rückenmarksegment zugeordnet werden können. Solche Syndrome kann z. B. eine Tendomyose (Schmerzen der an einer Gelenkbewegung beteiligten Muskulatur), eine generalisierte Tendomyopathie (generalisierte Fibromyalgie), ein Facettensyndrom (Reizzustand lumbaler Wirbelbogengelenke) oder Myogelosen (Muskelhartspann; anhaltende Muskelkontraktion infolge Überforderung) verursachen.
Mnemotechnisch gilt, daß das Dermatom C2 vor dem Ohr beginnt und an der hinterer Haargrenze endet, Th1 an die Mitte des Vorderarms grenzt, Th4 in Mamillenhöhe liegt (die Mamillen gehören zu Th5), Th10 in Höhe des Bauchnabels zu finden ist, L1 sich im Bereich der Leistenbeuge ausdehnt und S1 den Außenrand des Fußes einschließlich Ferse einnimmt.

Myotome

Mit diesem Begriff werden die von motorischen Spinalnerven innervierten Muskeln zusammengefaßt. Allerdings besteht ein auffälliger Unterschied in der segmentalen Zuordnung von Dermatomen und Myotomen, weil einzelne Muskeln von mehreren motorischen Vorderwurzeln versorgt werden. Einzig in der paravertebralen Muskulatur (M. erector spinae) ist durch den motorischen R. posterior (S. 31) des Spinalnerven die segmentale Zuordnung noch gegeben. Diese Tatsache kann in der Elektromyographie mit zum Nachweis einer radikulären Läsion benutzt werden. Klinisch haben sich in der radikulären topischen Diagnostik *Kennmuskeln* (Tabelle 2, S. 357) für einzelne Spinalnerven bewährt. Diese Muskeln werden vorwiegend aus 1–2 Wurzeln gespeist, wobei aber im Einzelfall Ausnahmen nicht ungewöhnlich sind.

Plexus (S. 34, 36) **und periphere Nerven** (S. 35, 37)

Die Plexus cervicalis (C1–C4), brachialis (C5–Th1), lumbalis (Th12–L4) und sacralis (L4–S4) bilden sich durch die Überlappung der segmentalen Muskelinnervation für die Extremitäten. Dabei sind nur die vorderen, nicht aber die hinteren Äste der Spinalnerven an der Plexusbildung beteiligt. Für den *Plexus brachialis* formen die Wurzeln C5 und C6 den oberen, C7 den mittleren sowie C8 und Th1 den unteren Primärstrang. Aus den Primärsträngen verflechten sich die Faserzüge zum lateralen (C5–C7), hinteren (C5–C8) und medialen (C8+Th1) Sekundärstrang (Lagebezeichnungen relativ zur A. axillaris). Diese gestalten dann die Armnerven (S. 35). Der *Plexus lumbalis* liegt hinter und im M. psoas major. Aus ihm nehmen die vorderen Beinnerven ihren Anfang (S. 37). Aus dem *Plexus sacralis* entspringen die dorsal gelegenen Beinnerven. Der N. coccygeus tritt als letzter Spinalnerv aus dem Hiatus sacralis aus und beteiligt sich an der Bildung des *Plexus coccygeus* (S3–S5), aus dem der M. coccygeus sowie die Haut über dem Steißbein und Anus (Schmerzen bei Kokzygodynie) innerviert werden.

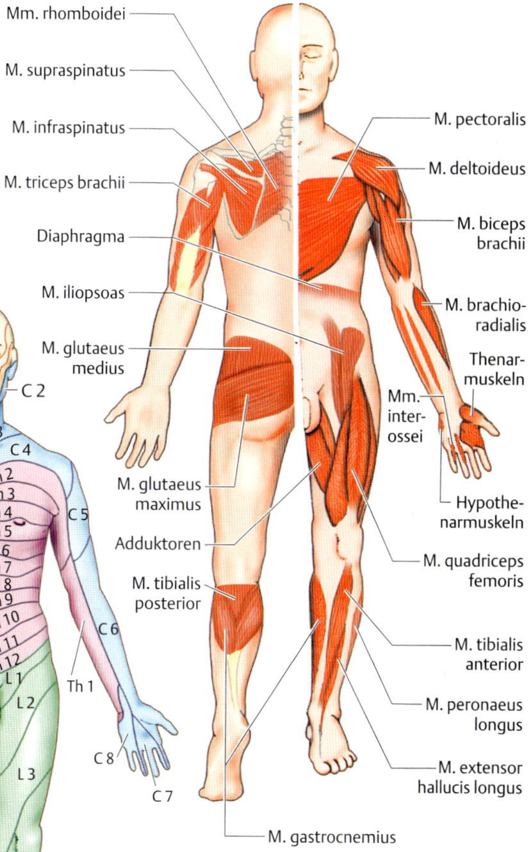

Myotome
(links von dorsal, rechts von frontal)

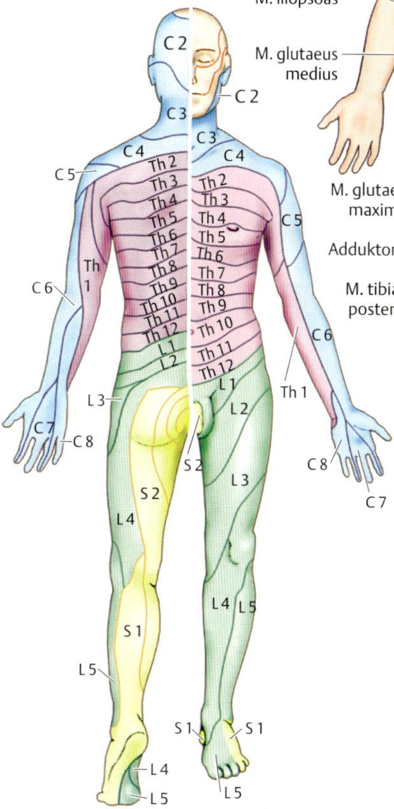

Dermatome (links von dorsal, rechts von frontal)

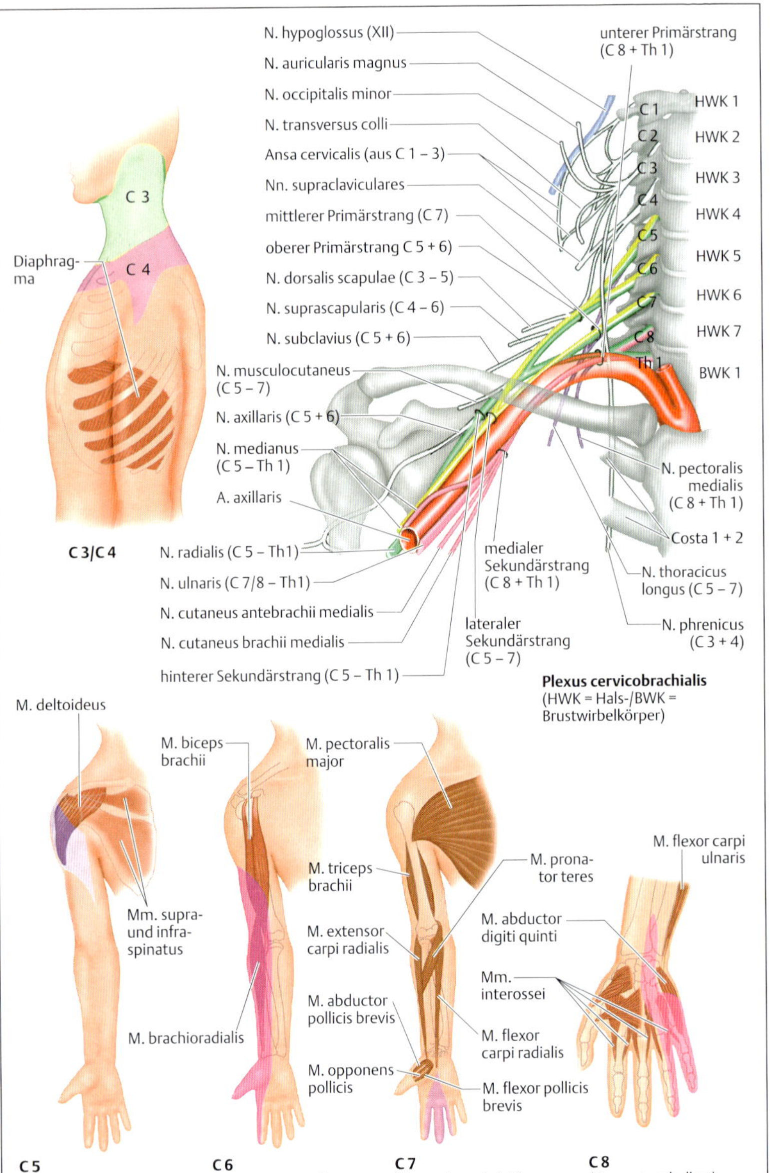

C 3/C 4

Plexus cervicobrachialis
(HWK = Hals-/BWK = Brustwirbelkörper)

C 5
(Dermatom blau)

C 6
(Dermatom rosa)

C 7
(Dermatom violett)

C 8
(Dermatom hellrot)

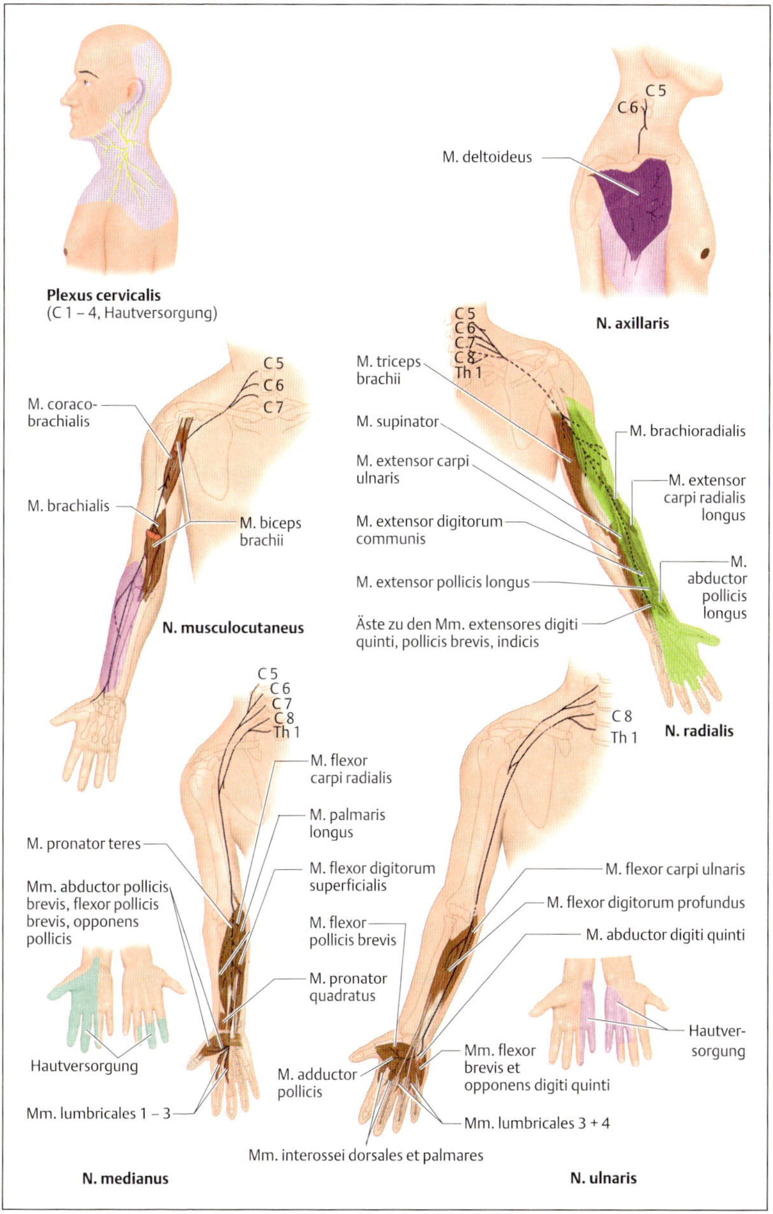
Plexus cervicalis
(C 1 – 4, Hautversorgung)
C 5
C 6
M. deltoideus
N. axillaris
C 5
C 6
C 7
M. coraco-
brachialis
M. brachialis
M. biceps
brachii
N. musculocutaneus
C 5
C 6
C 7
C 8
Th 1
M. triceps
brachii
M. supinator
M. extensor carpi
ulnaris
M. extensor digitorum
communis
M. extensor pollicis longus
Äste zu den Mm. extensores digiti
quinti, pollicis brevis, indicis
M. brachioradialis
M. extensor
carpi radialis
longus
M.
abductor
pollicis
longus
N. radialis
C 5
C 6
C 7
C 8
Th 1
M. flexor
carpi radialis
M. palmaris
longus
M. pronator teres
Mm. abductor pollicis
brevis, flexor pollicis
brevis, opponens
pollicis
M. flexor digitorum
superficialis
M. flexor
pollicis brevis
M. pronator
quadratus
Hautversorgung
Mm. lumbricales 1 – 3
M. adductor
pollicis
N. medianus
C 8
Th 1
M. flexor carpi ulnaris
M. flexor digitorum profundus
M. abductor digiti quinti
Hautver-
sorgung
Mm. flexor
brevis et
opponens digiti quinti
Mm. lumbricales 3 + 4
Mm. interossei dorsales et palmares
N. ulnaris

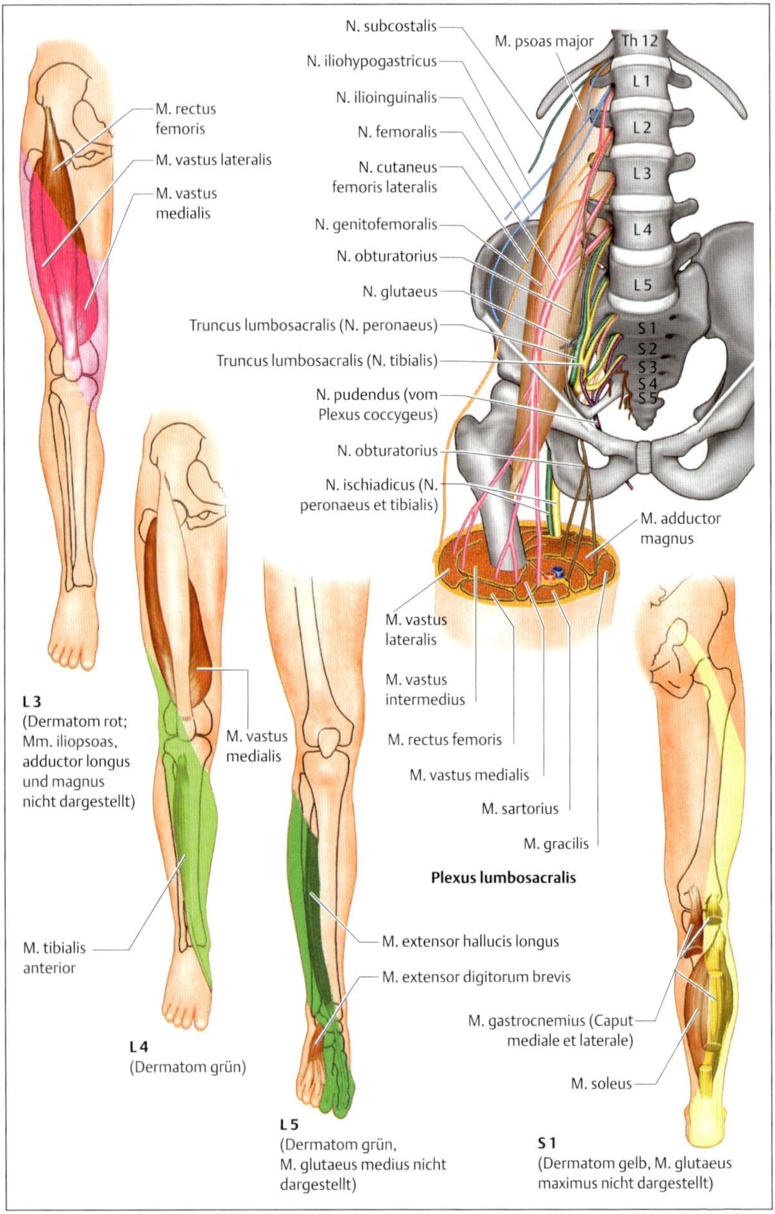
M. rectus femoris
M. vastus lateralis
M. vastus medialis
L 3
(Dermatom rot; Mm. iliopsoas, adductor longus und magnus nicht dargestellt)
M. vastus medialis
M. tibialis anterior
L 4
(Dermatom grün)
M. extensor hallucis longus
M. extensor digitorum brevis
L 5
(Dermatom grün, M. glutaeus medius nicht dargestellt)
N. subcostalis
M. psoas major
Th 12
L 1
L 2
L 3
L 4
L 5
S 1
S 2
S 3
S 4
S 5
N. iliohypogastricus
N. ilioinguinalis
N. femoralis
N. cutaneus femoris lateralis
N. genitofemoralis
N. obturatorius
N. glutaeus
Truncus lumbosacralis (N. peronaeus)
Truncus lumbosacralis (N. tibialis)
N. pudendus (vom Plexus coccygeus)
N. obturatorius
N. ischiadicus (N. peronaeus et tibialis)
M. adductor magnus
M. vastus lateralis
M. vastus intermedius
M. rectus femoris
M. vastus medialis
M. sartorius
M. gracilis
Plexus lumbosacralis
M. gastrocnemius (Caput mediale et laterale)
M. soleus
S 1
(Dermatom gelb, M. glutaeus maximus nicht dargestellt)

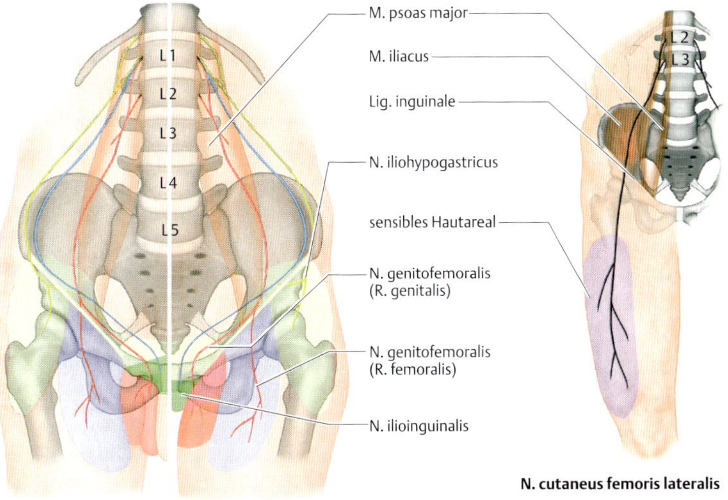

Inguinale Hautversorgung
(links beim Mann, rechts bei der Frau)

N. cutaneus femoris lateralis

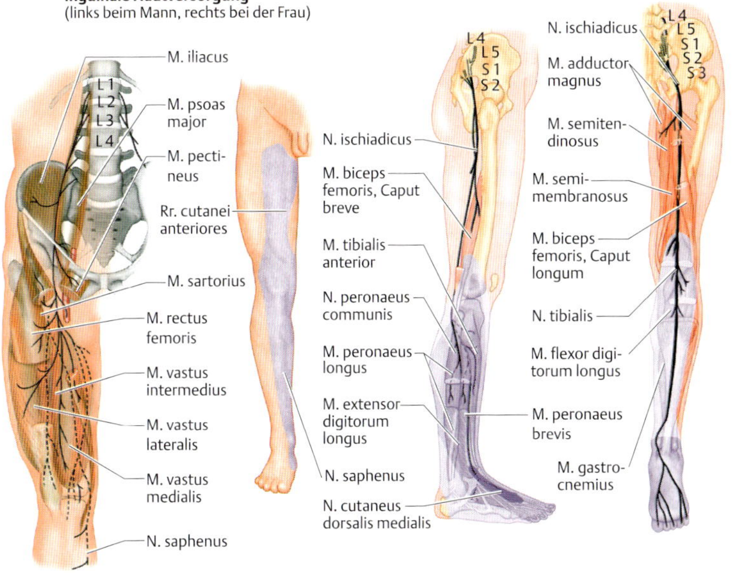

N. femoralis

N. femoralis
(Hautversorgung)

N. ischiadicus, N. peronaeus
(Hautversorgung lila)

N. ischiadicus, N. tibialis
(Hautversorgung lila)

2 Funktionen und Syndrome

- Bahnsysteme
- Funktionssysteme
- Leitsyndrome
- Pathophysiologie

Ein Reflex ist die unwillkürliche und verhältnismäßig stereotype Reaktion auf einen spezifischen sensorischen Stimulus. Afferente Nervenfasern führen die von stimulierten Rezeptoren ausgelösten Reizimpulse Neuronen im ZNS zu. Dort werden die Impulse auf efferente Fasern umgeschaltet. In den entsprechenden Zellen, Muskeln oder Organen wird dann die Reflexantwort ausgelöst (*Reflexbogen*). Rezeptoren finden sich z. B. in Haut, Schleimhäuten, Muskeln, Sehnen oder Periost, aber auch in Retina, Riechschleimhaut und Vestibularapparat. Die Reizantwort kann motorisch, sensibel oder vegetativ sein. Die meisten Reflexe sind vergleichsweise unabhängig von der Bewußtseinslage. Jede Störung im Reflexbogen hat einen abgeschwächten oder erloschenen Reflex zur Folge. Bei *Eigenreflexen* liegen Rezeptor und Effektor im selben Organ, bei *Fremdreflexen* sind sie räumlich voneinander getrennt. Neben ihrer physiologischen Bedeutung für z. B. die Stütz- und Zielmotorik haben Reflexe einen hohen Stellenwert in der klinischen Untersuchung. Reflexe sind weitgehend objektive Befunde.

Muskeleigenreflex (phasischer Dehnungsreflex, Sehnenreflex)

Der auslösende Reiz ist eine Muskeldehnung, die über die im Muskel befindlichen Dehnungsrezeptoren (anulospirale Nervenendigung der Muskelspindeln) aufgenommen wird. Das Rezeptorpotential wird von afferenten, schnell leitenden Ia-Fasern an spinale α-Motoneurone herangeführt, die mit ihren efferenten α_1-Fortsätzen Muskelfasern der Agonisten erregen. Gleichzeitig nimmt der Tonus der Antagonisten ab (Hemmung durch spinale Interneurone). Die resultierende Muskelkontraktion bewirkt eine Entdehnung und Inaktivierung von Muskelspindeln. Die spinale Reflexebene steht unter dem Einfluß höherer motorischer Zentren.

Eine Veränderung der normalen Reflexantwort ist ein Hinweis auf eine Störung der Muskulatur, des Reflexbogens und/oder der höheren motorischen Zentren (z. B. bei einer Spastik). Die folgenden Reflexe sind klinisch von Bedeutung (spinale Segmente): Bizepsreflex (C5–6), Brachioradialisreflex (C5–6), Trizepsreflex (C7–8), Trömner-Reflex (C7–8), Adduktorenreflex (L2–4), Quadriceps-femoris-Reflex (L2/3–4), Tibialis-posterior-Reflex (L5), Triceps-surae-Reflex (S1–2).

Fremdreflex

Im Gegensatz zum monosynaptischen Muskeleigenreflex sind beim Fremdreflex die Efferenzen polysynaptisch, d. h. über spinale Interneuronenketten, mit den Afferenzen verknüpft (*physiologischer Fremdreflex*). Neben Muskelafferenzen sind auch andere Afferenzen wie Hautreize (Schluß der Augenlider bei Berührung der Konjunktiva, Niesen bei Reizung der Nasenschleimhaut, Kontraktion der Abdominalmuskulatur bei Bestreichen der Bauchhaut) und Sinnesreize (Lidschluß bei grellem Lichteinfall) maßgebend. Fremdreflexe zeigen bei gleichbleibendem Reiz eine Abnahme ihrer Reizantwort (*Habituation*). Ihre Latenz als zeitlicher Abstand zwischen Reiz und Antwort ist deutlich größer als bei Eigenreflexen. Physiologische Fremdreflexe sind *Bewegungsreflexe* (Halte- und Stellreflexe), *Nutritionsreflexe* (Saugen, Schlucken, Lekken) und *vegetative Reflexe* (S. 110).

Der *Beugereflex* wird z. B. von einem Schmerzreiz an der Fußsohle hervorgerufen. Afferente Impulse erreichen über exzitatorische Interneurone α-Motoneurone, die eine ipsilaterale Aktivierung der Beuger und gleichzeitig über hemmende Zwischenneurone die Erschlaffung der Strecker bewirken. Kontralateral setzt eine Kontraktion der Streck- bzw. Erschlaffung der Beugemuskulatur ein. Im Gehirn wird der Schmerzreiz bewußt. Die spinale Reflexebene kontrollieren höhere motorische Zentren.

Die *Veränderung der physiologischen Fremdreflexe* ist ein Hinweis auf eine Störung im Reflexbogen oder der kortikospinalen Bahnen. Klinisch bedeutsam sind Bauchhautreflexe (Th6–12), Kremasterreflex (L1–2), Bulbokavernosusreflex (S3–4) und Analreflex (S3–5).

Pathologische Fremdreflexe („Pyramidenbahnzeichen") zeigen sich nur bei Krankheitsprozessen: Babinski-Reflex (tonische Dorsalextension der Großzehe durch Reiz des lateralen Fußsohlenrands), Gordon (Pressen der Wadenmuskulatur mit gleicher Reizantwort) und Oppenheim (kräftiges Herabstreichen an der muskelfreien Tibiafläche mit Daumen, gleiche Reizantwort).

Reflexantwort	Symbol
erloschen, auch nicht mit Kunstgriff auslösbar	0
nur mit Kunstgriff (z.B. Jendrassik-Handgriff) auslösbar	$\pm$
abgeschwächt	1
normale Stärke	2
gesteigert	3
unerschöpflicher Klonus	4

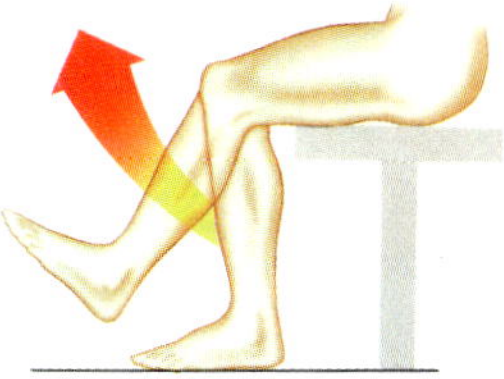

Reflexantwort
(Muskeleigenreflex)

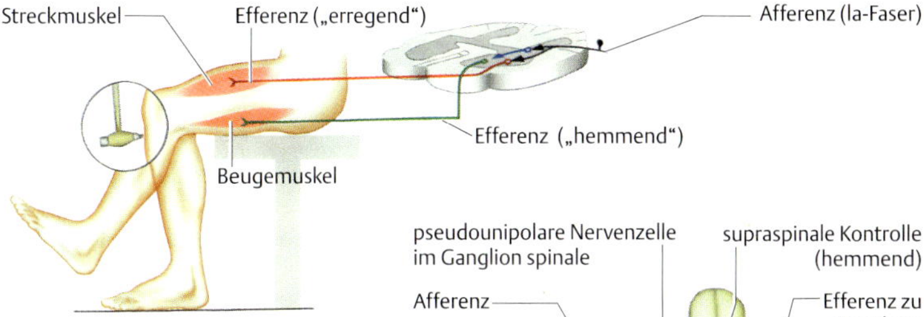

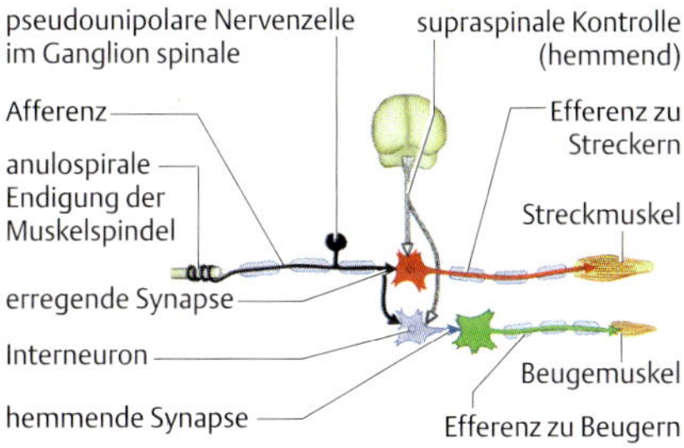

Muskeleigenreflex
(Schaltschema linke spinale Ebene)

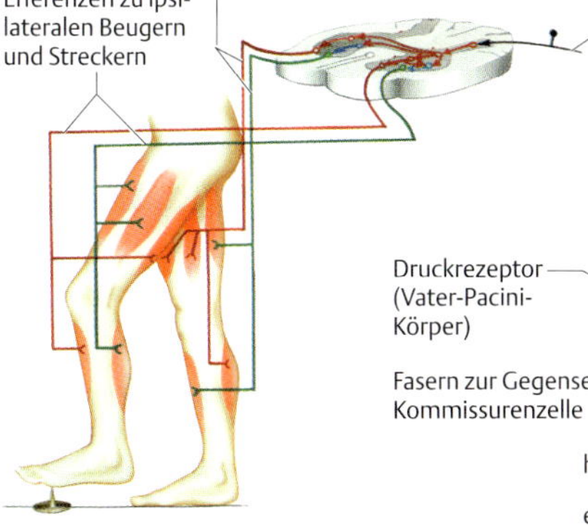

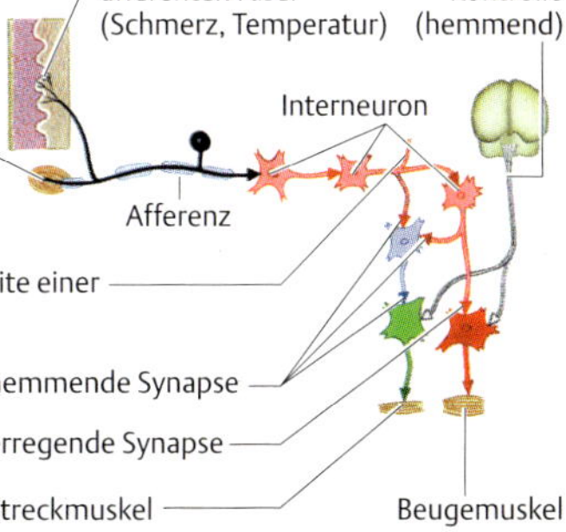

Fremdreflex
(Schaltschema linke spinale Ebene)

Motorik

Das motorische System entwickelt Bewegungen, die zeitlich, räumlich und in ihrer Kraft dem Handlungsziel angepaßt werden. Dazu arbeiten die bewegenden Muskeln (*Agonisten*) mit den bremsenden (*Antagonisten*) zusammen. Ihre Aktivität ist zeitlich wie kraftmäßig aufeinander abgestimmt. Eine für die Bewegung notwendige Körperstabilisierung bewirkt die Koordination der Halte- und Stellbewegungen. *Reflexbewegungen* stellen unwillkürliche, stereotype motorische Reaktionen auf einen Reiz dar. *Rhythmische Bewegungen* setzen sich aus willkürlichen und reflektorischen Elementen der Motorik zusammen. *Willkürbewegungen* sind vom Ziel und Zweck der Handlung bestimmt und weitgehend erlernt.

Reflexbewegungen

Sie zeigen sich z. B. als Zurückzucken bei einem Nadelstich oder Streckbewegung der Arme bei einem Sturz. *Dehnungsreflexe* steuern Tonus und Elastizität des Muskels. Sie sind für die Körperhaltung und Koordination der Muskelgruppen wichtig. Spezielle Leistungen wie Gelenkstabilisierung oder Dosierung der Muskelkraft werden durch inhibitorisch wirkende spinale Interneurone verwirklicht. *Fremdreflexe* bilden die Grundlage von Schutz- (Beugereaktion nach Schmerzreiz, Lidschluß bei Fremdkörper) und Stellreflexen (Streck-, Halsstellreaktion).

Rhythmische Bewegungen

Beispiele für zyklische Bewegungen sind Gehen, Atmen oder Fahrradfahren. Die ihnen zugrundeliegenden Bewegungsmuster sind als spinale Reflexbewegungen angelegt. Sie werden aber ganz wesentlich von supraspinalen Einflüssen (Hirnstamm, Kleinhirn, Basalganglien, motorische Hirnrindenfelder) bestimmt.

Willkürbewegungen

Willkürliche motorische Handlungen beruhen auf Plänen, die das jeweilige Bewegungsergebnis festlegen. Deshalb können verschiedene Körperteile mehr oder weniger geschickt gleichartige Bewegungen ausführen (*motorische Äquivalenz*). Beispielsweise kann eine Rotationsbewegung mit der Großzehe, dem Fuß, dem Unterschenkel, dem Bein, dem Becken und dem Rumpf vollzogen werden. Willkürbewegungen bauen auf den elementaren Bewegungsschablonen der Reflex- und rhythmischen Bewegungen auf. Die Kontrolle über die Bewegungsausführung vermitteln afferente Impulse der Rezeptoren und Sinnesorgane (vorwiegend das visuelle und vestibuläre System). Diese Afferenzen liefern Informationen an die motorischen Organisationsstrukturen des ZNS (Rückenmark, Hirnstamm, Hirnrinde). Zusätzlich verarbeiten Basalganglien und Kleinhirn, die über den Thalamus auf den Kortex einwirken, die sensorischen Meldungen und stimmen sie mit dem Bewegungsvollzug ab. Durch diese stetigen Rückkopplungsprozesse zwischen Plan (Efferenzkopie) und Durchführung wird die Bewegung in all ihren feinen motorischen Abstufungen verwirklicht.

Motorische Hirnrindenfelder (S. 25). In diesen werden Willkürbewegungen programmiert. Es bestehen Verbindungen zu subkortikalen Regionen (Thalamus, Basalganglien, Kleinhirn, Hirnstamm) und zum Rückenmark. Die *primäre motorische Rinde* (Area 4) reguliert Muskelkraft und Zielausrichtung einer Bewegung, wobei sie schwerpunktmäßig distale Muskelgruppen lenkt. Das *supplementär-motorische Gebiet* (mediale Area 6) ist wesentlich in die Planung komplexer Bewegungen einbezogen. Die *prämotorische Region* (laterale Area 6) erhält Informationen aus dem hinteren parietalen Kortex, ist an der visuellen wie somatosensorischen Bewegungskontrolle beteiligt und steuert vor allem die Rumpf- und proximale Extremitätenmuskulatur.

Kleinhirn (S. 54). Es harmonisiert den Ablauf der Extremitäten- und Augenbewegungen. Ferner ist es wesentlich an der Kontrolle von Gleichgewicht und Muskeltonus beteiligt.

Basalganglien (S. 210). Sie sind durch ihre engmaschigen Verbindungen mit den motorischen Rindenarealen in die Abstimmung der Extremitäten- und Augenbewegungen eingebunden.

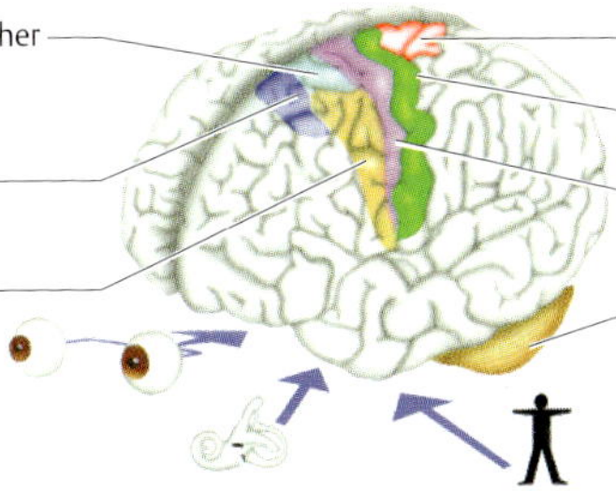

Motorische Rindenfelder, Afferenzen (optisch, vestibulär, somatosensorisch)

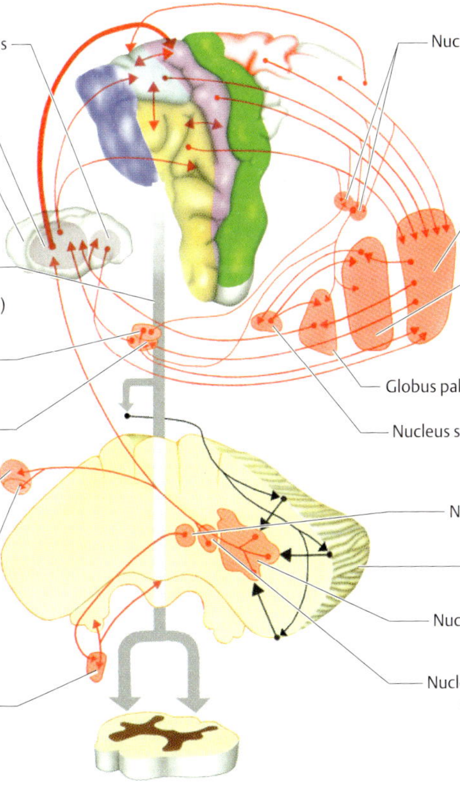

Motorische Bahnsysteme
(Kortex, Basalganglien, Thalamus, Hirnstamm, Kleinhirn, Rückenmark)

Pyramidenbahn

Die Bahn nimmt ihren Weg von Neuronen (*erstes motorisches Neuron*) des primären motorischen (Area 4) und sensorischen (Areae 3, 1, 2) Kortex, der supplementär-motorischen Region sowie Teilen der prämotorischen Rinde (Area 6). Sie verläuft durch den hinteren Abschnitt der Capsula interna, danach im mittleren Bereich des Pedunculus cerebri zur Pons und schließlich als leichte Vorwölbung an der Oberfläche (Pyramide) über die Basis der Medulla oblongata. Hier wechseln die meisten Fasern zur Gegenseite (*Tractus corticospinalis lateralis*). Ein kleinerer Anteil zieht ipsilateral weiter (*Tractus corticospinalis anterior*) und kreuzt erst spinal in der vorderen Kommissur auf Höhe der zugehörigen Motoneurone. Die Pyramidenbahn hat den Schwerpunkt ihrer Innervation in distalen kontralateralen Muskelgruppen der Extremitäten.

Im *Hirnstamm* zweigen von der Pyramidenbahn Fortsätze zu den motorischen Hirnnervenkernen ab (*Tractus corticonuclearis*). Die Kerngebiete des V. (Portio minor), VII. (nur Stirnast), IX., X., XI. und XII. Hirnnervs werden *beidseitig* innerviert. Somit resultiert bei einseitiger Unterbrechung der kortikonukleären Bahn keine Lähmung. Mit der Pyramidenbahn gelangen Fasern des frontalen Augenfelds (Area 8) zu den Augenmuskelkernen (III, IV, VI). Die motorischen Kerne des III., IV., VI. und VII. Hirnnervs (untere Zweidrittel der Gesichtsmuskulatur) erhalten *ipsilaterale* Zuflüsse. Daher entstehen bei einseitigen Läsionen kontralaterale Ausfälle.

Nichtpyramidales motorisches System

Hierzu rechnen kortiko-ponto-zerebelläre Verbindungen, die Bahnen von der Hirnrinde zum Corpus striatum (Nucleus caudatus plus Putamen), zum Thalamus, zur Substantia nigra, zum Nucleus ruber und zur Formatio reticularis des Hirnstamms. Die Bahnen finden sich dicht benachbart zum Tractus corticospinalis lateralis.

Die in den prä- und supplementär-motorischen Rindenregionen (S. 43) entspringenden Bahnsysteme besitzen ipsi- wie kontralaterale Projektionen. Ihr Innervationsschwerpunkt liegt in der axialen Muskulatur, die für die Stütz- und Haltemotorik verantwortlich zeichnet. Wegen der bilateralen Versorgung bilden sich (proximale) Lähmungen durch Läsionen dieser Bahnsysteme besser zurück als (distale) bei einer Schädigung der Pyramidenbahn. Infolge der engen räumlichen Beziehung zwischen Pyramidenbahn und nichtpyramidal-motorischem System treten reine Pyramidenbahnläsionen als schlaffe Lähmung selten auf (S. 46).

Kortiko-pontine Bahnen. Sie nehmen ihren Weg zur Brücke von frontalen, temporalen, parietalen und okzipitalen Hirnrindenregionen durch die Capsula interna in Nachbarschaft zur Pyramidenbahn. Die pontinen Kerne (*Nuclei pontis*) projizieren zum Pontocerebellum (S. 54).

Funktionell wichtige Bahnsysteme. Der *Tractus rubrospinalis* kreuzt unmittelbar nach Verlassen des Kerns zur Gegenseite und endet über Zwischenneurone an spinalen Motoneuronen. Dieses Bahnsystem aktiviert Flexoren und hemmt Extensoren. Ähnlich wirken Impulse über den medullären Anteil des *Tractus reticulospinalis.* Dagegen aktivieren Erregungen über den *Tractus vestibulospinalis* die Extensoren und hemmen die Flexoren. Gleichsinnig wirkt der pontine Abschnitt des *Tractus reticulospinalis.*

Motorische Einheit

Als neuromuskuläre Funktionseinheit besteht sie aus Motoneuron, Axon und den von ihm innervierten Muskelfasern. Die entsprechenden Motoneurone liegen im Hirnstamm (motorische Hirnnervenkerne) bzw. im Rückenmark (Vorderhorn). Das Innervationsverhältnis beschreibt die Anzahl der zu einem Motoneuron gehörenden Muskelfasern. Die vom motorischen Neuron ausgehenden Aktionspotentiale werden in der neuromuskulären Synapse (motorische Endplatte) auf die Muskelfaser übertragen. Die Muskelkraft hängt von der Anzahl der aktivierten motorischen Einheiten (*Rekrutierung*) und der Entladungsfrequenz der Motoneurone (*Frequenzmodulation*) ab. Das Innervationsverhältnis ist in den einzelnen Muskeln unterschiedlich. Beispielsweise liegt es bei 3:1 in den äußeren Augenmuskeln, bei über 100:1 in den kleinen Handmuskeln und bei 2000:1 im M. gastrocnemius. Je kleiner das Innervationsverhältnis, desto feiner ist die Kraftabstufung. Die Muskelfasern einer motorischen Einheit liegen nicht alle nebeneinander, sondern sind variabel in einem Muskelareal verteilt. Diese Territorien haben Durchmesser von 5–11 mm.

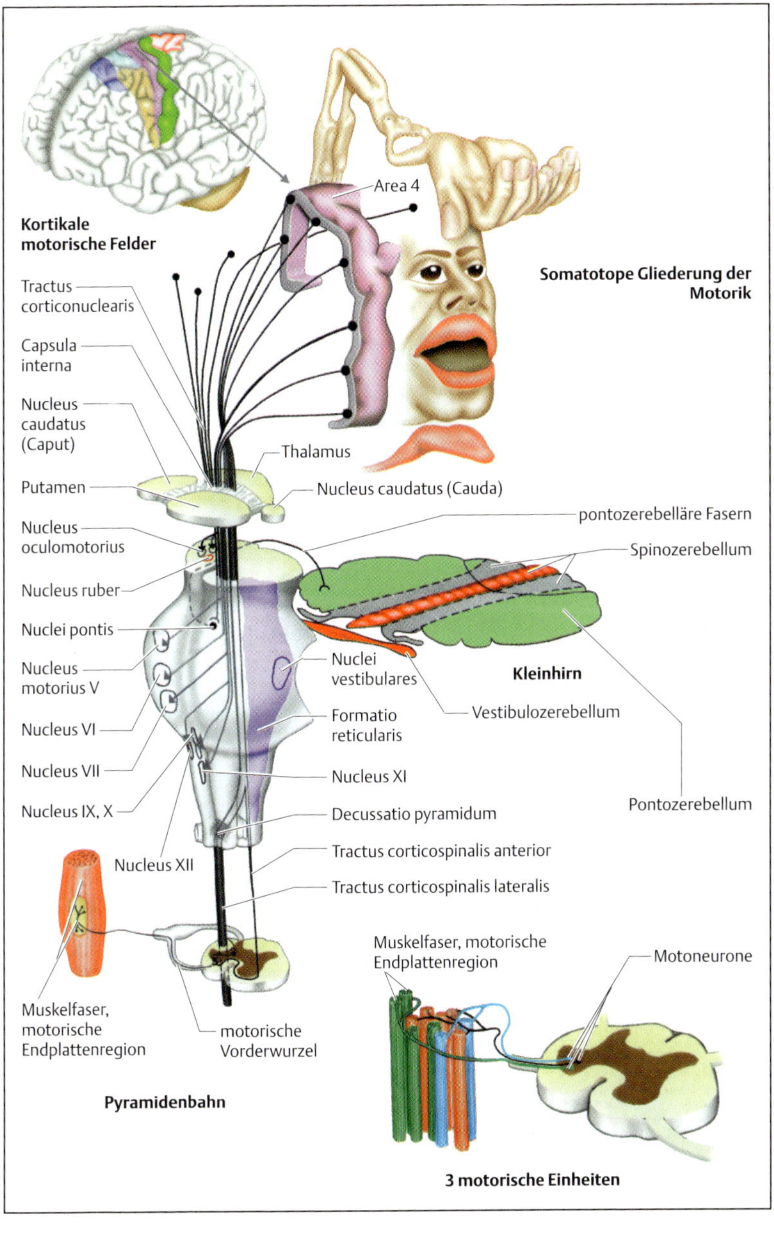

Kortikale motorische Felder
Area 4
Somatotope Gliederung der Motorik
Tractus corticonuclearis
Capsula interna
Nucleus caudatus (Caput)
Thalamus
Putamen
Nucleus caudatus (Cauda)
pontozerebelläre Fasern
Nucleus oculomotorius
Spinozerebellum
Nucleus ruber
Nuclei pontis
Nucleus motorius V
Nuclei vestibulares
Kleinhirn
Nucleus VI
Formatio reticularis
Vestibulozerebellum
Nucleus VII
Nucleus XI
Nucleus IX, X
Decussatio pyramidum
Pontozerebellum
Nucleus XII
Tractus corticospinalis anterior
Tractus corticospinalis lateralis
Muskelfaser, motorische Endplattenregion
Motoneurone
Muskelfaser, motorische Endplattenregion
motorische Vorderwurzel
Pyramidenbahn
3 motorische Einheiten

Syndrom der zentralen Lähmung

Je nach Lokalisation der Läsion können neben der Pyramidenbahn (erstes motorisches Neuron) andere efferente und afferente Bahnsysteme mit betroffen sein. Dadurch ist das klinische Bild zentraler Lähmungen wandelbar.

Störung der Feinmotorik. Da die Antagonisten paretischer Muskelgruppen einen vermehrten Tonus aufweisen, sind rasch alternierende Bewegungen verlangsamt. Dies erklärt die größere Anstrengung und Ermüdbarkeit paretischer Extremitäten bei Willkürbewegungen. *Synkinesien* (unwillkürliche Mitbewegungen paretischer Extremitäten, z. B. beim Gähnen) kommen ebenso vor wie undifferenzierte Begleitbewegungen (*Massenbewegungen*) oder *spinale Automatismen* (durch sensible Reize auslösbare unwillkürliche Bewegungen).

Lähmung. Sie betrifft nicht einzelne Muskeln, sondern Muskelgruppen, jedoch nicht alle Muskelgruppen einer Körperseite. Bilateral innervierte, rumpfnahe Bewegungen (z. B. von Augen, Kiefer, Pharynx, Nacken; S. 44) sind wenig bis gar nicht betroffen. Initiale komplette Lähmungen bessern sich in der Regel mit der Zeit. Im Verlauf können weitere motorische Störungen (wie Tremor, Hemiataxie, Hemichorea, Hemiballismus) hinzutreten. Die Feinmotorik ist meist deutlich stärker beeinträchtigt als die Kraft. Eine neurogene Muskelatrophie fehlt.

Spastik. Charakteristikum ist die geschwindigkeitsabhängige Tonussteigerung eines Muskels oder einer Muskelgruppe bei passiver Dehnung. Spastik ist nicht notwendigerweise mit einer Tonuserhöhung der Muskulatur verbunden. Das „Taschenmesserphänomen" (plötzliches Nachlassen des Muskeltonus bei raschen passiven Streckbewegungen) ist selten feststellbar. Vor allem sind Muskelgruppen betroffen, die der Schwerkraft entgegenwirken (Arme ⇨ Flexoren, Beine ⇨ Extensoren).

Reflexstörungen. Die Muskeleigenreflexe sind gesteigert (vergrößerte Reflexzonen, Klonus). Fremdreflexe sind abgeschwächt oder aufgehoben. Pathologische Reflexe wie Babinski treten hinzu. Der Muskeltonus ist meist erhöht.

■ Zerebrale Läsionen

Monoparese. Eine kortikale schlaffe Monoparese kann je nach Lokalisation der Läsion in *Area 4* kontralateral die Muskulatur von Gesicht, Hand oder Bein betreffen. Sind zusätzlich *prä-, postzentrale* oder *subkortikale* Regionen einbezogen, treten neben einer Spastik auch Sensibilitätsstörungen hinzu. Im Einzelfall kann die Abgrenzung gegenüber einer peripheren Lähmung (S. 50) Schwierigkeiten bereiten. Hilfreich können dann beispielsweise Mitbewegungen von Antagonisten bei einer zentralen Lähmung sein, die bei einer peripheren Parese fehlen.

Kontralaterale Hemiparese. Liegt die Läsion in Höhe der *Capsula interna*, stellt sich eine spastische Hemiparese ein. Zusätzliche Einbeziehung kortikonukleärer Verbindungen resultiert in einer (zentralen) Fazialisparese und möglicherweise Sprech- wie Schluckstörungen. Sensible Ausfälle sind meist ebenfalls vorhanden. Die einseitige Schädigung im *oberen Hirnstamm* verursacht neben der kontralateralen spastischen Hemiparese auch eine ipsilaterale nukleäre Okulomotoriusparese (gekreuzte Lähmung). Weitere Syndrome einer Hirnstammläsion S. 70 ff. Selten findet sich eine isolierte Läsion der *Pyramidenregion* (S. 74) mit der Folge einer kontralateralen schlaffen Hemiplegie unter Aussparung des Gesichts. Auch eine kontralaterale Arm- und ipsilaterale Beinparese kann bei dieser Lokalisation eintreten.

Ipsilaterale Parese. Herde unterhalb der Pyramidenbahnkreuzung in der *Basis der Medulla oblongata* (S. 74) und im *Pyramidenseitenstrang* (S. 45) bewirken ipsilaterale Lähmungen mit Spastik.

Tetraparese. Ausgedehnte bilaterale *Marklager-* oder *dienzephale Schädigungen* führen zu einem Dekortikationssyndrom (S. 118). Kommt es zu einer *Mittelhirnläsion*, stellt sich ein Dezerebrationssyndrom ein. Eine Einbeziehung weiterer Hirnstammregionen verursacht anfangs eine Tetraplegie, im Verlauf können Schmerzreize spinale Automatismen auslösen.

Paraparese. Bilaterale paramediane präzentrale kortikale Läsionen (Mantelkantensyndrom) sind selten. Neben einer zentralen Lähmung beider Beine bestehen Blasenfunktionsstörungen. Epileptische fokale Anfälle können hinzutreten.

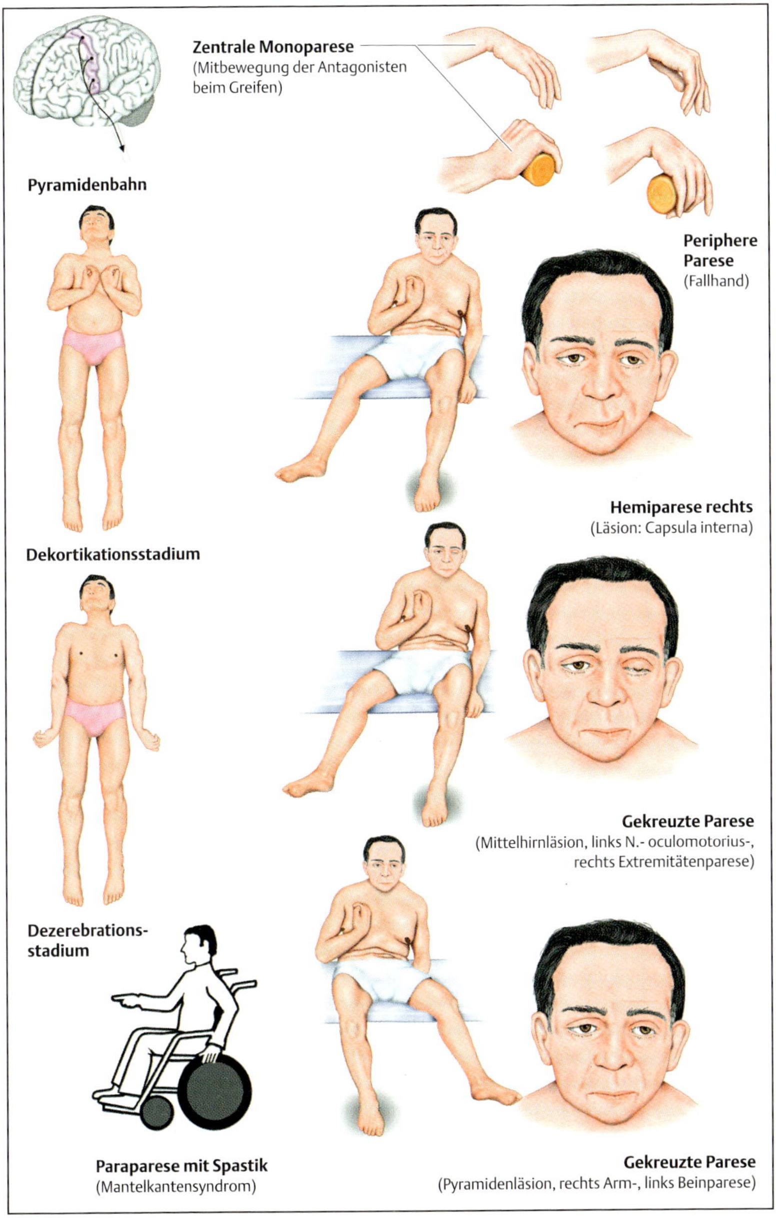
Pyramidenbahn
Zentrale Monoparese
(Mitbewegung der Antagonisten beim Greifen)
Periphere Parese
(Fallhand)
Dekortikationsstadium
Hemiparese rechts
(Läsion: Capsula interna)
Dezerebrations-stadium
Gekreuzte Parese
(Mittelhirnläsion, links N.- oculomotorius-, rechts Extremitätenparese)
Paraparese mit Spastik
(Mantelkantensyndrom)
Gekreuzte Parese
(Pyramidenläsion, rechts Arm-, links Beinparese)

■ **Spinale Läsionen**

Durch die klinische Untersuchung ist sowohl Umfang (*Querschnittssyndrome*) als auch Lage (*Höhenlokalisation*) der Rückenmarksschäden am Ausfall spinaler Bahnen und Wurzeln (S. 32 ff) zu erkennen.

Lähmung. Die Läsion liegt oberhalb der Reflexstörungen. Die Paresen können mit peripheren Lähmungen oder bei zentromedullären Herden mit dissoziierten Empfindungsstörungen (S. 106) kombiniert sein.

Hinterstrangsymptome. Ab Läsionsort im Hinterstrang kommt es zum Ausfall der Hinterstrangsensibilität (S. 104 f). Bei Nackenbeugung können elektrisierende Mißempfindungen ausgelöst werden *(Lhermitte-Zeichen)*. Überempfindlichkeit für Schmerz und Berührung ist nicht ungewöhnlich.

Radikuläre Symptome. Periphere Lähmungen und/oder Parästhesien bzw. Schmerzen durch Husten, Bewegungen und Erschütterungen (Laufen, lokaler Klopfschmerz).

Vegetative Symptome. Oberhalb des 3. Halswirbelkörpers (C4) kommt es zur Atemlähmung. Im Stadium des spinalen Schocks sind alle Steuerungsmechanismen (Blase, Potenz, Darm, Gefäße, Schwitzen) ausgefallen. Abhängig von der Läsionshöhe fällt die Rückbildung von spinalvegetativen Reflexen (S. 146 ff) unterschiedlich aus. Bei langsam progredienten spinalen Syndromen fallen vor allem Blasen- und/oder Potenzstörungen dem Patienten auf.

Komplettes Querschnittssyndrom. *Akut* kommt es zu einer schlaffen Tetra- oder Paraplegie mit Ausfall aller Muskeleigenreflexe, Babinski-Reflex, Sensibilitätsverlust und Einbuße vegetativer Funktionen (spinaler Schock). Eine Rückbildung einzelner Funktionen kann nach 1–6 Wochen einsetzen. Es zeigt sich dann das Bild einer *chronischen* Myelopathie. Tetra- oder Paraspastik, vegetative Funktionsstörungen und Störungen der Sensibilität sind führende klinische Symptome.

Inkomplettes Querschnittssyndrom. Die Symptomatik erklärt sich aus der Lokalisation der Läsion im Rückenmarksquerschnitt (S. 32, 44, 104). Beispiele für „klassische" Syndrome sind das *Brown-Séquard-Syndrom* mit Ausfall einer Querschnittshälfte (ipsilateral: Parese, Spastik, Verlust Lagesinn/Pallästhesie/taktile Sensibilität/Schwitzen, Vasoparalyse; kontralateral: dissoziierte Sensibilitätsstörung), *Hinterstrangsyndrom*, *Vorder-* (S. 50) bzw. *Hinterhornsyndrom* (S. 106), *zentromedulläres Syndrom* (S. 106) und *Spinalis-anterior-Syndrom* (S. 282).

Halsmarkläsion. Eine *hohe Halsmarkläsion* auf der Ebene des Foramen magnum (S. 74) bedingt Nackenschmerzen mit Ausstrahlung in Schultern wie Arme, einseitig beginnende Schulter- und Armmuskelschwäche mit Progression über Beinparese zur Gegenseite, Handmuskelatrophien, Lhermitte-Zeichen, Hirnnervenausfälle (X, XI, XII), Nystagmus, Sensibilitätsstörungen im Gesicht und ein Horner-Syndrom. Atemstörungen treten bei progredienter Markkompression hinzu. Hirnnervensymptome fehlen bei Läsionen in Höhe C1–4. *Untere Halsmarkläsionen* (C5–8) zeigen analog dieser Höhe Symptome eines inkompletten oder kompletten Querschnittsyndroms mit entsprechenden segmentalen sensiblen und motorischen Ausfällen. Ein Horner-Syndrom kommt je nach Ausdehnung der Myelopathie hinzu.

Brustmarkläsion. Ein Horner-Syndrom mit Handmuskelatrophien ist bei Querschnittssyndromen in Th1 zu finden. Ab Th2 sind die Arme nicht mehr in das Beschwerdebild einbezogen. Von dorsal ein- oder beidseitig ausstrahlende segmentale Schmerzen werden durch Wurzelläsionen verursacht. Lokale Rückenschmerzen können anfangs als „degenerativ" verkannt werden, bis schließlich Paraparese und Blasenfunktionsstörungen auftreten. Atemstörungen sind bei oberen Brustmarkläsionen (Th1–5) vorhanden.

Lumbal-/Sakralmarkläsion. Schädigungen in *L1–3* führen eine schlaffe Paraplegie mit Blasenfunktionsstörungen (automatische Blase, S. 156) herbei. Abhängig vom Erhalt der Kraft im M. iliopsoas (L1–3) ist die Fähigkeit zu sitzen mehr oder weniger verloren. Läsionen in Höhe *L4–S2* (Epikonus) betreffen mit unterschiedlichen Graden von Lähmungen die Hüftstreckung und -beugung, Kniebeugung, Fuß- und Zehenbewegungen. Läsionen *ab S3* verursachen ein *Konussyndrom* (atonische Blasen-Mastdarm-Lähmung, „Reithosenanästhesie" perianal und Oberschenkelinnenseiten). *Kaudasyndrom* S. 318, 319

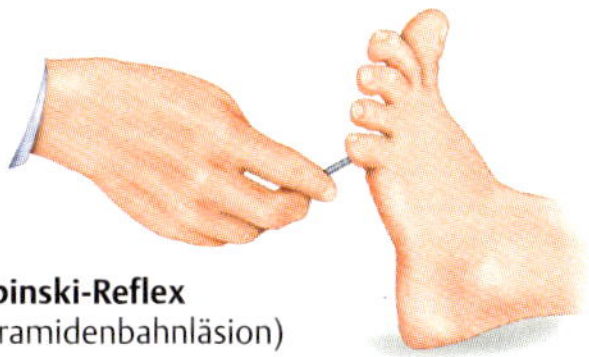

Babinski-Reflex
(Pyramidenbahnläsion)

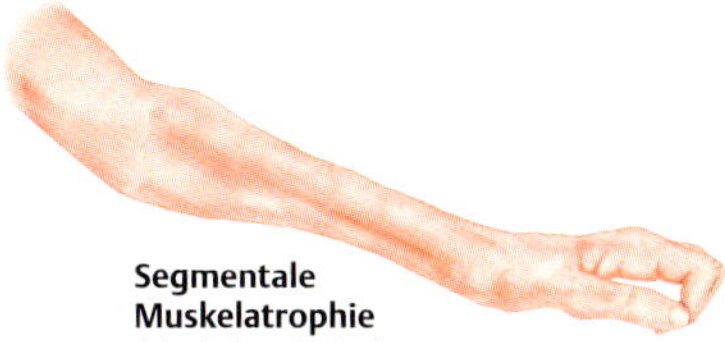

Segmentale Muskelatrophie
(Vorderhornläsion)

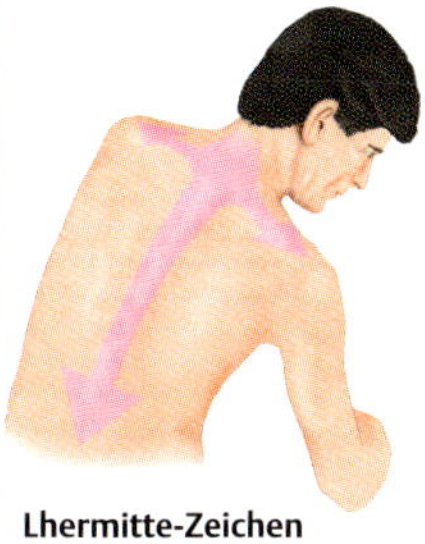

Lhermitte-Zeichen

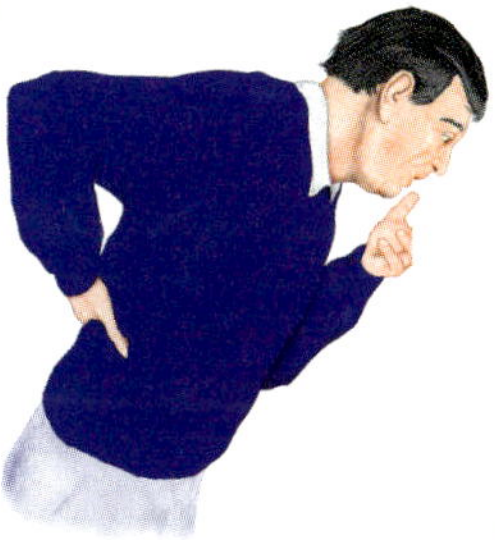

Parästhesien, Schmerzen
(lokale, radikuläre Ausbreitung)

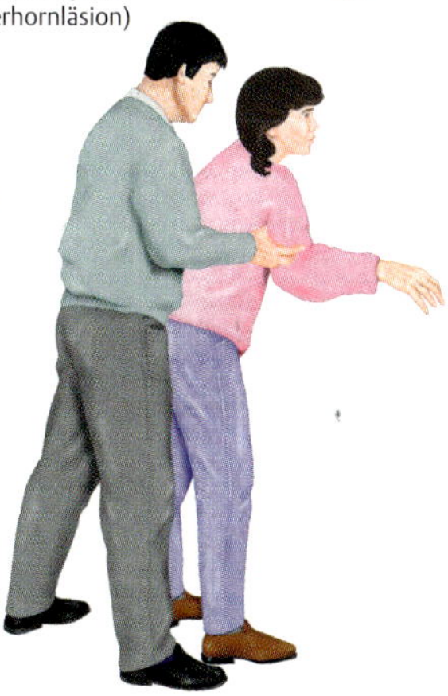

Gangstörungen
(Paresen, spinale Ataxie)

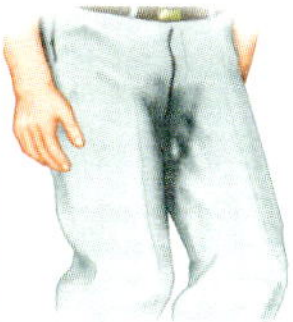

Vegetative Störungen
(Blase, Darm, Gefäße, Genitalorgane, Schweißsekretion)

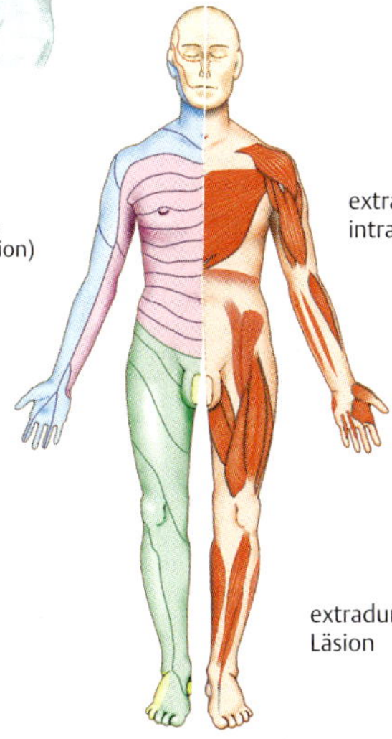

Höhenlokalisation
(links Dermatome, rechts Kennmuskeln)

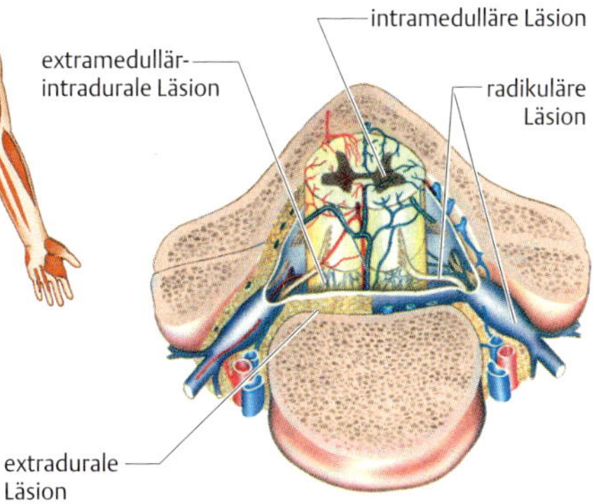

Spinale Läsionsorte

Syndrom der peripheren Lähmung

Eine periphere Lähmung kann Folge einer Läsion des Vorderhorns (zweites motorisches Neuron), der Nervenwurzel, des peripheren Nerven, der Endplattenregion oder des Muskels sein. Sehnenabrisse, Gelenk- und Knochenschäden führen darüber hinaus zu Bewegungsstörungen.

Lähmung. Je nach Anzahl und Verteilung der befallenen motorischen Nervenanteile bzw. Art der Myopathie betrifft der Kraftverlust einzelne Muskeln. Vom Grad der Lähmung hängt die Störung der Motorik ab.

Reflexstörung. Die Muskeleigenreflexe sind abgeschwächt bis aufgehoben. Bei neurogenen Lähmungen treten Reflexstörungen unabhängig, bei Myopathien in Abhängigkeit von der Muskelschwäche auf. Fremdreflexe fehlen nur bei Lähmung des Zielmuskels. Pathologische Reflexe sind nicht vorhanden. Der Muskeltonus ist vermindert (schlaffe Lähmung).

Muskelatrophie. Das Ausmaß der Muskelatrophie kann deutlich zur dann geringeren Muskelschwäche kontrastieren und umgekehrt. Etwa 3 Wochen nach Lähmungsbeginn treten bei peripheren Nervenschäden zunehmende Atrophien der gelähmten Muskeln in Erscheinung. Bei Myopathien ist die Verteilung und Stärke der Muskelatrophien von der jeweiligen Erkrankung bestimmt.

Spontanbewegungen. Sie zeigen sich in den betroffenen Muskeln. *Faszikulationen* sind unwillkürliche arrhythmische Kontraktionen von Muskelfasergruppen im entspannten Muskel. Sie finden sich nicht nur bei Vorderhornläsionen. Mit *Myokymien* werden rhythmische Muskelfaserkontraktionen bezeichnet, die bei oberflächlicher Lokalisation als wellenförmige Bewegungen sichtbar sind.

Neurogene periphere Lähmung

Vorderhorn. Funktionsänderungen der Motoneurone (nukleäre Läsion) verursachen Ausfälle der entsprechenden motorischen Einheiten. Folge sind schlaffe, segmental angeordnete Muskellähmungen, die asymmetrisch einsetzen können, mit sich entwickelnden starken Muskelatrophien ohne begleitende Sensibilitätsstörungen. Zugehörige Muskeleigenreflexe fallen frühzeitig aus. Die Symptomatik kann krankheitsabhängig sowohl proximal (Zunge, Pharynx, rumpfnahe Muskelgruppen) als auch distal (Hände, peroneale Muskelgruppen) beginnen.

Spinalnervenwurzel. Werden Muskeln von mehreren Nervenwurzeln versorgt, führen einzelne Wurzelläsionen nicht zu ausgeprägten Paresen. Liegt jedoch eine überwiegende monoradikuläre Innervation vor (Kennmuskeln, Tabelle 2, S. 357), stellen sich offenkundige Lähmungen und Atrophien ein. Hinzu kommen bei Beteiligung der Hinterwurzel radikuläre Schmerzen bzw. Sensibilitätsstörungen. Vegetative Ausfälle sind in der Regel nicht zu beobachten.

Peripherer Nerv. Plexusbedingte Lähmungen sind hier von solchen abzugrenzen, die aus Läsionen einzelner (Mononeuropathie) oder mehrerer (Polyneuropathie) Nerven hervorgehen. Je nach beteiligten Anteilen der gemischten Nerven sind rein motorische, rein sensible oder sensomotorische Syndrome zu erwarten. Mehr oder weniger ausgeprägte vegetative Störungen treten hinzu.

Endplattenregion. Störungen der neuromuskulären Übertragung äußern sich als belastungsabhängige Ermüdbarkeit und Schwäche der Muskulatur. Bestimmte Muskelgruppen (Augen, pharyngeale oder rumpfnahe Muskulatur) sind abhängig vom Krankheitsgeschehen unterschiedlich stark befallen. Zugehörig zum Lambert-Eaton-Syndrom und Botulismus sind vegetative Funktionsstörungen. Sensibilitätsstörungen fehlen. Die Minderung der Reflexantwort wird bei der Myasthenie vom Ausmaß der Muskelschwäche bestimmt. Eine Reflexminderung ist für das Lambert-Eaton-Syndrom kennzeichnend.

Muskel. S. 52. Die Sensibilität ist regelhaft ungestört.

Extremitäten. Vor allem bei Schmerzen sind Veränderungen/Läsionen an Sehnen, Bändern, Gelenken und Knochen als Ursache einer Bewegungseinschränkung zur Unterscheidung von eigentlichen Lähmungen wichtig. Muskelatrophien können durch Inaktivität eintreten. Die Sensibilität ist intakt. Erhebliche vegetative Störungen sind möglich (S. 110).

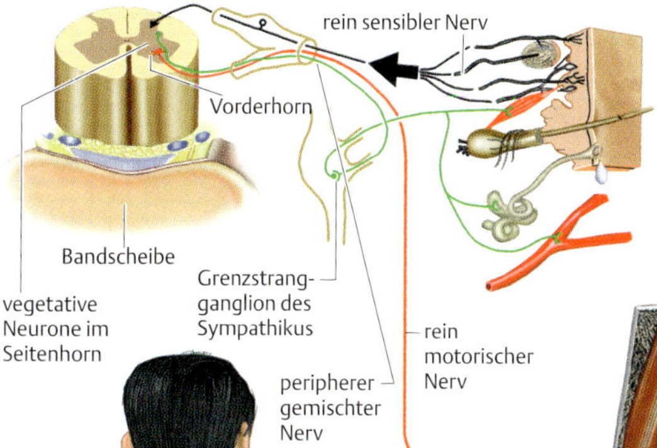

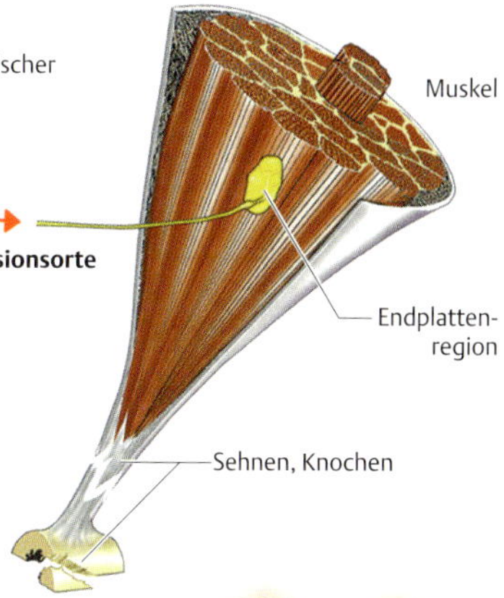

Mögliche Läsionsorte

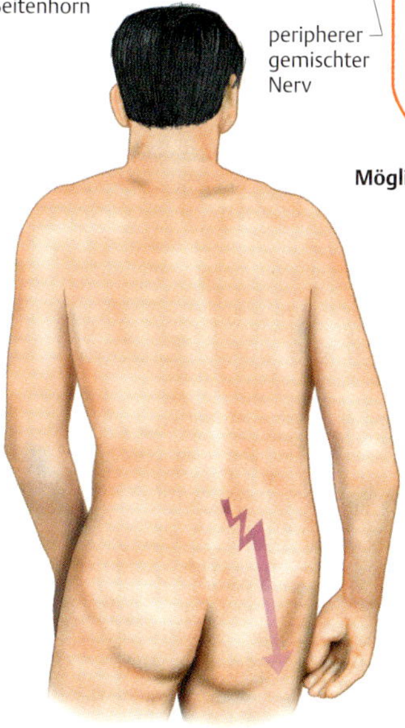

Radikuläre Schmerzen
(hier lumbaler Bandscheibenvorfall)

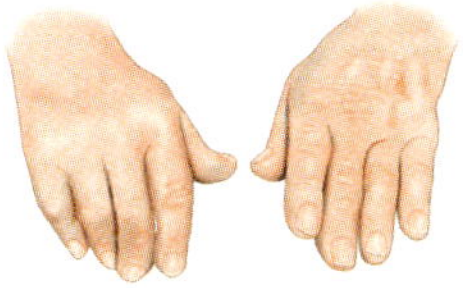

Parese der Fingerstrecker
(hier Supinatorsyndrom rechts)

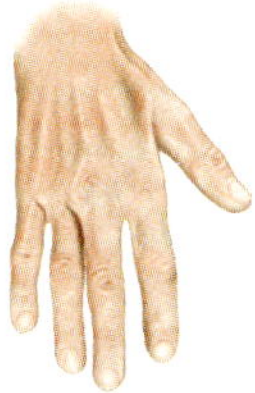

Distale Muskelatrophie
(hier Läsion R. profundus des N. ulnaris)

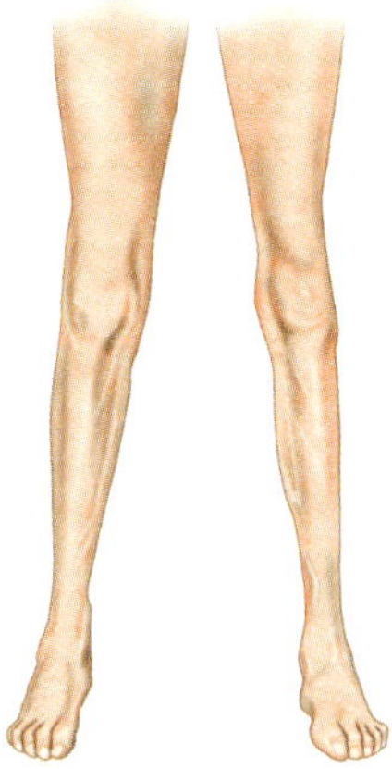

Distale Muskelatrophie
(hier Polyneuropathie)

Myogene Lähmung

Symptome wie Schwäche, Ermüdbarkeit, Steifigkeit, Krämpfe, Verspannungen, Atrophie, Schmerzen und unwillkürliche Bewegungen sind nicht immer Ausdruck einer Myopathie. Im Einzelfall ist vor allem die Unterscheidung einer muskulären gegenüber einer zentralen oder peripheren Parese wichtig. Die Schwäche bei Muskelkrankheiten ist Folge der verminderten Muskelmasse und/oder gestörten Muskelfunktion. Der Krankheitsprozeß kann einzig die Skelettmuskulatur (*primäre Myopathie*) betreffen, oder der Muskelbefall manifestiert sich im Rahmen anderer Erkrankungen (*sekundäre Myopathie*). Die Muskelschwäche zeigt bei ganz unterschiedlichen Myopathien eine Betonung einzelner Muskelgruppen. So kann sie generalisiert (kongenitale Myopathien), proximal betont (Duchenne-Muskeldystrophie, Polymyositis), belastungsabhängig (Myasthenie), distal betont (myotone Dystrophie, Einschlußkörperchen-Myositis) oder vorwiegend im Kopfbereich (Myasthenie, Mitochondrien-Myopathie) am stärksten auffällig sein. Bewährt hat sich die Klassifikation der Muskelkraft nach den Empfehlungen des Medical Research Council (1976):

0	Keine Muskelkontraktion
1	Muskelzucken oder angedeutete Kontraktion ohne Bewegung
2	Bewegung bei fehlender Schwerkraft
3	Bewegung gegen Schwerkraft
4	Bewegung gegen Schwerkraft und Widerstand
5	Normale Kraft

■ Muskelatrophien

Eine Muskelatrophie bei Myopathien wird durch eine gestörte Entwicklung, Zerstörung und/oder unzureichende Regeneration von Muskelfasern hervorgerufen.

Primäre (genetische) Myopathien. Es kommen *progressive Muskeldystrophien, myotone Muskeldystrophien, kongenitale Myopathien* (wie Central-core-Krankheit, Nemaline-Krankheit) und *metabolische Myopathien* (Pompe-Krankheit/Glykogenose Typ II, Kearns-Sayre-Syndrom, Carnitinmangel) in Frage.

Sekundäre Myopathien. In dieser Krankheitsgruppe sind vor allem *Myositiden, endokrinologische Störungen* (Hyperthyreose, Hypothyreose, Hyperparathyreoidismus) und chronische *toxische Myopathien* (Alkohol, Corticosteroide, Chloroquin) zu berücksichtigen.

■ Muskelfunktionsstörungen

Hierbei liegt der Muskelschwäche die mangelhafte Funktionsfähigkeit der Muskelfasern zugrunde. Eine Muskelatrophie kann bei andauernder Muskelschwäche sekundär entstehen. Kennzeichnend ist das episodische Auftreten bzw. die episodische Zunahme der Muskelschwäche.

Primäre Myopathien. Vor allem *hypo-* und *hyperkaliämische* Lähmungen sind zu beachten.

Myasthene Syndrome. Kennzeichnend ist die abnorme Ermüdbarkeit der Muskulatur für die Myasthenia gravis und das Lambert-Eaton-Syndrom.

Postvirales Ermüdungssyndrom. Eine über Wochen anhaltende leichte Ermüdbarkeit kann nach einer Infektionskrankheit auftreten.

■ Muskelschmerzen und Steifigkeit

Schmerzen oder Steifigkeit behindern Muskelbewegungen. Sie können bei einzelnen Myopathien (z. B. Myotonien) mit einer Muskelschwäche kombiniert sein.

Muskelschmerzen. In Ruhe bzw. unter Muskelbelastung sind Schmerzen im Muskel bei *Traumen* (Muskelriß, Muskelzerrung, Muskelkater, Kompartmentsyndrome), *viralen Myositiden* (Influenza, Coxsackie, Herpes simplex), *Fibromyalgie, Polymyalgia rheumatica* oder *Muskelkrämpfen/Krampi* (maligne Hyperthermie, Carnitinpalmytoyltransferase-Mangel, Phosphorylase-Mangel/Gykogenose Typ V) vorhanden.

Muskelsteifigkeit. Sie ist als Symptom bei *Myotonia congenita, Neuromyotonie* und *Paramyotonie* (in Kälte) auffällig.

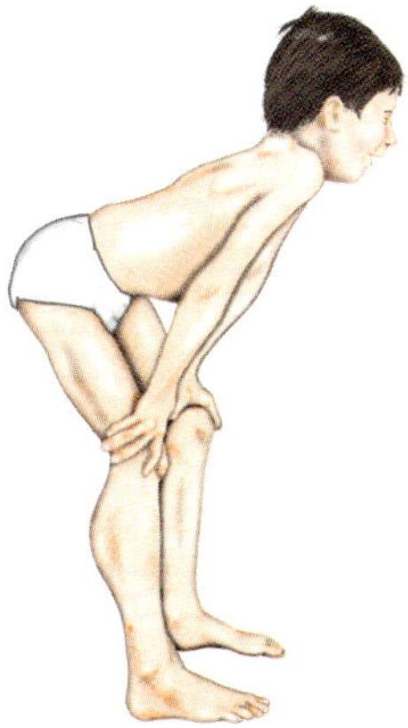

Progressive Muskeldystrophie Duchenne
(proximale Beinschwäche, Abstützen mit Armen beim Aufrichten/Gowers-Zeichen, Wadenhypertrophie, lumbale Hyperlordose)

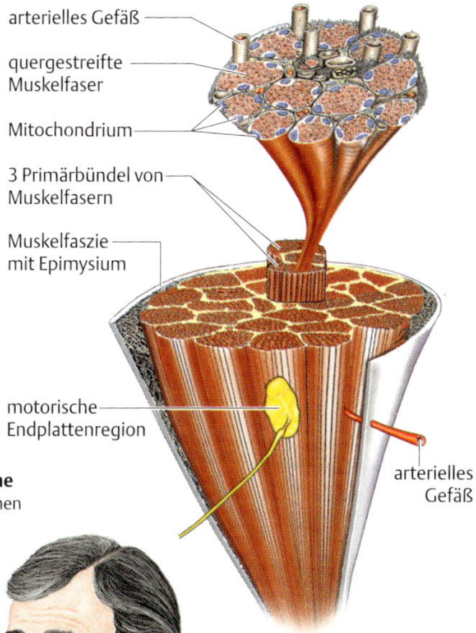

Skelettmuskelaufbau

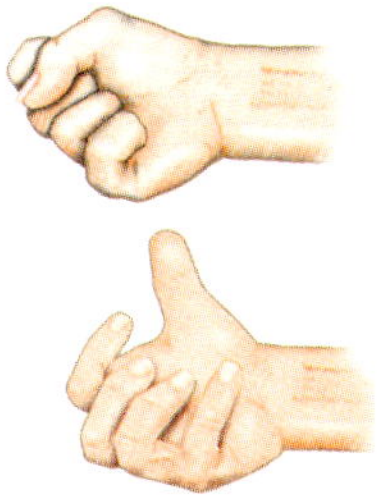

Myotone Reaktion
(verzögerte Faustöffnung)

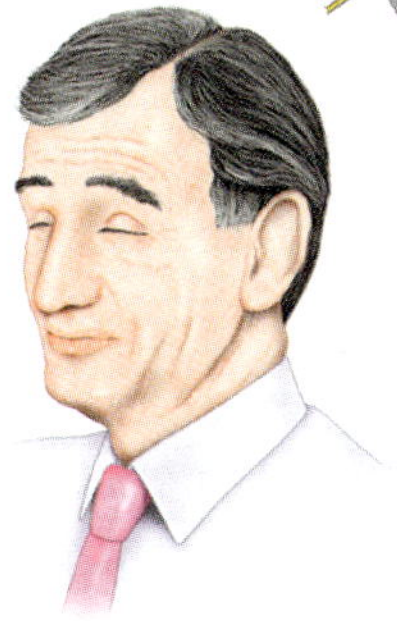

Myasthene Reaktion
(belastungsabhängige Muskelschwäche; hier Augen)

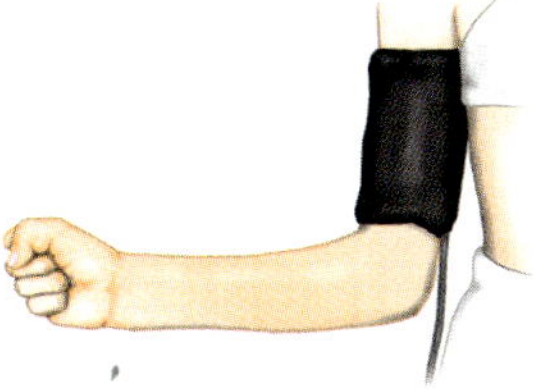

Muskelschmerzen, Steifigkeit
(belastungsabhängig, hier unter Ischämie)

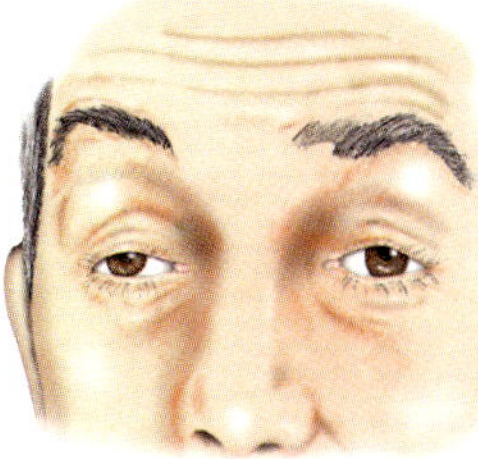

Externe Ophthalmoplegie
(hier mitochondriale Myopathie)

Die motorischen Funktionen des Kleinhirns liegen in der Kontrolle und Koordination von Gleichgewicht, der Zielausrichtung von Bewegungen, der Steuerung und Abstimmung des Muskeltonus sowie der günstigsten Anpassung von Körperhaltung und Gang an das Bewegungsziel.

Bahnsysteme

Afferenzen. Die zahlreichen afferenten Zuflüsse (kortikal, visuell, pontin, vestibulär, akustisch, trigeminal, spinal) enden in den Rindenregionen. Der obere Kleinhirnstiel (*Pedunculus cerebellaris superior*) führt propriozeptive (S. 104) spinale Informationen (Tractus spinocerebellaris anterior) ipsilateral heran. Der mittlere Kleinhirnarm (*Pedunculus cerebellaris medius*) enthält die von den Nuclei pontis (S. 45) zur Kleinhirnhemisphäre verlaufenden Fasern. Durch den unteren Kleinhirnstiel (*Pedunculus cerebellaris inferior*) ziehen Bahnen des N./Nucleus vestibularis (Lobus flocculonodularis ⇨ Nucleus fastigii), der kontralateralen Olive (Tractus olivocerebellaris ⇨ Purkinje-Zellen), Bahnen mit ipsilateralen propriozeptiven spinalen Impulsen der Muskelspindeln (Tractus spinocerebellaris posterior ⇨ vordere und hintere Anteile der Kleinhirnrinde paramedian) und Bahnen aus der Formatio reticularis.

Efferenzen. Von den zerebellären Kerngebieten (Nucleus fastigii, globosus, emboliformis, und dentatus; S. 43) verlaufen durch den *oberen Kleinhirnstiel* (kontralaterale) Verbindungen zum Nucleus ruber, Thalamus und zur Formatio reticularis. Vom Thalamus werden die Informationen zum prämotorischen und primär motorischen Kortex fortgeleitet und dort auf Bahnen umgeschaltet, die zu den Nuclei pontis zurückverbinden. Über den Nucleus ruber (Tractus rubrospinalis) nehmen die Efferenzen Einfluß auf die (ipsilaterale) spinale Motorik. Der *untere Kleinhirnschenkel* leitet Fasern zu den Vestibulariskernen und zur Formatio reticularis im Hirnstamm (vestibulozerebellarer Regelkreis) und hat Einwirkung auf die spinale Motorik (Tractus vestibulo- bzw. reticulospinalis).

Funktionssysteme

Funktionell sind 3 Systeme von Bedeutung.

Vestibulozerebellum (Archizerebellum). *Anatomisch*: Lobus flocculonodularis und Lingula. *Afferenzen*: Zum Vermis von den Bogengängen und Makulaorganen (S. 56), dem Nucleus vestibularis, dem visuellen System (Corpus geniculatum laterale, Colliculus superior, Area striata). *Efferenzen*: Nucleus fastigii ⇨ Nucleus vestibularis und Formatio reticularis. *Kontrolle*: Gleichgewicht, axiale und proximale Muskelgruppen, Augenbewegungen sowie Koordination von Kopf- und Augenmotorik (Blickstabilisation). *Läsion*: Gleichgewichtsstörungen (Rumpfataxie, Stand- > Gangataxie), Blickrichtungsnystagmus und fehlende visuelle Fixationssuppression (S. 26) mit der Folge einer Oszillopsie (Scheinbewegung fixierter Objekte).

Spinozerebellum (Paläozerebellum). *Anatomisch*: Anteile von Ober- (Culmen, Lobulus centralis) und Unterwurm (Uvula, Pyramis) sowie der Hemisphären (Ala lobuli centralis, Lobulus quadrangularis, Paraflocculus). *Afferenzen*: Zur Pars intermedia ziehen spinozerebelläre Bahnen, Verbindungen vom primären motorischen und somatosensorischen Kortex sowie akustische, visuelle und vestibuläre Informationen. *Efferenzen*: Nucleus interpositus ⇨ Formatio reticularis, Nucleus ruber und ventrolateraler Thalamus/kortikale Area 4. *Kontrolle*: Distale Extremitätenmuskeln, Muskeltonus (Stützmotorik), Gleichgewicht und Okulomotorik (Geschwindigkeit und Amplitude von Sakkaden). *Läsion*: Gang- > Standataxie, Muskelhypotonie, Blickdysmetrie.

Pontozerebellum (Neozerebellum). *Anatomisch*: Größter Anteil der Kleinhirnhemisphären mit den Wurmabschnitten Declive, Folium und Tuber. *Afferenzen*: Kortikale sensorische, motorische, prämotorische und parietale Zuflüsse via Nucleus pontis und unterer Olive. *Efferenzen*: Nucleus dentatus Nucleus ruber und ventrolateraler Thalamus/motorischer, prämotorischer Kortex. *Kontrolle*: Harmonie, Präzision, Schnelligkeit und Zielgenauigkeit der Körper- und Sprechmotorik. *Läsion*: Verzögerung im Beginn und Ende einer Bewegung, gestörte zeitliche Abstimmung von Agonisten und Antagonisten bei Bewegungsabläufen, Intentionstremor, beeinträchtigte räumliche Koordination von Hand- und Fingermuskeln.

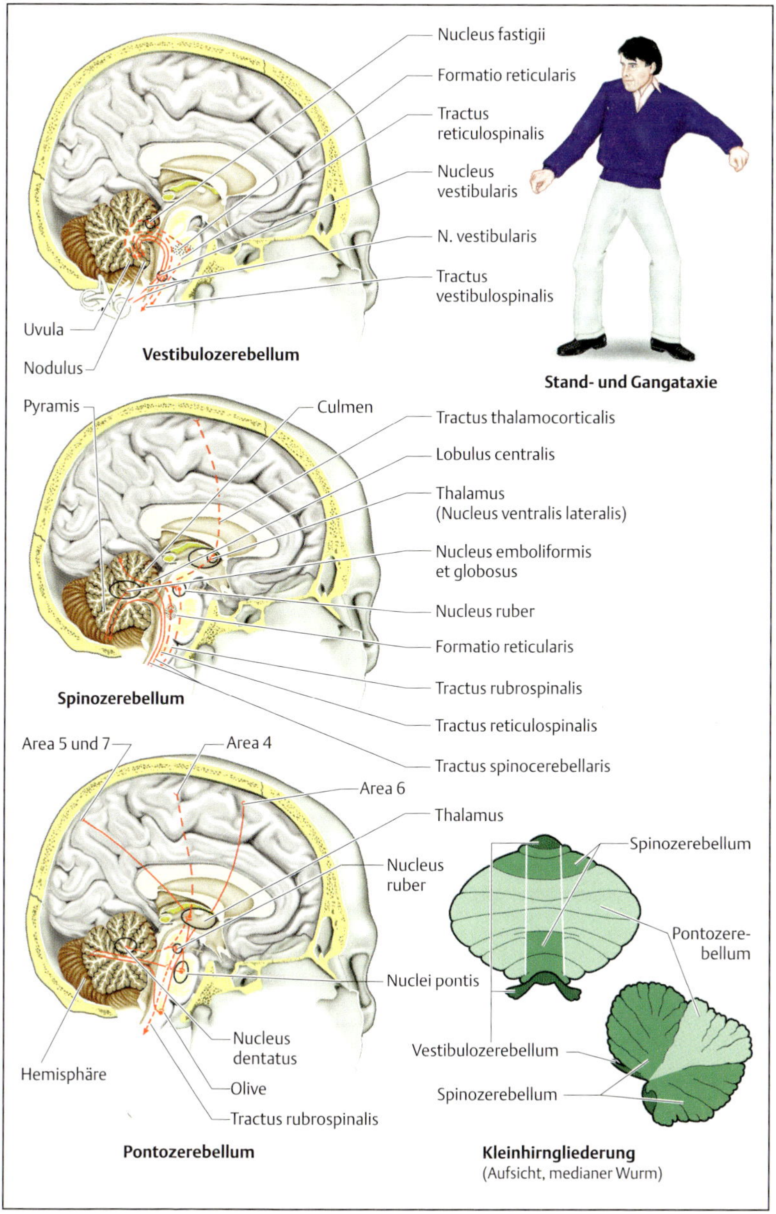
Nucleus fastigii
Formatio reticularis
Tractus reticulospinalis
Nucleus vestibularis
N. vestibularis
Tractus vestibulospinalis
Uvula
Nodulus
Vestibulozerebellum
Stand- und Gangataxie
Pyramis
Culmen
Tractus thalamocorticalis
Lobulus centralis
Thalamus (Nucleus ventralis lateralis)
Nucleus emboliformis et globosus
Nucleus ruber
Formatio reticularis
Tractus rubrospinalis
Tractus reticulospinalis
Tractus spinocerebellaris
Spinozerebellum
Area 5 und 7
Area 4
Area 6
Thalamus
Nucleus ruber
Nuclei pontis
Nucleus dentatus
Olive
Tractus rubrospinalis
Hemisphäre
Pontozerebellum
Spinozerebellum
Pontozerebellum
Vestibulozerebellum
Spinozerebellum
Kleinhirngliederung
(Aufsicht, medianer Wurm)

Vestibularapparat

Er wird aus Sakkulus, Utrikulus und den 3 von ihm abgehenden, fast kreisförmigen, den Raumachsen entsprechenden Bogengängen gebildet. Das System ist mit Endolymphe gefüllt. Seine Rezeptororgane liegen als *Crista ampullaris* jeweils in einer Erweiterung vor dem Utrikulus (Ampulla) am Ende der Bogengänge, als *Macula sacculi* vertikal an der medialen Sakkuluswand und als *Macula utriculi* horizontal am Boden des Utrikulus.

Bogenorgane. Durch die Haarzellen der 3 Cristae und die ihnen aufsitzende Cupula werden Drehbeschleunigungen erfaßt. Dies geschieht, indem die membranähnlich im Bogengang angeordnete Cupula bei Drehbewegungen in Gegenrichtung ausgelenkt wird, weil die Endolymphe infolge ihrer Trägheit der Drehbewegung nur verzögert folgen kann. Bei Konstanz der Drehgeschwindigkeit kehrt die Cupula wieder in ihre neutrale Ausgangsstellung zurück. Wird die konstante Körperdrehung plötzlich gestoppt, behält die verzögert reagierende Endolymphe die Drehrichtung bei. Dies führt zu einer erneuten Auslenkung der Cupula mit der Empfindung einer anhaltenden Drehbewegung des Körpers entgegen und mit Fallneigung zu der ursprünglichen Drehrichtung.

Makulaorgane. Bei den Maculae sind in die Otolithenmembran Kalzitkristalle (Otolithen) eingelagert. Damit ist die Membran wegen der höheren Dichte schwerer als die Endolymphe. Veränderungen der Kopfstellung und/oder Linearbeschleunigungen (Anfahren eines Fahrzeugs) wirken deshalb stärker auf die Otolithenmembran als auf die Endolymphe. Die auftretenden Kräfte rufen eine Aktivierung der Sinneszellen hervor.

Bahnsysteme

Afferenzen. Die *Bogenorgane* projizieren vor allem zum oberen und medialen, die *Makulaorgane* zum unteren Vestibulariskern. Vom *Kleinhirn* erreichen Fasern aus dem Vestibulozerebellum die Vestibulariskerne. Speziell von den paramedianen Kleinhirnrindenregionen wird der laterale Vestibulariskern angesteuert. Das *Rückenmark* sendet ipsilaterale und bilaterale (über den Nucleus fastigii) Projektionen. Über den Fasciculus longitudinalis medialis erreichen ipsilaterale Verbindungen von *Okulomotoriuskernen* die Vestibulariskerne. Untereinander sind die Vestibulariskerne durch internukleäre und kommissurale Fasern verknüpft.

Efferenzen. Ipsilaterale Bahnen innerhalb des *Vestibulozerebellums* gehen zu Nodulus, Uvula und Lobus anterior des Wurms, bilaterale zum Flocculus. Motoneurone im *Rückenmark* werden von ipsilateralen Fortsätzen im Tractus vestibulospinalis lateralis erreicht. Von ihm zweigen auch Fasern zu den Nn. vagus und accessorius ab. Im Tractus vestibulospinalis medialis kreuzen Fasern zu den gegenseitigen zervikalen Motoneuronen. Der *Fasciculus longitudinalis medialis* (S. 86) führt seine kaudalen Fortsätze zu Motoneuronen des Zervikalmarks, seine kranialen bilateral zu Augenmuskelkernen. Zum *Thalamus* kontralateral verlaufende Fasern werden dort auf thalamokortikale Bahnen (Area 2, 3) umgeschaltet.

Funktionssysteme

Das vestibuläre System vernetzt die Informationen des Vestibularapparates mit denen des zerebellären, spinalen und optischen Systems. Dadurch werden die Bewegungen von Kopf, Körper und Augen aufeinander abgestimmt.

So wird über den Tractus vestibulospinalis lateralis Einfluß auf den Muskeltonus der Extensoren und die Bahnung von Reflexen genommen (Stützmotorik). Der Fasciculus longitudinalis medialis verknüpft Einwirkungen auf den Muskeltonus der Nackenmuskulatur mit Augenbewegungen (Blickmotorik). Das optische System (S. 86) ist über den Fasciculus longitudinalis medialis sowie über pontine Verknüpfungen zu den Vestibulariskernen, Kleinhirn und Rückenmark in die Bewegungskontrolle eingebunden. Propriozeptive Meldungen (Gelenkstellung, Muskeltonus) fließen über das Kleinhirn ein (S. 54). Thalamokortikale Verbindungen ermöglichen die Orientierung im Raum. Symptome wie Übelkeit, Erbrechen, Schwitzen erklären sich durch Beziehungen zum Hypothalamus, zum medullären „Brechzentrum" und zum N. vagus, Lust- und Unlustgefühle durch limbische Verbindungen.

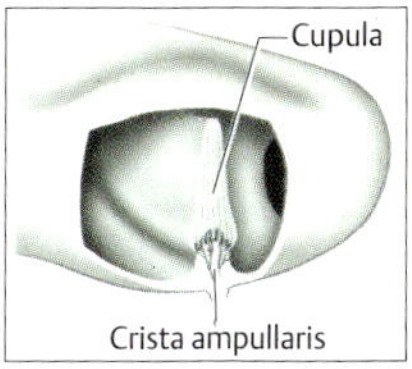

Ampulla

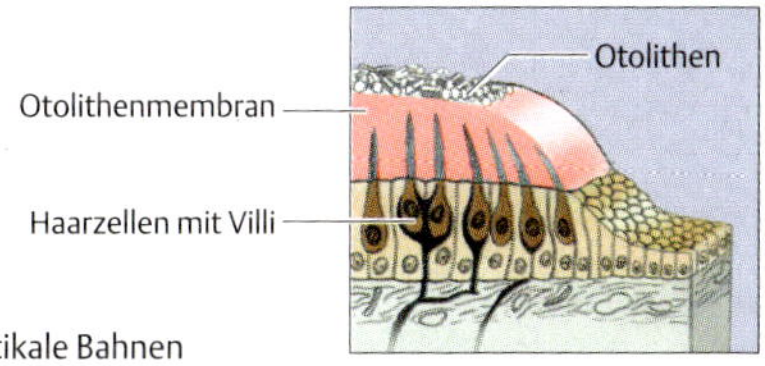

Macula utriculi

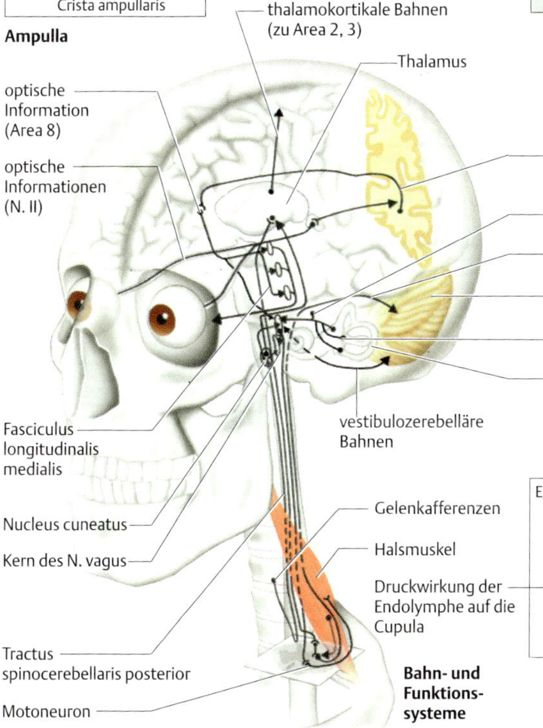

Bahn- und Funktions-systeme

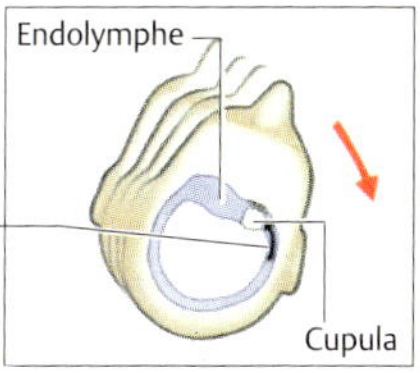

Horizontaler Bogengang

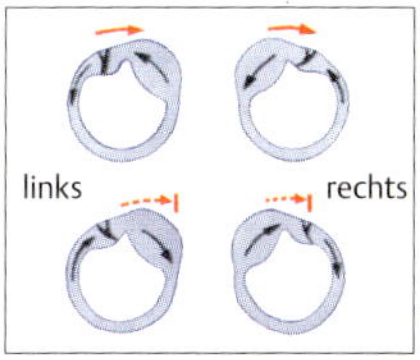

Kopfdrehung
(oben Kopfdrehung nach rechts, unten plötzlicher Stopp)

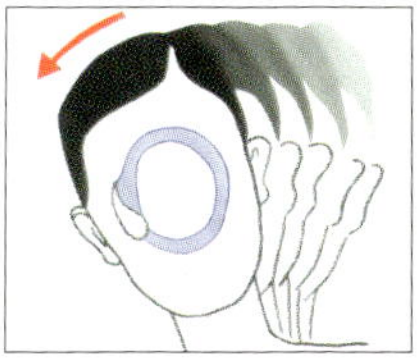

Seitliche Linearbeschleunigung

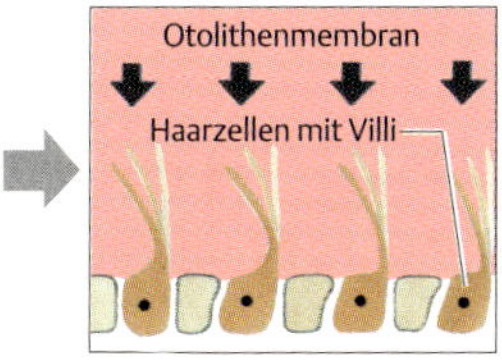

Auslenkung der Haarzellen
(Schwerkrafteinwirkung)

Vertigo (Schwindel) bezeichnet die unangenehme Empfindung einer (scheinbaren) Eigen- und/oder Umgebungsbewegung.

Entstehung. Es besteht ein Mißverhältnis zwischen erwarteten und den über Sinneswahrnehmungen (vestibulär, visuell, somatosensorisch) eintreffenden Informationen zur Raumorientierung bzw. zum Bewegungsablauf.

Ursache. Sie kann in veränderten Umgebungsmodalitäten (*physiologischer Schwindel*) oder in Erkrankungen (*pathologischer Schwindel*) liegen. Letztere führen zu labyrinthären (peripher-vestibulärer Schwindel), lokalisierten zentralnervösen (zentral-vestibulärer Schwindel) oder kombinierten Störungen (nichtvestibulärer Schwindel).

Symptome. Ursachenunabhängig sind die Beschwerden relativ gleichartig. Sie umfassen neben Schwindel *vegetative* (Müdigkeit, wiederholtes Gähnen, Hautblässe, Hypersalivation, Geruchsüberempfindlichkeit, Übelkeit, Erbrechen), *psychische* (Antriebsminderung, Konzentrationsstörungen, Apathie, Vernichtungsgefühl), *visuelle* (Oszillopsie = Scheinbewegung fixierter Objekte) und *motorische* (Fallneigung, Torkeln, Schwanken) Symptome.

Physiologischer Schwindel

Ohne vorhandene oder vorbestehende Erkrankungen tritt der Schwindel situativ bedingt auf. Beispiele sind *Bewegungsschwindel* (Kinetose; See-, Auto-, Raumfahrt) und *Höhenschwindel* (Stehen auf freistehenden Gebäuden).

Peripher-vestibulärer (labyrinthärer) Schwindel (S. 88)

In der Regel besteht ein akuter heftiger *Drehschwindel* (Drehrichtung von der Labyrinthläsion *weg*gerichtet) mit Fallneigung *zur* Läsionsseite, rotatorischem horizontalem spontanem Nystagmus *weg*gerichtet von der Läsionsseite, Übelkeit und Erbrechen. Der Schwindel kann lagebedingt eintreten (*Lageschwindel*, z. B. durch Umdrehen im Bett oder Aufstehen) oder von der Körperlage unabhängig andauernd (*Dauerdrehschwindel*) oder attackenartig (*Attackendrehschwindel*) sein.

Lageschwindel. Der *benigne periphere paroxysmale Lagerungsschwindel* entsteht durch im Bogengang befindliche abgelöste Otolithen (Kanalolithiasis) der Macula utriculi. Durch Schwerkrafteinwirkung auf die Partikel und ihre Bewegung im Bogengang bei Lageänderung resultiert eine verzögert einsetzende (1–5 s) sowie zeitlich begrenzte (bis 30 s) Kupulaauslenkung. Mittels (therapeutischer) schneller Kopfseitenlagerung zur Gegenseite können die Teilchen wieder aus dem Bogengang entfernt werden.

Attacken-/Dauerdrehschwindel. Als Ursache einer *Neuritis vestibularis* wird eine Entzündung im N. vestibularis angesehen. Neben den Symptomen einer Drehschwindelattacke treten beim *Morbus Ménière* Tinnitus, Hörminderung und Ohrdruck hinzu. Weitere Ursachen: Labyrinthfistel oder Vestibularisparoxysmus.

Zentral-vestibulärer Schwindel (S. 70 ff, 88)

Schwindel wird hierbei durch Läsionen von Verbindungen der *Vestibulariskerne*, des *Vestibulozerebellums*, des *Thalamus* und/oder des *vestibulären Kortex* verursacht. Je nach Krankheitsbild (z. B. Blutung, Ischämie, Tumor, Fehlbildung, Infektion, Multiple Sklerose, „vestibuläre" Epilepsie, basiläre Migräne) wird der Schwindel als kurz- oder längerandauernd, akut, wiederkehrend attackenartig oder allmählich zunehmend empfunden. Hinzu kommen abhängig vom Läsionsort weitere Ausfälle der Hirnstamm- oder thalamokortikalen Funktionen.

Nichtvestibulärer Schwindel

Die attackenartige oder anhaltende Symptomatik wird häufig als Schwanken, Gang- und Standunsicherheit empfunden. Im Einzelfall sind Störungen des optischen Systems oder des Kleinhirns, spinale Syndrome, periphere Neuropathien, Intoxikationen, Angst (phobischer Attackenschwindel), Hyperventilation, metabolische oder kardiovaskuläre Erkrankungen ursächlich zu berücksichtigen.

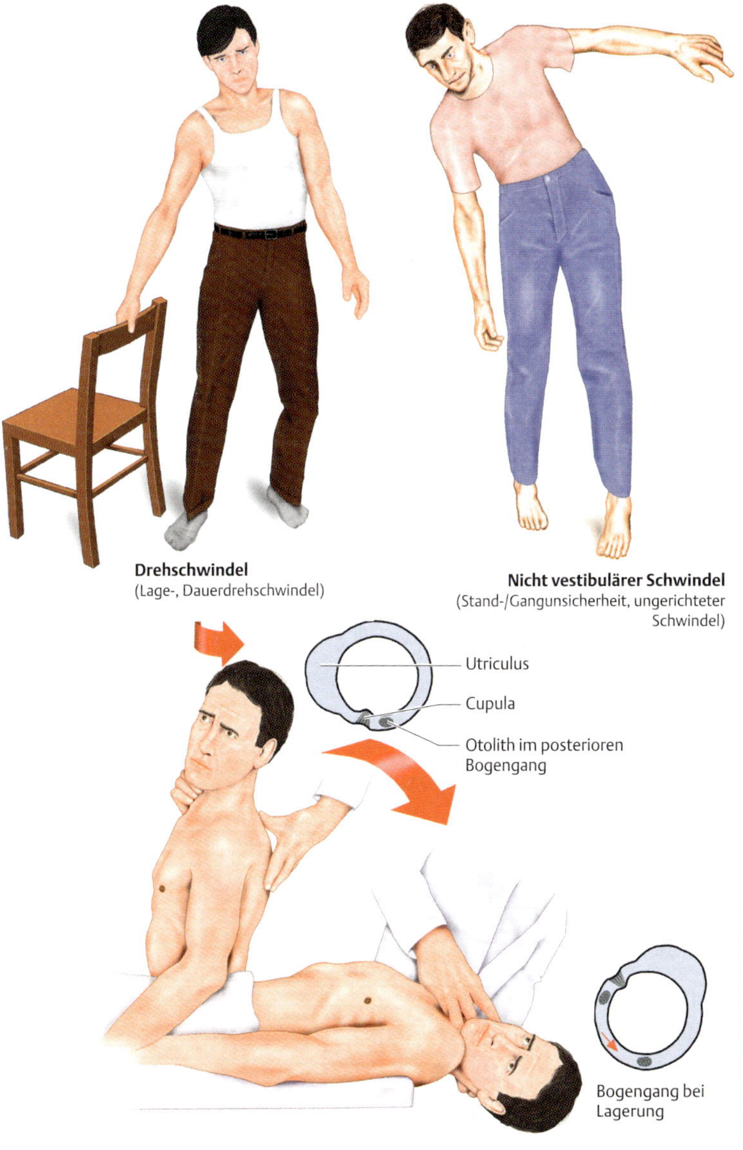

Benigner peripherer paroxysmaler Lagerungsschwindel

Körperhaltung. Voraussetzung des Gehens ist die Einnahme einer aufrechten und standfesten *Körperposition*, die entsprechend den Erfordernissen stabilisiert wird (*Gleichgewichtskontrolle*). Dazu sind ungestört funktionierende motorische, visuelle, vestibuläre und somatosensorische Systeme nötig. Im höheren Alter ist das Aufrichten zum Stand verlangsamt, der Oberkörper ist leicht nach vorne geneigt, die Standsicherheit ist geringer, die Schrittweite ist entsprechend vergrößert und die Sturzgefährdung erhöht.

Gehen. Der erste Schritt (*Start*) setzt ohne Zögern ein. Der *Gangzyklus* (Zeit zwischen erneutem Bodenkontakt der Ferse desselben Beines = 2 Schritte) wird von dem *Schrittrhythmus* (Zahl der Schritte pro Zeiteinheit), der *Schrittlänge* (Länge zweier Schritte) und der *Schrittweite* (Abstand zwischen den Bewegungslinien der Füße in Fersenhöhe, 5–10 cm) bestimmt. Jedes Bein wird abwechselnd gleich belastet, setzt mit der Ferse zuerst auf und ist nacheinander sowohl Stand- (*Standphase*; ca. 65% des Gangzyklus) als auch Schwungbein (*Schwungphase*; ca. 35%), wobei im Wechsel beide Beine Bodenkontakt (*Doppelstandphase*; ca. 25% der Standphase) haben. Der Körperschwerpunkt verlagert sich jeweils leicht zu einer Seite, so daß geringe Ausgleichbewegungen des Oberkörpers auftreten. Die Arme schwingen spiegelbildlich alternierend zu den Beinbewegungen mit. Die Anpassung der *Ganggeschwindigkeit* ist verzögerungsfrei möglich. Im Alter ist der Gangablauf weniger energisch, was ihm einen verhalten vorsichtigen Eindruck verleiht. Körperdrehungen laufen gebundener (en bloc) ab.

Gangstörungen

Bezeichnung	Verwandte Begriffe	Läsionsort	Mögliche Ursache
Algophober Gang	Humpelnder/ hinkender Gang, Verkürzungshinken	Fuß,Bein,Becken, Wirbelsäule	Lumbale Wurzelläsion, Knochenerkrankung, periphere Nervenkompression
Steppergang	Hahnentritt, Klappfuß	N. ischiadicus, N. peroneus, spinale Wurzel L4/5, Motoneuron	Polyneuropathie, Peroneusparese, Motoneuronläsion, Ischiadikusläsion, Wurzelläsion L4/5
Watschelgang	Duchenne-Hinken, Trendelenburg-Hinken, Hüfthinken	Parese der Becken-gürtelmuskeln (Duchenne), Parese der Hüftabduktoren (Trendelenburg)	Myopathie, Osteomalazie, Hüftgelenksläsionen, N.-glutaeus-superior-Läsion, L5-Läsion
Zehengang		Spitzfußstellung, Spastik	Fußdeformitäten, Zerebralparese, Duchenne-Muskeldystrophie, habituell
Spastischer Gang	Paraspastischer Gang, Beinzirkumduktion, spastisch-ataktischer Gang, Wernicke-Mann-Gangbild, Scherengang	Pyramidenbahn/extrapyramidal-motorisch (supra-/infratentoriell, spinal)	Ein-/beidseitige zentrale Lähmung mit Spastik, Stiff-person-Syndrom
Ataktischer Gang	Gangataxie, torkelnder Gang, unsicherer Gang, tabischer Gang, Taumeln, schlingernder Gang	Periphere Nerven, spinaler Hinterstrang, spinozerebelläre Bahnen, Kleinhirn, Thalamus, postzentraler Kortex	Polyneuropathie, funikuläre Myelose, Tabes dorsalis, Kleinhirnläsion, Intoxikation, progressive supranukleäre Lähmung
Dystoner Gang	Choreatischer Gang	Basalganglien	Torsionsdystonie, Dopa-sensitive Dystonie, kinesiogene paroxysmale Dystonie, Huntington-Krankheit
Startverzögerung	Hypokinetisch-rigider Gang, Gangapraxie, Festination	Frontallappen, Basalganglien, ausgedehnte Marklagerläsion	Parkinson-Syndrom, Frontallappenläsion, Normaldruckhydrozephalus, Binswanger-Krankheit
Psychogene Gangstörung	Funktionelle Gangstörung		Somatoforme Störung

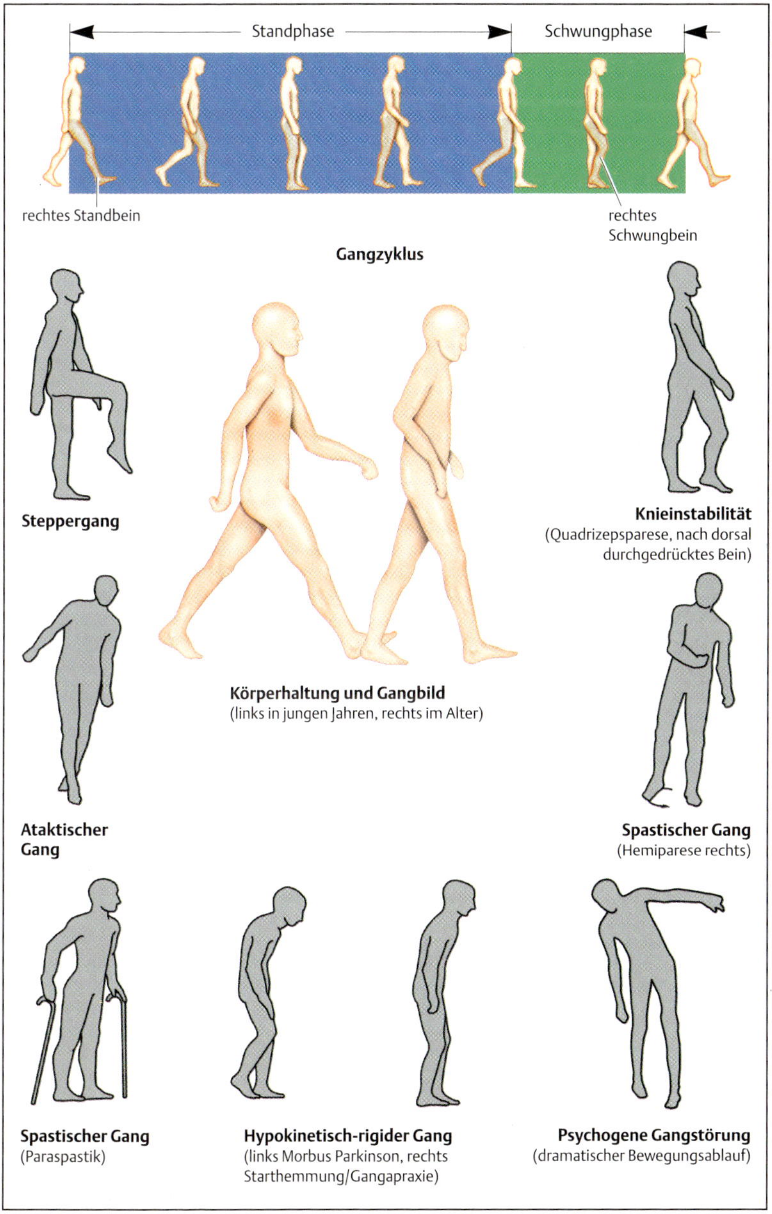
Standphase
Schwungphase
rechtes Standbein
rechtes Schwungbein
Gangzyklus
Steppergang
Knieinstabilität
(Quadrizepsparese, nach dorsal durchgedrücktes Bein)
Körperhaltung und Gangbild
(links in jungen Jahren, rechts im Alter)
Ataktischer Gang
Spastischer Gang
(Hemiparese rechts)
Spastischer Gang
(Paraspastik)
Hypokinetisch-rigider Gang
(links Morbus Parkinson, rechts Starthemmung/Gangapraxie)
Psychogene Gangstörung
(dramatischer Bewegungsablauf)

Tremor ist eine unwillkürliche, nahezu amplitudenkonstant rhythmisch schwingende Bewegung. Er kann in jeder Körperregion, in der Agonisten und Antagonisten an Bewegungen beteiligt sind, vorkommen. Nach klinischen Erfordernissen lassen sich die Tremorphänomene mit Hilfe von Bedingungen, die sie aktivieren bzw. hemmen, unterscheiden. Zusätzlich werden Lokalisation, Frequenz und Amplitude zur Einteilung herangezogen (Tabelle 3, S. 357). Besonders das Ausmaß der Amplitude bestimmt den Grad der Beeinträchtigung.

Ruhetremor. Er zeigt sich bei fehlender Willkürbewegung. Eine Verstärkung durch emotionale Anspannung (Aufregung, Termindruck) und mentale Aktivitäten (Zeitung lesen, Gespräch) findet statt. Durch Bewegung sistiert der Tremor, beginnt jedoch wieder in der neuen Ruheposition. Klassisches Beispiel ist der Parkinson-Tremor.

Aktionstremor. Gemeinsames Merkmal ist die Aktivierung durch Willkürbewegungen.

Der *Haltetremor* manifestiert sich bei aktiver Wahrung einer bestimmten Körperhaltung, vorzugsweise an Extremitäten und am deutlichsten an ausgestreckt gehaltenen Armen. Bei entspannt gelagerten Gliedmaßen hört der Tremor auf. Beispiel: Essentieller Tremor.

Ein *Bewegungstremor* stellt sich bei willkürlichen Tätigkeiten ein. Dabei kann er verstärkt im Beginn (initialer Tremor), während (transitorischer Tremor) oder gegen Ende der Bewegung (terminaler Tremor) eintreten. Letzterer wird als *Intentionstremor* bezeichnet. Er nimmt merklich bei Annäherung an das Bewegungsziel zu, vor allem bei zerebellären Erkrankungen oder Hirnstammläsionen. Beispiele für einen *aufgabenbezogenen Tremor* sind Schreib- und Stimmtremor. Tremor bei Dystonien (z. B. Torticollis spasmodicus, Schreibkrampf) läßt sich durch Kunstgriffe zurückdrängen (antagonistische Geste).

Frequenz. Die Tremorfrequenz ist für den gegebenen Tremor verhältnismäßig konstant und z. B. mit Oberflächenelektroden im Elektromyogramm meßbar. Es gibt aber keine festen Grenzen der Frequenzgruppen, so daß die Angaben orientierend zu verstehen sind.

- 2,5–5 Hz: Zerebellärer Tremor, Holmes-Tremor
- 3–6 Hz: Parkinson-Tremor
- 7–9 Hz: Essentieller Tremor, Haltetremor beim Morbus Parkinson
- 7–12 Hz: Physiologischer Tremor, verstärkter physiologischer Tremor
- 12–18 Hz: Orthostatischer Tremor

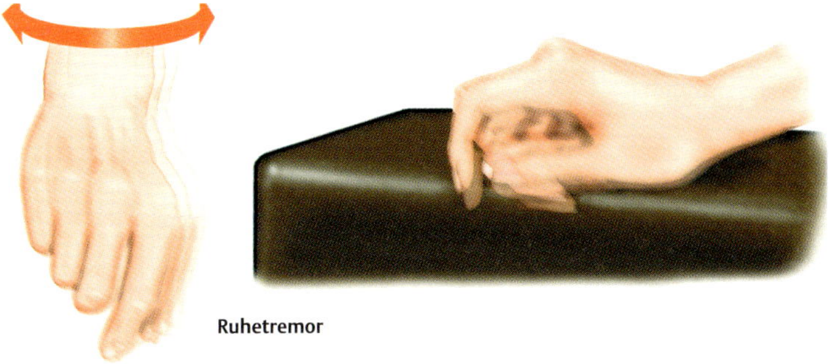

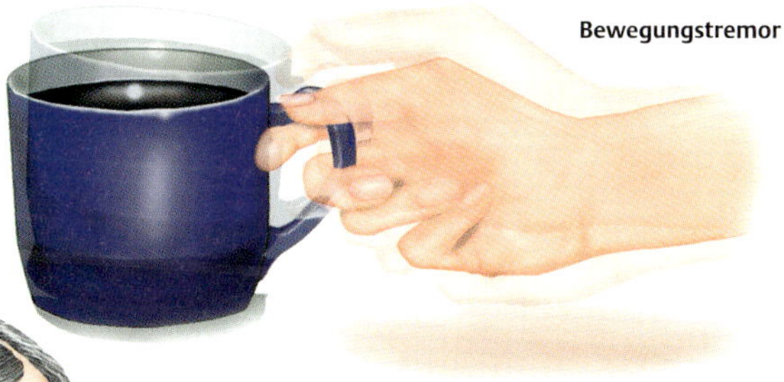

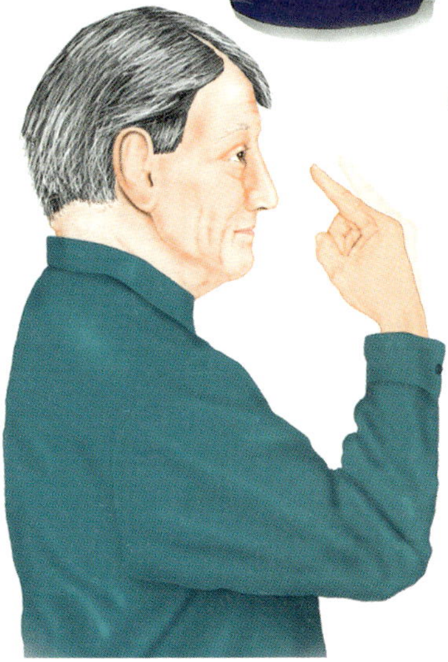

Tremortypen

- physiologischer Tremor
- essentieller Tremor
- Parkinson-Tremor
- orthostatischer Tremor
- zerebellärer Tremor
- Holmes-Tremor
- Tremor bei Polyneuropathien
- durch Substanzen* induzierter Tremor
- palataler Tremor
- Stimmtremor
- Schreibtremor
- psychogener Tremor

* Kaffee, Tee, Alkohol, Medikamente (Stimulanzien, Neuroleptika, Antidepressiva, Antiepileptika, Ciclosporin-A), Neurotoxine (Schwermetalle, Insektizide, Herbizide, Lösungsmittel)

Der Begriff Dystonie bezeichnet Bewegungsstörungen, die unwillkürlich, anhaltend und schablonenhaft ablaufen. Durch wiederkehrende Muskelkontraktionen entstehen drehende oder spasmodische Bewegungen sowie abnorme Körperhaltungen. Allgemein werden dystone Bewegungen durch Willküraktivität verstärkt bzw. sie treten bei bestimmten Tätigkeiten wie Schreiben oder Spielen eines Musikinstrumentes auf (*Aktionsdystonie*). Durch bestimmte Maßnahmen (Anlegen der Finger z. B. an Kinn, Stirn, in Nacken = geste antagonistique; Gähnen; Reizabschirmung) ist eine Linderung möglich. Dystonien können sich ***lokalisiert*** (fokal = nur 1 Köperregion, segmental = 2 benachbarte Regionen, multifokal = 2 und mehr nicht benachbarte Körperbezirke), ***generalisiert*** oder ***seitenbetont*** (Hemidystonie) zeigen. Ätiologisch unterscheidet man ***primäre*** (idiopathische) von ***sekundären*** (symptomatischen) Dystonien. Vor allem Störungen des Kupfer-, Lipid-, Aminosäure- und mitochondrialen Stoffwechsels kommen bei den symptomatischen Formen in Frage (S. 306ff).

Kraniozervikale Dystonie

Blepharospasmus. Fremdkörpergefühl in den Augen, erhöhte Blinkfrequenz, Sehstörungen (Lesen, Fernsehen, Autofahren), Verminderung durch Ablenkung, Verstärkung in Ruhe oder durch grelles Licht sind häufige Beschwerden. Möglich sind ein unkontrollierter, klonischer Lidschluß, eine tonische Lidspaltenverengung oder Schwierigkeiten, die geschlossenen Augen zu öffnen (*Lidöffnungsapraxie*, S. 128). Die Dystonie kann so erheblich sein, daß die Betroffenen nicht mehr sehen können.

Oromandibuläre Dystonie. Betroffen ist die periorale und die Kiefermuskulatur.

Oromandibuläre Dystonie (Meige-Syndrom). Neben einem Blepharospasmus ist eine Beteiligung anderer Muskeln (Zunge, Larynx, Pharynx, Hals) vorhanden.

Zervikale Dystonie. Die Bewegung des Kopfes kann seitlich drehend (*Tortikollis*), seitlich kippend (*Laterokollis*), dorsal (*Retrokollis*) oder anterior (*Anterokollis*) gerichtet sein. Begleitend sind oft eine einseitige tonische Schulterhebung und/oder rhythmisch-springende Kopfbewegungen zu beobachten. Ein nichtdystoner Kopftremor ist manchmal schwierig gegen einen dystonen Kopftremor abzugrenzen, wobei letzterer mit einer „antagonistischen Geste" gemindert wird. Häufig werden Schmerzen, bevorzugt im Nacken-Schulter-Bereich, angegeben.

Arm-/Beindystonie

In der Regel stellen sich die Bewegungsstörungen bei bestimmten, meist komplexeren motorischen Betätigungen (*Beschäftigungskrampf*) ein. Hierzu gehören *Schreibkrampf* (Graphospasmus) und Dystonien bei Musikern (z. B. Holzbläser, Pianisten, Geiger). Eine Dystonie der Zehen („striatale Zehen") findet sich beim Parkinson-Syndrom und der Dopa-sensitiven Dystonie.

Weitere Dystonien (s. auch S. 204)

Dystonien im Rumpfbereich resultieren in Haltungsveränderungen (Skoliose, Kyphose, opisthotone Haltung). Häufig beginnen sie im Kindesalter als fokale Dystonie an Arm oder Bein und breiten sich dann mit den Jahren generalisiert aus (*idiopathische Torsionsdystonie*). Die *spasmodische Dysphonie* geht mit Stimmstörungen einher. In der Mehrzahl ist beim Sprechen eine angestrengte, gepreßt wirkende Stimme zu hören (Adductor-Typ). Das Sprechen wird immer wieder durch Pausen unterbrochen. Seltener ist eine hauchend-flüsternde Stimme (Abductor-Typ). Durch eine *Dopa-sensitive Dystonie* (Segawa-Syndrom) werden vor allem Gangstörungen (S. 60) verursacht. Im Tagesverlauf ist die im Kindesalter einsetzende Symptomatik wechselnd ausgeprägt. *Paroxysmale*, autosomal-dominant vererbte *Dystonien* zeichnen sich durch sekunden- bis stundenlange, wiederkehrende dystone Attacken aus. Kaffee, Alkohol oder Ermüdung können den Beginn begünstigen (nichtkinesiogen). Bei den nach schnellen Bewegungen (kinesiogen) eintretenden Episoden sind choreoathetotische Hyperkinesen führend.

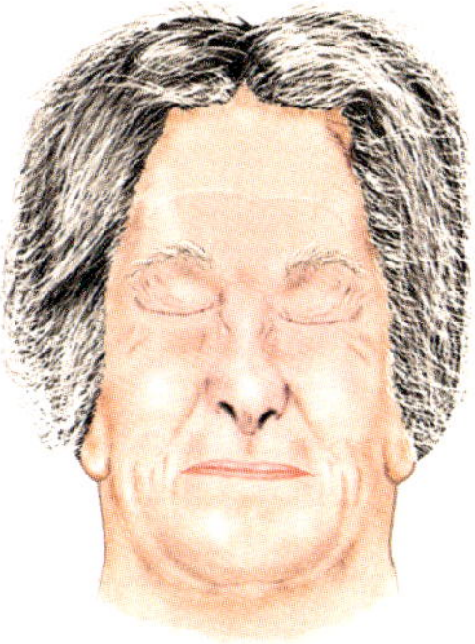

Blepharospasmus

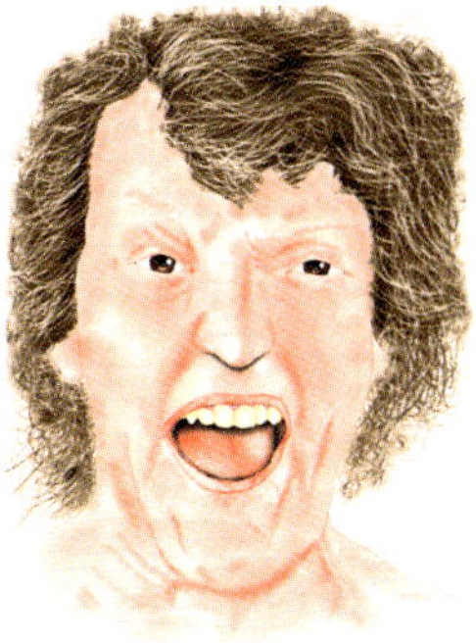

Kraniozervikale Dystonie
(Meige-Syndrom)

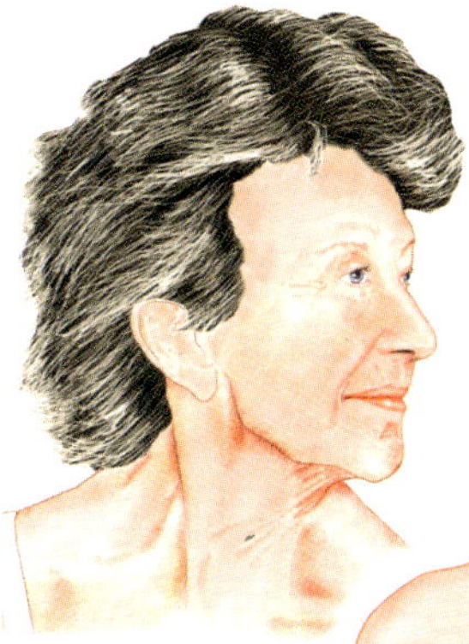

Zervikale Dystonie
(Torticollis)

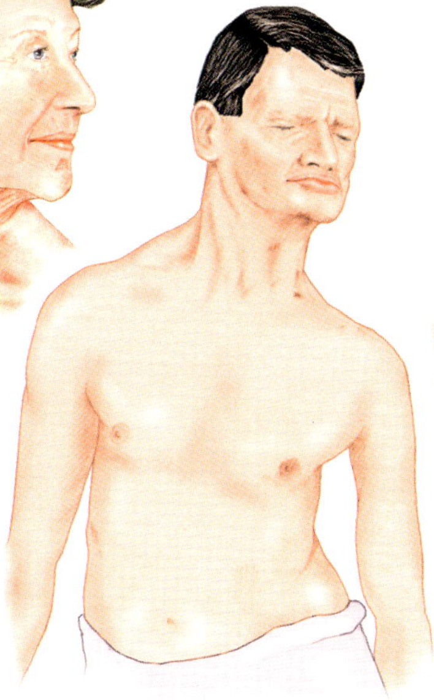

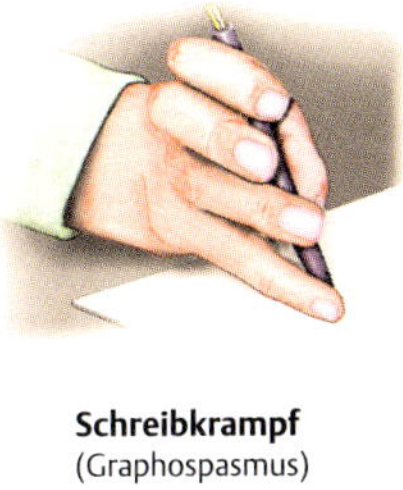

Schreibkrampf
(Graphospasmus)

Multifokale Dystonie (axiale Dystonie, „Pisa-Syndrom“)

Chorea

Die unwillkürlichen, fahrigen choreatischen Bewegungen erscheinen unvermittelt, unregelmäßig und wahllos verteilt. Oft sind sie distal betont. Bei leichter Ausprägung können die Hyperkinesen in Willkürbewegungen eingegliedert werden (z. B. Streichen über die Haare). Nehmen sie zu, sind rasch wechselnde bizarre Körper- und Gliedmaßenstellungen zu beobachten. Sind sie mit dystonen (distalen) Bewegungen kombiniert, spricht man von einer *Choreoathetose*.

Klinisch kommt der autosomal-dominant vererbten *Huntington-Krankheit* (S. 300, 383) die größte Bedeutung zu. Choreatische Bewegungsstörungen treten bei zahlreichen hereditär bedingten (z. B. Neuroakanthozytose, benigne hereditäre Chorea) und neurodegenerativen (z. B. Alzheimer-Krankheit, Multisystematrophie) Erkrankungen auf. Sekundäre ätiologische Möglichkeiten schließen *Infektionskrankheiten* (*Chorea Sydenham* nach einer Angina durch Streptokokkeninfektion; Herpes-Enzephalitis, Toxoplasmose), *vaskuläre Krankheitsbilder* (Lupus erythematodes, Hirninfarkt), *Hirntumoren*, *Medikamenteneinnahme* (Chorea bei Östrogenen, Neuroleptika) und höheres Alter (*„senile" Chorea*) mit ein.

Hemiballismus (Ballismus)

Ballistische Bewegungen der Extremitäten verlaufen wuchtig schleudernd. Sie sind proximal betont, können kontinuierlich oder minutenlang intermittierend auftreten. In der Regel sind sie unilateral vorhanden (Hemiballismus) und entstehen durch Abschwächung exzitatorischer Einflüsse des Nucleus subthalamicus mit der indirekten Folge einer verstärkten thalamokortikalen (motorischen) Aktivität (S. 210). Häufigste Ursache ist ein Infarkt im Bereich des Nucleus subthalamicus.

Medikamentös induzierte Bewegungsstörung (Dyskinesie)

Vorwiegend *Neuroleptika* (wie Phenothiazine, Metoclopramid, Thioxantene, Butyrophenone, Benzamide) und *L-Dopa* treten als verursachende pharmakologische Substanzen auf. Pathophysiologisch liegt eine Beeinflussung des dopaminergen Systems zugrunde (S. 210).

Akute dystone Reaktionen (S. 204). Sie manifestieren sich als schmerzhafte *kraniozervikale* oder *generalisierte* Dystonien (Opisthotonus, tonische Seitwärtsneigung des Rumpfes mit axialer Rotation = Pisa-Syndrom). Therapie mit Anticholinergika (z. B. Biperiden).

Tardive Dyskinesien. Eine Spätdyskinesie wird durch die Therapie mit („klassischen") Neuroleptika über längere Zeiträume hervorgerufen. Vorzugsweise kommen stereotype Bewegungsstörungen im Mund-, Kiefer- und Zungenbereich (*orofaziale Dyskinesien*) vor. Begleitend können Atemstörungen, Lautäußerungen und stoßende Rumpf-/Beckenbewegungen hinzutreten. Eine tardive *Akathisie* ist durch ein Gefühl der inneren Spannung, Mißempfindungen in den Beinen und Bewegungsunruhe gekennzeichnet. Wichtig ist die Unterscheidung zum Restless-legs-Syndrom (S. 114) und zum Tic (S. 68). Andere Bewegungsstörungen wie tardive kraniozervikale Dystonie, tardiver Myoklonus oder tardiver Tremor sind selten.

Myoklonus

Hierunter versteht man unwillkürliche, ruckartige, kurz andauernde und unvermittelt einsetzende Muskelkontraktionen, die zu erkennbaren Bewegungen führen. Myoklonien haben keine einheitliche Ätiologie. Sie können fokal, segmental, multifokal oder generalisiert auftreten. Mittels neurophysiologischer Methoden ist die Entstehung myoklonischer Aktivität kortikal, subkortikal oder spinal zuzuordnen. Klinisch präsentieren sich Myoklonien nach visuellen, auditorischen oder somatosensorischen Stimuli (Reflexmyoklonus), bei Willkürbewegungen (Halte-, Aktionsmyoklonus) oder spontan.

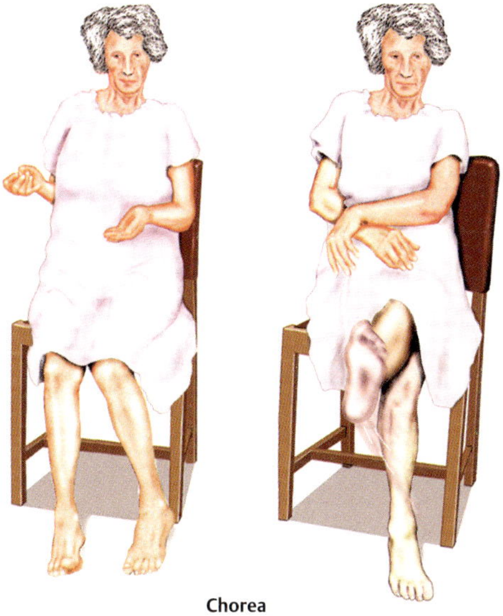

Chorea

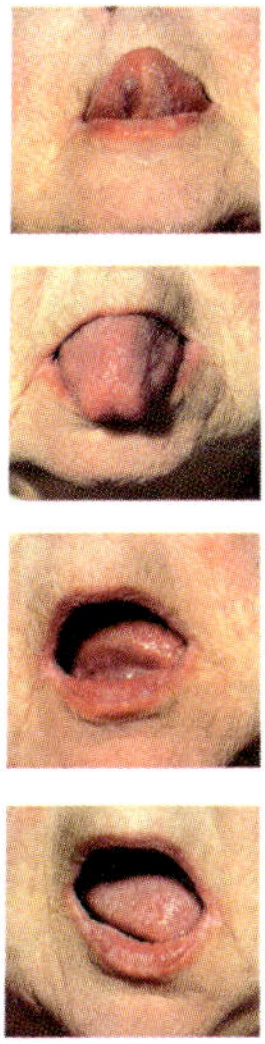

Orofaziale (bukkolinguale) **Dyskinesien**

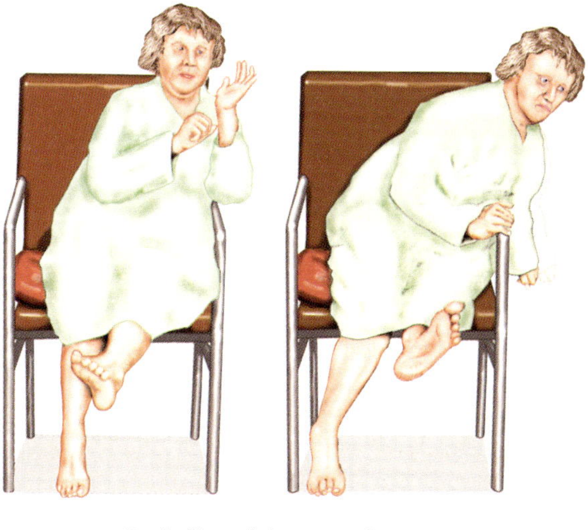

Hemiballismus (linke Körperseite)

Physiologischer Myoklonus. *Einschlafmyoklonien* können sich mehr oder weniger heftig in der Einschlafphase bemerkbar machen. Solange ein *Singultus* zeitlich begrenzt auftritt, kann er als physiologisch (Zwerchfellmyoklonus ⇨ Entfernung eines Fremdkörpers aus den Atemwegen) angesehen werden. Ein anhaltender Singultus z. B. bei Hirnstammläsionen kann dagegen erheblich beeinträchtigen. Normale *Schreckreaktionen* (startle reflex) sind von Schreckreaktionen mit Krankheitswert (startle disease) zu unterscheiden. Zu diesen seltenen Syndromen gehören Hyperekplexie, Stiff-person-Syndrom und Startle-Epilepsie. Myoklonien in der Aufwachphase bei *Synkopen* können mit einem epileptischen Anfall verwechselt werden.

Essentieller Myoklonus. Die kontinuierlichen Myoklonien dieser seltenen hereditären Krankheitsgruppe sind sehr kurz dauernd und multifokal verteilt. In Kombination mit einer Dystonie zeigt sich ein Rückgang aller Symptome auf kleine Mengen von Alkohol.

Myoklonische Enzephalopathien. Bei den genetisch bedingten *progressiven myoklonischen Enzephalopathien* sind Myoklonien (Aktionsmyoklonus, multifokal bis generalisiert) Teil eines Syndroms. Zusammen mit den Kernsymptomen *Demenz* und *tonisch-klonische Anfälle* kommen Krankheitsbilder wie Lafora-Krankheit, Myoklonusepilepsie mit Ragged red fibers (MERRF), neuronale Lipofuszinose (Kuf) und Sialidose Typ I/II in Frage. Eine *Epilepsie*, aber keine wesentlichen kognitiven Einbußen, sind bei der progressiven Myoklonusepilepsie (Unverricht-Lundborg) sowie der progressiven Myoklonusataxie vorhanden.

Symptomatische Myoklonien kommen im Verlauf zahlreicher Krankheiten vor, so z. B. bei Alzheimer-Krankheit, kortikobasaler Degeneration, Huntington-Krankheit, metabolischen Störungen (Leber, Lunge, Hypoglykämie, Dialyse), Enzephalitiden (Creutzfeldt-Jakob-Krankheit, subakute sklerosierende Panenzephalitis = SSPE), paraneoplastischen Syndromen (Opsoklonus-Myoklonus-Syndrom) und nach hypoxisch-ischämischen zerebralen Schäden (posthypoxischer Aktionsmyoklonus = Lance-Adams-Syndrom).

Asterixis. Durch plötzliche Innervationspausen („negativer" Myoklonus) kommt es zum kurzzeitigen, unregelmäßigen Absinken des ausgestreckten Arms bzw. der Hand. Heftigere Bewegungen werden als Flügelschlagen (flapping movement) bezeichnet. Asterixis bei verschiedenen toxischen oder metabolischen Enzephalopathien kommt fast immer mit Myoklonien zusammen vor und ist nicht krankheitsspezifisch.

Tic

Ein Tic kann sich als unwillkürliche, schnelle, unregelmäßige Bewegung (*motorischer Tic*) oder Lautäußerung (*vokaler Tic*) darstellen. Tics erscheinen vor dem Hintergrund einer normalen Willküraktivität. Sie äußern sich verstärkt unter Belastungen, bei Angst, Ermüdung oder in entspannten Situationen. Abgeschwächt werden sie z. B. durch konzentriertes Arbeiten. Zwar können sie willkürlich unterdrückt werden, treten aber nach längerer Unterdrückung verstärkt hervor. Dem Tic geht ein inneres Spannungsgefühl voraus, das sich kurzzeitig durch die Tic-Ausführung mindert. Tics können vorübergehend oder chronisch vorhanden sein.

Einfache Tics. Einfache motorische Tics umfassen Augenblinzeln, Kopf-, Achsel- oder Schulterzucken sowie Bewegungen der Bauchmuskulatur. Einfache vokale Tics äußern sich z. B. als Stöhnen, Grunzen, Zischen, Quaken, Schreien, Räuspern, Schniefen oder Hüsteln.

Komplexe Tics. Motorische Tics bestehen in stereotypen oder schablonenartigen Bewegungsmustern, die eine Unterscheidung gegenüber Willkürbewegungen erschweren können, so z. B. Händeschütteln, Kratzen, Treten, Berühren oder Bewegungsimitationen (Echopraxie). Vokale Tics betreffen Wiederholungen von Sätzen oder Lauten (Echolalie, Palilalie) sowie Äußerungen obszönen Inhalts (Koprolalie).

Tourette-Syndrom. Chronische Erkrankung mit Beginn vor dem 21. Lebensjahr. Multiple motorische und vokale Tics zeigen sich im Verlauf. Zwangsgedanken/-handlungen, Persönlichkeitsauffälligkeiten und Aufmerksamkeitsstörungen sind assoziiert.

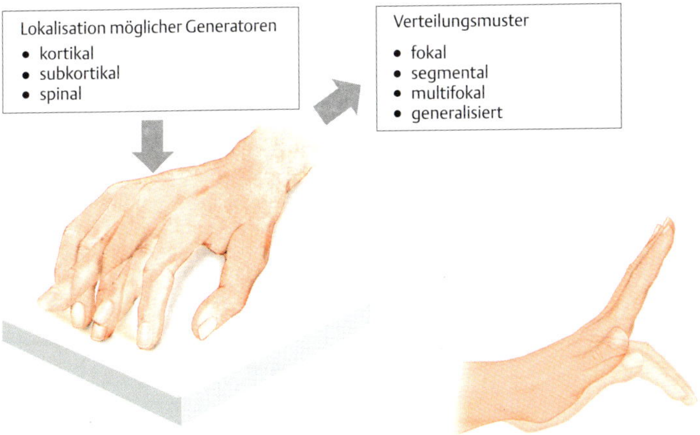

Myoklonus

Asterixis
(negativer Myoklonus)

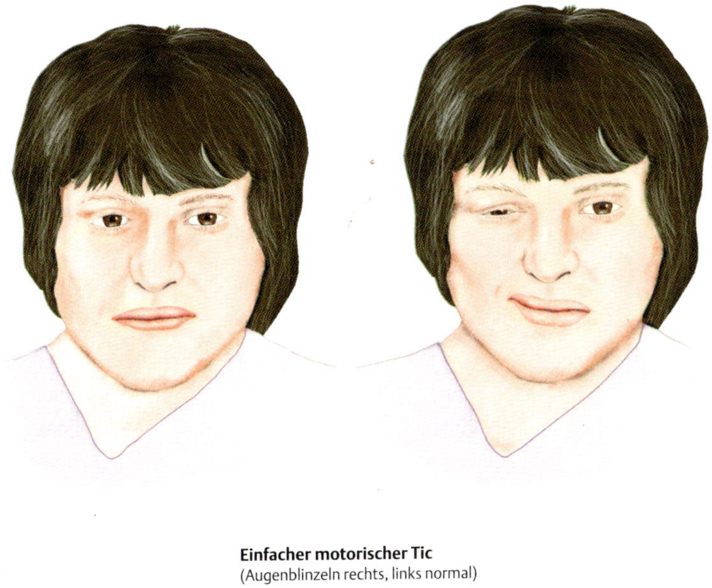

Einfacher motorischer Tic
(Augenblinzeln rechts, links normal)

Hirnstammläsionen lassen sich klinisch wegen der geschoßartigen Anordnung der Hirnnervenkerne, deren Austrittstellen und ihres räumlichen Bezuges zu den hindurchziehenden Bahnsystemen lokalisieren (s. auch S. 26). Hiervon ausgehend können mesenzephale, pontine und medulläre Hirnstammsyndrome gegeneinander abgegrenzt werden. Orientiert am jeweiligen Querschnitt lassen sich überdies anteriore, mediale und posteriore Schädigungsorte unterscheiden. Klinisch überlappen die Syndrome abhängig von der Läsionsausdehnung allerdings mehr oder weniger stark, so daß sie sich in der Realität selten in „klassischer" Ausprägung darstellen. Bei den unterschiedlichen Hirnstammsyndromen kommt es infolge des wechselnden Verlaufs der Bahnsysteme zu *gekreuzten Lähmungen* (S. 46). Damit sind die zur Hirnstammläsion ipsilateralen motorischen Ausfälle der Hirnnerven in Kontrast zu den kontralateralen Paresen der Extremitäten und des Rumpfes gemeint.

Mesenzephale Hirnstammsyndrome
(Tabelle 4, S. 358)

Innerhalb des Querschnitts kann der *anteriore* (Mittelhirnfuß, Weber-Syndrom), *mediale* (Mittelhirnhaube = Tegmentum, Benedikt-Syndrom) und *dorsale* (Mittelhirndach = Tectum, Parinaud-Syndrom) Anteil betroffen sein. Ein Verschluß der A. basilaris in dieser Höhe verursacht ein *Basilarisspitzensyndrom* (top of the basilar syndrome).

Pontine Hirnstammsyndrome
(S. 72 und Tabelle 5, S. 359)

Läsionen in *anterioren* (Brückenfuß) und *dorsalen* (Brückenhaube) Abschnitten können abhängig von der jeweiligen Ursache unterschiedliche klinische Krankheitsbilder (Tabelle 5) zur Folge haben.

■ Paramediane Läsion

Ursache. Meist multiple lakunäre Infarkte.

Symptome. *Einseitige* (mediolaterale oder mediozentrale) Läsionen verursachen kontralaterale, distal betonte Lähmungen, Dysarthrie sowie ein- oder beidseitige Ataxie. Eine kontralaterale Fazialis- und Abduzensparese kann außerdem hinzukommen. *Beidseitige* Läsionen führen zur Pseudobulbärparalyse und bilateralen sensomotorischen Ausfällen.

■ Laterales pontomedulläres Syndrom

Ursache. Infarkt der A. cerebelli inferior posterior, aberrierender Ast der A. vertebralis. Blutung.

Läsion. Wie bei Wallenberg-Syndrom (S. 361) plus Fazialiskern, Vestibulariskerne, Pedunculus cerebellaris inferior.

Symptom. Wie bei Wallenberg-Syndrom plus ipsilaterale Störungen: Fazialisparese (nukleär). Drehschwindel, Tinnitus, Hörstörungen, Nystagmus. Zerebelläre Ataxie.

Medulläre Hirnstammsyndrome
(S. 73 und Tabelle 6, S. 361)

Klinisch treten vor allem *mediale* und *laterale* Läsionen (Wallenberg-Syndrom) in Erscheinung.

Unterschiedliche Störungen der Okulomotorik und des Sehens (S. 86 ff) können bei einem lateralen Medulla-oblongata-Syndrom beobachtet werden.

Augenfehlstellungen. Vertikale Augendivergenzstellung = *Skew deviation* mit ipsilateral tiefer stehendem Auge, ggf. mit ipsilateraler Kopfschiefhaltung und vermehrter Außendrehung des ipsilateralen, aber geringer Innendrehung des kontralateralen Auges = *Ocular tilt reaction.*

Nystagmus. Lagenystagmus horizontal, torsional oder kombiniert; Schaukelnystagmus = *See-saw-Nystagmus* = Intorsion + Hebung des einen und Extorsion + Senkung des anderen Auges.

Blickstörungen. Augen weichen ipsilateral seitlich ab.

Störungen der Sakkaden. Dysmetrie der Augenbewegungen mit überschießender Reaktion bei Blick zur Läsionsseite = *Hypermetrie* und zu geringer Bewegung kontralateral = *Hypometrie*; schräge Augenbewegungen bei vertikalen Blickbewegungen.

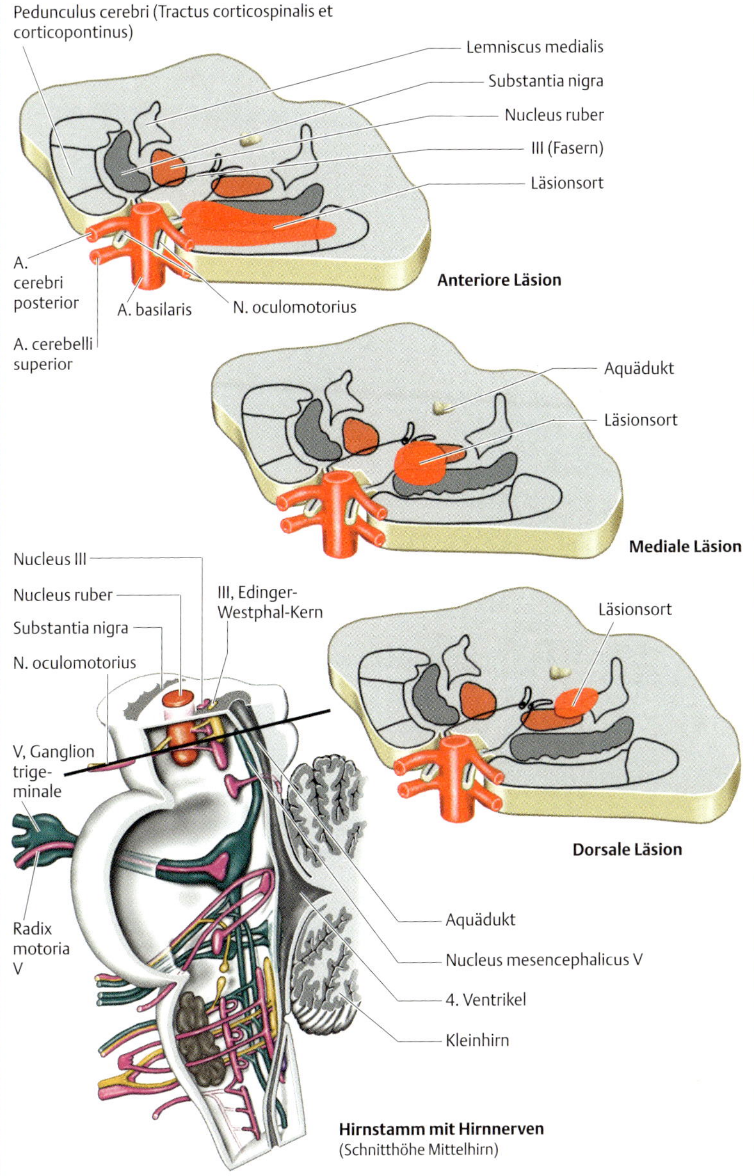

Hirnstamm mit Hirnnerven
(Schnitthöhe Mittelhirn)

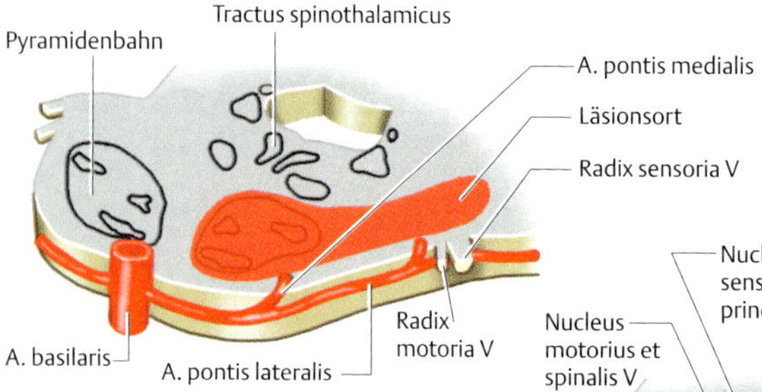

Läsion mittlerer Brückenfuß (Schnitt A)

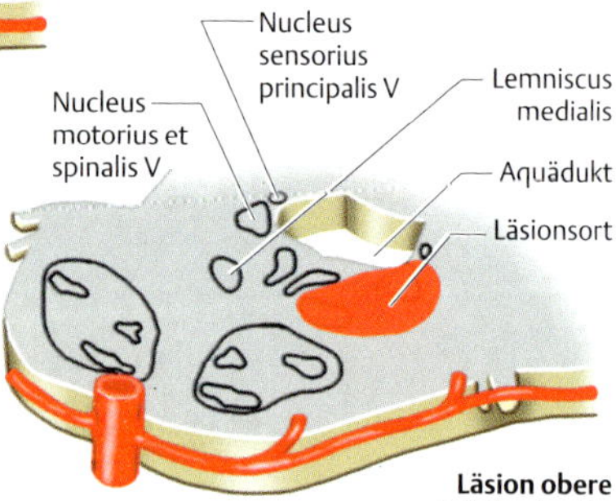

Läsion obere Brückenhaube
(Schnitt A)

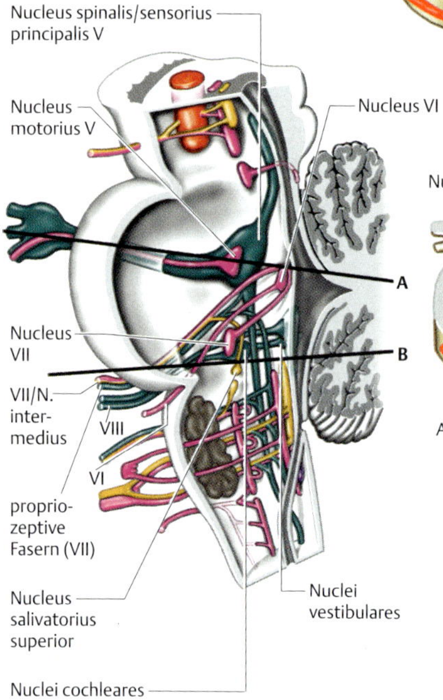

Hirnstamm mit Hirnnerven
(Schnitthöhen Pons)

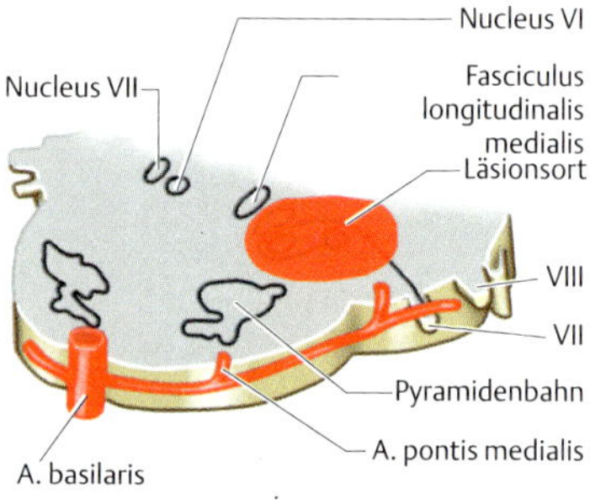

Läsion untere Brückenhaube
(Schnitt B)

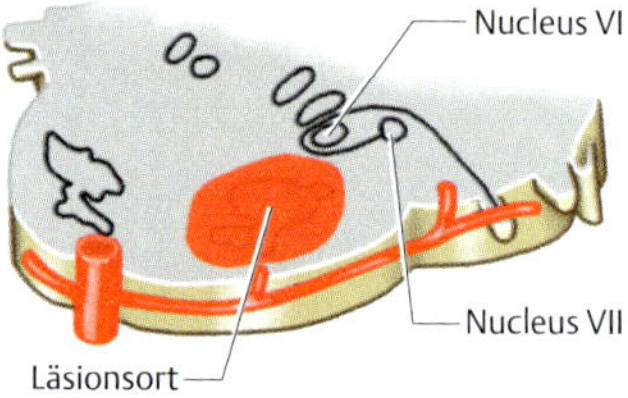

Paramediane Läsion unterer Brückenfuß
(Schnitt B)

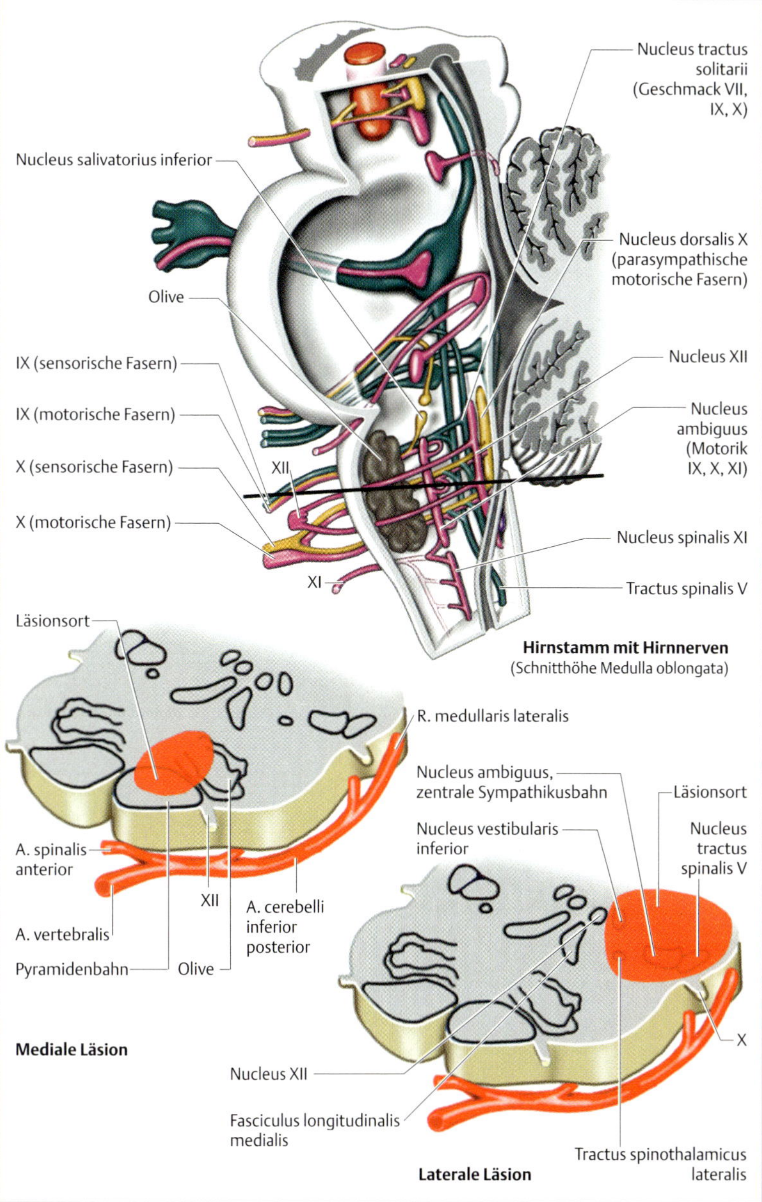

Hirnstamm mit Hirnnerven
(Schnitthöhe Medulla oblongata)

Mediale Läsion

Laterale Läsion

Wegen der engen Lagebeziehung, die die Hirnnerven in ihrem Verlauf zur Schädelbasis haben, ist aus bestimmten Symptomen eine Zuordnung des Schädigungsortes möglich.

Läsionsort	Symptom	HN[1]	Ursache[2]
Fila olfactoria, Bulbus/ Tractus olfactorius	Anosmie + Verhaltensänderung. Fortschreitend ⇨ (Foster-) Kennedy-Syndrom	I	Trauma, Tumor der vorderen Schädelgrube (Meningeom, Gliom, Osteom, Abszeß)
Medialer Keilbeinflügel[3]	Ipsilateral: Anosmie + Optikusatrophie. Kontralateral: Stauungspapille (STP)	I, II	Mediales Keilbeinmeningeom, Tumor vordere Schädelgrube
Medialer/lateraler Keilbeinflügel[4]	Ipsilateral: Schmerzen im Augenbereich, Stirn-/Schläfenregion; Exophthalmus; Doppelbilder	V/1, III, IV	Mediales (Augensymptome) oder laterales (Schläfenschmerz) Keilbeinmeningeom
Orbitaspitze, Fissura orbitalis superior[5]	Ipsilateral: Inkomplette ⇨ komplette Augenmuskellähmung + Sensibilitätsausfall Stirn + STP ⇨ Sehstörungen ⇨ Optikusatrophie	II, III, IV, V/1, VI	Tumoren (Hypophyse, Meningeom, Metastasen,Nasopharynxtumor, Lymphom), Entzündung (Tolosa-Hunt-Syndrom, Tbc, Pilze, Arteriitis), Trauma, infraklinoidales Karotisaneurysma
Sinus cavernosus[6]	Meist rascher einsetzende ipsilaterale Symptomatik als beim Orbitaspitzensyndrom + Exophthalmus[7]. Horner-Syndrom	III, IV, V/1, VI	Wie bei Orbitaspitzensyndrom + Sinus-cavernosus-Thrombose, Karotis-Sinus-cavernosus-Fistel
Chiasma opticum[8]	Gesichtsfeldstörungen	II	S. 80
Felsenbeinspitze[9]	Ipsilateral: Gesichtsschmerz (meist retroorbital) + Hörstörung; ggf. Fazialisparese	VI, V/1(-3), VIII, (VII)	Penetrierende Entzündung des Innenohres, Tumor, Trauma
Klivuskante[10]	Ipsilateral: Mydriasis ⇨ komplette Okulomotoriusparese	III	Erhöhter intrakranieller Druck (S. 158)
Kleinhirnbrückenwinkel	Ipsilateral: Hörstörung + (Tinnitus) + Blickrichtungsnystagmus + Sensibilitätsausfall Gesicht + periphere Fazialisparese/Spasmus facialis + Ataxie + Abduzensparese + Kopfschmerzen	VIII, V/1+2, VII, VI	Akustikusneurinom, Meningeom, Metastase
Foramen jugulare[11]	Ipsilateral: Schmerzen Tonsillenregion/Zungengrund/Mittelohr + Husten + Dysphagie + Heiserkeit + Parese Mm. trapezius und sternocleidomastoideus + fehlender Würgreflex + Sensibilitätsminderung Zungengrund, weicher Gaumen, Pharynx, Larynx	IX, X, XI	Metastasen, Glomustumor, Trauma, Thrombose der V. jugularis, Abszeß
Foramen magnum[12]	Wie vorstehend + ipsilaterale Zungenlähmung + Nackenschmerzen + lokale spinale Symptome (S. 48)	IX, X, XI, XII	Basiläre Impression, Klippel-Feil-Syndrom, lokale Tumoren/Metastasen

[1]HN = einseitig betroffene(r) Hirnnerv(en). [2]Es sind die häufigeren Ursachen aufgeführt. Im Einzelfall sind auch andere Ursachen zu berücksichtigen. [3](Foster-)Kennedy-Syndrom (Foster ist der Vorname). [4]Keilbeinflügelsyndrom. [5]Orbitaspitzensyndrom, Fissura-orbitalis-superior-Syndrom. [6]Sinus-cavernosus-Syndrom. [7]Bei Fistel pulsierend + konjunktivaler Rötung + Systolikum über Auge/temporal auskultierbar. [8]Chiasmasyndrom. [9]Gradenigo-Syndrom. [10]Klivuskantensyndrom. [11]Foramen-jugulare-Syndrom, Vernet-Syndrom. [12]Collet-Siccard-Syndrom. Weitere Symptomkombinationen, bei denen die Hirnnerven IX bis XII in unterschiedlicher Weise geschädigt werden, sind möglich

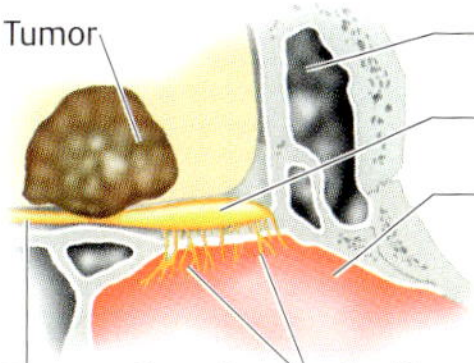

Olfaktoriussyndrom

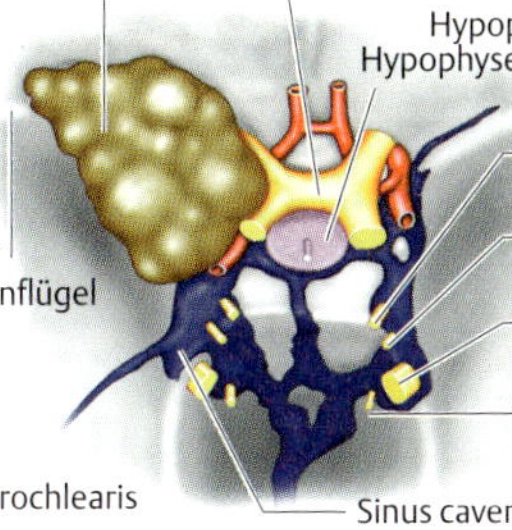

Keilbeinflügelsyndrom
(Foster-Kennedy-Syndrom)

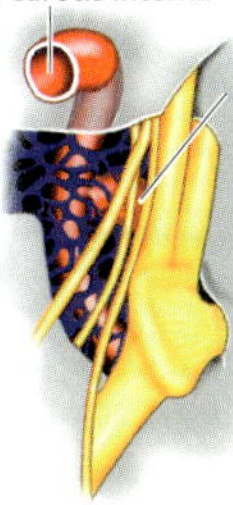

Sinus-cavernosus-Syndrom

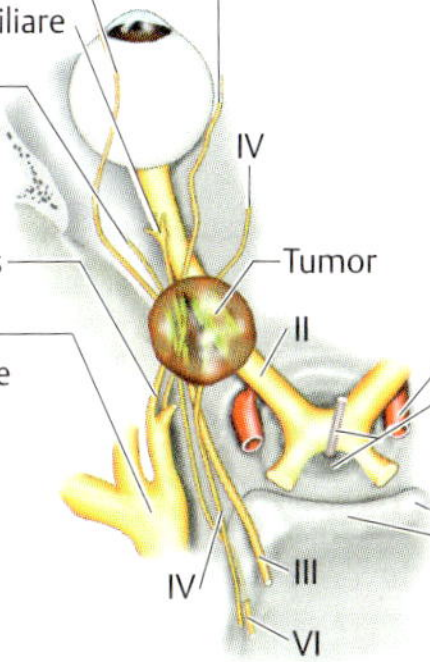

Orbitaspitzensyndrom

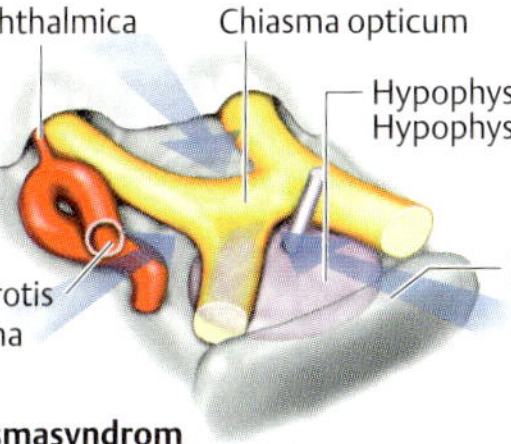

Chiasmasyndrom
(Pfeile in Kompressionsrichtung)

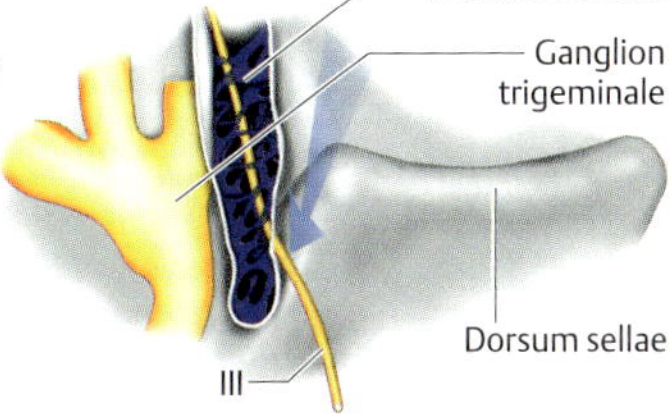

Klivuskantensyndrom

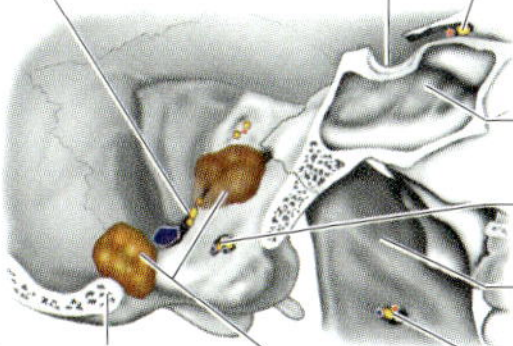

Foramen jugulare, Foramen magnum

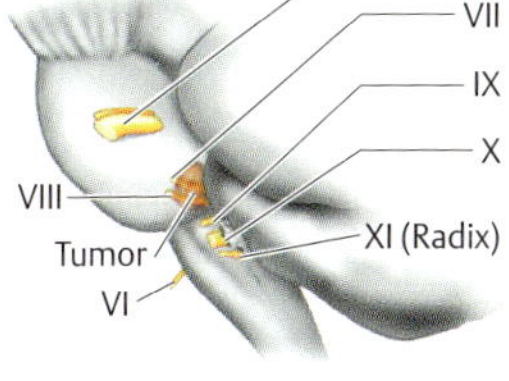

Kleinhirnbrückenwinkel

Hirnnerven

Riechepithel. Die Riechschleimhaut umfaßt auf jeder Seite eine ca. 2,5 cm^2 große Fläche im Dach der oberen Nasenmuschel mit Ausdehnung zum Nasenseptum. Ihr Epithel wird vom Riechschleim bedeckt. Riechzellen sind bipolare Sinneszellen, die eine mittlere Lebensdauer von etwa 4 Wochen besitzen. Von einem Pol der Riechzellen treten feine Büschel von Zilien durch den Riechschleim. Auf diesen Zilien liegen die Duftrezeptoren. Sie besitzen besondere Rezeptorproteine, die ein Duftmolekül spezifisch binden. Jede einzelne Riechzelle produziert nur eine Art von Rezeptorprotein. Die so auf bestimmte Duftstoffe spezialisierten Riechzellen (Chemotopie) sind symmetrisch in der Riechschleimhaut beider Nasenmuscheln angeordnet (Expressionsbereiche).

Riechbahn. Die zahlreichen Axone aller Riechzellen bündeln sich in bis zu etwa 20 *Fila olfactoria* (Nn. olfactorii) auf jeder Seite und ziehen durch die Lamina cribrosa zum *Bulbus olfactorius.* Er enthält die Mitralzellen, an deren Dendriten jeweils Hunderte von Riechzellaxonen enden (Glomerula). Zwischen den Mitralzellen liegen andere Zellen (z. B. Körnerzellen), die die olfaktorischen Afferenzen modulieren. Die Signale werden über die Fortsätze (Tractus olfactorius) an zahlreiche andere Hirnregionen weitergeleitet (Cortex praepiriformis, limbisches System, Nucleus medialis des Thalamus, Hypothalamus, Formatio reticularis des Hirnstamms). Die komplexen Verbindungen erklären die Assoziation von Gerüchen mit der Nahrungsaufnahme, dem affektiven und dem Sexualverhalten sowie anderen vegetativen Reaktionen (z. B. Speichelfluß). Der *N. trigeminus* versorgt die Schleimhaut der Nasenmuscheln, der Mundhöhle und des Rachenraumes. Er wird ebenfalls von Duftstoffen, allerdings in höherer Konzentration als die Riechzellen, stimuliert.

Riechstörungen (Dysosmie)

Quantitative Riechstörungen (Anosmie, Hyposmie, Hyperosmie) können von *qualitativen* (Parosmie, Kakosmie) unterschieden werden. *Partielle Anosmien* sind angeborene Störungen („Geruchsblindheit"). Ein andauernder Geruch wird nach einiger Zeit nicht mehr so intensiv oder gar nicht mehr wahrgenommen (*Adaptation*). *Äußere Faktoren* wie Lufttrockenheit, Kälte, Zigarettenrauch vermindern das Geruchsvermögen. Durch *Erkrankungen des Nasenrachenraumes* nimmt das Geruchs- und Geschmacksempfinden ab. *Emotionen* sind mit Gerüchen eng verknüpft und können sich wechselseitig beeinflussen. *Vegetative* Umstellungen (Hunger, „Streß") oder *hormonelle* (Schwangerschaft) führen zu Änderungen des Riechempfindens. *Parosmie* bezeichnet eine Veränderung des Geruchsempfindens (Ozäna, Depression, traumatische Läsion, nasopharyngeales Empyem). *Olfaktorische Halluzinationen* können sich bei mediobasalen/temporalen Tumoren (fokale Epilepsie), im Verlauf eines Entzugssyndroms (Alkohol, Drogen) oder psychiatrischen Krankheitsbildern (Schizophrenie, Depression) einstellen.

Riechprüfung. Dazu wird ein Nasenloch zugedrückt und ein Fläschchen mit dem Riechstoff vor das andere gehalten. Der Patient soll dann tief einatmen und mitteilen, ob er einen Geruch wahrgenommen hat und wenn ja, welchen. Die Prüfung ist subjektiv, wobei die Wahrnehmung eines Geruchs wichtiger ist als dessen Zuordnung. Wird der Geruch wahrgenommen, ist der periphere, wird der Riechstoff identifiziert, ist auch der kortikale Anteil der Riechbahn intakt. Eine ausführliche Prüfung ist bei Auffälligkeiten im Einzelfall anzuschließen. Da eine bilaterale Innervation besteht, können einseitige Läsionen proximal der vorderen Kommissur wie auch kortikal keine Anosmien hervorrufen.

Anosmie/Hyposmie. Bei einer einseitigen Anosmie ist ein Tumor (Meningeom) auszuschließen. Fehlende Geruchsidentifikation im Rahmen eines *Korsakow-Syndroms. Läsionen des Riechepithels* können infolge Virusinfektionen (Influenza), starken Rauchens oder toxischer Substanzen entstehen. Bedingt durch Trauma (Abriß Fila olfactoria, frontale Einblutungen), Tumor, Meningitis oder lokale Strahlentherapie kann die *Riechbahn* geschädigt sein. Bei Parkinson-Syndrom, Multipler Sklerose, Kallmann-Syndrom (kongenitale Anosmie, Hypogonadismus), Meningoenzephalozele, Albinismus, Leberzirrhose, Niereninsuffizienz treten Riechstörungen auf.

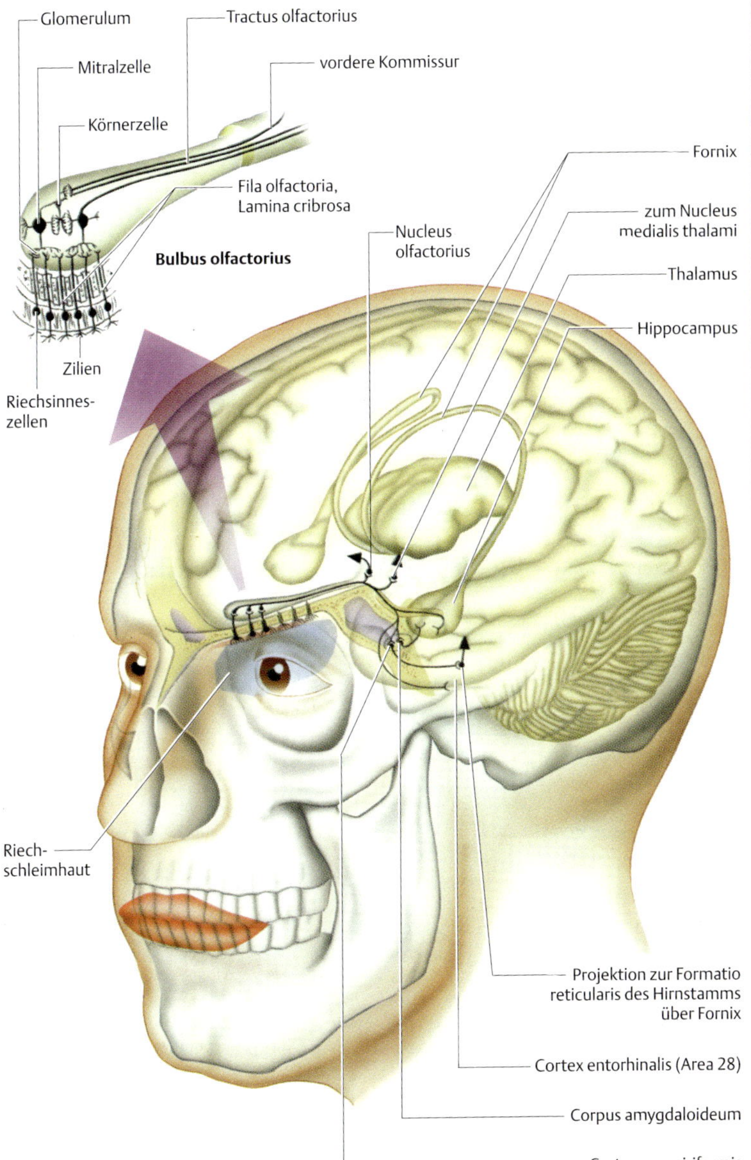

Geruchssinn

Geschmacksknospen. Die 4 Geschmacksqualitäten *süß*, *sauer*, *salzig* und *bitter* werden von den Rezeptoren der Geschmacksknospen vermittelt. Sie sind in den Rändern und Furchen der verschiedenen *Geschmackspapillen* (Papillae fungiformes, foliatae und vallatae) zu finden. Die Sinneszellen werden etwa im Wochenrhythmus erneuert. Sie bilden an ihrem oberen Pol fadenförmige Ausstülpungen (Mikrovilli). Die Membran der Mikrovilli enthält die Geschmacksrezeptoren. An deren Rezeptorproteine, die für die jeweilige Geschmacksqualität spezifisch konfiguriert sind, lagern sich die Geschmacksstoffe an. Dies führt über einen molekularen Transduktionsprozeß zur Depolarisation der Sinneszelle. Jede Geschmackspapille reagiert auf mehrere Geschmacksqualitäten. Es besteht aber von Papille zu Papille eine unterschiedliche Empfindlichkeit. So reagiert z. B. eine Papille stärker auf „süß", eine andere mehr auf „sauer". Daraus resultiert ein Geschmacksprofil. Die Zahl aller erregten Fasern liefert Aufschluß über die Konzentration des Geschmacksstoffes. Erst das für den Geschmacksstoff charakteristische Gesamtbild unterschiedlich depolarisierter Sinneszellen (Erregungsmuster) ergibt die Geschmacksinformation.

Geschmacksbahn. Die sensorische Information wird auf 3 Wegen übermittelt. Zum einen von den vorderen Zweidritteln der Zunge über den N. lingualis (V/3), den Fasern der Chorda tympani (⇨ N. intermedius des N. facialis) begleiten. Weiter vom hinteren Zungendrittel über den N. glossopharyngeus und von der Epiglottis über den N. vagus (Fasern aus dem Ganglion inferius). Schließlich vom weichen Gaumen via Nn. palatini zum Ganglion pterygopalatinum (⇨ N. petrosus major ⇨ N. intermedius). Alle Fasern leiten zum Nucleus tractus solitarii. Von dort projizieren sie nach Umschaltung im Thalamus zum Gyrus postcentralis. Darüber hinaus bestehen Verbindungen (via Hypothalamus, Mandelkerne) zum olfaktorischen System, zu vegetativen (Schwitzen im Gesicht, Hautrötung, Speichelsekretion) und affektiven (Verlangen, Abneigung) Repräsentationen.

Schmeckstörungen (Dysgeusie)

Bei Riechstörungen gleichzeitig vorhandene Schmeckstörungen betreffen die differenzierte Wahrnehmung von Geschmacksqualitäten. Elementare Geschmackswahrnehmungen (süß, sauer, salzig, bitter) sind dann ungestört. Deshalb schmeckt z. B. Schokoladenpudding nicht mehr nach Schokolade, sondern er schmeckt nur noch „süß". Eine Verminderung des Geschmackssinnes (Hypogeusie) ist häufiger als sein Verlust (Ageusie).

Schmeckprüfung. Die herausgestreckte Zunge wird seitengetrennt untersucht. Der Patient deutet nach Aufbringen der Testsubstanz (mit Watteträger für etwa 20–30s) auf die entsprechenden Felder „süß", „sauer", „salzig", „bitter" und „unerkannt" einer Karte. Untersucht wird mit Lösungen von Glucose (süß), Natriumchlorid (salzig), Zitronensäure (sauer) und Chinin (bitter). Zwischen den Untersuchungsschritten wird der Mund mit Wasser gespült. Eine strenge Feldertopographie der Geschmacksqualitäten besteht nicht. Die Untersuchung hat orientierenden Wert. Eine genauere Prüfung (ansteigende Konzentrationen der Testsubstanzen, Elektrogustometrie) ist zeitaufwendig und verlangt eine erhebliche Konzentration des Patienten.

Ageusie/Hypogeusie. Eine *Läsion von Geschmackspapillen* kann durch Mundtrockenheit (Sjögren-Syndrom), reichlichen Alkoholgenuß, Rauchen, stark gewürzte Speisen, Verätzungen, Medikamente (z. B. Lithium, L-Dopa, Acetylsalicylsäure, Colestyramin, Amitriptylin, Vincristin, Carbamazepin), Strahlentherapie, Infektionskrankheiten (Influenza) oder eine Stomatitis (Candida) hervorgerufen sein. Die *Läsion der Chorda tympani* bei einer peripheren Fazialisparese, chronischen Otitis media oder einem Cholesteatom verursacht einseitige Schmeckstörungen. Sind die *Hirnnerven V, IX und/oder X* geschädigt, treten Schmeckstörungen (vorwiegend „bitter", „sauer", „salzig") im hinteren Zungendrittel zusammen mit Parästhesien (Brennen, „taubes Gefühl") auf. Schädigungen der *zentralen Bahnsysteme* nach Traumen, durch Hirntumoren, nach Kohlenmonoxid-Vergiftungen oder bei Multipler Sklerose können Schmeckstörungen hervorrufen. Bei zunehmendem Alter (vor allem für „sauer" und „süß"), Schwangerschaft, Diabetes mellitus, Hypothyreose und Vitaminmangel (A, B_2) erscheinen Schmeckstörungen als *Begleitsymptom*.

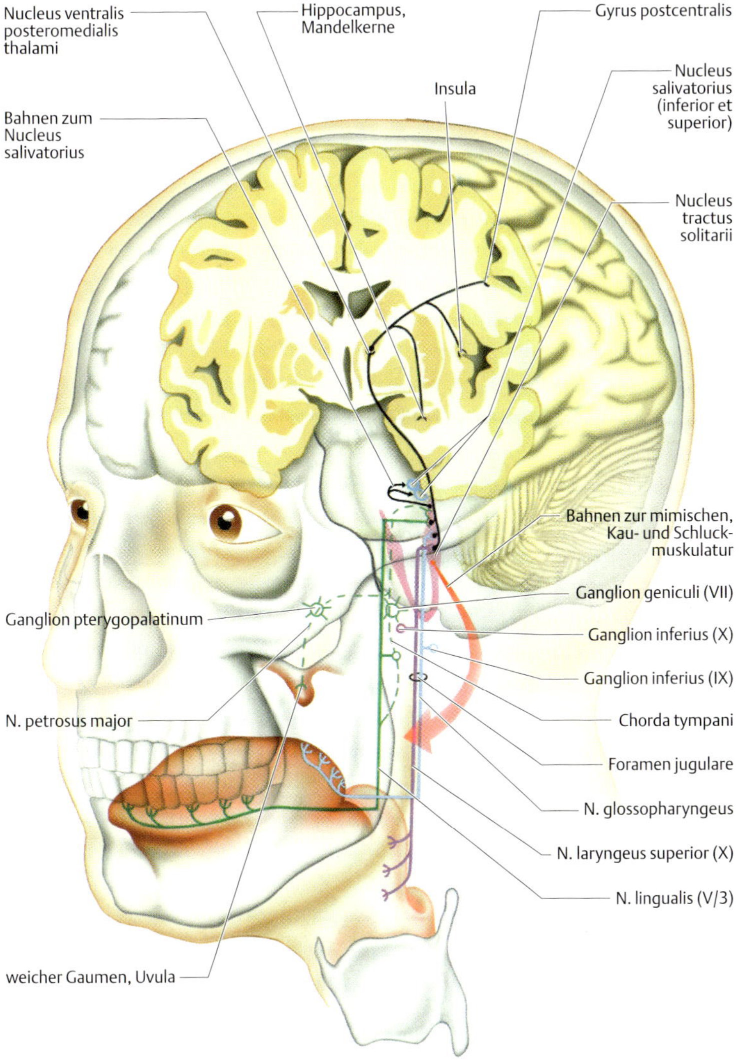
Nucleus ventralis posteromedialis thalami
Hippocampus, Mandelkerne
Gyrus postcentralis
Nucleus salivatorius (inferior et superior)
Insula
Bahnen zum Nucleus salivatorius
Nucleus tractus solitarii
Bahnen zur mimischen, Kau- und Schluck-muskulatur
Ganglion geniculi (VII)
Ganglion pterygopalatinum
Ganglion inferius (X)
Ganglion inferius (IX)
N. petrosus major
Chorda tympani
Foramen jugulare
N. glossopharyngeus
N. laryngeus superior (X)
N. lingualis (V/3)
weicher Gaumen, Uvula

Geschmack

Netzhaut (Retina). Elektromagnetische Strahlung einer Wellenlänge von 400–750nm wird als Licht wahrgenommen. Der *dioptrische Apparat* (Kornea, Kammerwasser der vorderen und hinteren Augenkammer, Pupille, Linse, Glaskörper) liefert dazu auf der Netzhaut ein verkleinertes, auf dem Kopf stehendes und seitenverkehrtes Abbild der Umwelt. Die *Fovea centralis* als zentraler Anteil der Makula am hinteren Augenpol ist bei Tageslicht die Stelle des schärfsten Sehens. Blut wird über die *A. ophthalmica* durch die Ziliararterien (Versorgung der Choroidea) und A. centralis retinae (Durchblutung der Retina) an den Augapfel herangeführt. Bei der *Ophthalmoskopie* kann der sich nasal zur Fovea centralis befindende Discus n. optici mit der sich aufzweigenden Zentralarterie zusammen mit der V. centralis gesehen werden.

Sehbahn. Sie beginnt in der Netzhaut (erste 3 Neurone), verläuft im *N. opticus* bis zur Sehnervenkreuzung und zieht weiter als *Tractus opticus* zum Corpus geniculatum laterale. Von dort nimmt die *Radiatio optica* ihren Anfang, die schließlich im *primären* (Area 17) und *sekundären* (Area 18, 19) visuellen Kortex endet.

Der *Discus n. optici* ist die Sammelstelle aller Axone des neuronalen Netzes der Retina. Die Fasern verlaufen weiter bis zum *Chiasma opticum*. Dort wechseln die medialen (nasalen) Fasern zur Gegenseite über. Deshalb führt der Tractus opticus einer Hirnseite Fasern der korrespondierenden temporalen und nasalen Hälfte der Netzhäute. Im *Corpus geniculatum laterale* werden alle Fasern auf das 4. Neuron der Sehbahn umgeschaltet. Dessen Fortsätze bilden in ihrer Gesamtheit die Radiatio optica und enden in der *Sehrinde* (Area striata). Hier nimmt die Repräsentation der Fovea centralis den größten Anteil ein. Zusätzlich werden Verbindungen zu mesenzephalen Kerngebieten (Nuclei terminalis medialis, lateralis und dorsalis, Regio pretectalis, Colliculus superior), zu kortikalen Arealen (somatosensorischer, prämotorischer und auditorischer Kortex), zur parapontinen retikulären Formation, zum Kleinhirn und zum Pulvinar thalami geknüpft.

Gesichtsfeld. Das *monokulare Gesichtsfeld* ist der von einem unbewegten Auge wahrgenommene Anteil der Umgebung. Das *binokulare Gesichtsfeld* stellt den gesamten, von beiden unbewegten Augen erfaßten Sehraum dar. Dabei überlappen sich die monokularen Gesichtsfelder. Im binokularen Gesichtsfeld gibt es deshalb einen binokularen zentralen Anteil des Scharfsehens, gebildet aus beiden Foveae centrales, einen binokularen peripheren und schließlich einen monokularen Bereich. Diese Anteile besitzen sowohl im Sehbahnverlauf als auch in der Sehrinde ihre eigenen Repräsentationen, so daß je nach Läsionsort unterschiedliche Gesichtsfeldausfälle auftreten. Doppelbilder machen sich bemerkbar, wenn die Abweichung der auf die Netzhäute der beiden Augen entworfenen Bilder einen bestimmten kritischen Wert überschreitet. Dies tritt z. B. bei Augenmuskellähmungen auf (S. 86).

Raumtiefe. Das stereoskopische Sehen ist durch Kombination der monokularen Gesichtsfelder und der von einem Auge empfangenen Sehinformationen möglich. Insofern kann auch bei monokularem Sehen die Entfernung von Gegenständen noch abgeschätzt werden, ist aber unsicherer als bei binokularem Sehen.

Farbtüchtigkeit. Für die Prüfung werden die 3 Farben Rot, Blau und Grün einheitlich definiert. So kann mit einer Normfarbtafel das Wahrnehmungsvermögen jeder durch additive Mischung erzeugten Farbe bestimmt werden. *Störungen des Farbensehens* können durch Veränderungen des dioptrischen Apparates, der retinalen Rezeptoren oder der Signalfortleitung in der Sehbahn verursacht sein. Kortikale Läsionen führen zu visuellen Agnosien. Eine Läsion der *Area 18* kann es unmöglich machen, Objekte bei erhaltenem Farbsinn zu erkennen, Farben zu erfassen (*Farbagnosie*) oder aber Gesichter zu identifizieren (*Prosopagnosie*). Ist die *Area 19* betroffen, fehlt das Vermögen, Objekte wiederzuerkennen oder Gesehenes zu beschreiben, obwohl weiterhin ein Objekt registriert wird. Es kann sich auch ein Verlust der Raumorientierung (*visuell räumliche Agnosie*) oder der Fähigkeit zu zeichnen einstellen. Durch Betasten versucht der so Betroffene, die Gegenstände zu erfassen.

Limbisches System. Verknüpfungen visueller Informationen mit psychischen und emotionalen Kategorien sind durch Verbindungen zum limbischen System (Hippocampus, Mandelkerne, Gyrus parahippocampalis; S. 144) zu erklären.

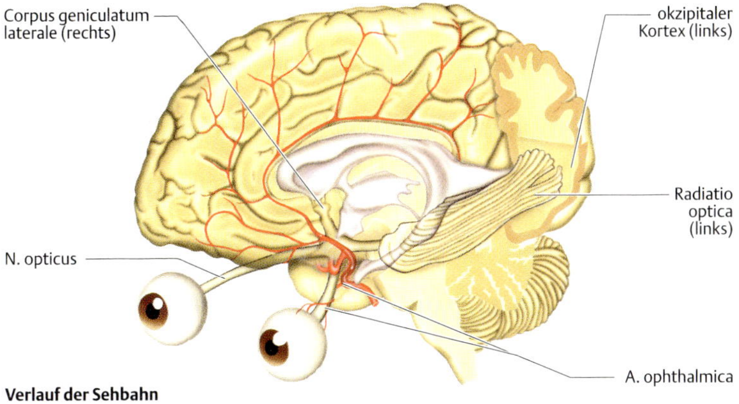

Verlauf der Sehbahn

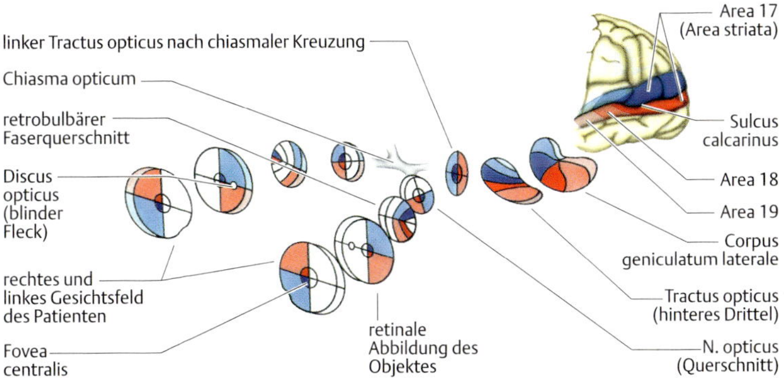

Anordnung der Fasern in der Sehbahn

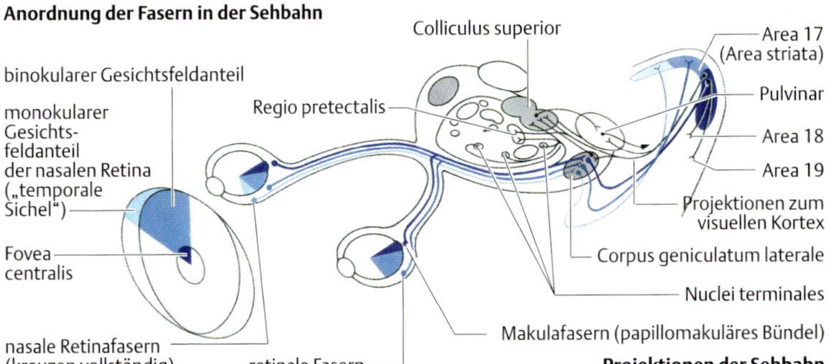

Projektionen der Sehbahn

Untersuchung. Es werden immer die Gesichtsfelder beider Augen beurteilt. Klinisch kann sich ein Eindruck über mögliche Ausfälle durch den *Konfrontationstest* verschafft werden. Hierbei „konfrontiert" der Arzt sein (intaktes gegenüberliegendes) Gesichtsfeld mit dem des Patienten. Dabei muß die Fixierlinie beider Augen übereinstimmen. Es wird mit einem seitlich herangeführten weißen und roten Objekt (mindestens 1 cm Durchmesser) geprüft. Sinngemäß kann auch eine Prüfung mit dem bewegten Zeigefinger oder die Angabe seitens des Patienten zur Anzahl der jeweils erhobenen Finger des Untersuchers („Finger zählen") erfolgen (Kinder, Visusminderung). Zusätzlich wird die (bei Hemianopsien unterschiedlich) empfundene *Helligkeit* der im äußeren und inneren Gesichtsfeld gehaltenen Hand und die *Rotempfindlichkeit* getestet. Letztere ermöglicht die Aufdeckung von Zentralskotomen bei different wahrgenommener Farbhelligkeit. Eine detaillierte Untersuchung erfolgt mit ophthalmologischen Methoden (Goldmann-Perimeter, automatische Perimeter).

Gesichtsfeldausfall (Skotom). Die dünnen, zentral angeordneten myelinisierten Fasern des N. opticus aus dem papillomakulären Bündel werden bei Optikusneuropathien meist zuerst und am häufigsten betroffen (*Zentralskotom*). Ab dem Chiasma findet eine vertikale Teilung (Meridian) des Gesichtsfeldes statt. *Einseitige* Läsionen der Retina und des N. opticus verursachen *monokuläre* Defizite. Retrochiasmale Schädigungen erzeugen stets *homonyme hemi-* oder *quadrantenanopische* Ausfälle, die den Meridian nicht kreuzen. Anteriore retrochiasmale Läsionen führen zu inkongruenten, posteriore zu kongruenten Gesichtsfelddefekten. Temporallappenläsionen rufen gering inkongruente homonyme obere äußere Quadrantenanopsien hervor. Bitemporale Störungen (*heteronyme Hemianopsie*) sind immer chiasmal bedingt. Retrochiasmale unilaterale Läsionen verursachen keine Visusminderung. Organisch bedingte Gesichtsfeldausfälle vergrößern sich mit dem Untersuchungsabstand, psychogene Defekte bleiben unverändert.

Prächiasmale Läsionen. Die Schädigungen können Retina, Papille oder Sehnerv befallen. Monokuläre *transitorische Störungen* (Amaurosis fugax) entstehen beispielsweise durch retinale Embolien oder Perfusionsänderungen (gestörte Hämodynamik, Migräne). Akute oder subakute *einseitige Erblindung* kann infolge einer Neuritis oder Retrobulbärneuritis, Stauungspapille (intrakranielle Raumforderung, Pseudotumor cerebri), Arteriitis cranialis, metabolischer und/oder toxischer Schäden, lokaler Tumoren wie auch eines Zentralarterien- oder Zentralvenenverschlusses auftreten.

Chiasmaläsionen. Merkmal ist in erster Linie der beidseitige bitemporale Gesichtsfeldausfall bei Läsionen im *Chiasma*. Da aber im Chiasmainneren die Fasern kreuzen, in den lateralen Anteilen ungekreuzte Bahnen verlaufen, sind je nach Läsionslokalisation sehr wechselnde Gesichtsfelddefekte möglich. Grundsätzlich gilt, daß *anteriore* Chiasmaschädigungen mit Beteiligung des N. opticus bei diesem zu einem Zentralskotom und kontralateral zu einem oberen temporalen Gesichtsfelddefekt (Junction-Skotom) führen. *Laterale* Läsionen erzeugen einen nasalen Feldausfall des ipsilateralen Auges, bei größerer Ausdehnung möglicherweise auch binasal. *Dorsale* Läsionen verursachen bitemporale hemianopische Parazentralskotome. Bei bitemporalen Skotomen kann Doppeltsehen im Vordergrund der Beschwerden stehen.

Retrochiasmale Läsionen. *Unilaterale homonyme Skotome* können sich hier sehr variabel als kongruente oder nichtkongruente Quadranten- oder Hemianopsien präsentieren. In der Regel fallen die oberen äußeren Quadranten bei Temporallappenläsionen, die unteren äußeren Quadranten bei solchen der Parietallappen aus. Komplette Hemianopsien entstehen durch relativ kleine Schädigungen im Tractus opticus und Corpus geniculatum laterale oder ausgedehnte retroganglionäre Läsionen. Ist dabei die temporale Sichel (S. 80) ausgespart, ist die Läsion im okzipitalen Interhemisphärenspalt lokalisiert. *Bilaterale homonyme Skotome* sind die Folge beidseitiger Sehbahnschädigungen. Ein „tunnelförmiges" Gesichtsfeld ist dann zu finden, wenn das zentrale Gesichtsfeld erhalten bleibt (Aussparung der Makulafasern). Mit Rindenblindheit wird der Ausfall des gesamten Gesichtsfeldes bezeichnet. Bilaterale altitudinale (äquatoriale Begrenzung) homonyme Hemianopsien sind Folge einer beidseitigen ausgedehnten Temporallappen- (obere Skotome) oder Parietallappenläsion (untere Skotome).

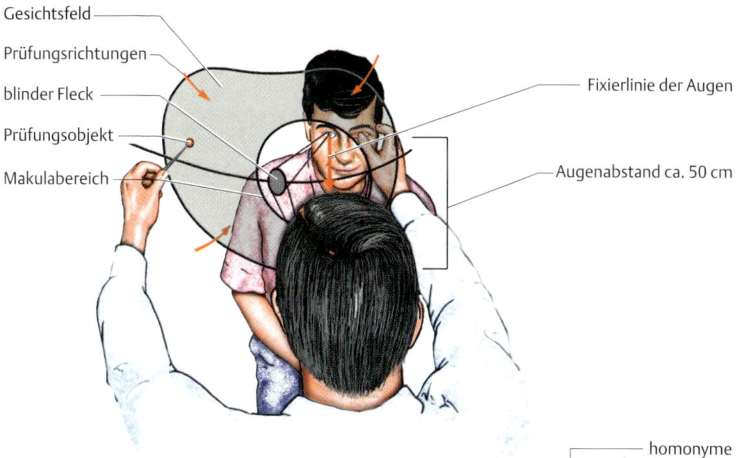

Konfrontationstest

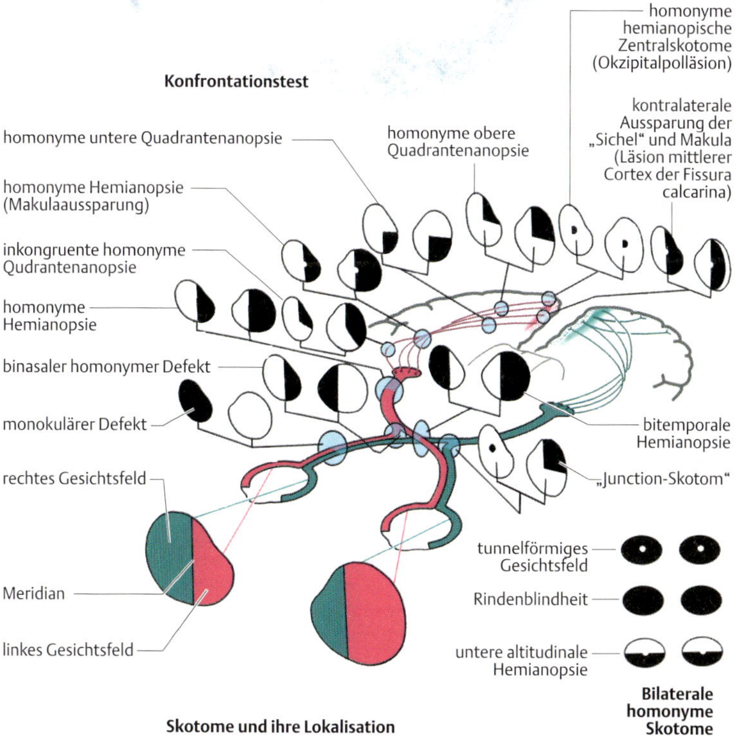

Skotome und ihre Lokalisation

Die Sehachsen der Augen sind in der Primärposition geradeaus gerichtet und weichen von den seitlich gestellten Orbitaachsen (um 23 Grad) ab. 6 extraokuläre Muskeln ermöglichen die Augenbewegungen. Synergistisch arbeitende Muskeln (z. B. Mm. rectus lateralis links und rectus medialis rechts) erhalten gleich starke Innervationsimpulse (Hering-Gesetz). Horizontale Bewegungen führen Mm. rectus lateralis und medialis durch. Die vertikal arbeitenden Muskeln, Mm. rectus superior und inferior, sind am wirkungsvollsten bei Abduktion; bei Adduktion sind es die oblique ziehenden Muskeln, Mm. obliquus superior und inferior.

Vestibulookulärer Reflex (VOR). Rasche Kopfbewegungen verursachen entsprechende Signale aus den Bogengängen des Labyrinths, die die Augen zu Gegenbewegungen veranlassen. Beispielsweise werden bei Stimulation des horizontalen Bogengangs der ipsilaterale M. rectus medialis und der kontralaterale M. rectus lateralis aktiviert, bei gleichzeitiger Hemmung des ipsilateralen M. rectus lateralis und kontralateralen M. rectus medialis. Durch den VOR werden Augenbewegungen entgegengesetzt, aber mit gleicher Geschwindigkeit wie die Kopfbewegungen geführt (S. 26). Er ist vor allem bei schnellen Kopf- und Körperbewegungen zur Blickstabilisierung notwendig.

Optokinetischer Reflex. Der optokinetische Nystagmus (OKN) wird durch visuelle großflächige Reize ausgelöst und dient der Stabilisierung von Sehwahrnehmungen bei langsamen Kopfbewegungen. Dabei treten konjugiert gleitende Augenbewegungen in Richtung zur horizontalen oder vertikalen Objektbewegung mit entgegengesetzten raschen Rückstellbewegungen (Sakkaden) auf. Der Nachweis des OKN schließt eine Erblindung aus.

Sakkaden. Rasche, ruckartige konjugierte Augenbewegungen, die Objekte foveal einstellen bzw. erfassen. Sie kommen als schnelle Nystagmusphase, spontan, reflektorisch (akustische, visuelle, taktile Reize) und willkürlich vor. Geschwindigkeit, Amplitude und Richtung der Sakkaden sind festgelegt und während ihrer Ausführung nicht willkürlich beeinflußbar. Größere Blickamplituden (über 10 Grad) werden von Kopfbewegungen begleitet.

Langsame Augenfolgebewegungen. Sie können nur dann willkürlich erfolgen, wenn gleichzeitig ein visueller Stimulus, z. B. ein vorbeifahrendes Auto, vorhanden ist. Umgekehrt führt die Fixation eines ruhenden Objekts bei Bewegung des Kopfes zu gleitenden Augenbewegungen. Augenfolgebewegungen treten bei fehlender Fixation in frühen Schlafstadien oder bei Somnolenz spontan auf („schwimmende Bulbusbewegungen").

Vergenzbewegungen. Spiegelbildliche Augenbewegungen bei Verschiebung eines Objekts in der Sagittalebene des Kopfes (nasal = Konvergenzbewegung, temporal = Divergenzbewegung). Das Objekt wird während der Vergenzbewegung durch entsprechende Veränderungen der Linsenkrümmung fokussiert (Akkommodation).

Fixation. Die aktive Leistung (auch bei fehlenden Augenbewegungen) zur Erfassung eines Blickziels.

Bahnsysteme. Die Kerngebiete des III., IV. und VI. Hirnnervs sind durch den *Fasciculus longitudinalis medialis* (FLM) untereinander verbunden. Dadurch können Informationen aus den Vestibulariskernen, den Hals- und Nackenmuskeln, dem Kleinhirn und dem Kortex auf Augenbewegungen bei Kopf- und Körperbewegungen steuernd einwirken. 2 parallel arbeitende Systeme generieren Sakkaden. Das frontale System zeichnet für *willkürliche Augenbewegungen* verantwortlich. Hierzu zählen die frontalen (Area 8, 6, 4, 9) und supplementären Augenfelder (Area 6), der dorsolaterale präfrontale (Area 46) und Teile des parietalen Kortex (Area 7). Das frontale System projiziert u. a. kontralateral zur paramedianen pontinen Formatio reticularis (PPRF), die vertikale und horizontale Sakkaden koordiniert. Vertikale und torsionelle Augenbewegungen überwachen der rostrale interstitielle Kern des FLM sowie der Nucleus interstitialis (Cajal). *Reflektorische Augenbewegungen* werden in der okzipitalen Sehrinde (Area 17) und temporalen Region (Area 19, 37, 39) erzeugt und im Colliculus superior (kollikuläres System) abgeglichen. *Vergenzen und Akkommodation* werden in der prätektalen Region im Bereich des Okulomotorius-Kerngebietes kontrolliert.

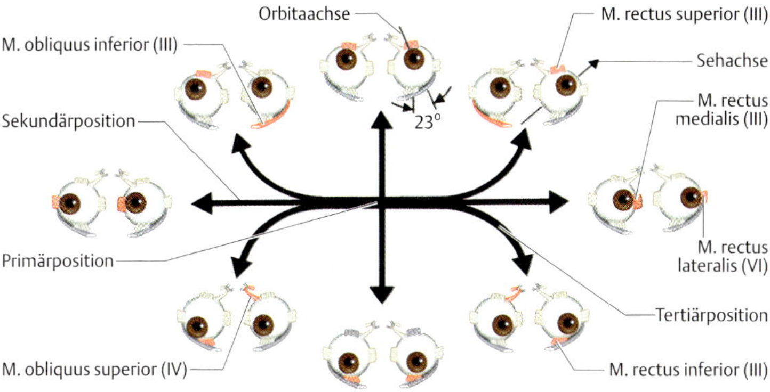

Konjugierte Augenbewegungen
(Pfeile zeigen in Blickrichtung, jeweils aktive Augenmuskeln rot)

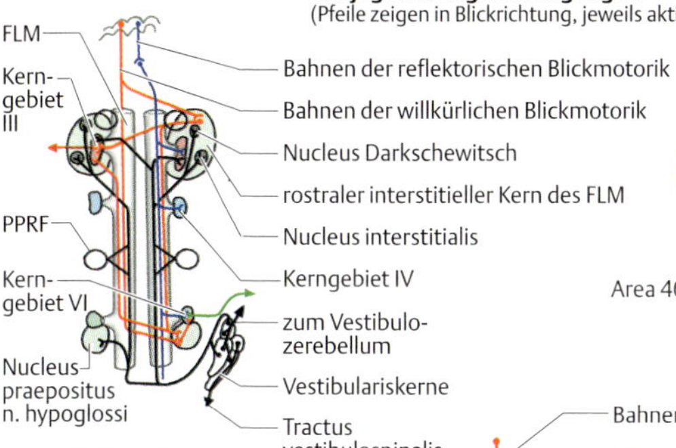

Bahnsysteme

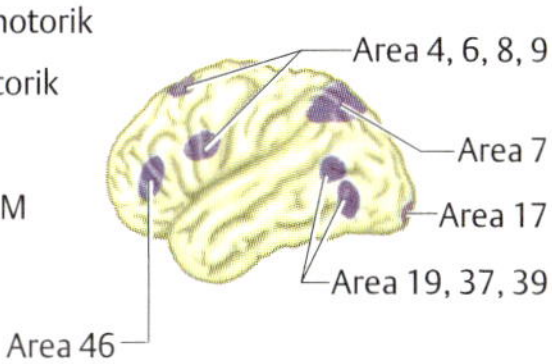

Kortikale Repräsentation

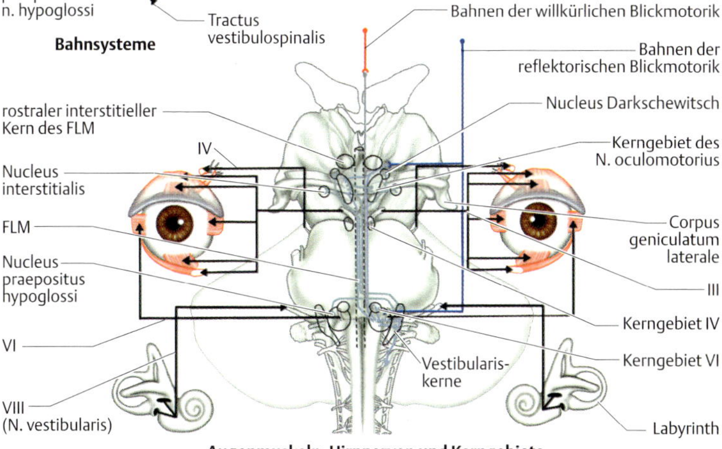

Augenmuskeln, Hirnnerven und Kerngebiete
(ventrale Ansicht)

Hirnnerven

Periphere Augenbewegungsstörungen

Lähmungen der extraokulären Muskeln führen zu Doppelbildern. Diese sind in Zugrichtung (S. 85) des jeweils betroffenen Muskels am deutlichsten ausgeprägt. Als mögliche Ursache einer Augenmuskelparese kommt eine Läsion im Kerngebiet bzw. im Verlauf des entsprechenden Hirnnervs oder der Augenmuskeln in Frage.

Untersuchung. Das am weitesten außen liegende (falsche) Bild gehört zum betroffenen Auge. Die gestörte Augenbeweglichkeit kann zum einen aus der Beobachtung der konjugierten Augenbewegungen in die 9 Hauptrichtungen (S. 85) festgestellt werden. Weiter kann bei Blick in Richtung des größten Bildabstandes durch wechselseitige Abdeckung herausgefunden werden, wann das äußere Bild verschwindet. Dies ist bei Abdeckung des betroffenen Auges der Fall. Durch Vorsatz eines Rotglases vor ein Auge und Fixation einer punktförmigen Lichtquelle wird die Unterscheidung der Doppelbilder für den Patienten erleichtert. Zusätzlich kann durch rasch wechselndes Abdecken der Augen bei Blick in die Hauptrichtungen die jeweilige Einstellbewegung der Augen beobachtet werden. Die größte Abweichung der Augen voneinander und die stärkste Einstellbewegung des nichtbetroffenen Auges (sekundärer Schielwinkel) ist in Blickrichtung des paretischen Muskels vorhanden. Diese Untersuchungen geben in der Regel nur einen Hinweis auf die akuten Lähmungen eines einzelnen Muskels. Genauere Informationen liefert die ophthalmologische Diagnostik, insbesondere bei chronischen Lähmungen oder bei Paresen mehrerer Muskeln.

Okulomotoriusparese. Bei einer *kompletten* Läsion durch Nervenkompression fehlen infolge der Ptose Doppelbilder. Sie stellen sich erst (schräg verstellt) bei passiver Lidhebung ein. Das betroffene Auge steht bei Primärblick nach unten (Wirkung des M. obliquus superior) und außen (M. rectus lateralis intakt) gerichtet. Die Pupille ist dilatiert, lichtstarr und irregulär. Das betroffene Auge kann noch abduziert (VI) werden, bei kaudaler Blickwendung treten Torsionsbewegungen nach innen (IV) auf. *Inkomplette* Läsionen infolge nukleärer oder myopathischer Schädigungen befallen einzelne innere und äußere Muskeln mit der Folge unterschiedlicher Doppelbilder bzw. Pupillenstörungen (S. 90).

Trochlearisparese. In Primärposition ist das betroffene Auge nach oben und nasal gerichtet. Größter schräg verstellter Doppelbildabstand bei Blick nach nasal unten.

Abduzensparese. Nasale Wendung des betroffenen Auges bei Primärblick. Größter horizontaler paralleler Doppelbildabstand bei Blick zur paretischen Seite.

Supra- und internukleäre Augenbewegungsstörungen

Internukleäre Ophthalmoplegie (INO). Hierbei zeigt sich eine ein- oder beidseitige Parese der Augenadduktion bei gleichzeitigem Nystagmus des abduzierten Auges (*dissoziierter Nystagmus*). Die Ursache ist eine (uni- oder bilaterale) Läsion im ipsilateralen Fasciculus longitudinalis medialis (FLM) zwischen den Kernen des III. und VI. Hirnnervs. Die Konvergenzadduktion der Augen bleibt erhalten. Mehr rostrale Läsionen führen zu einer Konvergenzparese ohne Nystagmus, mehr kaudale auch zu einer Parese des M. rectus externus. Häufigste Ätiologie ist eine Multiple Sklerose oder eine vaskuläre Störung.

Einseitige Ponsläsion. Sie bedingt eine *ipsilaterale Blickparese* (der Patient blickt weg von der Läsionsseite) bei weitgehend ungestörten vertikalen Augenbewegungen. Ist der FLM mitbetroffen, resultiert ein *Eineinhalbsyndrom* (pontine ipsilaterale Blickparese + INO; z. B. konjugierte Blicklähmung nach links und Adduktionsparese des linken Auges bei Blick nach rechts).

Supratentorielle Läsion. Ausgedehnte kortikale oder subkortikale Hemisphärenläsionen verursachen eine *kontralaterale Blickparese* (der Patient blickt zum Läsionsort, Déviation conjugée). Reflektorische langsame Augenbewegungen sind weiterhin in alle Richtungen möglich, da der optokinetische Reflex ungestört ist. Umgekehrt fällt dieser bei okzipitalen Läsionen aus, willkürliche Augenbewegungen bleiben dann zwar erhalten, langsam bewegte Objekte können aber nicht mehr verfolgt werden. Ist eine vermehrte Aktivität innerhalb einer Hemisphäre z. B. bei einem fokalen epileptischen Anfall vorhanden, kommt es zu einer *kontralateralen Blickdeviation.*

Zu weiteren horizontalen und vertikalen Blickparesen s. S. 70

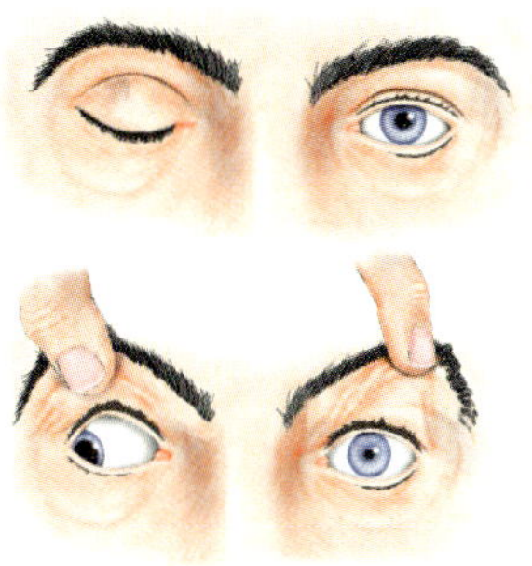

Komplette Okulomotoriusparese rechts
(Blickrichtung geradeaus)

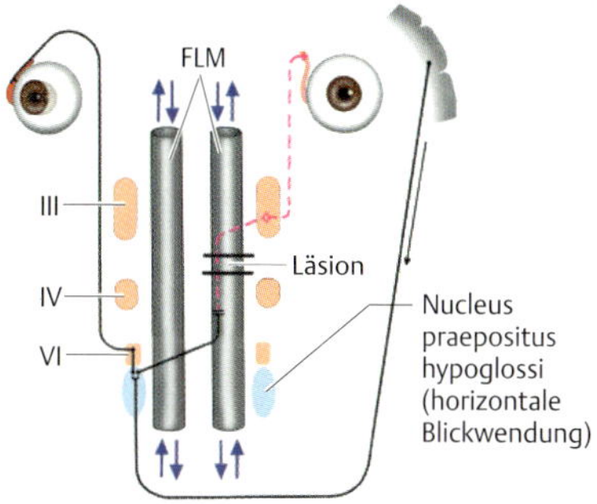

Schema zur Entstehung der INO
(einseitige INO links, Blickrichtung nach rechts)

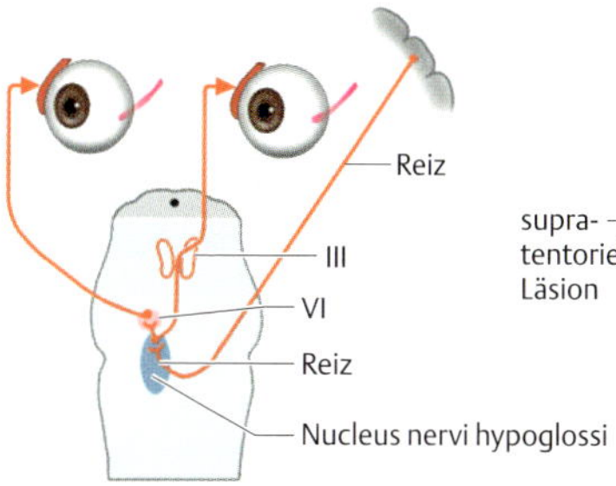

Blickdeviation nach rechts
(Reiz supratentoriell links bzw. pontin rechts)

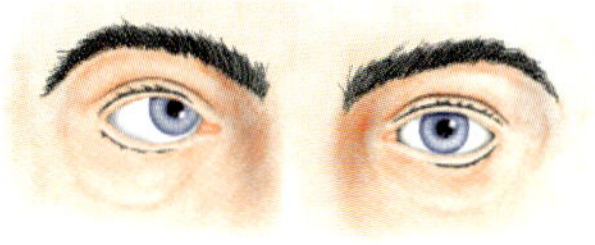

Trochlearisparese rechts (Blick geradeaus)

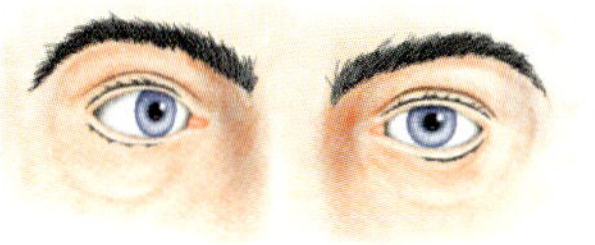

Abduzensparese rechts (Blick geradeaus)

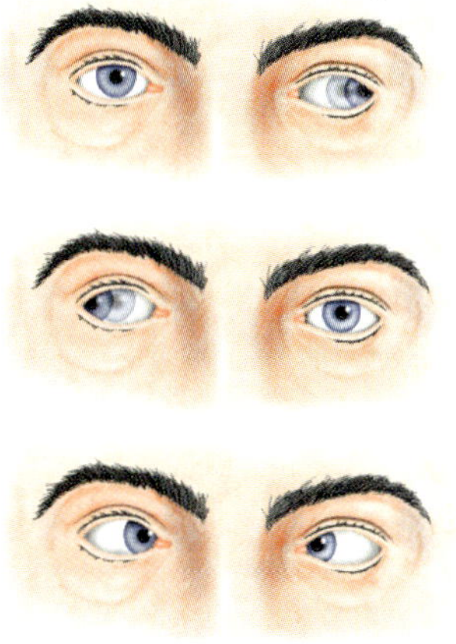

Beidseitige INO
(Blickrichtung oben nach links, Mitte nach rechts, unten nasal)

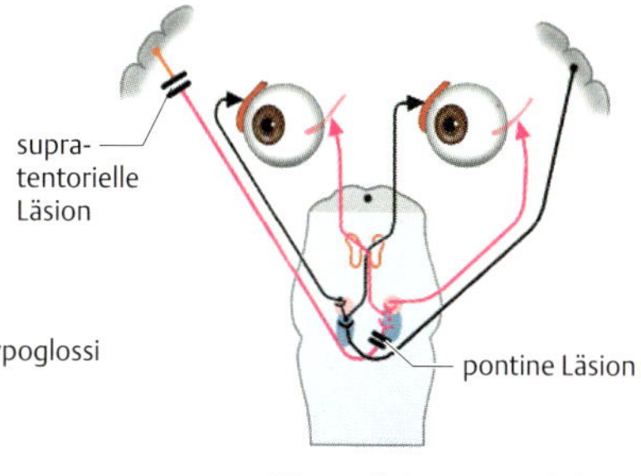

Konjugierte supranukleäre Blickparese nach links
(supratentorielle Läsion rechts, pontine Läsion links)

Nystagmus ist eine rhythmische und unwillkürliche Augenbewegung. Sie setzt sich aus einer langsamen und einer raschen Komponente (*Rucknystagmus*) zusammen. Erstere ist durch Störungen der blickmotorischen/-stabilisierenden Systeme (S. 84) oder durch Augenmuskelparesen bedingt, letztere sind schnelle „Rückstellbewegungen" pontiner Generatoren. Das eigentliche Symptom des pathologischen Nystagmus ist die langsame Komponente. Weil aber die schnelle leichter erkennbar ist, wird die Nystagmusrichtung nach ihr benannt. Die Nystagmusintensität steigert sich bei Blick in Richtung der schnellen Phase. Je nach Art der Nystagmusbewegungen werden darüber hinaus *Pendelnystagmus*, *zirkulärer* und *torsioneller* (rotatorischer) Nystagmus unterschieden.

Untersuchung. Augen möglichst weit geöffnet. Beobachtung bei Primärblick, dann Prüfung bei Folgebewegung (langsame Bewegung eines Objekts) horizontal, vertikal und Vergenz. Beurteilung nach *Lageabhängigkeit*, *Koordination* (konjugiert, dissoziiert), *Richtung* (horizontal, vertikal, rotatorisch, retraktorisch, pendelnd), *Amplitude* (fein, mittel, grob) und *Frequenz* (langsam, mittel, schnell).

Physiologischer Nystagmus

Seine Bedeutung liegt in der Blickstabilisation bei Kopf- und Körperbewegungen bzw. bewegten Objekten im Sehraum. Vorkommen als *kongenitaler Nystagmus* (oft X-chromosomal rezessiv; bei Fixation = Fixationsnystagmus am deutlichsten; meist horizontal gerichtet), *Spasmus nutans* (Beginn im 1. Lebensjahr; Pendelnystagmus; oft begleitet von Kopfwackeln und Torticollis; verschwindet spontan), *Endstellnystagmus* (bei raschen Bewegungen; starkem Seitwärtsblick; meist nur einzelne Schläge) und *optokinetischer Nystagmus* (S. 84; Ausfall ist pathologisch).

Pathologischer Nystagmus

Blickrichtungsnystagmus. Er tritt nur bei Blickwendungen auf und zeigt in Blickrichtung. Vor allem toxisch-medikamentös und bei Hirnstamm-/Kleinhirnstörungen. Ein langsamerer, grobschlägiger *blickparetischer* Nystagmus kann bei supranukleären oder peripheren Blicklähmungen beobachtet werden. Er schlägt in die paretische Richtung, bei peripheren Paresen monokulär am betroffenen Auge.

Spontannystagmus. Dieser Nystagmus ist in Primärposition vorhanden. Häufige Ursache ist eine vestibuläre Störung, seltener ist ein kongenitaler Nystagmus.

Der *peripher-vestibuläre Nystagmus* (S. 58) manifestiert sich bei dem benignen paroxysmalen Lagerungsschwindel, der Neuritis vestibularis, dem Morbus Ménière, der vaskulären Kompression des N. vestibularis und einer Labyrinthfistel. Durch Ausschaltung der Fixation (Lidschluß, Frenzelbrille) wird er verstärkt, durch Fixation supprimiert. Es findet sich meist ein rotatorischer Nystagmus, der verzögert durch Lagerung (*Lagerungsnystagmus* zum unten liegenden Ohr gerichtet, S. 58) ausgelöst wird bzw. anhaltend zum nichtbetroffenen Ohr schlägt.

Ein *zentral-vestibulärer Nystagmus* (S. 58) entsteht durch Läsionen im Hirnstamm (Vestibulariskerne, Vestibulozerebellum) und/oder thalamokortikaler Verbindungen. Er wird deshalb in der Regel von Ausfällen des Hirnstamms oder Kleinhirns begleitet, ist nicht durch Fixation supprimierbar, meist anhaltend und richtungsbestimmt. Der *Lagenystagmus* zeigt keine Latenz, wird nicht von der Lagerungsgeschwindigkeit beeinflußt, tritt nicht bei Lagerung nur zu einer Seite auf, ist nicht erschöpflich, zum oben liegenden Ohr gerichtet und ändert sich erst bei Wechsel der auslösenden Körperposition. Da die Informationen über die Raumorientierung des Vestibularapparates, des visuellen und somatosensorischen Systems im vestibulookulären Reflex (VOR, S. 26, 84) koordiniert werden, lassen sich die Nystagmusphänomene als Funktionsstörungen innerhalb einer der 3 Raumebenen erklären. Basis ist ein läsionell bedingtes Ungleichgewicht der beidseitig in der jeweiligen Raumebene einfließenden, vom VOR verarbeiteten Informationen. Je nach der durch die Läsion(en) betroffenen Raumebene ist ein *horizontaler Nystagmus* (horizontale Ebene; Läsion: Vestibulariskerne), *vertikaler Nystagmus* (sagittale Ebene; Läsion: pontomesenzephal/-medullär, Flocculus) oder *torsioneller Nystagmus* (frontale Ebene; Läsion: pontomesenzephal/-medullär) die Folge. Ein (vertikaler) Downbeat- oder Upbeat-Nystagmus ist immer zentral bedingt.

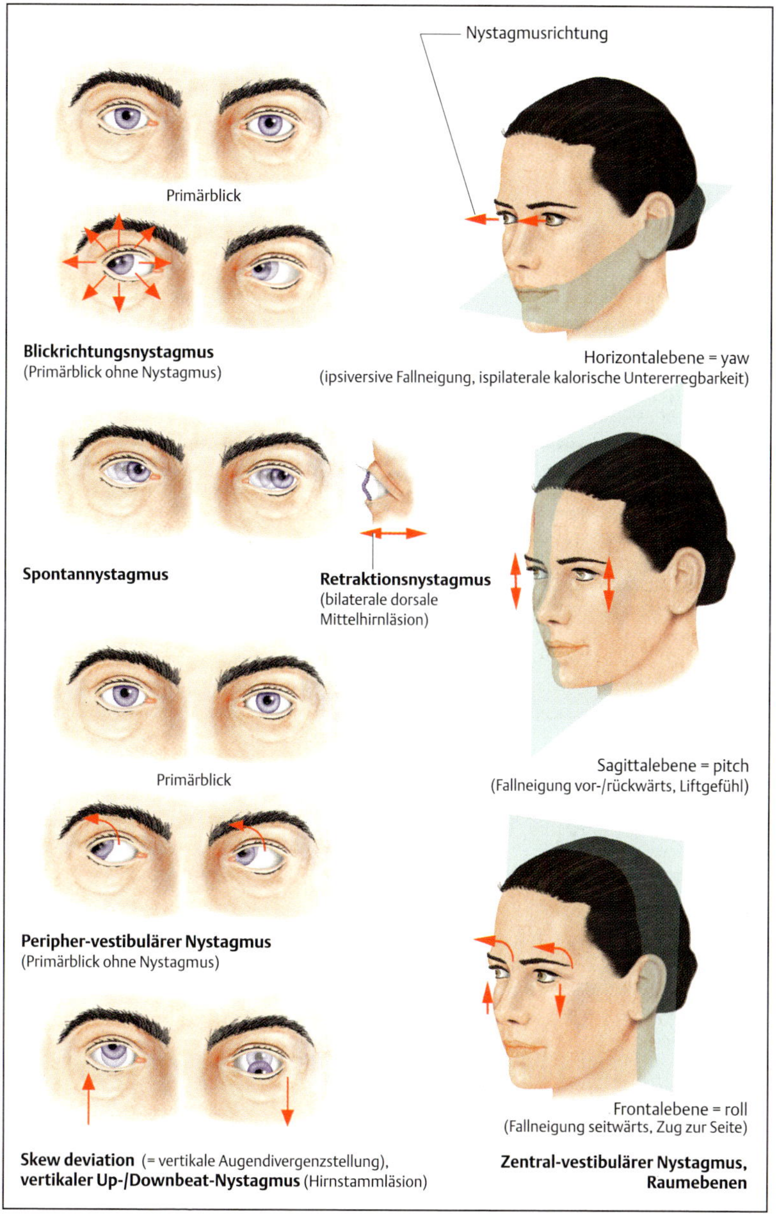
Primärblick
Blickrichtungsnystagmus
(Primärblick ohne Nystagmus)
Nystagmusrichtung
Horizontalebene = yaw
(ipsiversive Fallneigung, ispilaterale kalorische Untererregbarkeit)
Spontannystagmus
Retraktionsnystagmus
(bilaterale dorsale
Mittelhirnläsion)
Primärblick
Sagittalebene = pitch
(Fallneigung vor-/rückwärts, Liftgefühl)
Peripher-vestibulärer Nystagmus
(Primärblick ohne Nystagmus)
Frontalebene = roll
(Fallneigung seitwärts, Zug zur Seite)
Skew deviation (= vertikale Augendivergenzstellung),
vertikaler Up-/Downbeat-Nystagmus (Hirnstammläsion)
Zentral-vestibulärer Nystagmus,
Raumebenen

Die farbige Regenbogenhaut (Iris) bildet die Rückwand der vorderen Augenkammer. Ihr innerer Rand (Margo pupillaris) formt die Pupille. Der *M. sphincter pupillae* verkleinert die Pupillenöffnung, der *M. dilatator pupillae* vergrößert sie. Von den Muskeln des Oberlides versorgt der Sympathikus den *M. tarsalis superior*, der N. oculomotorius den *M. levator palpebrae superioris*.

Bahnsysteme

Parasympathische Bahnen. Sie entspringen im Nucleus accessorius (*Edinger-Westphal-Kern*) jeder Seite, verlaufen an der Außenseite des N. oculomotorius zum Ganglion ciliare, in dem die Fasern auf die Ziliarnerven (bis zu 20 *Nn. ciliares breves*) zum *M. ciliaris* und *M. sphincter pupillae* umgeschaltet werden. Das parasympathische Faserbündel und die gesamte Außenseite des N. oculomotorius werden von Piagefäßen mit Blut versorgt, den übrigen Nervenbereich durchbluten die Vasa nervorum.

Sympathische Bahnen. Die zentrale Sympathikusbahn nimmt ihren Ausgang vom posterolateralen Gebiet des Hypothalamus, zieht ipsilateral im Tegmentum von Mittelhirn und Pons, seitlich in der Medulla oblongata, um spinal in einer intermediolateralen Zellsäule (*Centrum ciliospinale*) in Höhe C8–Th2 auf das 2. präganglionäre Neuron überzuleiten. Dessen Faserzüge verlassen vorwiegend mit der Vorderwurzel von Th1 das Rückenmark und schließen sich dem sympathischen Grenzstrang an, der in dieser Region der Pleurakuppel benachbart ist. Mit der Ansa subclavia umrunden sie die A. subclavia, durchlaufen das Ganglion cervicale inferius (stellatum) und medium bis zum *Ganglion cervicale superius*. Hier liegt die 3. Synapse der Sympathikusbahn, die mit der A. carotis interna (Plexus caroticus) und A. ophthalmica über den N. nasociliaris (V) und die Nn. ciliares longi den *M. dilatator pupillae* erreicht. Andere postganglionäre Sympathikusfasern verlaufen zu den Schweißdrüsen, dem M. orbitalis (überbrückt die Fissura orbitalis inferior), dem M. tarsalis superior und inferior sowie den Konjunktivalgefäßen. Die entsprechenden *sudorisekretorischen Fasern* haben ihren Ursprung spinal bei Th3–4 und finden erst im Ganglion stellatum den Anschluß an die Sympathikusbahn. Wurzelläsionen C8–Th2 führen deshalb nicht zu Schweißsekretionsstörungen.

Lichtreflex

Mit dem Lichtreflex wird die Pupillenöffnung entsprechend dem Lichteinfall reguliert. Beleuchtung eines Auges (*direkter Lichtreflex*) hat eine Abnahme, Abdunklung eine Zunahme der Pupillenweite zur Folge. Den *afferenten*Teil des Reflexbogens bilden Fasern, die im N. opticus verlaufen, im Chiasma opticum kreuzen, so daß sie sowohl ipsi- wie kontralateral unter Umgehung des Corpus geniculatum laterale die *Area praetectalis* erreichen. Die *Efferenz* stellen die parasympathischen Bahnen her. Zwischenneurone verbinden die Edinger-Westphal-Kerne untereinander. So gelangen die Lichtimpulse eines Auges auch zum Nucleus accessorius des anderen. Dadurch führt Lichteinfall in einem Auge auch zur Pupillenverkleinerung des anderen (*konsensueller Lichtreflex*). Bei mittlerem Lichteinfall beträgt der Durchmesser der Pupillen 3–4 mm. Liegt dieser unter 2 mm, spricht man von einer *Miose*, bei über 5 mm von einer *Mydriasis*. Eine *Anisokorie* liegt bei unterschiedlicher Pupillengröße beider Augen vor. Starke Schwankungen der Pupillenweite werden als *Hippus* bezeichnet.

Konvergenz und Akkommodation

Bei Annäherung eines Objekts führen die Augen eine Konvergenzbewegung (Innervation der Mm. recti mediales) aus. Die Pupillen verengen sich, und die Linsenkrümmung nimmt durch Anspannung des M. ciliaris zu. Die *Afferenzen* für diese reflektorisch wie willkürlich auslösbaren Vorgänge verlaufen über die Sehbahn zur Sehrinde. Von hier ziehen *Efferenzen* zum „Konvergenz-Zentrum" (Nucleus Perlia) in der Area praetectalis und weiter zu den Kerngebieten der Mm. recti mediales. Für die Linsenakkommodation verlaufen die efferenten Bahnen zum Edinger-Westphal-Kern über den N. oculomotorius zum M. sphincter pupillae und M. ciliaris.

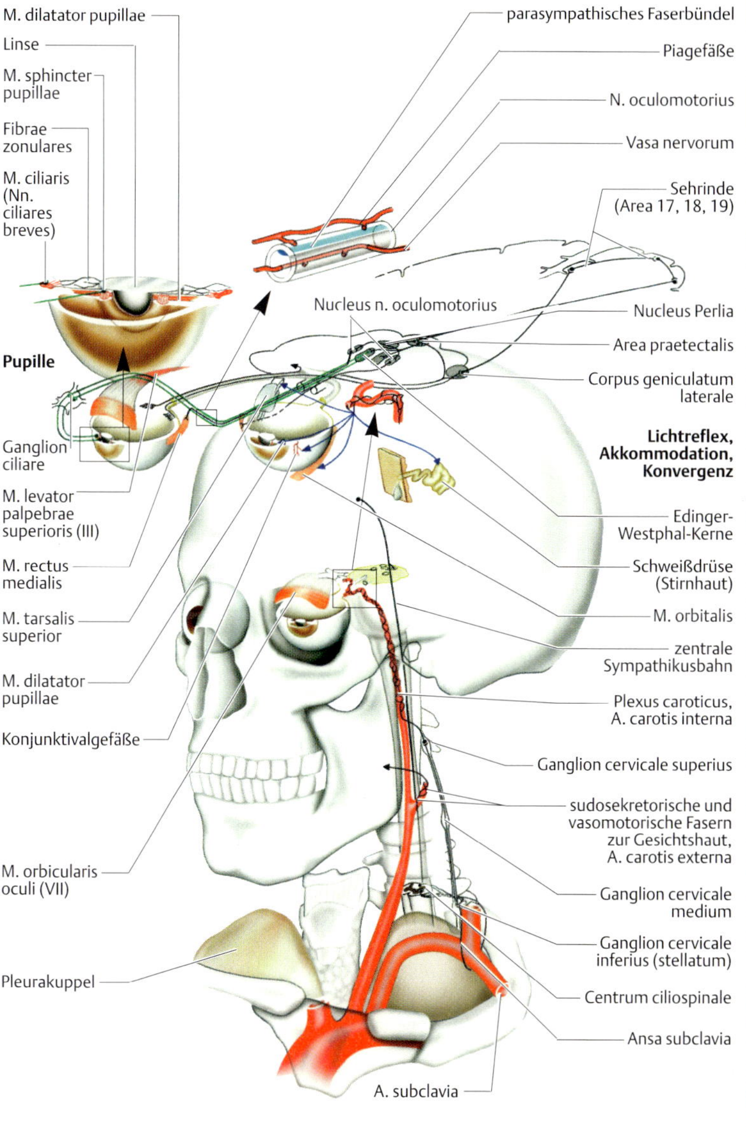

Pupillomotorik

Untersuchung. Die Pupillenweite, Form und Seitengleichheit wird bei diffusem Tageslicht beobachtet (Fixierung eines entfernten Objekts zum Ausschluß der Konvergenzreaktion). Danach bei größtmöglicher Raumabdunklung Überprüfung der Pupillenweite und -reaktion (direkte Lichtreaktion) beider Augen bei unterschiedlicher Beleuchtung (Lampenabstand ändern). Ist das Ergebnis normal, besteht keine *efferente* Störung. Anschließend Swinging-flashlight-Test (= „Licht-Wechsel-Test"): indirekte Beleuchtung mit heller Lichtquelle jeweils eines Auges für ca. 2s, gefolgt von raschem Wechsel der Lichtquelle zum anderen Auge, 5- bis 7mal wiederholen. Normal ist hierbei eine unveränderte Pupillenweite. Der Test überprüft die *Afferenz* im Seitenvergleich. Die direkte, die konsensuelle und die Konvergenzreaktion wird nur bei *gestörter Lichtreaktion* oder deutlicher *Anisokorie* für jedes Auge untersucht. Zur Unterscheidung, welche Pupille eine Störung aufweist, hilft meist die Beobachtung der Lichtreaktion (Konstriktion *und* Dilatation beobachten ⇨ betroffene Pupille reagiert schlechter). *Licht-Nah-Dissoziation* bezeichnet einen Ausfall der Lichtreaktion bei sonst ungestörten Pupillenreaktionen. Eine pharmakologische Pupillenprüfung kann im Einzelfall notwendig sein.

Parasympathische Innervationsstörung (einseitige Pupillenerweiterung)

Eine *Okulomotoriusparese* (S. 86) ist bei Läsion der randständig im Nerven liegenden parasympathischen Fasern von einer erweiterten Pupille begleitet. Bei einer vaskulär-ischämischen Neuropathie (häufig bei Diabetes mellitus) sind diese Fasern wegen der Versorgung durch piale Gefäße (S. 90) nicht betroffen, so daß dann die Pupillenreaktionen regelrecht sind. Die *Pupillotonie* kennzeichnet eine weite Pupille mit Licht-Nah-Dissoziation. Neben lokalen Ursachen (Infektion, Arteriitis temporalis) kommen Systemkrankheiten wie *Adie-Syndrom* (+ Reflexminderung/-ausfall an den Beinen) oder *Ross-Syndrom* (+ Hyporeflexie + segmentale Hypohidrose) in Frage. *Parasympatholytika* in Form von Atropin-Tropfen oder Scopolamin-Pflaster bewirken eine Mydriasis.

Sympathische Innervationsstörung (einseitige Pupillenverengung)

Beim *Horner-Syndrom* findet sich eine Miosis (mit langsamer Dilatation) und Ptosis. Zu erwartende Störungen der Schweißsekretion oder ein Enophthalmus sind für die klinische Diagnose nicht von praktischer Bedeutung. Auf 5%ige Cocaintropfen erweitert sich nur die normale Pupille. Durch Pholedrintropfen (5%, 3 Tage nach Cocain) läßt sich ein *prä-* (⇨ proximal des Ganglion cervicale superius; miotische Pupille erweitert sich stärker) von einem *postganglionären* (⇨ distal vom Ganglion cervicale superius; keine Veränderung) Läsionsort abgrenzen. Mögliche Ursachen eines zentralen Horner-Syndroms können hypothalamisch, im Hirnstamm und zervikothorakal, solche einer präganglionären Läsion im Bereich des Armplexus, apikalen Thorax, Mediastinums und Halses lokalisiert sein. Karotisdissektion oder Schädelbasissyndrom kommen als postganglionäre Ätiologien in Frage.

Supranukleäre Läsion

In der Regel sind die Pupillenstörungen hier bilateral vorhanden. Eine dorsale *mesenzephale Kompression* (Parinaud-Syndrom, S. 358) ist die häufigste Ursache. Bei Neurolues finden sich *Argyll-Robertson-Pupillen* (asymmetrische, irreguläre Miosis mit variabler Irisatrophie), die eine Licht-Nah-Dissoziation aufweisen.

Koma (S. 118)

Wichtig ist die Abgrenzung struktureller Läsionen gegenüber *medikamentös-toxischen* Ursachen. *Enge* Pupillen bewirken z. B. Opiate, Alkohol und Barbiturate. *Weite* Pupillen entstehen u. a. durch Atropinvergiftungen (Pilze, Tollkirschen), trizyklische Antidepressiva, Botulinumtoxin, Cocain. Lokalisierte Schädigungen (Klivuskante, Mittelhirn) führen zu ein- oder beidseitigen lichtstarren erweiterten Pupillen. Eine einseitige Miosis ist bei einem zentralen Horner-Syndrom zu erwarten, eine beidseitige bei einer akuten pontinen Läsion (pinpoint pupils).

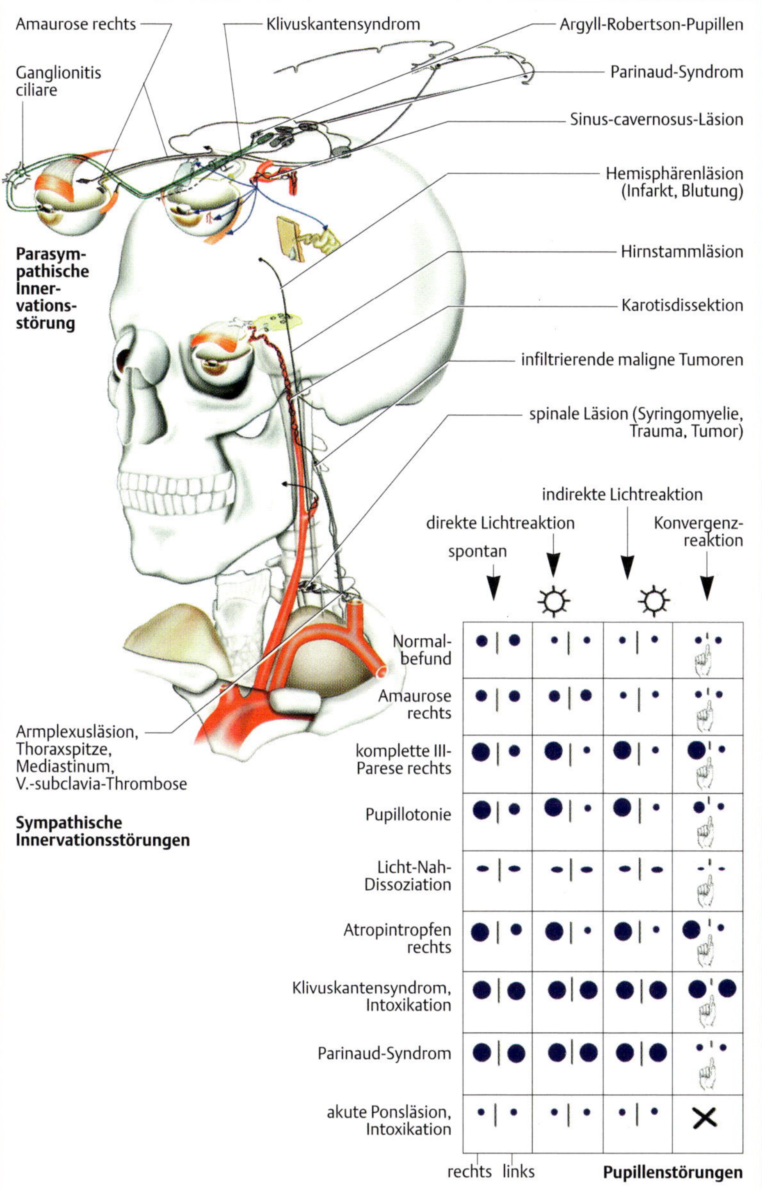

Pupillenstörungen

Periphere Verbindungen des Ganglion trigeminale

N. ophthalmicus (V/1). Über einen rückläufigen Ast (*R. tentorii*) versorgt V/1 das Tentorium cerebelli und die Falx cerebri. Weiter teilt er sich in die Nn. lacrimalis, frontalis und nasociliaris auf, die durch die Fissura orbitalis superior die Augenhöhle erreichen. Der *N. lacrimalis* enthält Fasern der Tränendrüse, Konjunktiva und des seitlichen Oberlids. Der *N. frontalis* führt Axone vom medialen Augenwinkel (N. supratrochlearis) über den N. supraorbitalis von Konjunktiva, Oberlid, vorderer Kopfhaut und Stirnhöhle. Schließlich verlaufen im *N. nasociliaris* Fasern der Haut des medialen Augenwinkels, Nasenrückens mit Nasenspitze, der Schleimhaut von Nasen- (N. ethmoidalis anterior) und Keilbeinhöhle wie auch der Siebbeinzellen (N. ethmoidalis posterior).

N. maxillaris (V/2). Vor dem Eintritt in das Foramen rotundum spaltet sich der Ast (*R. meningeus medius*) für die Dura der mittleren Schädelgrube und der A. meningea media ab. Danach ziehen einzelne Abzweigungen zur Haut über dem Jochbeinbogen, der Schläfe (*N. zygomaticus*) und der Wange (*N. infraorbitalis*). Der N. infraorbitalis erreicht über die Fissura orbitalis inferior die Augenhöhle, verläßt sie durch den Canalis infraorbitalis und führt Fasern aus der Wangenregion und den Zähnen (Nn. alveolares).

N. mandibularis (V/3). Ein meningealer Ast (N. spinosus), der den Nerven nach dem Austritt aus dem Foramen ovale verläßt, tritt durch das Foramen spinosum wieder in die Schädelhöhle zur Versorgung der Dura, eines Teils der Keilbeinhöhle und der Mastoidzellen ein. Im weiteren Verlauf fächert sich der N. mandibularis in den *N. auriculotemporalis* (Kiefergelenk, Schläfenhaut vor dem Ohr, äußerer Gehörgang, Trommelfell, Ohrspeicheldrüse, Ohrmuschelvorderfläche), *N. lingualis* (Tonsillen, Schleimhaut des Mundbodens, Zahnfleisch der vorderen Unterkieferzähne, vordere Zweidrittel der Zungenschleimhaut), *N. alveolaris inferior* (Unterkieferzähne, bukkales Zahnfleisch), *N. mentalis* (Unterlippe, Kinnhaut, Zahnfleisch der vorderen Zähne) und *N. buccalis* (Wangenschleimhaut) auf.

Motorische Fasern ziehen vom Hirnstamm (Radix motoria) über den N. mandibularis zu Kaumuskeln (M. temporalis, M. masseter, M. pterygoideus medialis et lateralis), Zungenbeinmuskeln (vorderer Bauch des M. digastricus, M. mylohyoideus), Gaumensegelmuskeln (M. tensor veli palatini) und zum M. tensor tympani.

Zentrale Verbindungen des Ganglion trigeminale

Fasern, die die epikritische Sensibilität vermitteln, enden im *Nucleus sensorius principalis*. Hier erfolgt u. a. auch die Umschaltung von Afferenzen des N. trigeminus auf den N. facialis (*Kornealreflex*). Die protopathische Sensibilität erreicht den *Nucleus tractus spinalis*. Diese Kernsäule erstreckt sich bis in das obere Halsmark und besitzt eine gewisse somatotope Gliederung. Daher sind die Fasern des kranialen Säulenanteils für die perioralen, die kaudalen für die weiter peripheren Hautabschnitte zuständig („Zwiebelschalen„-Anordnung der Sensibilitätsfelder). Kaudal im Nucleus tractus spinalis enden schmerzleitende Fasern vom Ohr, hinterem Zungendrittel, Pharynx und Larynx der Hirnnerven VII, IX sowie X.

Nucleus tractus mesencephali. In diesem oberen Hirnstamm-Kerngebiet befinden sich ebenfalls pseudounipolare Nervenzellen. Deren periphere Fortsätze verlaufen ohne Unterbrechung durch das Ganglion trigeminale. Sie leiten Afferenzen von Muskelspindeln der Kaumuskulatur und druckaufnehmenden Rezeptoren (Einstellung des Kaudruckes).

Trigeminokortikale Verbindungen. Vom Nucleus tractus spinalis ausgehende Fortsätze wechseln im Hirnstamm zur Gegenseite. Sie ziehen im *Lemniscus trigeminalis* in Nachbarschaft zum Tractus spinothalamicus und Lemniscus medialis zu *Thalamuskernen* (Nucleus ventralis posteromedialis, Nuclei posteriores). Hier erfolgt die Umschaltung auf das 3. Neuron der sensiblen Bahn. Diese Axone ziehen in der Capsula interna dorsal zur Basis des *Gyrus postcentralis*. Die *motorischen Trigeminuskerne* werden beidseitig vom Tractus corticonuclearis aus dem kaudalen Bereich des Gyrus praecentralis versorgt.

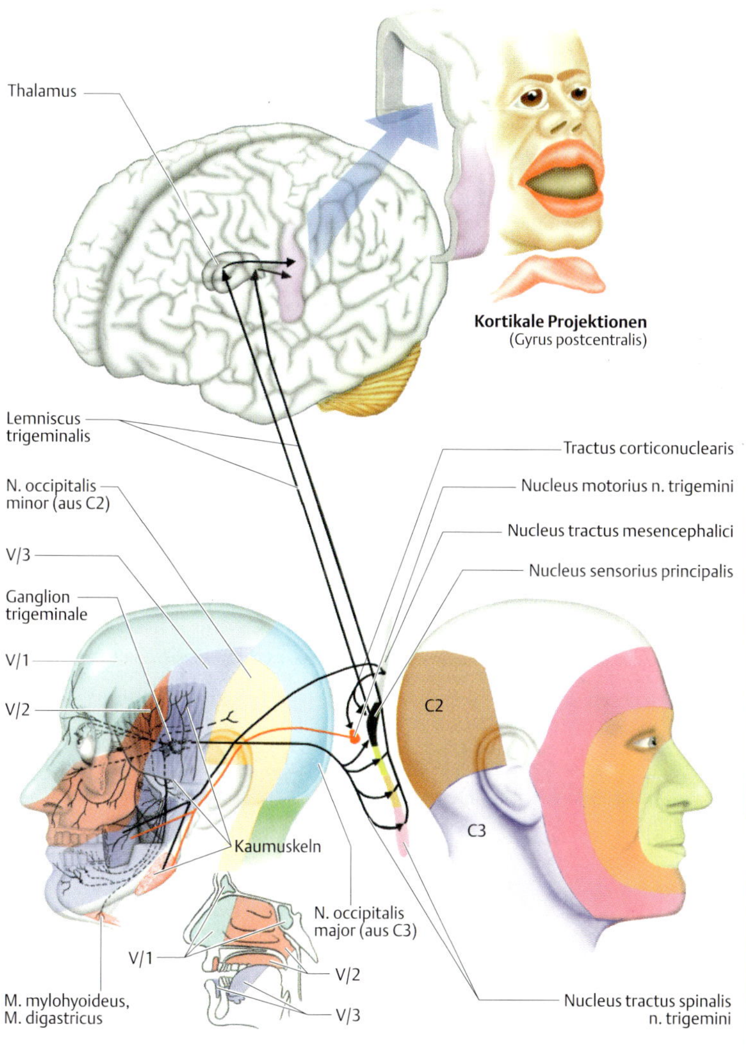

Peripheres Innervationsmuster

Zentrales Innervationsmuster

Bahnsysteme

Zentrale motorische Bahn. Der *Tractus corticonuclearis* beginnt im präzentralen Kortex (Area 8), verläuft vor der Pyramidenbahn durch das Knie der Capsula interna, weiter durch den medialen Anteil des ipsilateralen Hirnschenkels (Pedunculus cerebri) und erreicht das Kerngebiet in der unteren Ponsregion. Fasern für den *oberen Gesichtsbereich* (Mm. frontalis, corrugator supercilii, oberer Anteil Mm. orbicularis oculi, auricularis superior) ziehen sowohl ipsi- wie kontralateral zum Fazialiskern, ansonsten kreuzen alle Fasern in der Pons zur Gegenseite. *Nichtpyramidal-motorische* Verbindungen steuern die spontane und emotionale Gesichtsmotorik. Aus dieser Zuordnung leitet sich die *Dissoziation* supranukleärer-peripherer bzw. kortikaler-subkortikaler Paresen ab (s. unten).

Periphere motorische Bahn. Sowohl im Kerngebiet als auch im Faserverlauf besteht eine topische Gliederung nach Innervationsgebieten. Vom Kern nehmen die Fasern erst einen dorsomedialen Verlauf, biegen dann um den Kern des VI. Hirnnervs anterolateral (inneres Fazialisknie) und erscheinen im Kleinhirnbrückenwinkel in Nachbarschaft zum VI. und VIII. Hirnnerven. Zusammen mit dem N. intermedius und dem VIII. Hirnnerven treten sie in den Meatus acusticus internus ein. Aus diesem wechselt der N. facialis in den Canalis facialis, verläuft zwischen Cochlea und Labyrinth und wendet sich dann zurück (äußeres Fazialisknie). Aus dem Foramen stylomastoideum zieht er innerhalb der Glandula parotis weiter und teilt sich in seine einzelnen motorischen Äste auf. Diese versorgen alle mimischen Muskeln einschließlich Platysma und Ohrmuskeln, ferner die Mm. stapedius, digastricus (hinterer Bauch) und stylohyoideus.

Sensorische und parasympathische Fasern (N. intermedius). Vom Ganglion geniculi nehmen sensorische Fasern Verbindung zum Nucleus salivatorius superior, Nucleus tractus solitarii (S. 78) und Nucleus tractus spinalis (S. 94) auf. *Geschmacksfasern* aus den vorderen Zweidritteln der Zunge (⇨ N. lingualis) und des weichen Gaumens (⇨ N. petrosus major) ziehen zur Chorda tympani. Präganglionäre parasympathische Fasern gehen zu den Glandulae lacrimalis, nasales und palatinae (⇨ N. petrosus major; Umschaltung im Ganglion pterygopalatinum) bzw. sublingualis und submandibularis (⇨ Chorda tympani; Umschaltung im Ganglion submandibulare). Verbindungen über den kontralateralen Lemniscus medialis (⇨ Thalamus ⇨ Gyrus postcentralis) und zum Hypothalamus erklären die reflektorische *Drüseninnervation* bei Geruchs- und Geschmackswahrnehmungen. Der N. facialis führt *sensible* Fasern des äußeren Gehörgangs, Trommelfells, der Ohrmuschel und der Mastoidregion (N. auricularis posterior) wie auch *propriozeptive* Informationen der Muskulatur.

Funktionssysteme

Die Willkürmotorik des Gesichts wird von den *kortikalen* Feldern generiert. Die topische Gliederung des Gesichts findet sich in einer kortikalen Repräsentation wieder. Nur der obere Gesichtsbereich wird von kortikal bilateral innerviert (Stirnrunzeln, Lidschluß bei zentraler Fazialisparese intakt). Auch im *Kerngebiet* wie im peripheren Verlauf zeigt der N. facialis eine gewisse räumliche Funktionstrennung, so daß manchmal Teilläsionen des Kerns, im Verlauf oder in der Faseraufteilung im Gesicht eine „zentrale" Fazialisparese vortäuschen können. Es ist also nicht ausreichend, nur aus den motorischen Funktionsstörungen auf den Läsionsort zu schließen. Dieser ist erst durch Nachweis zusätzlicher Ausfälle lokalisierbar. Bei einer *supranukleären* kortikalen Parese ist die Willkürmotorik der unteren Gesichtsmuskulatur aufgehoben. Die emotionale Mimik (Lachen, Weinen) kann aber unbeeinträchtigt sein. Umgekehrt ist bei subkortikalen Läsionen (Parkinson-Syndrom, Dystonien) die emotionale Steuerung der Mimik gestört, während die Willkürmotorik ungehindert abläuft.

Folgende Reflexe sind von klinischer Bedeutung (A = Afferenz, E = Efferenz): *Orbicularis-oculi-Reflex* (Blinkreflex; A:V/1, E:VII), *Kornealreflex* (A:V/1, E:VII), *Saugreflex* (A:V/2, V/3, XI; E:V, VII, IX, X, XII), *Palmomentalreflex* (A:Haut/Muskeln Thenar; E:VII), *akustischer Blinkreflex* (A:VIII, E:VII), *visueller Blinkreflex* (A:II, E:VII), *Orbicularis-oris-Reflex* (Schnauzreflex; A:V/2, E:VII).

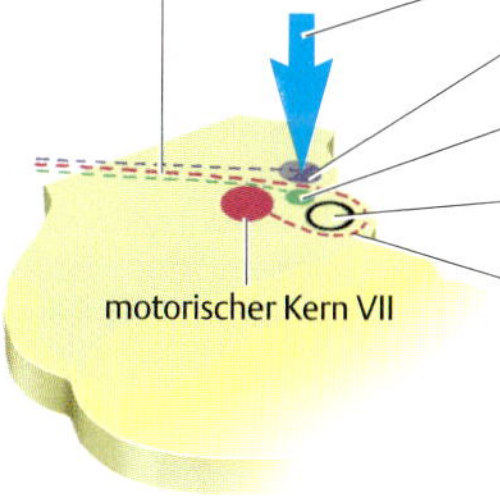

Kernregion

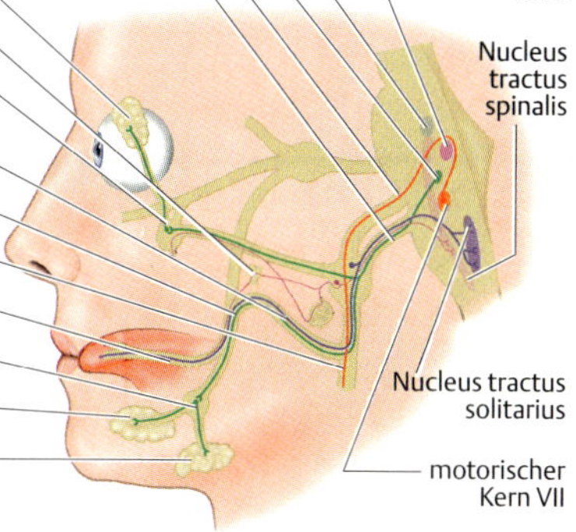

Periphere Bahnen

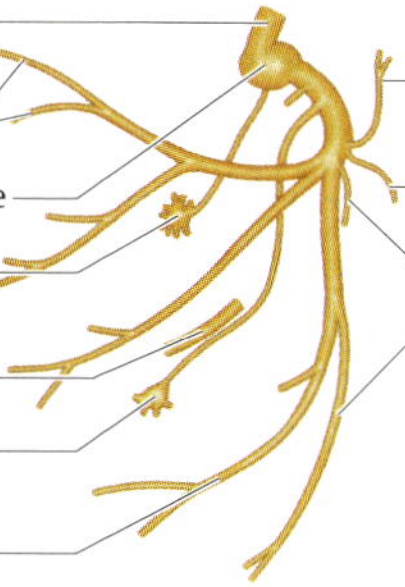

Fazialisäste

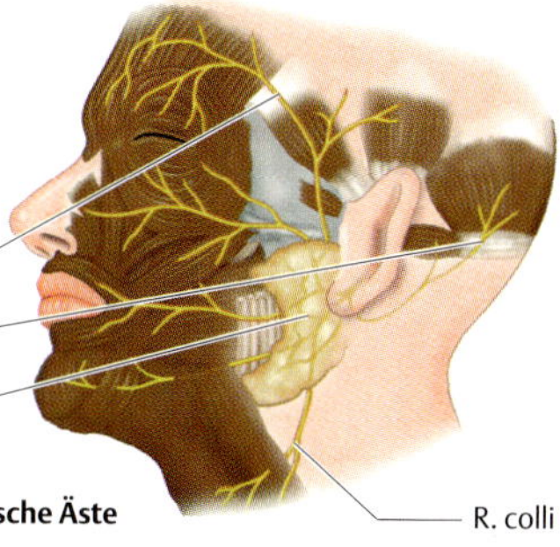

Motorische Äste

Hirnnerven

Untersuchung. Die *motorischen Funktionen* werden in Ruhe (Asymmetrie Gesicht/Hautfalten, Atrophie, Spontanbewegungen, Blinkfrequenz) und bei Willkürbewegungen (Stirn, Augenregion, Wangen, Mundregion, Platysma) beurteilt. Der *Blinkreflex* fehlt, wenn der N. trigeminus (V/1) ipsilateral bzw. doppelseitig ausgefallen ist. Bei einer Fazialisparese ist die motorische Antwort entsprechend gemindert oder fehlt, ein Lagophthalmus (Augenmuskeln nicht paretisch) besteht aber weiter. Dies gilt entsprechend auch für andere Reflexe mit Fazialisbeteiligung. Bei Angabe von *Geschmacksstörungen* werden diese geprüft (S. 78). Die *Tränensekretion* kann mit dem Schirmer-Test untersucht werden. Verwertbare Ergebnisse sind allerdings erst bei stärkerer Einschränkung oder Fehlen der Tränenproduktion zu erwarten. Der *Salivationstest* erfaßt die abfließende Speichelmenge aus dem Gang der Glandulae submandibularis und sublingualis. Mit dem *Stapedius-Reflex* läßt sich die Kontraktion des M. stapedius durch einen akustischen Reiz messen.

Fazialisläsionen

Läsionsort	Syndrom
Kortex oder Capsula interna	Zentrale Fazialisparese kontralateral (+ Pyramidenbahnläsion, S. 46). Emotionale Mimik ungestört
Hirnstamm, Fazialiskern	Pontines Hirnstammsyndrom (S. . . .), Myokymien
Kleinhirnbrückenwinkel	Periphere ipsilaterale Fazialisparese (+ V/1–2, VI, VIII; S. 74). Hemispasmus facialis ipsilateral
Schädelbasis/Meatus acusticus internus	Periphere Fazialisparese (+ weitere Hirnnerven, S. 74)
Ganglion geniculi	Periphere Fazialisparese, Schmeckstörung, Hyposalivation, verminderte Tränensekretion, Ohrschmerzen, Hyperakusis (Ausfall Stapedius-Reflex)
Canalis facialis distal Ganglion geniculi	Periphere Fazialisparese, Schmeckstörung, Hyposalivation, (intakte Tränensekretion), Hyperakusis
Proximal Foramen stylomastoideum	Periphere Fazialisparese, Schmeckstörung, Hyposalivation, Stapedius-Reflex intakt
Foramen stylomastoideum	Rein motorische periphere Fazialisparese
Glandula parotis, Gesichtsregion	Mehr oder weniger vollständige rein motorische Fazialisparese, Läsionen einzelner Fazialisäste

Syndrome bei Fazialisläsionen s. Tabelle 7, S. 362

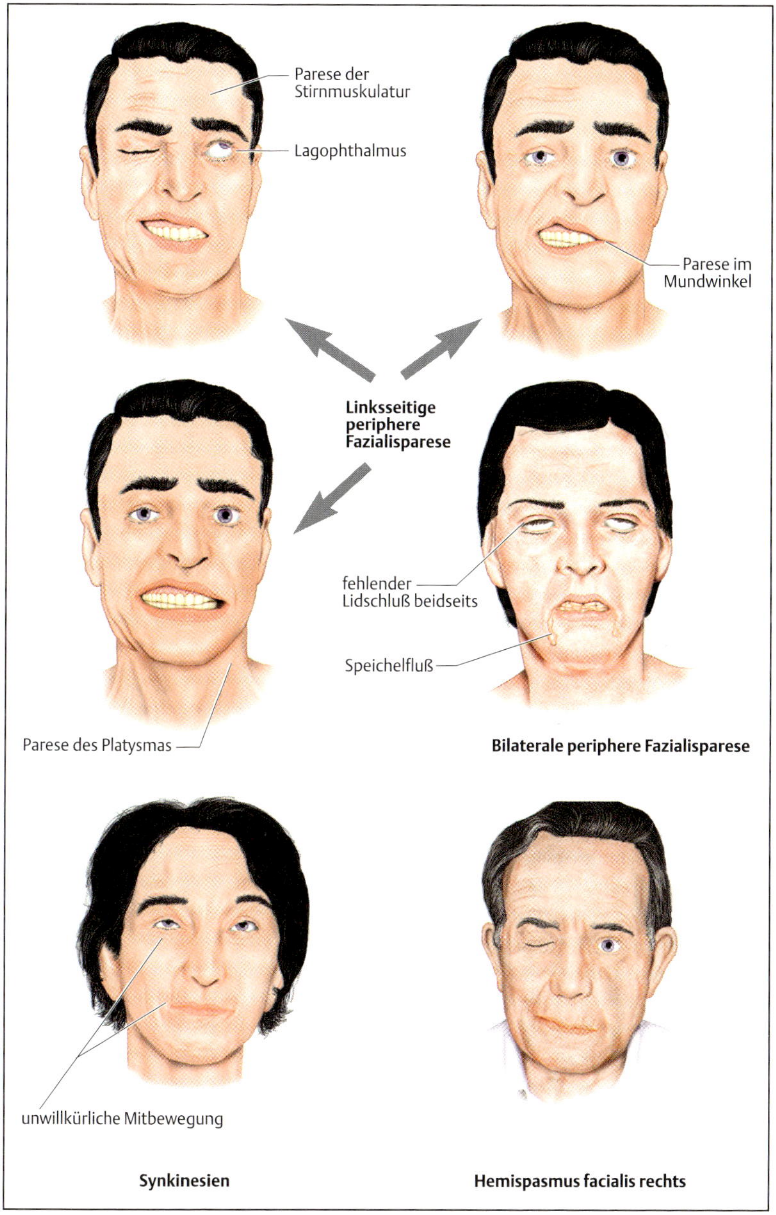

Parese der
Stirnmuskulatur
Lagophthalmus
Parese im
Mundwinkel
Linksseitige
periphere
Fazialisparese
fehlender
Lidschluß beidseits
Speichelfluß
Parese des Platysmas
Bilaterale periphere Fazialisparese
unwillkürliche Mitbewegung
Synkinesien
Hemispasmus facialis rechts

Schallaufnahme

Der Schall wird vom Ohr durch den äußeren Gehörgang zum Trommelfell geleitet. Dessen Schwingungen im Bereich von 20–16000 Hz (empfindlichster Bereich 2000–5000 Hz) übertragen sich auf die Gehörknöchel-Kette (Hammer, Amboß, Steigbügel). Der Steigbügel liegt mit seiner Platte im ovalen Fenster des Innenohrs. Seine Bewegungen werden in Volumenausdehnungen der Perilymphe in der Scala vestibuli der Schnecke (Cochlea) übersetzt. Über die Verbindung in der Schneckenspitze (Helicotrema) werden die Volumenexpansionen an die Perilymphe der Scala tympani übertragen (Ausgleich durch Schwingungen des runden Fensters). Die Flüssigkeitsverschiebungen versetzen die Basilarmembran des Schneckenganges in Wellenbewegungen. Sie pflanzen sich vom Steigbügel zum Helicotrema in abnehmender Geschwindigkeit (Wanderwellen) fort, u. a. weil die Festigkeit der Basilarmembran zur Schneckenspitze hin geringer wird. Je nach Schallfrequenz bilden sich entsprechende Amplitudenmaxima von Schwingungen, die bestimmten Orten auf der Basilarmembran zugeordnet sind (Spektralanalyse). An diesen Orten findet die Umsetzung der Schwingungen im Corti-Organ in Aktionspotentiale statt. Knochenschwingungen des Schädels werden unmittelbar auf die Cochlea übertragen (*Knochenleitung*).

Hörnerv (N. cochlearis)

Innerhalb des Corti-Organs ist jede Haarzelle mit einer afferenten Faser des Hörnerven verbunden. Da jeder Ort der Basilarmembran einer bestimmten Schallfrequenz (Tonotopie) zugeordnet ist, sind auch die jeweiligen Haarzellen und ihre Fasern diesen für sie charakteristischen Schallfrequenzen zugewiesen. Zusätzlich wird die zeitliche Abfolge der Schallwellen und das damit von ihnen hervorgerufene Entladungsmuster der Haarzellen vom Gehirn ausgewertet. Im Ganglion cochleare (1. Neuron) sind alle bipolaren Nervenzellen zusammengeschlossen. Die zentralen Fortsätze vereinigen sich zum Hörnerven, der das Felsenbein im Meatus acusticus internus verläßt und im Kleinhirnbrückenwinkel in den Hirnstamm eintritt.

Hörbahn

Im Verlauf geben alle Bahnen Kollaterale ab (⇨ Kleinhirn, III, VII, zervikale Motoneurone, retikuläres aktivierendes System), die akustische Informationen mit den Zielregionen zu reflektorischen Reaktionen verknüpfen.
Die Axone der basalen Cochlea enden im hinteren (Nucleus cochlearis posterior), die aus der apikalen im vorderen Kochleariskern (Nucleus cochlearis anterior). Aus dem *hinteren Kern* umgeschaltete Fasern (2. Neuron) kreuzen zur anderen Seite in Faserzügen, die im Boden des 4. Ventrikels verlaufen, dann im Lemniscus lateralis aufsteigen und im unteren Kern (Colliculus inferior) der Vierhügelplatte enden. Von hier schickt das 3. Neuron seine Verbindung zum 4. Neuron im Corpus geniculatum mediale. Dieses wiederum projiziert in der Hörstrahlung (Radiatio acustica), die unterhalb des Thalamus durch den hinteren Abschnitt der Capsula interna verläuft, zur Hörrinde. Die Faserzüge des *vorderen Kerns* werden zum größten Teil im Corpus trapezoideum zur Gegenseite geführt. Hier nehmen sie im Nucleus olivaris oder im Nucleus lemnisci lateralis Verbindung mit dem jeweils nächsten Neuron auf. Von dort gelangen sie im Lemniscus lateralis zum Colliculus inferior, weiter über die Radiatio acustica zur Hörrinde.
Die primäre *Hörrinde* (Area 41, Heschl-Querwindung, Gyri temporales transversi) ist im oberen Anteil in der Tiefe des Sulcus lateralis des Temporallappens lokalisiert. Andere kortikale Bereiche des Hörsystems werden als sekundäre Hörrinde (Area 42, 22) bezeichnet. Hier werden die akustischen Signale weiterverarbeitet, erkannt und mit akustischen Erinnerungen verglichen. Zur Hörrinde erfolgt eine bilaterale, mit Betonung der kontralateralen Projektion. Deshalb verursachen einseitige Läsionen der Hörbahn und/oder Hörrinde keine klinisch bedeutsamen Hörstörungen.

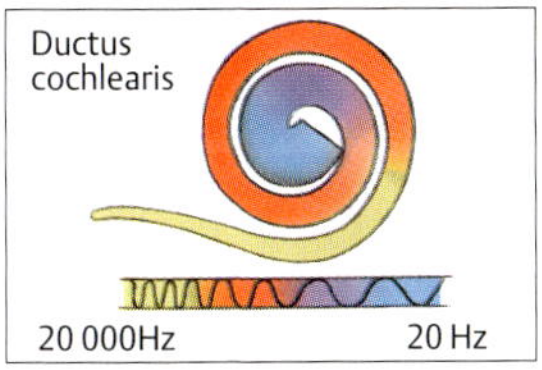

Wanderwelle, Ton-Spektralanalyse, Tonotopie

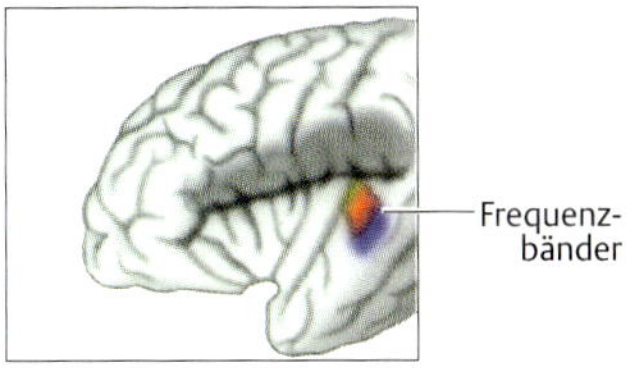

Hörrinde

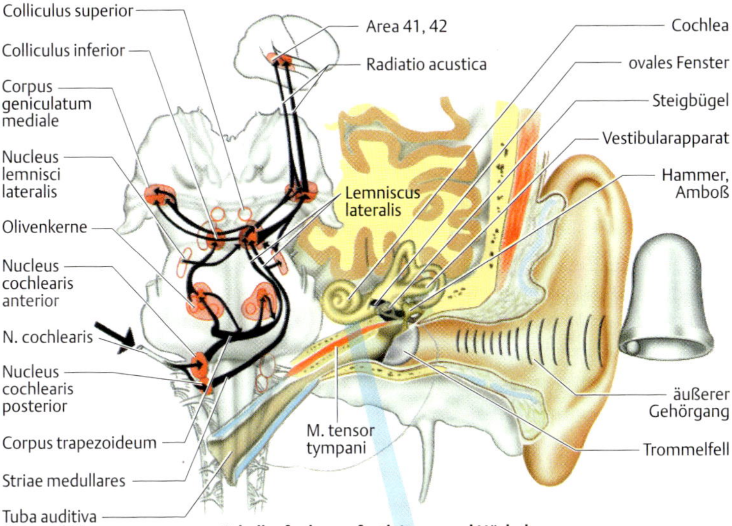

Schallaufnahme, -fortleitung und Hörbahn

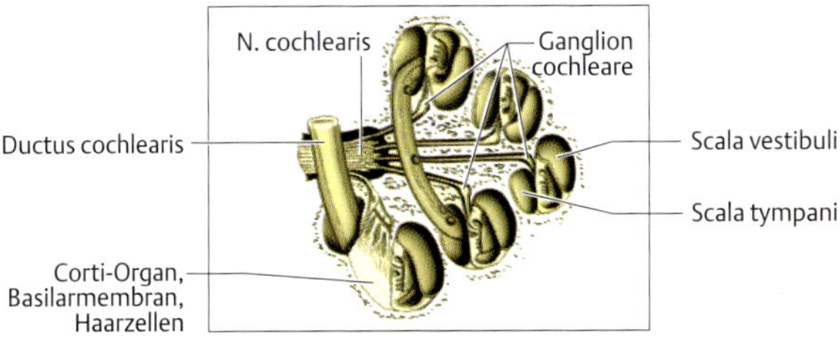

Cochlea

Dysphagie bezeichnet eine schmerzlose, *Odynophagie* eine schmerzhafte Schluckstörung mit der Folge einer Beeinträchtigung der Nahrungspassage. *Aspiration* ist der Eintritt von flüssiger oder fester Nahrung in die Atemwege unterhalb der Stimmbänder. Schluckstörung und/oder Erbrechen bei neurologischen Erkrankungen gehen oft mit einer Aspirationsgefahr einher. Ein *Globusgefühl* ist vom Schluckvorgang unabhängig. Es hat deshalb aber nicht immer eine psychogene Ursache und kommt z. B. auch bei Zenker-Divertikel oder Refluxkrankheit vor.

Schlucken

Schluckvorgang. Nach Nahrungszerkleinerung, Anfeuchtung mittels Speichel wird durch die Zunge ein schluckfähiger Speisebrei (Bolus) geformt (*orale Vorbereitungsphase*). Die Zunge transportiert den Bolus in den Oropharynx (*orale Phase*), und der reflektorisch gesteuerte Schluckakt (*pharyngeale Phase*) beginnt. Lippen und Kiefer schließen sich, der weiche Gaumen hebt sich an (Abdichtung des Nasen-Rachen-Raums), und die Speise biegt den Kehlkopfdeckel zurück. Von der Zunge wird der Bolus weiter nach hinten gedrückt, die Atmung setzt kurzzeitig aus, und der angehobene Kehlkopf verschließt den Atemweg vollständig. Die Muskeln des oberen Ösophagussphinkters (Mm. cricopharyngeus und constrictor pharyngis inferior, obere Ösophagusmuskelanteile) erschlaffen. Damit kann der Bissen durch Druck der Zunge/pharyngeale Peristaltik über die Epiglottis gleiten und in den Ösophagus eintreten (*ösophageale Phase*). Der Kehlkopf senkt sich wieder, die Atmung setzt ein, und der Bolus erreicht durch die Ösophagusperistaltik den Magen.

Bahnsysteme. Die Afferenzen des Schluckreflexes verlaufen über den V/2., VII., IX. und X. Hirnnerven (⇨ Nucleus ambiguus, Nucleus tractus solitarii, S. 78). Jeweils 2 (pro Seite) mit der Formatio reticularis assoziierte Zentren in der oberen Medulla oblongata sind diesen Kernen benachbart. Sie koordinieren das Zusammenspiel der zahlreichen am Schluckakt beteiligten Muskeln. Efferenzen erreichen die einzelnen Muskeln über die Hirnnerven V/3, VII, IX, X und XII. An deren Kerngebieten enden von kortikal absteigende, kreuzende und ungekreuzte Bahnen (Gyrus prae-/postcentralis, Innenseite Operculum frontoparietale, prämotorischer Kortex, vordere Inselregion). Zusätzlich sind spinale Motoneurone (C1–4) beteiligt.

Neurologische Schluckstörungen
(s. Tabelle 8, S. 362)

Beschwerden setzen meist direkt nach dem Schlucken mit Gefühl des Steckenbleibens des Bissens, Austritt von Flüssigkeit/Speise aus der Nase, Würgen und Husten ein. Schmerzen weisen auf lokale entzündliche Veränderungen hin. Gewichtsverlust ist bei chronischer Dysphagie die Folge. Neurologische Schluckstörungen verursachen anfangs vor allem bei Flüssigkeiten Probleme. Weiche, gekühlte Nahrung (wie Pudding, Joghurt) ist oft besser zu schlucken. Sensibilitätsstörungen im Larynx und der Trachea, geminderter Hustenreflex oder muskuläre Schwäche können zu einer sich langsam anbahnenden Aspiration (silent aspiration) führen. Zur exakten diagnostischen Zuordnung einer Dysphagie sind im Einzelfall weitere Zusatzuntersuchungen (z. B. Röntgenkinematographie, Video-Endoskopie, Manometrie, pH-Metrie) nötig.

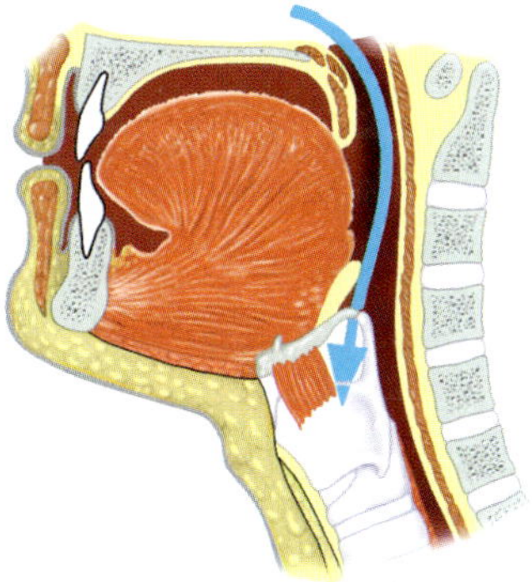

Nasenatmung
(Pfeil markiert Luftweg)

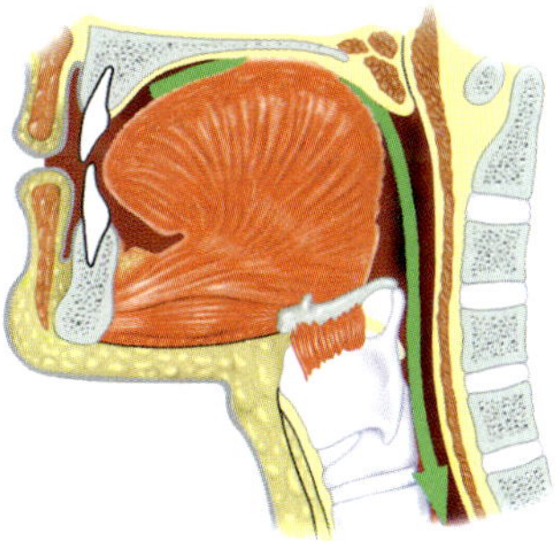

Schluckvorgang
(Pfeil markiert Speiseweg)

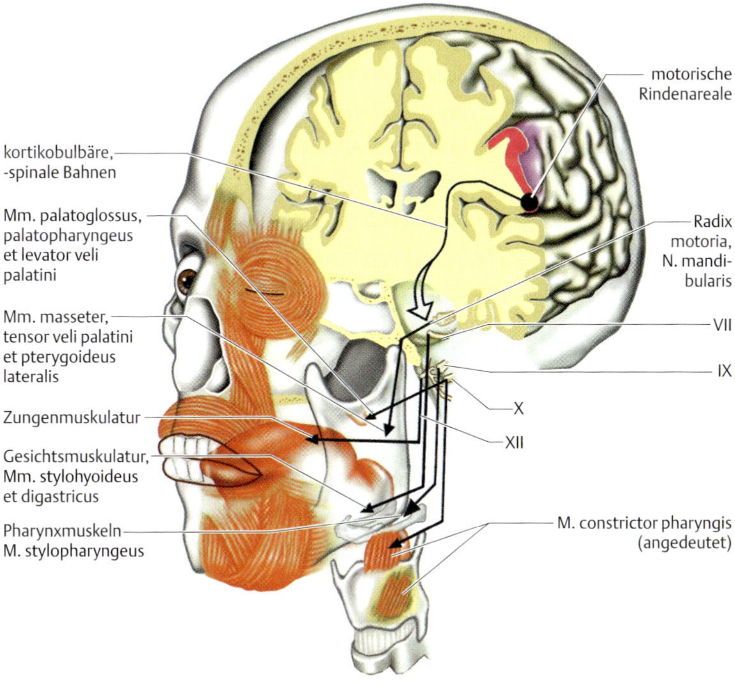

Bahnsysteme (efferente Bahnen)

Sensibilität ist die Fähigkeit des Nervensystems, Empfindungsreize wahrzunehmen. Die räumlich und zeitlich genauere Wahrnehmung schwächerer Berührungs-, Schmerz- und Temperaturreize wird als *epikritische* (Oberflächen-) *Sensibilität*, die topographisch diffusere Lokalisation stärkerer taktiler, algetischer und Temperaturreize als *protopathische* (Tiefen-) *Sensibilität* bezeichnet.

Rezeptoren

Für die Reizaufnahme sind Rezeptoren zuständig. *Exterozeptoren* vermitteln mechanische, thermische, optische, akustische, olfaktorische und gustatorische Umweltreize. *Interozeptoren* empfangen Informationen zu Schmerzen, Dehnung sowie Druck aus den verschiedenen Bereichen des Organismus. Rezeptoren werden entsprechend ihrem adäquaten Reiz als *Mechanosensoren* (Druck, Berührung), *Thermosensoren* (Kälte, Wärme), *Viszerosensoren* (Reize der pulmonalen, kardiovaskulären und gastrointestinalen Systeme) oder *Propriozeptoren* (Gelenkstellung, Bewegung, Muskelkraft) deklariert. *Hautrezeptoren* kommen als freie Nervenendigungen oder speziell aufgebaute Sensoren (z. B. Meissner-, Vater-Pacini-Körperchen) vor. Erstere sind vor allem mit der Schmerz- und Temperaturempfindung, letztere mit dem Tastsinn (Druck, Berührung, Vibration) verknüpft. In der behaarten Haut sind die um die Haarwurzeln angeordneten Sensoren für die Tastempfindung verantwortlich.

Bahnsysteme

Von den Rezeptoren aufgenommene Informationen verlaufen über die afferenten Fasern der pseudounipolaren spinalen Ganglienzellen und erreichen mit den Hinterwurzeln das Rückenmark. Im Hinterhorn erfolgt die Umschaltung entweder direkt (protopathische Sensibilität) oder erst im Hirnstamm (epikritische Sensibilität, lemniskales System). Die sensiblen Afferenzen enden kontralateral in entsprechenden Hirnrindenregionen. Sowohl im Bahnverlauf als auch kortikal besteht eine somatotopische Gliederung.

Hinterstrang (Funiculus posterior, lemniskales System). Die aufsteigenden Bahnen von den unteren Extremitäten liegen medial (*Fasciculus gracilis*) zu denen der Arme (*Fasciculus cuneatus*). Im unteren Anteil der Medulla oblongata werden diese Fasern im Nucleus gracilis bzw. cuneatus umgeschaltet, kreuzen im *Lemniscus medialis* zur Gegenseite und nehmen ihren Weg durch den Hirnstamm zum Thalamus (Nucleus ventralis posterolateralis). Von hier schicken die nächsten Neurone ihre Fortsätze im *Tractus thalamocorticalis* durch die Capsula interna zum *Gyrus postcentralis*.

Vorderseitenstrang (protopathisches System). Im Rückenmarkquerschnitt liegen die Fasern der unteren Körperabschnitte anterolateral zu denen der oberen. Der *Tractus spinothalamicus anterior* führt Informationen über starken Druck und grobe Berührung. Seine afferenten Zuflüsse werden im Hinterhorn ipsilateral über 2 bis mehr Segmente oberhalb ihrer Eintrittshöhe in das Rückenmark (hier nicht eingezeichnet) umgeschaltet. Von dort ziehen die Fasern im vorderen Rückenmarkquerschnitt (Commissura grisea anterior) zur Gegenseite und weiter nach kranial über den Hirnstamm in Nachbarschaft des Lemniscus medialis zum Thalamus (Nucleus ventralis posterolateralis). Der weiterführende *Tractus thalamocorticalis* endet im Gyrus postcentralis. Im *Tractus spinothalamicus lateralis* verlaufen Fasern zur Schmerz- (Kitzeln, Jucken) und Temperaturwahrnehmung. Die afferenten Fasern der Hinterwurzel verzweigen sich ipsilateral über 1–2 Segmente. Dann werden sie in der *Substantia gelantinosa* des Hinterhorns auf ihr nächstes Neuron umgeschaltet, kreuzen und enden wie die vorderen spinothalamischen Bahnen im Thalamus. Von dort erfolgt die kortikale Projektion im Tractus thalamocorticalis zum Gyrus postcentralis.

Kleinhirnseitenstränge (spinozerebelläres System). Hierüber ist die Tiefensensibilität in die Steuerung der Motorik eingebunden. Afferenzen der Muskelspindeln und Sehnenorgane werden im Nucleus thoracicus (Clarke-Säule, von Th1 bis L2) des Hinterhorns auf den ipsilateralen *Tractus spinocerebellaris posterior* und *anterior* (ipsi-/kontralateral) umgeschaltet. Sie führen zum Spinozerebellum (S. 54).

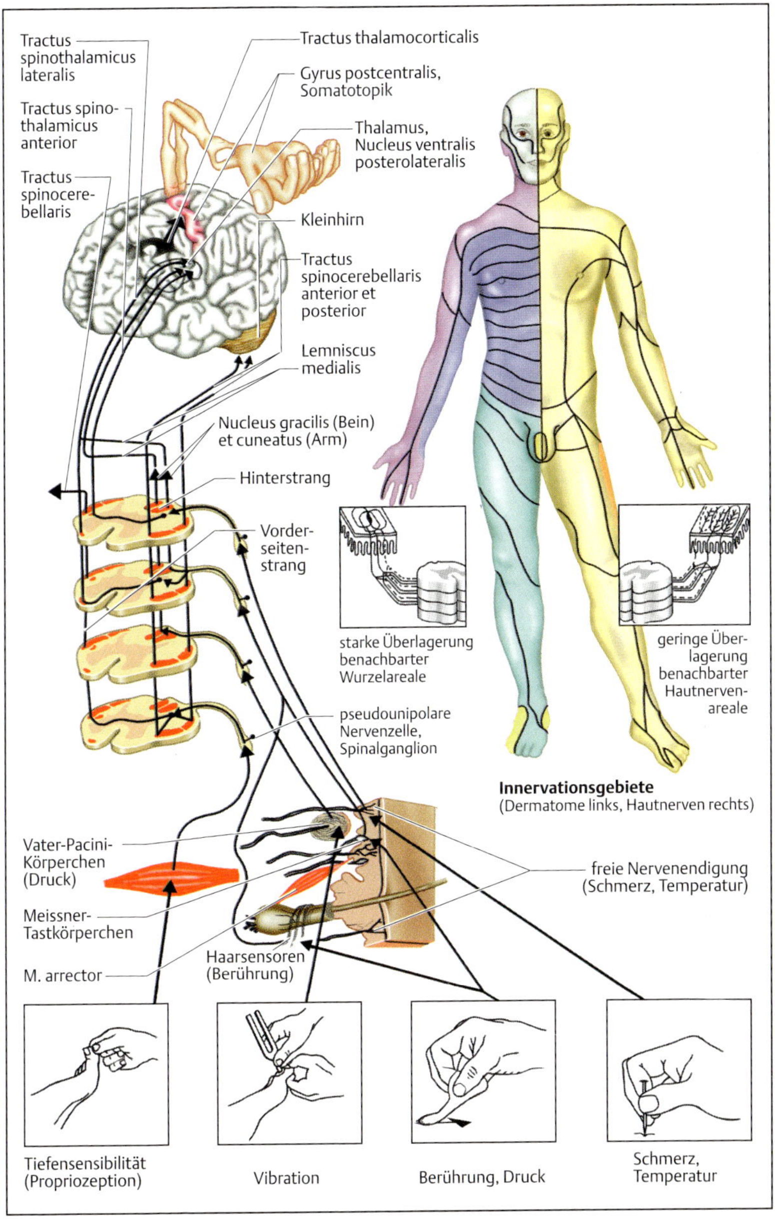
Tractus spinothalamicus lateralis
Tractus spinothalamicus anterior
Tractus spinocerebellaris
Tractus thalamocorticalis
Gyrus postcentralis, Somatotopik
Thalamus, Nucleus ventralis posterolateralis
Kleinhirn
Tractus spinocerebellaris anterior et posterior
Lemniscus medialis
Nucleus gracilis (Bein) et cuneatus (Arm)
Hinterstrang
Vorderseitenstrang
pseudounipolare Nervenzelle, Spinalganglion
starke Überlagerung benachbarter Wurzelareale
geringe Überlagerung benachbarter Hautnervenareale
Innervationsgebiete
(Dermatome links, Hautnerven rechts)
Vater-Pacini-Körperchen (Druck)
Meissner-Tastkörperchen
M. arrector
Haarsensoren (Berührung)
freie Nervenendigung (Schmerz, Temperatur)
Tiefensensibilität (Propriozeption)
Vibration
Berührung, Druck
Schmerz, Temperatur

Untersuchung. Der Patient sollte während der Untersuchung die Augen geschlossen halten. Die Prüfung der *Oberflächensensibilität* erfolgt über das Berührungs-, Schmerz- und Temperaturempfinden. Die Unterscheidung der Stimuli (z. B. spitz-stumpf, warm-kalt, Intensität, Stereognosie, 2-Punkte-Diskrimination, Graphästhesie) wird zusätzlich registriert. Lagesinn, Druck- und Vibrationsempfinden geben Auskunft über die *Tiefensensibilität*. Sensibilitätsstörungen gehen häufig mit *Stand*- (Probe: Romberg-Test, Einbeinstand) und/oder *Gangstörungen* (S. 60) einher.

Bewertung. Die Untersuchungsergebnisse unterliegen individuellen Schwankungen und sind im Zusammenhang mit z. B. Reflexstörungen oder Paresen zu beurteilen. Sensibilitätsstörungen werden als Parästhesien (Kribbeln, Ameisenlaufen, pelzig, taub, lahm), teils in schmerzhafter Form (Dysästhesien), teils als Ausfall sensibler Qualitäten empfunden.

Lokalisation von Sensibilitätsstörungen

Symptome	Läsionsort	Mögliche Ursache[1]
Lokalisierte Sensibilitätsstörungen (ohne Bindung an periphere Innervationsmuster[2])	Hautnerven/-rezeptoren	Hautläsionen, Narben, lepromatöse Form der Lepra (dissoziierte Störung[3] ⇨ distale Extremitäten, Nasenspitze, Ohrmuschel)
Initial oft Parästhesien/Schmerzen, dann entsprechend dem Läsionsort sensible mononeuropathische Ausfälle	Peripherer Nerv, distal	Mononeuropathie (Kompression, Tumor), Mononeuritis multiplex (Befall mehrerer Einzelnerven z. B. bei Vaskulitis, Diabetes mellitus)
Distal bilateral symmetrische Sensibilitätsstörungen	Periphere Nerven, distal	Polyneuropathie (Diabetes mellitus, Alkohol, medikamentös-toxisch, Guillain-Barré-Syndrom)
Bilateral symmetrische oder asymmetrische Oberschenkelschmerzen	Periphere Nerven, proximal/Plexus	Diabetes mellitus
Multiple sensible und motorische Nervenausfälle einer Extremität	Plexus	Trauma, Kompression, entzündlich, Ischämie, Tumor, metabolisch
Mono-/polyradikuläre Ausfälle ein- oder beidseitig	Nervenwurzel	Bandscheibenvorfall, Zoster, Guillain-Barré-Syndrom, Tumor, Meningeosis, paraneoplastisch
Spinale Ataxie, inkomplettes oder komplettes Querschnittsyndrom, S. 48	Rückenmark	Vaskulär, Tumor, entzündlich/Multiple Sklerose, hereditär, metabolisch, Trauma, Fehlbildung
Lagesinn und Pallanästhesie der oberen Extremitäten/Rumpf, Lhermitte-Zeichen	Kraniozervikaler Übergang	Tumor, basilare Impression
Kontralaterale dissoziierte oder gekreuzte Sensibilitätsstörung, S. 70 f	Hirnstamm	Vaskulär, Tumor, Multiple Sklerose
Kontralaterale Parästhesien und Sensibilitätsausfälle, Schmerzen, Pallanästhesie	Thalamus	Vaskulär (S. 170), Tumor, Multiple Sklerose
Parästhesien, kontralaterale Sensibilitätsausfälle, (Astereognosie, Lagesinnstörung, Verlust 2-Punkte-Diskrimination, Topagnosie, Graphanästhesie)	Postzentrale kortikale Region	Vaskulär, Tumor, Trauma

[1]Auswahl [2]Psychogene sensible Störungen sind möglich [3]Abschwächung/Verlust des Schmerz- und Temperaturempfindens bei erhaltener taktiler Ästhesie

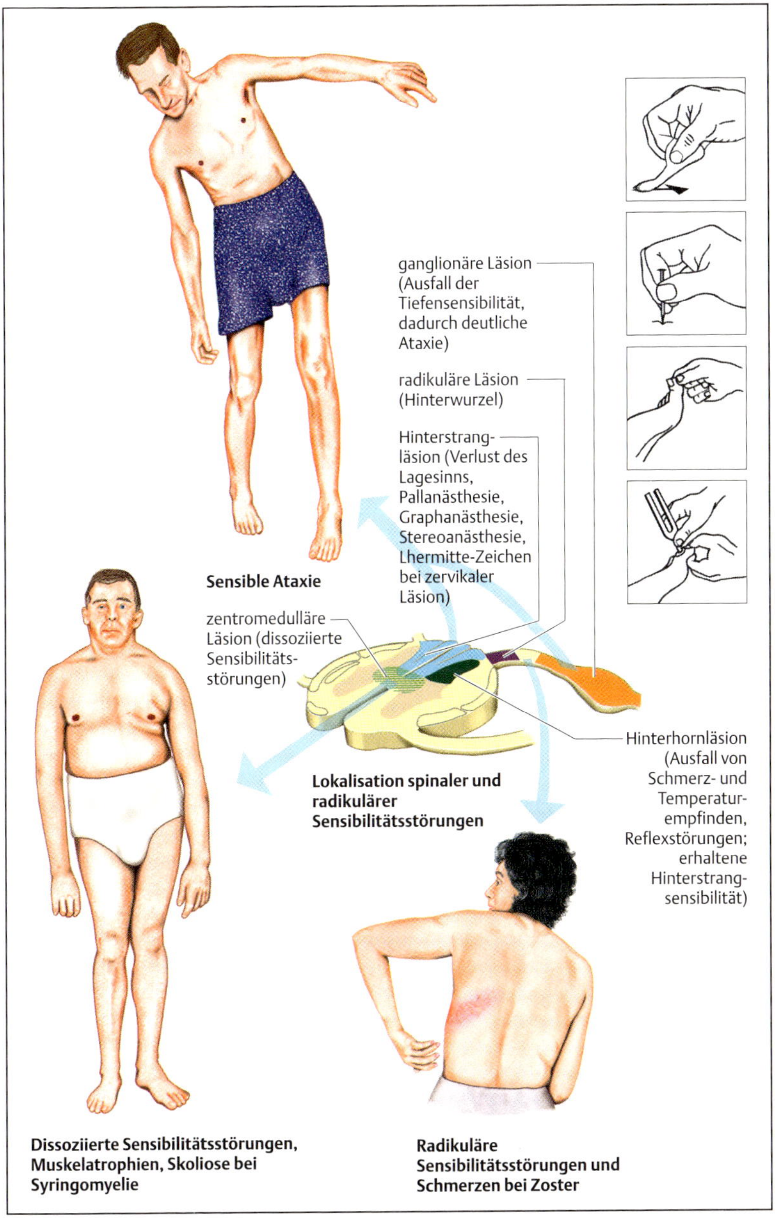

Sensible Ataxie

Lokalisation spinaler und radikulärer Sensibilitätsstörungen

Dissoziierte Sensibilitätsstörungen, Muskelatrophien, Skoliose bei Syringomyelie

Radikuläre Sensibilitätsstörungen und Schmerzen bei Zoster

Schmerz ist eine unangenehme sensorische und emotionale Erfahrung, die mit tatsächlichen oder möglichen Gewebsschädigungen auftritt oder so geschildert wird (International Association for the Study of Pain).

Pathogenese

Schmerz basiert auf Schmerzauslösung (Schmerzaufnahme + -weiterleitung + -verarbeitung im ZNS = *Nozizeption*) und anschließender Reaktion (nozifensives Verhalten ⇨ motorische und vegetative Reflexe).

Schmerzaufnahme. Nozizeptoren für mechanische, thermische und chemische Noxen sind in allen Körperorganen mit Ausnahme des ZNS vorhanden. Durch Freisetzung von Neuropeptiden (S. 184) können die Nozizeptoren eine neurogene sterile Entzündungsreaktion bewirken, die die Schmerzaufnahme verstärkt.

Schmerzweiterleitung. Nozizeptive Impulse werden über periphere Nerven zum Hinterhorn des Rückenmarks und zum Hirnstamm fortgeleitet. Hier erfolgt eine erste Modifikation der eingehenden Informationen über nozizeptiv-spezifische und -unspezifische (wide dynamic range neurons) Neurone, wobei letztere nicht nur nozizeptive, sondern zahlreiche weitere Reizzuflüsse erhalten. Auf dieser Ebene setzen offenbar Sensibilisierungsvorgänge an, die die „Schmerzschwelle" erniedrigen und so die Entwicklung chronischer Schmerzen begünstigen. Die Impulsfortleitung zum ZNS erfolgt nicht nur über die Tractus spinothalamicus und spinoreticularis, sondern über verschiedene weitere Bahnsysteme zu unterschiedlichen „Schmerzverarbeitenden" Hirnregionen.

Schmerzverarbeitung. Durch die Formatio reticularis werden Weckreaktionen, vegetative Reflexe und emotionale Anteile des Schmerzes kontrolliert. Der Thalamus hat eine Relais- und Differenzierungsfunktion für nozizeptive Reize. Im Hypothalamus erfolgt die Vermittlung vegetativer bzw. neuroendokrinologischer Reaktionen. Das limbische System (S. 144) ist für emotionale und motivationale Aspekte der Schmerzverarbeitung wichtig. Der somatosensorische Kortex erfüllt vor allem Aufgaben der Schmerzdifferenzierung und -lokalisation. Absteigende Bahnsysteme aus den genannten ZNS-Regionen beeinflussen die individuelle Schmerzwahrnehmung. In der Nozizeption sind auf unterschiedlichen Ebenen *Neurotransmitter/-peptide* wie Glutamat (Memantine), Substanz P (Capsaicin), Histamin (Antihistaminika), Serotonin/Noradrenalin (Antidepressiva), γ-Aminobuttersäure (Baclofen, Diazepam), Prostaglandin (nichtsteroidale Analgetika) und Enkephalin/Endorphin/Dynorphin (Opiate) wirksam (in Klammern effektive Medikamente).

Schmerzformen (s. Tabelle 9, S. 363)

Neuropathische Schmerzen entsprechen einer Schädigung des Nervengewebes. Bei *projizierten Schmerzen* wird der Schmerz in dem zum betroffenen Nerven gehörigen Versorgungsgebiet empfunden. Schmerz- und Läsionsort sind dann nicht identisch (z. B. Wadenschmerzen bei einem S1-Syndrom, Stirnkopfschmerzen bei einem Tentoriummeningeom, streifenförmige abdominale einseitige Schmerzen bei einem Neurinom).

Nozizeptive Schmerzen entstehen durch eine direkte Gewebsschädigung, wobei der Schmerz Folge der Aktivierung von Nozizeptoren ist. Das Nervensystem bleibt dabei strukturell intakt. Betreffen die Organschäden somatische Afferenzen, spricht man von *somatischen Schmerzen* (Tabelle 9, S. 363). Diese sind gewöhnlich gut vom Betroffenen zu lokalisieren. Sie werden als stechend, drückend oder klopfend wahrgenommen. Beispiele sind postoperative, traumatische und lokal-entzündliche Schmerzen. Demgegenüber sind *viszerale Schmerzen* ungenauer zu orten (z. B. Kopfschmerz bei Meningitis, Koliken bei Gallensteinen, Gastritis, Mesenterialinfarkt). Sie besitzen einen dumpfen, krampfartigen, bohrenden, an- und abschwellenden Charakter. Die spinalen Afferenzen (über C-Fasern) werden vor allem zum limbischen System geleitet. Daraus erklärt sich die quälende, unangenehme, emotional beeinflußbare und Einfluß nehmende Eigenschaft dieser Schmerzen. Viszerale Schmerzen können als *direkte*, ortsbezogene Schmerzen (direkter Eingeweideschmerz) oder als *übertragene* Schmerzen auftreten. Der direkte viszerale Schmerz wird im Bereich des betroffenen Organs gespürt.

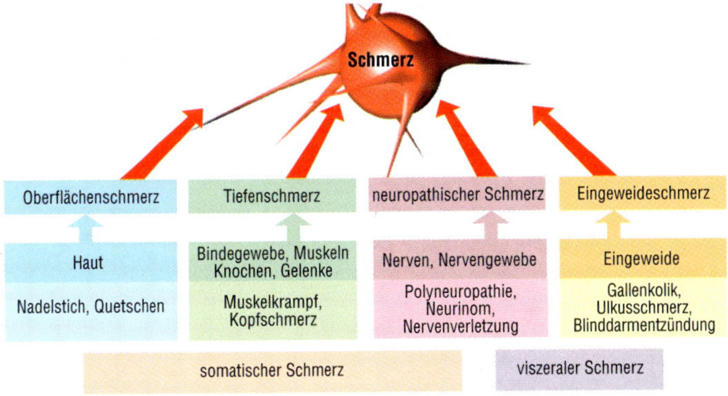

Schmerzmodalitäten

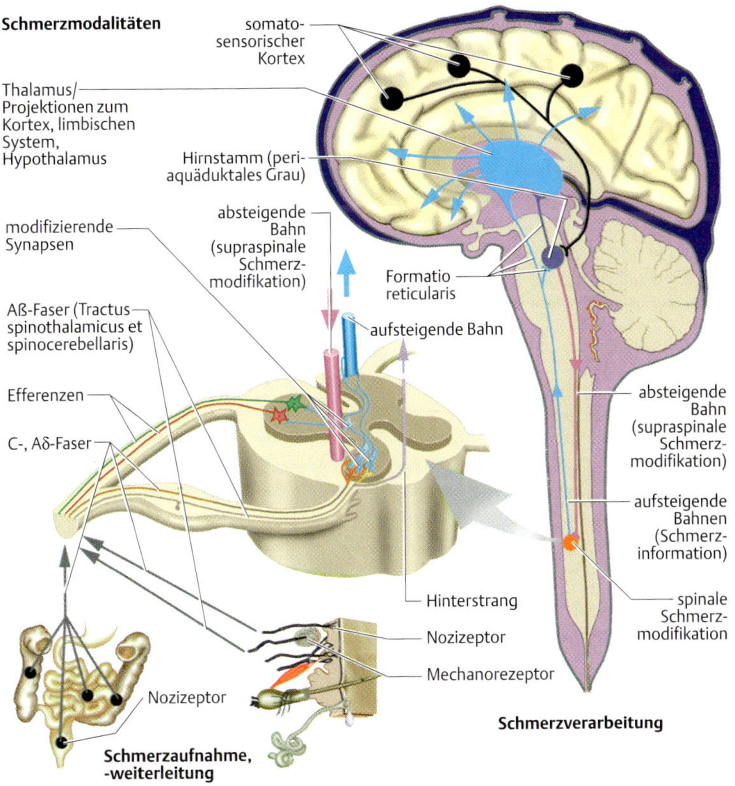

Schmerzaufnahme, -weiterleitung

Schmerzverarbeitung

Head-Zonen

Übertragene viszerale Schmerzen werden nicht an ihrem Entstehungsort, sondern in entfernten Hautarealen (Head-Zonen) wahrgenommen. Dieses Phänomen kommt durch gemeinsames Eintreffen sowohl viszeraler als auch kutaner Afferenzen an Neuronen des Hinterhorns zustande. Dadurch lokalisiert das Gehirn den Eingeweideschmerz in die korrespondierenden Hautregionen. Die Schmerzen im Hautareal erfährt der Erkrankte als brennend, ziehend, scheuernd und wund. Leichte Berührungen werden als unangenehm schmerzhaft erlebt (*Allodynie*). Eine ipsilaterale Mydriasis ist bei bestimmten auslösenden Ursachen zusätzlich auffallend (z. B. bei Angina pectoris, Cholezystitis, Magenulkus, Darmerkrankungen). Übertragene Schmerzen werden nicht nur in bestimmten Hautbereichen, sondern auch in Muskeln oder Bindegewebe verspürt (*Druckschmerzpunkte*, beispielsweise Blumberg-Zeichen, McBurney-Punkt).

Spinale vegetative Reflexe

Umschaltung von Afferenzen aus den Organsystemen des Körpers auf sympathische präganglionäre Neurone in der intermediolateralen und intermediomedialen Säule in Höhe Th1–L2 (S. 140) bildet die Grundlage dieser Reflexe. Beispiele sind der *viszeroviszerale Reflex* (⇨ Meteorismus bei Koliken, Anurie bei Myokardinfarkt), *viszerokutane Reflex* (⇨ Eingeweidereiz führt zur Schweißsekretion, vermehrten Durchblutung in Head-Zone), *kutiviszerale Reflex* (⇨ Verminderung z. B. von Koliken, Myogelosen durch warme Umschläge/Massage), *viszeromotorische Reflex* (⇨ Muskelabwehrspannung durch Eingeweidereiz) und der *vasodilatatorische Axonreflex* (⇨ Dermographismus). Speziell bei Rückenmarkserkrankungen ist die Störung dieser Reflexe klinisch bedeutsam (Veränderung der kardiovaskulären, gastrointestinalen, thermoregulatorischen und urogenitalen Funktionen).

Komplexe regionale Schmerzsyndrome (CRPS)

Mit diesem Begriff werden die Krankheitsbilder *sympathische Reflexdystrophie* (CRPS Typ I) und *Kausalgie* (CRPS Typ II) zusammengefaßt (International Association for the Study of Pain). Beim Typ II ist ein peripherer Nervenschaden vorhanden, beim Typ I dagegen nicht. Merkmal dieser Syndrome ist der andauernde diffuse, oft als brennend verspürte Extremitätenschmerz. Es stellen sich wechselnde sensible, motorische, vegetative, trophische und reaktive psychische Veränderungen ein. Meist Folge einer Verletzung oder anderen Noxe bzw. einer längeren Schonung. Die Diagnose eines CRPS basiert wesentlich auf dem Ausschluß anderer Erkrankungen (wie Fraktur, Vaskulitis, Thrombose). Die Pathogenese ist unbekannt.

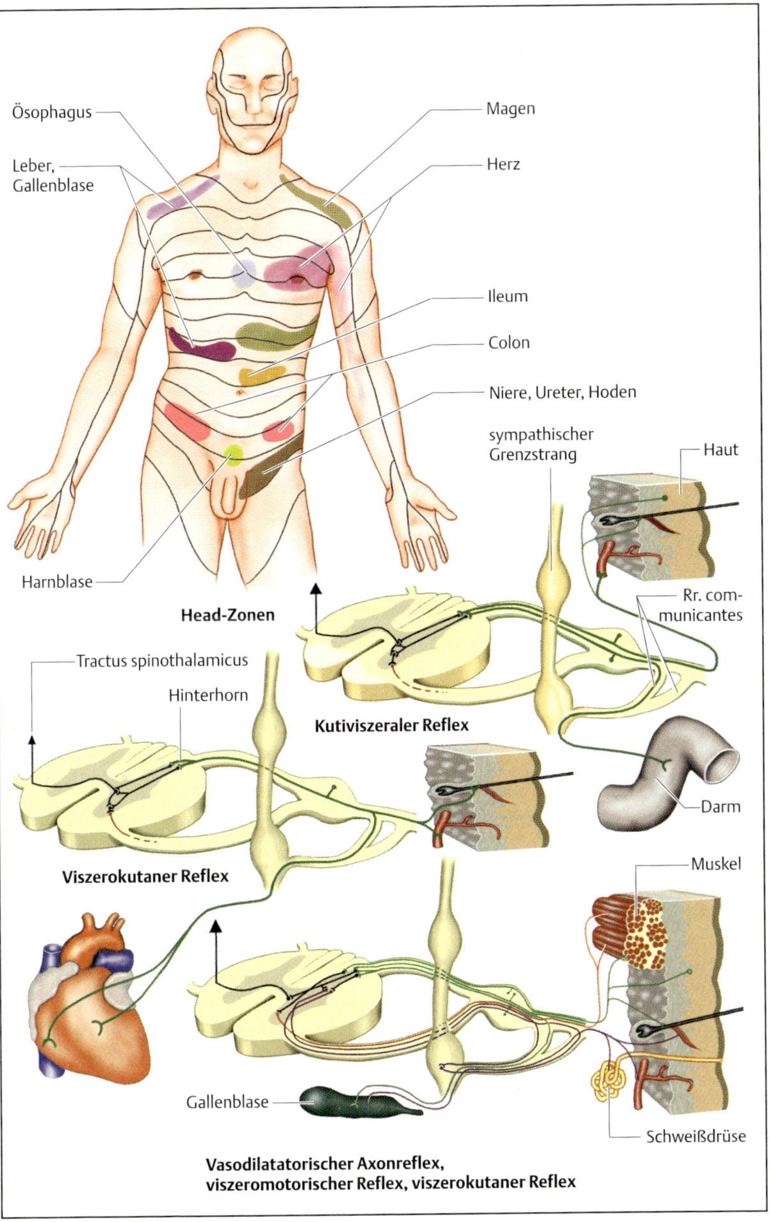
Ösophagus
Leber,
Gallenblase
Magen
Herz
Ileum
Colon
Niere, Ureter, Hoden
Harnblase
Head-Zonen
sympathischer
Grenzstrang
Haut
Rr. com-
municantes
Tractus spinothalamicus
Hinterhorn
Kutiviszeraler Reflex
Darm
Viszerokutaner Reflex
Muskel
Gallenblase
Schweißdrüse
Vasodilatatorischer Axonreflex,
viszeromotorischer Reflex, viszerokutaner Reflex

Zirkadianer Rhythmus

Der Schlaf-Wach-Rhythmus des Menschen folgt ungefähr einer 24-Stunden-Periodik. Aus dieser Beobachtung leitet sich der Begriff zirkadian (lat.: *circa* und *dies*) ab. Dieser zirkadiane Rhythmus ändert sich auch dann nicht, wenn alle äußeren zeitlichen Orientierungsmaßstäbe wegfallen. In der Isolation von Umwelt-Zeitgebern verschiebt sich allerdings der zirkadiane Ablauf, d. h. der Schlaf beginnt von Tag zu Tag später. Die Kontrollfunktion der zirkadianen Rhythmik wird dem im Hypothalamus gelegenen Nucleus suprachiasmaticus (S. 142) zugeschrieben. Retino-hypothalamische Verbindungen scheinen für die Anbindung des zirkadianen Rhythmus an die Umgebungsbeleuchtung verantwortlich zu sein. Ebenso bestehen retinale Afferenzen zur Pinealisdrüse. Das dort gebildete Melatonin besitzt eine rhythmusverschiebende Wirkung.

Nicht nur der Schlaf-Wach-Zyklus zeigt einen periodischen Wechsel, sondern auch zahlreiche andere körperliche Abläufe (wie Blutdruck, Lungenfunktion, Hormonausschüttung, Mitoserate, Aufmerksamkeitsreaktionen, intrakranieller Druck) folgen einer zirkadianen Veränderung (*Chronobiologie*). Entsprechend bestehen innerhalb einer 24-Stunden-Periodik Leistungsschwer- und -tiefpunkte, die z. B. arbeitsphysiologisch bedeutsam sind. Auch für die Manifestation von Krankheiten kann eine Häufung zu bestimmten Tageszeiten (*Chronopathologie*) gefunden werden.

Schlaf

Mit der Schlafpolygraphie (EEG, EOG, EMG) kann der *REM* (rapid eye movement)-*Schlaf* vom *NREM* (non rapid eye movement)-*Schlaf* unterschieden werden. Der NREM wird in die Schlafstadien 1, 2, 3 und 4 eingeteilt, wobei die letzten beiden Stadien den Tiefschlaf markieren (s. Tabelle 10, S. 363).

Im normalen Schlaf folgen die Schlafstadien einem Muster (*Schlafzyklus*). Ein Schlafzyklus dauert 90–120 Minuten und wird bei einer Schlafdauer von ca. 8 Stunden 4- bis 5mal durchlaufen. Die Regulation der Schlafstadien erfolgt über sich wechselseitig hemmende (noradrenerge REM-off-Neurone) und aktivierende (cholinerge REM-on-Neurone) Systeme, die vorwiegend im Hirnstamm lokalisiert sind.

Schlafprofil

Mit steigendem Lebensalter ändert sich auch das Schlaf-Wach-Muster. Neugeborene verbringen 16–18 Stunden in einem irregulär verteilten Zyklus schlafend. Bis zum 2. Lebensjahr stellt sich eine Stabilisierung zu einer monophasischen Schlafperiode von ca. 12 Stunden Schlafdauer ein. Bei Erwachsenen liegt die Schlafdauer um die 8 (4–10) Stunden. Mit zunehmendem Alter verändern sich Schlafgewohnheiten (Mittagsschlaf, verlängerte Ruhezeiten) und Schlafprofil (Abnahme der Tiefschlafphasen, längere Liegezeiten morgens). Auch die *Schlafarchitektur* ändert sich altersabhängig: Neugeborene weisen 50% REM-Schlaf auf, Erwachsene 18%. Ab dem 50. Lebensjahr nehmen die Tiefschlafphasen deutlich auf 5% des Gesamtschlafes ab. Individuell bestehen Unterschiede im Schlaf-Wach-Zyklus: *Somnotypen* vom Morgentyp („Lerchen") heben sich gegenüber einem Abendtyp („Eulen") ab. Die Bettgehzeiten unterscheiden sich dabei um 1–2 Stunden.

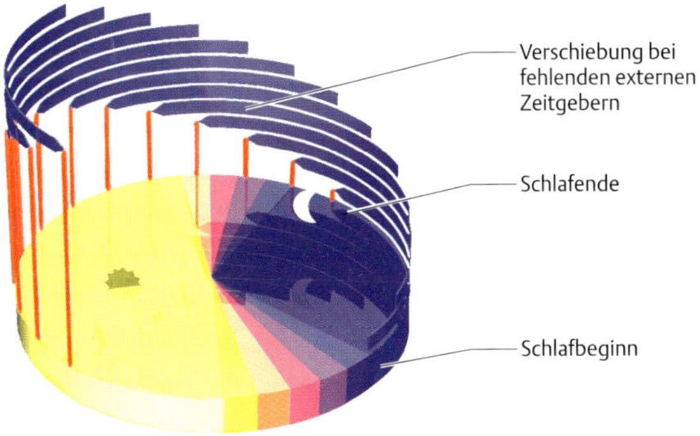

Zirkadianer Rhythmus

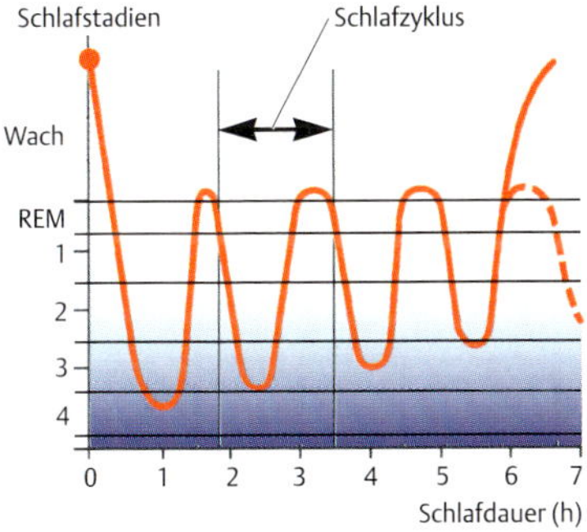

Schlafprofil (4 Schlafzyklen)

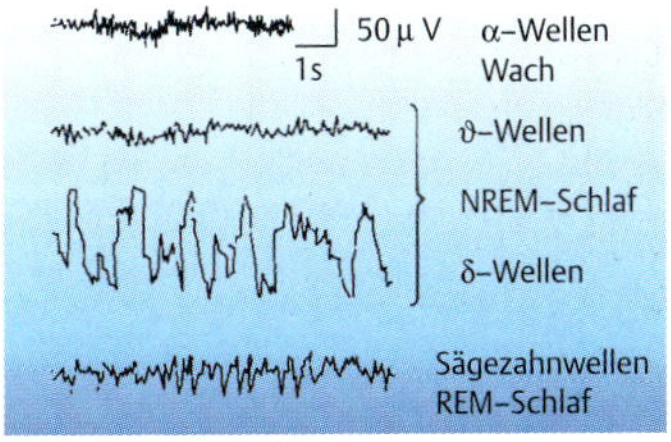

Graphoelemente der Schlafstadien

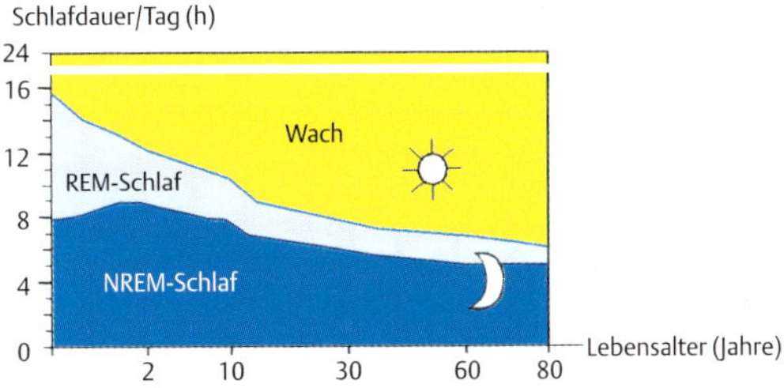

Änderung der Schlafarchitektur mit dem Lebensalter

Mehr als 100 Schlafstörungen sind bekannt. Häufige Beschwerden betreffen unzureichenden, gestörten oder fehlenden Schlaf (*Insomnie*) bzw. zu großes Schlafbedürfnis oder Tagesmüdigkeit (*Hypersomnie*). *Atemstörungen* im Schlaf (wie Schnarchen, Atempausen, Asthmaattakken), unwillkürliche *Bewegungen*, *Parasomnien*, pharmakologisch wirkende *Substanzen* (Medikamente, Alkohol, Kaffee, Drogen, Rauchen) und schlafgebundene *Krankheitsmanifestationen* sind Ursachen von Schlafstörungen. Die Aufdeckung der Ursache einer Schlafstörung ist für ihre Therapie grundlegend. Erster Schritt ist die Feststellung, ob die Beschwerden vorwiegend mit einer Schlafstörung zusammenhängen (primäre Schlafstörung) oder ob sie Symptom einer Erkrankung sind (sekundäre Schlafstörung).

Primäre Schlafstörung

Intrinsische Dyssomnie. Eine *psychophysiologische Insomnie* ist durch eine erhöhte innere körperliche Anspannung (unzureichende Entspannung, Ängstlichkeit, Gedankenkreisen) und zentrale Thematisierung einer chronischen Schlaflosigkeit (stetes Klagen über Ein- und Durchschlafstörungen, zu frühes Erwachen) gekennzeichnet. Der Schlaf in neuer Umgebung (Ferienort) ist dagegen oft besser.

Das Empfinden eines gestörten Schlafes ohne Nachweis einer Schlafstörung (Polysomnographie) liegt der *Pseudoinsomnie* zugrunde.

Aufsteigende Mißempfindungen in den Beinen in Ruhephasen (Fernsehen, Einschlafen) zusammen mit einem Bewegungsdrang kennzeichnen das *Restless-legs-Syndrom* (RLS). Es kann mit *periodischen Beinbewegungen im Schlaf* einhergehen (über Minuten bis Stunden anhaltende, wiederkehrende zuckende Beugebewegungen). Beide Bewegungsstörungen treten symptomatisch u. a. bei Urämie, durch trizyklische Antidepressiva und Eisenmangel auf. Das RLS kann autosomal dominant vererbt werden.

Vermehrte Tagesschläfrigkeit (imperativer Schlaf) speziell in ruhigen Situationen (Zeitunglesen, Vortrag, langstreckige Autofahrten) sind ein Merkmal der *Narkolepsie*. Hinzu können Kataplexie (plötzlicher Muskeltonusverlust ohne Bewußtlosigkeit), Schlaflähmung (Unfähigkeit zur Bewegung und zu sprechen in der Aufwachphase) und hypnagoge Halluzinationen (unterschiedliche visuelle oder akustische Phänomene in der Einschlafphase) treten. Diagnostische Attribute der Narkolepsie stellen geringe Schlaflatenz, früh eintretende REM-Phasen und Nachweis von HLA-Antigenen (DR2–15, DQw1–6) dar.

Tagesschläfrigkeit mit häufigem Einnicken, nächtlichen Atempausen, lautem Schnarchen sind Kernsymptome der *obstruktiven Schlafapnoe*. Konzentrationsstörungen, Leistungsabfall und Kopfschmerzen sind weitere Symptome.

Extrinsische Dyssomnie. Die Schlafstörungen werden hierbei durch äußere Faktoren (wie Lärm, Licht, vermehrte Belastungen, Medikamente) hervorgerufen.

Zirkadiane Störungen. Schichtarbeit oder Interkontinentalflüge (jet lag) verursachen Schlafstörungen.

Parasomnien. Hierzu zählen Schlaftrunkenheit (Verwirrtheit nach Aufwachen), Schlafwandeln (Somnambulismus), Alpträume, Einschlafmyoklonien, Enuresis und Bruxismus (Zähneknirschen).

Sekundäre Schlafstörung

Psychiatrische Erkrankungen. Depressive Störungen gehen häufig mit Schlafstörungen einher. Frühes Erwachen, nächtliche Unruhe und Schwierigkeiten, den Tag zu beginnen, werden geschildert. Schlafstörungen sind ferner bei Psychosen, manischen Episoden, Angststörung, Alkoholismus und Drogenkonsum häufig.

Neurologische Erkrankungen. Dementielle Syndrome, Parkinson-Syndrom, Dystonien, Atemstörungen bei neuromuskulären Erkrankungen (Muskeldystrophie, amyotrophe Lateralsklerose), Epilepsie (schlafgebundene Anfälle) und Kopfschmerzen (Clusterkopfschmerz, Migräne) verursachen Schlafstörungen. Die seltene autosomal dominant vererbte, tödlich verlaufende familiäre Insomnie (fatal familial insomnia) wird durch Prionen (S. 252) hervorgerufen.

Internistische Erkrankungen. Lungenerkrankungen (Asthma bronchiale, chronisch obstruktive Erkrankung), Angina pectoris, Nykturie, Fibromyalgiesyndrom oder chronisches Müdigkeitssyndrom (Chronic-fatigue-Syndrom) sind mögliche Ursachen von Schlafstörungen.

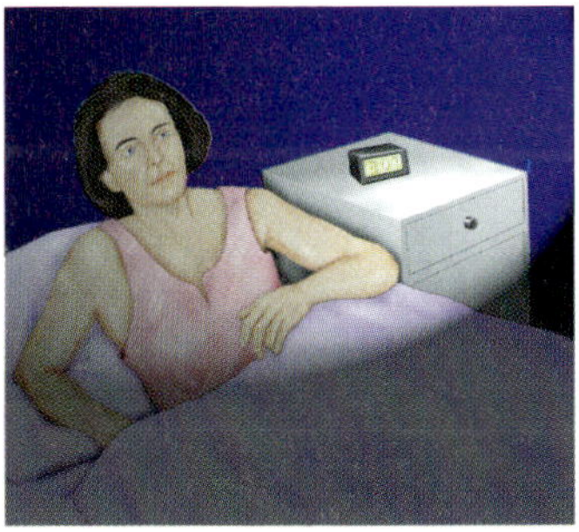

Psychophysiologische Insomnie

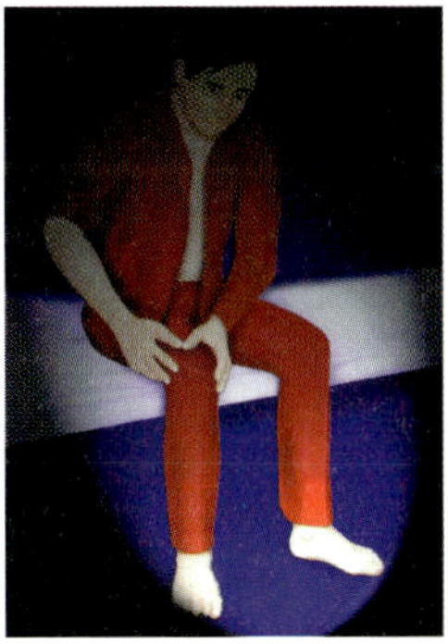

Restless-legs-Syndrom

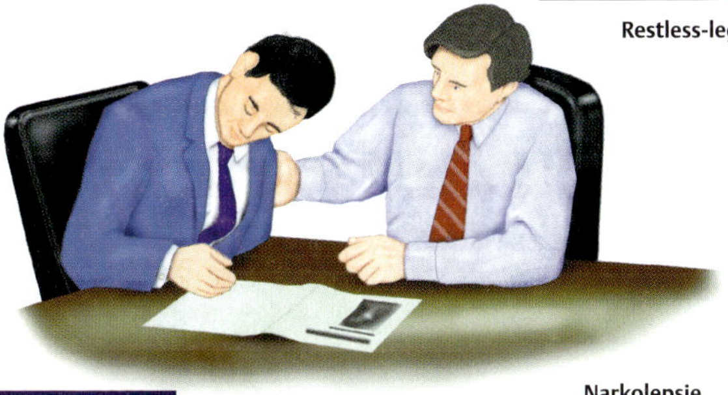

Narkolepsie

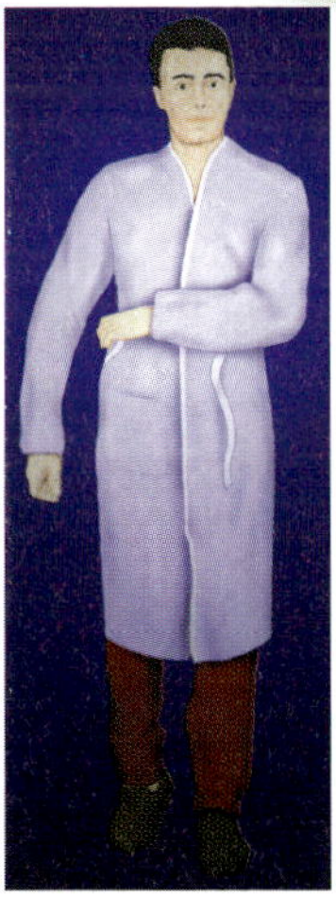

Gestörter Schlaf-
Wach-Rhythmus

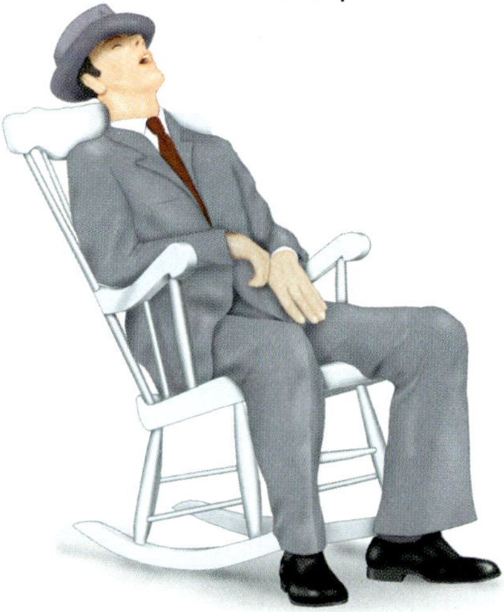

Tagesmüdigkeit

Bewußtsein ist ein aktiver Prozeß, an dem zahlreiche Komponenten beteiligt sind. Zu diesen zählen Wachheit, Fähigkeit zur Selbstwahrnehmung, Aktivierbarkeit, Aufmerksamkeit, Gedächtnis, Wahrnehmung, Antrieb, Sprache, Stimmungslage, (abstraktes/logisches) Denken und zielgerichtete Handlungen. Die Interpretation des Bewußtseins ist eine Aufgabe der Psychologie und Philosophie.

Die Grundlage der *klinischen* Beurteilung des Bewußtseins bilden Selbst- und Umgebungswahrnehmung, Verhalten sowie Reaktion des Patienten auf aktuelle externe Stimuli. Diese Bedingungen lassen sich in den Kategorien *Bewußtseinsniveau* (Bewußtseinslage/-helligkeit, quantitatives Bewußtsein, level of consciousness, Vigilanz, wakefulness, alertness, arousability), *Bewußtseinsinhalt* (qualitatives Bewußtsein, content of consciousness, awareness) und *Wachheit* erfassen. In der Regel präsentieren sich Veränderungen schwerpunktmäßig, d. h. es sind auch jeweils die anderen Kategorien mitbetroffen.

Morphologisch wird das Bewußtseinsniveau dem *retikulären aktivierenden System* (RAS) zugeordnet. Dieses Netzwerk erstreckt sich innerhalb rostraler Anteile der Formatio reticularis (S. 26) von der Medulla oblongata bis zu den intralaminaren Thalamuskernen. Von hier erfolgen ausgedehnte bilaterale kortikale Projektionen. Umgekehrt modulieren kortikale Einflüsse das RAS. Als Neurotransmitter sind vorzugsweise cholinerge sowie monoaminerge (Noradrenalin, Dopamin, Serotonin) Systeme, GABAerge (hemmende) und glutamaterge (exzitatorische) Neurone wirksam.

Der *normale Bewußtseinszustand* ist durch die Merkmale „voll bewußt", „orientiert" und „wach" gekennzeichnet. Zirkadiane Schwankungen (z. B. müde, konzentriert, unkonzentriert, ungeordnet) in den einzelnen Kategorien sind möglich. Der Patient kann aber jederzeit durch externe Stimuli rasch in den Normalzustand versetzt werden.

Akute Bewußtseinsstörung

Verwirrtheitszustand. Vorzugsweise sind *Bewußtseinsinhalte* betroffen, und zwar Aufmerksamkeit, Konzentration, Denken, Gedächtnis, zeitlich-räumliche Orientierung und Wahrnehmung (Verkennungen). Hinzu treten Beeinträchtigungen des Bewußtseinsniveaus (Fluktuationen zwischen Agitiertheit und Somnolenz) und der Wachheit (gestörter Schlaf-Wach-Rhythmus mit Agitiertheit nachts, Müdigkeit tagsüber). Beim *Delir* stehen visuelle Halluzinationen, Unruhe, Suggestibilität und vegetative Störungen (Tachykardie, Blutdruckschwankungen, Hyperhidrosis) im Vordergrund.

Somnolenz. Die Abnahme des *Bewußtseinsniveaus* in Form von Schläfrigkeit, reduzierten Spontanbewegungen, psychomotorischer Verlangsamung und verzögerter Reaktion auf Ansprache ist von einer Störung der Wachheit abzugrenzen. Die Patienten sind leicht erweckbar, schlafen jedoch bei fehlendem Stimulus wieder ein. Auf Schmerzreize erfolgt eine direkte und gezielte Abwehr. Geringe qualitative Störungen (Orientierung, Aufmerksamkeit) bessern sich durch Weckreize.

Sopor (Stupor). Hierbei ist das *Bewußtseinsniveau* deutlich vermindert. Die Patienten sind nur durch intensive und wiederholte Stimuli erweckbar, öffnen dann die Augen und blicken den Untersucher an. Eine verbale Reaktion auf Ansprache fehlt oder erfolgt schleppend und inadäquat. Die Betroffenen können bewegungslos daliegen oder führen unruhige bzw. stereotype Bewegungen aus. Die Beeinträchtigung von Bewußtseinsinhalten macht sich vorwiegend als Verwirrtheit bemerkbar.

Störung der Wachheit. Normalerweise ändert sich die Wachheit in einem zirkadianen Rhythmus (S. 112). Störungen (*Dyssomnie*, S. 114) treten z. B. beim Schlafapnoe-Syndrom, der Narkolepsie und bei Parasomnien auf. Vaskuläre bilaterale paramediane Thalamusschädigungen, Tumoren im Gebiet des 3. Ventrikels oder Läsionen des mesenzephalen Tegmentums (S. 70 f) verursachen eine *Hypersomnie*. Bewußtseinsniveau und -inhalt können dabei zusätzlich ausgeprägte Veränderungen aufweisen (z. B. bei bilateralen paramedianen Thalamusinfarkten plötzliches Auftreten von Verwirrtheit, Somnolenz, Koma mit späteren Defiziten in Form von Apathie und Gedächtnisstörungen ⇨ „thalamische Demenz").

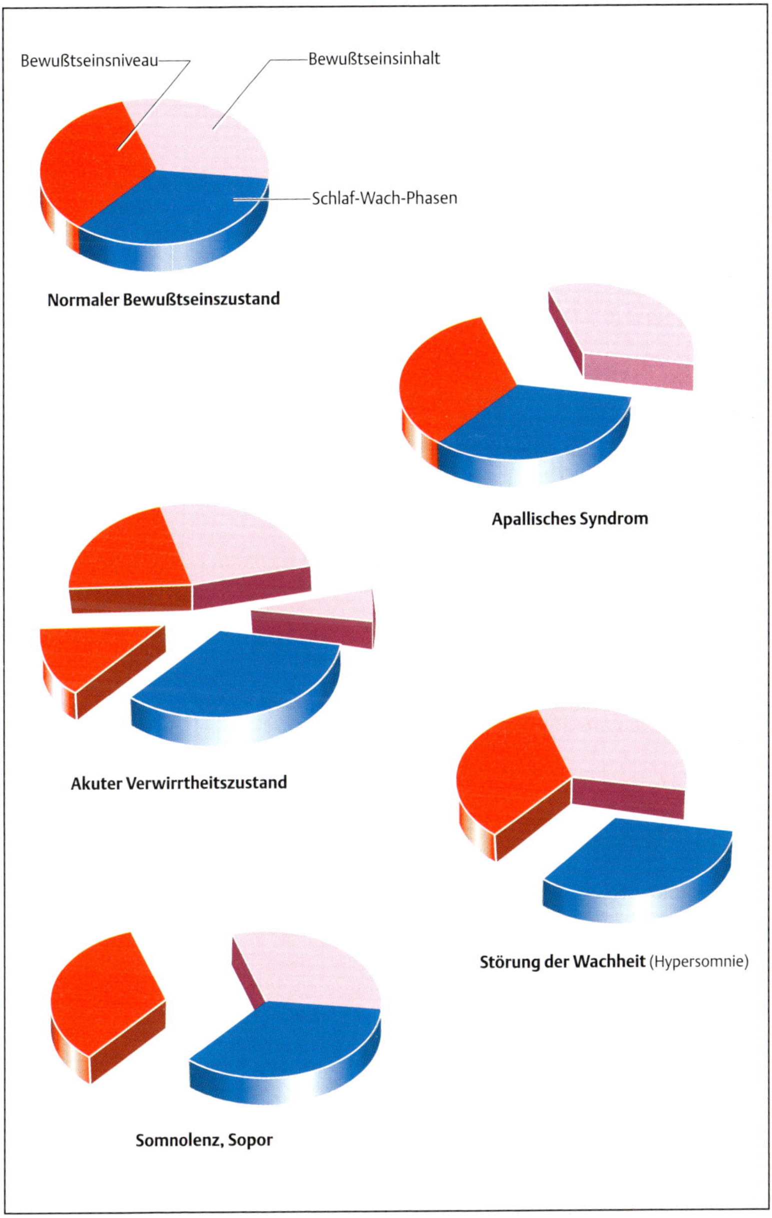
Bewußtseinsniveau
Bewußtseinsinhalt
Schlaf-Wach-Phasen
Normaler Bewußtseinszustand
Apallisches Syndrom
Akuter Verwirrtheitszustand
Störung der Wachheit (Hypersomnie)
Somnolenz, Sopor

Koma (gr.: tiefer Schlaf) bedeutet Bewußtlosigkeit. Der Patient liegt bewegungslos mit geschlossenen Augen und ist durch externe, auch intensive Stimuli nicht erweckbar. Ein Koma entsteht infolge einer strukturellen Läsion oder Funktionsstörung des RAS (S. 116) und/oder seiner Projektionen. Ursache können ausgedehnte Schädigungen beider Hemisphären bzw. des Hirnstamms sein. Ferner kommen metabolische, hypoxische, toxische oder endokrinologische Störungen als Verursacher in Betracht. Große, einseitige (besonders linksseitige) Hemisphärenläsionen führen bei einer Kompression des oberen Hirnstamms und des dienzephalen RAS zum Koma (transtentorielle Herniation, S. 162). Sie können aber auch ohne nachweisbare dienzephale/Hirnstammläsion eine vorübergehende Bewußtseinsstörung bewirken.

Komastadien

Das Ausmaß der Beeinträchtigung des Bewußtseinsniveaus korreliert im allgemeinen mit der Läsionsausdehnung. Die Reaktionen auf Stimuli informieren über die Schwere des Komas und ermöglichen Verlaufsüberwachungen sowie prognostische Aussagen. Eine einheitliche Klassifikation von Komastadien fehlt. Deshalb sollten als Befund die jeweiligen Reaktionen und nicht einzelne Begriffe wie „somnolent" oder „Stadium II" dokumentiert werden. Komaskalen (z. B. Glasgow Coma Scale, Innsbrucker Komaskala, Reaction Level Scale) dienen der Standardisierung erhobener Befunde.

Spontanbewegungen. Die Beurteilung der Motorik liefert Hinweise zum Läsionsort (S. 44 ff) und zur Art des Komas. Atemmuster, Lautäußerungen, Gähnen, Schlucken, Husten, Arm- und Beinbewegungen (Zuckungen im Gesicht, an den Händen als Hinweis auf epileptische Anfälle, Myoklonien, Beuge-/Streckbewegungen) werden beobachtet.

Stimuli. Bilaterale schwere Schädigungen oberhalb des Mittelhirns führen zu einem *Dekortikationssyndrom* (Arm-/Handbeugung, Armsupination, Beinstreckung). Kommt es zu einer Mittelhirnläsion oder unteren dienzephalen Läsion, stellt sich ein *Dezerebrationssyndrom* (Arm- und Beinstreckung mit Adduktion/Innenrotation der Arme, Pronation/Beugung der Hände) ein. Solche Beuge- und Streckbewegungen können spontan oder durch sensorische Stimuli (Ansprache, Kitzeln im Nasenbereich, Druck auf Fingerknöchel/Knochenregionen) nicht nur bei strukturellen, sondern auch bei z. B. metabolischen Schäden eintreten. Wegwendung vom Reiz zeigt für die betreffende Extremität meist eine intakte Pyramidenbahn an. Stereotype Beuge- oder Streckbewegungen sind bei einer schwerwiegenden Läsion der Pyramidenbahn zu erwarten.

Hirnstammreflexe (S. 26). Störungen der Pupillen und/oder der Augenbewegungen finden sich regelmäßig bei strukturellen Hirnstammläsionen (S. 70 f). Supratentorielle Schädigungen bewirken erst bei Beteiligung des Mittelhirns solche Syndrome. Ein Koma mit normalen Hirnstammfunktionen deutet auf schwere bilaterale Hemisphärenschäden hin (bzw. ein psychogenes Koma ist bei fehlenden weiteren Defiziten auszuschließen, S. 120). Beachtenswert ist, daß Medikamente oder toxische Substanzen (S. 92) den falschen Eindruck eines morphologischen Schadens vermitteln können. Bei bihemisphäralen Läsionen, metabolischen oder toxischen Ursachen ist der vestibulookuläre Reflex (VOR) nicht supprimiert, und das „Puppenkopfphänomen" ist sehr gut auslösbar. Konjugierte Augenbewegungen bei Überprüfung des VOR können nur bei intaktem Hirnstamm (zervikal bis zum Kerngebiet des N. oculomotorius) erfolgen. Bei Intoxikationen (z. B. Alkohol, Barbiturate, Phenytoin, Pancuronium, trizyklische Antidepressiva) kann der VOR fehlen, und die Augen wirken „wie eingemauert".

Atmung. Atemstörungen haben einen begrenzten lokalisatorischen Wert. Eine Cheyne-Stoke-Atmung ist durch regelmäßige an- und abschwellende Atemtiefe, gefolgt von einer apnoischen Pause, charakterisiert. Sie kommt u. a. bei bihemisphäralen oder metabolischen Ursachen vor. Oberflächliche, langsame Atemzüge werden durch metabolische und toxische Ursachen hervorgerufen. Eine rasche, tiefe (Kußmaul-) Atmung ist bei pontomesenzephalen Läsionen oder einer metabolischen Azidose zu erwarten. Kaudale Hirnstamm- und ausgedehnte supratentorielle Schädigungen bewirken unregelmäßige Atemmuster vom Typ der ataktischen, Cluster- oder Schnappatmung.

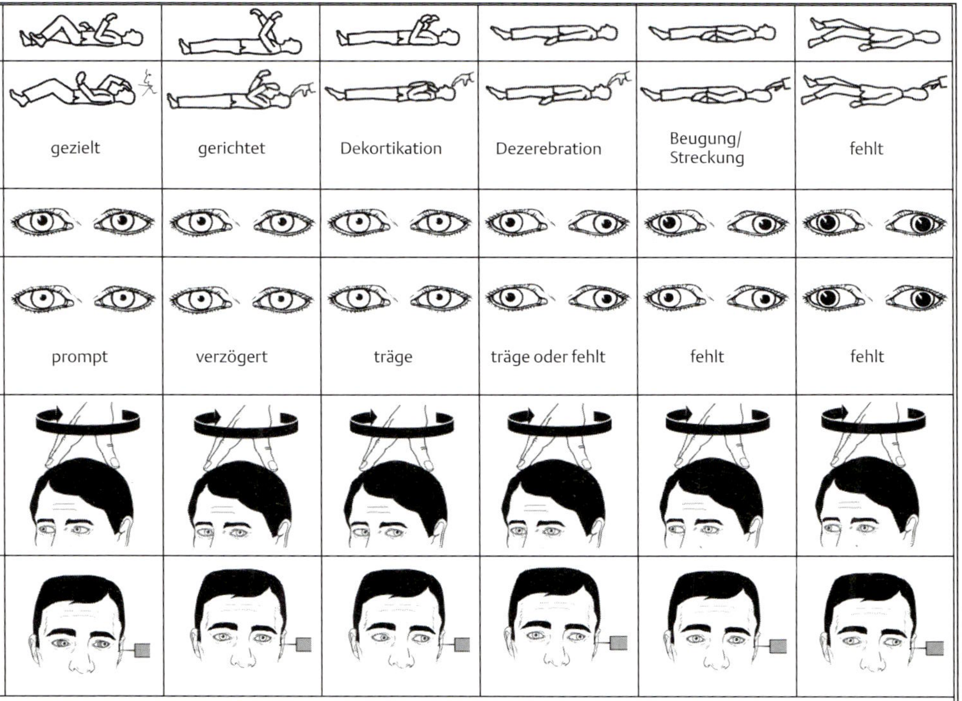

Spontanbewegungen						
motorische Reaktion (Abwehrbewegung) auf sensorischen Stimulus	gezielt	gerichtet	Dekortikation	Dezerebration	Beugung/ Streckung	fehlt
Pupillenweite						
Pupillomotorik (direkte und indirekte Lichtreaktion)	prompt	verzögert	träge	träge oder fehlt	fehlt	fehlt
VOR (Puppenkopfphänomen)						
VOR (Eiswasser linkes und rechtes Ohr, hier Reaktion links dargestellt)						
	normal	abnehmende Reaktionen und Reflexe →				

Komastadien

Koma-ähnliche Syndrome

Locked-in-Syndrom (S. 359). Die Patienten können bei vollständig erhaltenem Bewußtsein keine Spontanbewegungen bis auf Lid- und vertikale Augenbewegungen ausführen (deefferenzierter Zustand). Streckbewegungen der Arme und Beine treten bei sensiblen Reizen (Lagerung im Bett, Absaugen) auf. Besonders muß die Tatsache beachtet werden, daß die Betroffenen trotz ihrer schwerwiegenden neurologischen Funktionsstörungen eine ungestörte Wahrnehmung von sich selbst und der Umgebung haben. Vom Erscheinungsbild kann das Syndrom einer Myasthenia gravis, einem Guillain-Barré-Syndrom oder einer episodischen Lähmung (S. 326, 338) gleichen.

Apallisches Syndrom (vegetativer Zustand, Wachkoma). Dies ist Folge einer ausgedehnten kortikalen, subkortikalen (Marklager) und/oder dienzephalen (Thalamus) Schädigung. Die Patienten sind wach ohne erhaltenes Bewußtsein (Verlust kortikaler Funktionen). Phasen mit geöffneten Augen, die spontane konjugierte, scheinbar fixierende Bewegungen ausführen, wechseln mit schlafähnlichen Zuständen (Augen geschlossen, Atmung regelmäßig). Auf visuelle Reize (Licht, rasche Handbewegungen) ist Blinzeln möglich. Dies kann den Eindruck einer bewußten Umgebungswahrnehmung erwekken. Aufforderungen folgen die Patienten nicht. Die Extremitäten können eine Dekortikations- oder Dezerebrationsstellung (S. 46) einnehmen. Ungezielte Arm-, Bein-, Kopf- und Kaubewegungen sind möglich, ferner spontan oder auf periorale Stimuli Gähnen, Lautäußerungen, Saugen und Lippenlecken. Vegetative Störungen zeigen sich als profuses Schwitzen, Tachykardie und Hyperventilation. Ein optokinetischer Nystagmus fehlt. Der vestibulookuläre Reflex ist häufig auslösbar. Die Spontanatmung ist erhalten. Schlucken ist zwar meist möglich, jedoch wird der Bissen lange im Mund behalten, so daß keine effektive orale Nahrungsaufnahme stattfindet.

Akinetischer Mutismus. Merkmale dieses Syndroms sind eine schwere Antriebsstörung und das Fehlen jeglicher sprachlicher Äußerungen (Mutismus) eines wachen Patienten. Auf Stimuli erfolgt keine Reaktion, allenfalls eine kurzzeitige Fixation ohne Kopfbewegung. Das Krankheitsbild wird u. a. durch bilaterale Frontalhirnschädigungen, Hydrozephalus, Läsionen des Gyrus cinguli oder Schädigungen im Bereich des 3. Ventrikels hervorgerufen. Diese Läsionen können auch eine weniger deutlich ausgeprägte Symptomatik hervorrufen (herabgesetzter Handlungsantrieb, verzögerte Willkürmotorik, reduzierte sprachliche Reaktionen), die als *Abulie* bezeichnet wird.

Psychogene Bewußtseinsstörung. Sie ist selten und schwierig zu diagnostizieren. Die fehlende Erweckbarkeit kann Ausdruck einer psychiatrischen Erkrankung (Konversions-/akute Belastungsreaktion, schwere Depression, katatoner Stupor) oder aber einer Zweckreaktion sein. Manchmal sind anamnestische Hinweise vorhanden. Weitere Anhaltspunkte liefert der neurologische Befund (z. B. Vermeiden von Selbstverletzungen, aktives Zukneifen der Augen, auslösbarer optokinetischer und vestibulookulärer Nystagmus, Katalepsie, Haltungsstereotypie).

Hirntod

Ihm liegt ein irreversibler und vollständiger Ausfall *aller* Hirnfunktionen zugrunde. Atmung, Kreislauf und übrige Organfunktionen können nur durch unterstützende Maßnahmen wie kontrollierte Beatmung und medikamentöse Mittel aufrechterhalten werden.

Die *Feststellung* des Hirntodes erfolgt primär nach klinischen Kriterien: Koma mit Ausfall der *Spontanatmung* (Apnoe-Test), aller *motorischen Reaktionen* (Schmerzreize) und *Hirnstammreflexe* (Pupillen-, Korneal-, Husten-, Würg-, vestibulookulärer Reflex). Intoxikation, Relaxation, Sedierung, Hypothermie, metabolische und endokrinologische Störungen müssen ausgeschlossen sein. Eine strukturelle schwere Schädigung des Gehirns muß vorliegen. Apparative Zusatzuntersuchungen (EEG, Doppler-Sonographie, evozierte Potentiale, Perfusionsszintigramm, zerebrale Angiographie) kommen gegebenenfalls zum Einsatz (Tabelle 11, S. 364).

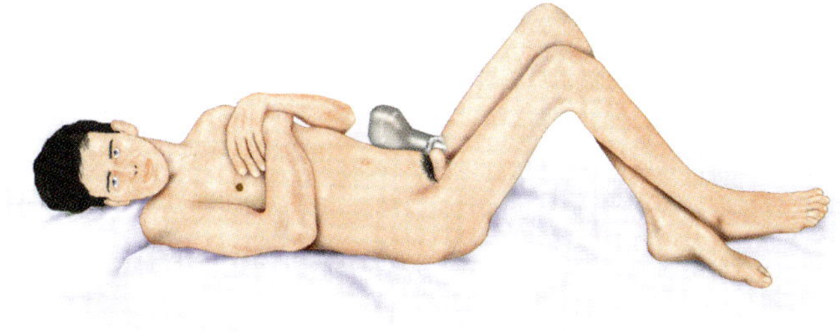

Apallisches Syndrom

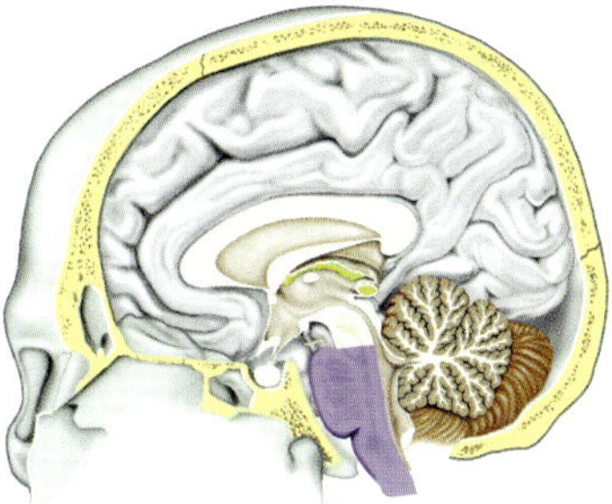

Läsionsausdehnung beim Locked-in-Syndrom

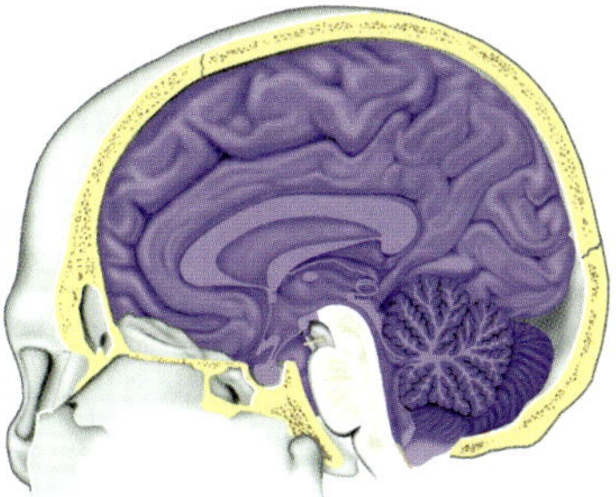

Läsionsausdehnung beim apallischen Syndrom

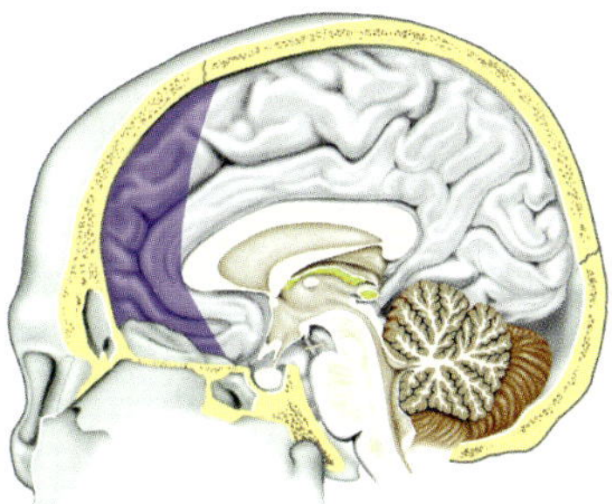

Bilaterale Frontalhirnläsion
(akinetischer Mutismus)

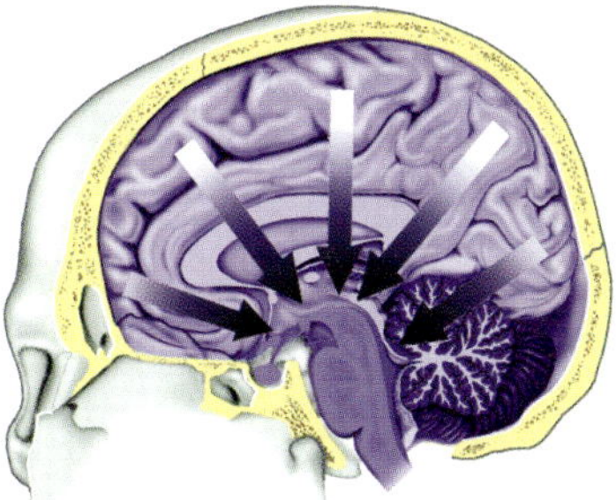

Läsionsausdehnung beim Hirn(stamm)tod

Die Persönlichkeit eines Menschen umfaßt sämtliche physischen und psychologischen Merkmale, die ihn von allen anderen Menschen unterscheiden. Sie unterliegt einer altersbestimmten Interaktion zwischen Hirnfunktion, inneren wie auch äußeren Einflüssen. Hierzu gehören Faktoren wie Neurobiologie (Vererbung, Morphologie/Funktion des Nervensystems), Physiologie (Hormone, Metabolismus, Organfunktionen), Sozialisation (Ausformung von Sprache, Denken, Fühlen, Handeln nach gesellschaftlichen Normen und Wertvorstellungen), Individuation (Entfaltung des Bewußtseins der eigenen Individualität), Sexualität, Temperament, Intelligenz, Erfahrung, Ausbildung, ökonomische Situation und Willen. Veränderungen der Persönlichkeit führen zu akuten oder sich allmählich entwickelnden *Verhaltensänderungen*. Sehr unterschiedliche (neurologische) Krankheitsbilder können Verhaltensänderungen bewirken, die abhängig von ihrer Lokalisation zu verschiedenartigen klinischen Syndromen führen.

Störungen im Bereich der Frontalregionen

Zum Frontalhirn gehören die motorischen Regionen (Area 4, 6, 8, 44) sowie die präfrontalen Anteile (Area 9–12, 45–47) einschließlich Gyrus cinguli (S. 144). Allgemein kann dem Frontalhirn Überwachung, (Ziel-)Planung und Ausführung motorischer, kognitiver und emotionaler Funktionen zugeordnet werden (*Exekutivfunktionen*). Die jeweiligen Syndrome beruhen auf kortikalen Läsionen oder auf Schädigungen der Bahnsysteme (frontal-subcortical circuits). Eine syndrombezogene Lokalisation von Frontallappenläsionen ist deshalb ohne bildgebende Diagnostik unsicher. Daher haben die folgenden Syndrome mehr orientierende und keine topographisch festgelegte Bedeutung.

Lateralisierte Syndrome. Bei *linksseitigen* Läsionen sind in Abhängigkeit vom Läsionsort und seiner Ausdehnung Syndrome wie Hemiplegie/-parese rechts, transkortikale motorische Aphasie/veminderte Wortproduktion (S. 126), bukkofaziale Apraxie (S. 128) und/oder depressive Veränderungen/Ängstlichkeit möglich. *Rechtsseitige* Läsionen können als Hemiplegie/-parese links, linksseitiger Neglekt (S. 132), maniforme Störungen und/oder gesteigerte psychomotorische Aktivität in Erscheinung treten.

Nichtlateralisierte Syndrome. Verhaltensänderungen bei *orbitofrontalen* Schädigungen stellen sich als Antriebssteigerung zusammen mit amnestischen Störungen (beeinträchtigtes Erinnerungsvermögen), Konfabulationen und Orientierungsschwierigkeiten dar. Enthemmung und verminderte Einsichtsfähigkeit in Handlungen mit Symptomen wie Moria („Witzelsucht"), gestörtes Sozialverhalten („Distanzlosigkeit", sexuelle Impulsivität) oder oberflächliche Sorglosigkeit können hinzutreten.
Dorsal angeordnete Läsionen im Bereich des *Cingulum* und der *prämotorischen Regionen* zeigen sich als Antriebsminderung (Abulie) bis hin zum akinetischen Mutismus (S. 120). Teilnahmslosigkeit, Desinteresse, Trägheit, Initiativverlust, Abnahme der sexuellen Aktivität, reduzierte Emotionalität und Verlust planerischer Handlungsgestaltung gehören zu diesem Symptomkomplex. Harn- und Stuhlinkontinenz beruhen auf einem fehlenden (kortikalen) Empfinden von Harn- oder Stuhldrang mit der Folge einer veränderten Entleerungsfrequenz oder plötzlichen Entleerung.
Flexibilität (Verarbeitung neuer Informationen, Anpassung an geänderte Anforderungen = *geteilte Aufmerksamkeit*) und *gerichtete Aufmerksamkeit* (Fähigkeit zur Konzentration auf eine Aufgabe = selektive Aufmerksamkeit) sind in der Regel beeinträchtigt. Dies äußert sich als leichte Ablenkbarkeit, kurze Konzentrationsspanne, Störung motorischer Handlungsabläufe und Perseveration (Verharren bei einer Aktivität oder einem Gedanken). Im täglichen Leben führen Aufmerksamkeitsstörungen durch die Abnahme der Reaktionsschnelligkeit und erhöhte Ablenkbarkeit zu Leistungsdefiziten (z. B. beim Autofahren, am Arbeitsplatz).

Läsionen von Bahnsystemen. Schädigungen von Verbindungen der Frontallappen zu kortikalen und subkortikalen Regionen (S. 24) können Frontallappensyndrome bewirken. Umgekehrt sind solche Symptome bei Krankheitsbildern wie Multisystematrophie, Parkinson-Syndrom, Alzheimer-Krankheit, Normaldruckhydrozephalus oder progressiver supranukleärer Lähmung möglich.

Störungen im Bereich des Corpus callosum. S. 24

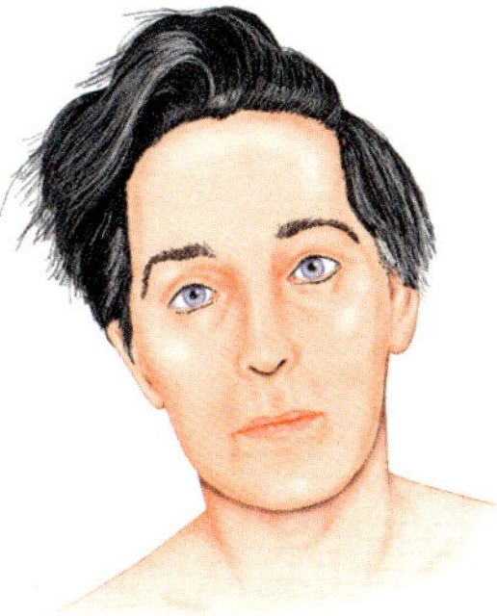

Abulie

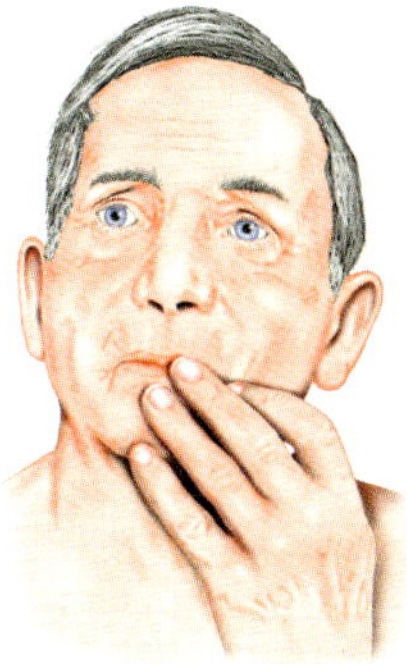

Konzentrations-,
Aufmerksamkeitsstörung

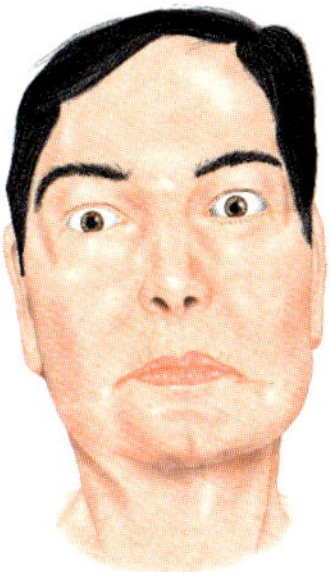

Ängstlichkeit,
illusionäre Verkennung

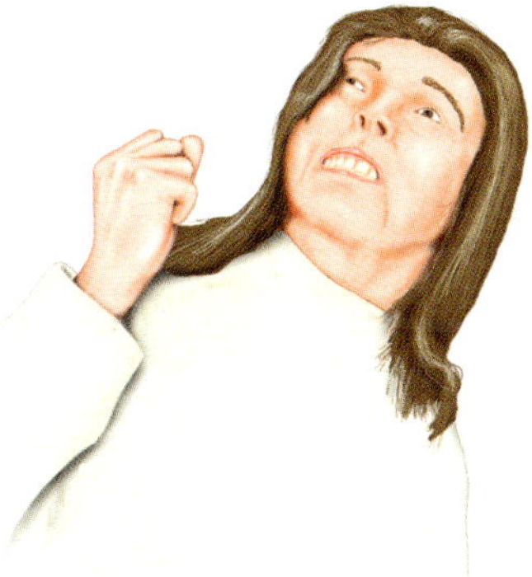

Abwehr, Reizbarkeit,
psychomotorische Unruhe

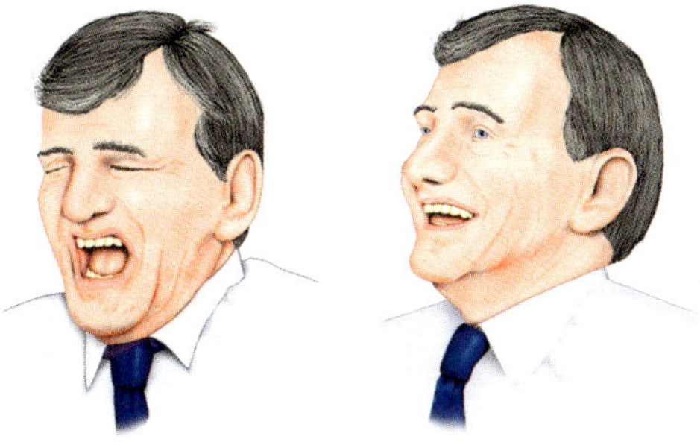

Pathologisches Weinen und Lachen

Sprache ist die Grundlage der Informationsübermittlung und -verarbeitung, der Einordnung sinnlicher Wahrnehmungen sowie des Ausdrucks von Gefühlen, Gedanken und Planungen. Sie umfaßt vergangene, gegenwärtige und zukünftige Inhalte. Die Entwicklung der Sprachfähigkeit ist nicht ausschließlich davon abhängig, ob ein Mensch hören oder sprechen kann. Auch Taubstumme können sich sprachlich verständigen (Zeichensprache). Der Spracherwerb fällt in der Lebensphase vom 3. Lebensjahr bis zur Pubertät am leichtesten. Sprachliche Mitteilungen werden mündlich/akustisch, schriftlich/visuell und über Gestik/Mimik vermittelt. Die Sprachfähigkeit ist der linken (dominanten) Hirnhälfte zugeordnet, und zwar bei über 90% der Rechts- und 60% der Linkshänder. In den übrigen Fällen besteht eine beidseitige oder eine rechte (1–2%) Sprachdominanz. Die kognitive Sprachumsetzung findet in der linken Hemisphäre statt. Die rechte Hirnhälfte ist für die Erkennung und Umsetzung emotionaler Sprachanteile (*Prosodie*= Betonung, Sprachrhythmus, Satzmelodie) zuständig. Neben kortikalen sind subkortikale Regionen (linker Thalamus, linker Nucleus caudatus mit entsprechenden Bahnsystemen) an der Sprachfunktion beteiligt. *Sprachfähigkeit* ist das Ergebnis einer synchronisierten Aktivität innerhalb eines ausgedehnten neuronalen *Netzwerkes* der linken Hemisphäre. Sprachverständnis und Spracherzeugung lassen sich nicht einfach Hirnregionen zuordnen, die seriell miteinander verknüpft sind und ihre Informationen schrittweise weiterleiten. Vielmehr zeigt sich, daß die Sprache korrespondierend zur Funktion (Lesen, Hören, Sprechen) jeweils unterschiedliche Hirnregionen innerhalb des Netzwerks gleichzeitig aktiviert. Für die klinische Diagnostik von Sprachstörungen ist aber ein vereinfachtes Modell (Wernicke-Geschwind) zum Verständnis dieser Abläufe und ihrer Zuordnung hilfreich.

Hören eines Wortes. Über die periphere Schallaufnahme, den N. cochlearis und die Hörbahn werden die akustischen Signale bis zur primären und sekundären Hörrinde fortgeleitet (S. 100). Von hier erfolgt die Weiterleitung an den Gyrus angularis (Area 39) und schließlich zur Wernicke-Region (Area 22). Der *Gyrus angularis* ist für die Verarbeitung akustischer, optischer und taktiler Informationen wichtig. Der *Wernicke-Region* wird das Wortverständnis zugeordnet. Von ihr nimmt der Fasciculus arcuatus seinen Ausgang, der die Sprachinformationen zur *Broca-Region* (Area 45) führt. Hier sind die grammatikalischen Satzstrukturen und die Artikulationsprogramme repräsentiert, die dann an das motorische Rindenfeld (⇨ Sprechen, S. 130) weitergereicht werden. Die Rückkopplung der gesprochenen Worte und damit die eigene Sprachkontrolle erfolgt wiederum über die auditorische Sprachaufnahme.

Lesen eines Wortes. Auge und Sehbahn leiten die optischen Sinneseindrücke zum primären und sekundären visuellen Kortex (S. 80). Von dort werden die Informationen zum Gyrus angularis und weiter zur Wernicke-Region befördert. In diesen Bezirken wird die visuelle Wortform in eine phonetische (lautliche) umgeformt. Über den Fasciculus arcuatus und die Broca-Region erreichen die optisch aufgenommenen Informationen schließlich den motorischen Kortex (⇨ Sprechen). Durch diese Verbindungswege werden Registrierung und Verständnis eines gelesenen Wortes sowie die Vorgänge beim lauten Lesen eines Textes erklärt.

Untersuchung. Untersucht werden *Spontansprache*, *Benennung*, *Sprachverständnis*, *Nachsprechen*, *Lesen* und *Schreiben*. Die differenzierte Diagnostik von Aphasien erfordert den Einsatz von Testinstrumenten (z. B. Aachener Aphasietest) und die Zusammenarbeit mit Neuropsychologen und Logopäden. Bei Sprachstörungen mit flüssiger (*fluent*) Sprache finden sich vermehrt Paragrammatismus (falscher Satzaufbau), Floskeln (nichtssagende Formulierungen), Umschreibungen, semantische Paraphasien (inhaltliche Verwechslungen „Bein" statt „Arm"), phonematische Paraphasien (Wortveränderung „Tanne" statt „Kanne"), Neologismen (Wortneubildungen) bis hin zur Sprachunverständlichkeit (Jargon). Eine stockende (*nonfluent*) Sprache ist oft von Agrammatismus (Aneinanderreihung von Wörtern), Echolalie (Wiederholung von Wörtern) und Automatismen (Verharren bei Wörtern) gekennzeichnet. Die Spontansprache erlaubt eine Beurteilung von *Dysarthrie* (S. 130) und *Prosodie*. Mit *Anomie* wird eine Benennungsstörung bezeichnet. Bei einer *Aphemie* ist die Schriftsprache erhalten, die Patienten können aber nicht sprechen.

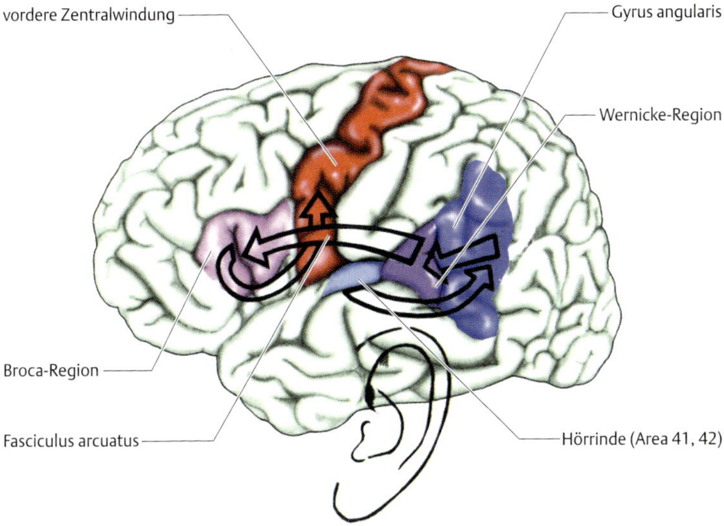

Hören eines Wortes

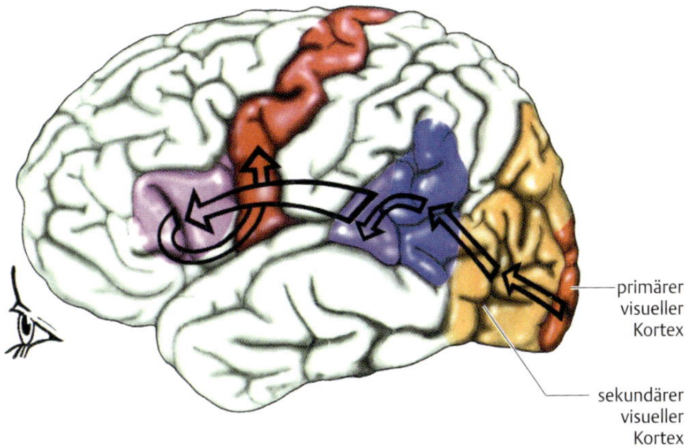

Lesen eines Wortes

Aphasie ist eine erworbene Störung der Sprache. Zwar können Sprachstörungen Läsionsorten zugeordnet werden, eine umschriebene Läsion bedeutet aber nicht den Verlust aller Sprachfähigkeiten. In besonderen Situationen (z. B. vor Epilepsie-chirurgischen Eingriffen) wird durch die Gabe von Natrium-Amytal (intracarotid amobarbital procedure = IAP, Wada-Test) in die A. carotis interna bei einer Angiographie die dominante Hemisphäre bestimmt. Eine *gekreuzte Aphasie* liegt vor, wenn bei einem Rechtshänder Sprachstörungen infolge einer Läsion in der rechten Hemisphäre auftreten. Die klinische Ausprägung aphasischer Störungen ändert sich meist in den ersten Wochen nach Symptombeginn deutlich. Eine allmähliche Rückbildung von Aphasien kann auch nach einer scheinbaren Stabilisierung der Symptomatik über Zeiträume bis zu 1 Jahr weiterhin erfolgen. Danach sind Sprachverbesserungen nur noch in einem sehr geringen Ausmaß zu erwarten.

Bei Mehrsprachigkeit betrifft eine Aphasie alle Sprachen. Das Ausmaß einer Sprachstörung wird dabei von verschiedenen Faktoren (wie Alter beim Erlernen einer Sprache, gleichzeitiges oder sequentielles Erlernen, prämorbide Sprachfähigkeit) beeinflußt. Aphasien sind am häufigsten vaskulär oder traumatisch bedingt. Apraktische Störungen können die Symptomatik von Aphasien erweitern.

Gobale Aphasie. Alle Sprachelemente sind betroffen. Spontane sprachliche Äußerungen fehlen oder sind nur mit großer Anstrengung als Bruchstücke von Wörtern hervorzubringen. Das Sprachverständnis ist aufgehoben. Allenfalls werden der eigene Name oder wenige Wörter erkannt. Nachsprechen ist deutlich erschwert und überwiegend aus Perseverationen (Haften an einem Wort/Thema) und Neologismen zusammengesetzt. Benennen, Lesen und Schreiben sind, bis auf die Fähigkeit, Buchstaben oder einzelne Wörter zu kopieren, stark beeinträchtigt. Kennzeichnend sind Sprachautomatismen (Wiederholung von Floskeln). Ausgeprägte Störung der sprachlichen Kommunikation. *Läsion*: Versorgungsgebiete des Hauptstamms der A. cerebri media.

Broca-Aphasie. Spontan sprechen die Betroffenen wenig bis gar nicht (expressive, motorische Aphasie). Während das Sprachverständnis nur gering vermindert ist, kann nur mühsam, stockend (nonfluent) und undeutlich gesprochen werden. Dabei sind phonematische Paraphasien sowie einfacher Satzaufbau aus einzelnen Wörtern (Agrammatismus, Telegrammstil) kennzeichnend. Benennen, Nachsprechen, Lesen und Schreiben sind in gleicher Weise wie das Sprechen betroffen. *Läsion*: Unterer Anteil Gyrus praecentralis (Area 44) mit Beteiligung Area 45 (A. praerolandica = A. sulci praecentralis).

Wernicke-Aphasie. Das Sprachverständnis ist stark gestört (sensorische Aphasie). Die Spontansprache ist zwar flüssig und in normaler Geschwindigkeit möglich, aber durch Paragrammatismus, Paraphasien und Neologismen deutlich bis hin zur Unverständlichkeit (Jargonaphasie) verändert. Ebenso sind Benennen, Nachsprechen, Lesen und Schreiben stark verfälscht. *Läsion*: Oberer hinterer Temporallappen (Area 22, A. temporalis posterior).

Transkortikale Aphasien. Merkmal ist das intakte Nachsprechen bei im übrigen gestörtem Sprachvermögen. Dies betrifft die Spontansprache bei der transkortikal-*motorischen* Aphasie (zusätzliche Störungen analog Broca-Aphasie), das Sprachverständnis bei der transkortikal-*sensorischen* Aphasie (weitere Störungen analog Wernicke-Aphasie). *Läsion*: Motorische Form linker Frontallappen angrenzend an Broca-Region; sensorische Form temporookzipitaler Übergang, dorsal zur Wernicke-Region. Meist Folge von Grenzzoneninfarkten (S. 172).

Amnestische (anomische) Aphasie. Benennung und Wortfindung sind ungenügend. Die Spontansprache ist flüssig, durchsetzt von Wortfindungsstörungen und Umschreibungen. Nachsprechen, Sprachverständnis und Schreiben sind mehr oder weniger normal. *Läsion*: Temporoparietal kortikal oder subkortikal.

Leitungsaphasie. Das Nachsprechen ist schwer beeinträchtigt. Die flüssige Spontansprache wird von Pausen zur Wortsuche unterbrochen und von phonematischen Paraphasien durchsetzt. Das Sprachverständnis zeigt nur geringe Einschränkungen. *Läsion*: Fasciculus arcuatus oder Inselregion.

Subkortikale Aphasien. Je nach Läsionsort (Thalamus, Capsula interna, vorderes Striatum) zeigen sich Aphasien, die den genannten Formen weitgehend entsprechen.

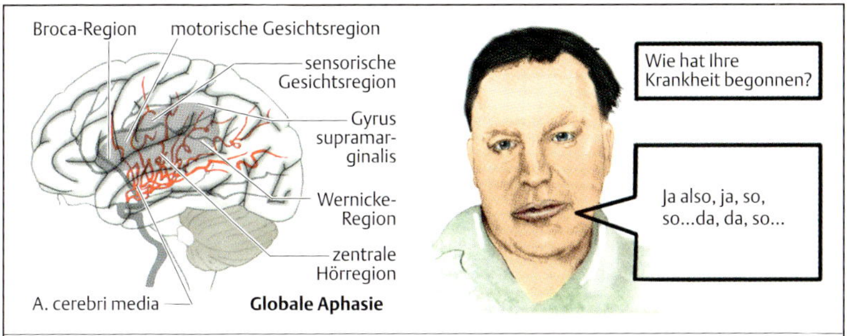

Globale Aphasie

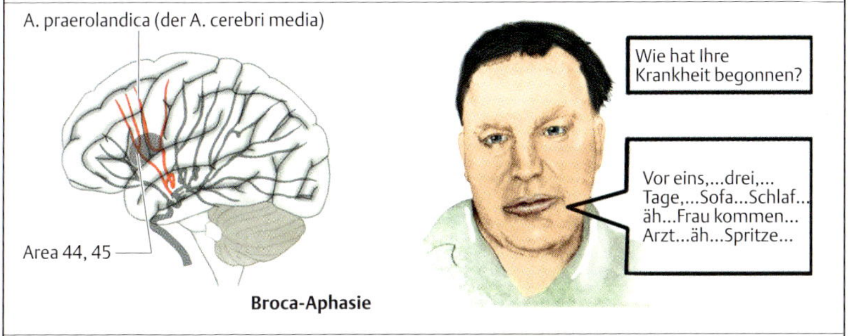

Broca-Aphasie

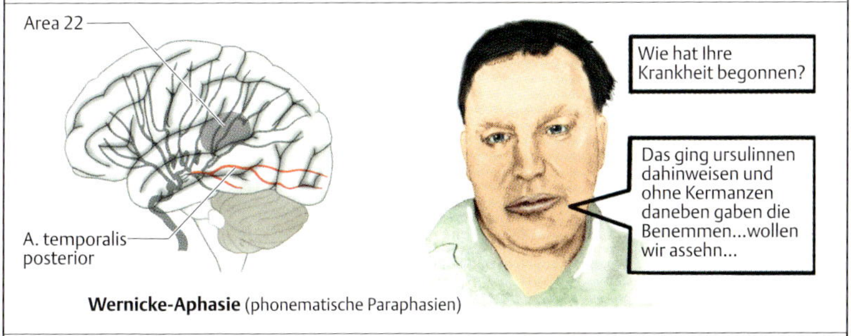

Wernicke-Aphasie (phonematische Paraphasien)

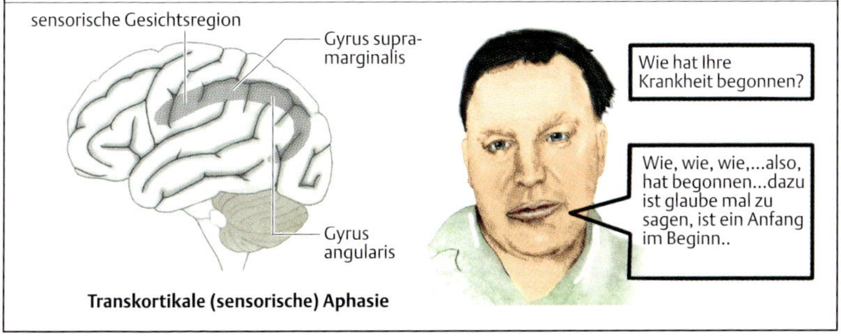

Transkortikale (sensorische) Aphasie

Agraphie. Agraphie bedeutet den erworbenen Verlust der Schriftsprache. Das Buchstabieren eines Wortes kann ebenfalls gestört sein. Eine *reine Agraphie* betrifft isoliert die Schreib- und Buchstabierfähigkeit (Läsionen z. B. Area 6 oder oberer Parietallappen). Andere Agraphien begleiten weitere Störungen wie Aphasie (*aphasische Agraphie*; die Art der Agraphie entspricht der der Aphasie fluent/nonfluent), Apraxie (*apraktische Agraphie*; dominante Parietallappenläsion), räumliche Störungen (*spatiale Agraphie* ⇨ Schwierigkeiten, auf einer Linie zu schreiben; nur rechts schreiben; nichtdominante Parietallappenläsion) oder Alexie ohne Aphasie (*Agraphie mit Alexie*). Beim Parkinson-Syndrom findet sich eine *Mikrographie* (S. 206). Agraphien sind bei der Alzheimer-Krankheit häufig. *Untersuchung*: Schreiben einzelner Sätze, längerer Wörter oder Zahlenfolgen nach Diktat, Wörter buchstabieren/abschreiben.

Alexie. Erworbener Ausfall der Fähigkeit zu lesen. Die *reine Alexie* (Alexie ohne Agraphie) stellt sich als Unvermögen dar, Wörter ganzheitlich zu erfassen und schnell zu lesen. Die Betroffenen können aber die Wörter buchstabenweise entziffern. Das Schreiben ist ungestört. Buchstabierte Wörter werden verstanden. Typische Läsionen liegen links temporookzipital mit Beteiligung der Kommissuren- und Sehbahnen. Meist zusammen mit einer Broca-Aphasie manifestiert sich eine *vordere Alexie* (erschwertes, fehlerhaftes lautes Lesen; gestörtes Schreiben, Buchstabieren, Abschreiben). Eine *zentrale Alexie* (Alexie mit Agraphie) wird meist von einer Rechts-Links-Störung, Fingeragnosie, Agraphie und Akalkulie (*Gerstmann-Syndrom*; Läsion des Gyrus angularis und supramarginalis) oder von einer Wernicke-Aphasie begleitet. Hinzu kommen die Störungen des Schriftverständnisses, Buchstabierens, Schreibens und Abschreibens. *Untersuchung*: Vorlesen, Lesen einzelner Wörter /Buchstaben/Zahlen, Prüfung des Verständnisses buchstabierter Wörter/von Aufforderungen.

Akalkulie. Erworbene Beeinträchtigung der Fertigkeit im Umgang mit Zahlen. Symptome zeigen sich als Schwierigkeiten, Wechselgeld zu berechnen, ein Thermometer zu benutzen oder einen Scheck auszufüllen. Keine eindeutige Läsionstypologie. *Untersuchung*: Grundrechenarten prüfen, Zahlen lesen.

Apraxie. Allgemein bedeutet Apraxie die Unfähigkeit, erlernte motorische Handlungen oder zweckmäßige Bewegungen auszuführen. Eine Apraxie wird oft von einer Aphasie begleitet.

Ideomotorische Apraxie. Fehlerhafte Ausführung (Parapraxie) erworbener willkürlicher und komplexer Bewegungsmuster, die sich am deutlichsten bei pantomimischen Handlungen zeigt. Sie kann das Gesicht (*bukkofaziale Apraxie*) oder die Extremitäten (*Gliedmaßenapraxie*) betreffen. Läsionen liegen innerhalb der Bahnsysteme (Diskonnektionssyndrom), die die Sprach-, visuellen und motorischen Regionen untereinander sowie beider Hemisphären verbinden. *Untersuchung* (pantomimische Gesten nach Aufforderung): Gesicht (Augen öffnen, Zunge herausstrecken, Lippen lecken, Streichholz auspusten, Mund spitzen, am Strohhalm saugen); Arme (Schraube eindrehen, Papier schneiden, Ball werfen, kämmen, Zähne putzen, Finger schnipsen); Beine (Ball treten, Treppensteigen, Zigarette austreten). Fehler können die Auswahl (Pusten statt Saugen) und/oder die Bewegungsabfolge betreffen.

Ideatorische Apraxie. Hierbei ist die erlernte, logische, zielgerichtete Folge von Handlungssequenzen gestört. Temporoparietale Läsion. *Untersuchung*: Pantomimische Gesten von Brief eintüten, telefonieren, Brot belegen oder Tasse Tee zubereiten.

Apraxie-ähnliche Syndrome. Diese Krankheitsbilder wirken wie Apraxien, ihnen fehlt aber eine Parapraxie. Eine *Lidöffnungsapraxie* (S. 64) zeigt sich als Schwierigkeit, die Augen auf Aufforderung zu öffnen. Startschwierigkeiten und kleinschrittiger Gang kennzeichnen die *Gangapraxie* (S. 160). Bei Parietallappenläsionen der rechten Hemisphäre stellt sich eine *Ankleideapraxie* ein. Die Patienten können sich nicht anziehen, wissen nicht, wie sie Hemd, Schuh oder Hose richtig plazieren sollen. Der Grund liegt in einer räumlichen Orientierungsstörung.

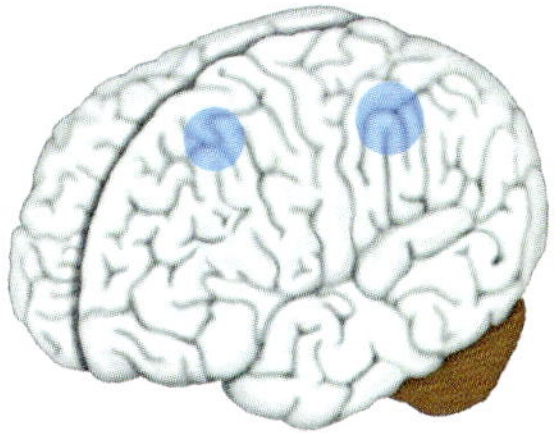

Läsionstopik der Agraphie

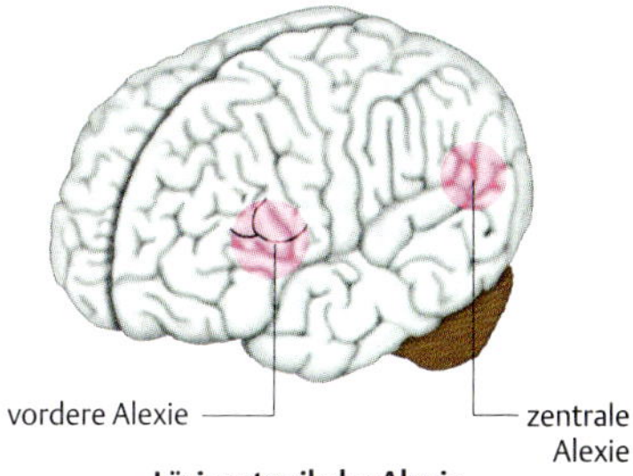

Läsionstopik der Alexie

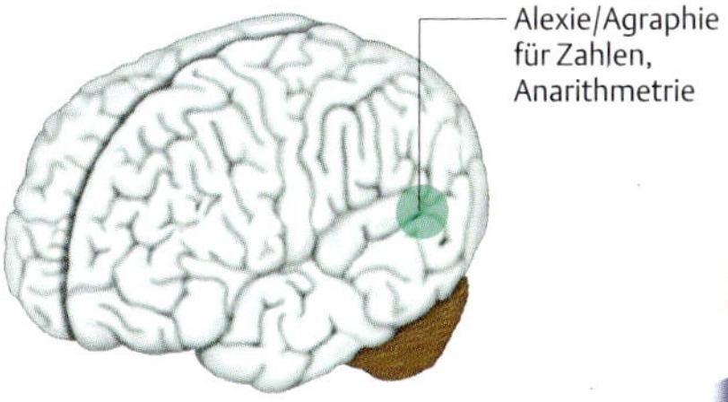

Läsionstopik der Akalkulie

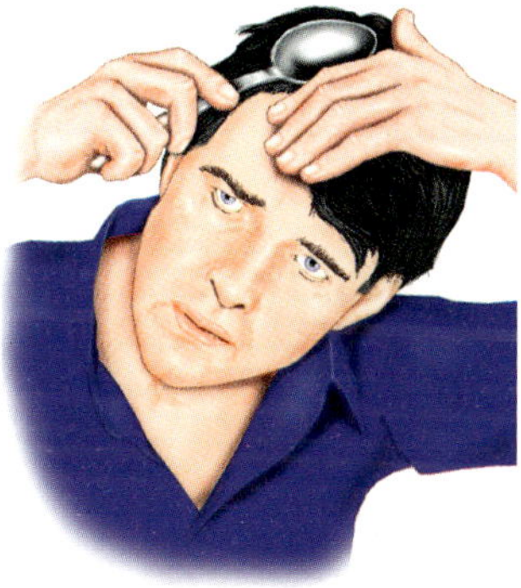

Ideomotorische Apraxie

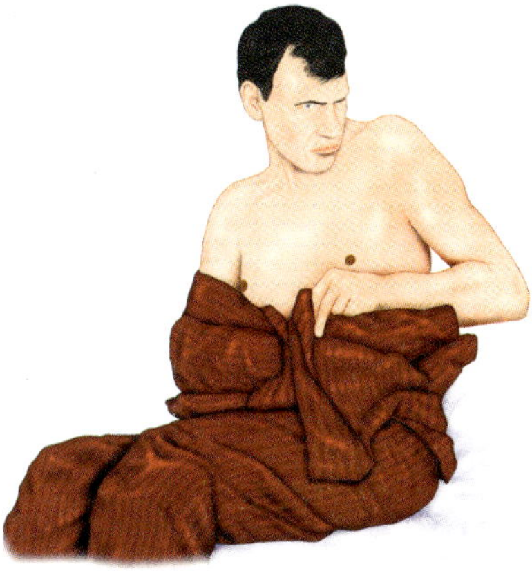

Ankleideapraxie

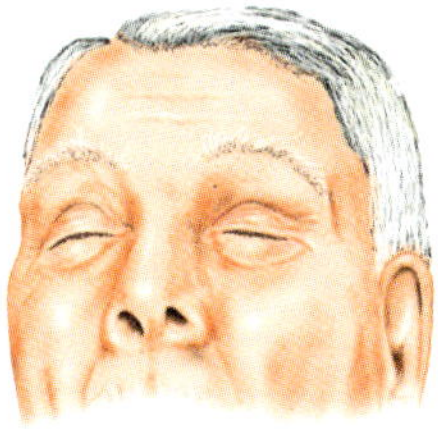

Lidöffnungsapraxie

Sprechen

Sprechen bezeichnet die Vorgänge der Stimm- und Tonerzeugung.

Neuronale Steuerung. Die kaudalen Abschnitte der vorderen Zentralwindung sind über kortikobulbäre Bahnen mit den im Hirnstamm gelegenen *motorischen* Hirnnervenkernen verbunden. Der N. trigeminus (N. mandibularis) kontrolliert die zur Mundöffnung und -schließung notwendigen Muskelgruppen (M. masseter, M. temporalis, M. pterygoideus lateralis und medialis). Mimik und labiale Phonation reguliert der N. facialis. Motilität des weichen Gaumens, Pharynx und Larynx werden vom N. glossopharyngeus und vor allem vom N. vagus gesteuert. Für die Zungenbewegungen ist der N. hypoglossus verantwortlich. Über Verbindungen der motorischen Rinde zu den spinalen motorischen Vorderhornzellen läuft u. a. die Lenkung der Atemmuskulatur. Für die Koordination des Sprechens sind Verknüpfungen zu den Basalganglien und zum Kleinhirn wichtig. *Sensible* Afferenzen aus Haut, Schleimhaut und Muskeln verlaufen über den N. trigeminus (Nn. maxillaris und mandibularis), N. glossopharyngeus und N. vagus. Sie fließen zur Rückkoppelung der Sprechbewegungen über ein neuronales Netzwerk (Formatio reticularis, Thalamus, präzentraler Kortex) ein. Die im prämotorischen Kortex (Area 6) generierten Bewegungsprogramme des Sprechens werden durch zerebelläre und Stammganglien-Informationen moduliert und zur Ausführung an die motorische Rinde (Area 4) weitergegeben. Es besteht eine überwiegend bilaterale Innervation, so daß sich einseitige Läsionen oft rasch zurückbilden.

Stimmbildung (Phonation). Die Stimmlippen (Plicae vocales, Stimmbänder) erzeugen einen Ton mit einer Grundfrequenz und einem Anteil höherer Wellen, der seine Klangfarbe durch die darüberliegenden Resonanzräume (Rachen, Mund-, Nasenhöhle) erhält. Die Lautstärke läßt sich mit Dehnung und Entspannung der Stimmlippen wie auch durch Druckanstieg der den Kehlkopf durchströmenden Luft regulieren. Die für die Phonation notwendige Luftströmung wird vom Atemtrakt (Zwerchfell, Lungen, Brustkorb, Luftröhre) hervorgebracht. Der individuelle Aufbau des Kehlkopfes, vor allem die Stimmlippenlänge, bedingt die Stimmlage einzelner Personen. Bei dicht aneinanderliegenden, nicht mehr schwingenden Stimmlippen kann noch eine *Flüsterstimme* produziert werden.

Bildung der Sprachlaute (Artikulation). Sprachlaute entstehen durch Veränderungen in den *Resonanzräumen* und an den *Artikulationszonen*. Gaumensegel (Trennung von Mund- und Rachenraum) und Zunge (Unterteilung des Mundraumes) modifizieren die Resonanzräume. So werden die einzelnen Vokale (a, e, i, o, u) durch unterschiedliche Aufteilung des Mundraumes von der Zunge gebildet. Gaumen, Zahnreihen und Lippen stellen Artikulationszonen dar, die beim Hervorbringen der verschiedenen Konsonanten (wie g, s und b) entscheidend sind.

Dysarthrie (Dysarthrophonie, Sprechstörung)

Eine Dysarthrie als Störung der Artikulation, Phonation (Dysphonie) und Resonanz ist die Folge einer sensomotorischen Störung der neuronalen Sprechsteuerung. Sie wird klinisch durch den neurologischen Befund (Speisereste ⇨ Dysphagie; Hyperkinesen, Hirnnervenfunktion) und die Beurteilung der Spontansprache (Höreindruck) diagnostiziert. Dabei wird auf Atmung, Phonation, Resonanz, Artikulation, Sprechgeschwindigkeit, Koordination und Prosodie geachtet. Läsionstopik und Syndrome, s. Tabelle 12 (S. 366).

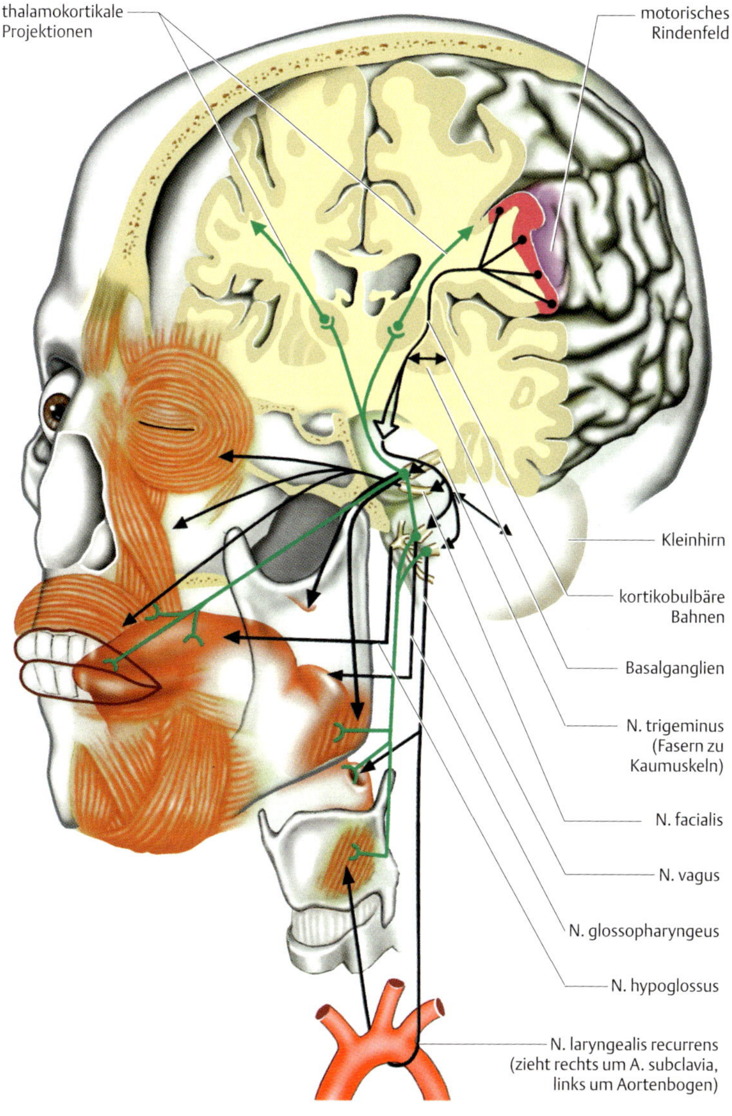

Neuronale Steuerung des Sprechens (sensible Afferenzen grün)

Eine Störung des Erkennens bei gleichzeitig (weitgehend) ungestörter Wahrnehmung, Aufmerksamkeit und allgemeiner Intelligenz wird als *Agnosie* bezeichnet.

Störungen des Körperschemas

Die Orientierung am eigenen Körper (Autotopagnosie) oder Wahrnehmung von Körperteilen ist beeinträchtigt. Diese Störungen besitzen zwar keine eindeutige Läsionstopographie, finden sich aber vor allem bei temporoparietalen (Gyrus angularis und supramarginalis) Schädigungen. Eine begleitende Aphasie kann den Eindruck solcher Störungen erwecken, weil Aufforderungen nicht verstanden werden. Es kann aber auch eine Körperschemastörung zusammen mit einer Sprachstörung vorhanden sein.

Liegt eine *Autotopagnosie* vor, ist der Patient nicht in der Lage, nach Aufforderung auf die genannten Körperteile (z. B. Fuß, Hand, Nase) an sich selbst oder am Untersucher zu deuten. Die Unfähigkeit, einzelne Finger zu erkennen, zu benennen oder zu zeigen, wird als *Fingeragnosie* bezeichnet. Hierbei ist der Betroffene nicht fähig, Fingerbewegungen des Untersuchers oder verdeckte Fingerbewegungen an der eigenen kontralateralen Hand mit dem korrespondierenden Finger der betroffenen Hand nachzuahmen. Infolge einer *Rechts-Links-Störung* geht die Fähigkeit verloren, Körperseiten an sich selbst oder dem Untersucher voneinander zu unterscheiden. Beispielsweise gelingt es nicht, nach Anweisung die linke Hand zu heben und/oder mit dieser das rechte Ohr anzufassen. Folge dieser Orientierungsstörung ist unter anderem eine Ankleideapraxie (S. 128).

Anosognosien zeichnen sich durch ein fehlendes Erkennungsvermögen für neurologische Funktionsstörungen aus. So wird eine *Hemiplegie* nicht zur Kenntnis genommen. Die Patienten geben z. B. an, sich mit der gelähmten Seite nur ausruhen zu wollen, oder es ginge schon alles besser, und dies wird mit der Bewegung der gesunden Körperseite demonstriert. Überwiegend finden sich dann ausgedehnte rechtsseitige Schädigungen. Andere Anosognosien treten bei bilateralen (kortikale Blindheit) oder einseitigen (homonyme Hemianopsie) *Sehrindendefekten* auf. Die Betroffenen nehmen ihre Sehstörungen nicht wahr. Dies ist bei einer kortikalen Blindheit besonders eindrucksvoll, bei der der Patient so handelt, als ob er sehen könnte, und Einzelheiten seiner Umgebung ohne zu zögern schildert (*Anton-Syndrom*).

Störungen der räumlichen Einordnung

Die Orientierung im Raum oder die räumliche Vorstellung kann durch unterschiedliche Agnosien behindert werden. Häufig sind sie Folge parietookzipitaler Läsionen.

Eine *konstruktive Apraxie* ist durch die Beeinträchtigung räumlicher zeichnerischer und konstruktiver Fertigkeiten charakterisiert. Die Patienten sind nicht in der Lage, Bilder z. B. eines Fahrrades oder einer Uhr nachzuzeichnen. Im Alltagsleben können Pläne nicht erstellt, (Analog-)Uhren nicht abgelesen, Werkzeugteile nicht zusammengefügt oder Wörter beim Schreiben (*spatiale Agraphie*) nicht richtig angeordnet werden.

Neglekt bezeichnet die Unfähigkeit, kontralateral zur betroffenen Hemisphäre Stimuli zu beachten, darauf zu reagieren oder sie zuzuordnen. Voraussetzung ist, daß diese Störung keine direkte Folge sensomotorischer Defizite darstellt. Die Symptomatik eines Neglekt kann sich als fehlende Beachtung einer Körper- (einseitiges Zähneputzen, Rasieren nur einer Gesichtsseite) oder Raumseite (Teller nur auf einer Seite leer essen, Suchen der Brille nur auf einer Seite) äußern. Auf Ansprache wenden sich die Patienten immer zur gesunden Seite. Wesentliche Untersuchungsbefunde sind die fehlende Wahrnehmung auf der betroffenen Seite (*Auslöschphänomen* = Extinktion) von gleichzeitigen Reizen (Berührung, Fingerbewegungen) an homologen (gleiche Stelle z. B. im Gesicht oder am Arm) Körperstellen. Ferner findet sich eine quantitativ geringere Wahrnehmung von Stimuli auf der betroffenen als auf der gesunden Körperseite, Gliedmaßenakinesie trotz normaler Kraft ipsilateral zur Läsionsseite und räumliche Zuordnungsstörung (z. B. Kopieren nur der einen Hälfte eines Ziffernblattes).

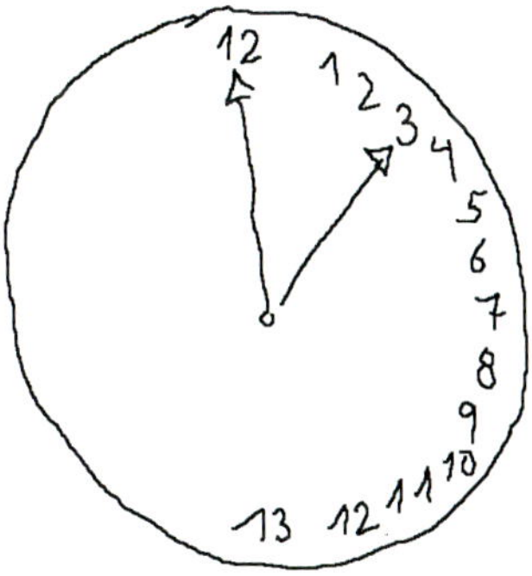

Hemispatialer Neglekt links
(Aufgabe: Einzeichnen der Ziffern einer Uhr und Zeigerstellung auf „Viertel nach 12")

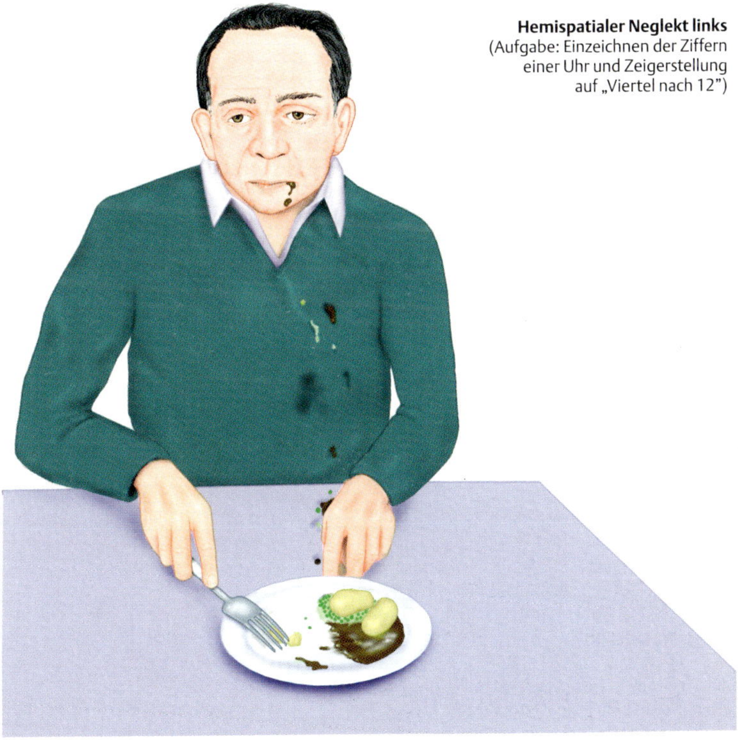

Hemispatialer Neglekt links

Gedächtnis

Gedächtnis umfaßt die zerebralen Vorgänge der Aufnahme, Speicherung, Erinnerung und Wiedergabe von Information.

Gedächtnisinhalte, die dem bewußten, nachdenkenden Zugriff zugänglich sind, gehören zum *deklarativen* oder *expliziten* Gedächtnis. Morphologisch sind diese Gedächtnisfunktionen im limbischen System (S. 144) verankert. Die Speicherdauer der Informationen kann kurze (Kurzzeit-/Sofort-/Arbeitsgedächtnis, working memory) oder längere (Langzeitgedächtnis) Zeiträume umfassen. Im *Kurzzeitgedächtnis* kann auf verbale (Telefonnummer) oder visuell-räumliche (Finden einer Straße) Informationen direkt zugegriffen werden. Das *Langzeitgedächtnis* erfaßt persönliche, zeitlich zugeordnete Ereignisse (z. B. ein Gespräch, Hochzeitstag, Ferien vor einem Jahr ⇨ *episodisches Gedächtnis*) und begriffliches, zeitloses Wissen (z. B. Hauptstadt von Spanien, Zahl der Zentimeter eines Meters, Bedeutung des Wortes „Stethoskop" ⇨ *semantisches Gedächtnis*).

Gedächtnisinhalte, die dem bewußten Zugang verschlossen sind, werden als *nichtdeklaratives*, *prozedurales* oder *implizites* Gedächtnis bezeichnet. Hierunter fallen individuelle Fähigkeiten wie erlernte motorische Abläufe (Fahrradfahren, Schwimmen, Klavierspielen), Problemlösung (Regeln), Wiedererkennung früher erworbener Informationen (priming) und konditioniertes Lernen (Meiden einer heißen Herdplatte, Stillsitzen in der Schule). Anatomisch sind Basalganglien (Motorik), Kortex (priming) und Kleinhirn (Konditionierung) in diese Funktionen einbezogen.

Untersuchung. Klinisch können nur die Störungen des expliziten Gedächtnisses (*Amnesie*) untersucht werden. Für das *Kurzzeitgedächtnis* wird die Aufnahme neuer Informationen durch Wiederholung von Zahlenfolgen oder Wortgruppen bzw. das Abfragen dieser Informationen nach 5–10 Minuten geprüft. Ferner werden Daten zur *Orientierung* (Person, Aufenthalts-/Wohnort, zeitlich-kalendarisch) und zum *Langzeitgedächtnis* (Geburtsort, Ausbildung, Arbeitsplatz, Familie, Allgemeinwissen) erfragt.

Gedächtnisstörungen (Amnesie, amnestisches Syndrom)

Vergeßlichkeit. Verbale Funktionen zeigen personenbezogen bis zum etwa 60. Lebensjahr keine, danach allenfalls sehr allmähliche Veränderungen. Altersabhängig deutlicher sind dagegen Informationsverarbeitung und Merkspanne verringert (benigne Altersvergeßlichkeit, *altersbezogene Gedächtnisstörung*). Gegenüber einer Demenz sind diese physiologischen, individuell sehr variablen Veränderungen zwar meßbar geringer ausgeprägt, in der Anfangsphase der Demenz aber schwierig von dieser abgrenzbar.

Amnesie. Die mangelnde Fähigkeit, (deklarative) Informationen nach einem Ereignis zu lernen, zu speichern und wiederzugeben, wird als *anterograde Amnesie* bezeichnet. *Retrograde Amnesie* meint den Verlust von Gedächtnisinhalten, die zeitlich einem Ereignis vorausgehen. *Konfabulationen* (Gedächtnislücken werden durch ungenaue, falsche, nicht plausible Angaben ausgefüllt), Desorientiertheit und fehlende Einsicht in die Gedächtnisstörung können eine Amnesie begleiten. Einzelne Symptome und deren Ursache s. Tabelle 13 (S. 366).

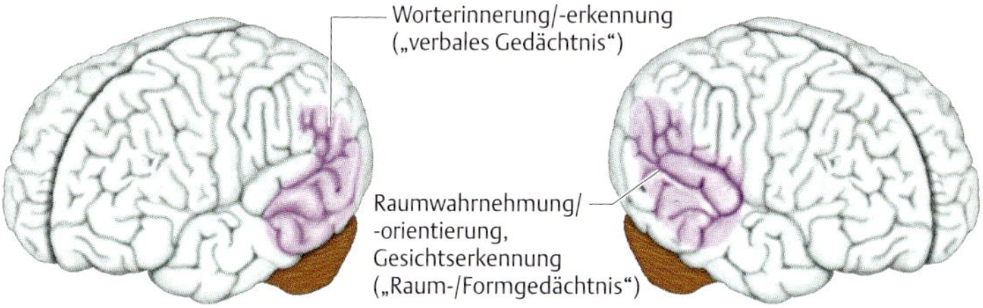

Temporale kortikale Repräsentation

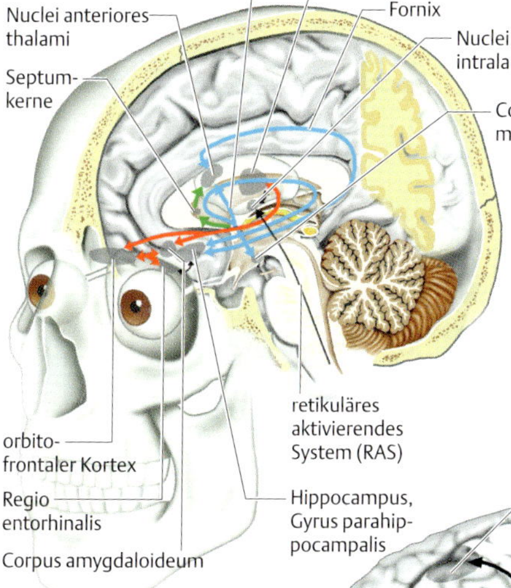

Explizites Gedächtnis*

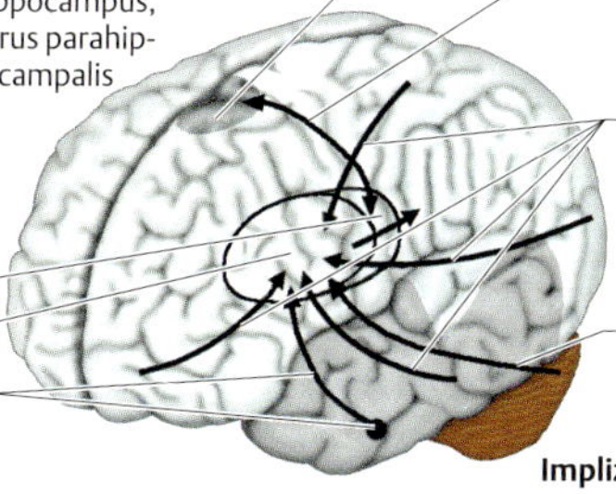

Implizites Gedächtnis*

Struktur	**Funktion***
orbitofrontaler Kortex	Aktivierung, Antrieb, Langzeitgedächtnis
Regio entorhinalis	visuelles Gedächtnis, Wiedererkennen
Corpus amygdaloideum	„emotionales" Gedächtnis
Hippocampus	räumliches Gedächtnis, Raumorientierung
Corpus mamillare/Dienzephalon	Langzeitgedächtnis, Einsicht, Flexibilität
RAS	Aktivierung

*Modellvorstellung

Eine Demenz kennzeichnet ein neu auftretender, anhaltender und zunehmender Verlust kognitiver Funktionen. Dadurch entstehen Beeinträchtigungen des Kurz- und Langzeitgedächtnis zusammen mit mindestens einer der folgenden Störungen: Aphasie, Apraxie, Agnosie, Veränderungen des abstrakten Denkens, der Urteilsfähigkeit, der visuell-räumlichen Leistungen, des planenden Handelns und/oder der Persönlichkeit. Die Folgen sind auffallende Veränderungen im beruflichen, sozialen und zwischenmenschlichen Beziehungsgefüge. Die Diagnose einer Demenz setzt voraus, daß keine Bewußtseinsstörung (z. B. Delir) oder psychiatrische Erkrankung (wie Depression, Schizophrenie) vorliegt. Eine altersbezogene Vergeßlichkeit („normales Altern") ohne Behinderung von Alltagsfunktionen sowie eine Amnesie sind gegenüber einer Demenz abzugrenzen. In der Anfangsphase eines dementiellen Syndroms stellt sich vor allem die diagnostische Aufgabe, eine (primäre) Demenz gegenüber einer Erkrankung, die mit einer (sekundären, assoziierten) Demenz einhergeht, abzugrenzen (Tabelle 14, S. 367).

Untersuchung. Die (fremd-)*anamnestischen* Angaben informieren über Dauer, Art und Ausmaß von Symptomen bei Alltagsanforderungen. Der klinische *Befund* gibt Hinweise auf die Art und Schwere der kognitiven Defizite (Orientiertheit, Aufmerksamkeit, Sprache, Gedächtnis, visuell-konstruktive Leistung) sowie mögliche Begleiterkrankungen. Mit standardisierten *Untersuchungsverfahren* (z. B. Mini Mental Status Test, Syndrom-Kurztest, Uhren-Zeichen-Test) lassen sich die kognitiven Einbußen genauer festlegen. *Laborparameter* (BKS[1], Differentialblutbild, Elektrolyte, Leberfunktionswerte, BUN[2], Creatinin, Glucose, Vitamin B_{12}, Folsäure, TPHA[3], TSH[4], HIV[5]), EEG und *bildgebende Diagnostik* (CT[6], MRT[7], SPECT[8]) liefern weitere Daten zur Klassifikation und Ursache einer Demenz. Einzelne Beispiele primärer und sekundärer Demenzen s. Tabelle 14 (S. 367)

[1] BKS = Blutkörperchensenkung;
[2] BUN = blood urea nitrogen, Blutharnstoffstickstoff;
[3] TPHA = Treponema pallidum-Hämagglutinations-Test;
[4] TSH = thyreoid stimulating hormone, thyreotropes Schilddrüsenvorderlappenhormon;
[5] HIV = human immunodeficiency virus;
[6] CT = Computertomographie;
[7] MRT = Magnetresonanztomographie;
[8] SPECT = single photon emission computerized tomography. *Befundabhängig*: Gerinnungswerte, Serumprotein-Elektrophorese, Serum-Ammoniak, Parathormon, Cortisolspiegel, Rheumafaktoren, antinukleäre Antikörper, Alkoholspiegel, Serum-/Urin-Drogenspiegel, Kupfer-/Coeruloplasmin-Spiegel, Lactat/Pyruvat, Hexosaminidase-Spiegel, Liquoruntersuchung, molekulargenetische Analyse.

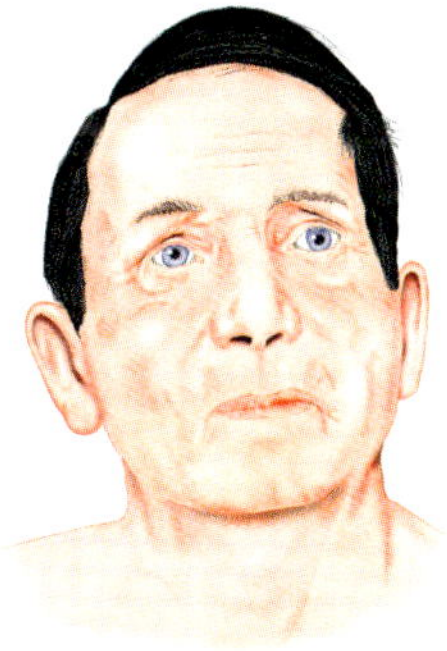

Verlust kognitiver Funktionen

- **Gedächtnisstörung** (Kurz- und Langzeitgedächtnis)
- **Beeinträchtigung weiterer höherer kortikaler Funktionen** (Abstraktion, Urteilsvermögen, Rechnen, Aphasie, Apraxie, Agnosie, Aufmerksamkeit)
- **Persönlichkeitsveränderung**
- **Verlust der sozialen und beruflichen Kompetenz**

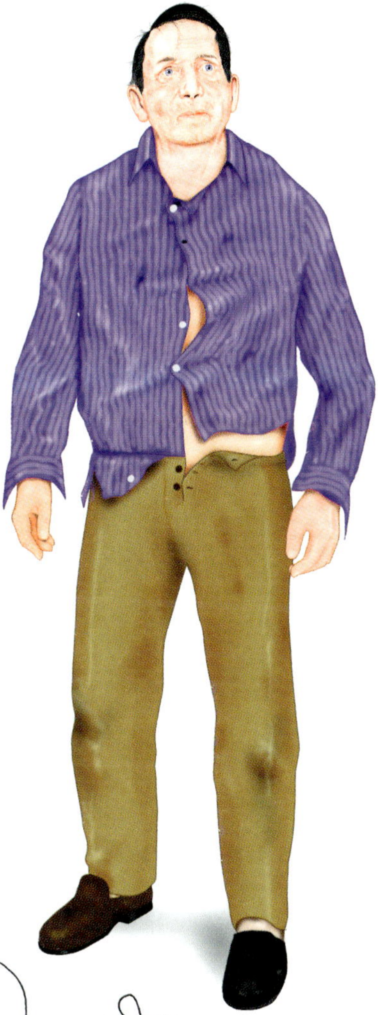

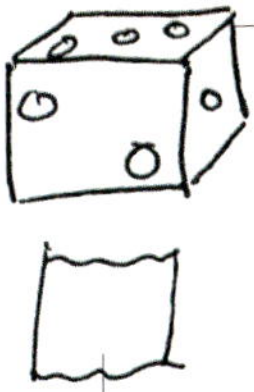

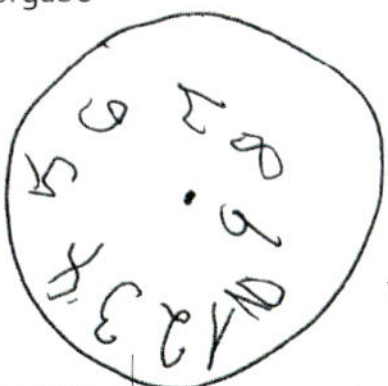

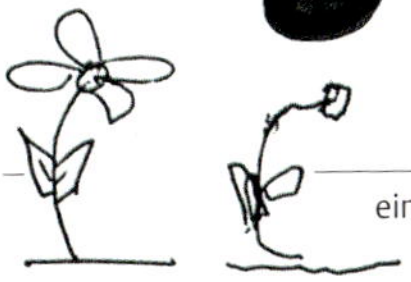

Persönlichkeitsveränderung, kognitive Störungen

Patienten mit ungewöhnlichen Beschwerden, problematisch einzuordnenden Symptomen und behandlungsresistenten Leiden werden dem Neurologen auch mit der Fragestellung vorgestellt, ob es sich um ein „organisches" oder „psychogenes" Beschwerdebild handelt. Oft haben die Patienten dann eine diagnostische und therapeutische Wanderschaft – dokumentiert anhand umfangreicher Befunde – durch die Medizin und Paramedizin absolviert. Oder die Symptomatik präsentiert sich (wiederholt) akut bis subakut und erweckt einen bedrohlichen Eindruck. Die schwierige Aufgabe besteht darin, einerseits unnötige oder risikoreiche (weitere) Diagnostik zu vermeiden, andererseits die möglichen körperlichen oder psychosozialen Ursachen der Symptome aufzudecken. Die Untersuchung erfordert Zeit, eine solide Kenntnis anatomisch-physiologischer Funktionen und die Fähigkeit, die psychosoziale Dynamik einer Symptombildung zu erkennen.

Lassen sich die jeweiligen Beschwerden bei normalem Befund nicht einem neurologischen Krankheitsbild zuordnen, stellt sich die Frage nach potentiellen psychosozialen Gründen. Diese können *unbewußt* oder *bewußt* bzw. mit einem *primären* (Lösung eines individuellen psychischen Konfliktes) oder *sekundären* (Lösung eines interpersonellen Konfliktes) Gewinn verknüpft sein. Der Begriff der *Somatisierung* bezeichnet in diesem Zusammenhang anatomisch-physiologisch nicht erklärbare körperliche Beschwerden infolge ungelöster sozialer (familiärer, beruflicher, finanzieller) Belastungen und/oder psychischer Krankheiten (wie Depression, Angst-, Zwangs- oder Persönlichkeitsstörungen). Organische Funktionsstörungen oder objektivierbare Symptome fehlen, sind nur minimal und sehr viel geringer als die geklagten Beschwerden vorhanden oder haben keinen Bezug zu den Symptomen.

Konversionssyndrom. Die körperlichen Symptome sind Ausdruck einer Konfliktsituation, die durch organbezogene Attribute gelöst wird (primärer Gewinn). Das Syndrom ist darüber hinaus mit einem sekundären Gewinn (wie Aufmerksamkeit erreichen, Belastungen vermeiden) verknüpft. Die Diagnose kann durch gleichzeitig vorhandene neurologische oder psychiatrische Krankheiten erschwert werden (z. B. Hyperventilation bei Epilepsie, Kopfschmerzen bei Depression, Lähmungen bei Multipler Sklerose).

Somatisierungsstörung. Bei diesen Syndromen ist kein sekundärer Gewinn erkennbar. Nicht das Symptom steht im Vordergrund, sondern die Überzeugung, an einer Krankheit zu leiden. *Hypochondrie* meint die anhaltende Befürchtung einer bedrohlichen Krankheit. Trotz gründlicher Untersuchungen, normaler Befunde und beruhigender Erklärungen sind die Ängste nicht zu zerstreuen. Unregelmäßigkeiten z. B. des Herzschlags, der Atmung, der Darmfunktion oder Hautveränderungen werden vom Patienten in folgenschwere Symptome umgedeutet. Eine *somatoforme Störung* besteht bei Patienten, die eine Vielzahl an Beschwerden in unterschiedlichen Organsystemen schildern (z. B. Kopfschmerzen + Blasenfunktionsstörungen + Beinschmerzen + Atemstörungen). Mit *Schmerzkrankheit* werden wiederkehrende oder chronische Schmerzen bezeichnet, die bei den Betroffenen zu einer Zentrierung ihres Lebensablaufs auf die Schmerzen bzw. deren Vermeidung führen. Fehlende Erfüllung familiärer, beruflicher oder sozialer Anforderungen wird als Folge der schmerzbedingten körperlichen Beeinträchtigungen erklärt. Dabei liegt in der Regel eine organisch bedingte Ursache der Schmerzen vor. Die Auseinandersetzung mit diesen Schmerzen nimmt jedoch den Stellenwert eines „Lebensinhaltes" ein.

Simulation. Hierbei werden körperliche Symptome wohlüberlegt zur Erreichung eines Ziels eingesetzt (z. B. Angaben von Kopfschmerzen, um Opiate zu erhalten).

Vorgetäuschte Krankheit. Die ausgedachten Beschwerden oder wissentlich herbeigeführten Symptome bedeuten für den Patienten keinen primären oder sekundären Gewinn (bis auf die Täuschung des Arztes). Entweder werden die Störungen an sich selbst (*Münchhausen-Syndrom*) oder durch Eltern/Betreuer bei Kindern (*Münchhausen by proxy*) hervorgerufen. Die nachdrückliche Forderung des Patienten nach immer weiterer Diagnostik, ohne daß von ärztlicher Seite jemals eine eindeutige Diagnose möglich wäre, kennzeichnet das „Koryphäen-Killer-Syndrom". Merkmal des *Ganser-Syndroms* sind fast richtige oder läppische Antworten auf einfache Fragen. Dadurch kann der Eindruck einer Demenz entstehen.

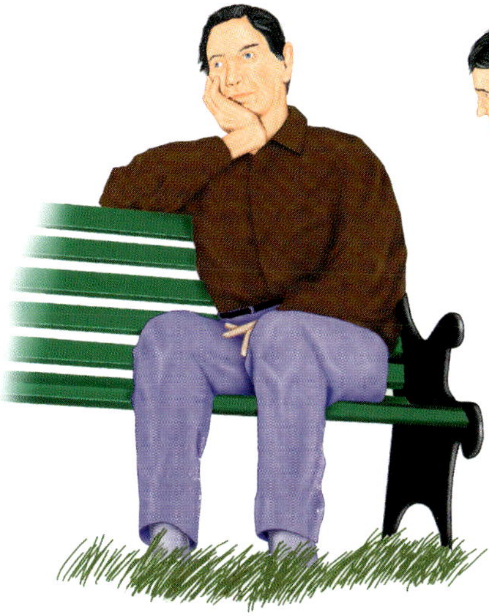

Depression, Angst als Ursache unbewußter Somatisierung

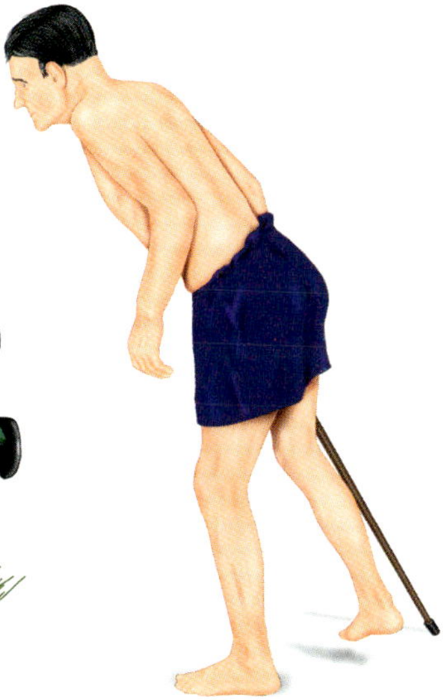

Schmerzkrankheit

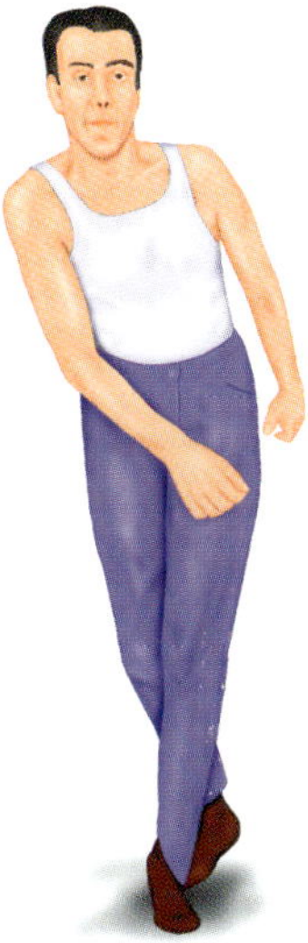

Simulation einer Gangstörung

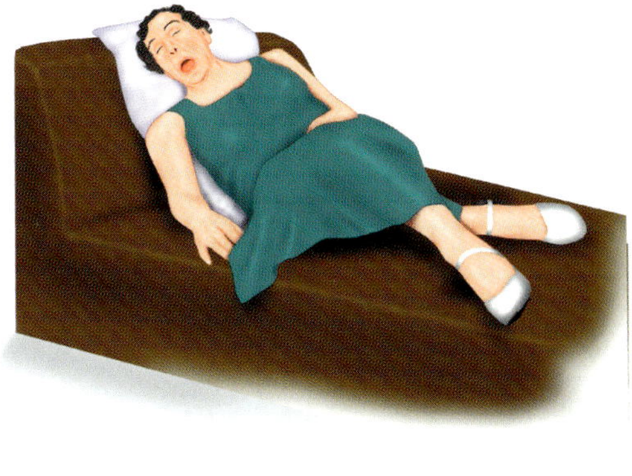

Hypochondrie

Da die Abläufe des vegetativen (Nerven-)Systems nicht der bewußten Kontrolle direkt unterliegen, spricht man auch vom autonomen Nervensystem.

Zentrales vegetatives System

Die Aufgaben bestehen in der Steuerung vegetativer Abläufe und der Integration von hormonellen, immunologischen sowie nozizeptiven (S. 108) Informationen in diese Prozesse. Morphologisch ist es im *Kortex* (Insula, entorhinaler, orbitofrontaler und frontotemporaler Kortex), *Hypothalamus, limbischen System, Mittelhirn* (periaquäduktales Grau = Substantia grisea centralis), *Hirnstamm* (Nucleus tractus solitarii, ventrolaterale/-mediale Medulla oblongata) und *Rückenmark* (Bahnen, Kerne) repräsentiert.
Afferenzen. Impulse werden über *spinale* (Fasciculus anterolateralis = Tractus spinothalamicus + spinocerebellaris + spinoreticularis), vom *Hirnstamm* ausgehende (Formatio reticularis) und *kortikothalamische* Bahnsysteme aufgenommen, ferner von den *zirkumventrikulären Organen* (kleine Gewebsbezirke an der Ventrikeloberfläche mit speziellen, außerhalb der Blut-Hirn-Schranke gelegenen Neuronen), durch die humorale Plasma- und Liquor-Veränderungen registriert werden. Hierzu zählen das Organum vasculosum laminae terminalis (rostral 3. Ventrikel hinter dem Chiasma opticum ⇨ Zytokine/Fieber), Subfornikalorgan (Dach des 3. Ventrikels zwischen den Foramina Monroi ⇨ Angiotensin II/Blutdruck, Flüssigkeitshaushalt) und die Area postrema (Boden der Rautengrube ⇨ Cholezystokinin/gastrointestinale Funktion, Nahrungsaufnahme).
Efferenzen. Hypothalamo-, mesenzephalo-, bulbo- und retikulospinale *Bahnen* verlaufen zu den präganglionären sympathischen Neuronen im thorakolumbalen Rückenmark, die dort eigenständige spinale Funktionseinheiten mit den zugehörigen Ganglien bilden (S. 110). Ebensolche Bahnsysteme ziehen zu den präganglionären parasympathischen Neuronen im Hirnstamm und sakralen Rückenmark. Die Steuerung von Körperfunktionen durch *Hormone* reguliert der Hypothalamus.
Neurotransmitter. Maßgeblicher *exzitatorischer* Transmitter ist L-Glutamat, wesentlicher *inhibitorischer* ist γ-Aminobuttersäure. Acetylcholin, Amine (Adrenalin, Noradrenalin, Dopamin), Neuropeptide (Substanz P, Neuropeptid Y, Corticotropin-releasing-Hormon, Opioide, Angiotensin II, Vasopressin, Zytokine), Purine (Adenosin) und Stickoxid (NO) sind *modulierend* aktiv.

Peripheres vegetatives System (S. 146)

Funktionell und strukturell kann es in Sympathikus und Parasympathikus unterteilt werden.
Kerngebiete. Sie liegen für den *Sympathikus* im Seitenhorn (Columna intermediolateralis, intermediomedialis) des thorakalen (Th1–Th12) und lumbalen (L1–L2) Rückenmarks (*thorakolumbales System*). Für den *Parasympathikus* finden sie sich im Hirnstamm (Hirnnerven III, VII, IX, X) und sakralen Rückenmark (S2–S4; *kraniosakrales System*). Der Darm besitzt ein eigenes Nervensystem, dessen Neurone im Plexus myentericus und submucosus liegen (S. 154).
Afferenzen. Impulse treten über die Hinterwurzel in das Rückenmark ein bzw. nehmen ihren Weg mit den Hirnnerven III, VII, IX und X zum ZNS.
Efferenzen. Spinal ziehen die präganglionären Fasern mit den Vorderwurzeln zu den para- und prävertebral gelegenen Ganglien, in denen sie auf ihre postganglionären Neurone umgeschaltet werden. Die *sympathischen* präganglionären myelinisierten weißen Fasern verlaufen über relativ kurze Strecken zum paravertebralen Sympathikusstrang. Dort erfolgt die Umschaltung auf die relativ langstreckigen postganglionären nicht myelinisierten grauen Axone für die Erfolgsorgane (Ausnahme Nebennierenmark lange präganglionäre Fasern). Umgekehrt werden die *parasympathischen* präganglionären langen Fasern nahe der Organe auf postganglionäre kurze Fortsätze umgeschaltet.
Neurotransmitter. Innerhalb der *Ganglien* ist Acetylcholin effektiv. *Postganglionär* sind in der *sympathischen* Übertragung Noradrenalin, in der *parasympathischen* Acetylcholin wirksam. *Modulierende Einflüsse* haben Neuropeptide (Substanz P, Somatostatin, vasoaktive intestinale Polypeptide, Thyreotropin-releasing-Hormon, Cholezystokinin, Bombesin, Calcitonin-gene-related-Peptid, Neuropeptid Y, Galanin, Oxytocin, Enkephaline) und Stickoxid.

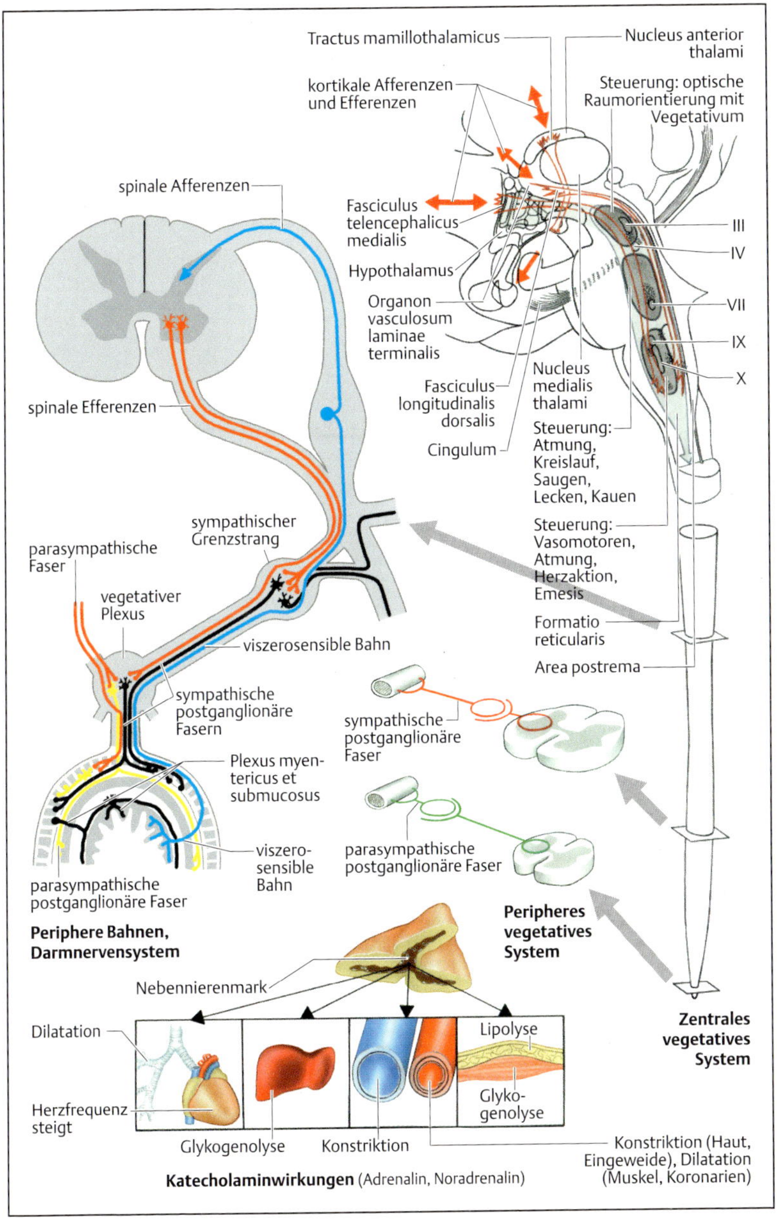

Tractus mamillothalamicus
Nucleus anterior thalami
kortikale Afferenzen und Efferenzen
Steuerung: optische Raumorientierung mit Vegetativum
spinale Afferenzen
Fasciculus telencephalicus medialis
III
IV
Hypothalamus
Organon vasculosum laminae terminalis
VII
IX
X
Nucleus medialis thalami
Fasciculus longitudinalis dorsalis
spinale Efferenzen
Steuerung: Atmung, Kreislauf, Saugen, Lecken, Kauen
Cingulum
sympathischer Grenzstrang
parasympathische Faser
Steuerung: Vasomotoren, Atmung, Herzaktion, Emesis
vegetativer Plexus
Formatio reticularis
viszerosensible Bahn
Area postrema
sympathische postganglionäre Fasern
sympathische postganglionäre Faser
Plexus myentericus et submucosus
viszero-sensible Bahn
parasympathische postganglionäre Faser
parasympathische postganglionäre Faser
Peripheres vegetatives System
Periphere Bahnen, Darmnervensystem
Nebennierenmark
Dilatation
Lipolyse
Zentrales vegetatives System
Glyko-genolyse
Herzfrequenz steigt
Glykogenolyse
Konstriktion
Konstriktion (Haut, Eingeweide), Dilatation (Muskel, Koronarien)
Katecholaminwirkungen (Adrenalin, Noradrenalin)

Der Hypothalamus liegt im vorderen Abschnitt des Zwischenhirns, unterhalb des Thalamus und in Nachbarschaft zur Hypophyse. Er bildet teilweise Wand und Boden im rostralen Abschnitt des 3. Ventrikels. *Anatomisch* gehören zum Hypothalamus Area praeoptica, Chiasma opticum, Infundibulum, Neurohypophyse, Tuber cinereum und Corpus mamillare. *Physiologisch* ist der Hypothalamus zentrales Steuer- und Koordinationszentrum für endokrine Organe, Thermoregulation (S. 152), Nahrungsaufnahme (S. 154), Durst, kardiovaskuläre Abläufe (S. 148), Atmung (S. 150), Sexualität (S. 156), Verhalten und Gedächtnis (S. 122 ff) sowie den Schlaf-Wach-Rhythmus (S. 112). Er ist durch ein engmaschiges neuronales und humorales Netzwerk mit vielen Funktionsbereichen des Organismus verbunden. Dadurch verschafft er äußeren Einwirkungen, Veränderungen im inneren Milieu und emotionalen Vorgängen Zugang zum vegetativen System.

Neuroendokrine Steuerung
(Tabelle 15, S. 368)

Die Abgabe von Hormonen in die Blutbahn wird durch neuroendokrine Regelkreise gesteuert. In diesen nimmt das hypothalamische-hypophysäre System eine zentrale Position ein.

Hypophysenvorderlappen (HVL, Adenohypophyse). *Steuerhormone* (releasing bzw. inhibiting hormone) werden von Neuronen des Hypothalamus in ein regionales Gefäßnetz (Pfortadersystem) abgegeben. Hierdurch gelangen die Steuerhormone in den HVL. Dort regulieren sie die Ausschüttung hypophysärer Hormone in die Blutbahn des Körperkreislaufs. Diese stimulieren dann in endokrinen Drüsen die Abgabe von Effektorhormonen (*glandotrope Hormone* ⇨ TSH, ACTH, FSH, LH) bzw. üben ihre direkte Wirkung im Organismus aus (*nichtglandotrope Hormone* ⇨ GH, Prolactin). Effektorhormone wiederum entfalten ihre Wirkung in den Erfolgsorganen. Sie regeln ebenso wie die nichtglandotropen Hormone mit ihrem Blutspiegel die Freisetzung der Steuerhormone (*geschlossener Regelkreis*).

Hypophysenhinterlappen (HHL, Neurohypophyse). Axone von im Hypothalamus gelegenen Neuronen enden im HHL. In den kolbenartigen Endigungen speichern sie die Hormone Oxytocin und antidiuretisches Hormon (ADH, Vasopressin) und sezernieren sie direkt in den Blutkreislauf (*Neurosekretion*). Diese Hormone wirken unmittelbar an den Erfolgsorganen. Der Regelkreis wird über die Wirkeffekte geschlossen.

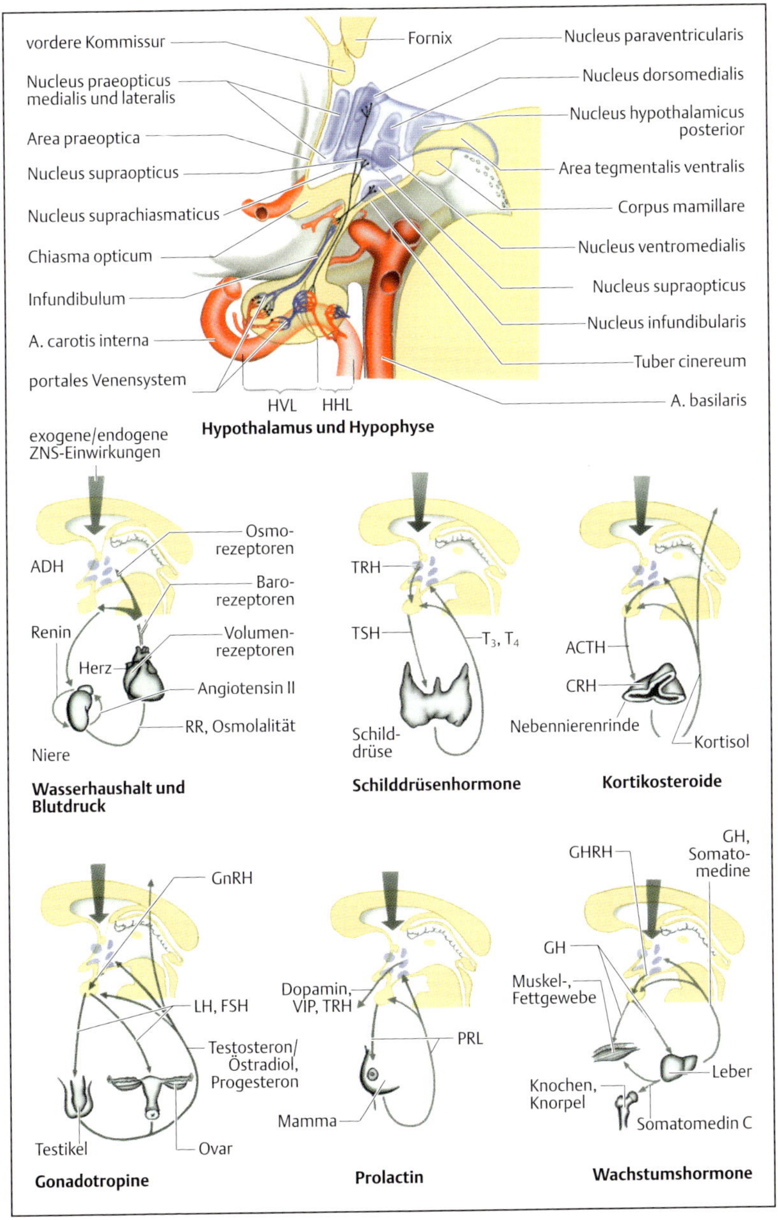
vordere Kommissur
Fornix
Nucleus paraventricularis
Nucleus praeopticus medialis und lateralis
Nucleus dorsomedialis
Nucleus hypothalamicus posterior
Area praeoptica
Area tegmentalis ventralis
Nucleus supraopticus
Nucleus suprachiasmaticus
Corpus mamillare
Chiasma opticum
Nucleus ventromedialis
Infundibulum
Nucleus supraopticus
Nucleus infundibularis
A. carotis interna
Tuber cinereum
portales Venensystem
A. basilaris
HVL
HHL
Hypothalamus und Hypophyse
exogene/endogene ZNS-Einwirkungen
Osmo-rezeptoren
ADH
Baro-rezeptoren
Renin
Volumen-rezeptoren
Herz
Angiotensin II
RR, Osmolalität
Niere
Wasserhaushalt und Blutdruck
TRH
TSH
T_3, T_4
Schild-drüse
Schilddrüsenhormone
ACTH
CRH
Nebennierenrinde
Kortisol
Kortikosteroide
GnRH
LH, FSH
Testosteron/Östradiol, Progesteron
Testikel
Ovar
Gonadotropine
Dopamin, VIP, TRH
PRL
Mamma
Prolactin
GHRH
GH, Somato-medine
GH
Muskel-, Fettgewebe
Leber
Knochen, Knorpel
Somatomedin C
Wachstumshormone

Limbisches System

Die Strukturen des limbischen Systems sind untereinander durch ein komplexes Netzwerk verbunden. Ihre Bedeutung ist bisher nur teilweise bekannt.

■ Aufbau

Ein ringförmiger äußerer Abschnitt (lat. limbus = Saum) kann von einem inneren unterschieden werden. Die *äußere* Region erstreckt sich von rostral (Areae septalis und praeoptica) in einem kraniokaudalen Bogen (Gyrus cinguli) zum Temporalpol (Gyrus hippocampi, Cortex entorhinalis). Die *inneren* Komponenten sind (von anterior nach temporopolar) Hypothalamus, Corpus mamillare, Fornix, Gyrus dentatus, Hippocampus und Corpus amygdaloideum (Amygdala, Mandelkern).

■ Bahnsysteme

Der *Papez-Leitungsbogen* ist ein in sich geschlossenes Bahnsystem, das die Stationen *Hippocampus* ⇨ Fornix ⇨ Corpus mamillare ⇨ Tractus mamillothalamicus ⇨ Nucleus anterior thalami ⇨ Gyrus cinguli ⇨ Cingulum ⇨ *Hippocampus* durchläuft. Zahlreiche, oft bilaterale *Projektionen* verbinden das limbische System mit dem Thalamus, Kortex, Bulbus olfactorius (S. 76) und dem Hirnstamm. Der *Fasciculus telencephalicus medialis* (mediales Vorderhirnbündel) verkettet die vorderen Regionen (Areae septalis und praeoptica) mit Hypothalamus und Mittelhirn. Vom Corpus amygdaloideum ausgehende Fasern verlaufen gebündelt in der *Stria terminalis*, die zwischen Nucleus caudatus und Thalamus zur Area septalis und zum Hypothalamus zieht. Zum Hippocampus bestehen ebenfalls kurze Faserzüge des Corpus amygdaloideum. Die vordere *Kommissur* verbindet beide Amygdalae, die Fornixkommissur beide Hippocampi.

■ Syndrome (Tabelle 16, S. 369)

Emotionale Vorgänge, wie sie beispielsweise bei Wut, Motivation, Freude, Sexualität, Schlaf, Hunger, Durst, Angst, Aggression und Glück vorkommen, werden vom limbischen System gesteuert. Diese Geschehnisse sind eng mit Kognition und Gedächtnis verknüpft (S. 134). Den *Amygdalae* kommt dabei eine Schlüsselposition zu (emotionales Gedächtnis). Sie bringen die einfließenden Informationen mit gespeicherten Gedächtnisinhalten in Zusammenhang. Durch Korrelation mit vorhandenen Erfahrungen erhalten die afferenten Zuflüsse eine Bedeutung, die über das limbische System zu körperlichen Reaktionen und Verhaltensweisen führt.

Peripheres vegetatives System (S. 146 f)

Reflektorische Abläufe (S. 110) bilden die Basis (S. 140) für die Funktion des peripheren vegetativen Systems. Nozizeptive, mechanische und chemische Veränderungen werden von Rezeptoren aufgenommen, von den zugehörigen axonalen Verbindungen an die spinalen Neurone weitergeleitet, die dann über efferente Fasern glatte Muskulatur, Herz und Drüsen ansteuern. Diese Reflexbögen unterliegen der Kontrolle und Lenkung des zentralen vegetativen Systems, das die spinalen Vorgänge mit den Belangen des Organismus und seiner Umwelt abgleicht. Die Mehrzahl der Körperorgane wird sowohl sympathisch wie parasympathisch innerviert. Diese Doppelinnervation sichert synergistische zielgerichtete Organfunktionen (z. B. Beschleunigung von Atmung und Kreislauf bei Muskelarbeit).

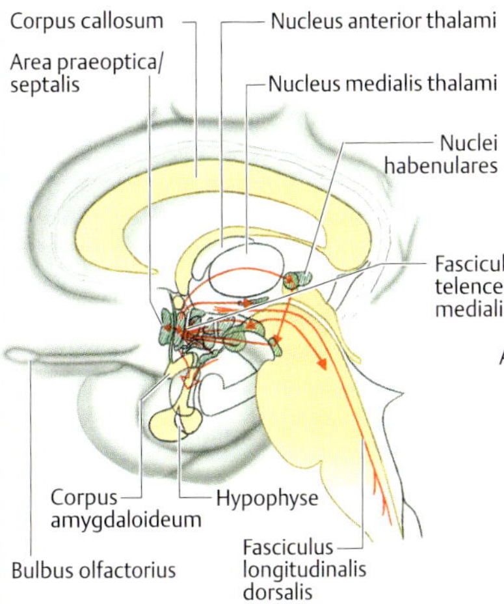

Innere Abschnitte

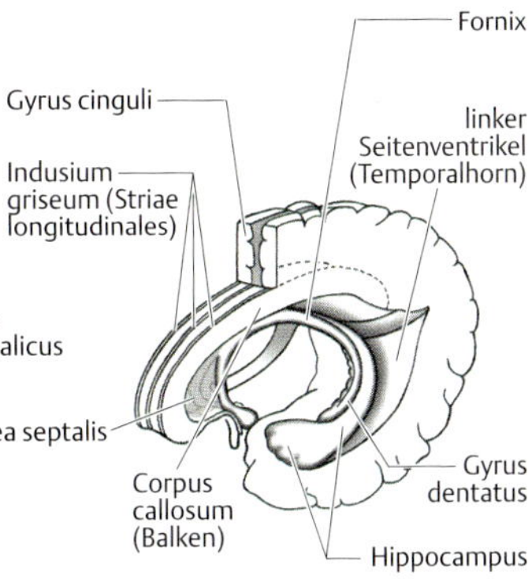

Fornix und Hippocampus

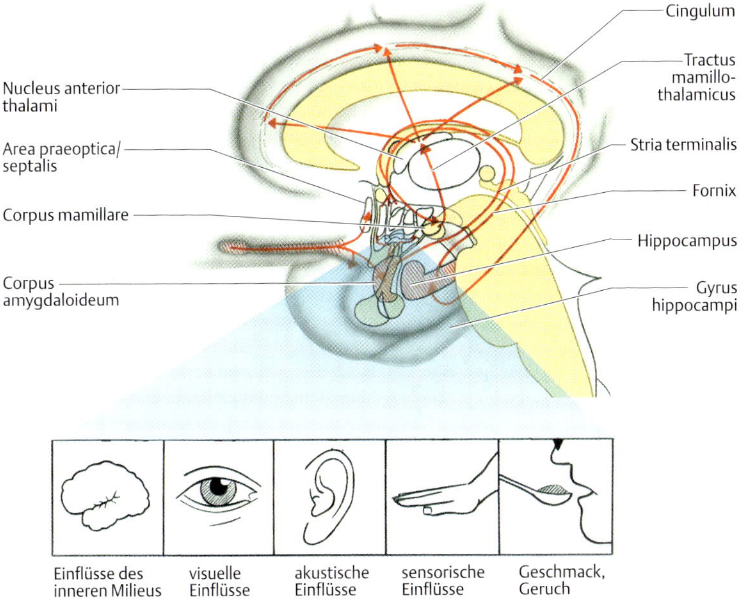

Äußere Abschnitte

Sympathikus[1] (Rezeptor[2])	Zielorgan	Parasympathikus[1]
	Auge	
Kontraktion ⇨ Mydriasis (α_1)	M. dilatator pupillae	-
Kontraktion ⇨ Lidhebung	M. tarsalis	-
-	M. sphincter pupillae	Kontraktion ⇨ Miosis
-	M. ciliaris	Kontraktion ⇨ Nahakkommodation
-	Tränendrüse	Sekretion
Geringe muköse Sekretion (α_1)	*Speicheldrüsen*	Starke seröse Sekretion
	Thorakalorgane	
Erschlaffung (β_2)	Bronchialmuskulatur	Kontraktion
Sekretion ⇩ (α_1), ⇧ (β_2)	Bronchialdrüsen	Sekretion ⇧
Frequenz ⇧ (β_1)	Herzfrequenz (Sinusknoten)	Frequenz ⇩
Kontraktionskraft ⇧ (β_1)	Myokard	Geringe Kraftabnahme
Kontraktion ($\alpha_{1,2}$), Dilatation (β_2)	Koronargefäße	Geringe Kontraktion
	Abdominalorgane	
Glykogenolyse, Glukoneogenese (α_1, β_2)	Leber	-
Dilatation (β_2)	Gallenblase, -wege	Kontraktion
Abnahme (α_2, β_2)	Darmmotilität	Zunahme
Kontraktion (α_1)	Sphinktere	Erschlaffung
Sekretion ⇩ (α_2)	Pankreas (Insulin)	-
Reninsekretion ⇧ (β_1)	Niere	-
Sekretion ⇧ [3]	Nebennierenmark	-
Kontraktion (α_1)	Harnblasensphinkter	Erschlaffung
Erschlaffung (β_2)	Harnblasendetrusor	Kontraktion
Kontraktion (Schwangerschaft, α_1)	Uterus	Wechselnd (zyklusabhängig)
Ejakulation (α_1)	Männliche Genitalien	Erektion
	Haut	
Sekretion generalisiert ⇧ (cholinerg), lokalisiert[4]	Schweißdrüse	-
Kontraktion (α_1)	Mm. arrectores pilorum	-
	Gefäße	
Kontraktion ($\alpha_{1,2}$)	Hautarterien	Dilatation
Kontraktion (α_1), Dilatation (β_2)	Skelettmuskel	Dilatation
Kontraktion (α_1)	Gehirnarterien	Dilatation
Kontraktion (α_1)	Abdominalarterien	-
Kontraktion ($\alpha_{1,2}$)	Venen	-

[1]Die jeweilige Wirkung auf das betreffende Organ ist in dieser Spalte aufgeführt. [2]Vorwiegender Membranrezeptor für Adrenalin und Noradrenalin (Adrenorezeptor). Noradrenalin wirkt vor allem an α- und β_1-Rezeptoren, Adrenalin an allen etwa gleich. *Sympathomimetikum* ⇨ vermehrte sympathische Aktivität (Adrenorezeptor-Agonist), *Sympatholytikum* ⇨ veminderte sympathische Aktivität (Adrenorezeptor-Antagonist, Rezeptorblocker); *Parasympathomimetikum* ⇨ Muscarinrezeptor-Agonist, indirektes Parasympathomimetikum (Blockade der Acetylcholinesterase); *Parasympatholytikum* ⇨ Muscarinrezeptor-Antagonist; *Antiparasympathotonikum* ⇨ Botulinumtoxin. [3]Präganglionäre Fasern des Sympathikus; Transmitter Acetylcholin. [4]Handflächen (adrenerges Schwitzen)

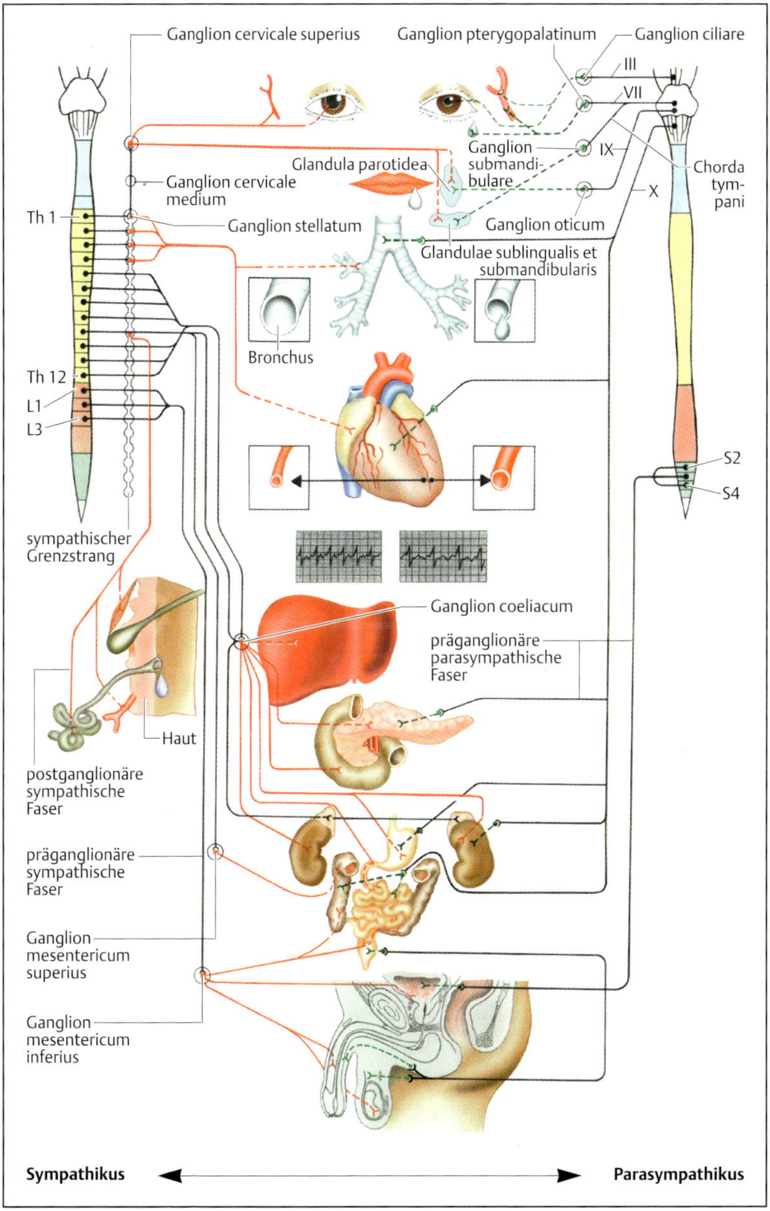
Ganglion cervicale superius
Ganglion pterygopalatinum
Ganglion ciliare
III
VII
IX
X
Ganglion submandibulare
Glandula parotidea
Ganglion cervicale medium
Chorda tympani
Th 1
Ganglion stellatum
Ganglion oticum
Glandulae sublingualis et submandibularis
Bronchus
Th 12
L1
L3
S2
S4
sympathischer Grenzstrang
Ganglion coeliacum
präganglionäre parasympathische Faser
Haut
postganglionäre sympathische Faser
präganglionäre sympathische Faser
Ganglion mesentericum superius
Ganglion mesentericum inferius
Sympathikus
Parasympathikus

Allgemein bewirkt die gesteigerte Sympathikusaktivität eine arteriovenöse Vasokonstriktion, Herzfrequenzbeschleunigung, Mobilisierung des Renin-Angiotensin-Aldosteron-Systems und Ausschüttung von Adrenalin/Noradrenalin aus dem Nebennierenmark. Es resultiert Blutdruckanstieg, Pulsbeschleunigung, Blutvolumenzunahme und -umverteilung. Die parasympathische Wirkung entfaltet sich als Vasodilatation und Herzfrequenzabnahme. Normaler Blutdruck systolisch ≤ 140, diastolisch ≤ 90 mmHg.

Afferenzen. *Barorezeptoren* (Dehnungsfühler ⇨ arterieller Druck) sind in Gefäßwänden zwischen Media und Adventitia im Sinus caroticus (IX), dem Aortenbogen (X) und im Truncus brachiocephalicus (X) vorhanden. Die afferenten Impulse werden von den Hirnnerven IX und X zum Nucleus tractus solitarii (NTS) in der dorsolateralen Medulla oblongata geführt. Von hier erfolgt die Weiterleitung über Interneurone zu kaudalen anterolateralen medullären Neuronen, die wiederum zu inhibitorischen Neuronen der rostralen anterolateralen Medulla oblongata (RMO) projizieren. Ebenso gehen Fasern vom NTS zum Nucleus ambiguus. Zusätzlich sind Dehnungsfühler in den Herzvorhöfen und herznahen Hohlvenen lokalisiert, deren Afferenzen (⇨ Füllungszustand des Gefäßsystems) der N. vagus (⇨ NTS, Hypothalamus) führt. Eine *zerebrale Ischämie* (CO_2 ⇧ extrazellulär/im Liquor; S. 162) bewirkt eine Zunahme der Sympathikusaktivität. Darüber hinaus erreichen mechanische, nozizeptive, metabolische und respiratorische Einflüsse die kreislaufregulierenden Ebenen in der Medulla oblongata und im Hypothalamus.

Efferenzen. Sympathische Impulse ziehen von der (inhibitorischen) RMO zum spinalen Nucleus intermediolateralis. Als prä- bzw. nach Umschaltung als postganglionäre Fasern erreichen sie Herz, Gefäße, Niere und Nebennierenmark. Vom NTS ausgehende Verbindungen zum Nucleus ambiguus gelangen als parasympathische Bahn (X) zu Herz und Gefäßen.

ZNS-Kontrolle. Durch die reziproke Innervation parasympathischer und sympathischer medullärer Neuronengruppen entfaltet sich eine synergistische Wirkung am Kreislaufsystem. NTS wie Nucleus ambiguus stehen unter Aufsicht des Hypothalamus. Zusätzlich wirkt der Hypothalamus auf präganglionäre Neurone des Kreislaufsystems direkt ein. Vom Kleinhirn (Nucleus fastigii) aufgenommene Informationen (Skelettmuskulatur, Barorezeptoren, vestibulär) werden auf den NTS exzitatorisch und die RMO inhibitorisch umgeschaltet. Kortikale Einflüsse sind in der Planung, Vorbereitung und Durchführung von Kreislaufleistungen wirksam.

Syndrome (Tabelle 17, S. 370)

Neurogene Herzrhythmusstörung. Auftretende Arrhythmien können supraventrikulären oder ventrikulären Ursprungs sein. Besonders bei Subarachnoidalblutungen, Schädel-Hirn-Traumen, Hirninfarkten, intrazerebralen Blutungen, Multipler Sklerose, epileptischen Anfällen, Hirntumoren, Karotissinussyndrom (kardioinhibitorischer Typ), Glossopharyngeusneuralgie, hereditärem QT-Syndrom oder nach zerebralen neurochirurgischen Eingriffen.

Myokardläsion. EKG-Veränderungen (ST-Streckensenkung/-hebung, negatives T), die dem Bild einer Myokardischämie entsprechen, können bei Hirnblutungen oder -infarkten auftreten. Da aber im Einzelfall auch koronare Durchblutungsstörungen möglich sind, kann die ursächliche Zuordnung schwierig sein.

Blutdruckregulationsstörung. *Hypertonie*: Hirnblutungen, Cushing-Antwort (+ Bradykardie, Apnoe) bei Hirnstammläsion, Porphyrie, Wernicke-Enzephalopathie (mit Arrhythmie), Tumor in der hinteren Schädelgrube. *Hypotonie*: Schädel-Hirn-Trauma, spinale Läsionen (Syringomyelie, Trauma, Myelitis, funikuläre Myelose), Multisystematrophie, progressive supranukleäre Lähmung, Parkinson-Syndrom, periphere Neuropathien (z. B. bei Diabetes mellitus, Amyloidose, Guillain-Barré-Syndrom, urämischer Neuropathie).

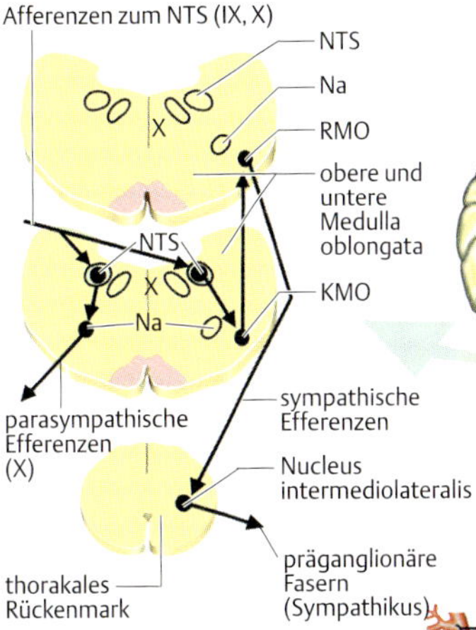

Medulläre neurale Kreislaufregulation
(Na = Nucleus ambiguus, KMO = kaudale Medulla oblongata)

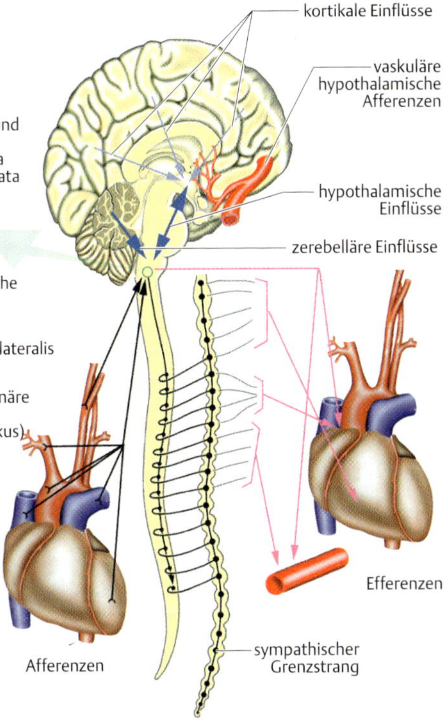

Neurale Kreislaufregulation

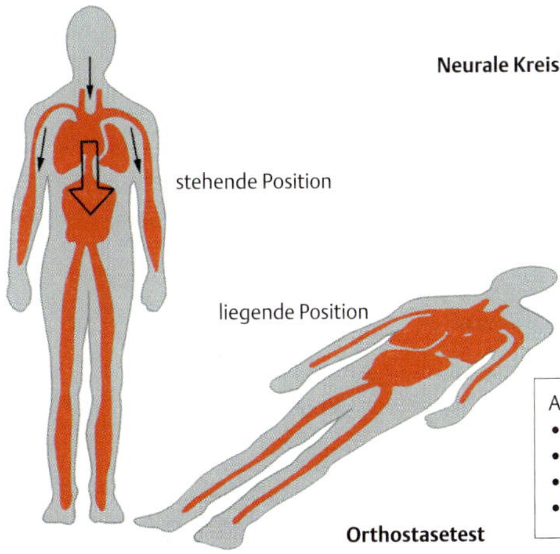

Aufrichten bewirkt:
- Sympathikusaktivität ⇧
- Vagotonus ⇩
- Renin-Angiotensin-System ⇧
- Haut-/Fett-/Muskeldurchblutung ⇩

Orthostasetest

Eine ungestörte Atmung ist Voraussetzung einer ausreichenden Sauerstoffversorgung der Körperzellen und einer Regulation der Säuren und Basen des Extrazellulärraumes.

Atembewegung. In Ruhe erfolgt die Inspiration durch Kontraktion des Diaphragmas (*Zwerchfellatmung*) oder der Interkostalmuskeln (*Rippenatmung*). Die Exspiration läuft weitgehend passiv ab. Der Thoraxraum kann durch die *Atemhilfsmuskulatur* des Schultergürtels zum tiefen Einatmen vergrößert werden. Als Hilfsmuskeln zur Ausatmung wirken die Bauchwandmuskeln und der M. latissimus dorsi. Weitere Muskeln (M. genioglossus, M. constrictor pharyngis, Larynxmuskeln) halten die oberen Luftwege während der Atmung geöffnet.

Afferenzen. *Chemorezeptoren* messen in den Arterien den O_2-/CO_2-Partialdruck bzw. die H^+-Konzentration im Glomus caroticum (IX), Aortenbogen (X) und paraaortal (Corpora para-aortica, X). Zusammen mit *Mechanorezeptoren*der Atemmuskulatur (sensible Afferenzen ⇨ N. phrenicus, Nn. intercostales 2–12, IX) und der Lunge (Bronchodilatation ⇨ Plexus pulmonalis, Sympathikus Th1–4) erreichen die Impulse ein vor dem Nucleus tractus solitarii gelegenes Kerngebiet (dorsale respiratorische Gruppe = DRG). Interneurone leiten zu einem neuronalen Netzwerk (ventrale respiratorische Gruppe = VRG) in der Medulla oblongata über. Im DRG erfolgt auch der Einstrom von Informationen des Herz-Kreislauf-Systems, das hierüber mit der Atemfunktion Verbindung aufnimmt. Änderungen der CO_2-/H^+-Anteile extrazellulär und im Liquor werden direkt in der Medulla oblongata registriert. Zahlreiche *weitere Afferenzen* wirken zusätzlich auf die Atmung ein: Kälte, Hitze, Hormone, Reflexe (Niesen, Husten, Gähnen, Schlucken), Schlaf, psychische Veränderungen (Angst, Schreck), Sprechen, Singen, Lachen, Muskeltätigkeit.

Efferenzen. Vom Hirnstamm werden über den N. vagus die laryngopharyngealen Muskeln und Bronchokonstriktoren innerviert. Der N. phrenicus (Zwerchfell, C3–5) und motorische spinale Äste (Nn. intercostales 2–9/Th 2–11 ⇨ Interkostalmuskeln, Nn. intercostales 6–12/Th 6–11 ⇨ Bauchwandmuskeln) versorgen die Atemhilfsmuskulatur.

Atemrhythmus. Die rhythmische Atmung entsteht durch oszillierende inibitorisch und exzitatorisch aufeinander wirkende *neuronale Regelkreise* innerhalb der VRG. Durch Aktivierung der pulmonalen Dehnungsrezeptoren wird bei zunehmender Einatmung die inspiratorische Neuronengruppe der VRG gehemmt (Hering-Breuer-Reflex). Daraufhin nimmt die Erregung der exspiratorisch aktiven Neuronengruppe zu. Der normale Atemrhythmus wird von den Afferenzen der Chemorezeptoren (O_2-/pH-Abfall, CO_2-Anstieg ⇨ Mehratmung, RR⇧) bzw. den Änderungen im Extrazellulär- und Liquorraum (CO_2-/H^+-Anstieg, pH-Abfall ⇨ Mehratmung, RR⇧) bestimmt. Pontine Neuronengruppen wirken steuernd auf die VRG ein.

Syndrome (Tabelle 18, S. 371)

Pathologische Atemmuster werden durch metabolische, toxische, mechanische (obstruktive Schlafapnoe) und läsionelle Veränderungen herbeigeführt (S. 118).

Morgendliche Kopfschmerzen, Erschöpfbarkeit, Tagesmüdigkeit, Konzentrationsstörungen können Zeichen einer (nächtlichen) Atemstörung sein. Eine neurogene oder myogene Atemstörung macht sich in der Anfangsphase nicht selten durch häufiges Verschlucken und Hustenattacken bemerkbar. Insuffiziente Atmung ist eine wesentliche Ursache von Komplikationen neurologischer Krankheiten. Eine aufmerksame Verlaufskontrolle der Atemstörung (Atemantrieb, Hustenstoß, Blutgase, Vitalkapazität) und die elektive Intubation bzw. Beatmung bei Ateminsuffizienz ist deshalb wichtig.

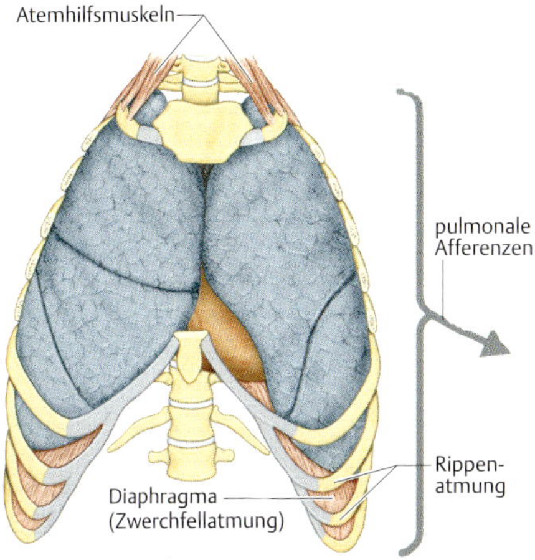

Atembewegung

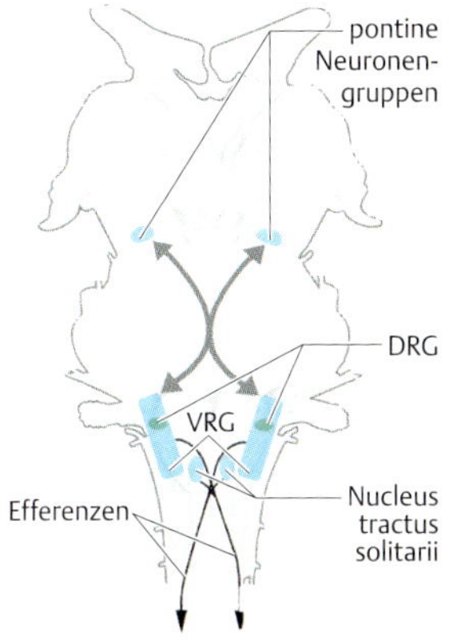

Hirnstamm-zentren

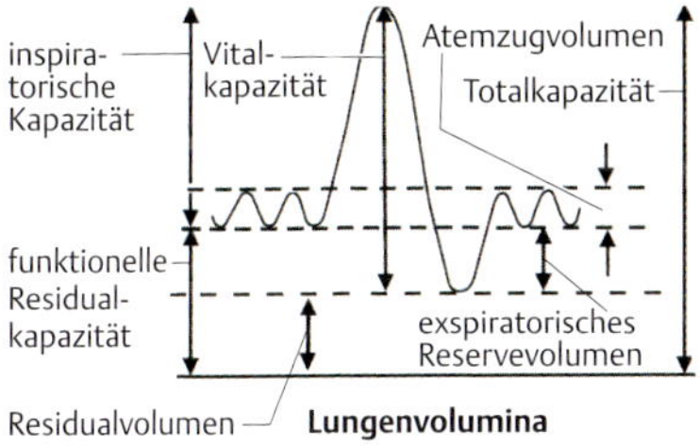

Lungenvolumina

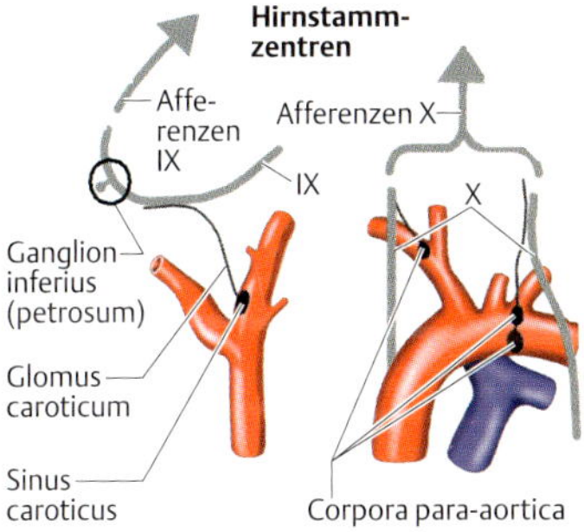

Chemorezeptoren

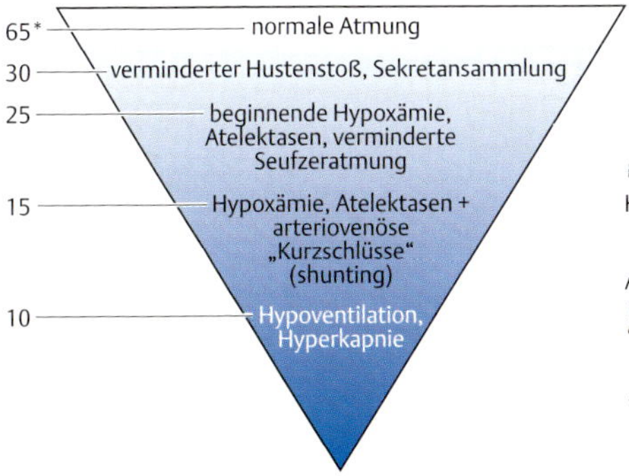

Neuromuskuläre Atemstörung, Vitalkapazität
(*in ml/kg Körpergewicht)

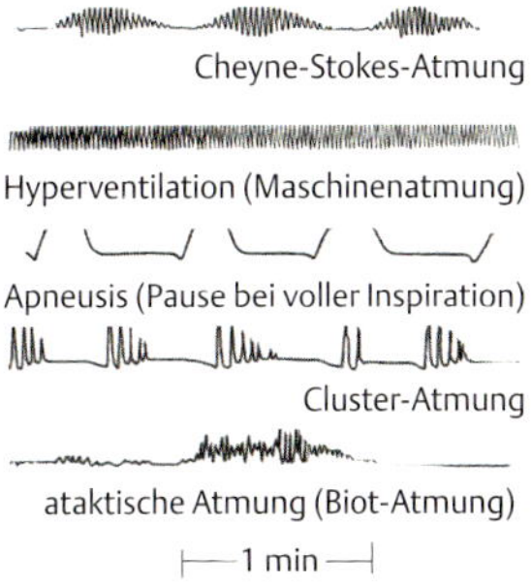

Pathologische Atmungsmuster

Die normale Körperkerntemperatur schwankt in einem Bereich von morgens etwa 36 °C bis 37,5 °C am späten Nachmittag. Unterschiedliche physiologische Faktoren wie hormonelle Einflüsse/ Menstruationszyklus, Nahrungsaufnahme/ Verdauung, Schwangerschaft oder Lebensalter können diese Werte beeinflussen. Die Körpertemperatur ist eine Funktion der variablen Wärmeaufnahme, -produktion und -abgabe.

Neurale Steuerung. Das thermoregulatorische Zentrum liegt im präoptischen und anterioren Hypothalamus (S. 142). Die *Wärmeabgabe* geschieht durch Haut (Wärmestrahlung, Konvektion, Schwitzen ⇨ Abkühlung durch Verdunstung), Atmung (Verdunstung) und Gefäße (Wärmetransport vom Körperinneren an die -oberfläche, Hautdurchblutung), die *Wärmebildung* über den Stoffwechsel (Schilddrüsenhormone) und die Muskulatur (Zittern, Willkürbewegung). *Thermosensoren* (Haut, Rückenmark, Medulla oblongata, Mittelhirn) informieren das hypothalamische Steuerzentrum über den Ist-Wert der Körpertemperatur. Von peripher wird die Information zum Hypothalamus via Tractus spinothalamicus übermittelt. Meßfühler sind zusätzlich im Hypothalamus vorhanden. Zu anderen Hirnregionen bestehen dicht verzweigte Verbindungen. *Efferente* (vasomotorische, sudorisekretorische) Bahnen verlaufen vom Hypothalamus überwiegend ipsilateral im Seitenstrang zu sympathischen spinalen (präganglionären) Kerngebieten. Nach Umschaltung im Seitenstrang verlaufen sie postganglionär mit den peripheren Nerven. Diese *sudorisekretorischen* Fasern ziehen nur von Th 2/3–L 2/3 mit den Vorderwurzeln zum sympathischen Grenzstrang. Deshalb erhalten die Schweißdrüsen eine von den Dermatomen abweichende Innervation. Die Kopfregion erreichen die Fasern über die A. carotis (interna, externa) und folgen dann den Trigeminusästen. Transmitter der vom Sympathikus innervierten Schweißdrüsen ist Acetylcholin.

Störung der Körpertemperatur. Ist eine erhöhte Temperatur Folge einer gestörten Thermoregulation, spricht man von einer *Hyperthermie* („zentrales Fieber"). Sie kann durch eine exzessive Wärmeproduktion, starke Steigerung der Umgebungstemperatur und/oder gestörte Wärmeabgabe entstehen. *Fieber* ist als Erhöhung der Körpertemperatur bei intakter Thermoregulation definiert (orale Meßwerte > 37,2 °C morgens bzw. > 37,7 °C spätnachmittags; rektal 0,6 °C höher). Es stellt sich infolge einer Soll-Wert-Änderung im hypothalamischen thermoregulatorischen Zentrum ein. Diese Soll-Wert-Änderung bewirkt im Blut zirkulierende pyrogene Zytokine (z. B. Interleukin-1, Tumor-Nekrose-Faktor, Interferon α), die zum Hypothalamus über die zirkumventrikulären Organe (S. 140) gelangen. Einer Körperkerntemperatur unter 35 °C entspricht eine *Hypothermie*.

Syndrome

Störung des thermoregulatorischen Schwitzens. *Untersuchung*: Prüfung durch Palpation von Hautfeuchtigkeit und Temperatur, quantitativen sudorimotorischen Axonreflex-Test (QSART), Jod-Stärke-Test (Minor) und/oder Ninhydrintest.

Eine *generalisierte* Anhidrose (mit der Gefahr einer Hyperthermie) kann idiopathisch, bei hypothalamischen oder Läsionen oberhalb Th 3/4 auftreten. *Radikuläre* sowie zervikale oder lumbosakrale polyradikuläre Schädigungen führen nicht zu Schweißsekretionsstörungen. Läsionen des sympathischen *Grenzstrangs* verursachen eine segmentale Anhidrose. Bei *Plexusschädigungen*, bei *Mono*- oder *Polyneuropathien* deckt sich eine Anhidrose mit den peripheren Nervenausfällen. Läsionen ab *Ganglion stellatum* nach kranial sind von einer Anhidrose begleitet (+ Horner-Syndrom).

Hyperthermie. Mögliche Ursachen sind Hypothalamusläsion (Infarkt, Blutung, Tumor, Enzephalitis, Neurosarkoidose, Trauma), Intoxikation (anticholinergisch wirkende Substanzen, Salicylate, Amphetamine, Cocain), akutes spinales Querschnittssyndrom oberhalb Th 3/4, Delir, Katatonie, malignes Neuroleptikasyndrom, maligne Hyperthermie, Thyreotoxikose, Dehydratation, Hitzschlag, generalisierter Tetanus.

Fieber. Symptome sind Unwohlsein, Frösteln, Kältegefühl, Schüttelfrost, Übelkeit/Erbrechen und Somnolenz. Puls und Blutdruck steigen an, das thermoregulatorische Schwitzen nimmt ab, das Blutvolumen verteilt sich von peripher nach zentral um. Einfache Fieberkrämpfe bei Kindern unter 5 Jahren führen in der Regel nicht zu einer Epilepsie oder anderen neurologischen Folgeerkrankungen.

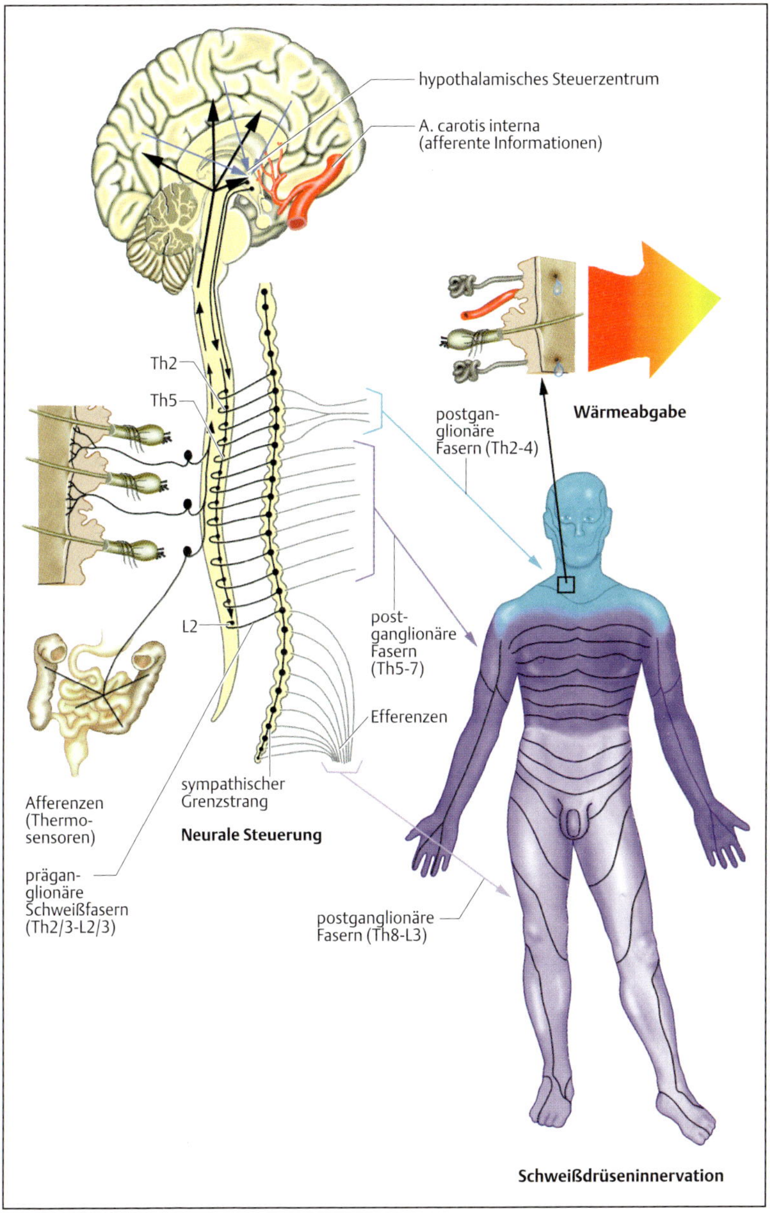
hypothalamisches Steuerzentrum
A. carotis interna
(afferente Informationen)
Th2
Th5
L2
Wärmeabgabe
postgan-
glionäre
Fasern (Th2-4)
post-
ganglionäre
Fasern
(Th5-7)
Efferenzen
sympathischer
Grenzstrang
Afferenzen
(Thermo-
sensoren)
Neurale Steuerung
prägan-
glionäre
Schweißfasern
(Th2/3-L2/3)
postganglionäre
Fasern (Th8-L3)
Schweißdrüseninnervation

Ex- und intrinsische vegetative Nervensysteme beeinflussen die gastrointestinalen Funktionen (Aufnahme, Transport, Reservoir, Verdauung, Resorption, Ausscheidung von Nahrung bzw. ihren Bestandteilen).

Extrinsisches System. Hierdurch wird das intrinsische gastrointestinale Nervensystem moduliert und mit den übrigen Körperfunktionen abgestimmt. Hirnstammregionen sind an gastro- und enterokolischen Reflexen beteiligt. Kortikale, limbische (Hypothalamus, Amygdala) sowie zerebelläre (Nucleus fastigii) Verbindungen vermitteln Sättigungsgefühl, enterale Reaktionen bei Hungergefühl/Gerüchen und emotionalen Einflüssen. *Parasympathisch* (Transmitter Acetylcholin) versorgt der X. Hirnnerv Ösophagus, Magen, Dünn- und proximalen Dickdarm. Von den sakralen Segmenten S2–4 werden distaler Dickdarm und Analsphinkter innerviert. Der Parasympathikus stimuliert die Darmmotilität (Peristaltik) und Drüsensekretion. *Sympathische* (Transmitter Noradrenalin) Nerven ziehen aus dem Ganglion cervicale superius zur oberen Speiseröhre, aus dem Ganglion coeliacum zum unteren Ösophagus und Magen. Vom Ganglion mesentericum superius und inferius bestehen Verbindungen zum Kolon. Der Sympathikus hemmt die Peristaltik, reduziert die Durchblutung und erhöht den Sphinktertonus (unterer Ösophagus, Pylorus, innerer Analsphinkter).

Intrinsisches (enterisches) System. Es ist als ganglionärer *Plexus myentericus* und *submucosus* organisiert (S. 141). Beide bilden ein eigenständiges neurales Netzwerk aus sensomotorischen und Interneuronen. Reizaufnahme (chemisch, nozizeptiv, mechanisch), deren Verarbeitung und efferente Aktionen (Sekretion, Kontraktion glatter Muskeln) werden so gastrointestinal autonom gesteuert.

Syndrome (Tabelle 19, S. 371)

Störungen bei neurologischen Krankheitsbildern betreffen besonders motorische, seltener resorptive oder sekretorische Vorgänge. Im Einzelfall sind vor allem obstruktive, nicht neurologische Ursachen auszuschließen. Eine gastroenterologische Diagnostik ist in der Regel angebracht.

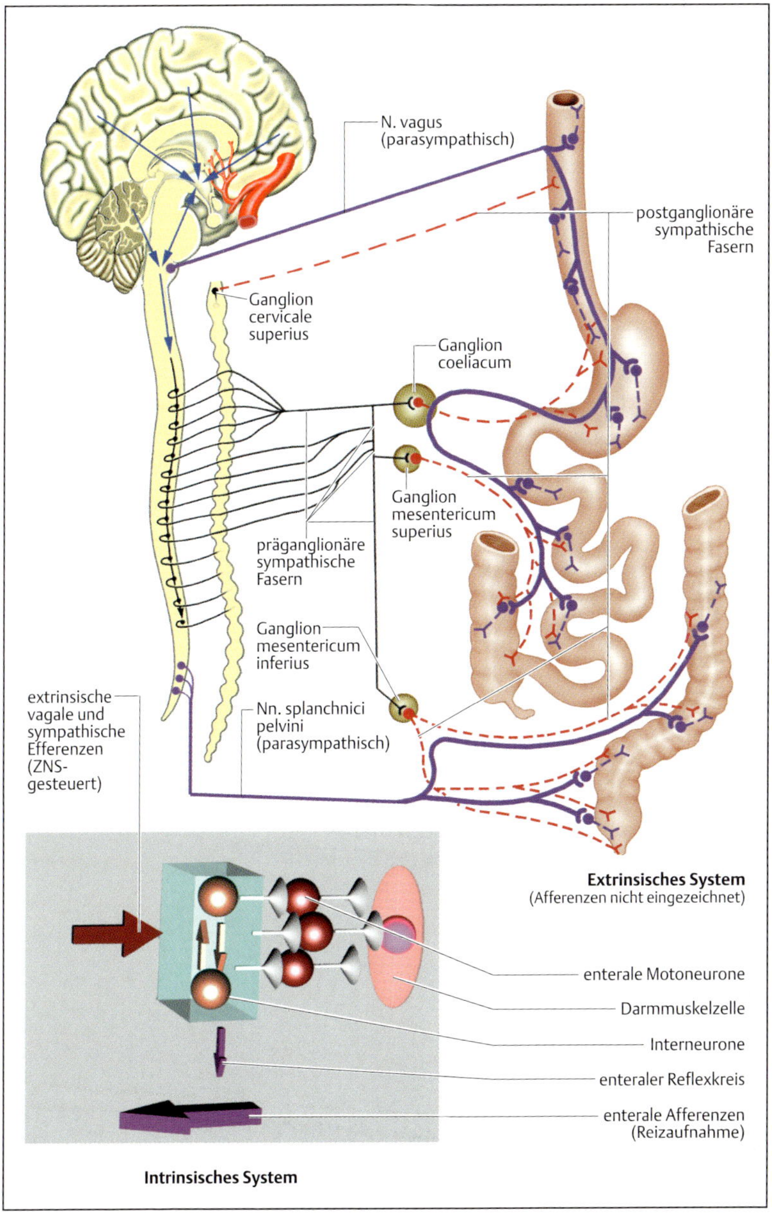
N. vagus
(parasympathisch)
postganglionäre
sympathische
Fasern
Ganglion
cervicale
superius
Ganglion
coeliacum
Ganglion
mesentericum
superius
präganglionäre
sympathische
Fasern
Ganglion
mesentericum
inferius
extrinsische
vagale und
sympathische
Efferenzen
(ZNS-
gesteuert)
Nn. splanchnici
pelvini
(parasympathisch)
Extrinsisches System
(Afferenzen nicht eingezeichnet)
enterale Motoneurone
Darmmuskelzelle
Interneurone
enteraler Reflexkreis
enterale Afferenzen
(Reizaufnahme)
Intrinsisches System

Blasenfunktion

Die Harnblase speichert (Kontinenz) und entleert (Miktion) den von der Niere gebildeten Urin. *Parasympathische* Fasern (⇨ Plexus pelvicus) aus den Segmenten S2–4 (sakrales Miktionszentrum, Nucleus detrusor) aktivieren den Detrusor vesicae. *Sympathische* Verbindungen (⇨ Plexus hypogastricus) aus Th10–L2 hemmen den Detrusor (β-adrenerge Rezeptoren) und stimulieren den Blasenhals (Trigonum vesicae, M. sphincter vesicae internus; α-adrenerge Rezeptoren). *Somatomotorische* Innervationen (⇨ N. pudendus) aus S2–4 (Nucleus Onuf) erreichen den Sphincter urethrae externus und die Beckenbodenmuskulatur. *Sensorische* Afferenzen (⇨ N. hypogastricus/N. pelvicus, Th10–L2 + S2–4) informieren über Blasendehnung und Schmerzen. Das *ZNS* (Frontalhirn, Basalganglien) hemmt (willkürlich) die Detrusorkontraktionen. Im Hirnstamm (pontines Miktionszentrum) werden die Afferenzen auf Bahnen zu den somatomotorischen Neuronen umgeschaltet (Synergismus zwischen Detrusor und Sphincter urethrae externus) und die Miktion ausgelöst.

Kontinenz. Die ausreichende Blasenfüllung (bis 500 ml) ist von einem intakten Schließmechanismus der Blase abhängig. Er besteht in einer Kontraktion von Blasenhals, Sphincter urethrae externus und Beckenbodenmuskulatur sowie einer Relaxation des Detrusors (Blasendom).

Miktion. Erstes Blasenfüllungsempfinden im pontinen Miktionszentrum durch Vermittlung der Dehnungsrezeptoren tritt bei Volumina von 150–250 ml auf. Die aktive Entleerung kommt durch Stimulation des Blasendoms sowie Relaxation von Blasenhals und Beckenbodenmuskulatur zustande. Mit Kontraktion der Bauchwandmuskulatur verstärkt sich der Blaseninnendruck.

Neurogene Blasenfunktionsstörung (Tabelle 20, S. 372). Nach Anamnese und neurologischem Befund richtet sich die weitere Diagnostik mit urologischer bzw. gynäkologischer Zusammenarbeit. In der Zuordnung der Blasenstörung sind Labordaten (Harnanalyse, Nierenwerte), Ultraschall (Niere, Blase, Becken), Urodynamik, Miktionszystourethrographie und Innervationsverhältnisse (evozierte Potentiale, urethroanaler/Bulbokavernosusreflex) von Bedeutung.

Sexualfunktion

Sympathische (Th11–L2), parasympathische (S2–4), somatomotorische (Nucleus Onuf) und sensorische afferente (S2–4) Fasern verlaufen zum Geschlechtsorgan. Zerebrospinale Bahnen nehmen ihren Ausgang vorwiegend vom Hypothalamus. Zusätzlich sind hormonelle Einflüsse vorhanden (S. 142). Sexuelle Funktionsstörungen (erektile Dysfunktion, Ejakulationsstörung) bei neurologischen Erkrankungen treten oft zusammen mit Blasenfunktionsstörungen auf. Bei isolierten sexuellen Dysfunktionen sind psychische Faktoren (Depression, Angst), Diabetes mellitus und endokrinologische Veränderungen häufigere Ursachen.

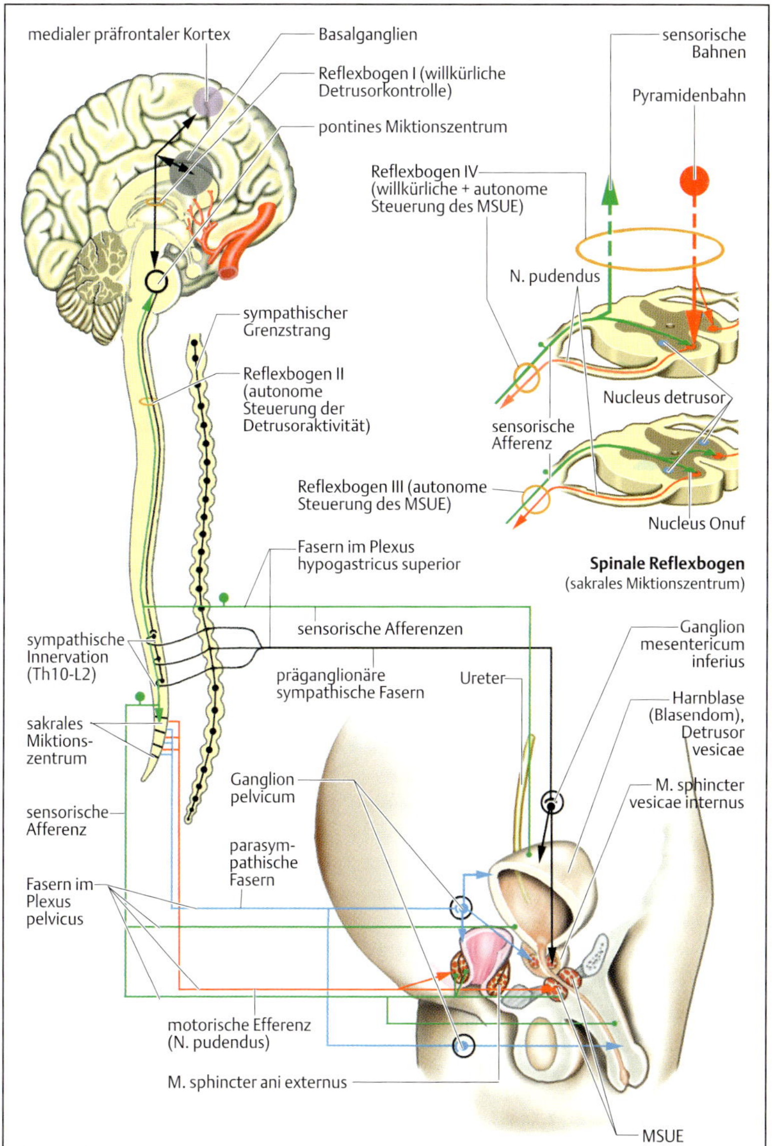

Neurale Harnblasensteuerung
(MSUE = M. sphincter urethrae externus)

Intrakranielle Druckerhöhung (Hirndruck)

Der normale intrakranielle Druck (ICP) beträgt 60–120 mm Wassersäule, entsprechend 5–15 mmHg. Ein erhöhter ICP kann *akut* (Stunden bis Tage) oder *chronisch* (Wochen bis Monate) entstehen. Die Symptome werden zwar von der Höhe des ICP bestimmt, sind aber isoliert betrachtet nicht pathognomonisch. Man kann deshalb von einer vorhandenen Symptomatik ohne entsprechendes Krankheitsgeschehen (z. B. Subduralhämatom, Enzephalitis, Hirntumor, Hydrozephalus) bzw. Messung des ICP nicht auf einen erhöhten intrakraniellen Druck schließen. Im Einzelfall ist eine allmähliche oder rasche Abfolge bzw. ein wechselndes Nebeneinander der unterschiedlichen „Hirndrucksymptome" möglich. Wichtig ist die Abgrenzung einer Hirnstammkompression (S. 118). Eine Lumbalpunktion muß bei Hirndruck wegen der Einklemmungsgefahr unterbleiben.

■ **Symptome** (Tabelle 21, S. 372)

Kopfschmerzen. Die Intensität reicht von erträglich bis unerträglich. Meist werden sie als bifrontaler Druck empfunden. Morgens oder tagsüber nach einem kurzen Schlaf sind die Kopfschmerzen am stärksten ausgeprägt. Flache Lagerung, Husten, Pressen oder Bücken kann sie verstärken, Sitzen oder Stehen kann sie vermindern. Ein nächtlicher Kopfschmerz, der die Betroffenen aufweckt, ist möglich. Es wird dann ein Wechsel zwischen tagsüber geringeren und nachts stärkeren Schmerzen geschildert.

Übelkeit. Nausea ist oft nicht mit Kopfbewegungen, abdominalen Beschwerden oder der Kopfschmerzintensität verknüpft. Sie kann sich als allgemeines Unwohlsein bis hin zu heftiger Übelkeit bemerkbar machen.

Erbrechen. Es tritt ohne Vorwarnung oder Übelkeit beim Aufrichten oder bei Kopfbewegungen auf. Anfangs vor allem morgens (Nüchternerbrechen) und projektilartig („im Schwall").

Augensymptome. Durch Kompression des III. oder VI. Hirnnervs entstehen *Augenmuskelparesen* bzw. *Pupillenstörungen* (S. 92). Eine *Stauungspapille* (STP) entwickelt sich oft zwar nicht gleichzeitig an beiden Augen, tritt aber im Verlauf beidseitig auf. Mit zunehmendem Lebensalter nimmt die Häufigkeit einer STP als Zeichen eines erhöhten ICP ab. Deshalb ist u. a. eine fehlende STP kein sicheres Kriterium zum Ausschluß eines erhöhten ICP. Die *beginnende* STP kennzeichnet eine Hyperämie, undeutliche Abgrenzung, erweiterte Venen und kleinere Einblutungen am Papillenrand. Das *Vollbild* zeichnet sich durch Papillenprominenz, Stauung der Venen, abgeknickte Gefäße am Rand der Papille und streifenartige Blutungen aus. Die *chronische* STP entsteht bei anhaltend erhöhtem ICP innerhalb von Wochen bis Monaten. Sie stellt sich als grauweiße Atrophie mit engen Gefäßkalibern dar. Visus und Sehvermögen sind bei der akuten STP in der Regel unbeeinträchtigt (Unterschied zur Papillitis). Die chronische STP wird von Visusabnahme, konzentrischen Gesichtsfeldausfällen bis hin zur Amaurose begleitet. *Amblyope Attacken* nach körperlicher Anstrengung oder Kopfbewegungen können bei einer akuten STP auftreten (sekundenlanges „Nebelsehen", undeutliches Sehen, Amaurose).

Gangstörung. Einen unsicheren, langsamen und zögernden Gang kann ein kleinschrittig-schwankendes Gangbild ablösen.

Verhaltensänderung. Störungen des Gedächtnis, der Aufmerksamkeit, der Konzentration, der planenden Fähigkeiten, Verwirrtheit, verlangsamte Reaktionen und/oder Änderungen persönlicher Gewohnheiten fallen der engeren Umgebung häufig auf.

Einklemmung (**Herniation**, S. 162). Die *transtentorielle* Herniation verursacht eine ipsilaterale Ptosis, Mydriasis mit folgender Ophthalmoplegie, eine ipsilaterale Hemiplegie und ein Dezerebrationssyndrom (S. 46). Eine Einklemmung am *Foramen magnum* kündigt sich mit Nackenschmerz/-steifigkeit, Kopffehlhaltung und Schulterparästhesien an. Kommt eine *medulläre Kompression* hinzu, stellen sich Atem- und Kreislaufstörungen, Streckspasmen (cerebellar fits) und ein Verschlußhydrozephalus ein. Eine *obere Einklemmung* führt zu einem Dezerebrationssyndrom mit anfangs ipsilateral miotischer, später erweiterter Pupille.

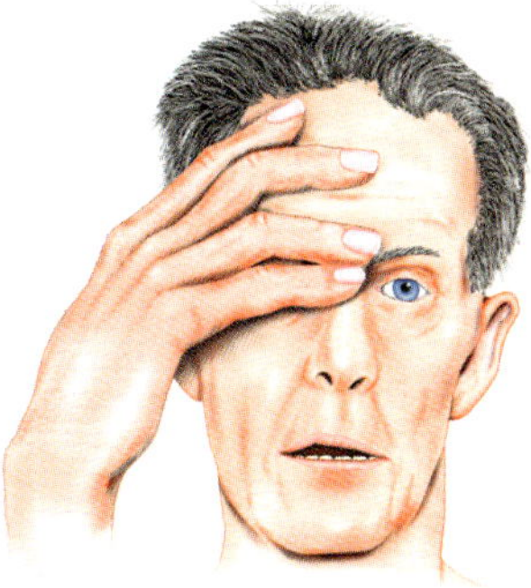

Kopfschmerzen

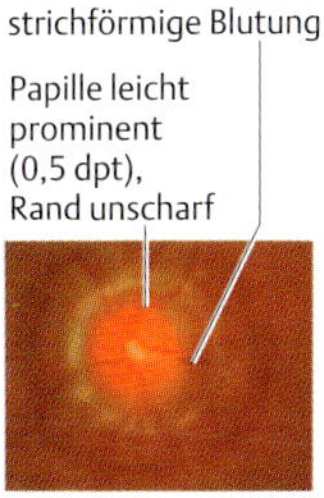

Beginnende STP

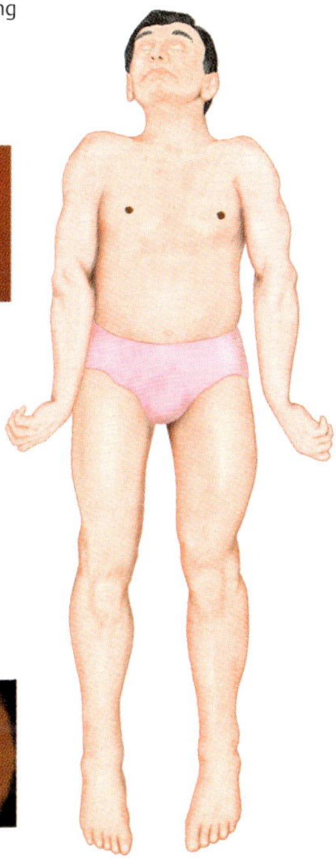

Herniation
(Dezerebrationssyndrom)

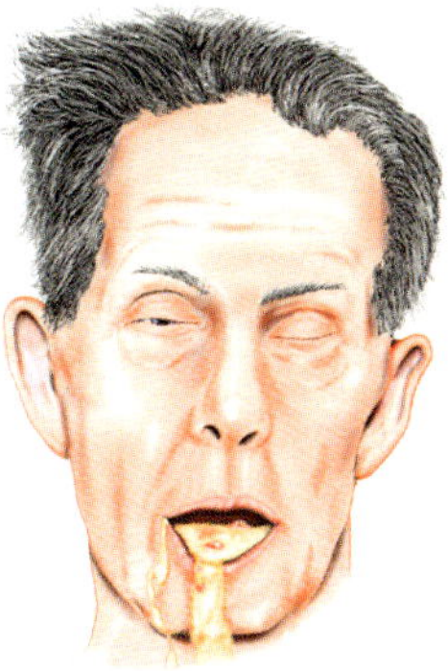

Nausea

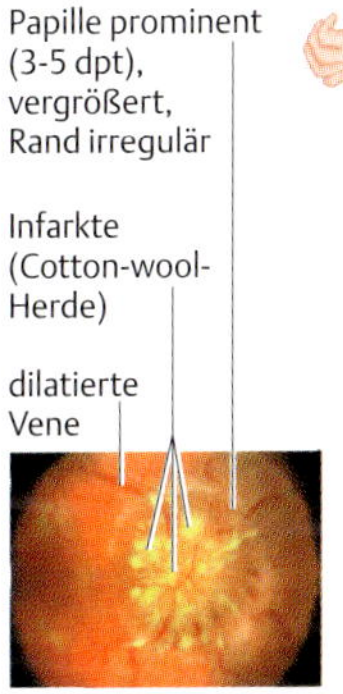

STP (Vollbild)

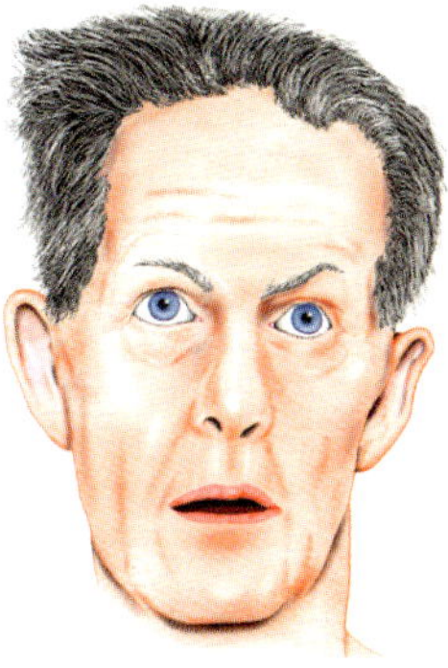

Verhaltensänderung

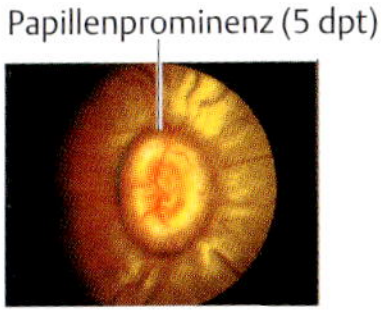

Chronische STP

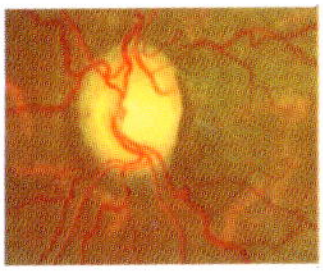

Optikusatrophie

Pseudotumor cerebri. Kernsymptome sind *Kopfschmerzen* (holozephal, bilateral frontal/okzipital), wechselnde *Sehstörungen* (vergrößerter Blinder Fleck, undeutliches Sehen bis zum Visusverlust, Doppelbilder durch Abduzensparese) und bilaterale *Stauungspapillen*. Kein Nachweis einer intrakraniellen Raumforderung im CT/MRT (normal weite Liquorräume, verdickter N. opticus, empty sella ⇨ intrasellare Ausdehnung der suprasellaren Zisterne mit oder ohne Sellaerweiterung). Die Liquoruntersuchung liefert einen Normalbefund bis auf einen erhöhten Liquordruck (> 250 mmH_2O). Sehr unterschiedliche Einflüsse wurden bei einem Pseudotumor cerebri beobachtet. Häufiger kommt er bei jungen, adipösen Frauen vor. Andere mögliche Bedingungen sind z. B. intrakranielle Hirnvenen- und Sinusthrombosen, Medikamente (hohe Dosen von Vitamin A, Tetrazykline, nichtsteroidale Antiphlogistika), hohes Liquoreiweiß (spinaler Tumor, Guillain-Barré-Syndrom) oder endokrinologische Veränderungen (Schwangerschaft, Morbus Addison, Cushing-Syndrom, Hypothyreose).

Intrakranielle Druckerniedrigung

Liegt der ICP unterhalb von 20 mmH_2O bleibt der spontane Liquorabfluß bei der Lumbalpunktion aus. Bei einem Druck unter 0 mmH_2O wird Luft über die Nadel angesaugt. Intrakranielle Luft kann danach im CT sichtbar sein. Mögliche Ursachen s. Tabelle 22, S. 373.

■ Symptome

Im Sitzen, Stehen oder Gehen treten intensive *Kopfschmerzen* (Nacken, Hinterkopf, Stirn) auf, die durch Flachlagerung zurückgehen. Sie können sich durch Pressen, Husten oder Valsalva-Manöver verstärken. *Übelkeit*, *Erbrechen* und/oder *Benommenheit* treten hinzu. Ein- oder beidseitige *Abduzensparese*, *Tinnitus*, *Ohrdruck* oder *Nackensteifigkeit* sind ebenfalls möglich. Selten sind subdurale Flüssigkeitsansammlungen (Hämatom ⇨ Läsion von Brückenvenen, Hygrom ⇨ lokale Liquoransammlung durch Einrisse der Arachnoidalmembran). Bei Liquorfisteln schildern die Betroffenen die teilweise schwallartige Absonderung eines wäßrigen Nasen- oder Ohrsekretes (Spuren auf dem Kopfkissen).

Normaldruckhydrozephalus (normal pressure hydrocephalus, NPH). Der NPH ist ein chronischer kommunizierender Hydrozephalus. Er entsteht infolge einer veränderten Liquorzirkulation und -resorption, wie sie z. B. nach einer Subarachnoidalblutung, Schädelhirnverletzung oder chronischen Meningitis auftreten kann. Oft ist auch keine Ursache feststellbar. Die Symptome entwickeln sich über Wochen und Monate. Die *Gangstörung* (Gangapraxie, hydrozephale Astasie-Abasie) äußert sich als Unsicherheit, Schwierigkeiten Treppen zu steigen, Ermüdbarkeit der Beine, kleine Schritte, häufiges Stolpern mit Stürzen, bis schließlich Stehen, Sitzen oder Drehen im Bett unmöglich werden. *Verhaltensänderungen* (S. 132 f) sind relativ heterogen und umfassen räumliche Orientierungsstörungen, reduzierten psychomotorischen Antrieb (Abulie), Gedächtnisstörungen bis hin zur Demenz. *Blasenfunktionsstörungen* treten im Krankheitsverlauf als Dranginkontinenz und Pollakisurie in Erscheinung, später als fehlende Wahrnehmung der Blasenfüllung mit folgender ungehemmter Blasenentleerung.

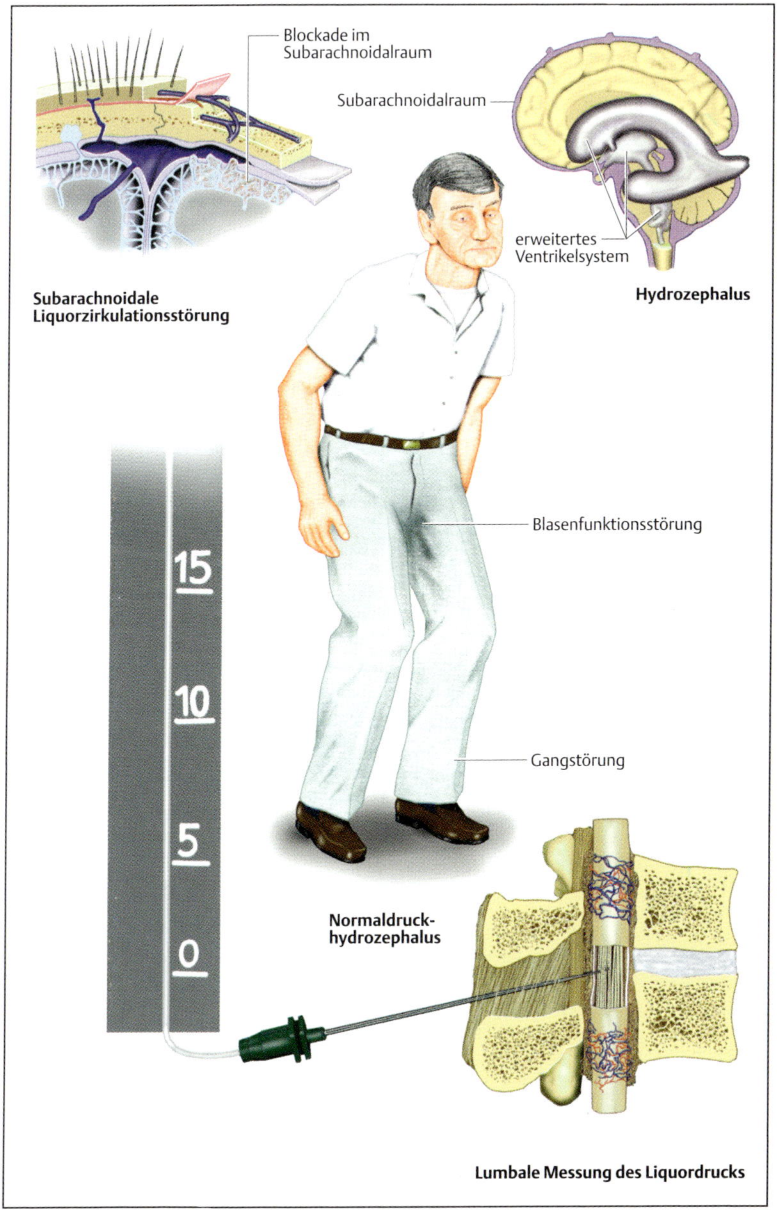
Blockade im
Subarachnoidalraum
Subarachnoidale
Liquorzirkulationsstörung
Subarachnoidalraum
erweitertes
Ventrikelsystem
Hydrozephalus
Blasenfunktionsstörung
Gangstörung
15
10
5
0
Normaldruck-
hydrozephalus
Lumbale Messung des Liquordrucks

Der intrakranielle Druck (ICP) wird vom Liquorvolumen, dem zerebralen Blutfluß und dem Raumanteil des Gehirngewebes bestimmt. Hirnschädel und Wirbelkanal sind starr. Daher führen Volumenänderungen einer dieser 3 selbst nicht komprimierbaren Kompartimente zu Veränderungen der anderen Anteile (Monro-Kellie-Modell). Mögliche *Kompensationsmechanismen* solcher Verschiebungen sind eine Modifikation des Liquor- und (venösen) Blutvolumens, Dehnung der (lumbosakralen) Durahülle sowie Verformung des Gehirns. Reichen sie nicht aus, kommt es zur *Dekompensation* des ICP. Das Verhältnis von Volumenzunahme zum ICP wird als *Compliance* bezeichnet. Sie ist ein Maß für die (noch) vorhandene Reservekapazität der Kompensationsmechanismen. Sind diese ausgeschöpft, steigt der ICP exponentiell an, und die Compliance nimmt entsprechend ab. Der reziproke Wert der Compliance heißt *Elastance*. Sie ist ein Maß für die fehlende Reservekapazität.

Liquorvolumen. Die Störung der Liquorzirkulation mit folgender Ventrikelerweiterung ruft einen Hydrozephalus hervor. Sind die Liquorwege verschlossen, resultiert ein *Hydrocephalus occlusus* (Verschlußhydrozephalus). Eine Erweiterung der subarachnoidalen mit geringer Zunahme der inneren Liquorräume heißt *Hydrocephalus externus* (Hydrocephalus malresorptivus, kommunizierender Hydrozephalus). Ist der Hydrozephalus progredient und geht er mit einem erhöhten ICP einher, wird er als *akuter Hydrozephalus* bezeichnet. Der Hydrozephalus mit normalem ICP ohne zunehmende Ventrikelvergrößerung wird arretierter, kompensierter oder *chronischer Hydrozephalus* genannt. Eine Zwischenstellung nimmt der *Normaldruckhydrozephalus* ein.

Zerebraler Blutfluß. Die Hirndurchblutung (CBF) hängt vom zerebralen *Perfusionsdruck* (CPP, normal 50–100 mmHg) und dem zerebralen Gefäßwiderstand (CVR) ab (CBF = CPP/CVR). Der CPP ist die Differenz des mittleren arteriellen Drucks (MAP) zu Beginn und am Ende des Hirnkreislaufes. Die CBF ist bei einem MAP zwischen 50 und 150 mmHg konstant etwa 50 ml/100g/min (zerebrale *Autoregulation*). Beim liegenden Patienten gilt CPP = MAP – ICP. Ein rascher Anstieg des systemischen *arteriellen Blutdrucks* wird von einem verzögerten Anstieg des Liquordrucks gefolgt. Ein chronisch erhöhter arterieller Blutdruck hat gewöhnlich keinen Einfluß auf den Liquordruck. *Venöse Druckänderungen* (normaler zentraler Venendruck 40–120 mmH_2O) bewirken gleichsinnige Liquordruckänderungen. Eine *Azidose* (normaler pH 7,4–7,5) infolge Hypoxie (pO_2 < 50 mmHg), Ischämie oder Hyperkapnie ($paCO_2$ > 40 mmHg) läßt den ICP ansteigen (durch zerebrale Vasodilatation + erhöhten zerebralen Blutfluß + Anstieg des Liquordrucks). Chronisch obstruktive Lungenerkrankungen können über diesen Mechanismus den ICP steigern. Umgekehrt reduziert eine *Alkalose* (z. B. durch Hyperventilation $paCO_2$ 28–33 mmHg) das Blutvolumen und damit den ICP. Erhöhte *Körpertemperatur* steigert den zerebralen Blutfluß und den ICP, eine Hypothermie senkt beide ab.

MAP = (systolischer RR + 2x diastolischer RR)/3 bzw. diastolischer RR + RR-Amplitude/3

Raumforderung. Eine extra- oder intrazerebrale Verdrängung von Hirngewebe resultiert in einer Zunahme des ICP. Nach Ausschöpfung der Reserveräume kommt es zu einer Verschiebung von Hirnanteilen. Dadurch können unterschiedliche *Einklemmungsformen* eintreten: Unterhalb der *Falx* (Gyrus cinguli), *transtentoriell* (medialer Anteil des Temporallappens Tentoriumschlitz), *Foramen magnum* (Kleinhirntonsillen), *obere Einklemmung* (Kleinhirn Tentoriumschlitz).

Die Vergrößerung des Hirnvolumens durch vermehrte Wasser- und Natriumeinlagerung wird als *Hirnödem* bezeichnet. Das *vasogene* Hirnödem ist hauptsächlich im Marklager lokalisiert und entsteht durch eine verstärkte Kapillarpermeabilität. Es kommt bei Hirntumor, Abszeß, Infarkt, Trauma, Blutung oder eitriger Meningitis vor. Ein *zelluläres* (zytotoxisches) Hirnödem findet sich in der grauen und weißen Substanz. Es entsteht durch eine vermehrte Flüssigkeitsaufnahme aller Zellen (Neurone, Glia, Endothel) bei Hypoxie/Ischämie oder akuter hypotoner Hyperhydratation (Wasserintoxikation, Dysequilibriumsyndrom, inadäquates ADH-Syndrom). Schließlich ist das *hydrozephale* (interstitielle) Hirnödem periventrikulär angeordnet und Folge einer Liquoraufnahme des angrenzenden Hirngewebes bei einem akuten Hydrozephalus.

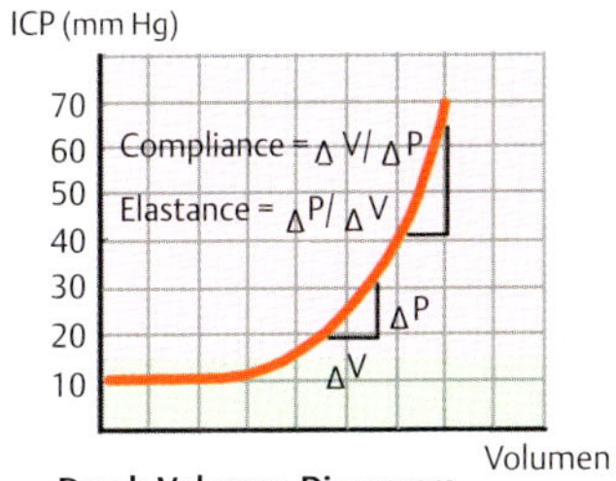

Druck-Volumen-Diagramm
(Kompensation grün, Dekompensation rot)

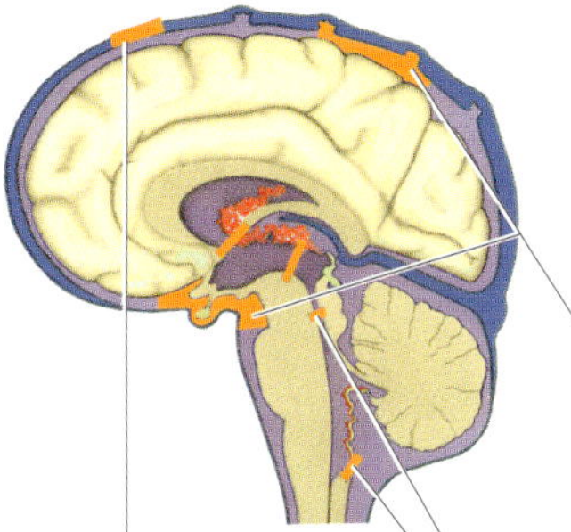

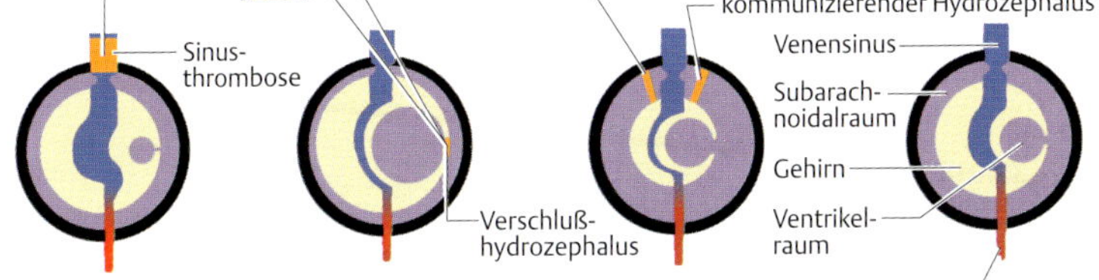

Ätiologie des Hydrozephalus (rechts Normalzustand)

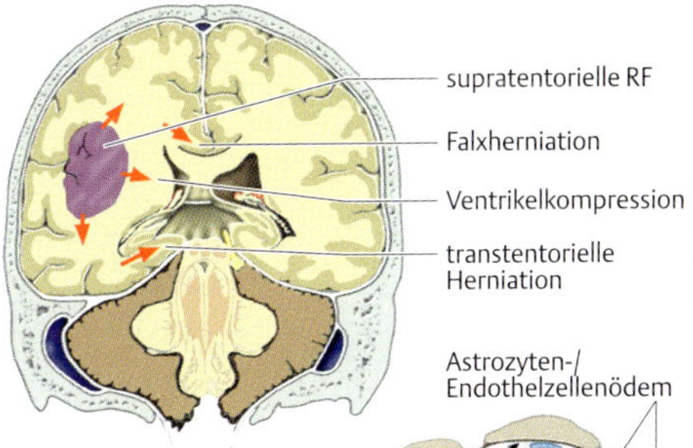

Raumforderung (RF)

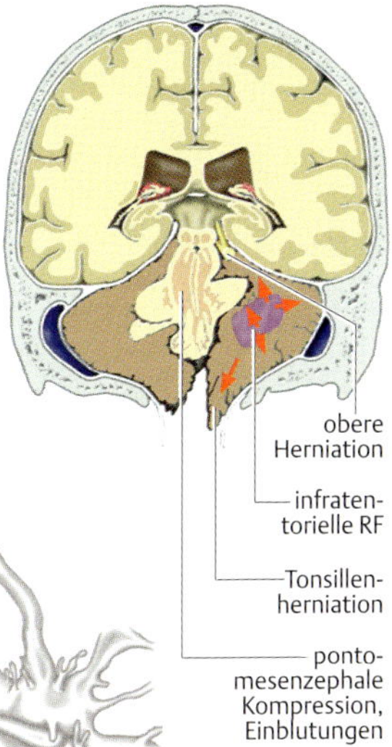

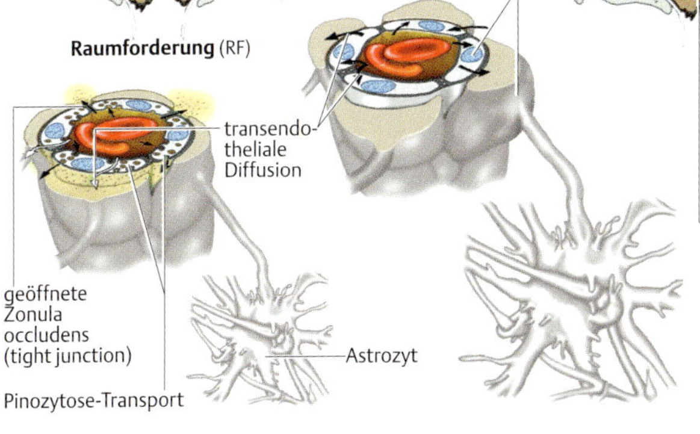

Hirnödem (links vasogen, rechts zytotoxisch)

3 Krankheitsbilder

- Zerebrale Krankheiten
- Spinale Krankheiten
- Periphere Neuropathien
- Myopathien
- Neuromuskuläre Syndrome

Symptome

Ein *Schlaganfall* (Insult) ist die Folge plötzlicher fokaler Hirnfunktionsstörungen, die durch krankhafte Gefäßveränderungen entstehen. Als Ursache identifiziert man etwa in 80% der Fälle eine Durchblutungsminderung (*Ischämie*), in 15% eine intrazerebrale Blutung (*Hämorrhagie*) und in 5% eine *Subarachnoidalblutung*. Diese unterschiedlichen Noxen können gleichartige Symptome erzeugen. Im Einzelfall ist deshalb vom Syndrom kein eindeutiger Rückschluß auf Pathogenese und Lokalisation der jeweils in Frage kommenden Läsion möglich. Der Zusatzdiagnostik (z. B. Labor, Neurosonologie, EKG, Echokardiographie, CT, MRT) kommt dadurch ein hoher Stellenwert zu.

■ Zeitlicher Ablauf

Aus der Zeitdauer von Symptomen läßt sich nicht auf deren Ursache schließen.

Ischämie. Die Symptomatik kann weniger als 24 Stunden andauern (transitorische ischämische Attacke = *TIA*, meist unter 1 Stunde) oder sich nach mehr als 24 Stunden teilweise bis vollständig zurückbilden (prolongiertes reversibles ischämisches neurologisches Defizit = *PRIND*). Zusätzlich wird eine progrediente (*progressive ischemic stroke*), „stotternde" oder fluktuierende Symptomatik von einer stabilen (*completed stroke*) abgegrenzt. Verlaufsunabhängig unterscheidet man Schlaganfälle mit geringfügiger (*minor stroke* = leichter Schlaganfall = TIA, PRIND) von solchen mit ausgeprägter Restsymptomatik (completed stroke, vollendeter Schlaganfall).

Blutung. Nicht traumatische Hirnblutungen führen in der Regel zu akuten, anhaltenden Symptomen. Eine weitere Zunahme der Symptomatik ist durch Rezidivblutung oder sekundäre Folgen (Hirnödem, Elektrolytveränderungen, kardiale Störungen) bedingt.

■ Syndrome

Syndrom	Symptome/Vorkommen
Motorische Störung (S. 46 ff, 70)	Bei ca. 80–90% aller Schlaganfälle als akute Hemi-, Mono- oder Tetraparese/-plegie. Koordinations- und Gleichgewichtsstörungen. Hyperkinesen akut oder im Verlauf nach einem Schlaganfall als Hemichorea-Hemiballismus seltener als Dystonien
Sensibilitätsstörung (S. 70 f, 106)	Kortikale oder subkortikale Schädigungen der postzentralen Region ⇨ distale kontralaterale sensible (und motorische) Störungen der Extremität. Neben Parästhesien sind Veränderungen der Stereognose, Graph- und Topästhesie sowie des Lagesinns vorherrschend
Sehstörung (S. 70, 82 ff)	*Augenbewegungsstörungen*: konjugierte horizontale Augenbewegungen, dyskonjugierte Blickstörungen, Nystagmus, Doppelbilder. *Gesichtsfeldausfälle* S. 82, transitorische monokuläre Erblindung ⇨ *Amaurosis fugax*
Kopfschmerz (S. 182)	Subarachnoidalblutung, Arteriitis temporalis, Sinusthrombose, Arteriendissektion, Kleinhirnblutung, (seltener) intrazerebrale Massenblutung
Bewußtseinsstörung	S. 116, 204. Synkope als Symptom eines Schlaganfalls ist eine Ausnahme
Verhaltensänderung (S. 122 f)	Aphasien. Verwirrtheit (gegenüber einer Aphasie abgrenzen), Gedächtnisstörungen, Neglekt, Störungen der Affektkontrolle („Zwangsweinen/-lachen"), Apraxie. Psychische Veränderungen vor allem als Depression oder Angststörungen sind nach einem Schlaganfall häufig
Sprech- und Schluckstörung (S. 102, 130)	Schwerwiegende Dysarthrien werden oft zusätzlich von Kau-/Schluckstörungen, Husten begleitet. *Pseudobulbäre Lähmung* ⇨ Verlust willkürlicher (wie Schlucken, Sprechen, Zungenbewegungen) und Erhalt unwillkürlicher (Gähnen, Husten, Lachen) motorischer Aktivitäten
Schwindel (S. 58)	Kleinhirn, Hirnstamm (Vertigo, Nausea, Nystagmus)
Epileptischer Anfall (S. 192 ff)	Einfach fokale, komplex-fokale oder generalisierte tonisch-klonische Anfälle können sich mit oder nach einem Schlaganfall manifestieren
Atemstörung (S. 150)	*Singultus* wird besonders bei lateralen Infarkten der Medulla oblongata beobachtet. Eine (zentrale) *Hyperventilation* gilt als prognostisch ungünstiges Zeichen. Eine beidseitige Hemisphärenläsion kann Ursache einer *Cheyne-Stokes-Atmung* (S. 118) sein

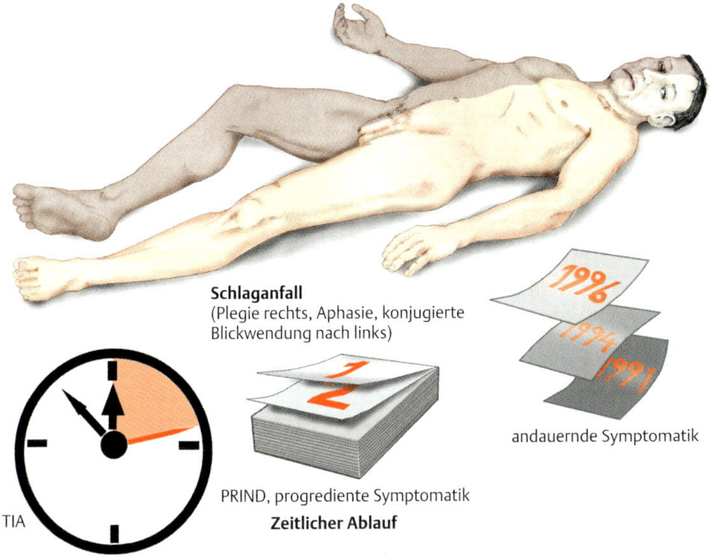

Zeitlicher Ablauf

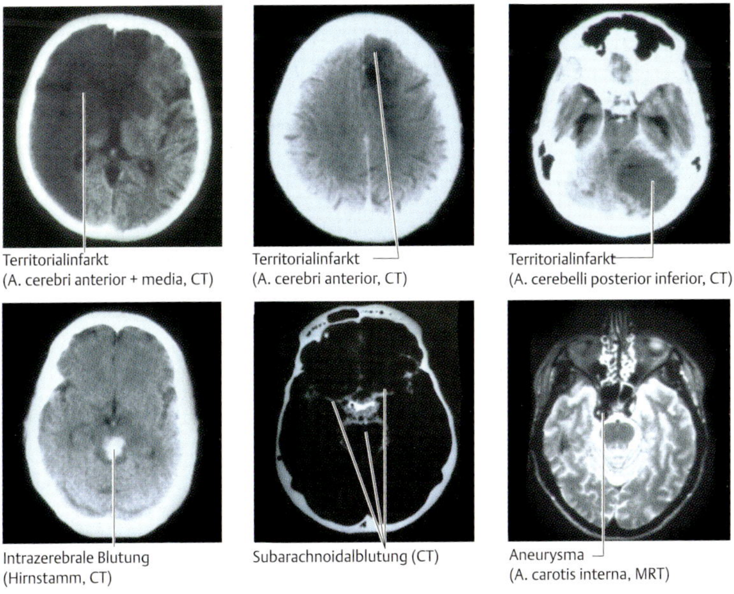

Schlaganfallursachen

Ischämische Symptome der Karotisregion

■ Truncus brachiocephalicus

Der Aortenbogen kann Ausgang von Embolien sein. Verschlüsse des Truncus bzw. der A. carotis communis führen zu den Symptomen eines Carotis-interna-Verschlusses. Sie sind bei ausreichender Kollateralisierung aber auch symptomlos.

■ A. carotis communis

Verschlüsse dieses Gefäßes sind sehr selten und bleiben dann auch meist wegen suffizienter Kollateralversorgung beschwerdefrei. Wenn Symptome auftreten, entsprechen sie einem Carotis-interna-Verschluß.

■ A. carotis interna

Embolien führen meist zu Territorialinfarkten der A. cerebri media, seltener der A. cerebri anterior. Besteht keine bedarfsgerechte Durchblutung über den Circulus Willisii, entstehen ausgedehnte Infarkte der vorderen Zweidrittel einer Hemisphäre einschließlich der Basalganglien. Sie führen zu Sehminderung oder Amaurose des ipsilateralen Auges, Bewußtseinsstörungen (S. 116), kontralateraler Hemiplegie mit Ausfall der Sensibilität, homonymer Hemianopsie, konjugierter Blickdeviation zum Läsionsort, partiellem Horner-Syndrom und – bei Lokalisation in der dominanten Hemisphäre – globaler Aphasie. Zweigt die A. cerebri posterior aus der Interna ab, ist die okzipitale Hemisphäre mit betroffen. *Stenosen* bewirken Grenzzoneninfarkte in den distalen, unzureichend mit Kollateralen versorgten Gefäßprovinzen. Diese können alle Anteile der A. cerebri media, bei sehr schmächtig ausgebildeter A. communicans anterior auch die A. cerebri anterior betreffen. Sie befallen die Grenzgebiete zwischen den kortikalen Gefäßbezirken hochparietal und frontal oder den tiefergelegenen Hirnregionen zwischen den Aa. lenticulostriatae und leptomeningealen Gefäßanteilen.

A. ophthalmica. Ein Verschluß verursacht einen plötzlichen Sehverlust („schwarzer Vorhang" oder von peripher nach zentral sich ausbreitende Sehfeldeinschränkung), der meist nur vorübergehend bestehen bleibt (*Amaurosis fugax*). Er ist als Warnsymptom eines drohenden Infarktes zu werten.

A. choroidea anterior. Je nach Ausdehnung und Lokalisation führt ein Infarkt zu rein motorischen oder sensiblen kontralateralen Ausfällen, Hemiataxie, homonymen Gesichtsfeldausfällen der oberen und unteren Quadranten, mnestischen Störungen, Aphasie oder Hemineglekt.

A. cerebri anterior. Die kontralateralen motorischen Ausfälle sind meist mehr distal und deutlicher (oder ausschließlich) an den Beinen als an den Armen ausgeprägt. Ein Infarkt der *zentralen Äste* (A1-Abschnitt, A. recurrens Heubner) hat eine brachiofaziale Parese und ggf. dystone Bewegungsstörungen zur Folge. Bilaterale Infarkte (bei gemeinsamem Ursprung beider Gefäße) und solche der *kortikalen Äste* sind durch Antriebsstörung (*Abulie*, S. 120), Broca-Aphasie (dominante Hemisphäre), Perseveration, Greifreflex, Palmomentalreflex, Gegenhalten und Urininkontinenz charakterisiert. Blasenfunktionsstörungen treten bei Läsionen des Gyrus frontalis superior et medius oder im vorderen Anteil des Gyrus cinguli auf. Leitungsstörungen (disconnection syndromes) durch Schädigung des *Balkens* zeigen sich als ideomotorische Apraxie, Schreibstörung und taktile Anomie des linken Armes.

A. cerebri media. Ist der Gefäß-*Hauptstamm* verschlossen, manifestieren sich kontralaterale Hemiplegie/-parese mit entsprechend verteilten sensiblen Ausfällen, homonyme Hemianopsie und globale Aphasie (dominante Seite) bzw. kontralaterales Hemineglekt mit Apraxie der Extremitäten (nicht dominante Hemisphäre). Verschluß eines *hinteren Hauptastes* führt zur homonymen Hemi- oder Quadrantenanopsie, weiterhin zu globaler bzw. Wernicke-Aphasie in der dominanten, apraktischen und Rechenstörungen in der nicht dominanten Hemisphäre. Ein Verschluß des *mittleren Hauptastes* ist von einer sensomotorischen brachiofazialen Lähmung, ein solcher eines *vorderen Astes* auf der dominanten Seite zusätzlich von einer Broca-Aphasie gefolgt. Eine Monoparese von Gesicht, Hand oder Arm wird durch *peripher gelegene Astverschlüsse* hervorgerufen. Je nachdem, welche Äste der Aa. lenticulostriatae (*lakunärer Infarkt*, S. 172) betroffen sind, resultiert eine (rein motorische) Hemiparese/-plegie oder eine ataktische Hemiparese.

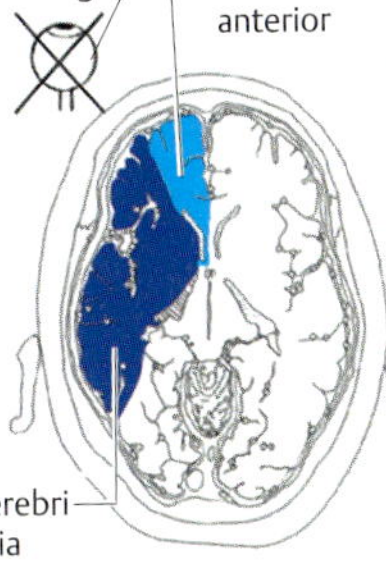

A. carotis interna
(Truncus brachiocephalicus, A. carotis communis)

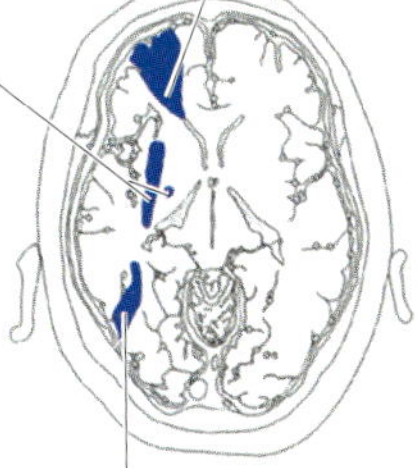

A. carotis interna (Endäste)

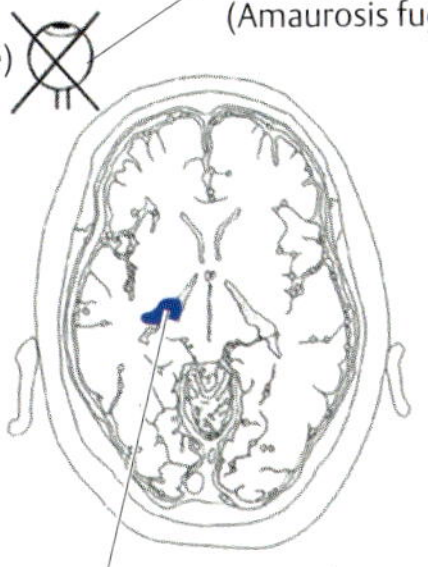

A. carotis interna (Endäste)

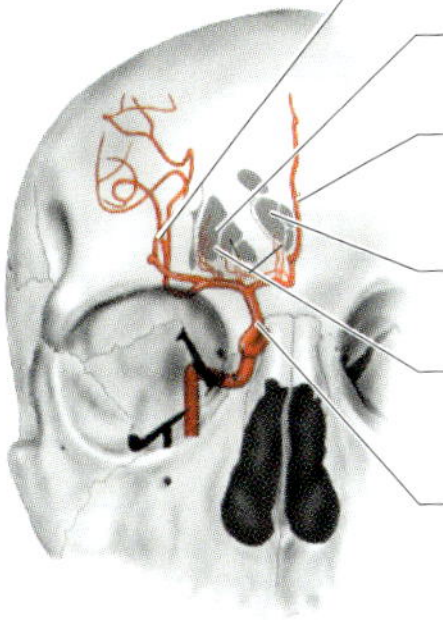

A. carotis interna (Aufzweigung)

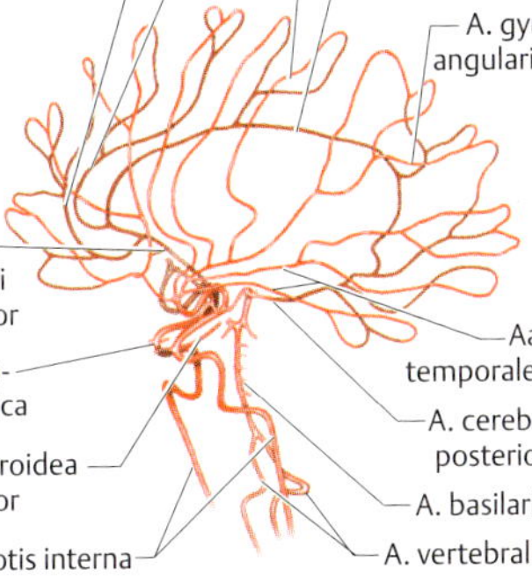

Leptomeningeale arterielle Anastomosen

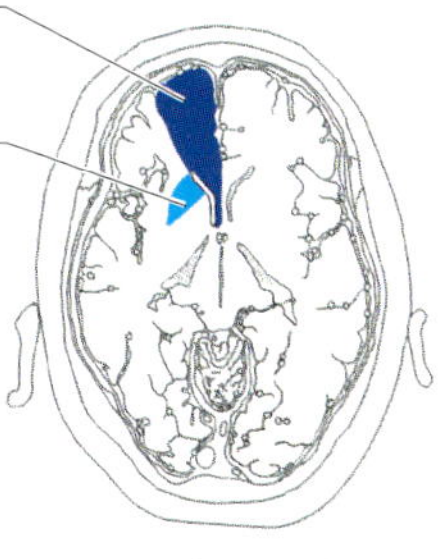

A. cerebri anterior

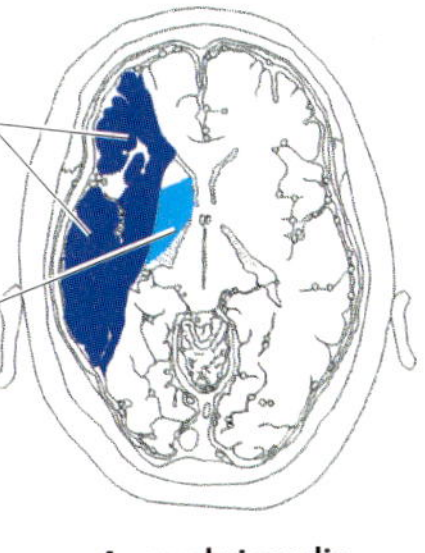

A. cerebri media

Ischämische Symptome der vertebrobasilären Region

■ A. subclavia

Hochgradige Stenosen oder Verschlüsse proximal der Vertebralisabzweigungen können Ursache eines retrograden Flusses in der A. vertebralis sein, der bei Belastung des ipsilateralen Armes verstärkt wird (*Subclavian-steal-Phänomen*). Dies führt zur raschen Ermüdung des Armes mit Schmerzen, seltener zu Schwindel oder anderen Hirnstammsymptomen (*Subclavian-steal-Syndrom*, Subklavia-Anzapf-Syndrom). Ein Puls- und Blutdruckunterschied zwischen beiden Armen ist zu finden.

■ A. vertebralis

Bei einem Verschluß sind Symptome in wechselnden Kombinationen zu erwarten, beispielsweise homonyme Hemianopsie, Dysarthrie, Dysphagie, ein- oder beidseitige Extremitätenlähmungen und/oder sensible Ausfälle, Ataxie, Sturzattacke (*drop attack* infolge einer Ischämie der Medulla oblongata) sowie Bewußtseinsstörungen. Ein einseitiger Arterienverschluß z. B. durch Dissektion kann einen Infarkt im Bereich der A. cerebelli inferior posterior herbeiführen.

■ Kleinhirnarterien

Große Kleinhirninfarkte können durch ihre Raumforderung zur Hirnstammkompression mit Entwicklung eines Hydrozephalus führen.

A. cerebelli inferior posterior. Ein Infarkt der dorsolateralen Medulla oblongata verursacht ein *Wallenberg-Syndrom* (S. 361).

A. cerebelli inferior anterior. Verschlüsse sind selten und rufen ipsilateral Hörstörungen, Horner-Syndrom, Extremitätenataxie, dissoziierte Empfindungsstörung im Gesicht sowie kontralateral armbetonte dissoziierte Empfindungsstörung und Nystagmus hervor.

A. cerebelli superior. Ipsilateral kann der Gefäßverschluß Horner-Syndrom, Gliedmaßenataxie, Dysdiadochokinese und Lähmung des VI./VII. Hirnnerven, kontralateral Störung aller sensiblen Qualitäten bewirken.

■ A. basilaris

Basilarisverschluß. Ein thrombotischer Verschluß kann sich über Tage durch unspezifische Symptome (Unsicherheitsgefühl, Dysarthrie, Kopfschmerzen, psychische Veränderungen) ankündigen. Das *Vollbild* ist von Vigilanzstörung bis hin zum Koma, produktiven psychischen Symptomen (Halluzination, Konfabulation, Psychose), Tetraparese und Augenbewegungsstörungen (Doppelbilder, vertikale oder horizontale Blickparese) gekennzeichnet. Kardiale oder arterielle Embolien sind Ursache apikaler Basilarisverschlüsse (S. 359). Eine pontine Infarktzone mit Aussparung des posterioren Anteils (Tegmentum) bedingt eine Tetraplegie mit Sprechverlust bei erhaltener Sensorik und vertikaler Augenbewegung (*Locked-in-Syndrom*, S. 120, 359).

Paramediane Infarkte. Meist ist die Ponsregion betroffen (S. 72, 359 f)

Dorsolaterale Infarkte. Symptomatik entsprechend Ischämien der Kleinhirnarterien. Drehschwindel, Übelkeit, Erbrechen und Nystagmus ruft ein Verschluß der *A. labyrinthi* (aus der A. cerebelli inferior anterior) hervor.

■ A. cerebri posterior

Komplette Verschlüsse des Gefäßes sind selten und führen zu einem Bild ähnlich einem Infarkt der A. cerebri media. Einseitig *kortikale Astverschlüsse* bewirken eine homonyme Hemianopsie mit Aussparung der Makularegion (von A. cerebri media versorgt), beidseitige eine kortikale Blindheit evtl. mit einem *Anton-Syndrom* (S. 132). *Zentrale Astverschlüsse* verursachen Thalamusinfarkte (S. 106, Dejerine-Roussy-Syndrom). Diese manifestieren sich als kontralaterale flüchtige Hemiparese, (spontane) Schmerzen („Thalamusschmerz"), Sensibilitätsstörungen, Ataxie, Abasie, choreoathetotische Hyperkinesen, „Thalamushand" (Fingerbeugung der Grund-, Überstreckung der Interphalangealgelenke) und einer homonymen Hemianopsie. Sind Äste zum Mittelhirn betroffen, zeigt sich eine ipsilaterale Okulomotoriusläsion mit kontralateral variablen Symptomen wie Hemiparese/-plegie, (rubralem) Tremor, Ataxie und Nystagmus. Eine isolierte Hemihypästhesie tritt bei lakunären thalamischen Infarktbezirken auf.

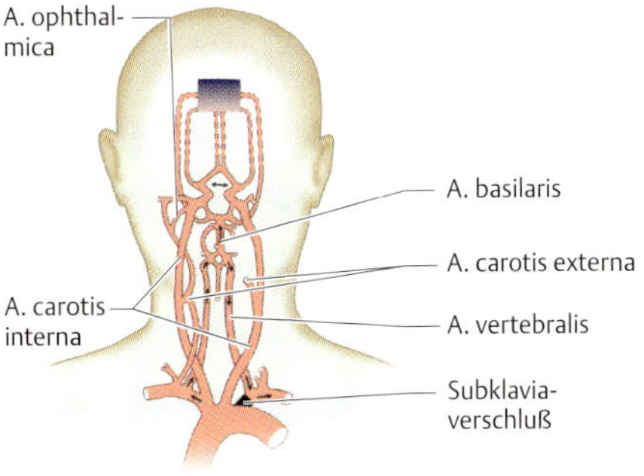

Kraniozervikale Kollateralen (Beispiel: Subclavian-steal-Phänomen)

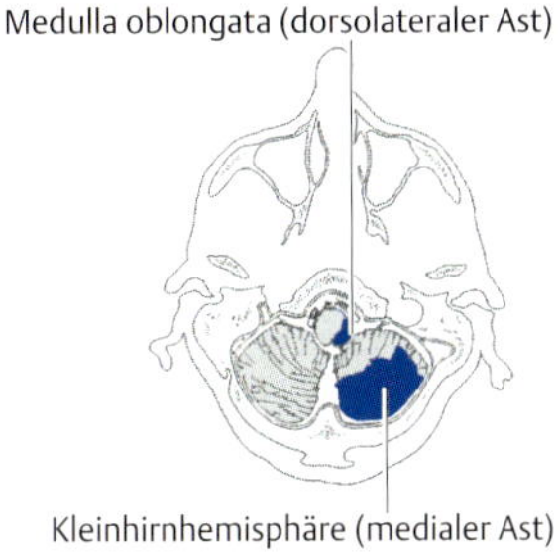

A. cerebelli inferior posterior

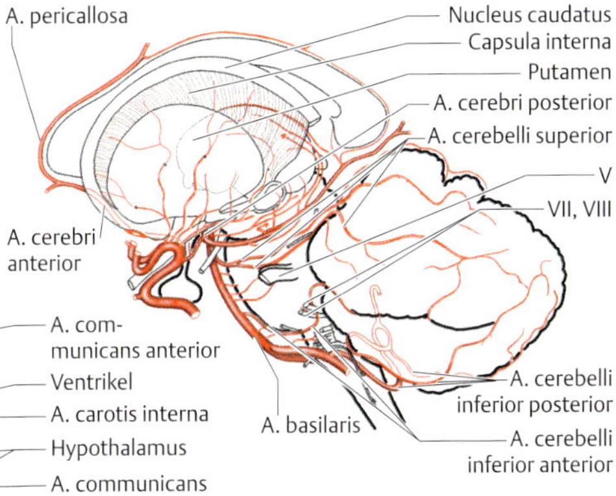

Vertebrobasiläre Gefäße

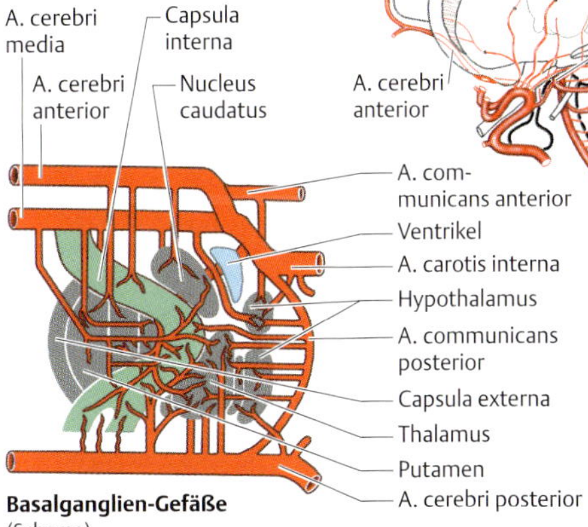

Basalganglien-Gefäße (Schema)

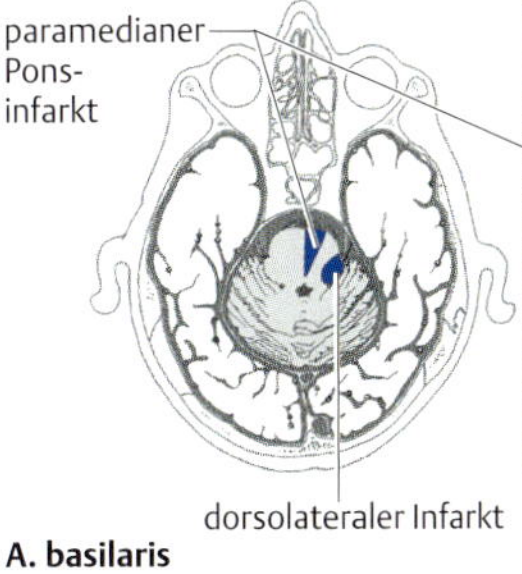

A. basilaris

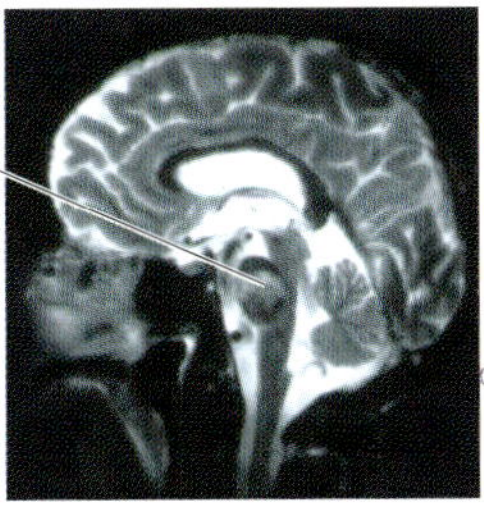

MRT (sagittal)

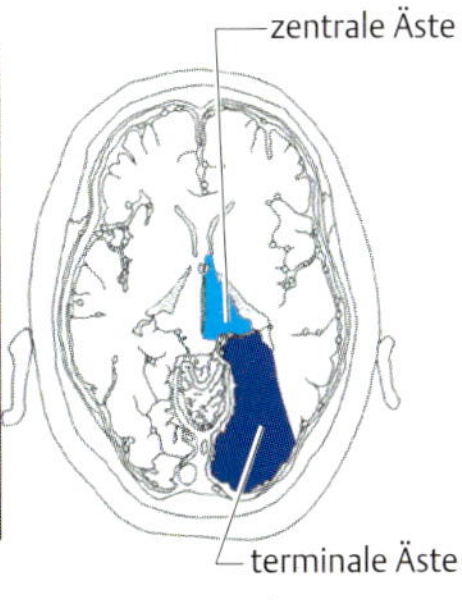

A. cerebri posterior

Risikofaktoren

Mit steigendem *Alter* erhöht sich generell das Schlaganfallrisiko, wobei es insgesamt für Männer höher als für Frauen ist. „Klassische" Risikofaktoren sind arterielle *Hypertonie* (systolisch > 140, diastolisch > 90 mmHg), *Diabetes mellitus*, *Herzkrankheiten*, *Rauchen*, *Hyperlipoproteinämie* (Gesamt-Cholesterin > 240 mg/dl, LDL > 130 mg /dl, HDL < 35–40 mg/dl), erhöhtes *Plasmafibrinogen* (Männer ab 35 Jahren) und *Übergewicht*. Ein erhöhtes Risiko besteht bei symptomatischer bzw. asymptomatischer Karotisstenose, erhöhtem Plasma-Homozystin, Erythrozytose, Nachweis von Antiphospholipid-Antikörpern, erhöhtem Alkohol- (Männer ab 60 g Alkohol ≃ 0,75 l Wein täglich, Frauen ab 40 g) oder Drogenkonsum (Amphetamine, Heroin, Cocain) sowie Bewegungsmangel.

Ursachen

Embolien. Sie sind der häufigste Anlaß eines Hirninfarktes. Embolien gehen von atheromatösen arteriellen Gefäßwandläsionen (*arterio-arterielle Embolien*) oder vom Herzen (*kardiale Embolien* bei Vorhofflimmern, Klappenerkrankungen, Ventrikelthrombus) aus.

Thrombosen. Lokale (autochthone, In-situ-Thrombose) arterielle Thromben verursachen einen ischämischen Infarkt durch einen Verschluß kleiner zerebraler Gefäßäste (*Mikroangiopathie*), großer Hirnarterien (*Makroangiopathie*) oder Blutflußveränderungen (*hämodynamischer Infarkt*).

Seltene Ursachen. Hierzu zählen *Blutkrankheiten* (wie Gerinnungsstörung, Blutviskositätsänderung, Anämie, Leukämie) oder *arterielle Gefäßveränderungen* (Dissektion, Vaskulitis, Migräne, fibromuskuläre Dysplasie, Moya-Moya, Vasospasmus, zerebrale autosomal-dominante Arteriopathie = CADASIL).

Infarkttypen

Lakunäre Infarkte (small deep infarcts). Lakunen sind runde oder ovale, nicht mehr als 1,5 cm im Durchmesser messende, subkortikal oder im Hirnstamm gelegene Läsionen. Sie entstehen durch Verschluß (Lipohyalinose, Arteriosklerose, Embolien) kleiner Endarterien (Markarterien: Aa. lenticulostriatae, Aa. thalamoperforantes, Aa. pontis). Klassische lakunäre *Syndrome* (und ihre Lokalisation) sind rein motorische Hemiparese (Capsula interna, Corona radiata, Pons), rein sensible kontralaterale Ausfälle (Thalamus, Capsula interna), ataktische Hemiparese (Capsula interna, Corona radiata, Pons) oder Dysarthrie und Ungeschicklichkeit einer Hand (= dysarthria, clumsy hand syndrome; Capsula interna, Pons). Kausal ist für diese *Mikroangiopathien* fast immer eine Hypertonie zu finden, seltener hereditäre Faktoren (CADASIL). Der subkortikale Typ der vaskulären Demenz (*subkortikale arteriosklerotische Enzephalopathie*) weist diffuse bilaterale Marklagerläsionen infolge multipler Lakunen (*Status lacunaris*) auf. Neben der Demenz manifestieren sich unkontrolliertes Lachen oder Weinen, Schluckstörungen, Gangstörungen, Urininkontinenz und Pseudobulbärparalyse.

Territorialinfarkte. Die Verschlüsse großer Arterien (*Makroangiopathien*) sind häufiger Folge von embolischen, seltener von atherosklerotisch-thrombotischen Geschehen. Dabei halten sich die ischämischen Bezirke an die Versorgungsgebiete der Aa. cerebri anterior, media und posterior. Die Infarkte zeichnen sich durch eine überwiegend kortikale Lokalisation aus, bis auf die striatokapsulären Infarkte (Capsula interna, Basalganglien). Eine sekundäre hämorrhagische Umwandlung bei embolisch bedingten Territorialinfarkten ist nicht ungewöhnlich.

Endstrominfarkte. Infolge einer hochgradigen extrakraniellen Gefäßstenose und/oder unzureichender kollateraler Blutzufuhr kommt es zur Infarzierung (*low-flow infarction*) im Bereich der Markarterien (subkortikale Infarkte).

Grenzzoneninfarkte (S. 168). Wie die Endstrominfarkte entstehen sie durch Störungen der Hämodynamik bei Makroangiopathien. Die Infarktregionen finden sich zwischen den vorderen (A. cerebri media und anterior) und hinteren (A. cerebri media und posterior) Gefäßstromgebieten.

Globale zerebrale Hypoxie/Ischämie. Mögliche Ursachen sind Herz-Kreislauf-Stillstand mit verzögerter Reanimation, hämorrhagischer Schock, Ersticken, CO-Intoxikation. Es kommt zu bilateralen Parenchymuntergängen mit Bevorzugung der Basalganglien und des Marklagers.

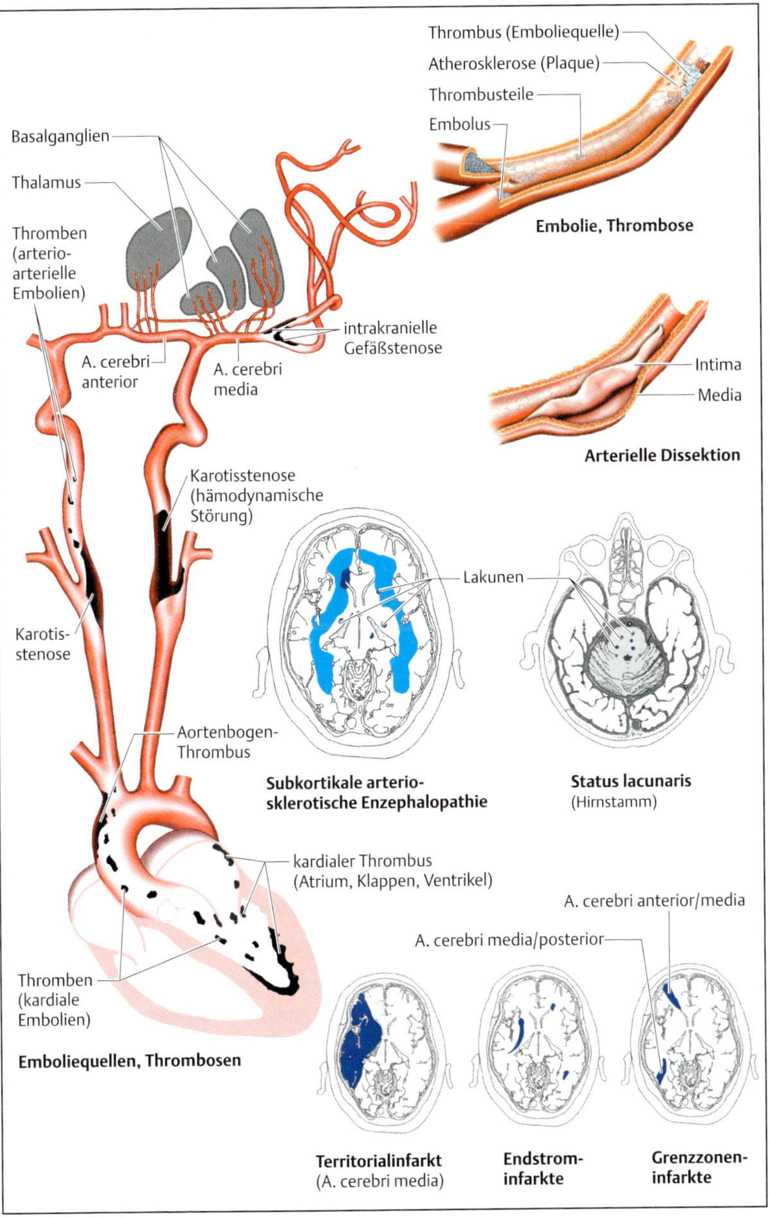
Thrombus (Emboliequelle)
Atherosklerose (Plaque)
Thrombusteile
Embolus
Embolie, Thrombose
Basalganglien
Thalamus
Thromben (arterio-arterielle Embolien)
A. cerebri anterior
A. cerebri media
intrakranielle Gefäßstenose
Intima
Media
Arterielle Dissektion
Karotisstenose (hämodynamische Störung)
Karotis-stenose
Lakunen
Aortenbogen-Thrombus
Subkortikale arterio-sklerotische Enzephalopathie
Status lacunaris (Hirnstamm)
kardialer Thrombus (Atrium, Klappen, Ventrikel)
A. cerebri anterior/media
A. cerebri media/posterior
Thromben (kardiale Embolien)
Emboliequellen, Thrombosen
Territorialinfarkt (A. cerebri media)
Endstrom-infarkte
Grenzzonen-infarkte

Pathophysiologie ischämischer Läsionen

Blutdruckabfall. Im Bereich des mittleren arteriellen Blutdrucks (S. 162) von 50–150 mmHg wird die zerebrale Durchblutung (50–60 ml/100 g Hirngewebe/min) konstant gehalten, wobei sie an die jeweiligen lokalen Stoffwechselerfordernisse angepaßt ist (Kopplung von Hirndurchblutung und -funktion). Außerhalb dieses Bereiches und bei bestimmten pathologischen Verhältnissen (u. a. Minderdurchblutung) bricht die Autoregulation zusammen, und Blutdruckschwankungen wirken sich direkt auf die Hirndurchblutung aus. Bei einer Gefäßstenose bzw. nach einem Verschluß erweitern sich die nachgeordneten Gefäße, um so über das vermehrte Blutvolumen den Energiebedarf des Gehirns zu decken (*vaskuläre Reserve*). Der lokale Schaden ist von dem Ausmaß der Kollateralversorgung, der Dauer der Durchblutungsstörung und der Vulnerabilität der betroffenen Hirnregion abhängig. Sinkt der verbleibende Blutfluß (Restfluß) nicht unter einen Schwellenwert (20 ml/100 g/min; *Ischämieschwelle*), zeigen sich noch keine wesentlichen neurologischen Ausfälle.

Durchblutungsabfall. Wird im weiteren kein ausreichender Blutfluß etabliert, kommt es zu klinischen neurologischen Störungen (Zusammenbruch des Funktionsstoffwechsels) und bei anhaltendem Durchblutungsmangel (unter 8–10 ml/100 g/min) zu einem irreversiblen fortschreitenden Versagen aller Zellstoffwechselvorgänge (*Infarzierungsschwelle*; Zusammenbruch des Strukturstoffwechsels). Dabei wird ein Gefälle der Durchblutung (*ischämische Penumbra*) angenommen, das sich von schweren Durchblutungsstörungen im Zentrum (*Infarkt*) bis zu mehr oder weniger gut durchbluteten (kollateralisierten) Bereichen der peripheren Anteile erstreckt. Die Schäden innerhalb der Infarktzone sind irreparabel, wohingegen eine hohe Gefährdung, aber kein vollständiger Untergang des Gewebes der Penumbra vorliegt. Allerdings schreiten bei anhaltender Durchblutungsminderung die Läsionen in der Penumbra weiter fort.

Therapieprinzipien zerebraler Ischämien

Primärprävention. Behandlung bzw. Ausschaltung von *Risikofaktoren. Thrombozytenfunktionshemmer* (TFH ⇨ z. B. Acetylsalicylsäure, Clopidogrel) bei asymptomatischen Stenosen. Für hochgradige (> 80%) asymptomatische Stenosen kann eine *Operation* sinnvoll sein, wenn das Operationsrisiko < 3% ist. *Antikoagulation* bei Vorhofflimmern ohne rheumatische Klappenerkrankung.

Akute Therapie. Die Behandlung basiert darauf, daß ein Zeitintervall von 3–6 Stunden (*therapeutisches Fenster*) zwischen Ischämiebeginn und maximaler Ausdehnung von irreversiblen Hirngewebsläsionen besteht.

Wichtige Ziele *allgemeiner Maßnahmen* sind: ausreichende *Atmung* (optimale Sauerstoffversorgung der Penumbra), angepaßte stabilisierte *Herz-Kreislauf-Verhältnisse* (Blutdruck nicht unter 160 mmHg wegen gestörter Autoregulation der Penumbra, *Blutzuckerwerte* beachten (< 200 mg%), bilanzierte *Flüssigkeitszufuhr, Fieber* senken (Temperatur ≤ 37,5 °C), *Komplikationen* rechtzeitig entgegenwirken (Aspiration bei Schluckstörungen, Thrombose der gelähmten Extremitäten, Herzrhythmusstörungen, Pneumonie, Harnwegsinfekt, Dekubitus), *Mobilisierung* (Krankengymnastik, Logopädie, Ergotherapie), *psychische Betreuung* (Angehörige mit einbeziehen).

Die *spezielle Behandlung* richtet sich nach den Ursachen der Ischämie. Schwerpunkte sind: *Antikoagulation* i. v. (Vermeidung von Embolierezidiven, Progression einer Thrombusformation), TFH bei thromboembolischen Ursachen, *Hirnödembehandlung, Thrombolysetherapie* unter Berücksichtigung der z.Zt. gültigen Kriterien. Bisher keine Empfehlung zu *neuroprotektiven* Therapeutika wie Lubeluzol. *Dekompressionsoperation* bei raumfordernden Infarkten des Kleinhirns bzw. bei Mediainfarkten der nicht dominanten Hemisphäre in ausgewählten Situationen. Antiepileptika bei Anfällen.

Sekundärprävention. TFH (TIA, nach leichten Infarkten, atherothrombotischen Infarkten), orale Antikoagulation (kardiale Embolien, Dissektion), Endarteriektomie (symptomatische Karotisstenose über 70% nach leichten Infarkten), Ballondilatation (symptomatische Subklaviastenose, Abgangsstenosen der Vertebralarterien). Indikation von Stents bei Stenosen noch ungesichert.

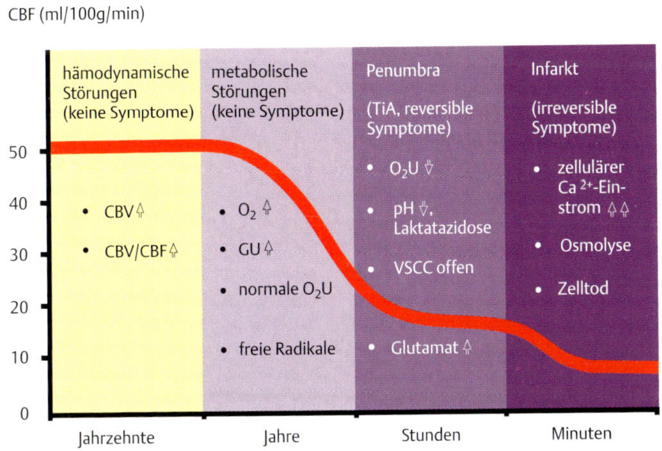

Zeitliche Entwicklung ischämischer Läsionen

CBF = zerebraler Blutfluß
CBV = zerebrales Blutvolumen
GU = zerebrale Glukoseutilisation
O_2 = zerebrale Sauerstoffextraktion
O_2U = zerebrale Sauerstoffutilisation
VSCC = spannungsabhängige Calciumkanäle

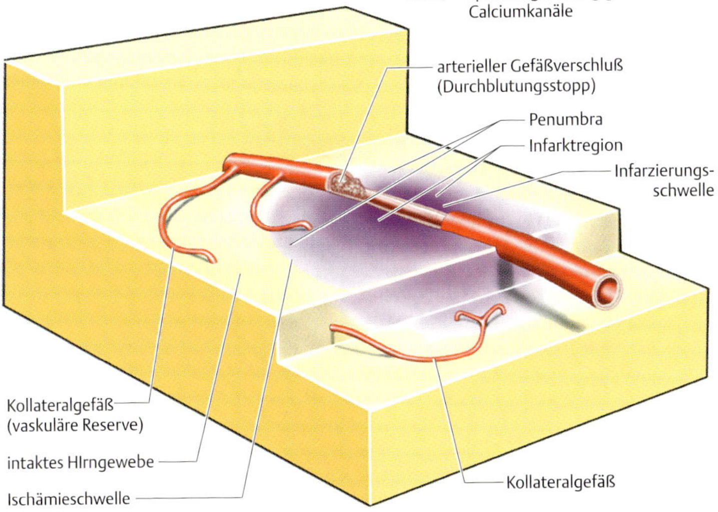

Ischämische Läsionskaskade

Symptome

Nichttraumatische Hirnblutungen können epidural, subdural, subarachnoidal, intrazerebral oder intraventrikulär lokalisiert sein. Die klinische Symptomatik ist von der Lokalisation und der Ausdehnung der Blutung abhängig, die durch CT (MRT) bestimmt werden.

■ Subarachnoidalblutung (SAB)

Symptome. Beginn mit stärksten, blitzartig einsetzenden Kopfschmerzen. Initial begleitend Übelkeit, Erbrechen, Schweißausbruch und Bewußtseinsstörungen. Nackensteifigkeit und Nackenbeugeschmerz sind in der Regel vorhanden. Neurologische Herdsymptome, Lichtscheu oder Rückenschmerzen können hinzukommen. Das CT zeigt innerhalb der ersten 24 Stunden bei ca. 90% aller Betroffenen eine subarachnoidale Blutansammlung; fehlt sie, ist die diagnostische Lumbalpunktion indiziert.

Komplikationen. Das Risiko einer *Nachblutung* ist in den ersten Tagen nach der Blutung am höchsten. Ein *Vasospasmus* zerebraler Gefäße mit der Gefahr eines Hirninfarktes ist vor allem innerhalb von 4--14 Tagen nach der SAB möglich. Entwicklung eines *Hydrozephalus* (S. 162) durch Ventrikeleinblutung (occlusus) bzw. Beeinträchtigung des Liquorabflusses (malresorptivus). *Hirnödem*, Elektrolytstörungen (*Hyponatriämie*), neurogenes *Lungenödem*, *epileptische Anfälle* und *Herzrhythmusstörungen* sind weitere mögliche Komplikationen einer SAB.

■ Intrazerebrale Blutung

Hierzu zählen alle nichttraumatischen, abgegrenzten, parenchymatösen Hämatome (*Massenblutung*) arterieller Herkunft. Sie sind von hämorrhagischen Infarkten, die durch Verschlüsse arterieller oder venöser Gefäße entstehen, zu unterscheiden.

Allgemeinsymptome. Kopfschmerzen, Bewußtseinsstörungen, Übelkeit und Erbrechen stellen sich plötzlich ein. Diese Symptome sowie zusätzliche Herdsymptome können eine Zunahme über Minuten bis Stunden zeigen.

Basalganglien/Thalamus. *Putameneinblutungen* sind durch kontralaterale sensomotorische Hemiparese/-plegie, konjugierte horizontale Blickwendung, kontralaterale homonyme Hemianopsie sowie Aphasie (dominante Hemisphäre) bzw. Neglekt (nicht dominante Hemisphäre) charakterisiert. *Thalamushämatome* zeigen gleichartige Symptome, lassen sich aber aufgrund der vertikalen Blickparese, nichtreaktiven Miose und gelegentlichen Konvergenzparese von Putamenblutungen differenzieren. Die sehr seltenen Hämatome des *Nucleus caudatus* treten mit Verwirrtheit, Desorientiertheit und kontralateraler Hemiparese in Erscheinung. Das klinische Bild von Blutungen in die Basalganglien einschließlich der Capsula interna prägen Koma, kontralaterale Hemiplegie, homonyme Hemianopsie und Aphasie (dominante Hemisphäre).

Lobärhämatome. Einblutungen im Bereich der Rinden-Mark-Grenze mit Ausdehnung in das subkortikale Marklager mit relativ variabler Symptomatik. *Frontal*: Stirnkopfschmerz, armbetonte kontralaterale Hemiparese, Antriebsminderung. *Temporal*: Schmerzen in der Ohrregion, Aphasie, Verwirrtheit, Hemianopsie. *Parietal*: Schläfenkopfschmerz, kontralaterale Sensibilitätsstörungen, Aphasie, Heminopsie. *Okzipital*: ipsilaterale periokuläre Schmerzen, Hemianopsie.

Kleinhirn. Hämatome meist in einer Hemisphäre gelegen. Erbrechen, Übelkeit, starke Hinterkopfschmerzen, Schwindel und Ataxie.

Hirnstamm. Blutungen mit pontiner Lokalisation verursachen Koma, Tetraplegie/Dezerebrationssyndrom, bilaterale Miose („stecknadelkopfgroß"), „ocular bobbing", horizontale Blickparese bzw. im Verlauf ein Locked-in-Syndrom.

Allgemeine Komplikationen. Ventrikeleinbruch, Hydrozephalus, Hirnödem, erhöhter intrakranieller Druck, epileptische Anfälle, Blutdruckschwankungen (vor allem stark erhöhte Werte).

■ Intraventrikuläre Blutung

Direkte Einblutungen in das Ventrikelsystem, die vom Plexus choroideus ausgehen, sind selten. Häufiger ist eine sekundäre Beteiligung bei Ruptur eines Aneurysmas.

Symptome. Akuter Beginn mit Kopfschmerzen, Übelkeit, Erbrechen und Bewußtseinsstörungen bis zum Koma.

Komplikationen. Parenchymeinblutung, Hydrozephalus, epileptische Anfälle.

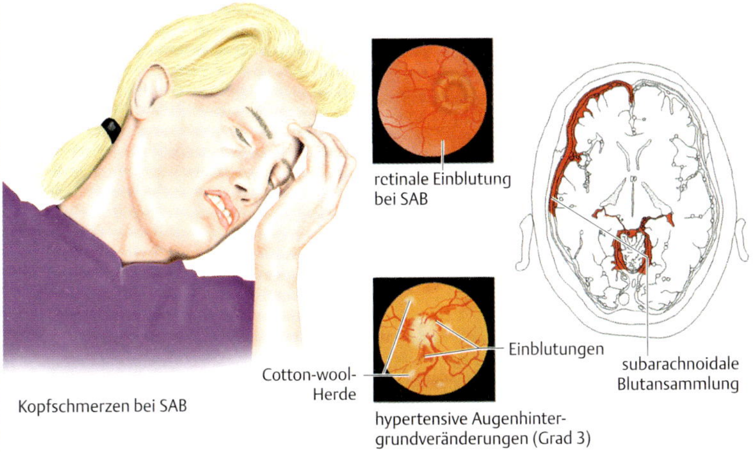

Subarachnoidalblutung

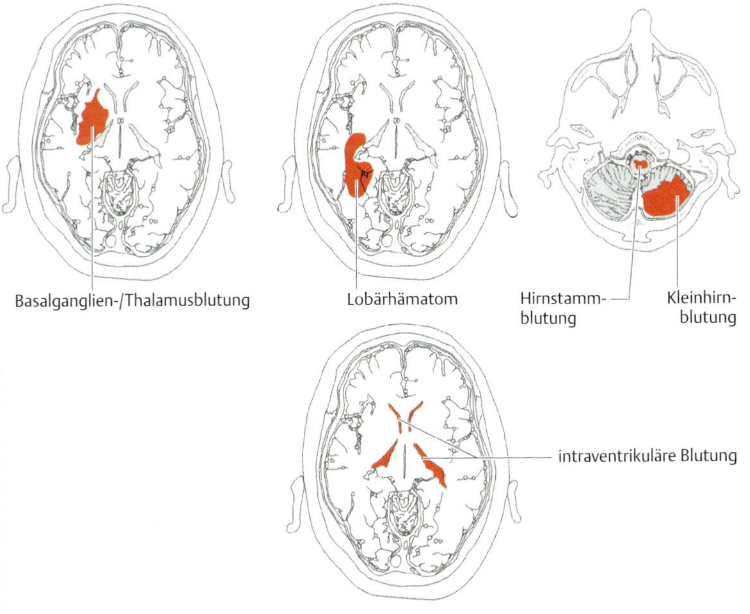

Intrakranielle Blutungen

Pathogenese

Subarachnoidalblutung (SAB). Die häufigste Ursache einer SAB ist eine Aneurysmaruptur. Arteriovenöse Malformationen (AVM/Angiome) sind weitere mögliche Ursachen. Hypertonus, hämatologische Erkrankungen (Gerinnungsstörungen, Leukämie, Thrombozytopenie), Antikoagulanzien, Traumen, zerebrale Venenthrombosen, Metastasen oder Vaskulitiden sind sehr viel seltener kausal verantwortlich.

Aneurysma. Bei *sackförmigen Aneurysmen* kommt es infolge einer Gefäßwandschwäche (Muscularis und Elastica interna fehlen bzw. sind verdünnt) zur lokalen, hämodynamisch entstandenen Aufweitung der arteriellen Gefäßwand. Sie finden sich zu 85–90% in der Endstrecke der A. carotis interna, der A. communicans anterior sowie der proximalen A. cerebri media und dann bevorzugt an den Gefäßgabelungen. Es besteht keine Erblichkeit. *Fusiforme (spindelförmige) Aneurysmen* finden sich meist als verlängerter, gewundener und aufgeweiteter Gefäßabschnitt (Dolichoektasie) im supraklinoidalen Abschnitt der A. carotis interna sowie in der A. basilaris. Ursächlich besteht in der Regel eine Atherosklerose. Spontane Blutungen sind eher selten, häufiger sind Ischämien durch arterio-arterielle Embolien. *Septisch-embolische (mykotische) Aneurysmen* entstehen durch z. B. Endokarditis, Meningoenzephalitis, Hämodialyse oder intravenöse Drogenapplikation. Sie sind mehr in distalen Gefäßabschnitten, vorzugsweise der A. cerebri media, gelegen und können selten die Ursache einer SAB, einer Massenblutung oder eines sekundären hämorrhagischen Infarktes sein.

Angiom. *Arteriovenöse Angiome* sind kongenitale Gefäßmißbildungen, die ein Knäuel von Arterien, Venen und pathologischen Gefäßkurzschlüssen besitzen. Die Mehrzahl ist supratentoriell, an der Gehirnoberfläche zu finden. Mit der Zeit erweitern sich die Gefäßräume. Verkalkungen kommen vor. Die Angiome können in jeder Altersgruppe zu subarachnoidalen oder intrazerebralen Blutungen führen. Häufige Kopfschmerzen, epileptische Anfälle, Herdsymptome (Aphasie, Hemiparese, Hemianopsie) oder pulsierende Ohrgeräusche (hirnbasisnahe Angiome) sind weitere klinische Hinweise.

Kavernöse Angiome (*Kavernome*) finden sich als kompakte, aus erweiterten Gefäßen und Bindegewebe aufgebaute Gebilde, teilweise mit Kalkeinlagerungen, im Gehirn und der Leptomeninx. Häufiger sind sie Ursache von epileptischen Anfällen, neurologischen Herdsymptomen und Kopfschmerzen als von Hirnblutungen. Kavernome können symptomlos sein und sich als „Zufallsbefund" im MRT finden.

Intrazerebrale Blutungen. Meistens besteht eine Hypertonie. Andere Ursachen schließen Aneurysmen der basalen Hirnarterien, AVM, zerebrale Amyloidangiopathie, Gerinnungsstörungen (Antikoagulanzien, Leukämien, Thrombozytopenien), zerebrale Vaskulitis, zerebrale Venenthrombose, Drogen (Cocain, Heroin), Alkohol, Metastasen und Hirntumoren mit ein. Mikroaneurysmen oder Rupturen der durch den arteriellen Hochdruck geschädigten Arteriolen werden für die Entstehung von *hypertensiven Massenblutungen* angeschuldigt. Da die blutenden Gefäße relativ klein sind, erklärt sich die Ausdehnung der Blutung einerseits durch eine Art Kettenreaktion der Mikroaneurysmen untereinander, andererseits durch den hohen Druck innerhalb der Gefäße. Die rezidivierenden, überwiegend kortikalen Blutungen der zerebralen *Amyloidangiopathie* entstehen infolge von Amyloideinlagerungen in den Gefäßwänden leptomeningealer und kortikaler kleinerer Gefäße.

Therapieprinzipien

Aneurysmablutung. Initial Immobilisierung, sehr schonender Transport, Schmerzbekämpfung, Blutdrucknormalisierung. Weitere Betreuung neurologisch/neurochirurgisch. Je nach Schweregrad der SAB Operation früh (innerhalb der ersten 72 Stunden) oder später (nach dem 12. Tag) anstreben. Wenn nicht operabel, Ballonokklusion, Coiling (Thrombosierung mit Platinspiralen).

Angiomblutung. Je nach Angiomgröße und Lokalisation Operation, Embolisation und/oder stereotaktische Strahlentherapie.

Intrazerebrale Blutungen. Operation ggf. bei progredienter Bewußtseinsstörung bzw. größeren Kleinhirnblutungen, sonst konservativ.

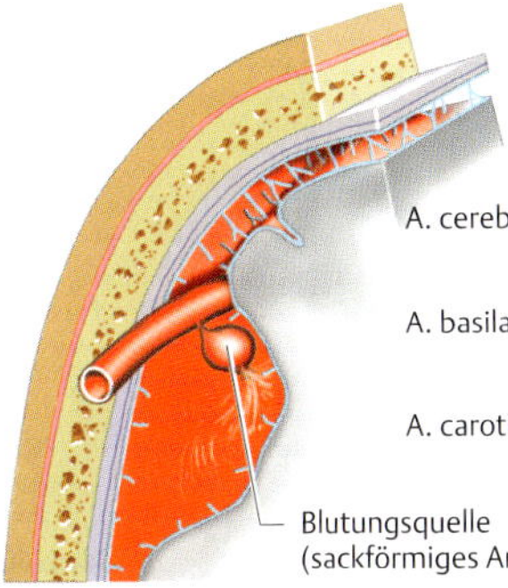

Ruptur eines Aneurysmas

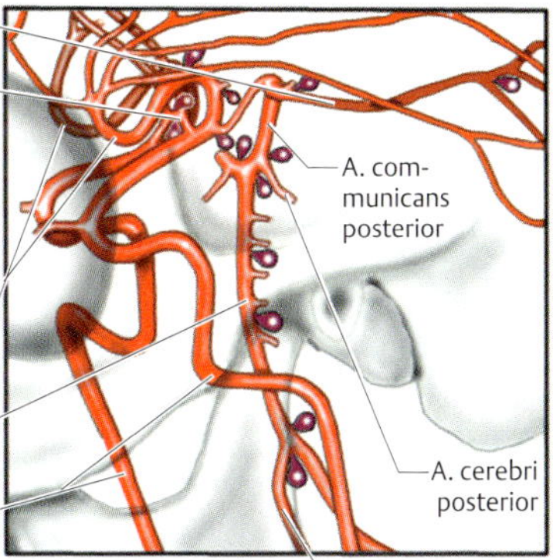

Mögliche Aneurysmalokalisationen

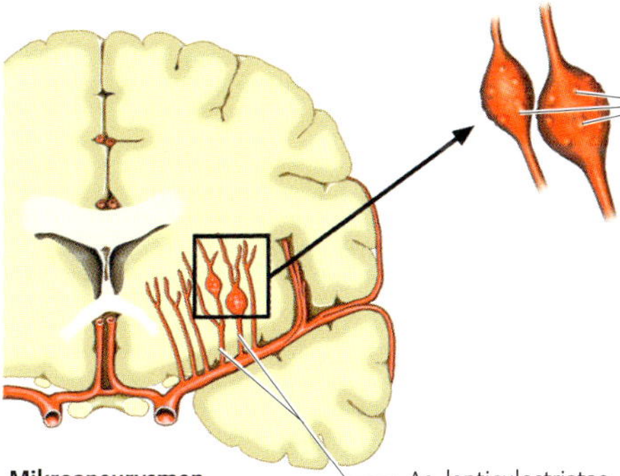

Mikroaneurysmen

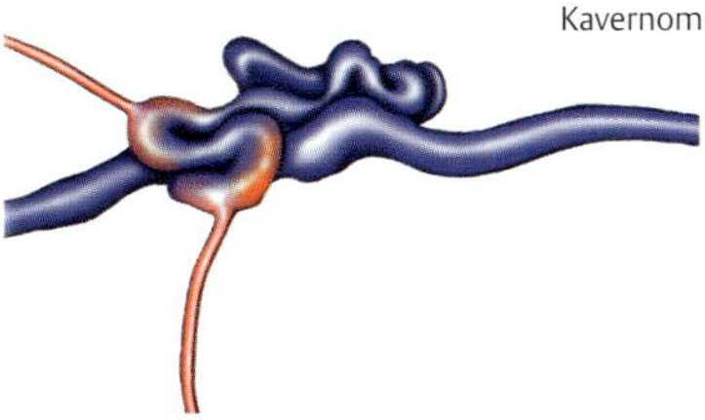

Arteriovenöses Angiom

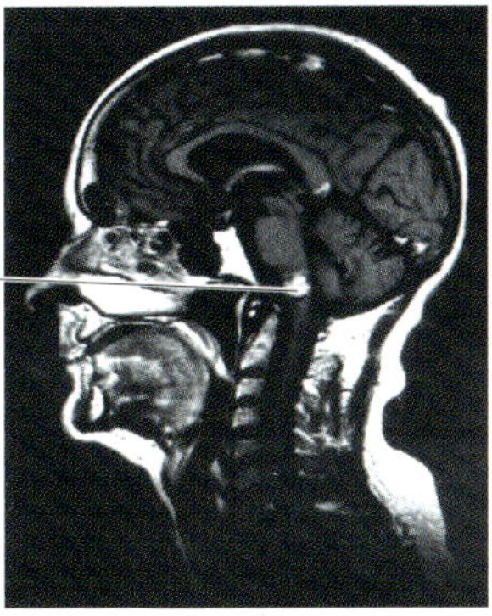

Kavernom (MRT-Bild)

Sinusthrombose

Symptome. Eine *aseptische Sinusthrombose* ist durch Kopfschmerzen, Erbrechen, fokale epileptische Anfälle, im weiteren Verlauf durch Mono- bis Hemiparesen, Stauungspapille, Antriebs- und Bewußtseinsstörungen gekennzeichnet. Die venöse Abflußstörung verursacht ein Hirnödem, es kommt zu Rhexisblutungen der gestauten Hirnvenen. Meist finden sich Thrombosen des Sinus sagittalis superior.

Die *septische Sinusthrombose* kündigt sich durch erhöhte Körpertemperatur, Schüttelfrost und Krankheitsgefühl an. In der betroffenen Region (z. B. Auge, Ohr) stellen sich lokale Schmerzen, Schwellung, Rötung sowie neurologische Herdsymptome ein. Der Sinus transversus und sigmoideus ist bei Prozessen des Ohres und Mastoids betroffen, der Sinus cavernosus bei Infektionen im Gesichtsbereich (Orbita, paranasale Sinus, Zähne).

Ursachen. Aseptische Sinusthrombosen treten u. a. bei Einnahme von oralen Ovulationshemmern, in der Schwangerschaft, im Wochenbett, Protein-C-/S-/Antithrombin-III-Mangel, Faktor-V-Leiden-Mutation, Dehydratation, Polycythaemia vera, Leukämie, beim Morbus Behçet, posttraumatisch, postoperativ und paraneoplastisch auf. Septische Sinusthrombosen können im Rahmen eitriger Prozesse im Kopfbereich (Sinusitis, Otitis media, Mastoiditis, Gesichtsfurunkel) entstehen. Nachweis CT-/MRT-Angiographie. Zerebrale Angiographie nur noch selten nötig.

Therapieprinzipien. Bei aseptischen Thrombosen Antikoagulation, bei septischen (S. 226, 375) Antibiotika und Herdsanierung.

Zerebrale Vaskulitis

Im Fall der *primären Vaskulitiden* betrifft der Entzündungsprozeß die Gefäßwände von Arterien und Venen. Dagegen sind bei *sekundären Vaskulitiden* die Gefäße im Rahmen einer anderen Erkrankung mit befallen.

Symptome. Die zerebrale Beteiligung zeigt sich uneinheitlich und wechselnd als z. B. rezidivierende Ischämien, Blutungen (intrazerebral, SAB), anhaltende Kopfschmerzen, fokale epileptische Anfälle, allmählich zunehmende neurologische Herdsymptome, dementielle Entwicklung, Verhaltensauffälligkeiten, kraniale Neuropathien und Meningismus. Spinale Gefäße (Querschnittssyndrom) und Gefäße peripherer Nerven (schmerzhafte Mononeuropathien) können ebenfalls befallen sein.

Ursachen. Eine *isolierte* (idiopathische) *zerebrale Angiitis* ist wegen fehlender spezifischer Befunde (Liquoreiweißerhöhung, EEG-Veränderungen, Läsionen im MRT) schwierig zu diagnostizieren. Im Einzelfall wird man ohne leptomeningeale Biopsie keine eindeutige Diagnose stellen können. Ein (primärer oder sekundärer) Befall der Gefäße des zentralen (ZNS) oder peripheren (PNS) Nervensystems und der Skelettmuskulatur ist unterschiedlich ausgeprägt (s. Tabelle).

Therapieprinzipien. Virale (Herpes zoster) oder bakterielle Ursachen werden mit den jeweils spezifischen Medikamenten therapiert. Für Immunvaskulitiden kommen Corticosteroide und Immunsuppressiva (Cyclophosphamid, Azathioprin) zum Einsatz.

Krankheitsbild	ZNS	PNS	Muskel
Churg-Strauss-Syndrom	++[1]	+++[2]	+[3]
Wegener-Granulomatose	++	++	+
Morbus Behçet	++	+/-[4]	-[5]
Lymphomatoide Granulomatose	++	+/-	-
Lues, Tbc, Herpes zoster, bakterielle Meningitis, Pilze	++	+/-	+/-
Arteriitis temporalis	+	+/-	-
Panarteriitis nodosa	+	+++	+
Takayasu-Arteriitis	+	-	-
Lymphom	+	+	-

[1]häufig [2]regelhaft [3]selten [4]möglich [5]fehlt

(nach Moore und Calabrese, 1994)

Zentralnervensystem

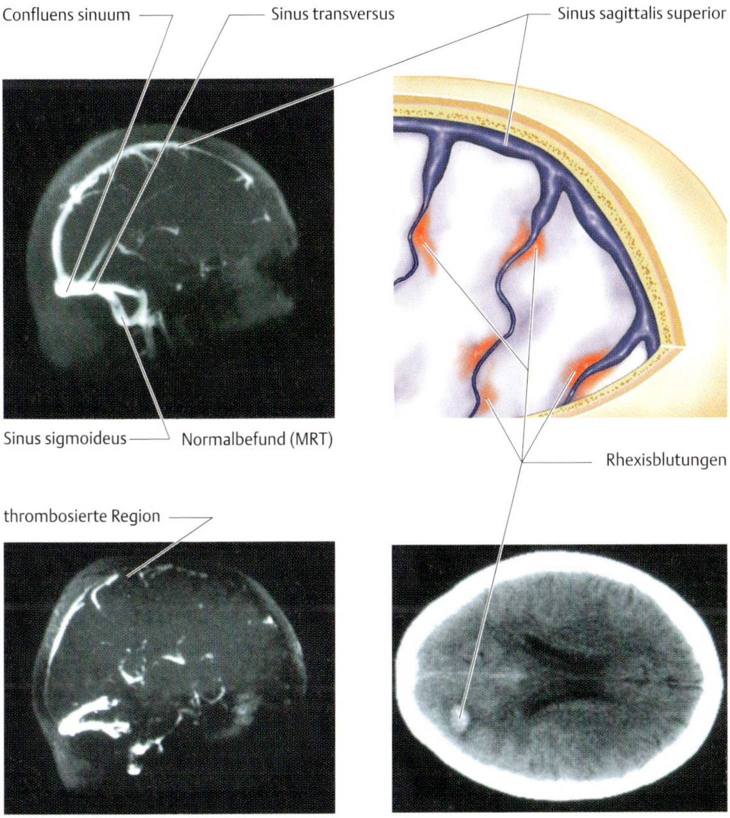

Aseptische Sinusthrombose

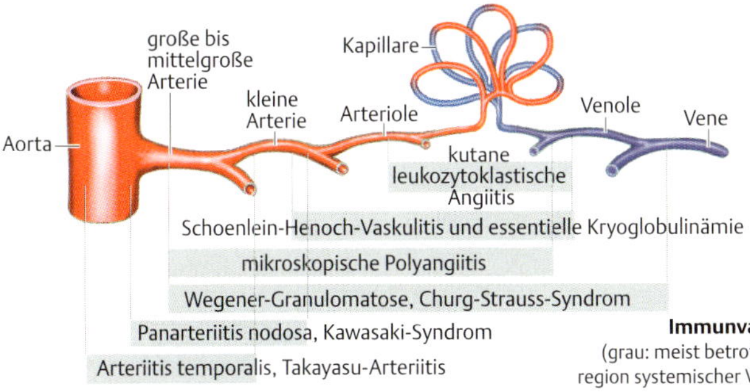

Immunvaskulitiden
(grau: meist betroffene Gefäßregion systemischer Vaskulitiden)

Kopfschmerz vom Spannungstyp (Spannungskopfschmerz)

Häufig werden die Schmerzen mit Wetterfühligkeit, Muskelverspannung, als Folge von „Wirbelsäulenverschleiß", Sehstörungen oder zuviel Streß erklärt. Die beidseitig drückend empfundenen Schmerzen treten betont im Nackenbereich und im Tagesverlauf mit zunehmender Tendenz auf. Mitgeteilte Bilder der Schmerzempfindung sind ein Gefühl, als ob der Kopf in einen Schraubstock gezwängt sei, ein Band um den Kopf fest gezogen sei oder der Kopf auseinanderspringen wolle. Überwiegend ist der Schmerz nicht so intensiv, daß er die Erledigung der täglichen Anforderungen völlig beeinträchtigen würde. Unwohlsein, Appetitlosigkeit, Konzentrationsmangel, Desinteresse, Schmerzen im Brustbereich, eine gewisse Licht- oder Geräuschüberempfindlichkeit können begleitend hinzukommen. Im Gegensatz zur Migräne wird der Schmerz durch körperliche Betätigung (z. B. Treppensteigen) nicht verstärkt, es tritt kein Erbrechen auf, und fokale neurologische Ausfälle fehlen. Der Kopfschmerz kann *episodisch* (< 15 Tage/Monat, Schmerzdauer 30 Minuten bis 1 Woche) oder *chronisch* (> 15 Tage/Monat, länger als 6 Monate) vorhanden sein. Eine erhöhte Schmerzempfindlichkeit der perikranialen Muskeln (Nacken-, Kau-, Schädelmuskulatur; „Haarspitzenkatarrh") kann begleitend hinzutreten. Vereinzelte, plötzliche, stichartige Schmerzen (*ice-pick headache*) einer Kopfseite oder im Nacken sind möglich. Selten werden die Patienten nachts durch die Kopfschmerzen aufgeweckt. Es lassen sich zwar im Einzelfall verursachende Bedingungen wie Funktionsstörungen des Kauapparates, belastende Lebenssituationen, Depression, Angst, Schlafmangel oder Medikamentenmißbrauch für den Kopfschmerz finden, es ist jedoch nicht ungewöhnlich, keine spezielle Ursache aufzudecken. Kommen Migräneattacken zusätzlich vor, spricht man von einem *Kombinationskopfschmerz*.

Pathogenese. Es wird eine verminderte Neurotransmitteraktivität (endogene Opioide, Serotonin) vermutet. Dadurch ist die Schmerzverarbeitung (S. 108) gestört, und es kommt zu einer erhöhten Schmerzempfindlichkeit.

Kopfschmerz bei vaskulären Störungen

Je nach beteiligter Gefäßprovinz projizieren sich die Schmerzen in unterschiedliche Kopfregionen. Aus Art und Lokalisation des Schmerzes kann nicht auf dessen Ursache geschlossen werden. Deshalb ist eine weiterführende Diagnostik erforderlich. Die Schmerzen gehen dem eigentlichen vaskulären Ereignis *zeitlich voraus* (arterielle Dissektion, arteriovenöse Malformation, Vaskulitis), treten *gleichzeitig* mit ihm auf (Subarachnoidalblutung, intrazerebrale Blutung, epidurales Hämatom, Hirnvenenthrombose, Riesenzellarteriitis, Karotidodynie, venöse Abflußstauung bei Struma/Mediastinalprozessen, Phäochromozytom, Präeklampsie, maligner Hypertonus) oder manifestieren sich *danach* (Subduralhämatom, intrazerebrale Blutung, Endarteriektomie).

Chronischer täglicher Kopfschmerz

Anhaltende Kopfschmerzen erfordern eine eindeutige Klassifikation (Tabelle 23, S. 373) bei primärem bzw. sorgfältige Klärung der Ursache bei sekundärem (symptomatischem) Kopfschmerz, um die Behandlung effektiv zu gestalten.

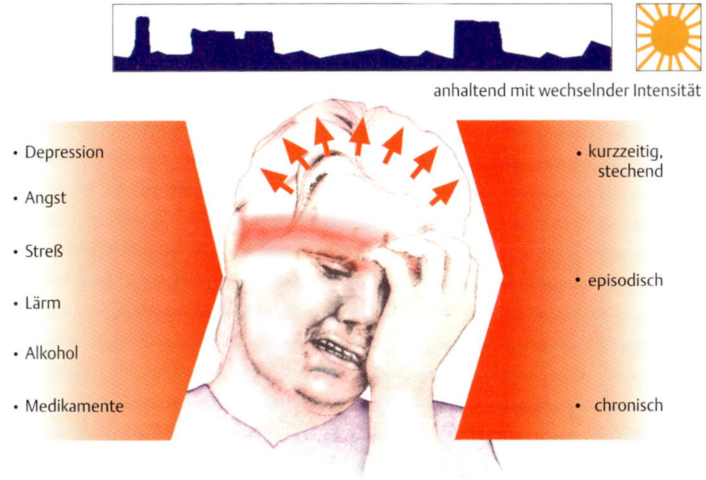

Kopfschmerz vom Spannungstyp

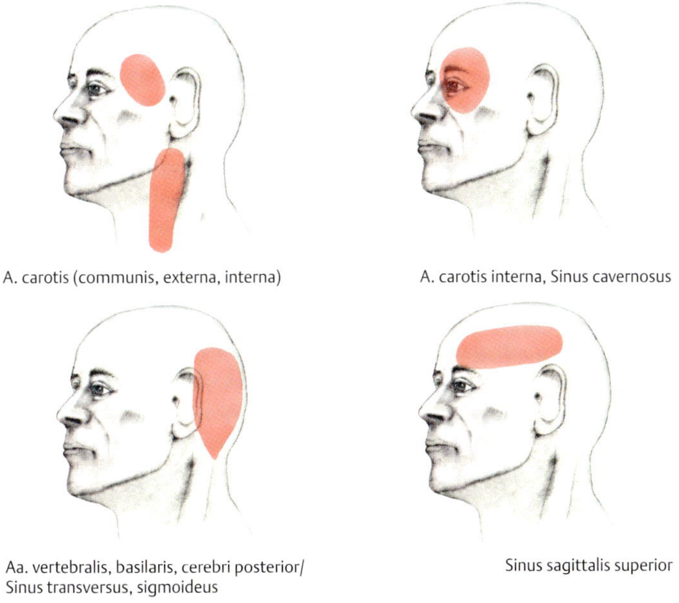

Kopfschmerzprojektion bei intrakranieller Gefäßläsion

Migräne

Migräne ist ein periodisch auftretender, häufig von Übelkeit, Licht- (*Photophobie*) und Geräuschüberempfindlichkeit (*Phonophobie*) begleiteter Kopfschmerz. Charakteristisch ist die sich im zeitlichen Verlauf ändernde Symptomatik von allgemeinen Befindlichkeitsstörungen (*Prodromalerscheinungen*), gefolgt von Aura, Kopfschmerzphase und schließlich abklingenden Beschwerden (*Rückbildungsphase*). Eine gewisse tageszeitliche Bindung für den Beginn der Migräneanfälle mit Häufung in den Morgen- und Abendstunden besteht, jedoch können Attacken jederzeit einsetzen. Sie erstrecken sich über 4–72 Stunden. Bei länger andauernden Kopfschmerzen spricht man von einem *Status migraenosus*.

■ Symptome

Prodromalerscheinungen. Die Migräneattacke kann sich über Stunden bis zu etwa 2 Tagen durch wechselnde Allgemeinbeschwerden ankündigen. Die Betroffenen berichten dann z. B. von Geruchs- und Geräuschüberempfindlichkeit, gereizter Stimmungslage, ungezielter Überaktivität, aber auch von Müdigkeit, Abgeschlagenheit, Konzentrationsstörungen, Depressivität sowie vermehrtem Harndrang. Kinder klagen vor allem über Bauchschmerzen und Schwindel.

Aura. Dies ist der zeitliche Abschnitt, in dem fokale zerebrale Symptome der eigentlichen Kopfschmerzphase vorausgehen. Sie kann fehlen (*Migräne ohne Aura*), sich über 5–20 Minuten entwickeln und kürzer als 1 Stunde (*Migräne mit Aura*) bzw. bis zu 1 Woche (*Migräne mit prolongierter Aura*) andauern oder sich ohne folgende Kopfschmerzen manifestieren (*Migräneaura ohne Kopfschmerz*, „Migräneäquivalent"). In der Aura treten vor allem visuelle Störungen auf. Sie reichen von Schlieren („wie aufsteigende warme Luft"), über Blitze, Kreise, leuchtende Strukturen (*Photopsien*) bis zu Zickzacklinien (*Fortifikationsspektrum*, *Teichopsie*, *Flimmerskotom*), die weiß oder farbig und im allgemeinen mit flimmernden Begrenzungen Aussparungen im Gesichtsfeld bewirken. Unilaterale Parästhesien werden als „Kribbeln" oder „Kälte" empfunden. Relativ häufig sind psychische Alterationen (Angst, Unruhe, Panik, Euphorie, Trauer, Ekel) in unterschiedlicher Intensität.

Kopfschmerz. Der pulsierend pochende bis drückend anhaltende Schmerz wird von etwa 60% der Betroffenen seitenbetont (*Hemikranie*) empfunden. Andere verspüren die Schmerzen im ganzen Kopfbereich, verstärkt hinter den Augen („als ob das Auge herausgedrückt wird"), im Nackenbereich oder über den Schläfen. Körperliche Aktivität verstärkt die Schmerzen. Appetitlosigkeit, Unwohlsein, Übelkeit bis hin zum Erbrechen treten oft begleitend hinzu.

Rückbildung. Erschöpfung, Teilnahmslosigkeit, Konzentrationsminderung und eine vermehrte Schmerzempfindlichkeit im Kopfbereich kennzeichnen diese Phase.

■ Pathogenese

Zwischen den Migräneattacken (*Migräneintervall*) sind (genetisch bedingte) Besonderheiten festzustellen, so z. B. zerebraler Magnesiummangel, erhöhte Konzentrationen exzitatorischer Aminosäuren (Glutamat, Aspartat), verstärkte vaskuläre Reagibilität. In ihrer Summe begründen sie eine erhöhte zerebrale Reaktionsbereitschaft auf Reize unterschiedlicher Herkunft (*Migräne-Schmerzschwelle*). Über die kortikal, thalamisch und hypothalamisch einfließenden Reize setzt sich ein zentraler Mechanismus („Trigger") in Gang. Dessen generierende Region („Migränegenerator") wird im Hirnstamm vermutet (serotonerge Raphekerne, Locus coeruleus). Sie löst eine über den Kortex sich ausbreitende Suppression der Hirnaktivität (*spreading cortical depression*) mit begleitender Oligämie aus. Hiermit wird die Entstehung der Aura erklärt. Zusätzlich soll der Migränegenerator über perivaskuläre trigeminale Axone (*trigemino-vaskuläres System*) die Freisetzung vasoaktiver Neuropeptide (Substanz P, Neurokinin A = NKA, Calcitonin genreguliertes Polypeptid = CGRP) mit der Folge einer sterilen *neurogenen Entzündung* bewirken. Die initiale Gefäßlumeneinengung, die Steigerung der vaskulären Schmerzempfindlichkeit und schließlich die Gefäßdilatation breiten sich über trigeminale axonale Reflexe weiter aus. Die Schmerzwahrnehmung erfolgt kortikal via N. trigeminus (Nucleus caudalis) über den Thalamus (S. 94). Vegetative Zentren werden ebenfalls über trigeminale Verbindungen stimuliert.

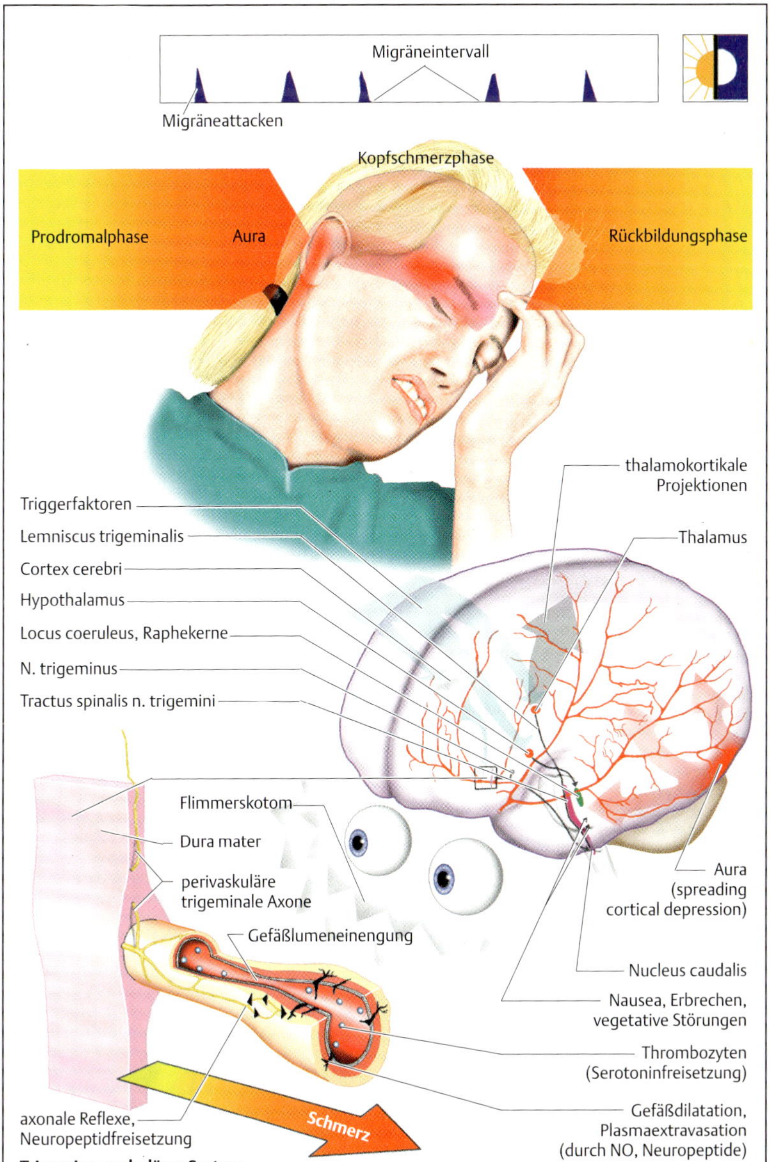

Trigemino-vaskuläres System

Trigeminusneuralgie

Die Schmerzen setzen (tagsüber) plötzlich, quälend, sehr intensiv und stechend ein, dauern kurz an (unter 2 Minuten), mit der Neigung, sich serienartig zu wiederholen. Auslösende Faktoren (*Trigger* ⇨ Kauen, Sprechen, Schlucken, Berührungen im Gesicht, kalte Luft, Zähneputzen) sind fast regelhaft vorhanden. Die Schmerzausbreitung folgt einseitig einem Ast des N. maxillaris oder mandibularis. Sehr selten sind der N. ophthalmicus, alle 3 Äste oder beide Gesichtsseiten befallen. Die Schmerzanfälle können sich über Wochen bis Monate hinziehen, spontan für Wochen und Jahre sistieren und dann wieder erneut eintreten. Bei Lokalisation im Kieferbereich werden häufig odontogene Schmerzen angenommen (Zahnextraktionen ohne Beschwerdelinderung). In jedem Fall ist eine *symptomatische* von der *typischen* (idiopathischen) Trigeminusneuralgie abzugrenzen.

Pathogenese. *Typische* Trigeminusneuralgie ⇨ mikrovaskuläre Kompression (vor allem durch die A. cerebelli superior) der N.-trigeminus-Wurzel im Hirnstammbereich mit Ausbildung von Ephapsen oder Verminderung zentraler Hemm-Mechanismen. *Symptomatische* Form ⇨ Kleinhirnbrückenwinkeltumor, Multiple Sklerose, Angiom.

Cluster-Kopfschmerz (CK)

Episodischer CK. Die Intensität der sich innerhalb von Minuten entwickelnden brennenden, reißenden, stechenden („wie ein Stich mit einer glühenden Nadel") und zuweilen klopfenden Schmerzen wird als außerordentlich stark empfunden. Sie treten immer auf einer Seite tief hinter oder um das Auge auf. Zu Stirn, Schläfe, Ohr, Mund-Kiefer-Rachen-Region und bisweilen bis in den Nacken ziehend. Die Schmerzen dauern unbehandelt 15 Minuten bis 3 Stunden. Nächtliches Auftreten aus dem Schlaf heraus überwiegt. Attacken sind aber auch tagsüber möglich. Die Schmerzepisoden (*cluster*), die sich aus einzelnen 1–3mal täglichen Schmerzattacken zusammensetzen, erstrecken sich über 4–8 Wochen. Sie können eine jahreszeitliche Bindung haben. *Trigger* ⇨ innerhalb der Cluster alkoholische Getränke, Histamine, Nitrate. Druck auf die Temporalregion oder Wärmeanwendung ums Auge kann Schmerzerleichterung verschaffen. Während der Attacken gehen die Betroffenen ruhelos auf und ab (Gegensatz zur Migräne), hämmern mit der Faust auf den schmerzgeplagten Kopf. Neben den Schmerzen kommen (ipsilaterale) Symptome hinzu: *Augenregion* (Tränensekretion, konjunktivale Injektion, inkomplettes Horner-Syndrom, Photophobie), *Nasenbereich* (behinderte Nasenatmung, Rhinorrhö), *vegetative Störungen* (Gesichtsrötung, druckempfindliche Temporalarterie, Übelkeit, Diarrhö, Polyurie, Blutdruckschwankungen, Herzrhythmusstörungen). Überwiegend sind Männer betroffen.

Chronischer CK. Attacken über 1 Jahr mit allenfalls Remissionsphasen unter 2 Wochen. Dabei münden die Episoden entweder in einen chronischen Verlauf, oder der Kopfschmerz entwickelt sich primär chronisch.

Pathogenese. Vermutet wird eine ipsilateral zum Kopfschmerz auftretende Dilatation der A. carotis im Canalis carotis, die den die Arterie umgebenden sympathischen Plexus komprimiert. Zusätzlich gibt es Hinweise auf entzündliche Erweiterungen des Venengeflechtes im Sinus cavernosus. Dies alles soll zu einer Läsion von sympathischen und parasympathischen Fasern im Gebiet des Sinus cavernosus führen (⇨ vegetative Symptome, Aktivierung des trigemino-vaskulären Systems).

Chronische paroxysmale Hemikranie

Sehr selten. Täglich einsetzende Schmerzen wie beim CK, jedoch treten die Schmerzattacken tagsüber, sehr viel öfter (10–20mal/Tag) und kürzer (5–30 Minuten) auf. Charakteristisch ist der Rückgang der Schmerzen durch die Einnahme von Indometacin.

Sinugener Kopfschmerz

Durch eine Sinusitis der frontalen, sphenoidalen oder ethmoidalen Nasennebenhöhlen ausgelöste Schmerzen werden meist in der Stirnmitte und über den Augen empfunden. Vom Sinus maxillaris ausgehende Schmerzen werden im Oberkiefer und in der Jochbeinregion wahrgenommen. Die Schmerzen verstärken sich beim Vornüberbeugen.

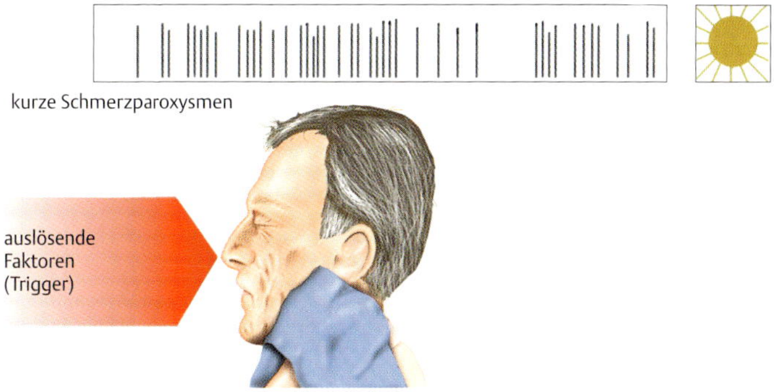

Trigeminusneuralgie

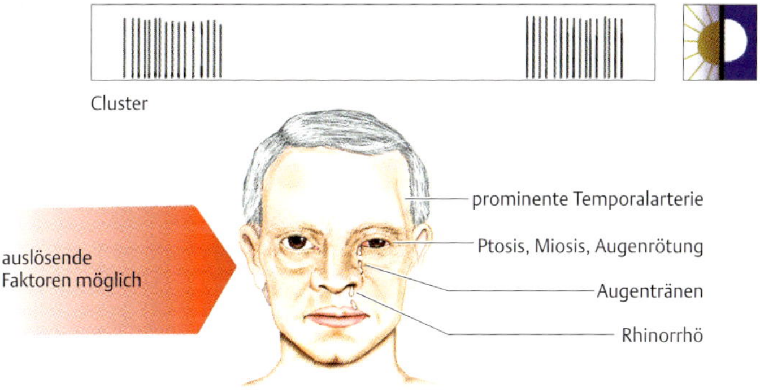

Cluster-Kopfschmerz

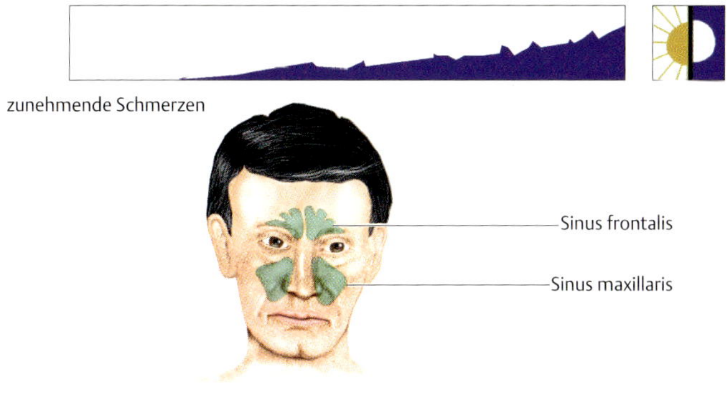

Sinugener Kopfschmerz

Schmerzprojektionen

Schmerzreize der vorderen und mittleren Schädelgrube, der venösen Sinus, der Falx cerebri sowie der Tentoriumoberfläche werden über den N. ophthalmicus in die *Augen-* und *frontoparietale* Kopfregion übertragen. Von der Unterseite des Tentoriums, der hinteren Schädelgrube und den oberen 2--3 Zervikalsegmenten werden Schmerzreize zum *Hinterkopf* und in die *Nackenregion* fortgeleitet. Daneben versorgen die Nn. glossopharyngeus und vagus kleinere Duraabschnitte der hinteren Schädelgrube. Deshalb werden von hier ausgelöste Schmerzen im *Rachen* oder *Ohr* lokalisiert. Aus diesen Verbindungen läßt sich ableiten, warum in der oberen Zervikalregion ausgelöste Schmerzen auch im Augenbereich (via N. trigeminus) wahrgenommen werden bzw. warum beim Kopfschmerz vom Spannungstyp oder bei der Migräne Schmerzen im Nacken auftreten können.

(Oberes) Zervikalsyndrom

Die Betroffenen verspüren Schmerzen im Nacken und in der Stirn-/Augenregion. Eine tageszeitliche Bindung der andauernden Schmerzen ist meist nicht vorhanden. Sie können aber tagsüber oder nachts intensiver sein und durch aktive oder passive Kopfbewegungen verstärkt werden. Gewöhnlich werden die Schmerzen durch eine Läsion der 2. Zervikalwurzel hervorgerufen. Es findet sich eine Einschränkung der Kopfbeweglichkeit sowie Anspannung und vermehrte Druckempfindlichkeit der Nackenmuskulatur. Der röntgenologische Nachweis von „degenerativen HWS-Veränderungen" allein ohne diese klinischen Befunde begründet nicht die Diagnose zervikalbedingter Schmerzen. Weitere Ursachen, die Nackenschmerzen auslösen können, Tabelle 23, S. 373.
Halswirbelsäulendistorsion (Halswirbelsäulenschleudertrauma) S. 272 *Posttraumatische* Kopfschmerzen S. 270.

Kopfschmerz bei Substanzgebrauch

Akute Kopfschmerzen. Verschiedene gefäßaktive Substanzen können akute Kopfschmerzen induzieren. Hierzu gehören Alkohol, Alkoholentzug („Kater"), Kaffee- oder Nicotinentzug, Natriumglutamat, Cocain, Marihuana, Nitrate oder Dihydropyridine (Calciumantagonisten). Die Kopfschmerzen werden meist als drückend, bohrend oder pulsierend empfunden, sind oft bilateral und frontotemporal betont. Begleitend können weitere Wirkungen der verursachenden Substanzen wie Übelkeit, Engegefühl über der Brust, Schwindel, abdominale Beschwerden, Konzentrations- und Bewußtseinsstörungen hinzutreten.

Medikamenteninduzierter (Dauer-) Kopfschmerz. Patienten mit oft wiederkehrenden Kopfschmerzattacken oder chronischem Kopfschmerz sind gefährdet, Medikamente in unterschiedlicher Zusammensetzung (Kombinationspräparate, Analgetika, Benzodiazepine, Ergotalkaloide) häufig und wenig kontrolliert einzunehmen, so daß sich im Verlauf ein medikamenteninduzierter Kopfschmerz (*rebound headache*) einstellt. Er ist täglich von morgens bis abends vorhanden, wird als drückend bis pulsierend ein- oder beidseitig empfunden und ist von Unwohlsein, Übelkeit, Erbrechen, Lärm- wie auch Lichtüberempfindlichkeit begleitet. Konzentrationsmangel, Schlafstörungen, undeutliches oder flimmerndes Sehen, Kältegefühl, Stimmungsschwankungen werden angegeben. Oftmals werden Medikamente gewechselt. Es besteht eine Furcht vor Wiederauftreten starker Kopfschmerzen, so daß bereits bei relativ gering empfundenen Schmerzen Analgetika eingenommen werden. Die Schmerzlinderung durch die eingenommenen Substanzen wird immer kürzer und unzureichender, so daß schließlich bei anhaltendem Kopfschmerz ein wachsender Arzneimittelkonsum einsetzt. Die ursprünglich vorhandenen Schmerzen wie Migräne oder Kopfschmerz vom Spannungstyp sind dann weitgehend von dem medikamenteninduzierten Kopfschmerz überdeckt. Hinzu kommen die Nebenwirkungen der jeweils eingenommenen Medikamente, z. B. Ergotismus, Gastritis, Magen-/Darmulzera, Niereninsuffizienz, körperliche Abhängigkeit und/oder epileptische Anfälle („Entzugskrämpfe").

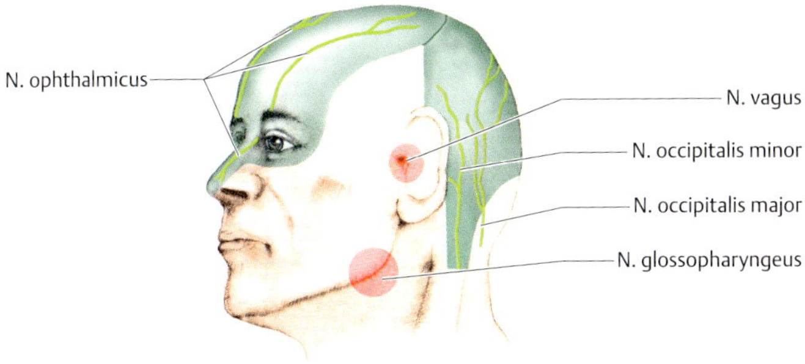

Schmerzprojektion

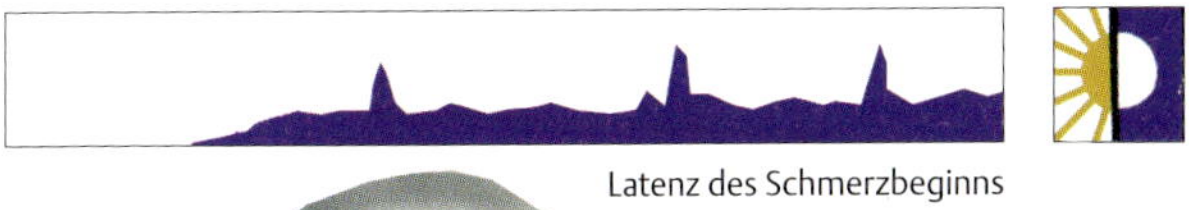

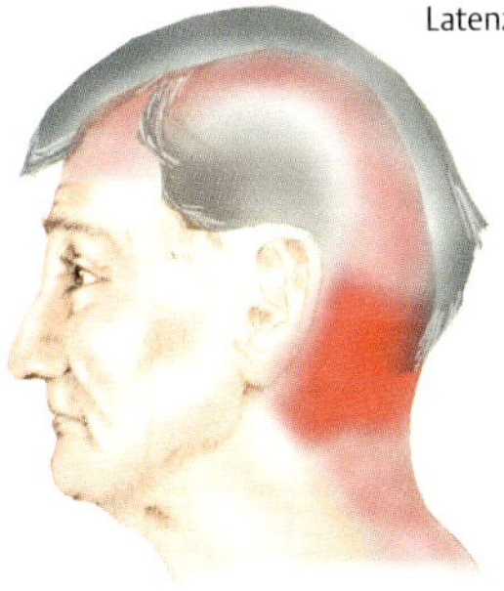

Zervikalsyndrom

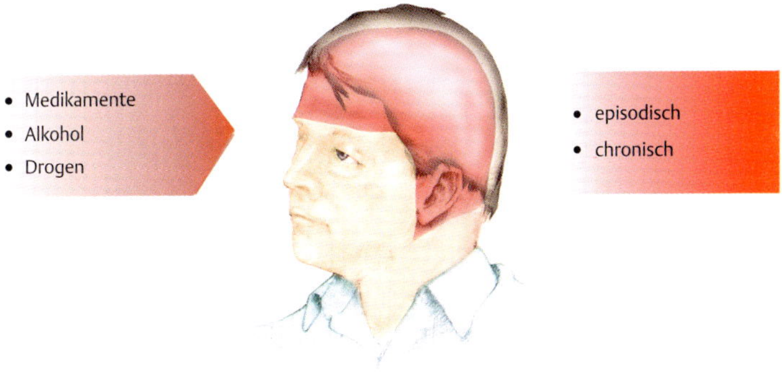

Kopfschmerz bei Substanzgebrauch

Voraussetzung einer wirksamen Behandlung von Kopfschmerzen ist ihre eindeutige diagnostische Zuordnung. Weitaus am häufigsten kommen episodische oder chronische Kopfschmerzen vom Spannungstyp und Migräne vor. Demgegenüber sind Kopfschmerzen infolge radiologisch faßbarer Läsionen sehr viel seltener (unter 5% aller Kopfschmerzformen). Abrupt auftretende bzw. über einen kurzen Zeitraum rasch zunehmende, bisher in ihrer Art noch nie wahrgenommene Schmerzen fallen in diese Kategorie. Es sind dann weiterführende Untersuchungen indiziert. In diesen Situationen wird die Therapie von den zugrundeliegenden Ursachen bestimmt.

■ Allgemeinmaßnahmen

In der Diagnostik und Therapie von Kopfschmerzen nimmt das ärztliche Gespräch eine entscheidende Rolle ein, weil zur Klassifikation der Kopfschmerzen anamnestische Daten von fundamentaler Bedeutung sind. Ferner ist die Berücksichtigung psychologischer Faktoren für die Behandlung wichtig. Kopfschmerzen sind vielfach mit Angst verknüpft, z. B. einen Hirntumor zu haben oder alles sei „nur Einbildung“. Die Kenntnis bisher eingenommener Medikamente und anderer Therapien ist wichtig. Dem Patienten sollen seine Aufgaben in der Behandlung klar sein (*Verhaltenstherapie*). Diese umfassen Änderungen des Lebensstils (z. B. Meiden von Alkohol, Ernährungsgewohnheiten, körperliche Betätigung, ausreichender Schlaf) und nichtmedikamentöse Verfahren (Entspannungstraining, Biofeedback, Streßbewältigung, Führen eines Schmerztagebuches).

■ Akuttherapie

Kopfschmerztyp	Allgemeine Maßnahmen	Medikamentöse Therapie
Episodischer Spannungskopfschmerz	Verhaltenstherapie, Eisbeutel	Pfefferminzöl auf Stirn/Schläfen, ASS[1] oder Paracetamol oder Ibuprofen oder Naproxen
Migräne	Ruhe, Eisbeutel	Antiemetikum (Metoclopramid oder Domperidon) + ggf. ASS oder Paracetamol. Wenn unwirksam oder bei starken Schmerzen: Ergotamin oder Triptan[2] (*nicht* gleichzeitig anwenden)
Cluster-Kopfschmerz	Heiße Kompresse	Sauerstoffinhalation. Wenn unwirksam: Sumatriptan oder Ergotamin
Chronische paroxysmale Hemikranie		Indometacin
Trigeminusneuralgie	Vermeidung von auslösenden Faktoren	Carbamazepin oder Gabapentin oder Phenytoin oder Baclofen oder Pimozid[3]

[1]ASS = Acetylsalicylsäure [2]Naratriptan, Rizatriptan, Sumatriptan, Zolmitriptan [3]Wenn unwirksam, dann operative Therapie (perkutane Thermokoagulation/retroganglionäre Glycerolinstallation, mikrovaskuläre Dekompression)

■ Prophylaktische Therapie

Kopfschmerztyp	Allgemeine Maßnahmen	Medikamentöse Therapie
Episodischer/chronischer Spannungskopfschmerz	Verhaltenstherapie	Trizyklische Antidepressiva (z. B. Amitriptylin, Doxepin, Amitriptylinoxid)
Migräne	Verhaltenstherapie	*1. Wahl*: Beta-Rezeptorenblocker (z. B. Metoprolol, Propranolol), Flunarizin oder Cyclandelat *2. Wahl*: Valproinsäure oder Methysergid oder Pizotifen oder Lisurid oder Magnesium
Episodischer Cluster-Kopfschmerz	Meiden von Alkohol (im Cluster), Nitraten, Histaminen, Nicotin	Prednison oder Ergotamin oder Verapamil oder Methysergid oder Budipin oder Lithium
Chronischer Cluster-Kopfschmerz		Lithium oder Verapamil oder Pizotifen

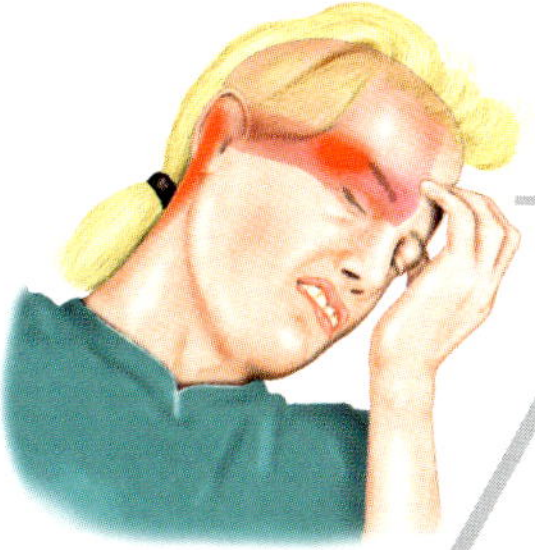

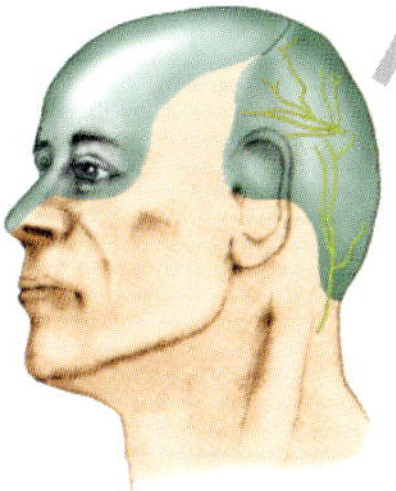

Meningismus

- ja → CT[1] →
  - Blutung[2]
  - Abszeß
  - Hydrozephalus
  - Neoplasie
  - Pseudotumor cerebri
- CT normal →
  - LP ➩ Meningoenzephalitis, spinale Blutung, Meningeosis neoplastica; Pseudotumor cerebri
  - Doppler/MRT/MR-Angiotomographie/Angiographie ➩ arterielle Dissektion, Sinusvenenthrombose, Hirninfarkt
- nein →
  - Migräne
  - Spannungskopfschmerz
  - substanzinduzierter Kopfschmerz (Nitrate, Glutamat, Analgetika)
  - Sinusitis
  - zervikogen
  - Arteriitis temporalis
  - postpunktionell
  - systemischer Lupus erythematodes

Diagnostische Zuordnung
(akuter, subakuter Kopfschmerz)

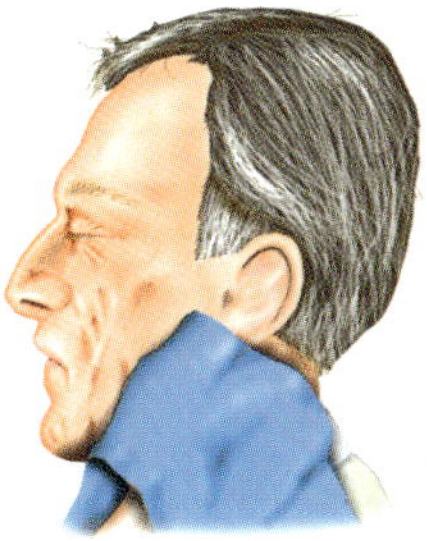

neurologischer Befund normal →

- Sinusitis
- Trigeminusneuralgie
- Cluster-Kopfschmerz
- atypischer Gesichtsschmerz
- Herpes zoster
- chronische paroxysmale Hemikranie
- oromandibuläre Dysfunktion, dentogen
- akutes Glaukom
- Neuritis n. optici
- Arteriitis temporalis
- Thalamusschmerz

neurologische Ausfälle →

- Cluster-Kopfschmerz
- diabetische Neuropathie
- Läsion im Sinus cavernosus
- supra-/infratentorielle Raumforderung
- Hirnstamm-/Trigeminusläsion
- Herpes zoster
- Tolosa-Hunt-Syndrom

Diagnostische Zuordnung
(Gesichtsschmerz)

[1]Computertomographie
[2]Subarachnoidalblutung, intrazerebrale/-ventrikuläre Blutung

Zentralnervensystem

Ein epileptischer Anfall („Krampfanfall", „zerebraler Anfall") ist Symptom einer zerebralen Funktionsänderung (S. 198). Er dauert in der Regel nicht länger als 1–2 Minuten, kann anschließend in eine postiktale Phase überleiten, die von unterschiedlichen neurologischen Allgemein- oder Herdbefunden gekennzeichnet ist. Die motorischen, sensorischen, sensiblen, vegetativen und/oder psychischen Erscheinungsformen epileptischer Anfälle (*Anfallssemiologie*) werden von den lokalisiert oder generalisiert einbezogenen Hirnregionen bestimmt. Voraussetzung einer erfolgversprechenden Therapie ist die Zuordnung des Anfallstyps. Vorbedingung ist die Abgrenzung epileptischer Anfälle gegenüber *nichtepileptischen* und *pseudoepileptischen* (psychogenen) Anfällen (S. 202).

■ Fokale (partielle) Anfälle

Bei diesen Anfällen liegt der Ursprung der epileptischen Tätigkeit in einem Teilabschnitt der betroffenen Hemisphäre. Deshalb werden sie als *partielle* oder *lokal* beginnende Anfälle bezeichnet. *Einfach-fokale* Anfälle gehen ohne Verlust des Bewußtseins einher, *komplex-fokale* (psychomotorische) Anfälle hingegen sind von einer Störung des Bewußtseins begleitet. Die *Aura* ist ein einfach-fokaler Anfall, den somatosensorische oder psychische, aber keine motorischen Symptome begleiten. Sie kann anderen Anfallsformen vorausgehen. Die Merkmale fokaler Anfallsformen sind in der Tabelle aufgeführt.

Sekundär generalisierte Anfälle werden von einfach- und/oder komplex-fokalen Anfällen eingeleitet, deren Symptomatik von der Lokalisation des epileptischen Fokus bestimmt wird. Sie gehen in generalisierte, z. B. tonisch-klonische Paroxysmen über. In Abhängigkeit von der Lokalisation des epileptischen Fokus zeigen sich verschiedene klinische Initialsymptome (s. Tabelle S. 194).

Merkmal	Einfach-fokale Anfälle	Komplex-fokale Anfälle
Bewußtsein	Unbeeinträchtigt	Beeinträchtigt
Dauer	Sekunden bis Minuten	Minuten
Symptome	Von der Lokalisation des Herdes bestimmt. Nach dem Anfall ungestörtes Bewußtsein	Von der Lokalisation des Herdes bestimmt. Nach dem Anfall umdämmert
Altersgruppe	Jedes Alter	Jedes Alter
EEG im Anfall	Epileptiforme kontralaterale Entladungen, oft auch normal	Uni- oder bilaterale diffuse oder fokale Entladungen

(nach Gram, 1990)

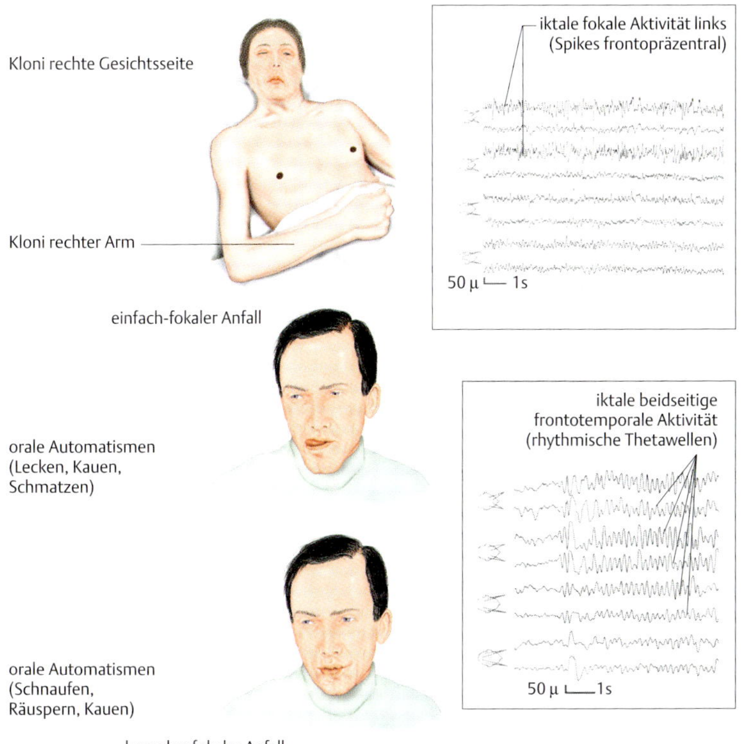

Fokale Anfälle

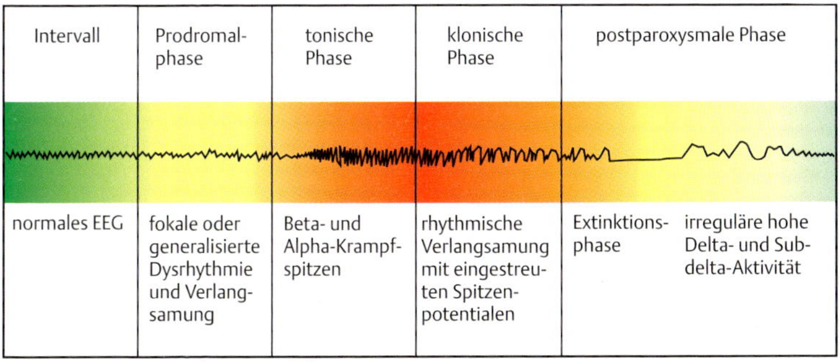

Generalisierte Anfälle (schematisierte iktale EEG-Befunde bei Grand mal)

Epileptischer Fokus im...	Anfallsform	Symptomatik
Frontallappen	Einfach- oder komplex-fokal mit/ohne sekundäre Generalisierung (hypermotorische Anfälle des Frontallappens)	Adversivbewegung des Kopfes und andere komplexe (beinbetonte) motorische Symptome wie Beckenbewegungen, Lauf-/Tretautomatismen, Schwimmbewegungen, Fechterstellung. Starrer Blick, Lachen, Schreien, genitale Manipulation, vegetative Symptome, Sprachhemmung (speech arrest). Stimmungsänderungen können hinzutreten. Mehrmals täglich. Abrupter Beginn. Konstanter Ablauf (hysterisch anmutend). Nur kurze Verwirrtheit nach dem Anfall
Temporallappen	Komplex-fokal mit/ohne sekundäre Generalisierung	Aufsteigende epigastrische Sensationen (Übelkeit, Wärmegefühl). Geruchs-/Geschmackshalluzinationen. Zwangsdenken, Entfremdungsgefühl, „Déjà vu", „Jamais vu". Orale und andere Automatismen („Dämmerattacke"). Atemnot, Harndrang, Herzklopfen. Makropsie, Mikropsie. Nach dem Anfall umdämmert
Parietallappen	Einfach-fokal mit/ohne sekundäre Generalisierung	Sensible und/oder motorische Symptome (Jackson-Anfall). Selten Schmerzattacken
Okzipitallappen	Einfach-fokal mit/ohne sekundäre Generalisierung	Ungeformte visuelle Halluzinationen (Funken, Lichtblitz)

(nach Gram, 1990)

■ Generalisierte Anfälle

Die epileptische Aktivität setzt bei diesen Anfällen in beiden Hemisphären ein. Die Anfälle können *konvulsiv* (einschließlich tonisch-klonischer Symptomatik ⇨ Grand-mal-Anfall) – oder *nicht-konvulsiv* (Absencen, myoklonische Anfälle, tonische und atonische Anfälle) verlaufen. Anhand unterschiedlicher Merkmale lassen sich generalisierte Anfälle charakterisieren.

Merkmal	Absence	Myoklonischer Anfall	Atonischer (astatischer) Anfall	Tonisch-klonischer Anfall
Bewußtsein	Beeinträchtigt	Unbeeinträchtigt	Beeinträchtigt	Beeinträchtigt
Dauer	Wenige (bis zu 30) Sekunden	1–5 Sekunden	Wenige Sekunden	1–3 Minuten
Symptome	Kurze Abwesenheit, leerer Blick, Blinzeln. Danach sofort bewußtseinsklar. Automatismen (Schmeck- und Kaubewegungen, Nesteln) möglich	Blitzartige, bilateral synchrone Zukkungen an Armen und Beinen. Oft in Serien auftretend	Akuter bilateraler Tonusverlust der Muskulatur. Schwere Stürze	Manchmal Initialschrei. Sturz (Muskeltonusverlust), Atemstillstand, Zyanose. Tonischer, dann klonischer Krampf. Erschlaffung. Anschließender Tiefschlaf. Zungenbiß, Enkopresis, Einnässen
Altersgruppe	Kinder und Jugendliche	Kinder und Jugendliche	Kleinkinder und Kinder	Jedes Alter
EEG im Anfall	Bilaterale Spike-wave-Komplexe von 3 (2–4) Hz	Polyspike-wave, Spike-wave oder steile und langsame Wellen	Polyspike-wave, flache oder schnelle Niedervoltage	Oft Überlagerung durch Muskelartefakte

(nach Gram, 1990)

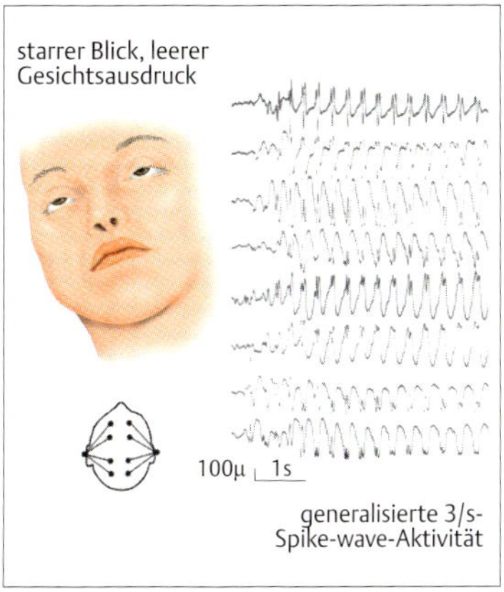

Absence

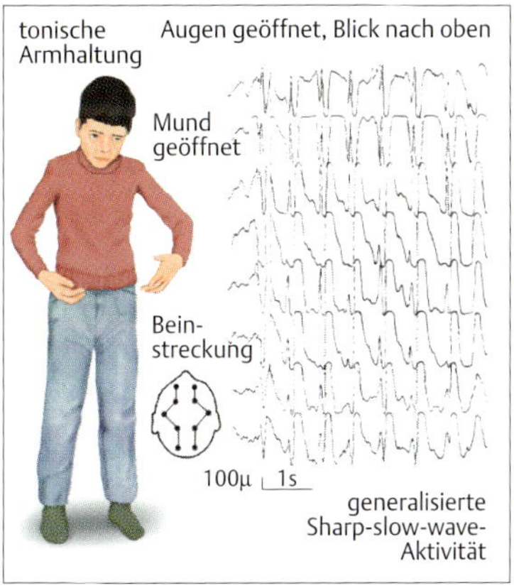

Tonischer Anfall
(bei myoklonisch-astatischer Epilepsie)

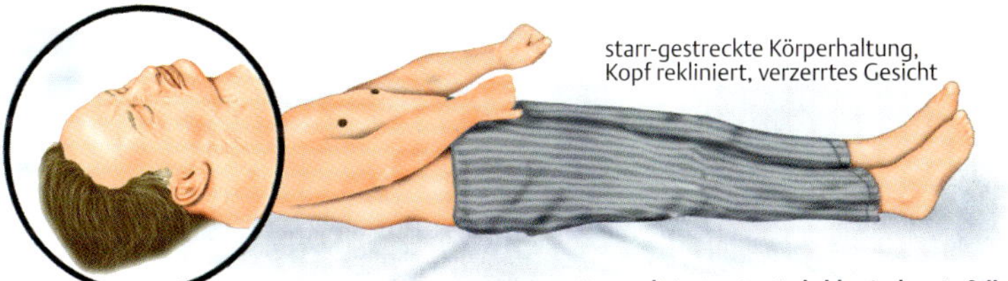

Generalisierter tonisch-klonischer Anfall
(Grand mal, tonische Phase; Überleitung in kräftige rhythmische Zuckungen der klonischen Phase)

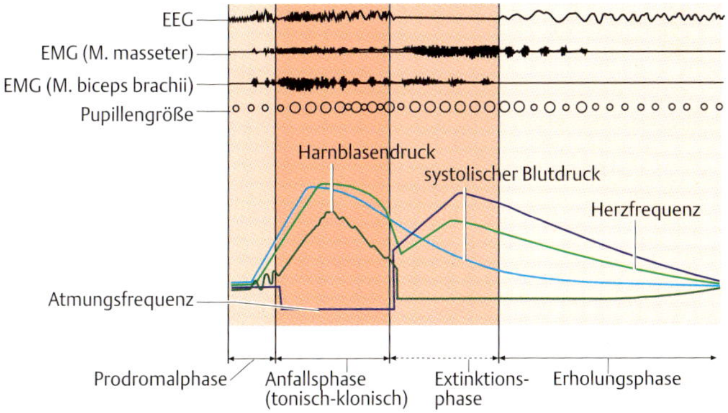

Tonisch-klonischer Grand-mal-Anfall (Befunde im Verlauf)

Epilepsien: Klassifikation

Epilepsien sind Krankheitsbilder mit wiederkehrenden epileptischen Anfällen, die jeweils eine gleichartige Ätiologie und Prognose haben (z. B. Absencenepilepsie des Kindesalters, juvenile myoklonische Epilepsie, Temporallappenepilepsie, Frontallappenepilepsie, Reflexepilepsie). Ein einzelner epileptischer Anfall erlaubt deshalb nicht die Diagnose einer Epilepsie. Ergänzend werden *epileptische Syndrome* nach den Merkmalen Anfallsmuster, Ursache, Alter bei Krankheitsbeginn, auslösende Faktoren, EEG-Befund und Prognose klassifiziert (z. B. Neugeborenenkrämpfe, Blitz-Nick-Salaam-Krämpfe, West-Syndrom, Lennox-Gastaut-Syndrom, Temporallappenanfall). Ein epileptischer Anfall durch akute zerebrale Funktionsstörungen (z. B. durch Fieber, Drogen, Alkohol, Eklampsie, Trauma, Tumor, Schlafentzug, Medikamente) wird als *Gelegenheitsanfall* oder *akute epileptische Reaktion* bezeichnet. Eine *Anfallsserie* ist durch rezidivierende, der *Status epilepticus* durch andauernde Anfälle gekennzeichnet. Bei Grand-mal-Serien erlangen die Betroffenen zwischen den einzelnen Anfällen das Bewußtsein wieder, bei einem Grand-mal-Status hingegen nicht. Alle Anfallsformen können als Status vorkommen.

Nach dem Anfallsmuster werden *lokalisationsbezogene* (fokale, lokale, partielle) von *generalisierten* Epilepsien oder epileptischen Syndromen unterschieden. Bei unzureichender Kenntnis über die fokale oder generalisierte Anfallsentstehung spricht man von *nicht sicher einzuordnenden* Epilepsien oder epileptischen Syndromen. Die weitere Unterteilung (idiopathisch, kryptogenetisch, symptomatisch) richtet sich nach der jeweiligen Ursache (Commission on Classification and Terminology of the International League against Epilepsy, 1989).

Genese	Merkmal
Lokalisationsbezogen	Fokale (partielle) Anfälle
Generalisiert	Generalisierte Anfälle
Idiopathisch	Außer hereditärer Prädisposition keine Ursache bekannt. Bis auf die epileptischen Anfälle fehlen weitere Krankheitssymptome. Altersgebundener Beginn
Kryptogenetisch	Eine bisher nicht identifizierte Störung im ZNS wird vermutet. Wird diese gefunden, liegt eine symptomatische Ätiologie vor
Symptomatisch	Die Anfälle sind Folge einer bekannten Störung/Läsion im ZNS

Anfallstyp	Ätiologie	Epilepsie/epileptisches Syndrom
Lokalisationsbezogen (fokal, lokal, partiell)	Idiopathisch (altersgebundener Beginn)	Benigne Epilepsie des Kindesalters mit zentrotemporalen Spikes Epilepsie des Kindesalters mit okzipitalen Paroxysmen
	Kryptogenetisch oder symptomatisch	Große Variabilität entsprechend den möglichen Ursachen (z. B. Temporal-/Frontal-/Parietal-/Okzipitallappenepilepsie)
Generalisiert	Idiopathisch (altersgebundener Beginn)	Absencenepilepsie des Kindesalters (Pyknolepsie) Juvenile Absencenepilepsie Juvenile myoklonische Epilepsie (Impulsiv-Petit-mal) Aufwach-Grand-mal-Epilepsie (GTCS) Epilepsien mit spezifischer Anfallsauslösung (Reflexepilepsien)
	Kryptogenetisch oder symptomatisch	West-Syndrom (infantile Spasmen, Blitz-Nick-Salaam-Krämpfe) Lennox-Gastaut-Syndrom Myoklonisch-astatische Epilepsie Epilepsie mit myoklonischen Absencen
	Symptomatisch	Frühe myoklonische Enzephalopathie (unspezifische Ätiologie) Anfälle als Komplikation verschiedener Krankheiten
Unsicher, ob fokal oder generalisiert	Idiopathisch oder symptomatisch	Neugeborenenkrämpfe Erworbene epileptische Aphasie (Landau-Kleffner-Syndrom)
Situationsbezogen fokal oder generalisiert	Symptomatisch (Gelegenheitsanfall)	Fieberanfälle Einzelne Anfälle oder ein einzelner Status epilepticus Akute metabolische oder toxische Einwirkungen

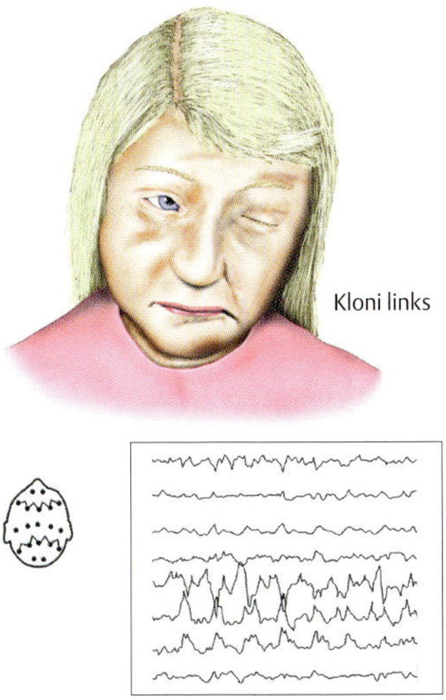

Partieller Anfall, EEG
(rechts temporoparietale δ-Aktivität)

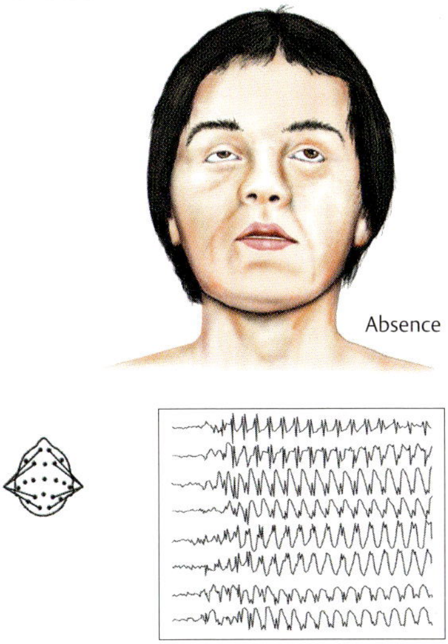

Generalisierter Anfall, EEG
(generalisiertes 3/s-Spike-wave-Muster)

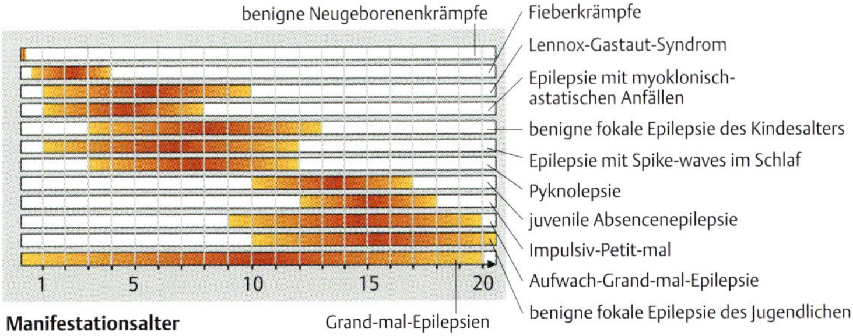

Manifestationsalter

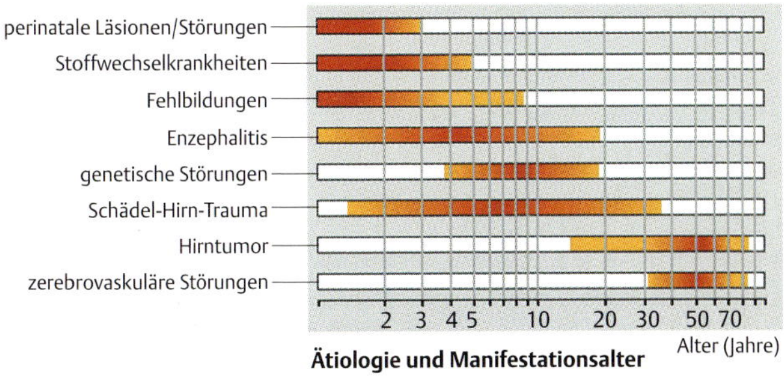

Ätiologie und Manifestationsalter

Ursachen. *Genetisch* kann eine Prädisposition für epileptische Syndrome insbesondere bei generalisierten Epilepsien vorliegen. Hereditäre Krankheitsbilder können mit Anfällen einhergehen (z. B. tuberöse Sklerose, Sturge-Weber-Syndrom, mitochondriale Enzephalopathien, Sphingolipidosen). *Erworbene* Läsionen treten lokalisiert (fokale Anfälle mit möglicher sekundärer Generalisierung), bilateral oder diffus (primär generalisierte Anfälle) auf. Sie entstehen infolge von Entwicklungsstörungen, Pyridoxin-Mangel, Ammonshornsklerose, Hirntumoren, Schädelhirntraumen, zerebrovaskulären Störungen, Alkohol, Drogen, Pharmaka und ZNS-Infektionen.

Pathophysiologie. Für die Entwicklung epileptischer Anfälle wird ein Übergewicht von exzitatorischen, die Nervenzellmembran depolarisierenden (EPSP = *exzitatorische postsynaptische Potentiale*) zu inhibitorischen, die Membran hyperpolarisierenden (IPSP = *inhibitorische postsynaptische Potentiale*) Impulsen angenommen. Je nach Ableiteort stellen sich solche Potentialänderungen als *interiktaler Spike*, als *initiale Spikekomponente* oder als abruptes Depolarisationspotential mit überlagerten hochfrequenten Aktionspotentialen (*paroxysmaler Depolarisationsshift* = PDS) dar. Diese Fluktuationen werden mit einer zellulären Hyperpolarisation abgeschlossen, die sich im EEG als langsame Welle zeigt. Durch gesteigerte exzitatorische und verminderte inhibitorische Einflüsse kommt es zu *synchronen Entladungen* tausender Neurone, die in einen epileptischen Anfall einmünden. Als *bahnende Faktoren* sind Veränderungen von Ionenkonzentrationen (Na^+, K^+, Ca^{2+}), exzitatorischen (Glutaminsäure) und inhibitorischen (GABA) Aminosäuren, irreguläre interneuronale Verbindungen sowie gestörte subkortikale Afferenzen (⇨ Zwischenhirn, Thalamus, Hirnstamm) wirksam. Ein fokaler Anfall wird durch einen den epileptischen Fokus umgebenden „Hemmungssaum" begrenzt, wohingegen bei generalisierten Anfällen solche lokalen Begrenzungen paroxysmaler Aktivität ausfallen. An der *Beendigung* epileptischer Anfälle beteiligen sich aktive Vorgänge wie transmembranöse Ionenverschiebungen durch Natrium-Kalium-Pumpen, Freisetzung von Adenosin und endogenen Opiaten. Sie führen in ihrer Summe zur Membranhyperpolarisation.

Allgemeine Therapiemaßnahmen. *Geregelte Lebensführung* (Schlaf-Wach-Rhythmus, Meiden anfallsauslösender Faktoren). *Regelmäßige Medikamenteneinnahme.* Bei Epilepsie mit fokalen Anfällen und längerer Aura können konzentrative Techniken (*Anfallsunterbrechungsmethoden*) eine Anfallsentwicklung verhindern.

Antiepileptika. Antiepileptika entfalten ihre Wirkung unterschiedlich, z. B. über die Hemmung spannungsabhängiger Natrium- (Carbamazepin, Lamotrigin, Phenytoin, Valproinsäure) oder thalamischer Calciumkanäle (Ethosuximid) sowie am GABA-Rezeptor (Barbexaclon, Benzodiazepine, Phenobarbital). Eine Therapie wird in der Regel bei rezidivsteigernden Faktoren nach einem Anfall, einem Epilepsiesyndrom oder mindestens 2 Anfällen innerhalb eines halben Jahres begonnen. Medikamente der ersten Wahl sind Carbamazepin (fokale, nicht sicher einzuordnende sowie symptomatische tonisch-klonische Anfälle) und Valproinsäure (generalisierte Anfälle). Andere Substanzen (z. B. Phenytoin, Phenobarbital, Ethosuximid, Gabapentin, Lamotrigin) kommen in zweiter Linie bei Unverträglichkeit oder fehlender ausreichender Wirksamkeit in Betracht. Begonnen wird immer mit einem Medikament (Monotherapie), das erst dann gewechselt oder mit einem anderen kombiniert (Kombinationstherapie) wird, wenn die Anfangssubstanz Anfälle trotz ausreichender Dosierung ungenügend kontrolliert. Die Therapiebeendigung hat das individuelle Rezidivrisiko zu berücksichtigen.

Andere Maßnahmen. Operative Therapie bei pharmakoresistenter fokaler Epilepsie und/oder operativ zugänglichen Läsionen (insbesondere Hirntumoren). Implantation eines Vagus-Nerv-Stimulators (Neurokybernetische Prothese = NCP).

Prognose (Tabelle 24, S. 373). Ungefähr 90% aller Anfallskranken werden durch eine medikamentöse Therapie anfallsfrei.

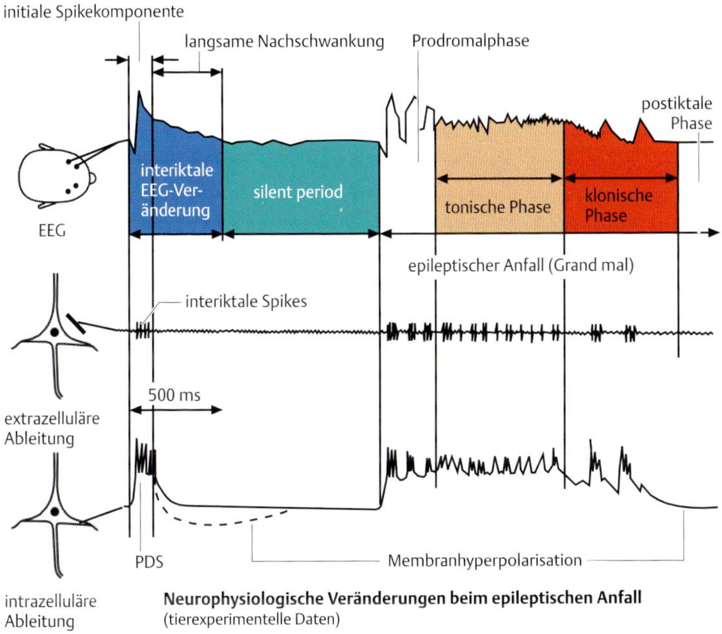

Neurophysiologische Veränderungen beim epileptischen Anfall
(tierexperimentelle Daten)

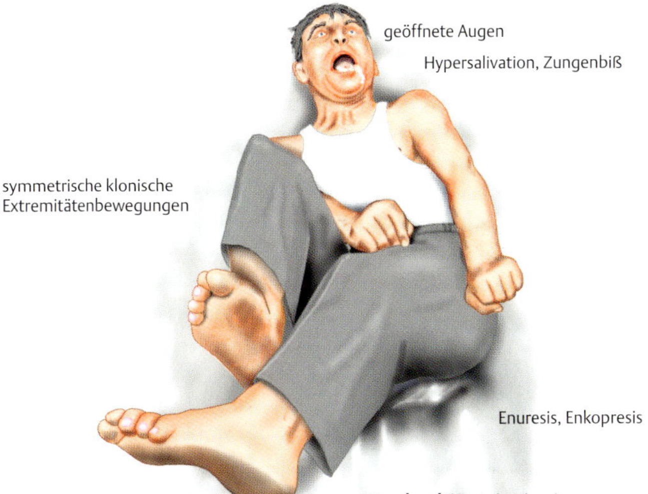

Grand mal (klonische Phase)

Aus prognostischen und therapeutischen Gründen ist die Abgrenzung epileptischer und nichtepileptischer Anfälle wichtig. Letztere gehen *mit* oder *ohne Bewußtseinsverlust* einher. Pseudoepileptische Anfälle ähneln in der Anfallssemiologie (S. 192 f) epileptischen Anfällen, sind aber nicht epileptischen Ursprungs. Unter diese weitgefaßte Bezeichnung fallen u. a. Synkopen, psychogene und simulierte Anfälle. Der Begriff „pseudoepileptischer Anfall" wird aber auch enger und dann gleichsinning mit „psychogener Anfall" eingesetzt.

Annähernd 20% aller Anfälle werden fälschlich als epileptisch diagnostiziert. Davon werden etwa 15% unnötig mit Antiepileptika behandelt. Umgekehrt werden ca. 10% der epileptischen Anfälle als vermeintlich nichtepileptisch eingestuft. 20–30% aller Anfallspatienten bieten sowohl epileptische wie nichtepileptische Anfälle. Bei Zweifeln an der Einordnung von Anfällen ist die Beurteilung eines Spezialisten bzw. Epilepsiezentrums sinnvoll.

■ Synkope

Die Synkope ist ein *Sturz mit Bewußtlosigkeit*, der durch eine kurzdauernde zerebrale Ischämie/Hypoxie herbeigeführt wird. In ihrer Erscheinungsform gibt es Unterschiede, aber auch Gemeinsamkeiten mit einem epileptischen Anfall (Bruni, 1996; Lempert, 1997). Mögliche Ursachen s. Tabelle 25, S. 374.

Merkmal	Synkope	Tonisch-klonischer Anfall
Auslösendes Moment	Häufig vorhanden	Nein
Tageszeitliche Bindung	Meist tagsüber; nicht aus dem Schlaf heraus	Tag oder Nacht; aus dem Schlaf heraus
Gesichtsfarbe	Blaß	Zyanotisch oder normal
Vorboten	Tinnitus, Schwarz- oder Grausehen, Kopfleere, Schwächegefühl	Keine oder Aura
Sturzart	Zusammensacken oder steifes Umfallen (oft rückwärts)	Steifes Umfallen
Dauer	Meist unter 30 s	1–3 min und länger
Konvulsionen (Myoklonien)	Häufig, arrhythmisch, multifokal bis generalisiert, unter 30 s	Immer, generalisiert, 1–2 min
Augen	Geöffnet	Geöffnet
Urininkontinenz	Kommt vor	Häufig
Postiktale Verwirrtheit	Kurz oder fehlend	Länger andauernd
Zungenbiß	Gelegentlich	Häufig
Prolactin, Creatinkinase	Normal	Erhöht
Epilepsietypische EEG-Veränderungen	Fehlen	Oft
Fokale neurologische Ausfälle	Fehlen	Gelegentlich

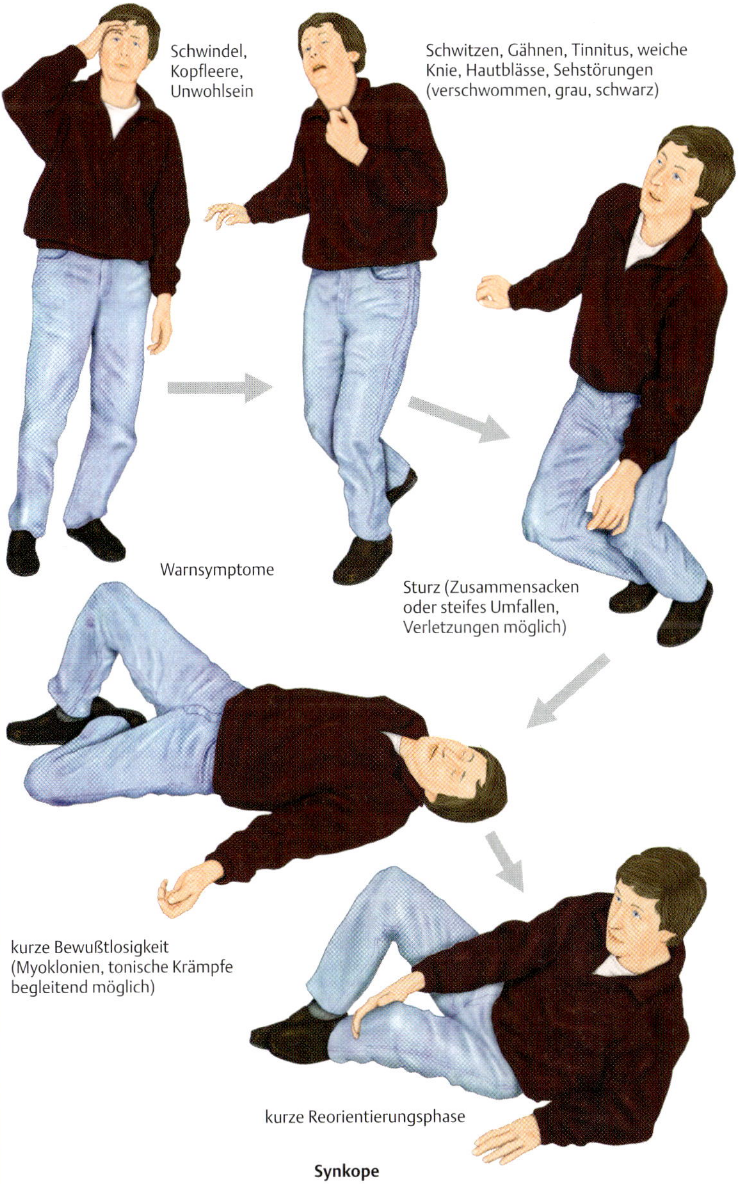
Schwindel,
Kopfleere,
Unwohlsein
Schwitzen, Gähnen, Tinnitus, weiche
Knie, Hautblässe, Sehstörungen
(verschwommen, grau, schwarz)
Warnsymptome
Sturz (Zusammensacken
oder steifes Umfallen,
Verletzungen möglich)
kurze Bewußtlosigkeit
(Myoklonien, tonische Krämpfe
begleitend möglich)
kurze Reorientierungsphase

Synkope

■ Psychogene Anfälle

Dies sind psychisch verursachte, nichtorganische, nichtepileptische Anfälle *ohne Bewußtlosigkeit*. Sie sind ungewollt, unbewußt und nicht absichtlich vorgetäuscht. Dadurch unterscheiden sie sich von *simulierten* (gewollten, bewußten, absichtlich vorgetäuschten) Anfällen. Im Erscheinungsbild sind sie vor allem gegenüber *Frontallappenanfällen* (S. 194) abzugrenzen. Überwiegend sind psychogene Anfälle bei Frauen anzutreffen. Bei etwa 40% der Patienten ist eine Kombination mit epileptischen Anfällen vorhanden. In der Anamnese sind *biographische* (Störungen innerhalb der Familie, Mißhandlungen, Scheidung, sexuelle Übergriffe in der Kindheit), *somatische* (genetische Belastung), *psychische* (Konflikte, Überlastung, sekundärer Krankheitsgewinn, psychiatrische Erkrankung) und *soziale* (Wohnsituation, Arbeitsplatz) Ereignisse bedeutsam. Oft läßt sich eine Konversionsneurose (ICD-10 ⇨ F44.5) aufdecken. Epileptische Anfälle bei Familienangehörigen oder den Betroffenen selbst können als „Modell" für die Phänomenologie psychogener Anfälle dienen.

Vorboten. Suggestibilität in der Auslösung und Beendigung des Anfalls. Ein Gefühl von Unruhe, Angst oder Bedrohung mit Hyperventilation kann vorausgehen. Oft treten die Anfälle in Gegenwart von Zuschauern auf. Sie setzen nicht aus dem Schlaf heraus ein.

Anfallssemiologie. Die Anfälle verlaufen meist dramatisch und enden fluktuierend. Sie wecken bei Beobachtern mehr Mitleid und Anteilnahme als Angst und Abwehr. Hinstürzen, aber auch langsames Zusammensinken, Zuckungen der Extremitäten, tonische Anspannungen des Körpers, Aufbäumen (Arc de cercle), Schreien, Rufen, rasche Kopf- und Körperdrehungen, stoßende, nach vorn gerichtete Beckenbewegungen sowie geringe Konstanz der Bewegungsabläufe sind zu beobachten. Die Augen sind in der Regel geschlossen, seltener weit und starr aufgerissen. Beim Versuch, die Augenlider zu öffnen, werden sie zugekniffen. Urininkontinenz oder Verletzungen (Selbstverstümmelung) kommen vor. Wenn Zungenbisse auftreten, sind sie gewöhnlich an der Zungenspitze lokalisiert (dagegen seitlich bei einem epileptischen Anfall). Eine Reaktion auf äußere und Schmerzreize ist vermindert oder fehlt. Die Patienten sind nicht bewußtlos (Berührung der Augenlider führt zum Zusammenkneifen, der über das Gesicht gehobene Arm fällt zur Seite). Keine Zyanose oder auffallende Blässe. Bei Hyperventilation Karpopedalspasmen. Der Anfall dauert oft deutlich länger als ein epileptischer Anfall.

Postiktale Phase. Fokale neurologische Ausfälle sind nicht zu finden. Ein Anstieg des Serumprolactins fehlt, schließt aber einen epileptischen Anfall nicht sicher aus. Der Anfall kann durch Suggestion oder Entzug des Publikums eine abrupte Beendigung finden. Teilweise ist die Erinnerung an den Anfall vorhanden, oder aber die fehlende Erinnerung wird hervorgehoben. Ein psychogener Stupor kann auftreten.

■ Panikstörung (ICD-10 ⇨ F41.0)

Sie manifestiert sich ohne direkt erkennbaren Anlaß als Attacke mit unerwarteter, plötzlicher, intensiv erlebter *Angst*, die von einer allgemeinen Unruhe bis hin zur Todesangst reicht. Gewöhnlich dauert sie nicht länger als 5–30 Minuten an. Auftreten nachts aus dem Schlaf heraus ist möglich. Begleitend kommen *Entfremdungserlebnisse* wie Depersonalisation (Losgelöstsein vom eigenen Körper, Schwebezustand) und Derealisation (traum-/alptraumhaft, Gefühl der Unwirklichkeit) hinzu. Vegetative und körperliche Symptome zeigen sich in unterschiedlicher Ausprägung als *kardiovaskuläre* (Herzrasen, Palpitationen, Hautblässe, thorakaler Schmerz/Druck), *gastrointestinale* (Übelkeit, Mundtrokkenheit, Schluckbeschwerden, Durchfall), *respiratorische* (Hyperventilation, Atemnot, Erstikkungsgefühl) und andere Beschwerden (Zittern, Zuckungen der Extremitäten, Schwindelgefühl, Parästhesien, Mydriasis, Harndrang, vermehrtes Schwitzen). Die Differentialdiagnose umfaßt vor allem epileptische Anfälle (Aura, einfach-fokale Anfälle), Hyperthyreose, Hyperventilationssyndrom, Phäochromozytom, kardiale Störungen und Hypoglykämie.

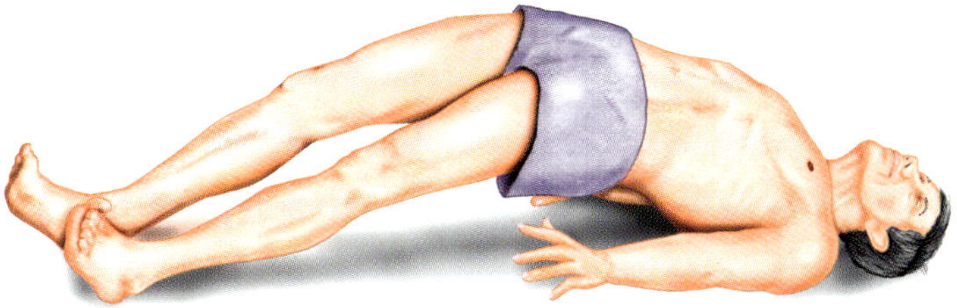

Psychogener Anfall
(mit Arc de cercle)

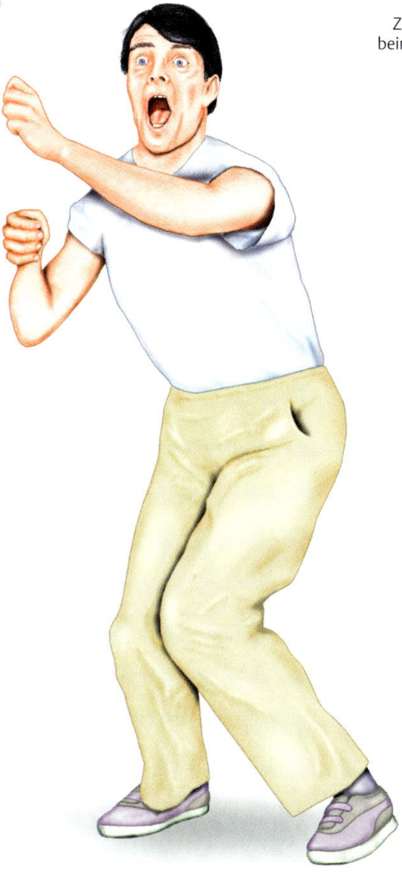

Panikattacke (Hyperventilation, psychomotorische Unruhe)

Sturzattacke

Plötzliche Stürze *ohne Bewußtseinsverlust*, Vorwarnung und äußeren Anlaß kommen vor allem ab dem 65. Lebensjahr gehäuft vor. Dabei führen 10–15% der Stürze zu ernsthaften Verletzungen, vorwiegend Knochenbrüchen. Teilweise sind die Betroffenen nicht in der Lage, aus eigener Kraft wieder aufzustehen. Mögliche Ursachen wiederkehrender Stürze sind altersunabhängig in Tabelle 26 (S. 374) aufgeführt. Stürze mit Bewußtseinsverlust s. S. 192 ff, 200.

Hyperventilationssyndrom (Tetanie)

Zu den Symptomen gehören periorale, distalsymmetrische sowie auch unilateral auftretende Parästhesien, allgemeines Schwächegefühl, Palpitationen, Tachykardie, Mundtrockenheit, Schluckstörungen, Atembeklemmung, Gähnen, Druck über der Brust, Sehstörungen, Tinnitus, Schwindelgefühl, Gangunsicherheit, Muskelsteifigkeit und Karpopedalspasmen. Die Betroffenen empfinden Unruhe, Panik, ein Gefühl von Unwirklichkeit oder Verwirrtheit. *Psychische Ursachen* sind Angst, Hysterie oder Konfliktsituationen. Metabolische Ursachen liegen in *hypokalzämischen* (Hypoparathyreoidismus, Vitamin-D-Mangel, Malabsorption, Pankreatitis) oder *normokalzämischen* (anhaltendes Erbrechen, Hyperkaliämie, Hypomagnesiämie, Lungenembolie, Salicylate, akuter Myokardinfarkt, starke Schmerzen, hohes Fieber bei Septikämie, Pneumothorax, zerebrovaskuläre Störungen, neurogenes Lungenödem) Veränderungen. Die häufigeren *chronischen Hyperventilationssyndrome* sind schwieriger zu diagnostizieren als die akuten.

Tonischer Hirnstammanfall

Sekunden bis Minuten andauernde, bis zu 30mal täglich wiederkehrende, oft als schmerzhaft empfundene, einseitige tonische Verkrampfungen (tonic spasm) *ohne Bewußtseinsverlust*. Sie treten vor allem bei Multipler Sklerose, seltener bei vaskulären Störungen auf. Einige Patienten spüren vor oder während der Attacken Parästhesien in den beteiligten Extremitäten. Eine Hyperventilation kann als Auslöser in Frage kommen. Mögliche Läsionsorte sind Hirnstamm (Pons) oder Capsula interna.

Akute dystone Reaktion

Sie zeigt sich innerhalb von Stunden bis zu 1 Woche nach Beginn einer Behandlung mit Dopamin-Rezeptorantagonisten. Dazu gehören *Neuroleptika* (Benperidol, Fluphenazin, Haloperidol, Triflupromazin, Perphenazin), *Antiemetika* (Metoclopramid, Bromoprid) und *Calciumantagonisten* (Flunarizin, Cinnarizin). Symptome (S. 64) sind teilweise schmerzhafte fokale oder segmentale Dystonien, die sich als okulogyre Krise, Blepharospasmus, „Schlundkrampf" mit Zungen- und laryngealer Verkrampfung oder oromandibuläre Dystonie mit tonischer Kiefer- und Zungenbewegung manifestieren. Generalisierte Auswirkungen sind ebenfalls möglich (S. 66).

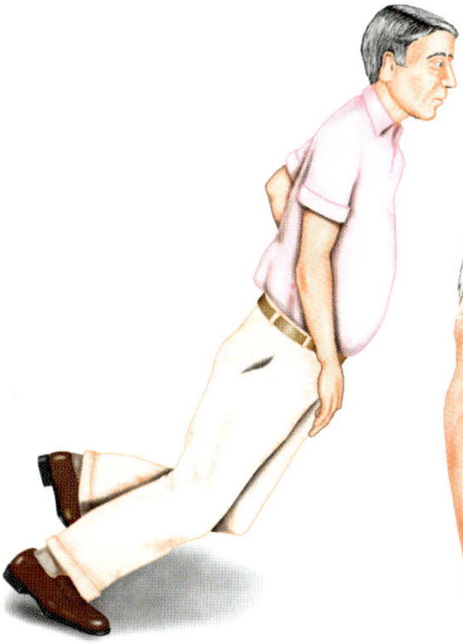

Sturzattacke

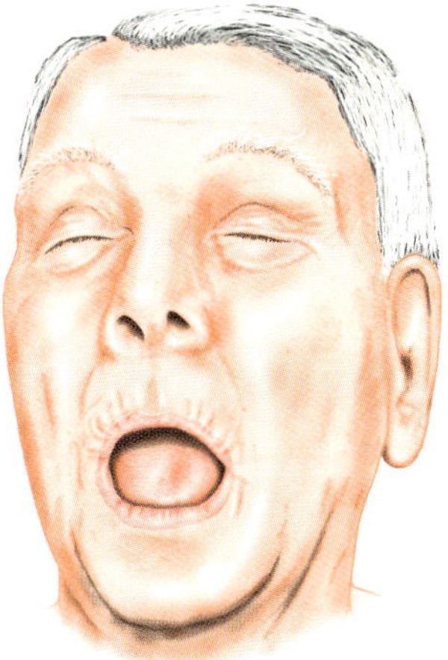

Hyperventilation

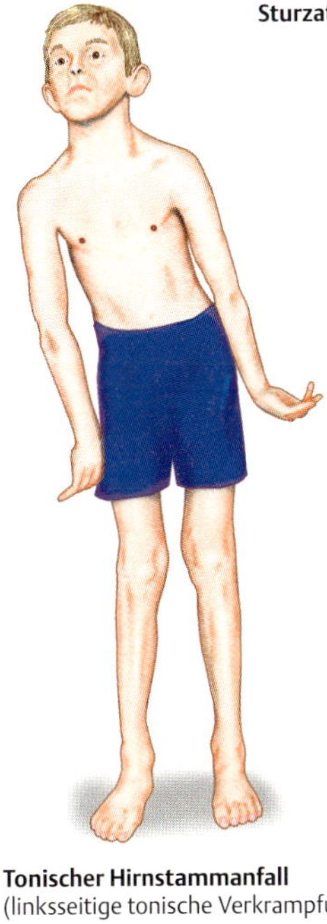

Tonischer Hirnstammanfall
(linksseitige tonische Verkrampfung)

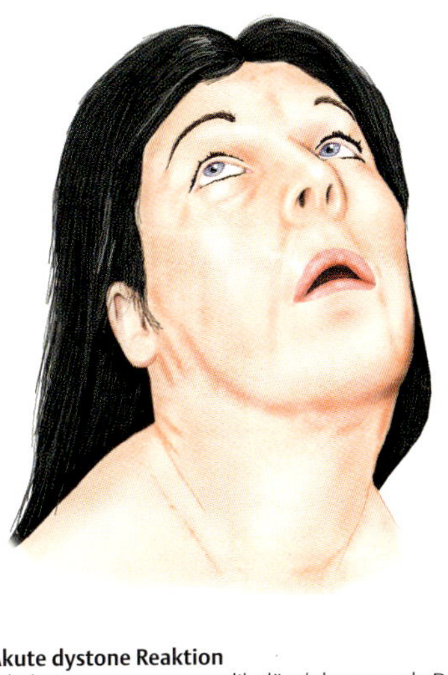

Akute dystone Reaktion
(okulogyre Krise, oromandibuläre/pharyngeale Dystonie)

Die Diagnose der Parkinson-Krankheit (*Morbus Parkinson, idiopathisches Parkinson-Syndrom*) beruht auf der klinischen Untersuchung. Dazu gehören der aktuelle neurologische Befund, die Untersuchungsbefunde im weiteren Krankheitsverlauf und der Rückgang von Symptomen durch die Behandlung mit L-Dopa. In der definitiven diagnostischen Zuordnung hat die Beobachtung des Krankheitsverlaufes einen wichtigen Stellenwert. Das klinische Bild wird von motorischen Störungen (*Kardinalsymptome*) bestimmt. Hierzu gesellen sich in wechselnder Ausprägung *Begleitsymptome*.

Kardinalsymptome

Bradykinese, Hypokinese, Akinese. Die Beeinträchtigung der Motorik äußert sich als verzögerter Bewegungsbeginn (*Akinese*), als verlangsamter Bewegungsablauf (*Bradykinese*) und als reduzierte Spontanbewegung (*Hypokinese*). Da diese motorischen Störungen häufig nebeneinander vorhanden sind, werden die Begriffe vielfach sinnverwandt benutzt. Spontane Umschwünge zur besseren oder schlechteren Beweglichkeit sind nicht selten. Besonders in frühen Krankheitsphasen ist eine asymmetrische Symptomausprägung typisch. Im *Kopfbereich* zeigt sich die motorische Reduktion in einer starren Mimik (*Hypomimie*) bei oftmals leicht geöffnetem Mund, Verminderung von Lidschlagbewegungen, Schluckstörungen (*Dysphagie*) mit dadurch bedingtem Speichelfluß (*Hypersalivation*) sowie einer leisen (*Hypophonie*), heiseren, undeutlichen und monotonen Artikulation (*Dysarthrophonie*). Beim Sprechen kann es zur Hemmung am Satzanfang mit mehrmaliger Wiederholung von Wortsilben und/oder zu einem rascheren Tempo gegen Satzende (*Festination*) kommen. Die Beeinträchtigung der Körperkontrolle äußert sich in einer *Haltungsänderung* mit noch vorn gebeugtem Kopf und Rumpf, leicht angewinkelter und adduzierter Armhaltung. *Gangstörungen* fallen frühzeitig auf. Sie manifestieren sich als kurze Schritte, die Füße werden wenig angehoben, ein Bein wird nachgezogen, der Armschwung ist vermindert. Starthemmung, Unfähigkeit, Engpässe bei Türen oder dicht stehenden Möbelstücken zu überwinden (*freezing, Gangblockierung*), stellen sich in späteren Krankheitsphasen ein. Das Aufstehen vom Sitzen fällt dann ebenso wie das Umdrehen im Bett schwer.

Die Behinderung der *Feinmotorik* ist z. B. beim Zuknöpfen, Schreiben (*Mikrographie*), Essen, Rasieren, Kämmen evident. Gleichzeitige Ausführung von unterschiedlichen Tätigkeiten wie Gehen und Sprechen fällt schwer.

Tremor. Nur bei etwa der Hälfte der Betroffenen tritt ein Tremor als Frühsymptom auf, stellt sich aber im Krankheitsverlauf in der Regel ein. Charakteristischerweise verschwindet er bei Willkürbewegungen (*Ruhetremor*), hat eine Frequenz um 5 Hz, ist asymmetrisch betont, verstärkt sich bei Streß und ist überwiegend im Handbereich lokalisiert (Pillendrehen).

Rigor (Rigidität). Der gesteigerte Muskeltonus wird vom Parkinson-Kranken als Verspannung oder Verkrampfung empfunden. Bei passiver, alternierender Bewegung des Handgelenks registriert der Untersucher einen gleichmäßig anhaltenden, von der Bewegungsgeschwindigkeit unabhängigen zähen Widerstand, der ruckartige Unterbrechungen (*Zahnradphänomen*) aufweisen kann.

Störung der Balance (posturale Instabilität). Die in frühen Stadien der Parkinson-Krankheit bei der Untersuchung feststellbare *Pro-* und *Retropulsion* hat ihre Ursache in herabgesetzten reflektorischen Ausgleichsbewegungen (Stellreflexe). Bei fortschreitender Krankheitsentwicklung führt dies zu einer Instabilität der Körperkontrolle. Die Folge ist, daß der Gang immer schneller wird (*Festination*), nicht gebremst bzw. stabilisiert werden kann und gehäuft Stürze auftreten.

Begleitsymptome

■ Verhaltensänderungen

Depression. Die Beschwerden reichen von Unsicherheit, Ängstlichkeit, Vermeidung von Sozialkontakten, allgemeiner Unzufriedenheit, Antriebslosigkeit, Klagsamkeit und Grübeleien über unterschiedliche somatoforme Störungen bis hin zu (seltenen) suizidalen Impulsen.

Angst. Gespanntheit, Sorgen über mögliches Unglück, innere Unruhe, Konzentrationsstörungen, Schwindelgefühle werden verhältnismäßig oft geschildert.

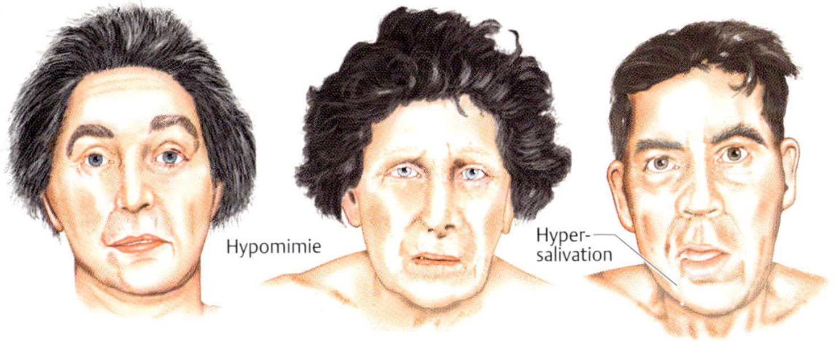

Gesichtsausdruck

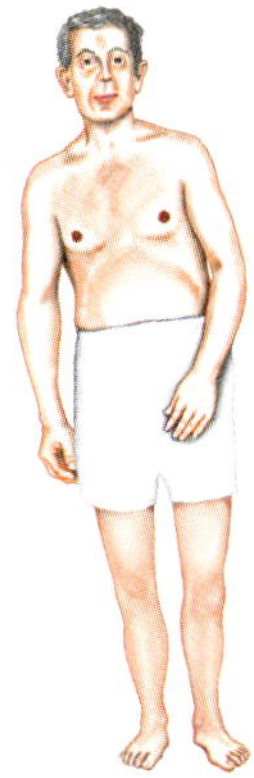

Haltungsänderung
(Hypokinese links)

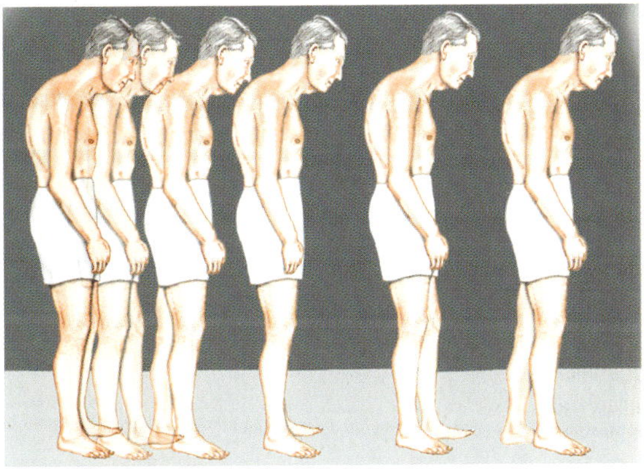

Gangstörung (posturale Instabilität, Propulsion, Festination)

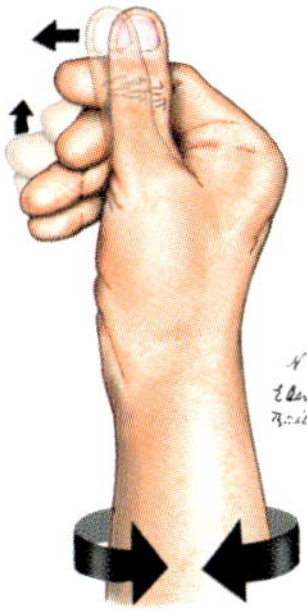

Ruhetremor

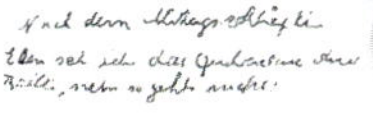

Mikrographie

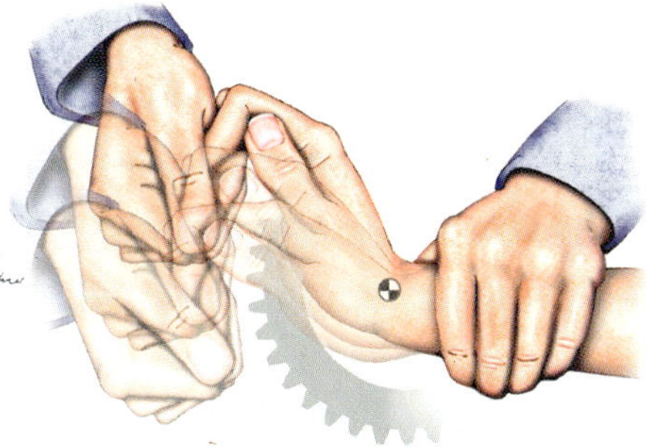

Rigor (Zahnradphänomen)

Demenz. Anfängliche Klagen über nachlassende Merkfähigkeit und Konzentration sind gegenüber einer Depression zu differenzieren. Bei Symptomen wie Orientierungsverlust, Verwirrtheit, Mißtrauen und Veränderungen der Emotionalität müssen Nebenwirkungen der medikamentösen Therapie bedacht werden. Bei der Mehrzahl der Parkinson-Patienten sind Gedächtnisstörungen kein wesentliches Krankheitssymptom. Symptome wie Einengung der Flexibilität im Denken und Handeln, Perseveration oder nachlassende vorausschauende Handlungsplanung sind im Krankheitsverlauf bei etwa 20% der Betroffenen festzustellen.

Halluzinationen. Ungewöhnliches Mißtrauen, lebhafte Träume, zunehmende Ängstlichkeit können in hochgradige Verwirrtheit und optische Halluzinationen überleiten. Eine Psychose ist möglich (z. B. Verfolgungswahn, Beziehungswahn, Eifersuchtswahn). In erster Linie sind dann Nebenwirkungen der medikamentösen Therapie ursächlich auszuschließen.

■ Vegetative Symptome

Blutdruck. Oftmals ist ein niedriger Blutdruck Begleiterscheinung der (L-Dopa-/Dopaminagonisten-) Therapie. Liegt eine ausgeprägte orthostatische Regulationsstörung des Blutdrucks vor, ist eine Multisystematrophie zu berücksichtigen.

Obstipation. Sie ist Folge entweder einer Störung des vegetativen Nervensystems und/oder einer Medikamentennebenwirkung (Anticholinergika).

Miktion. Pollakisurie, imperativer Harndrang, erhöhte Miktionsfrequenz und/oder gestörte Kontrolle der Miktion sind vor allem nachts und bei ausgeprägter Akinese problematisch. Schwere Blasenfunktionsstörungen aufgrund der Parkinson-Krankheit sind selten.

Schlaf. Störungen des Schlafmusters sind häufig. Sie betreffen Einschlafstörungen, nächtliche Atemstörungen ähnlich einem Schlaf-Apnoe-Syndrom und verkürzte Schlafzyklen. Durchschlafstörungen sind mit einer nächtlichen Akinese und der Unfähigkeit, sich im Bett drehen zu können, erklärbar.

Sexualität. Libidoverlust oder Potenzprobleme werden selten spontan berichtet. Eine Libidosteigerung kann durch die Behandlung mit L-Dopa und Dopaminagonisten eintreten.

Schwitzen. Meist generalisiert, unregelmäßig, plötzlich und exzessiv.

Seborrhö. Besonders betroffen sind Stirn, Nase und Kopfhaut („Salbengesicht", Dermatitis seborrhoica).

Ödeme. Im distalen Beinbereich. Häufig durch Bewegungsmangel erklärlich.

■ Sensorische Symptome

Schmerzen. Nicht ungewöhnlich sind unangenehm schmerzhafte Empfindungen im Armbereich oder in der Schulterregion, die den Kardinalsymptomen um Jahre vorausgehen. Ein Gefühl der Müdigkeit und Erlahmung kann hinzutreten. Schmerzen im Wirbelsäulenbereich, krampfartige Schmerzen in der Nackenregion sind nicht selten. Rigor und krankheitsbedingte Fehlhaltung sind anzuschuldigen. Dystone Bewegungsstörungen können sich mit Schmerzen bemerkbar machen.

Mißempfindungen. Gefühl von Hitze, Brennen oder Kälte in wechselnden Körperregionen. *Restless-legs-Syndrom* S. 114.

■ Motorische Symptome

Dystonie. Vereinzelt stellen sich in den frühen Morgenstunden oder beim Gehen schmerzende, tonische dorsale Großzehenbewegungen mit begleitender Streckung oder Beugung der übrigen Zehen ein. Sie können medikamentenunabhängig, aber auch als Nebenwirkung einer L-Dopa-Therapie auftreten. Bei vorherrschenden dystonen Bewegungsstörungen im Jugendalter sind eine Dopa-responsive Dystonie (*Segawa-Syndrom*) bzw. eine *Wilson-Krankheit* (S. 307) abzugrenzen.

Sehstörung. Wird durch die fehlende Koordination der Augenmuskeln erklärt. Eine vertikale Blickparese deutet auf eine *progressive supranukleäre Lähmung* (S. 302) hin. Augenbrennen oder eine Konjunktivitis entstehen durch die verminderte Lidschlagfrequenz.

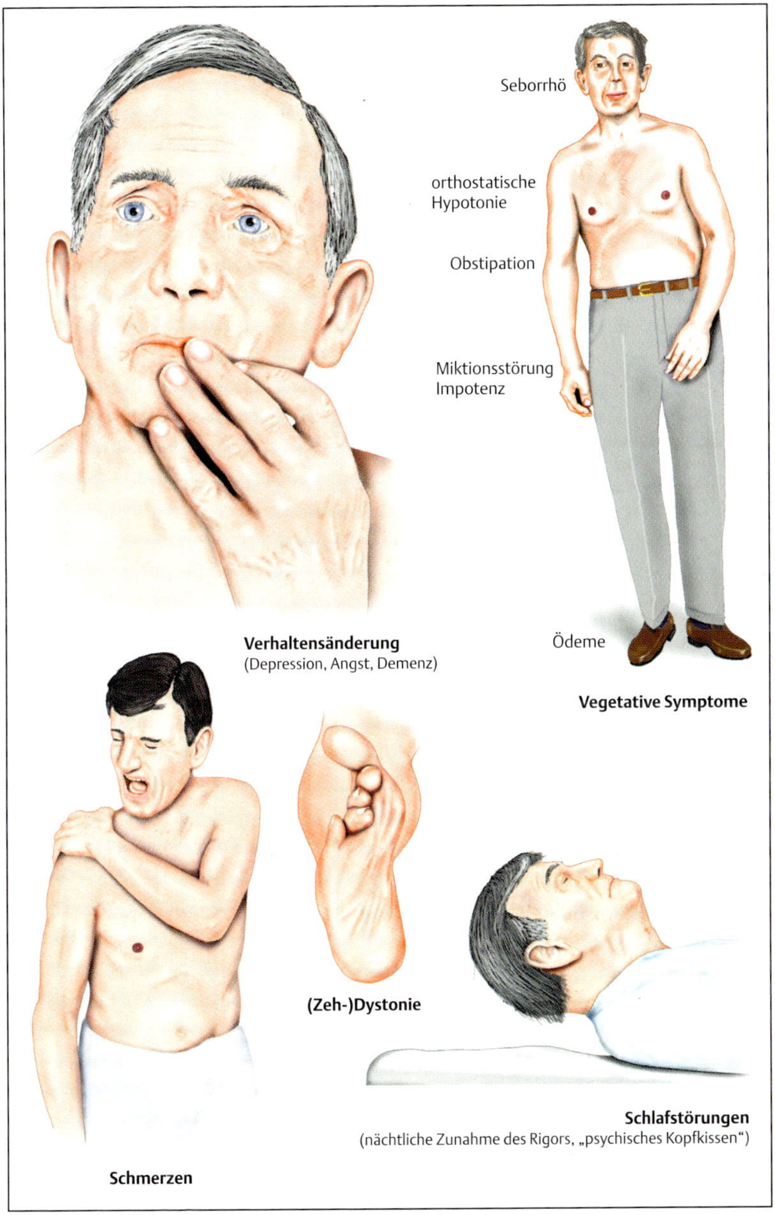
Seborrhö
orthostatische Hypotonie
Obstipation
Miktionsstörung
Impotenz
Ödeme
Vegetative Symptome
Verhaltensänderung
(Depression, Angst, Demenz)
(Zeh-)Dystonie
Schlafstörungen
(nächtliche Zunahme des Rigors, „psychisches Kopfkissen“)
Schmerzen

Basalganglien. Hierzu gehören Nucleus caudatus (NC), Putamen, Globus pallidus externus (GPe) und internus (GPi; GPe + GPi = *Pallidum*; Putamen + Pallidum = *Nucleus lentiformis*), Claustrum, Substantia nigra und Nucleus subthalamicus (STN). NC + Putamen ⇨ (dorsales) *Striatum*. Nucleus accumbens + Anteile des Tuberculum olfactorium + vordere Abschnitte des Putamens + Nucleus caudatus ⇨ limbisches (ventrales) Striatum. Die *Substantia nigra* (SN) setzt sich aus der Pars reticulata (SNr; wenig Dopamin, rötlich gefärbt, eisenhaltig) und Pars compacta (SNc; viel Dopamin, schwarz gefärbt, melaninhaltig) zusammen.

Bahnsysteme. Funktionell sind die Basalganglien Komponenten eines Systems parallel organisierter Bahnsysteme (*Schleifen*). Zwischen den Bahnen bestehen sehr geringe Verbindungen (*Segregation*). Jede dieser Schleifen hat ihren Ursprung in einem kortikalen Bereich mit spezifischer Aufgabenstellung (skeletomotorisch, okulomotorisch, assoziativ/kognitiv, emotional/motivational), verläuft durch die Basalganglien und erreicht nach Umschaltung im Thalamus wieder kortikale Bezirke. Die kortikalen Projektionen treten über das Striatum (*Eingangsstation*) in die Basalganglien ein und verlassen sie über GPi sowie SNr (*Ausgangsstation*). Afferenzen vom Thalamus und Hirnstamm ziehen ebenfalls zum Striatum. Innerhalb der Basalganglien verlaufen die motorischen Informationen über ein direktes und indirektes Bahnsystem. Der *direkte* Weg verbindet Putamen mit GPi und SNr. Der *indirekte* Weg geht vom Putamen ⇨ GPe ⇨ STN ⇨ GPi ⇨ SNr. GPi und SNr projizieren zum Thalamus und Hirnstamm.

Neurotransmitter. *Glutamat* vermittelt exzitatorische Einflüsse zum Striatum von Kortex, Amygdala und Hippocampus. Glutamaterg sind auch axonale Verbindungen von STN zu GPi und SNr. Exzitatorische wie inhibitorische Einflüsse erreichen die Basalganglien von Neuronen der SNc über das dopaminerge System (DA; Transmitter: *Dopamin*). Im Striatum wirkt Dopamin an D_1- und D_2-rezeptortragenden Neuronen und ihren verschiedenen Subtypen (D_1-Gruppe: d_1, d_5; D_2-Gruppe: d_2, d_3, d_4). Die direkten Bahnsysteme weisen vorwiegend D_1-, die indirekten D_2-Rezeptoren auf. Afferenzen zu den Basalganglien werden im Striatum über Interneurone umgeschaltet (Transmitter: *Acetylcholin*). Striatale Neurone (medium spiny type neurons = MSN) üben hemmenden Einfluß auf GPe, GPi und SNr aus (Transmitter: Gamma-Aminobuttersäure = *GABA*, *Substanz P* = SP und *Enkephalin* = Enk). GABAerg (hemmend) sind ferner neuronale Verbindungen vom GPi zum STN, vom GPi zum Thalamus (Nucleus ventrolateralis und ventralis anterior) wie auch von SN zum Thalamus. Thalamokortikale Projektionen wirken exzitatorisch.

Motorische Funktion. Die *direkten Bahnsysteme* werden von kortikalen und dopaminergen Projektionen zum Striatum aktiviert. Dies führt zu einer Hemmung im GPi mit einer folgenden Aktivierung thalamischer Kerne. In der Konsequenz begünstigt der thalamokortikale Antrieb kortikal initiierte Bewegungen (Fazilitierung von Willkürbewegungen). Für die *indirekten Bahnsysteme* bedeuten kortikale und dopaminerge striatale Projektionen eine Hemmung im GPe und STN. Dadurch wird der subthalamische Antrieb auf GPi und SNr gemindert. Im Ergebnis werden kortikal ausgelöste Bewegungen gebahnt bzw. unwillkürliche Bewegungen gehemmt.

Pathophysiologie. Die Ursache der Parkinson-Krankheit ist unbekannt. *Morphologisch* findet sich ein Pigmentverlust der SN. Hiermit korreliert ein Untergang von Neuronen besonders in kaudalen und anterolateralen Anteilen der SNc, eine reaktive Gliose und die Anwesenheit von *Lewy-Körpern* (intrazelluläre eosinophile Einschlußkörper im Zytoplasma von Neuronen). *Neurochemisch* ist der striatale Dopaminmangel führend. Zwischen dem Schweregrad der Parkinson-Krankheit und dem Ausmaß der Dopaminverminderung besteht ein direkter Zusammenhang. Folge der Dopaminverarmung ist eine relativ vermehrte Aktivität im Striatum. Im *indirekten Bahnsystem* entsteht dadurch eine funktionelle Enthemmung des STN. Weil gleichzeitig im *direkten Bahnsystem* die inhibitorische Wirkung abnimmt, resultiert eine gesteigerte Hemmung des Thalamus durch GPi und SNr. Dies führt zur Inhibition thalamokortikaler Projektionen. Diese Aktivitätsverschiebungen manifestieren sich klinisch als Akinese, Rigor und posturale Instabilität. Der Oszillator des Ruhetremors wird im Putamen oder im Thalamus vermutet, wobei rhythmisierte Entladungen im GPi mögliche Auslöser sind.

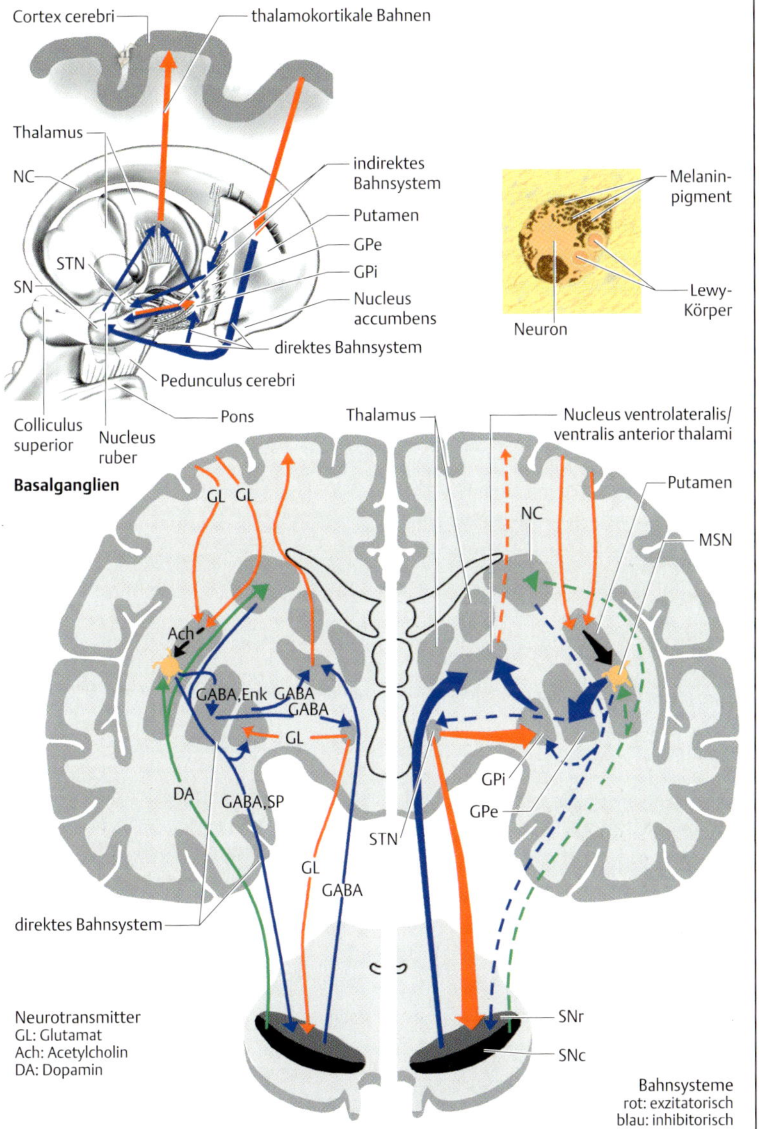

Funktionelle Organisation (links normal, rechts Parkinson-Syndrom)

Behandlungsziel ist eine Verbesserung motorischer, vegetativer und psychischer Symptome. Die Therapie besteht in medikamentöser Behandlung zusammen mit Krankengymnastik, Ergotherapie und Logopädie. Spezialisierte Behandlungsformen (stereotaktische Eingriffe, Transplantation von Dopaminzellen, Anwendung von Wachstumsfaktoren) befinden sich im experimentellen Stadium. Zwar ist die Parkinson-Krankheit bisher nicht heilbar, ihr Verlauf kann aber durch die Therapie günstig beeinflußt werden. Die medikamentöse Therapie setzt bei einer Beeinträchtigung des Patienten in Alltagsaktivitäten ein. Sie erfordert einen an der Symptomatik ausgerichteten individuellen Zuschnitt.

■ Symptomatische Behandlung

Dopaminerge Medikamente. *L-Dopa* wird im Dünndarm aktiv resorbiert, verteilt sich dann rasch in anderen Geweben (vor allem Muskulatur). Aminosäuren konkurrieren an der Blut-Hirn-Schranke mit dem L-Dopa-Transportsystem. Wegen des raschen Abbaus in der Körperperipherie wird L-Dopa zusammen mit einem Decarboxylasehemmer (Benzerazid oder Carbidopa) eingenommen. Im Gehirn wird L-Dopa zu Dopamin decarboxyliert. Die weitere Metabolisierung im Striatum erfolgt nach der Freisetzung aus den präsynaptischen Endigungen dopaminerger Neurone (deaminiert durch **Mono**amin**o**xydase Typ **B** = MAO-B bzw. methyliert durch **C**atechol-**O**-**M**ethyl**t**ransferase = COMT). Die Langzeitanwendung von L-Dopa führt zu Komplikationen (fluktuierende Wirkungen auf Motorik, Dyskinesien, psychiatrische Störungen). *Dopaminagonisten* binden an Dopaminrezeptoren. Sie üben die Funktion von Dopamin aus. In der Langzeitanwendung verursachen sie weniger unerwünschte Veränderungen der Motorik als L-Dopa. Therapeutisch genutzt werden Bromocriptin (überwiegender D_2-Rezeptor-Agonist), Lisurid (vorwiegend D_2-Agonist) und Pergolid (D_1- und D_2-Agonist). Apomorphin als wirkungsvoller D_1- und D_2-Rezeptor-Agonist wird subkutan angwendet, hat aber nur eine Wirkdauer von etwa 1 Stunde. Neu entwickelte D_2-Agonisten sind Ropinirol, Cabergolin und Pramipexol.

MAO-B-/COMT-Hemmer. *Selegilin* hemmt die MAO-B selektiv und irreversibel (⇨ Senkung des Dopaminmetabolismus ⇨ Erhöhung der Dopaminkonzentration im Striatum). *Entacapon* erhöht die Bioverfügbarkeit von L-Dopa durch periphere Hemmung der COMT.

Nicht dopaminerge Medikamente. *Anticholinergika* (Biperiden, Bornapin, Metixen, Trihexyphenidyl) wirken an striatalen cholinergen Interneuronen. *Glutamatantagonisten* (Amantadinsulfat, Memantine, Budipin) wirken der verstärkten glutamatergen Aktivität am Glutamatrezeptor NMDA (**N**-**M**ethyl-**D**-**A**spartat) im indirekten Bahnsystem entgegen.

■ Neuroprotektive Behandlung

Ziel dieses Therapieansatzes ist der Schutz dopaminerger Neurone vor *oxidativem Streß*. Ein neuroprotektiver Effekt wird Radikalfängern und Antioxidantien (Adamantanamine, Dopaminagonisten, Selegilin, Vitamin E und C, Glutathion, Eisenchelatoren) zugeschrieben. Da Hinweise über einen Mangel an *neurotrophischen Faktoren* bei der Parkinson-Krankheit vorliegen, wird deren therapeutische Anwendung untersucht (z. B. von GDNF = **g**lial-**d**erived **n**eurotrophic **f**actor).

■ Transplantationschirurgie

Die *Transplantation mesenzephaler Dopaminzellen* abgetriebener Feten (ca. 5.–9. Woche) in das Striatum kann eine dopaminerge Reinnervation bewirken.

■ Neurostimulation, Stereotaxie

Bei den *neurostimulatorischen Verfahren* (deep brain stimulation) werden Stimulationselektroden in den Thalamus (Nucleus ventralis intermedius, Nucleus ventralis lateralis), Globus pallidus internus oder Nucleus subthalamicus eingeführt. Die hochfrequente Stimulation über einen subkutan implantierten Reizgeber führt zu einem Sistieren des Tremors und der Akinese. Die Indikation zu einer *Pallidotomie* (Globus pallidus internus) bzw. Ausschaltung des Nucleus subthalamicus leitet sich aus der Überaktivität dieser Regionen bei der Parkinson-Krankheit ab.

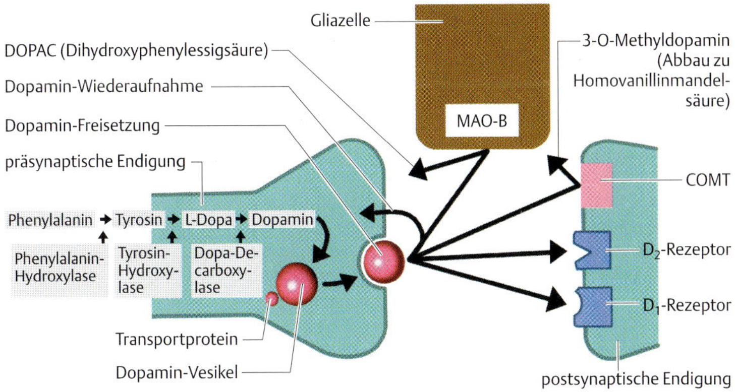

Striatale dopaminerge Synapse (Schema)

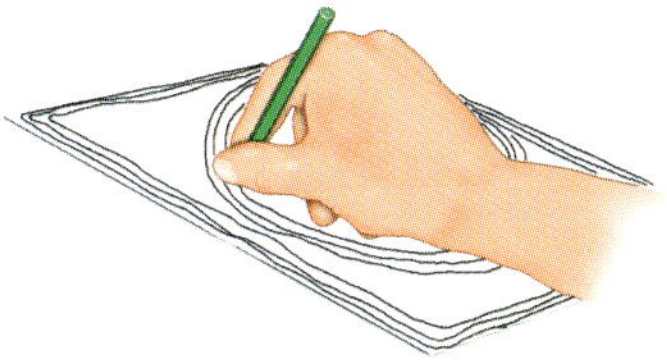

Ergotherapie

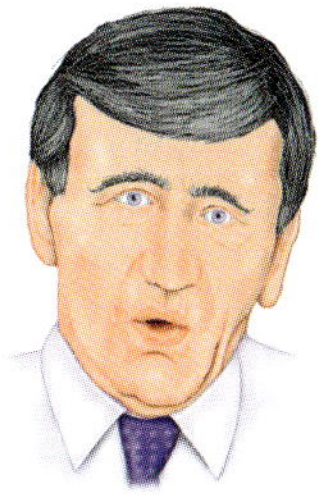

Logopädie

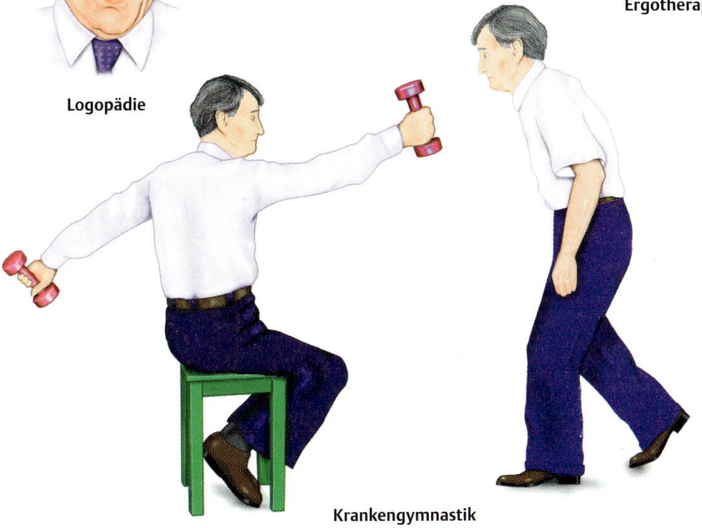

Krankengymnastik

Die Multiple Sklerose (MS) ist klinisch durch multifokale Symptome und Befunde von seiten des Gehirns und Rückenmarks gekennzeichnet. Ursache sind entzündliche demyelinisierende und axonale Läsionen.

Als *Schub* (relapse) wird das Auftreten neuer oder die Wiederkehr früherer Symptome und/ oder Befunde bezeichnet, die länger als 24 Stunden anhalten. Eine eindeutige Rückbildung solcher Symptome bzw. Befunde heißt *Remission.* Alle Symptome und Befunde innerhalb 1 Monats werden einem einzigen Schub zugerechnet. Mit *Schubrate* (relapse rate) wird die Anzahl der Schübe pro Jahr definiert.

Die Krankheit verläuft individuell sehr variabel. Allgemein kann man einen *schubförmig remittierenden* (66–85%, besonders bei Beginn vor dem 25. Lebensjahr; eindeutig abgrenzbare Schübe mit vollständiger Erholung, aber möglicher Restsymptomatik; keine Progredienz im schubfreien Intervall) von einem chronisch progredienten Verlauf unterscheiden. Letzterer manifestiert sich in 3 Varianten: *primär chronisch progredient* (9–37%; hauptsächlich nach dem 40. Lebensjahr; Progredienz ab Krankheitsbeginn), *sekundär (schubförmig) progredient* (über 50% nach 6–10 Jahren; im Beginn schubförmig remittierend, dann chronisch progredient; Schübe, leichte Remission, Plateauphasen möglich) und *progredient schubförmig* (selten; Progredienz ab Krankheitsbeginn mit Schüben mit oder ohne vollständige Remission, aber Symptomzunahme im Schubintervall).

Symptome

MS-spezifische Symptome gibt es nicht. Als typisch gelten aber Paresen, Parästhesien, Optikusneuritis (Retrobulbärneuritis), Doppelbilder, Schwindel oder Blasenfunktionsstörungen. Seltenere Syndrome wie Hemianopsie, Aphasie, Dystonien, Myoklonus, Vigilanzstörungen und Narkolepsie benötigen eine weitere differentialdiagnostische Klärung.

Paresen, Spastik, Ermüdung. Zentrale Lähmungen der Extremitäten zeigen sich zu Beginn oder im Verlauf der MS. Sie sind oft asymmetrisch, betreffen vor allem in Frühstadien häufiger die Beine als die Arme. Eine begleitende Spastik ist anfangs als Streck-, mit Fortschreiten der Krankheit als Beugespastik vorzufinden. Besonders letztere führt zu Stürzen, ist oft von Schmerzen begleitet und in starker Ausprägung (*paraplegia in flexion*) die Ursache von Beugekontrakturen. Periphere Paresen können vorkommen. Die öfter zu beobachtenden Atrophien der Handmuskulatur sind aber in der Regel auf andere Ursachen als auf eine Läsion des 2. motorischen Neurons zu beziehen. Über ungewohnte leichte *Ermüdbarkeit* (fatigue) schon nach vergleichsweise geringen körperlichen Belastungen klagen viele Patienten mit MS.

Sensibilitätsstörungen. Parästhesien in Form von Kribbeln, Taubheit, Gefühl von gespannter Haut, Kälte- oder Wärmeempfinden, Brennen oder Stechen können besonders in der Anfangsphase der MS ohne Begleitsymptome schubförmig oder andauernd bestehen. Im Verlauf stellen sich solche Störungen der Sensibilität fast immer ein. Es findet sich dann eine Abschwächung aller sensiblen Qualitäten mit verbreiterter 2-Punkte-Diskrimination an den Händen. Ein konstantes oder nur langsam zunehmendes sensibles Niveau („sensibles Querschittssyndrom") ist für die MS uncharakteristisch und sollte Anlaß zum Ausschluß einer anderen spinalen Ursache sein. Das *Lhermitte-Zeichen* mit elektrisierenden oder kälteähnlichen vom Nakken über die Wirbelsäule, teilweise bis in die Beine ausstrahlenden Mißempfindungen bei Beugung des Kopfes nach vorne ist bei MS oft zu finden. Andere Ursachen dieses Syndroms wie z. B. zervikale Tumoren sind bei alleinigem Auftreten auszuschließen.

Schmerzen. Sie können als Trigeminusneuralgie (S. 186), sehr unangenehm schmerzende Extremitäten (S. 108), tonische Hirnstammanfälle (S. 204) oder Rückenschmerzen mit möglicher radikulärer Betonung auftreten. Ferner sind Schmerzen durch eine spastische Tonuserhöhung (Spasmen) oder Kontrakturen sowie Dysurien durch Harnwegsinfektionen möglich.

Sehstörungen. Die häufigste Ursache findet sich in einer meist einseitigen *Optikusneuritis.* Kennzeichnend sind Schmerzen im Auge oder periokulär. Die progredienten Visusstörungen beginnen mit undeutlichem Sehen („wie durch eine Milchglasscheibe", „Nebel"), gefolgt von Schwierigkeiten beim Lesen und Gesichtsfelddefekten (Zentralskotom oder generalisierte Ausfälle). Pupillenstörungen als *Marcus-Gunn-Pupille* (S. 92). Körperliche Belastung, heiße Um-

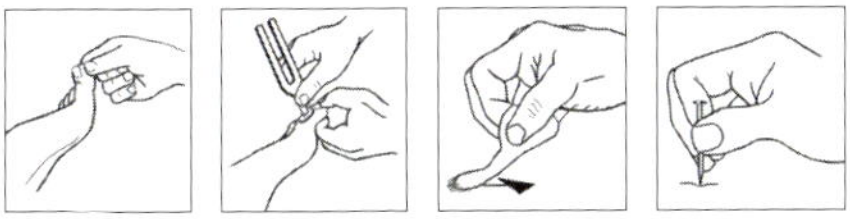

Sensibilitätsstörungen

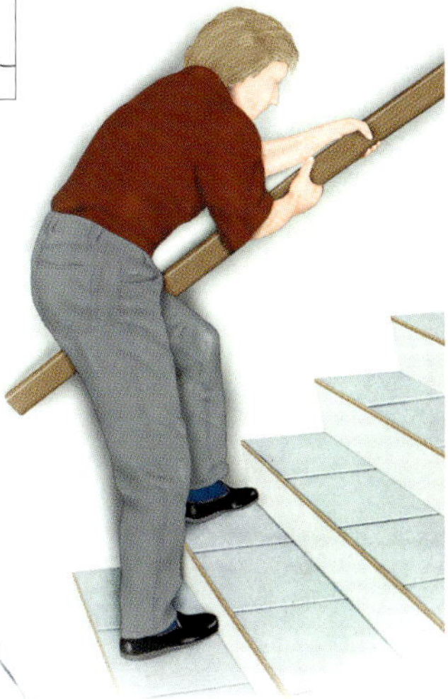

Motorische Störungen (zentrale Parese, Spastik, Ermüdbarkeit)

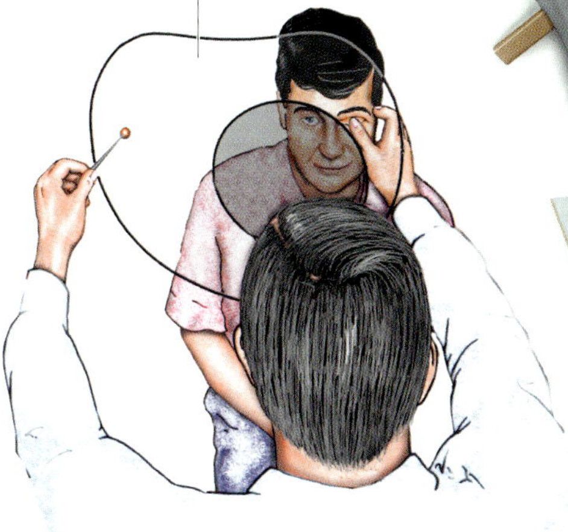

Zentralskotom (Optikusneuritis)

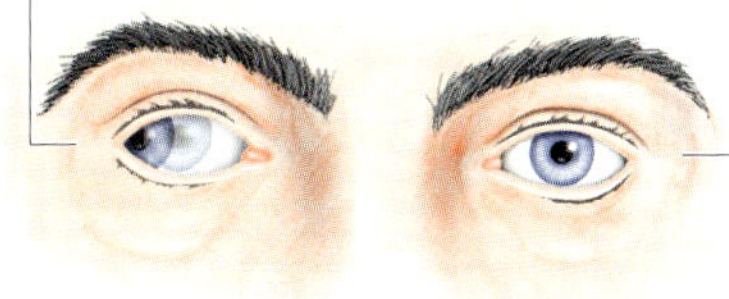

Dissoziierter Nystagmus (internukleäre Ophthalmoplegie, Blickrichtung nach rechts)

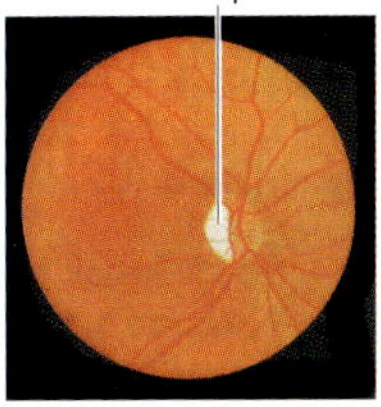

Temporale Papillenatrophie (nach Optikusneuritis)

gebungstemperaturen, Menstruation oder Rauchen können vorhandene Sehstörungen verstärken (*Uhthoff-Phänomen*). Bei einer beiderseits auftretenden Optikusneuritis ist das Risiko, später an MS zu erkranken, deutlich geringer als bei einseitiger Erkrankung. *Doppelbilder* werden meist durch eine internukleäre Ophthalmoplegie (S. 86) hervorgerufen. Ein (oft symmetrischer horizontaler Blickrichtungs-)*Nystagmus* (S. 88) führt nur in starker Ausprägung zu beeinträchtigenden Sehstörungen.

Koordinationsstörungen. Sie manifestieren sich bei einer zentralen Parese als Intentionstremor, Dysarthrie, Rumpfataxie oder Störungen der Okulomotorik. Eine durch die Ataxie bedingte Gangunsicherheit wird häufig als Schwindelgefühl oder Taumeligkeit empfunden. Akuter Vertigo mit Übelkeit, Erbrechen und Nystagmus kann bei einer MS auftreten.

Vegetative Störungen. *Blasenfunktionsstörungen* (S. 156) im Verlauf der Krankheit sind häufig. Sie zeigen sich als imperativer Harndrang, Blasenentleerungsstörungen mit Restharn oder unkontrollierte Blasenentleerung. Harnwegsinfektionen sind dabei nicht ungewöhnlich. Eine *Stuhlinkontinenz* (S. 154) ist dagegen selten. Andererseits bedarf eine Obstipation des öfteren einer Behandlung. Störungen der *Sexualität* wie erektile Impotenz oder Libidoverlust sind ebenfalls nicht ungewöhnlich. Bei einer organischen Ursache ist meist auch eine Blasenstörung vorhanden. Ausgeprägte Spastik oder Sensibilitätsstörungen im Genitalbereich können die sexuellen Probleme verstärken. Psychische Gründe wie Depression, Unsicherheit, Partnerschaftskonflikte dürfen in der Ursachenbetrachtung nicht außer acht gelassen werden.

Verhaltensänderungen. Einerseits als Reaktion auf die Erkrankung, andererseits durch das Krankheitsgeschehen selbst kommen psychische (Depression, Partnerschaftskonflikte, Angst) und kognitive (Beeinträchtigung des Gedächtnis, Lernvermögens) Veränderungen in unterschiedlicher Ausprägung vor.

Paroxysmale Störungen. Hierzu zählen epileptische Anfälle, Trigeminusneuralgie, Attacken von Dysarthrie mit Ataxie, tonische (Hirnstamm-)Anfälle, episodenartige Mißempfindungen, Schmerzen und faziale Myokymien.

Differentialdiagnose

(Zerebrale) Vaskulitis. Durch Lupus erythematodes, Sjögren-Syndrom, Behçet-Syndrom, granulomatöse Angiitis oder Panarteriitis nodosa.

Entzündliche Syndrome. Neurosarkoidose, Neuroborreliose, Neurolues, postinfektiöse akute disseminierte Enzephalomyelitis (ADEM), progressive multifokale Leukoenzephalopathie (PML), subakute sklerosierende Panenzephalitis (SSPE), HIV-Infektion oder HTLV-1-Infektion.

Hereditäre/metabolische Syndrome. Spinozerebelläre Ataxien, Adrenoleukodystrophie. Endokrinologische Störungen, mitochondriale Enzephalomyelopathie. Vitamin-B12-Mangel.

Tumoren. Spinal, zerebral (Lymphome, Gliome).

Malformationen. Angiome, Arnold-Chiari, Platybasie.

Myelopathie. Zervikale Myelopathie, funikuläre Myelose.

Somatoforme Störungen. Im Rahmen psychischer Krankheiten.

Prognose

Anhaltspunkte für einen günstigen Verlauf der MS sind: lang anhaltende Gehfähigkeit, schubförmiger Verlauf, kurze Dauer einzelner Schübe, rasche Rückbildung von Erstsymptomen, monosymptomatischer Beginn, Alter bei Erstmanifestation unter 40 Jahre, fehlende zerebelläre Symptome zu Krankheitsbeginn, wenige und kleine Läsionen im Magnetresonanztomogramm, geringe zerebelläre Symptome und/oder geringe zentrale Paresen in den ersten 5 Krankheitsjahren. Ein *benigner Verlauf* (20–30%) zeichnet sich durch wenige Schübe und einen geringen Behinderungsgrad über einen Zeitraum von 15 Jahren aus. Ein *maligner Verlauf* tritt in weniger als 5% der Fälle ein und führt innerhalb von etwa 5 Jahren zu ausgeprägten Behinderungen. Die Hälfte aller MS-Kranken hat ihren 2. Schub im Laufe von 2 Jahren.

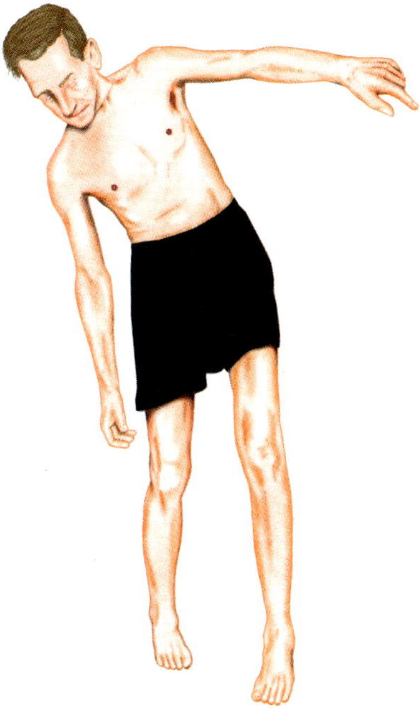

Koordinationsstörungen

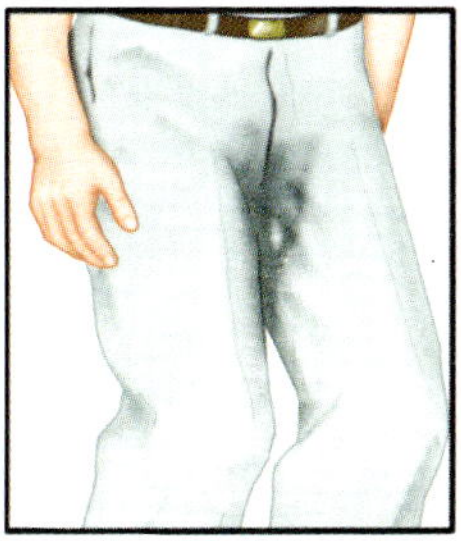

Vegetative Störungen
(Blasenfunktion, Stuhlinkontinenz, Sexualität)

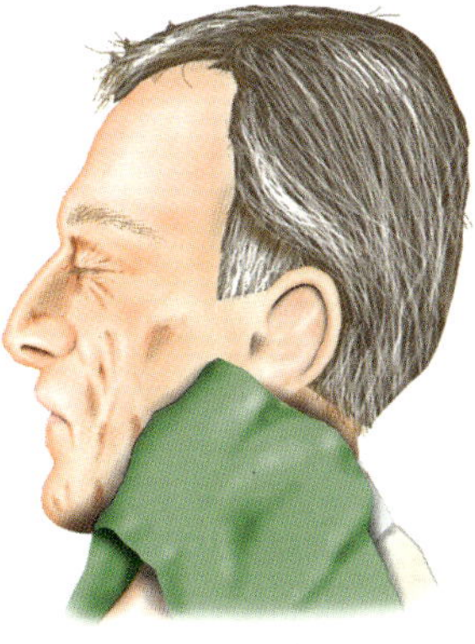

Paroxysmale Symptome
(Trigeminusneuralgie)

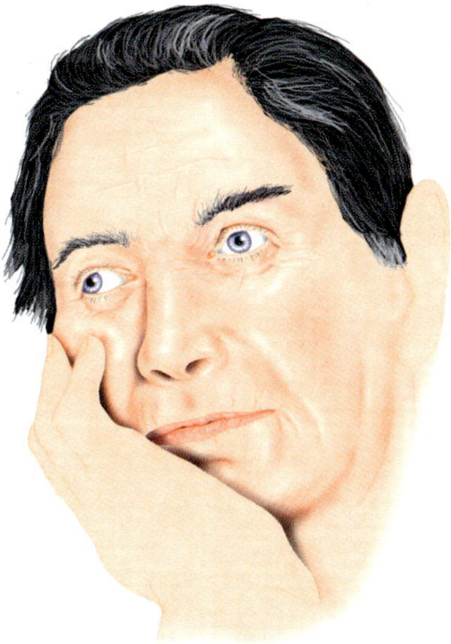

Verhaltensänderungen

Bei einer MS werden klinisch und apparativ unterschiedliche Befunde erhoben (s. Tabelle 27, S. 375). Probleme in der diagnostischen Zuordnung treten dann auf, wenn nur 1 Befund (z. B. oligoklonale Banden im Liquor) vorliegt, Symptome nur 1 ZNS-Region vorhanden sind (z. B. bei chronischen spinalen Syndromen) oder nur 1 Schub aufgetreten ist.

■ Klinische Befunde

Sensibilitätsstörungen, zentrale Paresen, Koordinationsstörungen, Sehstörungen (Skotom), Nystagmus, internukleäre Ophthalmoplegie und/oder Blasenfunktionsstörungen sind häufige Befunde. Bei Symptomen wie Schmerzen, Parästhesien, abnormer Müdigkeit oder episodenartigen Störungen können „objektive" Befunde fehlen. Der wechselnde Verlauf der MS kann dazu führen, daß zum Zeitpunkt der Untersuchung keine auffallenden Befunde mehr vorhanden sind.

■ Apparative und Labor-Befunde

Evozierte Potentiale (EP). *Visuell* EP (VEP) zeigen bei Läsionen der Sehnerven Normabweichungen. Veränderungen im Tractus opticus oder in der Sehstrahlung lassen sich besser mit bildgebender Diagnostik darstellen. Häufige Auffälligkeit der VEP ist eine Verlängerung der P100-Latenz eines Auges und/oder eine pathologische Differenz der Latenzen beider Augen. Solche Befunde können bei etwa 40% aller Patienten mit einer MS ohne bekannte Optikusneuritis bzw. bei fast allen Patienten mit einer früheren Optikusneuritis erhoben werden.

Somatosensibel EP (SEP) des N. medianus oder tibialis sind bei der MS durch eine Latenzverlängerung charakterisiert. Sind die Amplituden gemindert, ist nach einer mechanischen Läsion z. B. durch einen Tumor zu fahnden. Pathologische SEP sind bei vorherrschenden sensiblen Störungen oft (bis zu 60%) anzutreffen.

Akustisch EP (AEP) besitzen eine geringere Sensitivität in der MS-Diagnostik als die übrigen EP. Treten AEP-Veränderungen auf, handelt es sich meist um Latenzverlängerungen. Hilfreich können die AEP in der weiteren Zuordnung von Symptomen wie Schwindel, Tinnitus oder Hörstörungen sein.

Motorisch EP (MEP) weisen bei ZNS-Läsionen der motorischen Bahnen eine Verlängerung der zentralen motorischen Laufzeit nach. In der Diagnostik der MS sind sie etwa so sensitiv wie die SEP. Bei latenten Paresen, Gangstörungen, Reflexabweichungen oder ungenau zuzuordnenden Bewegungseinschränkungen können die MEP für die Diagnosestellung weitere unterstützende Befunde liefern.

Blasenfunktion. Mit Ultraschall kann die *Restharnmenge* bestimmt werden. Sie sollte nicht über 100 ml bei normaler Blasenkapazität von 400–450 ml bzw. nicht mehr als 15–20% des zystomanometrisch gemessenen Blasenvolumens betragen. Differenzierter sind Funktionsänderungen der Blase durch eine *urodynamisch-elektromyographische Untersuchung* zu erfassen.

Bildgebende Diagnostik. Das CT hat für die Differentialdiagnose der MS eine Bedeutung. Für die Diagnose selbst ist die Sensitivität mit 25–50% zu gering. Die MRT stellt demyelinisierende Läsionen im ZNS dar. Akute Veränderungen können von chronischen durch Kontrastmittelgabe unterschieden werden. Die Sensitivität liegt bei über 90%. Da aber die Spezifität niedriger liegt, kann durch den MRT-Befund allein die Diagnose einer MS nicht bewiesen werden.

Liquor. Der Liquorbefund ist in über 95% aller Erkrankten pathologisch. Die Zellzahl übersteigt selten 20 Zellen/mm^3. Das Gesamteiweiß ist normal in ca. 60%, eine vermehrte intrathekale Synthese von Immunglobulin G (IgG-Index) findet sich in etwa 90%, oligoklonales IgG ist in 95% und Antikörper gegen Masern, Röteln sowie Zoster sind bei 80% aller Fälle nachweisbar.

Pathogenese

Der variable klinische Verlauf der MS korreliert in der *Frühphase* mit dem Ausmaß der Blut-Hirn-Schranken (BHS)-Störungen und entzündlichen Veränderungen. Die *Spätphase* steht in Relation zur Menge der disseminiert verteilten Demyelinisierungsherde (*Plaques*) im ZNS. Die auslösenden Faktoren einer MS sind unbekannt. Obwohl nicht endgültig bewiesen, wird für die Entstehung der MS eine fehlgeleitete Immunantwort gegen Autoantigene* (s. S. 220, 2. Spalte oben) des ZNS angenommen. Das entscheidende auslösende Antigen der Autoimmunreaktion ist aber noch nicht gefunden.

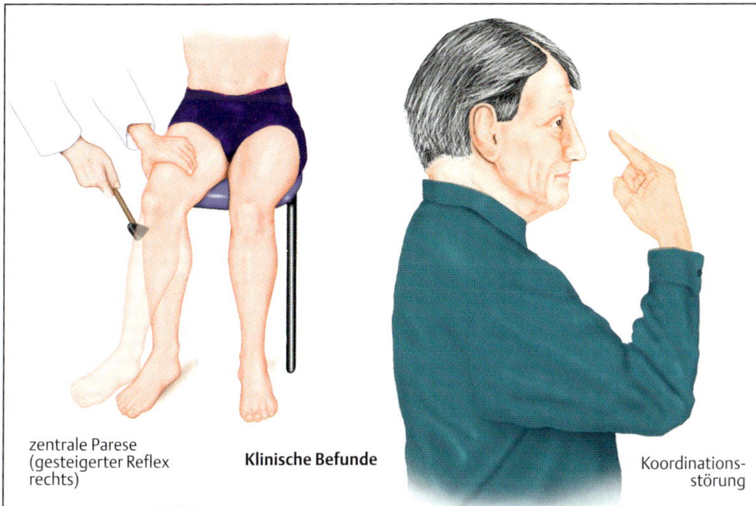

Klinische Befunde

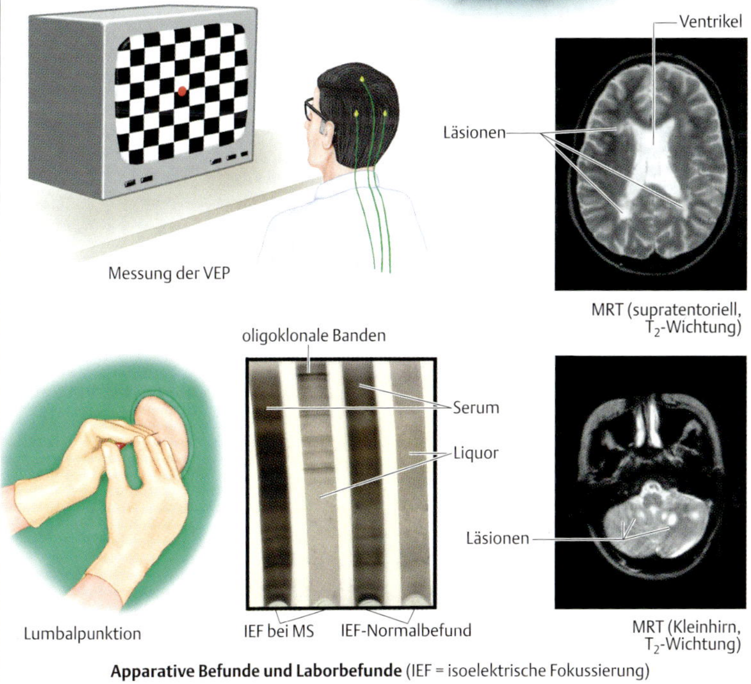

Apparative Befunde und Laborbefunde (IEF = isoelektrische Fokussierung)

Im Schub ist die Funktion der $CD8^+$T (Suppressor)-Lymphozyten reduziert.

Aktivierung. Im Blut zirkulierende autoreaktive $CD4^+$T-Lymphozyten besitzen antigenspezifische Oberflächenrezeptoren. Im aktivierten Zustand überwinden sie die BHS. Eine Aktivierung können z. B. neurotrope Viren, bakterielle Superantigene oder Zytokine bewirken. Bei der MS reagieren aktivierte T-Lymphozyten mit MBP, PLP, MOG und MAG. Zusätzlich lassen sich im Blut Antikörper gegen Bestandteile des Myelins nachweisen.

Durchwanderung der BHS. Aktivierte Lymphozyten und myelintoxische Antikörper penetrieren die BHS im Bereich der Venolen (perivenöse Verteilung der Entzündungsreaktionen).

Antigenpräsentation und Stimulation. Im ZNS bewirken antigenpräsentierende Zellen (Mikroglia), Erkennungsmoleküle (MHC-Klasse-II-Antigene) und kostimulierende Signale (CD28, B-7.1) eine erneute Aktivierung und klonale Vermehrung der eingewanderten $CD4^+$T-Lymphozyten zum T_H1- und T_H2-Typ. Die vom T_H1-Typ gebildeten proinflammatorischen Zytokine (IL-2, IFN-γ, TNF-α, LT)** regen Makrophagen und Mikroglia zur verstärkten Phagozytose an, gleichzeitig werden Entzündungsmediatoren (TNF-α, OH^-, NO)** und Komplementfaktoren vermehrt synthetisiert. Der T_H2-Typ sezerniert Zytokine (IL-4, -5, -6)**, die B-Zellen aktivieren (⇨ myelintoxische Autoantikörper, Komplementaktivierung). In der Summe resultiert eine Myelinschädigung. Gleichzeitig produzieren T_H2-Typ-Zellen IL-4 und -10, die T_H1-Zellen supprimieren.

Demyelinisierung. Die Entzündungsreaktion resultiert in einer Läsion der myelinisierten Fortsätze der Oligodendroglia sowie neuronaler Axone, da die reparativen nicht mit den schädigenden Vorgängen Schritt halten können.

Narbenbildung. Durch Untergang der autoreaktiven T-Zellen (Apoptose), Reparatur der BHS, Bildung lokaler entzündungshemmender Mediatoren und Zellen kommt es zum Abklingen der Entzündungsreaktion. Es resultiert eine Narbenbildung durch die Astroglia infolge des Untergangs der Oligodendrozyten. Vor allem axonale Untergänge sind wahrscheinliche Ursache permanenter neurologischer Ausfälle.

*Myelinbasisches Protein=MBP, Myelin-Oligodendrozyten-Glykoprotein=MOG, myelinassoziiertes Glykoprotein=MAG, Proteolipid-Protein=PLP, S100-Protein, CNPase, αβ-Crystallin, Transaldolase

**IL=Interleukin, IFN-γ=Interferon-γ, TNF-α=Tumornekrosefaktor-α, LT= Lymphotoxin, OH^-=Sauerstoffradikale, NO=Stickstoffmonoxid

Therapieprinzipien

Schub. Behandlung mit Corticosteroiden. Anfangs hochdosiert (1 g/24 h in geteilten Dosierungen i. v.) *Methylprednisolon*über 3 Tage, dann über 14 Tage Dosisabbau (oral). Wirkungen über (ungezielte) Immunsuppression, Reduktion der T-Zell-Penetration der BHS und Senkung der Th1-Zytokinbildung.

Verringerung der Schubintensität/-frequenz. Eine entsprechende Wirkung wurde z. B. für *Azathioprin* oral (Immunsuppression durch Verminderung der Zahl von T-Zellen), *Interferone* β_{1b} und β_{1a} s.c. bzw. i.m. (genauer Wirkungsmechanismus unbekannt), *Glatirameracetat* (Copolymer-1) s.c. (Blockade/Konkurrenz zur Bindung enzephalitogener Peptide an MHC-II-Moleküle) und *Immunglobulin-G* i. v. (unterschiedliche Wirkmechanismen) belegt.

Verzögerung/Beendigung der Progredienz. *Methotrexat* oral, *Cyclophosphamid* i. v., *Mitoxantron* i. v. und *Cladibrin* i. v. in unterschiedlichen Anwendungsschemata werden bei progredienten Verläufen angewendet (vorwiegend ungezielte Immunsuppression mit Verringerung der Anzahl von T-Zellen).

Therapie von Symptomen/Rehabilitation. Die wechselnden MS-Symptome sind Ziel medikamentöser, physiotherapeutischer, ergotherapeutischer, logopädischer, ernährungsphysiologischer und unterstützender (wie Gehstützen, Rollstuhl, psychologische und soziale Betreuung) Maßnahmen. Eine Remyelinisierung durch Transplantation von Gliazellen und die Förderung endogener Remyelinisierung durch Wachstumsfaktoren sowie Immunglobuline sind Gegenstand von Untersuchungen bzw. Therapiestudien.

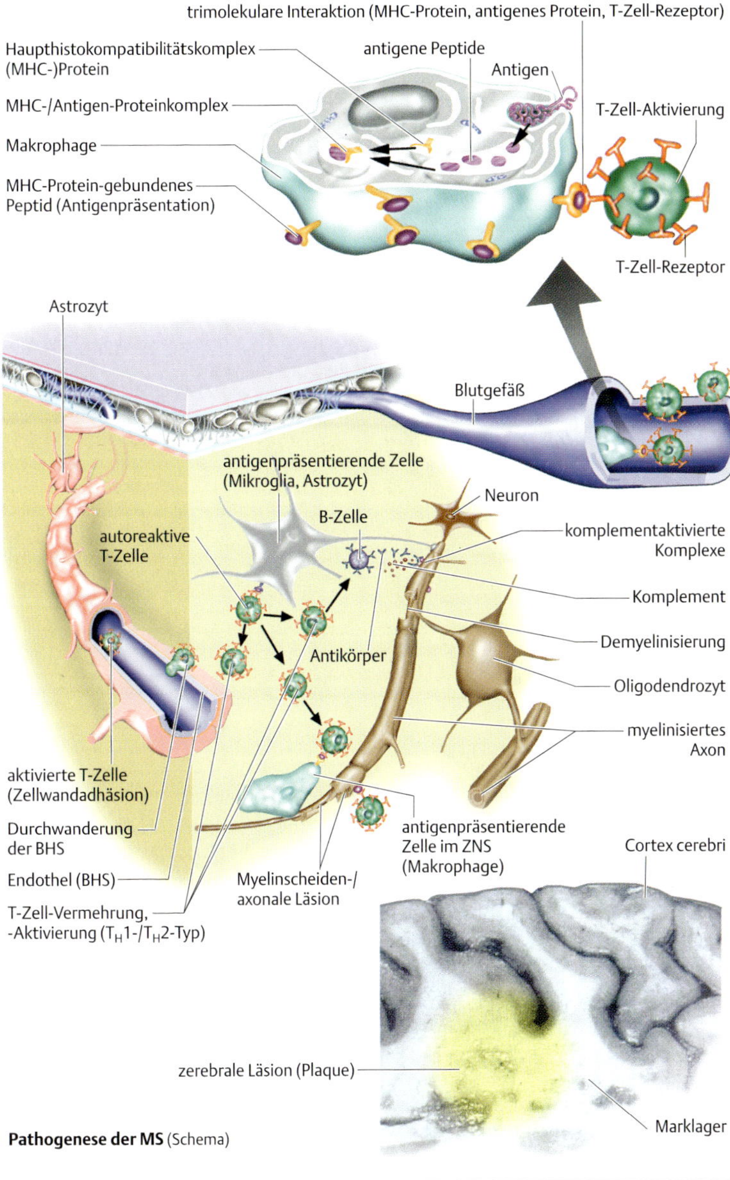

Pathogenese der MS (Schema)

Syndrome

■ Lokalisation

Der Schwerpunkt des Infektionsgeschehens liegt bei einer *Meningitis* in der Leptomeninx und im Liquorraum. Dehnt sich der entzündliche Prozeß auf das Ventrikelsystem aus, spricht man von einer *Ventrikulitis*. Bei einer *Enzephalitis* ist das Hirnparenchym (graue und weiße Substanz), bei einer *Myelitis* das Rückenmark befallen. Lokalisierte eitrige Entzündungen des Gehirns werden im frühen Stadium *Zerebritis*, in einem späteren *Abszeß* genannt. Breitet sich der Eiter zwischen Dura und Arachnoidea aus, liegt ein *subdurales Empyem* vor. Eine Ausdehnung oberhalb der Dura findet man bei einem *Subduralabszeß*.

■ Verlauf

Im zeitlichen Ablauf kann sich das klinische Bild *akut* (eitrige Meningitis, ZNS-Listeriose, Herpes-simplex-Enzephalitis), *subakut* (Hirnabszeß, Herdenzephalitis, Neuroborreliose, Neurosyphilis, tuberkulöse Meningitis, Aktinomykose, Nocardiose, Rickettsiose, Neurobrucellose) oder *chronisch* (tuberkulöse Meningitis, Neurosyphilis, Neuroborreliose, Whipple-Enzephalitis, Creutzfeldt-Jakob-Krankheit) darstellen.
Erregerabhängig treten die Krankheitsbilder *sporadisch*, *endemisch* oder *epidemisch* auf.

■ Symptome und Befunde

Die Symptome einer Meningitis oder Enzephalitis sind selten isoliert und vollständig vorzufinden. Meist liegt eine Kombination von Symptomen vor (*Meningoenzephalitis*, *Enzephalomyelitis*). Die Diagnose sichert eine Liquoruntersuchung.
Uncharakteristische Krankheitsbilder sind für Neugeborene, Kleinkinder, alte oder immungeschwächte Menschen nicht ungewöhnlich. Bei *Neugeborenen* bzw. *Kleinkindern* dominieren Gedeihstörungen, Fieber oder Untertemperaturen, allgemeine Unruhe, Atemstörungen, epileptische Anfälle wie auch gespannte Fontanellen das klinische Bild. Im *Alter* kann Fieber fehlen, und im Vordergrund können Verhaltensauffälligkeiten, Verwirrtheit, epileptische Anfälle, Paresen oder Bewußtseinsstörungen bis hin zum Koma stehen. Fieber, Kopfschmerzen, Nackensteifigkeit und Schläfrigkeit zusammen mit den Symptomen der Grunderkrankung sind bei *immunsupprimierten* Patienten häufig führend.

Meningitisches Syndrom. Es zeichnet sich durch Fieber, kaum beeinflußbare intensive anhaltende Kopf- und Rückenschmerzen, Lichtscheu (Photophobie), Lärmempfindlichkeit (Phonophobie), Übelkeit, Erbrechen, Bewußtseinsstörungen, Nackensteifigkeit, hyperextendierte Körperhaltung bis hin zum Opisthotonus und Nackenbeugeschmerz aus. Ebenso zeigen das *Kernig*- (Widerstand bei passivem Anheben des gestreckten Beins) und *Brudzinski-Zeichen* (unwillkürliche Beugung der Beine bei Nackenflexion) die meningeale Beteiligung an. Eine schmerzhafte Nackensteifigkeit infolge meningealer Reizung z. B. durch Meningitis, Septikämie, Subarachnoidalblutung oder Meningeosis neoplastica wird als *Meningismus* bezeichnet. Das isolierte Symptom „Nackensteifigkeit“ wird auch von zervikalen Veränderungen wie Arthrose, Fraktur, Bandscheibenvorfall, Tumor oder Rigor hervorgerufen. Eine Stauungspapille ist zwar ungewöhnlich, sie kann aber im Verlauf als Symptom eines erhöhten intrakraniellen Drucks (S. 158) auftreten.

Enzephalitisches Syndrom. Neben Kopfschmerzen und Fieber stellen sich hierbei epileptische Anfälle (oft fokal), Herdsymptome (Hirnnervenausfälle insbesondere III, IV, VI, VII; Aphasie, Hemiparese, Hemianopsie, Ataxie, Choreoathetose), Verhaltens- sowie Bewußtseinsstörungen (Unruhe, Reizbarkeit, Verwirrtheit, Lethargie, Schläfrigkeit, Koma) ein. Gliederschmerzen (Myalgien, Arthralgien), leicht erhöhte Körpertemperatur und allgemeines Unwohlsein können der neurologischen Symptomatik vorausgehen. Akute *Zerebellitis* (⇨ Ataxie) S. 276. Die *Hirnstammenzephalitis* manifestiert sich mit Ophthalmoplegie, Fazialisparese, Dysarthrie, Dysphagie, Ataxie und Hörstörungen.

Myelitisches Syndrom. Eine Myelitis kündigt sich mit heftigen, lokalen Schmerzen und/oder Paraparesen bzw. Parästhesien an. Es folgen dann innerhalb von Stunden (akut) oder Tagen (subakut) Zeichen einer inkompletten oder kompletten Querschnittslähmung (S. 48). Im Einzelfall kann die differentialdiagnostische Abgrenzung schwierig sein.

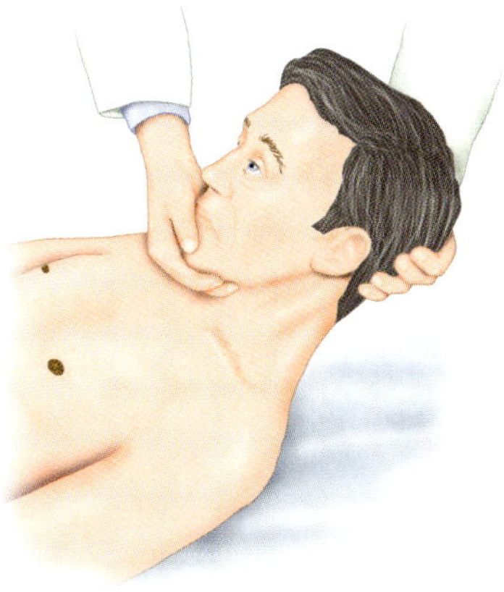

Meningismus

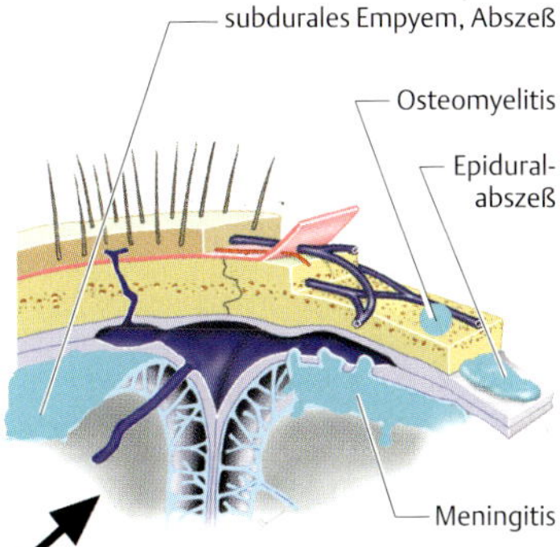

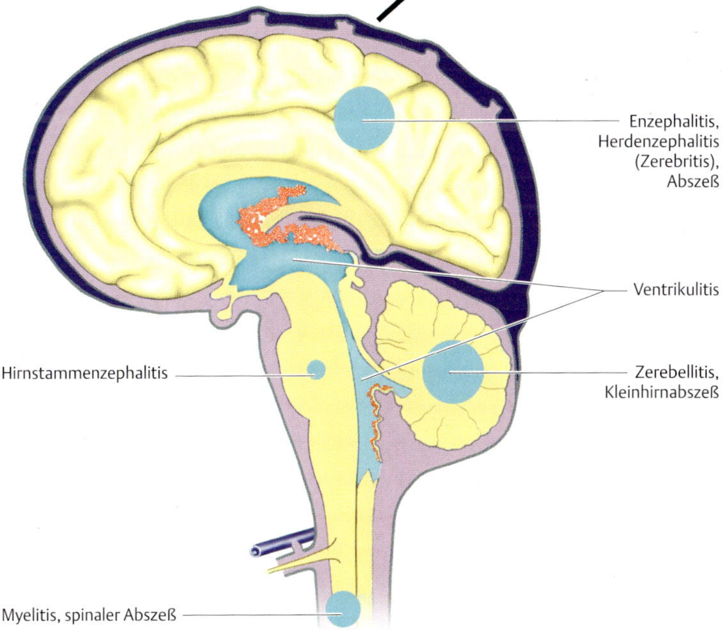

Lokalisation von ZNS-Infektionen

Pathogenese

Überwiegend erreichen die Krankheitserreger das Nervensystem auf dem Blutweg. Nach einer *Lokalinfektion* kommt es abhängig von der Erregervirulenz zur *Invasion* der Blutbahn und je nach individueller Disposition zur *hämatogenen Ausbreitung*. Dabei stellt die *Blut-Hirn-Schranke* (S. 8) eine wirksame Barriere dar. Dieses Hindernis überwinden oder umgehen die pathogenen Keime mittels spezieller Strategien. Beispielsweise erreichen sie über periphere Nervenfortsätze (Herpes-simplex-Virus Typ I, Varizellen-/Zostervirus, Tollwutvirus), durch Endozytose (N. meningitidis), intrazellulären Transport (Plasmodium falciparum in Erythrozyten, Toxoplasma gondii in Makrophagen) oder interzelluläre Invasion (Haemophilus influenzae) das Nervensystem. Der *Subarachnoidalraum* wird wahrscheinlich über den Plexus choroideus, die venösen Sinus oder die Lamina cribrosa (S. 76) infiziert. Im Liquorraum setzt der entsprechende Erreger eine *Entzündungsreaktion* in Gang. Dieser entzündliche Prozeß mit Freisetzung von Komplementfaktoren und Zytokinen, Einwanderung von Leukozyten, Makrophagen sowie Aktivierung von Mikroglia und Astrozyten führt zur Permeabilitätssteigerung des Gefäßendothels (Störung der Blut-Hirn-Schranke). Daraus resultiert ein vermehrter Flüssigkeits- und Eiweißzustrom in das Nervensystem (vasogenes Hirnödem, S. 162). Zusätzlich entsteht ein zelluläres (zytotoxische Einflüsse) und interstitielles Ödem (Behinderung des Liquorabflusses). Infolge des Hirnödems kommt es zur *intrakraniellen Drucksteigerung*. Zusammen mit Vaskulitis, gestörter Gefäßautoregulation und/oder systemischen Blutdruckschwankungen verursachen diese Prozesse ischämische, metabolische und hypoxische zerebrale Läsionen (lokale Nekrosen, Territorialinfarkt).

Therapieprinzipien (Tabelle 28, S. 375)

Eine wirksame Bekämpfung der Krankheitserreger durch das Immunsystem kann (fast) nur in der Phase der Lokalinfektion und hämatogenen Generalisation vor der Infektion des Nervensystems stattfinden. Sobald die Erreger den Subarachnoidalraum bzw. das Nervengewebe erreicht haben, finden sie dort wegen der geringen immunologischen Abwehrbereitschaft mehr oder weniger ideale Ausbreitungsbedingungen vor.

Prophylaxe. Die Ziele liegen in der Verhütung von Ausbruch und Ausbreitung einer Infektionskrankheit. Wesentliche Elemente sind *Meldepflicht* (geregelt in den jeweiligen Seuchengesetzen), *Expositions-* (Isolierung der Infektionsquelle, Desinfektion, Sterilisation) wie auch *Dispositionsprophylaxe* (aktive und passive Immunisierung, Chemoprophylaxe).

Behandlung. Eine bakterielle bzw. virale Meningoenzephalitis bedarf einer sofortigen Therapie. Diese orientiert sich bis zur endgültigen Erregeridentifikation an klinischen und Zusatzbefunden (*empirische Therapie*).

Weitere *gezielte Therapie* richtet sich nach dem in Liquor, Blut oder anderen Materialien (z. B. Rachenabstrich, Urin, Stuhl, Bronchialsekret, Magensaft, Punktat) identifizierten Erreger.

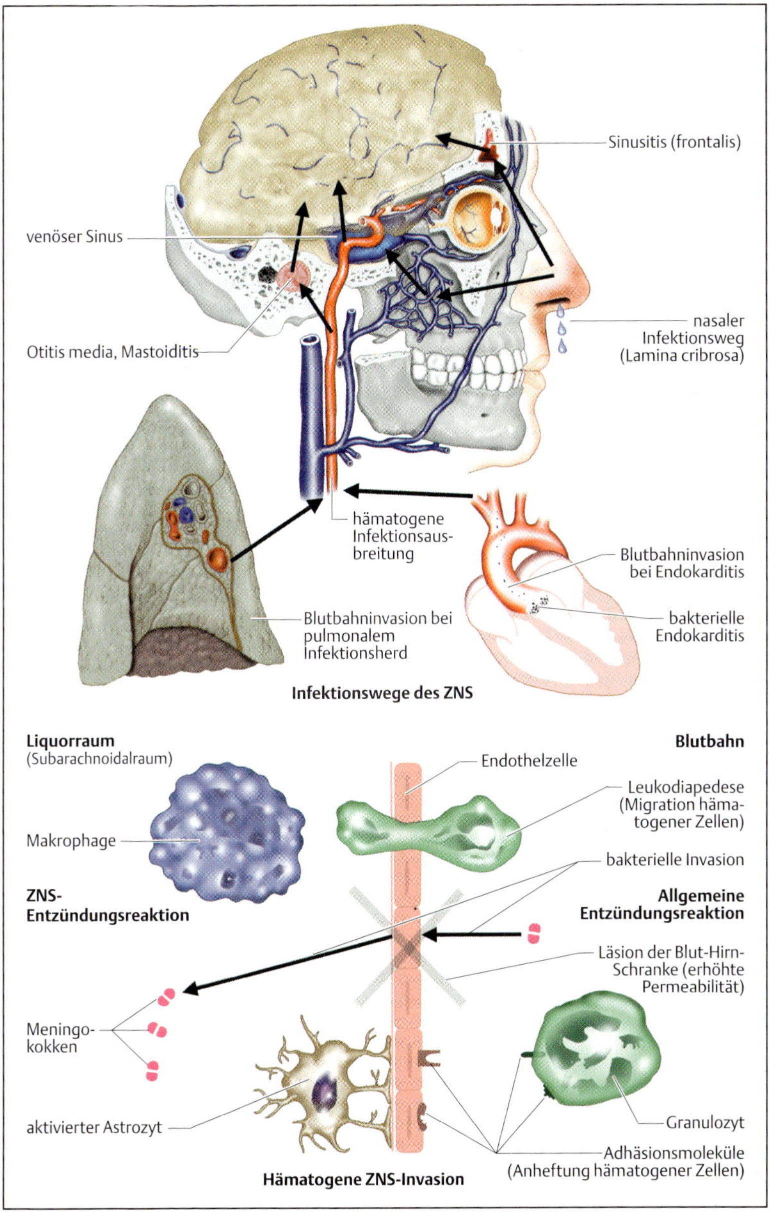
Sinusitis (frontalis)
venöser Sinus
nasaler Infektionsweg (Lamina cribrosa)
Otitis media, Mastoiditis
hämatogene Infektionsausbreitung
Blutbahninvasion bei Endokarditis
bakterielle Endokarditis
Blutbahninvasion bei pulmonalem Infektionsherd
Infektionswege des ZNS
Liquorraum (Subarachnoidalraum)
Blutbahn
Endothelzelle
Leukodiapedese (Migration hämatogener Zellen)
Makrophage
bakterielle Invasion
ZNS-Entzündungsreaktion
Allgemeine Entzündungsreaktion
Läsion der Blut-Hirn-Schranke (erhöhte Permeabilität)
Meningokokken
Granulozyt
aktivierter Astrozyt
Adhäsionsmoleküle (Anheftung hämatogener Zellen)
Hämatogene ZNS-Invasion

Bakterielle Infektionen

■ Meningitis/Meningoenzephalitis

Übersicht häufiger Erreger und deren Besonderheiten s. Tabelle 29 (S. 376).

■ Hirnabszeß

Er entwickelt sich über eine örtliche Zerebritis zur abgekapselten putriden Gewebseinschmelzung mit perifokalem Ödem. Ursache ist eine Ausbreitung von Erregern *lokal* (Mastoiditis, Otitis media, Sinusitis), *hämatogen* (Endokarditis, Pneumonie, Zahninfekte, Osteomyelitis, Divertikulitis), durch *direkte* ZNS-Infektion (Trauma, neurochirurgischer Eingriff) oder *extradural* durch eine Osteomyelitis. Symptome sind Kopfschmerzen, Übelkeit, Erbrechen, Fieber, fokale oder generalisierte epileptische Anfälle und Bewußtseinsstörungen. Neben einem Meningismus finden sich neurologische Herdsymptome. *Nachweis* ⇨ CT mit Knochenfenster/MRT.

■ Bakterielle Vaskulitiden (S. 180)

Arterien. Befall der Gefäßwände bei Sepsis. Eine bakterielle Endokarditis verursacht infolge infektiöser Thromboembolien Hirninfarkte (⇨ herdförmige entzündliche Veränderungen des Hirnparenchyms ⇨ metastatische oder embolische *Herdenzephalitis*) mit möglicher Abszeßentwicklung. Kopfschmerzen, Fieber, epileptische Anfälle und Verhaltensänderungen gehören neben Herdsymptomen zum Krankheitsbild. Ferner kann eine *Meningoenzephalitis* durch direkten Gefäßbefall eine Arteriitis induzieren. Als Ursache septischer (mykotischer) *Aneurysmen* kommen infektiöse Emboli in Betracht.
Venen. Bakterielle *Thrombophlebitis* zerebraler Venen oder venösen Sinus bei Meningitis oder durch Erregerausbreitung von Nachbarregionen.

■ Ventrikulitis

Infektion des Ventrikelraumes (z. B. durch ein externes oder internes Shuntsystem). Häufig ist die klinische Symptomatik uncharakteristisch (Somnolenz, Konzentrations-, Gedächtnisstörung). Bei internen Shuntanlagen können abdominale Beschwerden (Peritonitis) im Vordergrund stehen. *Nachweis* ⇨ Liquoruntersuchung.

■ Septische Enzephalopathie

Infolge der Bakteriämie und Freisetzung von Endotoxinen verursacht eine Sepsis zerebrale Funktionsstörungen. Obwohl Symptome wie Bewußtseinsstörung, epileptischer Anfall, Paresen und Meningismus eine Meningoenzephalitis vermuten lassen, ist kein entzündliches Liquorsyndrom nachweisbar. *Nachweis* ⇨ Sepsis, EEG (Allgemeinveränderungen, triphasische Komplexe, burst suppression). In CT oder MRT unauffällige Befunde.

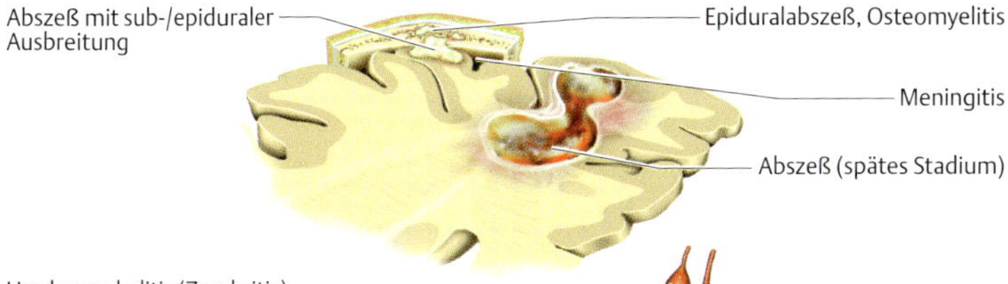

Hirnabszeß

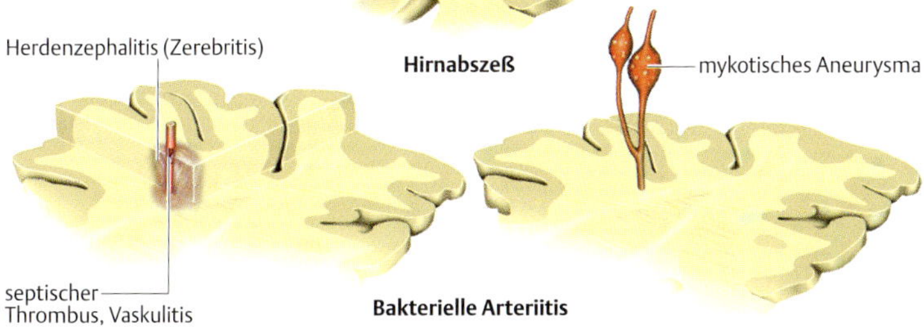

Bakterielle Arteriitis

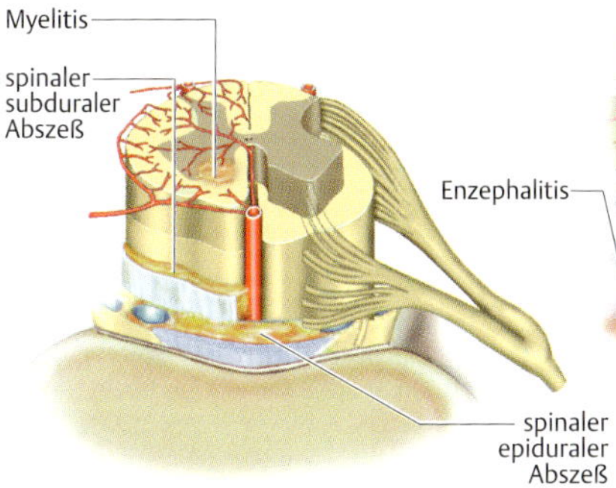

Bakterielle spinale Entzündungen

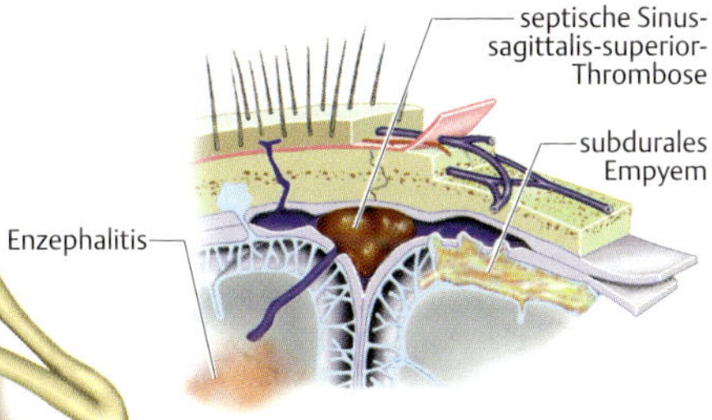

Bakterielle Thrombophlebitis

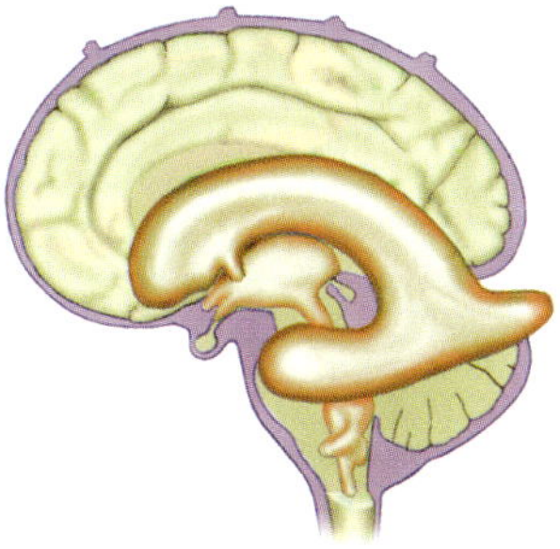

Ventrikulitis

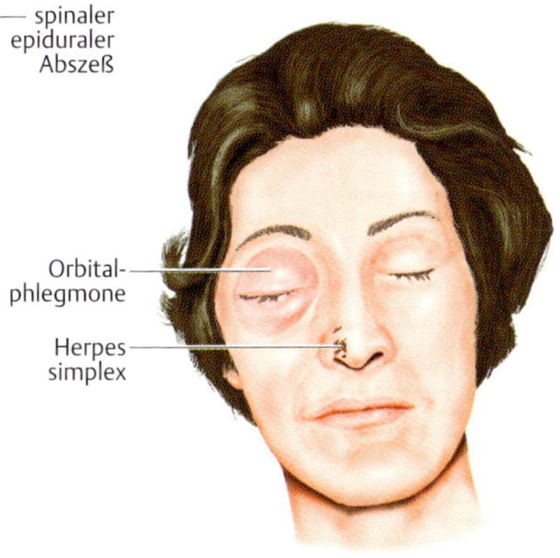

Septische Enzephalopathie

■ Lyme-Krankheit, Neuroborreliose

Pathogenese. Zecken (Europa: Ixodes ricinus, Nordamerika: Ixodes pacificus und scapularis) übertragen die Spirochäte *Borrelia burgdorferi sensu lato* (Europa: B. garinii, B. afzelii; Nordamerika: B. burgdorferi sensu stricto) durch Biß auf den Menschen. Die Infektionswahrscheinlichkeit ist erst dann hoch, wenn die Zecke mindestens 24–48 Stunden gesaugt hat. Allgemein infizieren sich nur 1–2% aller von Zecken gebissenen Personen. Die Inkubationszeit schwankt von 3–30 Tagen. Die Erkrankung selbst verläuft in 3 Stadien.

Symptome und Befunde. *Stadium I (lokalisierte Infektion).* Bis zu 90% der Infizierten entwickeln eine schmerzlose lokale Hautrötung (*Erythema migrans*). Sie breitet sich von der Einstichstelle allmählich ringförmig oder homogen nach peripher aus. Als Zeichen einer hämatogenen Streuung können Fieber, Erschöpfbarkeit, Arthralgien, Myalgien oder andere Schmerzen hinzutreten bzw. im Vordergrund stehen. Seltener ist eine regionale oder generalisierte Lymphadenitis (*Lymphadenosis benigna cutis*). Alle Beschwerden können spontan zurückgehen.

Stadium II (disseminierte Infektion). Bei 10–15% der Patienten stellen sich ungefähr 3–6 Wochen später Allgemeinsymptome wie Müdigkeit, Appetitlosigkeit, Muskel-, Gelenk- und Kopfschmerzen ein. Leichtes Fieber und Meningismus können begleitend hinzutreten. Eine *Herzbeteiligung* zeigt sich als Myo-/Perikarditis mit AV-Blockierungen. Seitens des Nervensystems ist eine Symptomkombination aus kranialer Neuropathie, schmerzhafter Polyradikulitis und lymphozytärer Meningitis häufiger anzutreffen (*Bannwarth-Syndrom*). Zwar kann jeder der *Hirnnerven* allein oder in Kombination mit anderen betroffen sein, überwiegend ist aber eine ein- oder beidseitige Fazialisparese vom peripheren Typ vorhanden. Intensive Schmerzen, vorzugsweise nachts und in radikulärer Ausbreitung, sind neben peripheren Nervenausfällen (Paresen, Sensibilitätsstörungen, Reflexstörungen, lokalisierte Muskelatrophien) die Symptome der *Polyradikuloneuropathie* bei Neuroborreliose (Fehldeutung als „Bandscheibenvorfall"). Wechselhafte Kopf- und Nackenschmerzen sind Hinweise auf die durch Borrelien verursachte *Meningitis* (Lyme-Meningitis). Kopfschmerzen können aber auch nur wenig oder gar nicht vorhanden sein. Ein tageszeitlicher Wechsel ist möglich. Der Liquor ist durch eine mononukleäre Pleozytose mit zahlreichen Plasmazellen, Proteinerhöhung und normale Glukose gekennzeichnet. Eine *Enzephalitis* ist relativ selten. Neben möglichen neurologischen fokalen Defiziten sind Verhaltensänderungen (wie Konzentrationsstörungen, Wesensänderung, Depression) festzustellen. Im MRT sind Läsionen im Marklager sichtbar, der Liquorbefund entspricht dem der Meningitis. Wenn die Symptome einer *Myelitis* manifest werden, ist das Rückenmark häufig in Höhe der radikulären Läsionen befallen.

Stadium III (persistierende Infektion). Die Zeitabstände zur Erstinfektion werden sehr unterschiedlich angegeben und schwanken zwischen 1 Jahr und 17 Jahren (chronische Lyme-Neuroborreliose). Allgemein wird dieses Stadium selten angetroffen. Es können sich Symptome wie Ataxie, Hirnnervenausfälle, Para- oder Tetraparesen und Blasenfunktionsstörungen einstellen (*Enzephalomyelitis*). Zusätzlich wurden *Enzephalopathien* mit Zeichen von Konzentrations- und Gedächtnisstörungen, Schlafstörungen, Abgeschlagenheit, Wesensänderung und Depression beschrieben. Weiter sind eine *Myositis* oder zerebrale *Vaskulitis* möglich. In diesem Stadium der Lyme-Borreliose kann auch eine *Acrodermatitis chronica atrophicans* der Extremitäten-Streckseiten zusammen mit einer *Polyneuropathie* auftreten, die mit Borrelia afzelii assoziiert ist.

Diagnose. Ein Zeckenbiß wird häufig von den Betroffenen nicht mehr erinnert. Notwendige Voraussetzungen der Diagnose sind die Existenz eines Erythema migrans, der immunologische Nachweis einer Borrelieninfektion (z. B. ELISA, indirekter Immunfluoreszenztest, Western blot, spezifischer IgG-Antikörper-Liquor-Serum-Index) und/oder der Erregernachweis (kulturelle Anzüchtung, histologisch, Polymerasekettenreaktion). Zusätzlich muß eine lymphozytäre Meningitis (ggf. mit Hirnnervenbeteiligung, schmerzhafter Polyradikuloneuritis), eine Enzephalomyelitis und/oder Enzephalopathie vorhanden sein.

Antibiotikum. Bei Lokalsymptomen z. B. Doxycyclin oder Amoxicillin oral über 3 Wochen. Bei Neuroborreliose Ceftriaxon oder Cefotaxim über etwa 2–3 Wochen i. v. Eine Impfung ist in der Erprobung.

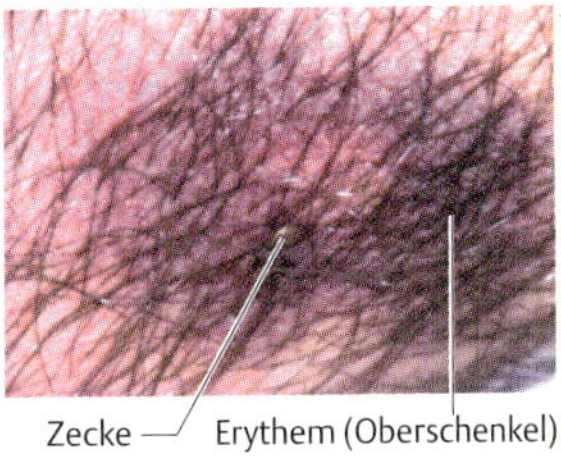

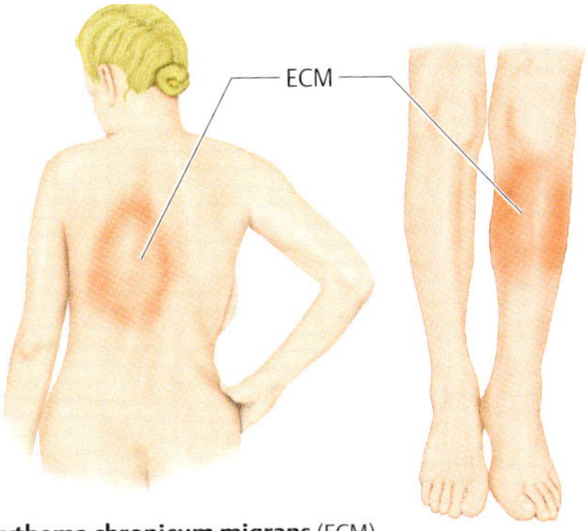

Erythema chronicum migrans (ECM)

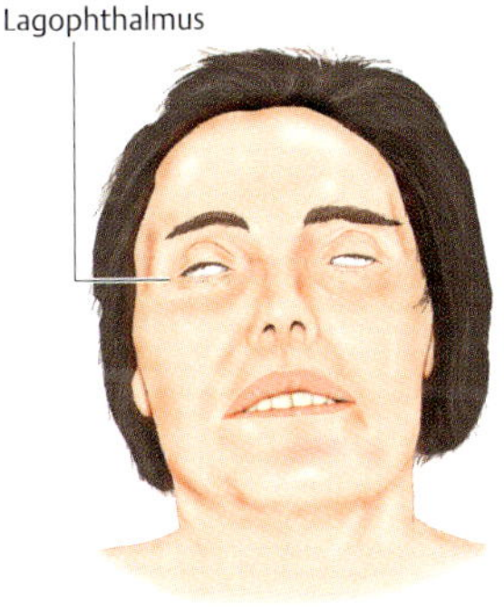

Fazialisparese (bilateral)

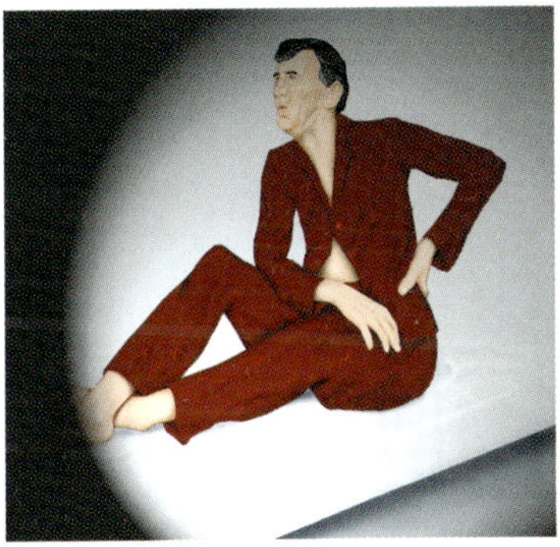

Radikuläre Schmerzen

Stadium I	Stadium II	Stadium III
• Erythema chronicum migrans • Allgemeinsymptome	• Allgemeinsymptome • Bannwarth-Syndrom • Meningitis • Enzephalitis • Karditis • Myelitis	• Enzephalomyelitis • Enzephalopathie • Myositis • zerebrale Vaskulitis • Acrodermatitis chronica atrophicans • Polyneuritis

Tage..............................Wochen........................Monate......................Jahre................

↑ Infektion

Stadien der Lyme-Krankheit

■ Neurosyphilis

Pathogenese. Der Erreger *Treponema pallidum subspecies pallidum* (TP) gehört zur Familie der Spirochaetaceae. Die Übertragung erfolgt durch direkten Kontakt mit infektiösen Läsionen, meist über kleinere Haut-/Schleimhautverletzungen bei sexueller Aktivität. Sehr viel seltener sind andere Infektionswege wie z. B. über gemeinsam benutzte Nadeln bei intravenösen Drogenanwendern. Das Krankheitsbild zeigt sich in 3 Krankheitsstadien. Im Verlauf des *Primärstadiums* und im *Sekundärstadium* werden die unspezifischen (VDRL-Test, RPR-Test) und spezifischen (TPHA-Test, FTA-ABS-Test, 19S(IgM-)FTA-ABS-Test) Seroreaktionen positiv. Das *Tertiärstadium* macht sich nach einem klinisch unauffälligen Verlauf (Lues latens) über Monate bis Jahre mit heutzutage seltenen Organmanifestationen wie Gummen (Haut, Knochen, Niere, Leber) und kardiovaskulären Veränderungen (Aortenaneurysma) bemerkbar. Das 1. Jahr des Tertiärstadiums wird als *Frühlatenz* bezeichnet. Besonders in diesem Zeitraum besteht eine Rezidivmöglichkeit und damit potentielle Infektiosität.

Symptome und Befunde. Das Nervensystem kann in allen Stadien der Syphilis durch TP befallen werden, ohne daß dies immer zu klinischen Symptomen führt.

Frühe Meningitis. Neben einem mehr oder weniger deutlich ausgeprägten meningitischen Syndrom können Hirnnervenausfälle in Form von Hörstörungen (VIII, „Hörsturz"), Fazialisparese (VII) oder Sehstörungen (II) hinzutreten. Eine Meningopolyradikulitis ist selten. Im Liquor findet sich eine lymphozytäre Pleozytose (bis 400/µl) und eine Proteinerhöhung. Die Meningitis bildet sich zwar spontan zurück, mögliche Spätfolgen sind deshalb aber nicht ausgeschlossen. Eine *asymptomatische Meningitis* (Liquorveränderungen ohne meningitisches Syndrom) kommt bei 20–30% der Infizierten vor.

Meningovaskuläre Neurosyphilis. 5–12 Jahre nach der primären Infektion erscheinen wechselnde Symptome wie Kopfschmerzen, Sehstörungen oder Schwindel. Eine Vaskulitis (*von-Heubner-Angiitis*) verursacht ischämische Hirninfarkte, vor allem im Gebiet der A. cerebri media, aber auch in anderen Gefäßprovinzen. Kleine arterielle Gefäße und Hirnnerven (VIII, VII, V) können betroffen sein. Hydrozephalus, Wesensveränderungen, epileptische Anfälle oder spinale Symptome (Paraparese, Blasenfunktionsstörungen, Spinalis-anterior-Syndrom) tragen zum kaleidoskopartigen Krankheitsbild bei. Gummen sind selten. Diagnostisch ist das CT oder MRT wegweisend. Im Liquor findet sich eine mononukleäre Pleozytose bis 100 Zellen/µl, Proteinerhöhung, erhöhtes/oligoklonales IgG und positive VDRL (bis 80%).

Progressive Paralyse. Als chronische Meningoenzephalitis entwickelt sich dieses Syndrom etwa 10–25 Jahre nach der Erstinfektion. Häufigere „präparalytische" Symptome sind Wesens-, Persönlichkeitsveränderungen, Konzentrations- und Gedächtnisstörungen. Diese Symptomatik wechselt dann in das „paralytische" Stadium über. Führende Zeichen sind die Zunahme der Gedächtnis- und Konzentrationsstörungen, Leistungsminderung, Sprach- und Sprechstörungen, Tremor (mimisches Beben), Apraxie, Gangstörungen, Harninkontinenz und abnorme Pupillenreaktionen (*Argyll-Robertson-Pupillen* in ca. 25% der Fälle, S. 92). Der Liquorbefund entspricht dem der meningovaskulären Syphilis.

Tabes dorsalis. Diese späte (25–30 Jahre nach Infektion) meningovaskuläre Beteiligung äußert sich mit *Augensymptomen* (Argyll-Robertson-Pupillen, Schielstellung, Papillenatrophie), *Schmerzen* (blitzartig einsetzende = lanzinierende Schmerzen vorzugsweise der Beine, abdominale kolikartige Schmerzen), *Gangstörungen* (durch Störungen des Lagesinns, der Tiefensensibilität) und *vegetativen Ausfällen* (Impotenz, Miktionsstörungen). Deformierende *Gelenkveränderungen* (Charcot-Gelenke) bisweilen an den unteren Extremitäten. Der Liquor entspricht bei relativ geringem Zellanteil dem der meningovaskulären Syphilis.

Antibiotikum. Der Behandlungserfolg wird von dem Krankheitsstadium und damit dem Ausmaß der bereits eingetretenen Schäden bestimmt. Penicillin ist das Standard-Antibiotikum.

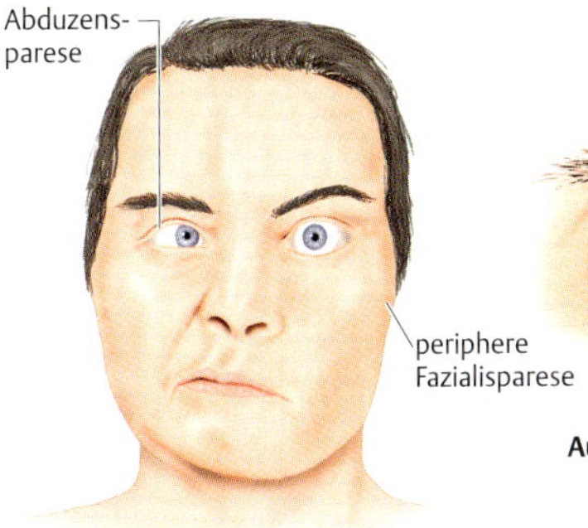

Frühe Meningitis (Hirnnervenausfälle)

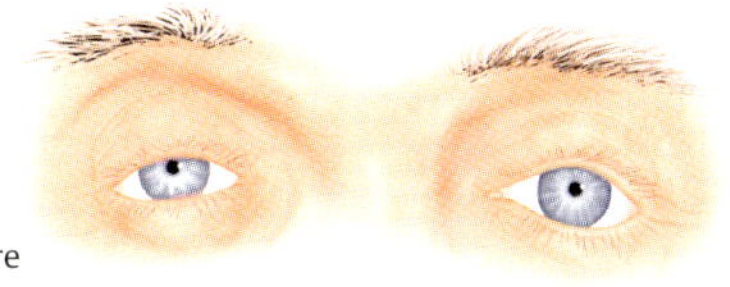

Augensymptome (progressive Paralyse, Tabes dorsalis)

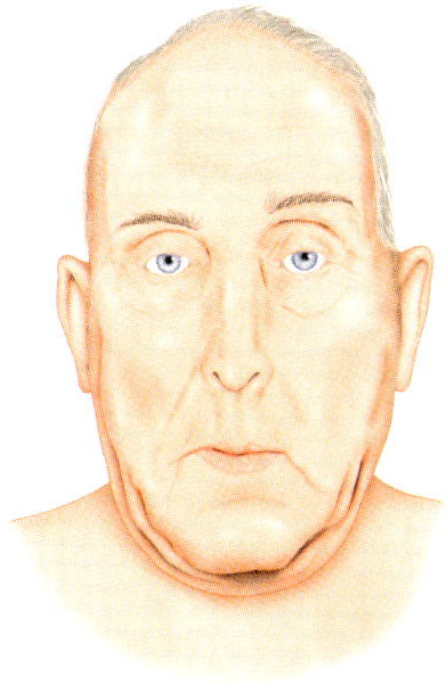

Progressive Paralyse (Verhaltensänderungen)

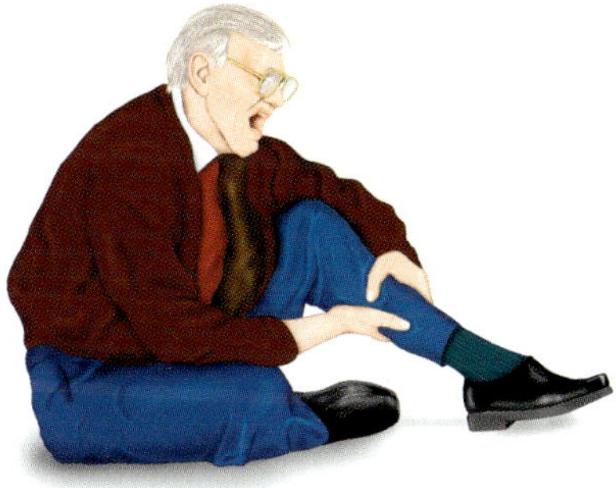

Tabes dorsalis (lanzinierende Schmerzen)

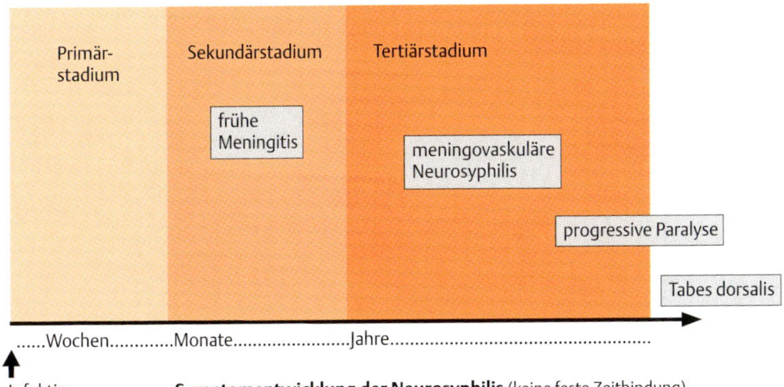

Symptomentwicklung der Neurosyphilis (keine feste Zeitbindung)

■ Tuberkulöse Meningitis (TBM)

Pathogenese. *Mycobacterium tuberculosis* wird von Mensch zu Mensch meist durch eine Tröpfcheninfektion übertragen (selten oral oder über Hautverletzungen). Der Erreger gelangt so in die Lunge. Dort vermehrt er sich (*Primäraffekt*) teils direkt, teils in alveolären Makrophagen. Letztere können Tuberkelbakterien nur nach Aktivierung durch T-Lymphozyten vernichten. Die weitere Krankheitsentwicklung wird deshalb von der Reaktionslage des Organismus bestimmt, d. h. inwieweit die Vermehrung der Bakterien durch aktivierte Makrophagen eingegrenzt wird. Klinisch dauert diese Phase 2–4 Wochen, kann beschwerdefrei verlaufen oder sich durch Fieber, Appetitlosigkeit und Abgeschlagenheit bemerkbar machen. Eine Immunantwort ist dann noch nicht z. B. durch einen Hauttest meßbar vorhanden. Sind die regionalen (Hilus-)Lymphknoten in den entzündlichen Ablauf einbezogen, spricht man vom *Primärkomplex*. Die verkalkten Anteile des Primärkomplexes sind röntgenologisch zu erkennen. Er kann lebenslang inaktiv bleiben oder bei einer Abwehrschwäche, z. B. infolge einer HIV-Infektion, Alkoholismus, Diabetes mellitus oder einer Kortikosteroidtherapie, nach Jahren wieder aktiviert (*Reaktivierungstuberkulose*) werden. Vom primären Infektionsherd gelangen die Erreger in andere Organe (*Organtuberkulose*). Dies kann bei unzureichender Immunantwort schon zur Zeit des Primäraffektes, ansonsten bei der Reaktivierung geschehen. Die Mykobakterien erreichen das ZNS wahrscheinlich auf dem Blutwege. Ein Befall des ZNS über eine Knochentuberkulose (Wirbelsäule, Schädelbasis) ist ungewöhnlich.

Symptome und Befunde. Die Beteiligung des ZNS (*Neurotuberkulose*) kann unterschiedliche Formen und Schwerpunkte aufweisen. Diese werden wesentlich von der individuellen Immunitätslage und dem Lebensalter bestimmt.

Tuberkulöse Meningoenzephalitis. Die *Prodromalphase* erstreckt sich über 2–3 Wochen und macht sich mit Verhaltensänderungen (Apathie, Depression, Reizbarkeit, Verwirrtheit, Delir, Konzentrationsstörungen), Appetitlosigkeit, Gewichtsverlust, Krankheitsgefühl, Übelkeit und/oder Fieber bemerkbar. Die *meningeale Beteiligung* zeigt sich durch Kopfschmerzen und Meningismus. Schließlich kündigt sich ein *zerebraler Befall* mit *fokalen* (vor allem Hirnnerven II, III, VI, VII und VIII; Aphasie, Apraxie, zentrale Paresen, fokale epileptische Anfälle, inadäquates ADH-Syndrom) und/oder *allgemeinen* (Zeichen eines erhöhten intrakraniellen Drucks, Hydrozephalus) Störungen an. Die Herdsymptome entstehen aufgrund leptomeningealer Verklebungen, einer Vaskulitis mit zerebralen ischämischen Läsionen und/oder durch Tuberkulome. Die *chronische Meningitis* ist vermutlich mehr Folge einer unzureichenden Therapie oder Resistenz der Erreger als eine eigenständige Verlaufsform.

Nachweis ⇨ Liquor (diagnostisch, Verlaufsbeurteilung). Es gibt bis auf den (mikroskopischen, kulturellen, molekularbiologischen) Nachweis von Mykobakterien im Liquor keinen Parameter, der eine TBM beweist. Deshalb sollte bei klinischem Verdacht und einem *Liquorbefund* mit Liquoreiweißerhöhung (mehrere Gramm/Liter), erhöhtem Liquorlaktat, erniedrigter Liquorglukose (< 50% der Blutglukose), erhöhter Zellzahl (über einigen hundert) und „buntem Zellbild" (Lymphozyten, Monozyten, Granulozyten) wegen der sonst ungünstigen Prognose von einer TBM ausgegangen und eine Behandlung begonnen werden.

Tuberkulom. Hiermit wird ein tumorförmiger spezifischer Herd bezeichnet, der aus einem verkäsenden oder verkalkenden Kern umgeben von Granulationsgewebe (Riesenzellen, Lymphozyten) besteht. Tuberkulome können vereinzelt oder multipel auftreten. Sie sind von tuberkulösen *Abszessen*, die voller Mykobakterien sind und die kein Granulationsgewebe abgrenzt, zu unterscheiden. *Nachweis* ⇨ CT oder MRT.

Spinale Tuberkulose. Ein spinales Querschnittssyndrom kann im Rahmen einer tuberkulösen Myelomeningoradikulitis, eines epiduralen tuberkulösen Abszesses bei tuberkulöser Spondylitis/Diszitis oder durch Tuberkulome entstehen. *Nachweis* ⇨ MRT, ggf. Liquor.

Antibiotikum. Ein Behandlungsschema besteht aus Isoniazid (mit Vitamin B_6) plus Rifampicin (anfangs i. v., dann oral) plus Pyrazinamid oral. Nach 3 Monaten wird die Therapie mit Pyrazinamid beendet und die Weiterbehandlung mit Isoniazid und Rifampicin für 6–9 Monate fortgeführt.

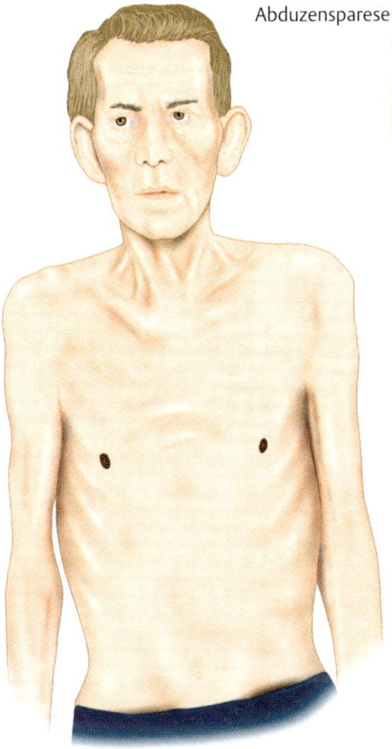

Prodromalphase

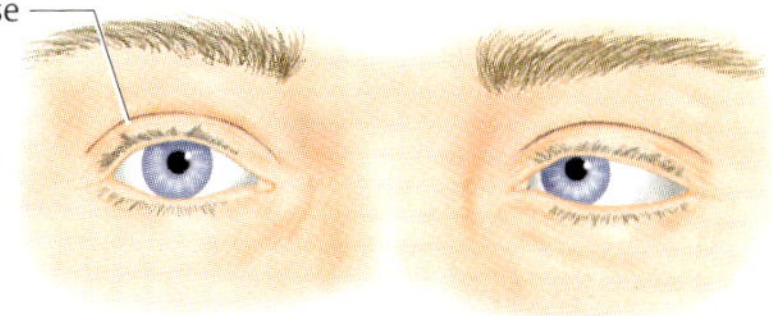

Fokale Störungen
(Blickrichtung nach rechts)

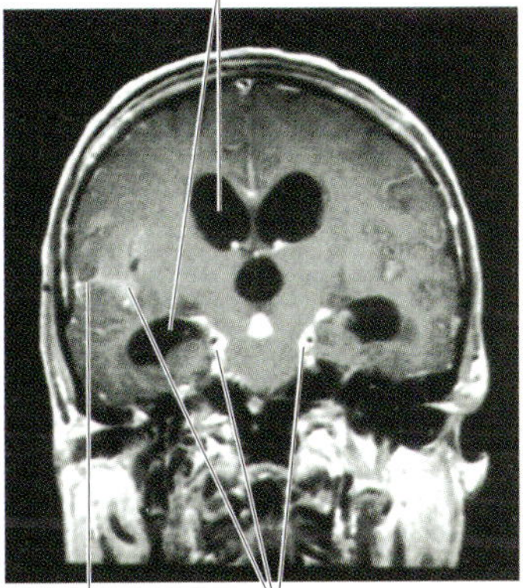

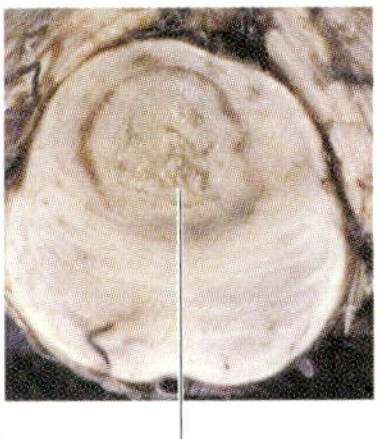

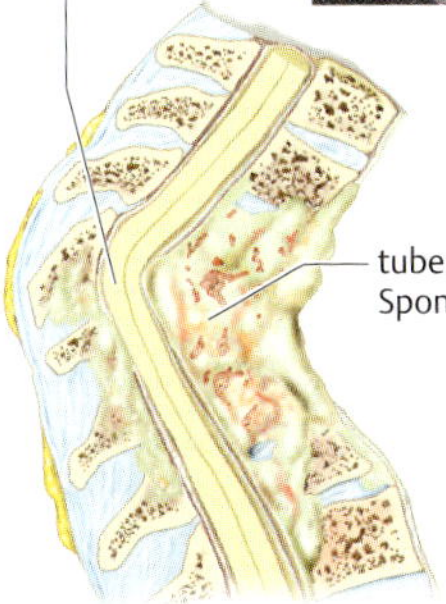

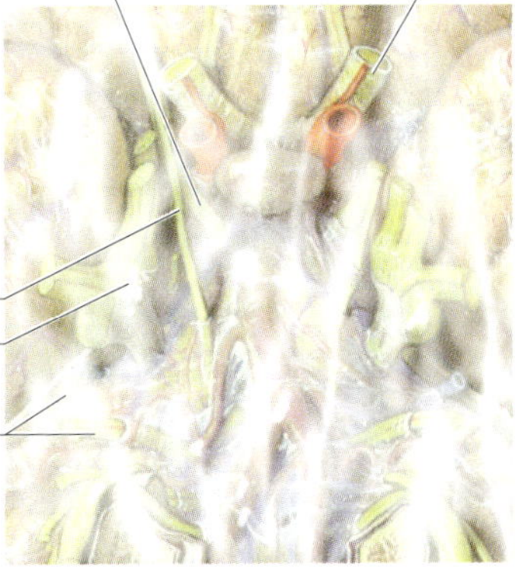

Verkäsende Meningitis (basales Exsudat)

Virusinfektionen

■ Virale Meningoenzephalitis

Aseptische Meningitis. Das *Krankheitsbild* kennzeichnet ein akut einsetzendes meningitisches Syndrom (S. 222) mit 1- bis 2wöchigem benignem Verlauf bei fehlenden lokalen (Otitis media, kraniospinaler Abszeß, Sinusitis) oder generalisierten Infektionen. Der *Liquorbefund* liefert eine geringe, anfangs (maximal 48 Stunden) granulozytäre, dann lymphomonozytäre Pleozytose, die bei normalisiertem klinischem Befund noch bis zu 2 Monate weiterbestehen kann. Liquorgesamtprotein und -laktat sind normal oder nur leicht erhöht. Die Liquorglukose ist normal bis leicht erniedrigt. Klinisch besteht kein Unterschied zur viralen Meningitis, so daß die Diagnose im engeren Sinn nur ohne weitere ätiologische Zuordnung („Arbeitsdiagnose") richtig ist. Jedoch wird die Bezeichnung „aseptische Meningitis" auch synonym mit „viraler Meningitis" verwendet. Im Einzelfall kommen als mögliche *Erreger* einer „aseptischen" Meningitis neben Viren Pilze, Parasiten oder Bakterien (z. B. Mykobakterien, Mykoplasmen, Brucellen, Spirochäten, Listerien, Rickettsien, „anbehandelte" Meningitis) in Frage. Eine aseptische Meningitis kann *postinfektiös* (HIV, Röteln, Masern, Zoster) oder nach *Impfungen* auftreten. Weitere Ursachen sind *Sarkoidose*, *Morbus Behçet*, *Vogt-Koyanagi-Harada-Syndrom*, *Mollaret-Meningitis*, *Kollagenosen* oder *nichtentzündliche Geschehen* (karzinomatöse Meningeose, Kontrastmittel, Medikamente, Subarachnoidalblutung, Bleiintoxikation).

Virale Meningitis. Die Symptomatik setzt überwiegend akut mit frontalen oder retroorbitalen Kopfschmerzen, Fieber und geringem Meningismus ein. In der Mehrzahl der Fälle dauert sie nicht länger als 1–2 Wochen. Der Liquorbefund entspricht dem der aseptischen Meningitis. Ein erhöhter Immunglobulin-G-Index sowie oligoklonales Immunglobulin G im Liquor kommen vor.

Virale Enzephalitis. Meistens liegt auch eine meningeale Beteiligung (Meningoenzephalitis) vor. Eine akute Enzephalitis betrifft vorwiegend perivaskuläre und neuronale zerebrale Strukturen (graue Substanz). Verhaltensstörungen, psychomotorische Unruhe und fokale epileptische Anfälle können das klinische Bild dominieren (S. 192). Der Liquorbefund ähnelt dem einer aseptischen Meningitis, wobei initial eine Pleozytose fehlen kann. Das EEG ist gewöhnlich verändert (Allgemeinveränderung, Herdbefund). CT und MRT zeigen häufig pathologische Befunde.

Akute demyelinisierende Enzephalomyelitis (ADEM). Hier sind schwerpunktmäßig perivenöse Anteile und weiße Substanz (*Leukenzephalitis*) befallen. Die Erkrankung verläuft recht unterschiedlich (z. B. monophasisch mit vollständiger Ausheilung). Sie tritt para- oder postinfektiös (Masern, Varizellen, Röteln, Influenza) sowie postvakzinal (Pocken, Masern, Mumps, Polio) auf. Abgesehen von enzephalitischen treten auch myelitische (spastische Para-/Tetraparese) Syndrome auf. Der Befall der weißen Substanz ist mit dem CT, vor allem aber mit dem MRT darstellbar.

Erreger. Eine *jahreszeitliche Häufung* ist bei manchen Erregern zu beobachten.

Sommer, Frühherbst	Herbst, Winter	Winter, Frühling	Ganzjährig
Arboviren, Enteroviren	Lymphozytäre-Choriomeningitis-Virus (LCMV)	Mumps	HIV, Herpes-simplex-Virus (HSV), Zytomegalievirus (CMV)

Darüber hinaus besteht eine unterschiedliche Verteilung in der *Erregerprävalenz* (Tabelle 30, S. 376).

Erregernachweis. Serologische Methoden/Virusisolierung aus *Rachenabstrich* (Polio-/Coxsackie-/Mumps-/Adenovirus, HSV Typ 1), *Stuhl* (Coxsackie-/Poliovirus), *Liquor* (Coxsackie-/Mumps-/Adeno-/Arbo-/Tollwutvirus, VZV, LCMV, HSV Typ 2), *Blut* (Arbovirus, EBV, LCMV, CMV, HSV Typ 2), *Urin* (Mumpsvirus, CMV) sowie *Speichel* (Mumps-/Tollwutvirus).

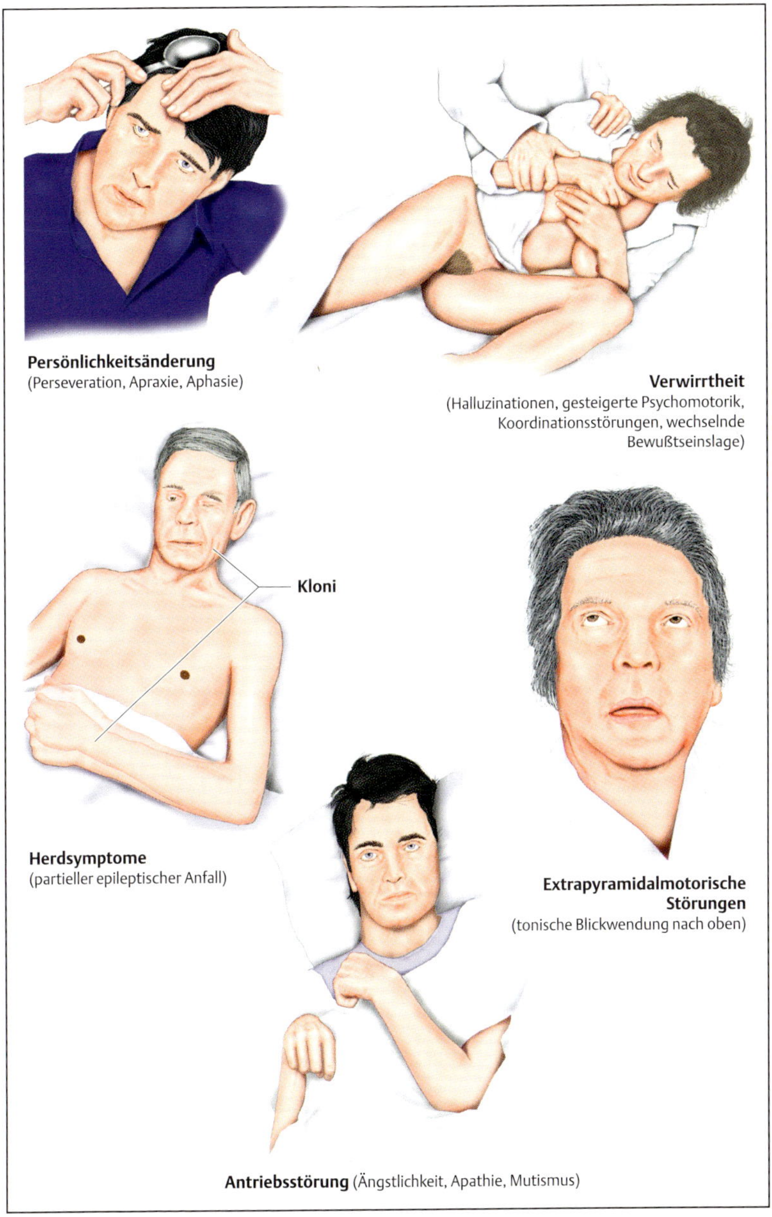
Persönlichkeitsänderung
(Perseveration, Apraxie, Aphasie)
Verwirrtheit
(Halluzinationen, gesteigerte Psychomotorik, Koordinationsstörungen, wechselnde Bewußtseinslage)
Kloni
Herdsymptome
(partieller epileptischer Anfall)
Extrapyramidalmotorische Störungen
(tonische Blickwendung nach oben)
Antriebsstörung (Ängstlichkeit, Apathie, Mutismus)

■ Herpes-simplex-Virusinfektion

Pathogenese. Eine Infektion mit *Herpes-simplex-Virus Typ 1* (HSV-1) erfolgt gewöhnlich im Kindesalter durch Läsionen der Mundschleimhaut (Gingivostomatitis, Pharyngitis). Über axonale Fortsätze wandern die Viren zentripetal zu regionalen Ganglien (z. B. Ganglion trigeminale) und verharren in einer Ruhephase. Aus dieser Latenzphase kann das Virus z. B. durch Ultraviolettstrahlung, Zahnextraktion, Immunsuppression oder fieberhafte Infekte reaktiviert werden, zentrifugal über die Axone wieder in die Peripherie gelangen und dort ein bläschenförmiges Exanthem (Herpes labialis) hervorrufen. Darüber hinaus bewirkt es Augeninfektionen (Keratokonjunktivitis) und durch Migration über den N. olfactorius sowie leptomeningeale trigeminale Fasern eine (Meningo-)*Enzephalitis*. Die Inzidenz des Herpes labialis zeigt keinen Zusammenhang mit der der Enzephalitis. Da der Liquor in der Regel keine Viren enthält, ist eine Virusisolierung nur aus Gewebe (Biopsat) erfolgreich. Das *Herpes-simplex-Virus Typ 2* (HSV-2) gelangt über eine (asymptomatische) Urogenitalinfektion und weitere axonale Wanderung zu den lumbosakralen Ganglien. Eine Reaktivierung des Virus führt zum Herpes genitalis. HSV-2 kann bei Erwachsenen eine (aseptische) *Meningitis*, gelegentlich eine *Polyradikulitis* oder *Myelitis* verursachen. Bei Neugeborenen ist eine Infektion mit HSV-2 im Geburtskanal mit der Folge einer Enzephalitis möglich. Sehr viel seltener ist HSV-1 Ursache einer neonatalen und HSV-2 Ursache einer adulten Enzephalitis.

Symptome und Befunde. *Enzephalitis (HSE).* Bei Erwachsenen besteht initial eine lokale Enzephalitis der kaudalen und medial gelegenen Anteile des Frontal- wie auch des Temporallappens. Uncharakteristische *Prodromalerscheinungen* äußern sich höchstens einige Tage als Fieber, Kopfschmerzen, Übelkeit, Appetitlosigkeit und Abgeschlagenheit. Dann zeigen sich *Herdsymptome* als olfaktorische und gustatorische Halluzinationen, Aphasie sowie Verhaltensstörungen (Verwirrtheit, Psychose). Außerdem treten einfach oder komplex fokale epileptische Anfälle mit sekundärer Generalisierung auf. Gewöhnlich handelt es sich um Anfallsserien, ein Status epilepticus ist selten. Im Verlauf von wenigen Stunden kommt es wegen des erhöhten intrakraniellen Drucks zu Bewußtseinsstörungen bis hin zum Koma. Bei Neugeborenen greift eine diffuse Ausbreitung der Entzündung im ZNS um sich.

Besonders im Beginn kann die Diagnose der HSE schwierig sein. In Ergänzung zu klinischen Befunden wie Meningismus, Hemiparese und neuropsychologischen Störungen liefert der *Liquor* eine lymphomonozytäre Pleozytose, wobei Granulozyten anfangs vorherrschen können mit meist erhöhtem Liquoreiweiß und nur selten erniedrigter Liquorglukose bzw. erhöhtem Liquorlaktat. Eine Xanthochromie sowie Erythrozyten sind möglich (*hämorrhagische nekrotisierende Enzephalitis*). Der Virusnachweis im Liquor ist in den ersten 3 Wochen fast immer mit Hilfe der Polymerasekettenreaktion möglich. Nur noch selten ist eine Hirnbiopsie zum direkten Virusnachweis notwendig. In der Abwägung zur Indikation der Lumbalpunktion ist der erhöhte intrakranielle Druck (S. 162) zu beachten.

Das *EEG* zeigt einen temporalen, ein- oder beidseitigen Herdbefund mit periodischen hochgespannten Sharp waves und 2–3/s-slow-wave-Komplexen in lokalisierter oder diffuser Ausprägung. Akut sind hypodense Bezirke ohne Kontrastmittelaufnahme im kranialen *CT* temporobasal nicht oder nur undeutlich erkennbar. Hyperdense Anteile in dieser Region entsprechen Einblutungen. Scharf begrenzte Hypodensitäten sind erst im Verlauf sichtbar. Dagegen sind frühzeitig im *MRT* besonders in T2-gewichteten Bildern die entzündlichen Läsionen darstellbar. Deshalb ist in der Frühdiagnostik das MRT, zur Verlaufsbeurteilung der enzephalitischen Herde und des Hirnödems das CT hilfreich.

Meningitis. Das Bild entspricht dem einer aseptischen Meningitis (S. 234).

Myelitis. Mit Schmerzen (Lendenwirbelsäulenregion) und Fieber entwickeln sich Sensibilitätsstörungen in den Sakral-/Thorakalsegmenten, schlaffe oder spastische Paraparese, Blasen- und Mastdarmstörungen. In den meisten Fällen geht die Symptomatik im Verlauf von 2 Wochen zurück.

Radikulitis. Hierbei sind die kaudalen Nervenwurzeln befallen. Entsprechend zeigen sich Symptome wie Blasen- und Mastdarm- sowie Sensibilitätsstörungen in lumbosakraler Verteilung.

Virostatikum. Besonders bei Enzephalitis so frühzeitig wie möglich Aciclovir 3mal 10 mg/kg KG intravenös über 10–14 Tage.

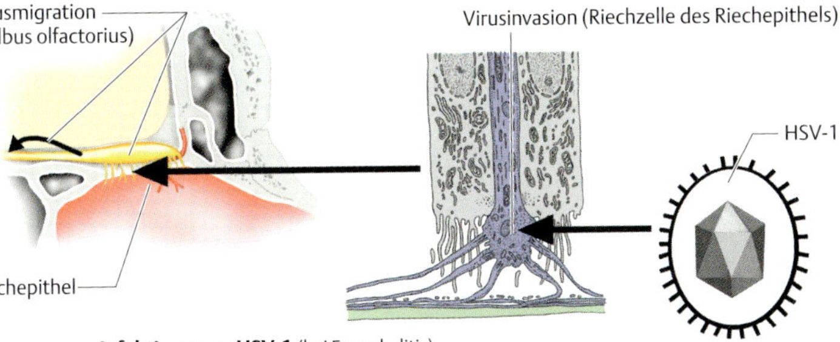

Infektionsweg HSV-1 (bei Enzephalitis)

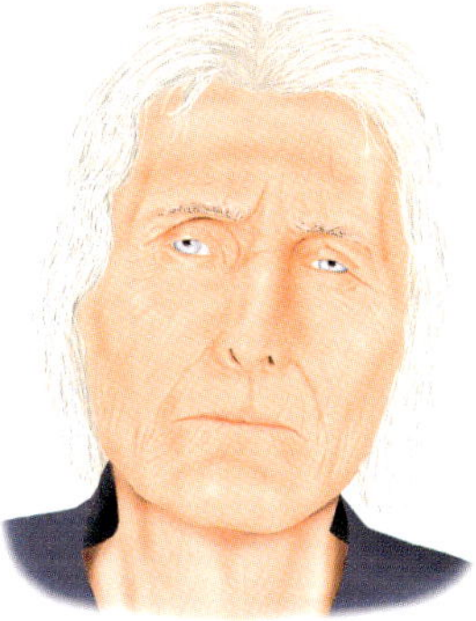

Prodromalerscheinungen, Verhaltensänderungen

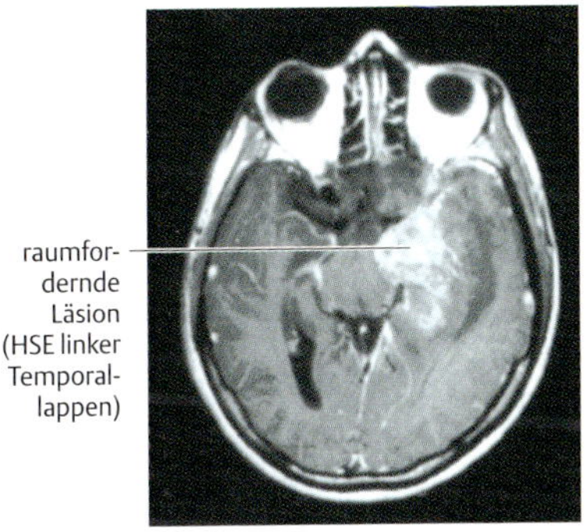

MRT
(T_1-Wichtung, Kontrastmittelaufnahme)

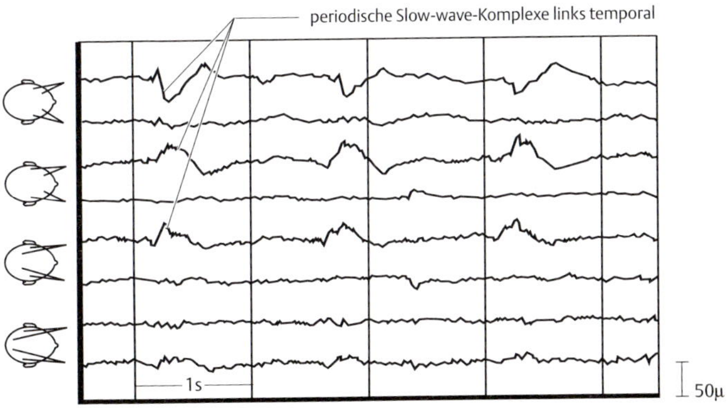

EEG

■ Varicella-Zoster-Virus (VZV)-Infektion

Pathogenese. In der Regel verursacht eine *Primärinfektion* mit dem VZV bei Kindern Windpocken (Varizellen). Eintrittspforten der Schmier- oder Tröpfcheninfektion sind Konjunktiven, Oropharynx und oberer Respirationstrakt. Nach lokaler Replikation gelangt das Virus hämatogen und lymphatisch (1. Virämie) in die Zellen des retikulohistiozytären Systems. Dort vermehrt es sich weiter und breitet sich dann in einer 2. Virämie erneut und verstärkt aus. Die Virusinfektion hinterläßt Immunität. Mittels zentripetalem axonalem Transport in den sensiblen Haut- und Schleimhautfasern erreicht das VZV die Spinal- und Hirnnervenganglien (*ganglionäre Latenzphase*). Überwiegend sind die thorakalen und trigeminalen Ganglien, aber auch die des VII., IX. und X. Hirnnervs befallen. Eine *Reaktivierung* des Virus in den Ganglien (Ganglionitis) tritt spontan auf, wobei die Inzidenz mit steigendem Lebensalter, bei Diabetes mellitus oder einer Immunschwäche (z. B. infolge HIV-Infektion, Lymphom, Strahlen- oder Chemotherapie) zunimmt. Das VZV beginnt dann zentrifugal über die zugehörigen Axone in die Dermatome zu wandern. Dort ruft es das Zosterexanthem hervor. Zudem ist eine Ausbreitung über die spinalen Hinterwurzeln (Radikulitis) ins ZNS möglich mit der Folge einer Zostermyelitis oder Zostermeningoenzephalitis. Zerebrale Gefäße befällt das VZV über axonale Verbindungswege (Ganglion trigeminale). Die Ursache der postzosterischen Neuralgie wird in einer Störung der Schmerzverarbeitung sowohl peripherer wie zentraler Mechanismen der Erregungsübertragung vermutet.

Symptome und Befunde. *Varizellen.* Nach einer Inkubationszeit von 14–21 Tagen zeigen sich schubweise juckende Effloreszenzen, die sich innerhalb von Stunden über Makula, Papula, Vesikula zu Krusten umwandeln. Nach 1–2 Wochen fallen die Krusten ab. Bei *Immunschwäche* können schwerwiegende hämorrhagische Krankheitsbilder mit Myelitis, Pneumonie, Enzephalitis und Hepatitis eintreten. Eine akute *Zerebellitis* führt bei Kindern zur Extremitäten-, Stand- und Gangataxie, seltener zu Dysarthrie und Nystagmus. Der Liquor kann eine geringe Pleozytose und Eiweißerhöhung liefern, aber auch unauffällig sein. Das MRT zeigt meist keine Veränderungen. In der Mehrzahl der Fälle tritt eine allmähliche Rückbildung der zerebellären Symptomatik ein.

Zoster (Herpes zoster). Anfangs Allgemeinsymptome (Abgeschlagenheit, Fieber) und vor allem Schmerzen, Jucken, Brennen oder Kribbeln in dem (den) betroffenen Dermatom(en). Vielfach sind die thorakalen und die kraniozervikalen Dermatome (*Zoster ophthalmicus, Zoster oticus, Zoster occipitocollaris*) befallen. Nach einigen Tagen erscheinen gruppierte, prall gefüllte, wasserklare Bläschen auf einem geröteten Grund innerhalb des entsprechenden Dermatoms. Nach 2–3 Tagen trübe Gelbfärbung des Vesikelinhalts. Abtrocknung, Verkrustung und Abheilung des Exanthems nach weiteren 5–10 Tagen. Schmerzen und Dysästhesien dauern gewöhnlich nicht länger als 4 Wochen. *Zoster sine herpete* sind Schmerzen ohne entsprechende Hauterscheinungen.

Komplikationen. Hierfür zeigt sich eine Prädisposition im höheren Lebensalter und bei immunsupprimierten Patienten. Als *postzosterische (postherpetische) Neuralgie* werden länger als 4 Wochen nach Abheilung der Hauterscheinungen anhaltende Schmerzen bezeichnet. Am häufigsten treten sie in kranialen und thorakalen Segmenten auf. Ein Befall der *Hirnnerven* kann zu ein- oder beidseitigen okulären Symptomen (Ophthalmoplegie, Sehstörungen, Keratokonjunktivitis) oder zum Ramsay-Hunt-Syndrom (Fazialisparese, Hörverlust, Tinnitus, Vertigo) führen. Andere Hirnnerven (IX, X, XII) werden selten einbezogen. Zu weiteren möglichen Komplikationen gehören *Guillain-Barré-Syndrom, Myelitis,* segmentale *Muskelparesen/-atrophien, Myositis, Meningitis, Ventrikulitis, Enzephalitis, Grenzstrangläsionen* (Anhidrose, Sudeck-Syndrom), *generalisierter Zoster* und *Vaskulitis* (A. carotis interna und ihre Äste, A. basilaris). *Erregernachweis* ⇨ im Liquor durch Polymerasekettenreaktion.

Virostatikum. Aciclovir (5 mg/kg KG i. v. 8stündlich, 800 mg oral 5mal täglich), Brivudin (125 mg 4mal täglich oral), Famciclovir (250 mg 3mal täglich oral) oder Valaciclovir (3mal 1 g täglich) für jeweils 5–7 Tage. Die Medikamente sind nur in der Phase der Virusreplikation wirksam.

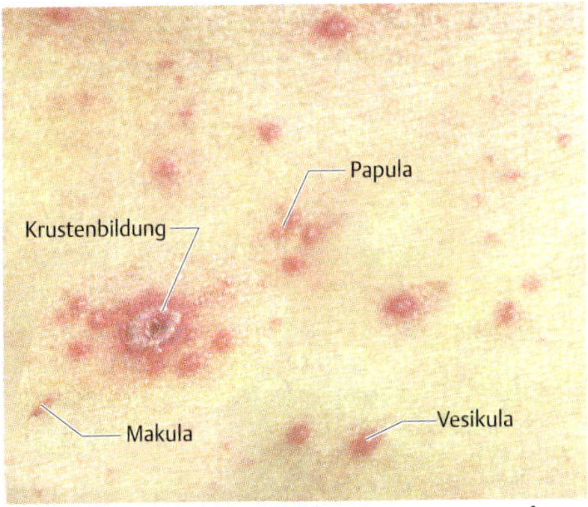

Varizellen
(verschiedene Effloreszenzstadien nebeneinander)

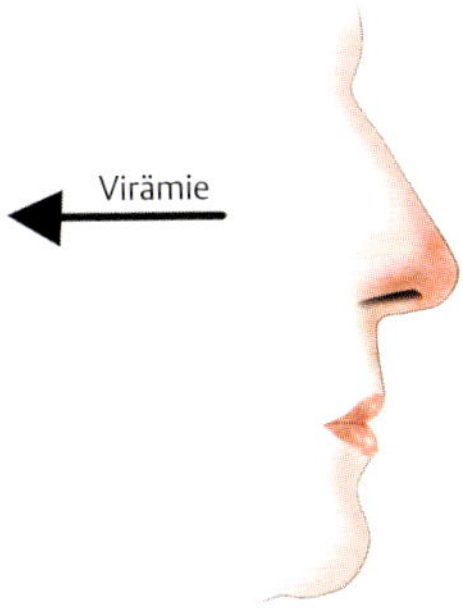

Eintrittspforten

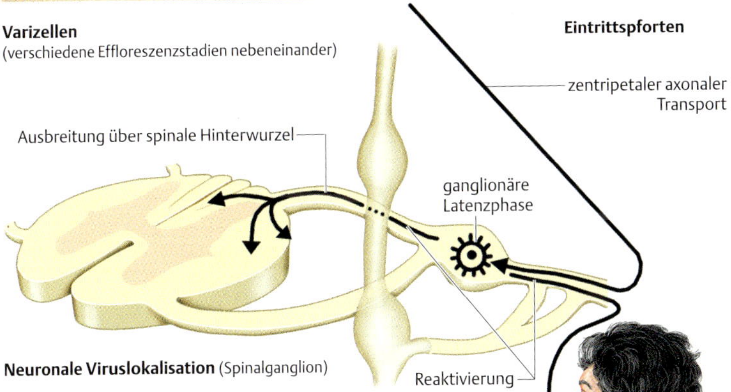

Neuronale Viruslokalisation (Spinalganglion)

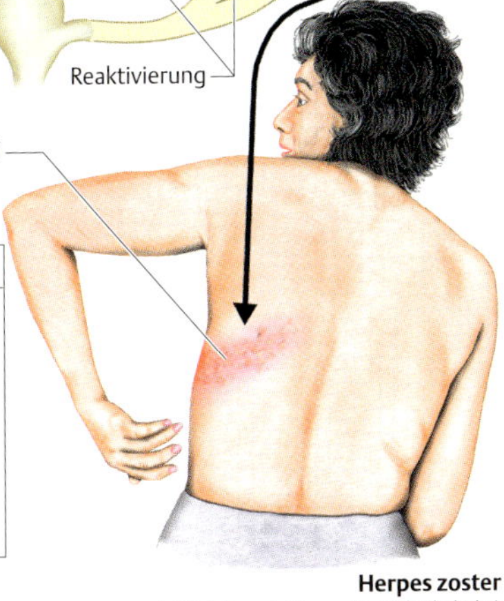

Herpes zoster
(„Gürtelrose"; Dermatom Th6/7 links)

Varizellen	Zoster
• akute zerebelläre Ataxie • postinfektiöse Enzephalomyelitis • Myelitis • Guillain-Barré-Syndrom • Reye-Syndrom • Vaskulitis (Infarkt)	• postherpetische Neuralgie • Hirnnervenparese • segmentale Parese • aseptische Meningitis • Meningoenzephalitis • Myelitis • Vaskulitis (Infarkt)

(nach Johnson, 1998)

Mögliche Komplikationen einer VZV-Infektion

■ Human-immunodeficiency-virus(HIV)-Infektion

Pathogenese. Erreger ist HIV Typ 1 (HIV-1; weltweit verbreitet) oder Typ 2 (HIV-2; Westafrika und vereinzelt Europa, Amerika sowie Indien). Eine Infektion erfolgt durch Sexualverkehr, Blut oder Blutprodukte und von der Mutter auf das Kind (vertikale Übertragung). HIV wird nicht durch Kontakte im Alltag, Nahrung, Wasser, Mükken oder andere Insekten übertragen. In den Industrieländern liegt die mittlere Inkubationsperiode bei 9–12 Jahren. Nach dem Ausbruch von AIDS (*acquired immunodeficiency syndrome*) beträgt die durchschnittliche Überlebensdauer 1–3 Jahre. Die *Primärinfektion* z. B. über Schleimhautläsionen ermöglicht freien oder zellgebundenen Viren die Aufnahme an der Eintrittspforte in primäre Zielzellen. Mögliche Zielzellen (Beispiele in Klammern) finden sich im blutbildenden System (T-/B-Lymphozyten, Makrophagen, dendritische Zellen), im ZNS (Makrophagen, Mikroglia, Astrozyten, Ganglienzellen), in der Haut (Fibroblasten) und im Magen-Darm-Trakt (Becherzellen). Nach der ersten Virusreplikation in den primären Zielzellen gelangen die HI-Viren in regionale Lymphknoten, in $CD4^+$T-Zellen und Makrophagen. Dort setzt eine starke HIV-Vermehrung ein, mit der Folge einer ausgeprägten Virämie und Ausbreitung von HIV in weitere Zielzellen des Körpers (*Dissemination*). 7–14 Tage nach dieser virämischen Phase kommt eine *Immunreaktion* mit partieller Kontrolle der Virusvermehrung in Gang, gleichzeitig erfolgt die Serokonversion. Die sich anschließende mehrjährige Phase der klinischen *Latenz* ist durch eine gleichmäßige (steady state) Virusreplikation, HIV-Entfernung (clearance) durch das Immunsystem in einem jeweils individuellen Bereich (set point der HIV-1-RNA-Konzentration im Plasma) und fehlende ausgeprägte klinische Symptome gekennzeichnet. Steigert sich die HIV-Replikation aus bisher noch nicht geklärten Gründen so stark, daß eine adäquate Virusentfernung versagt, kommt es zum Zusammenbruch unterschiedlicher Immunfunktionen und zu einem starken Abfall der $CD4^+$T-Lymphozyten. Die zunehmende Virämie (virus load) korreliert mit der *Progression* der HIV-Infektion zu AIDS. Im Nervensystem tritt HIV zuerst im Liquorraum auf, danach ist es vor allem mit Makrophagen und Mikroglia assoziiert.

Symptome und Befunde. Neurologische Krankheitsbilder können in jedem Stadium der HIV-Infektion auftreten, sind aber gewöhnlich erst in den Spätstadien von AIDS manifest. Bei etwa der Hälfte bis Zweidrittel der Infizierten sind neurologische Störungen feststellbar. Diese können durch primäre oder durch sekundäre Folgen der HIV-Infektion wie auch durch Komplikationen von nicht HIV-bedingten Begleiterkrankungen verursacht werden.

Primäre HIV-Infektion. Frühmanifestationen treten um den Zeitpunkt der Serokonversion selten auf. Sie zeigen sich als akute reversible Enzephalitis bzw. aseptische Meningitis (S. 234), Hirnnervenausfälle (insbesondere Fazialisparese), Radikulitis oder Myelitis. Die Mehrzahl neurologischer Syndrome sind Folgen der persistierenden HIV-Infektion (*Spätmanifestationen*). Die *HIV-Enzephalopathie* (AIDS dementia complex) kündigt sich über Monate mit Abgeschlagenheit, Kopfschmerzen, zunehmendem sozialem Rückzug, Schlafstörungen, Vergeßlichkeit, Konzentrationsstörungen und Apathie an. Neben den Zeichen des fortgeschrittenen AIDS finden sich Bradyphrenie, Störungen der Blickfolgebewegungen, Dysarthrophonie, Koordinationsstörungen, Myoklonien, Rigor und Haltetremor. Inkontinenz und zentrale Paresen stellen sich im weiteren Verlauf ein. Eine generalisierte Atrophie ist mit dem CT, multifokale oder diffuse Marklagerläsionen sind mit dem MRT sichtbar. Der Liquor kann normal sein oder eine geringe Pleozytose mit Eiweißerhöhung aufweisen. Das EEG zeigt eine zunehmende Verlangsamung. Weitere Krankheitsbilder sind *HIV-Myelopathie* (vakuoläre Myelopathie), distal symmetrische *Polyradikuloneuropathien, Mononeuritis multiplex* und *Polymyositis.*

Sekundäre Komplikationen der HIV-Infektion. Folgeerkrankungen einer HIV-Infektion sind vor allem *opportunistische Infektionen* des ZNS (Toxoplasmose, Kryptokokkenmeningitis, Aspergillom, progressive multifokale Leukenzephalopathie, Zytomegalievirus-Enzephalitis, Herpes-Enzephalitis, Zoster, Tuberkulose, Syphilis), *Tumoren* (primäres Lymphom) wie auch *vaskuläre* (Infarkt, Blutung) und *metabolische* (medikamentös, Vitaminmangel) Störungen.

Virostatikum. Tripeltherapie (2 nukleosidale Reverse-Transkriptaseinhibitoren + Proteasehemmer oder nichtnukleosidaler Reverse-Transkriptase-Inhibitor).

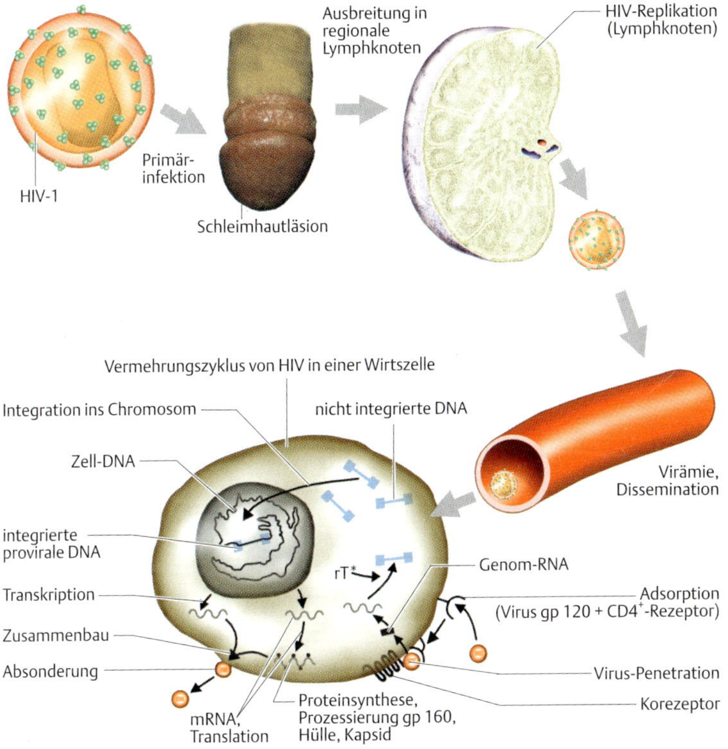

Pathogenese der HIV-Infektion (*rT = reverse Transkriptase)

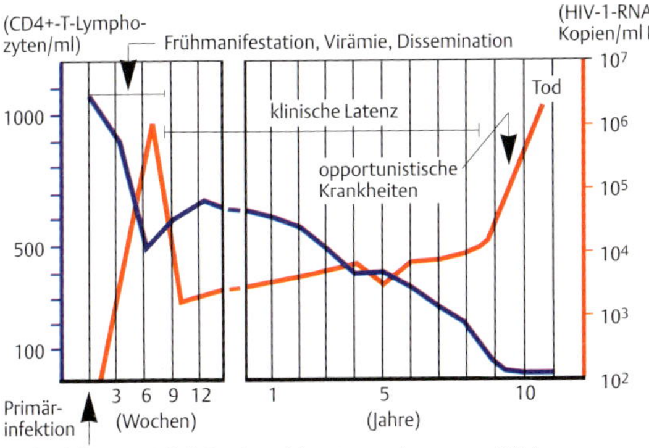

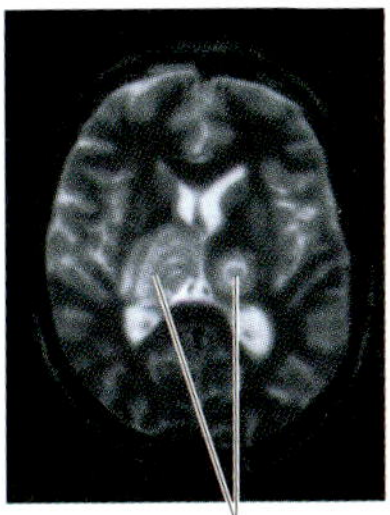

ZNS-Toxoplasmose (MRT, axial, T_2-Wichtung)

Verlauf der HIV-Infektion (Anzahl CD4+-Lymphozyten und HIV)

■ Poliomyelitis

Pathogenese. Polioviren kommen in den Typen 1 (ca. 85% der Infektionen), 2 und 3 vor. Wie andere Enteroviren (Coxsackie-, Echo- und Hepatitis-A-Viren) werden sie von Mensch zu Mensch bei schlechten hygienischen Voraussetzungen vorwiegend fäkal-oral oder oral-oral übertragen. Nach der *Aufnahme* dringen die Erreger in Epithelzellen ein, vermehren sich dort und gelangen in das lymphatische Gewebe von Nasopharynx (Tonsillen) und Darmwand (Peyer-Plaques). Einer weiteren Replikationsphase (6–8 Tage) folgt die Generalisation über das Blut (*Virämie*), die unspezifische *Allgemeinsymptome* verursacht. Die Polioviren erreichen über den Blutweg das ZNS (*Organmanifestation*) und können 10–14 Tage nach der Infektion die Symptome einer Poliomyelitis bewirken. Im Speichel ist das Virus 3–4 Tage vorhanden, über den Darm wird es 3–4 Wochen ausgeschieden. Die *Immunität* nach Infektion ist nur für den Typ vorhanden, der als Erreger in Frage kommt. *Erregernachweis* durch Virusisolation (Oropharynx, Faeces), Serologie und Polymerasekettenreaktion.

Symptome und Befunde. 90–95% aller Polioinfektionen verlaufen asymptomatisch (stille Feiung). Etwa 5–10% entwickeln eine abortive Poliomyelitis. Hiervon schreiten 1–2% zur spinalen, bulbären oder enzephalitischen Verlaufsform fort.

Minor-Typ (abortive Poliomyelitis). Allgemeinsymptome wie Fieber, Kopf-, Hals- und Gliederschmerzen, Abgeschlagenheit sowie gastrointestinale Beschwerden (Übelkeit, Appetitlosigkeit, Diarrhö oder Obstipation) sind von denen anderer Infektionskrankheiten nicht zu unterscheiden. Diese Symptomatik ohne ZNS-Beteiligung ist nach spätestens 4 Tagen beendet.

Major-Typ (präparalytische und paralytische Poliomyelitis). Entweder unmittelbar oder nach einer 2- bis 3tägigen Latenzphase leiten die Allgemeinsymptome in das Stadium der Organmanifestation mit einem erneuten Fieberanstieg über. Dieses kann sich nur als meningitisches Syndrom (*präparalytisches Stadium*) oder im Verlauf mit Lähmungen (*paralytisches Stadium*) manifestieren. Die *Meningitis* des präparalytischen Stadiums zeigt alle Zeichen einer aseptischen Meningitis zusammen mit einer mehr oder weniger deutlich ausgeprägten allgemeinen Schwäche und Apathie. Sie heilt in etwa der Hälfte der Fälle aus, oder es treten zunehmende Muskelschmerzen und Muskelsteifigkeit auf, die das paralytische Stadium ankündigen. Die schlaffen Lähmungen der am häufigsten auftretenden *spinalen Verlaufsform* sind meist asymmetrisch verteilt, überwiegend in den unteren Extremitäten vorhanden und proximal betont. Die Muskeleigenreflexe fehlen in den betroffenen Regionen. Das Ausmaß der Paresen kann innerhalb von 3–5 Tagen zunehmen und in ganz wechselnden Schweregraden auftreten. Parästhesien ohne Sensibilitätsausfälle und vegetative Störungen (Blasenentleerung, Schweißsekretion, Obstipation) sind möglich. In den betroffenen Muskelgruppen zeigen sich 1 Woche nach Lähmungsbeginn Atrophien, die über Wochen zunehmen. Etwa 10% der Betroffenen entwickeln zusätzlich oder isoliert eine *bulbäre Verlaufsform*. Der Befall des VII., IX. und X. Hirnnervs ist dabei Ursache der Schluck- und Sprechstörungen. Eine Beteiligung der Formatio reticularis führt zu Blutdruckschwankungen, Atemstörung/-lähmung und Magenatonie. Die *enzephalitische Verlaufsform* tritt sehr selten auf. Neben einem enzephalitischen Syndrom (S. 222) sind vor allem vegetative Funktionsstörungen vorherrschend.

Postpolio-Syndrom. Damit werden neue Beschwerden nach einer durchgemachten Poliomyelitis bezeichnet, die mindestens 10 Jahre zurückliegt und im Intervall keine Veränderung der neurologischen Ausfälle aufwies. Neben *Allgemeinsymptomen* (abnorme Ermüdbarkeit, Kälteintoleranz, Zyanose der befallenen Extremitäten) sind *Gelenkschmerzen* und zunehmende *neuromuskuläre Ausfälle* (Paresen in betroffenen/zuvor nicht beteiligten Muskelgruppen, neue Atrophien) kennzeichnend. Dysphagie, respiratorische Insuffizienz und Schlafapnoe-Syndrom können ebenfalls hinzutreten.

Prophylaxe. Durch Impfung (2malig im Abstand von 6–8 Wochen, 3. Impfung 8–12 Monate später) mit nicht vermehrungsfähigen inaktivierten Polioviren (Salk) subkutan.

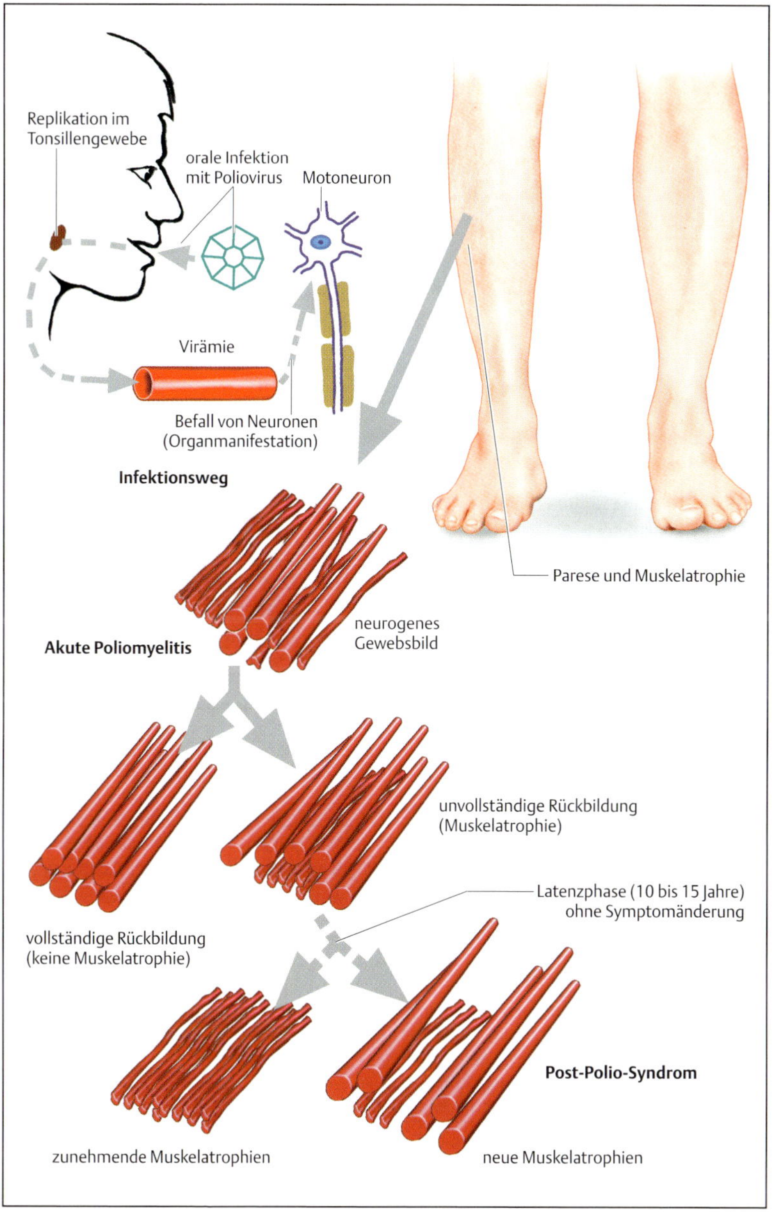
Replikation im Tonsillengewebe
orale Infektion mit Poliovirus
Motoneuron
Virämie
Befall von Neuronen (Organmanifestation)
Infektionsweg
Parese und Muskelatrophie
neurogenes Gewebsbild
Akute Poliomyelitis
unvollständige Rückbildung (Muskelatrophie)
vollständige Rückbildung (keine Muskelatrophie)
Latenzphase (10 bis 15 Jahre) ohne Symptomänderung
Post-Polio-Syndrom
zunehmende Muskelatrophien
neue Muskelatrophien

■ Progressive multifokale Leukenzephalopathie (PML)

Pathogenese. Der Erreger, das *JC-Virus* (JCV), gehört zu den Papovaviren. Er kommt ubiquitär vor. Es wird vermutet, daß das latent im Körper vorhandene JCV durch Reaktivierung infolge einer reduzierten zellulären Immunschwäche auf dem Blutweg das ZNS erreicht. Dort verursacht das Virus multiple Läsionen der weißen Substanz.

Symptome und Befunde. Eine PML tritt als Komplikation bei malignen Erkrankungen (chronische lymphatische Leukämie, Hodgkin-Lymphom), Tuberkulose, Sarkoidose, immunsuppressiver Therapie und AIDS auf. Die *Symptomatik* ist variabel. Liegt *keine* AIDS-Erkrankung vor, sind Sehstörungen (Gesichtsfeldausfälle, kortikale Blindheit), Hemiparesen und neuropsychologische Syndrome (Gedächtnis-/kognitive Störungen, Sprachstörungen, Verhaltensänderungen) klinisch führend. Ist die PML *mit* AIDS assoziiert, treten in absteigender Häufigkeit zentrale Paresen, kognitive Störungen, Sehstörungen, Gangstörungen, Ataxie, Dysarthrie, Dysphasie und Kopfschmerzen auf. Meistens verläuft die PML rasch progredient mit einer mittleren Überlebenszeit von 4–6 Monaten. Eine definitive *Diagnose* erlaubt bisher nur die Untersuchung bioptisch oder autoptisch gewonnenen Hirngewebes. Das CT demonstriert asymmetrisch verteilte hypodense Läsionen ohne Zeichen einer Raumforderung oder Kontrastmittelanreicherung. Im MRT stellen sich diese Läsionen signalreich (T2-gewichtet) dar, wobei das subkortikale Marklager (sog. U-Fasern) mitbetroffen ist. Der Liquor ist zwar meist normal, kann aber bei AIDS-Patienten u. a. oligoklonale Banden aufweisen.

Virostatikum. Bisher keine gesicherte Therapie.

■ Zytomegalievirus (CMV)-Infektion

Pathogenese. Das zu den Herpesviridae gehörende CMV wird durch Tröpfcheninfektion, Geschlechtsverkehr, Blut, Blutprodukte und Organtransplantate übertragen. Es ist weit verbreitet mit einer regional und altersabhängigen Infektionsrate bis 100%. Wahrscheinlich vermehrt sich das Virus zuerst in Epithelzellen (Speicheldrüsen) des Oropharynx. Von dort erfolgt die hämatogene Generalisierung u. a. mit Befall des Nervensystems. Das Virus bleibt latent in Monozyten und Lymphozyten unter Kontrolle des Immunsystems. Eine Reaktivierung verläuft bei Gesunden fast immer ohne Symptome, während bei immunsupprimierten Patienten (AIDS, nach Transplantation, Zytostatikatherapie, maligne Grunderkrankung) schwerwiegende generalisierte Krankheitsbilder auftreten können.

Symptome und Befunde. Die *Erstinfektion* verläuft in der Regel inapparent. Eine intrauterine fetale Infektion führt in weniger als 5% der Neugeborenen zu generalisierten *Fetopathien*. Die *Symptome* einer (reaktivierten) CMV-Infektion bei Immundefizienz, insbesondere AIDS, sind uneinheitlich. Hierzu gehören CMV-*Retinitis* (Visusabnahme bis hin zur Erblindung), CMV-*Pneumonie* und CMV-*Enteritis* (Kolitis, Ösophagitis, Proktitis). Auch die durch CMV verursachten neurologischen Syndrome sind vielgestaltig. Am peripheren Nervensystem macht sich die CMV-Infektion als *Guillain-Barré-Syndrom* oder *lumbosakrale Polyradikulopathie* (subakute Paraparese mit oder ohne Rücken- bzw. radikuläre Schmerzen) bemerkbar. Am ZNS zeigt sich die CMV-Infektion als *Enzephalitis*, *Meningitis*, *Ventrikulitis* (entzündliche Veränderungen des Ependyms) und/oder *Myelitis*. Dabei können im Einzelfall Symptome fehlen, nur geringfügig sein oder progredient sich ähnlich einer HIV-Enzephalopathie entwickeln. Hirninfarkte können infolge einer CMV-*Vaskulitis* entstehen. Die *Diagnose* ist klinisch oft nicht sicher möglich (mit Ausnahme der Retinitis). Im CT wie MRT lassen sich – bis auf eine periventrikuläre Kontrastmittelanreicherung im MRT bei Ventrikulitis – keine spezifischen Veränderungen darstellen. Der Liquor kann eine geringe Pleozytose und Eiweißerhöhung aufweisen. *Erregernachweis* ⇨ direkte (Histologie, Virusanzüchtung/Polymerasekettenreaktion aus Liquor oder Urin) und indirekte (CMV-spezifische Antikörper) Methoden.

Virostatikum. Ganciclovir oder Foscarnet zur initialen Behandlung und sekundären Prophylaxe.

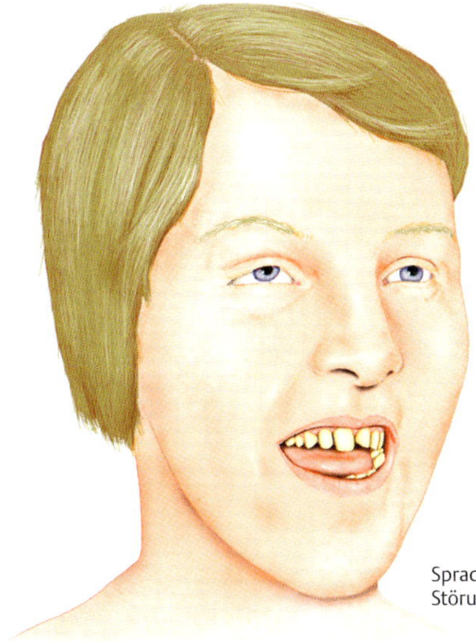

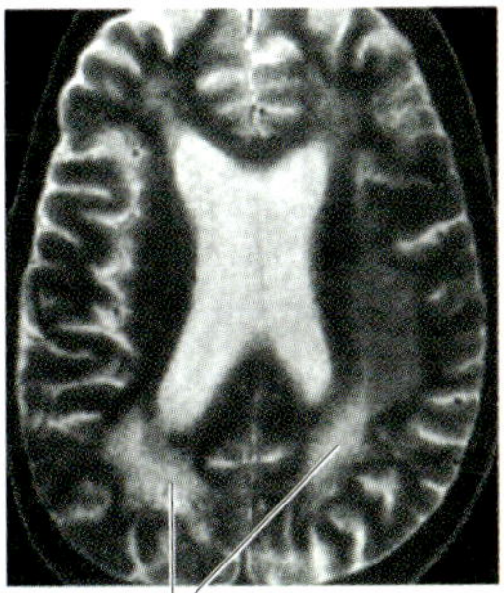

Progressive multifokale Leukoenzephalopathie

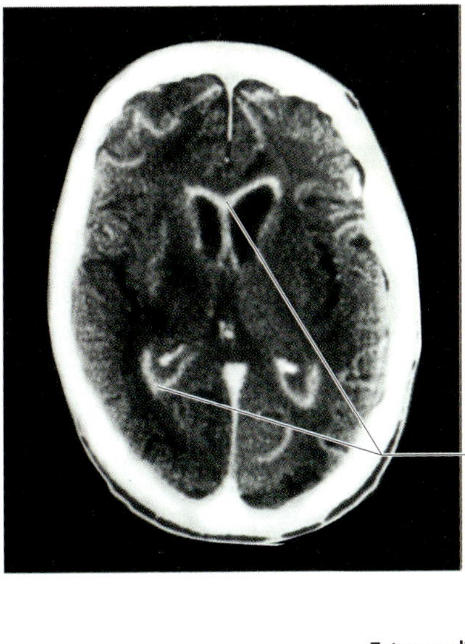

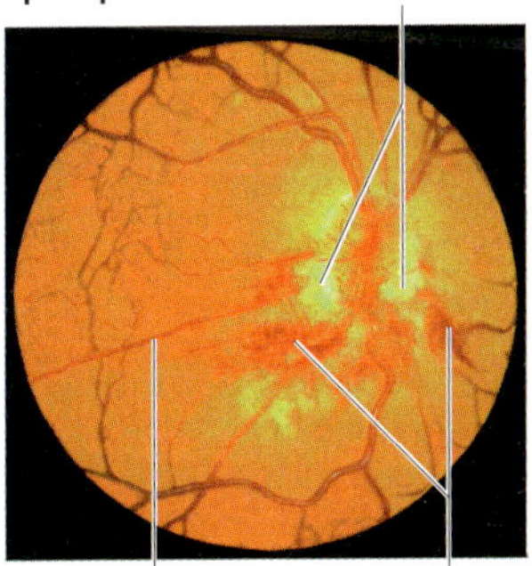

CMV-Retinitis

Zytomegalievirusinfektion

■ Tollwut (Rabies)

Pathogenese. Das Tollwutvirus gehört zu den Rhabdoviren. Es wird hauptsächlich durch den Speichel beim Biß eines infizierten Tieres (Hund, Katze, Wildtier) übertragen. Virusreservoir sind in Europa und Amerika Wildtiere (Fuchs, Wildschwein, Reh, Marder, Waschbär, Dachs, Fledermaus; *silvatische Tollwut*), in asiatischen Ländern Hunde (*urbane Tollwut*). Das Virus vermehrt sich zunächst an der Eintrittspforte in Muskelzellen. Von dort gelangt es über Muskelspindeln und motorische Endplatten in den peripheren Nerven, den es bis zu den Spinalganglien und Motoneuronen entlangwandert. Hier findet eine erneute Replikation statt, nach der sich das Virus im ZNS und über Verbindungswege des vegetativen Nervensystems auf andere Organe (Speicheldrüse, Kornea, Nieren, Lunge) ausbreitet. Das limbische System (S. 144) wird regelhaft befallen. Die *Inkubationszeit* beträgt 2–3 Monate, kann aber auch 1 Woche oder 1 Jahr in Einzelfällen sein. Wichtige *diagnostische Voraussetzung* ist der Nachweis, daß das beißende Tier an Tollwut erkrankt war. Ohne klinische Symptomatik ist die Diagnose kaum zu stellen. Das Virus kann in der 1. Woche aus Speichel, Urin und Liquor isoliert werden.

Symptome und Befunde. Im Krankheitsverlauf sind 3 Phasen abgrenzbar.

Prodromalstadium (2–4 Tage). An der bereits verheilten Bißwunde wie auch der gesamten Körperseite auftretende Parästhesien, abnorme Empfindlichkeit und Schmerzen sind charakteristisch. Nach Ankündigung durch Unwohlsein, Krankheitsgefühl, Fieber und Kopfschmerzen zeigen sich nach einigen Tagen Symptome wie Angst, Reizbarkeit, Schlafstörungen, motorische Unruhe sowie Depression.

Exzitationsstadium (furiose Rabies). Dieses entwickelt sich innerhalb von Tagen mit zunehmender Ruhelosigkeit, unzusammenhängenden Äußerungen, schmerzhaften Krämpfen der Extremitäten und Schluckmuskulatur. Es spiegelt den Befall der tegmentalen Mittelhirnstrukturen wider. Die *Hydrophobie* als wesentliches Beschwerdebild dieser Phase stellt sich als schmerzhafter Laryngospasmus, Spasmen der Atemmuskulatur, Opisthotonus mit tonisch-klonischen Krämpfen der gesamten Körpermuskulatur dar. Auslösend ist anfangs der Versuch zu trinken, im Verlauf führen bereits der Anblick von Wasser, unerwartete Geräusche, Luftzug oder grelles Licht solche Muskelkrämpfe herbei. Starke Erregungszustände mit Schreien, Spucken und Kratzen können mit Abschnitten relativer Ruhe abwechseln. Ohne Interventionsmaßnahmen tritt nach wenigen Tagen der Tod ein, oder es schließt sich nach einer klinischen Besserung das folgende Stadium an.

Paralytisches Stadium (paralytische Rabies). Die Hydrophobie und die Stimmungslage bessern sich zwar, aber es kommt zu aufsteigenden schlaffen Lähmungen mit Schmerzen und Muskelfaszikulationen infolge des spinalen Befalls. Die Paresen können alle Extremitäten betreffen, asymmetrisch mit initialem Befall der durch den Biß verletzten Extremität verteilt sein oder überwiegend Hirnnervenausfälle (Augenmuskelparesen, Dysphagie mit Speichelfluß, Dysarthrophonie) und vegetative Störungen (Herzrhythmusstörungen, Lungenödem, Diabetes insipidus, Hyperhidrosis) einschließen.

Prophylaxe. Impfung bei hoher Tollwutgefährdung (Tierärzte, Laborpersonal, Reisende in Endemiegebieten). Adäquate Behandlung der Bißwunde (u. a. Auswaschen mit Wasser und Seife). Postexpositionsprophylaxe durch Impfung und Rabies-Immunglobulin.

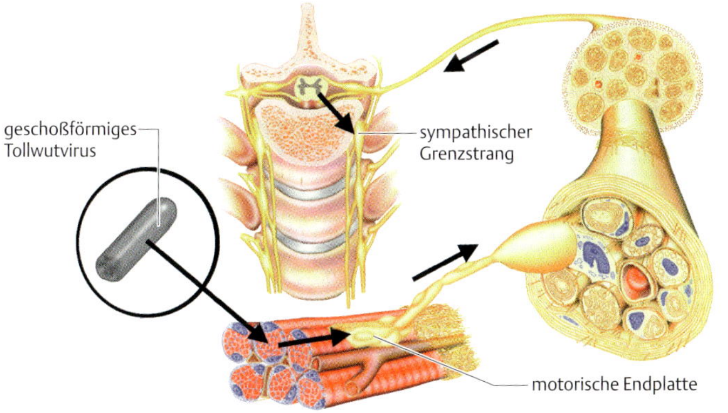

Infektionsweg des Tollwutvirus

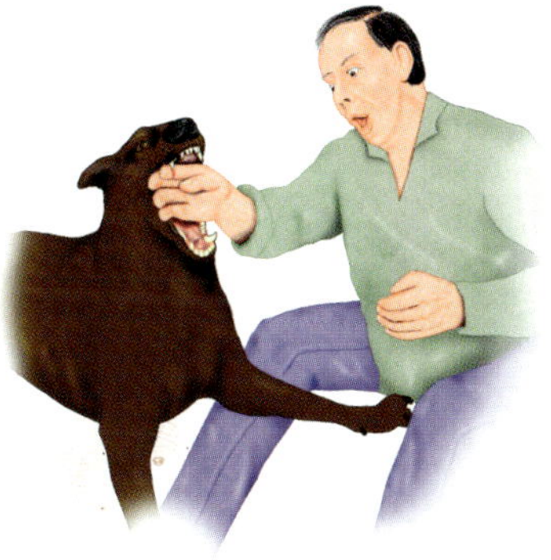

Übertragung durch Biß

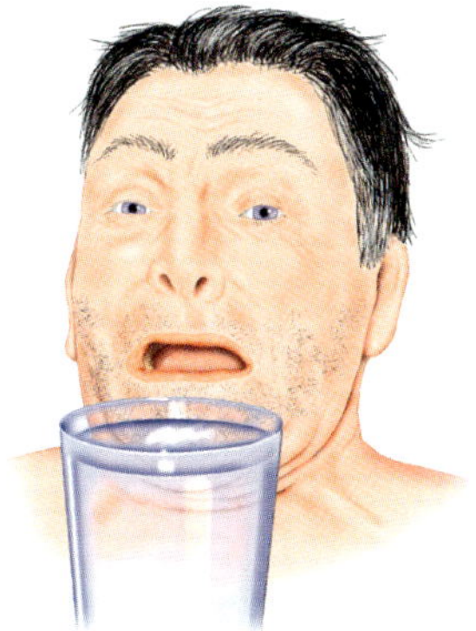

Exzitationsstadium (Hydrophobie)

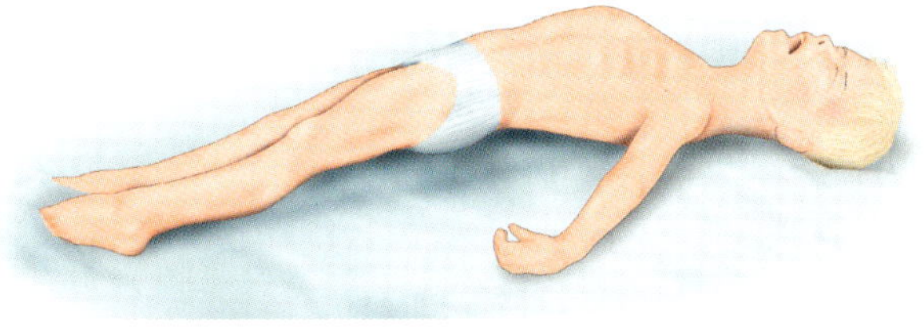

Exzitationsstadium (Spasmen, Opisthotonus)

Opportunistische Pilzinfektionen

Mykosen können zwar ohne prädisponierende Faktoren das ZNS befallen, jedoch betreffen sie vorwiegend immundefiziente Patienten als *opportunistische Systemmykosen* (AIDS, nach Organtransplantation, schwere Verbrennungen, maligne Erkrankungen, Diabetes mellitus, Kollagenosen, Chemotherapie, chronische Kortikosteroidtherapie). Regional (Nord-/Südamerika, Afrika) treten sie auch im Rahmen von *Endemien* (Blastomykose, Kokzidioidomykose, Histoplasmose) auf.

■ Cryptococcus neoformans (Kryptokokkose)

Der von einer Polysaccharidkapsel umhüllte Sproßpilz ist vielfach die Ursache einer ZNS-Mykose. Er findet sich vor allem in Fäkalien von Stubenvögeln und Tauben. Kryptokokken gelangen mit dem Luftstaub in die Atemwege und die Lunge, führen dort zu lokalen Lungenaffektionen und erreichen hämatogen das ZNS. Bei ausreichender Immunitätslage, speziell der T-Zell-abhängigen Immunfunktionen, bleibt die Lungeninfektion symptomlos und heilt aus. Liegt jedoch eine Abwehrschwäche vor, kann eine *Meningoenzephalitis* mit oder ohne vorausgehende Symptome einer Lungenkryptokokkose entstehen. Die in der Regel progrediente Symptomatik ist heterogen. Neben subakuten oder chronischen meningitischen Zeichen stellen sich Hirnnervenausfälle (III, IV, VI), enzephalitisches Syndrom und/oder Symptome eines erhöhten intrakraniellen Drucks ein. *Diagnostik* ⇨ MRT mit granulomatösen, zystischen Veränderungen, umgebendes Ödem. Lunge mit möglichen Infiltraten. Liquor unspezifisch verändert; variable, meist geringe lymphomonozytäre Pleozytose, Proteinerhöhung und niedrige Glukose- bzw. erhöhte Laktatwerte. Im Tuschepräparat (Kohlepartikel dringen nicht in die Polysaccharidkapsel des Erregers ein) Höfe um die Hefen. *Erregernachweis* ⇨ Antigen im Liquor und Serum; Antikörpernachweise mit wechselnden Ergebnissen. *Therapie* ⇨ Amphotericin B + Flucytosin. Alternativ Fluconazol.

■ Candida (Soor)

Bei Gesunden gehört *Candida albicans* in kleiner Keimzahl zur Körperflora. Bei gestörter zellulärer Immunität kommt es vor allem im *Oropharynx*, im weiteren Verlauf auch in den oberen Atemwegen, im Ösophagus und Darm zur Candida-Infektion. Durch hämatogene Streuung (*Candidasepsis*) erreicht der Erreger u. a. das ZNS. Dort kann er eine *Meningitis* oder *Meningoenzephalitis* verursachen. An den Augen ruft er eine *Candidaendophthalmitis* hervor. *Diagnostik* ⇨ CT/ MRT kleinere oder größere Abszesse. Liquor Pleozytose von mehreren 100 Zellen/µl, Eiweiß- und Laktaterhöhung. *Erregernachweis* ⇨ mikroskopische, kulturelle sowie spezifische Antigen- und Antikörpernachweise. *Therapie* ⇨ lokal Amphotericin B oder Fluconazol. Systemisch Amphotericin B + Flucytosin.

■ Aspergillus (Aspergillose)

Der Schimmelpilz *Aspergillus fumigatus* kommt in zellulosehaltigem Material (Silo-Getreide, Holz, Papier, Blumenerde, vermodertes Laub) gehäuft vor. Seine Sporen gelangen aerogen über die Atemwege in Nasennebenhöhlen und Lungen. Dort verursachen sie lokale Entzündungen. Die Erreger erreichen das ZNS hämatogen oder per continuitatem (Osteomyelitis der Schädelbasis, Otitis, Mastoiditis) und können eine *Enzephalitis*, *Granulome* der Dura und multiple *Abszesse* verursachen. *Diagnostik* ⇨ CT/MRT multiple Läsionen, möglicherweise mit Einblutungen. Liquor mit granulozytärer Pleozytose, stark erhöhtem Protein, erniedrigten Glukose-/erhöhten Laktatwerten. *Erregernachweis* ⇨ gelingt der kulturelle Nachweis nicht, dann Biopsie (Lunge, Gehirn). *Therapie* ⇨ Amphotericin B + Flucytosin. Alternativ Itraconazol.

■ Mucor, Absidia, Rhizopus (Mukormykosen)

Mit dem Staub erreichen diese Schimmelpilze Nasopharynx, Bronchien und Lungen. Die Erreger infizieren vor allem Gefäße. Die *rhinozerebrale Mukormykose* ist eine seltene Komplikation der diabetischen Azidose, bei Drogenkonsumenten und lymphatischen Erkrankungen.

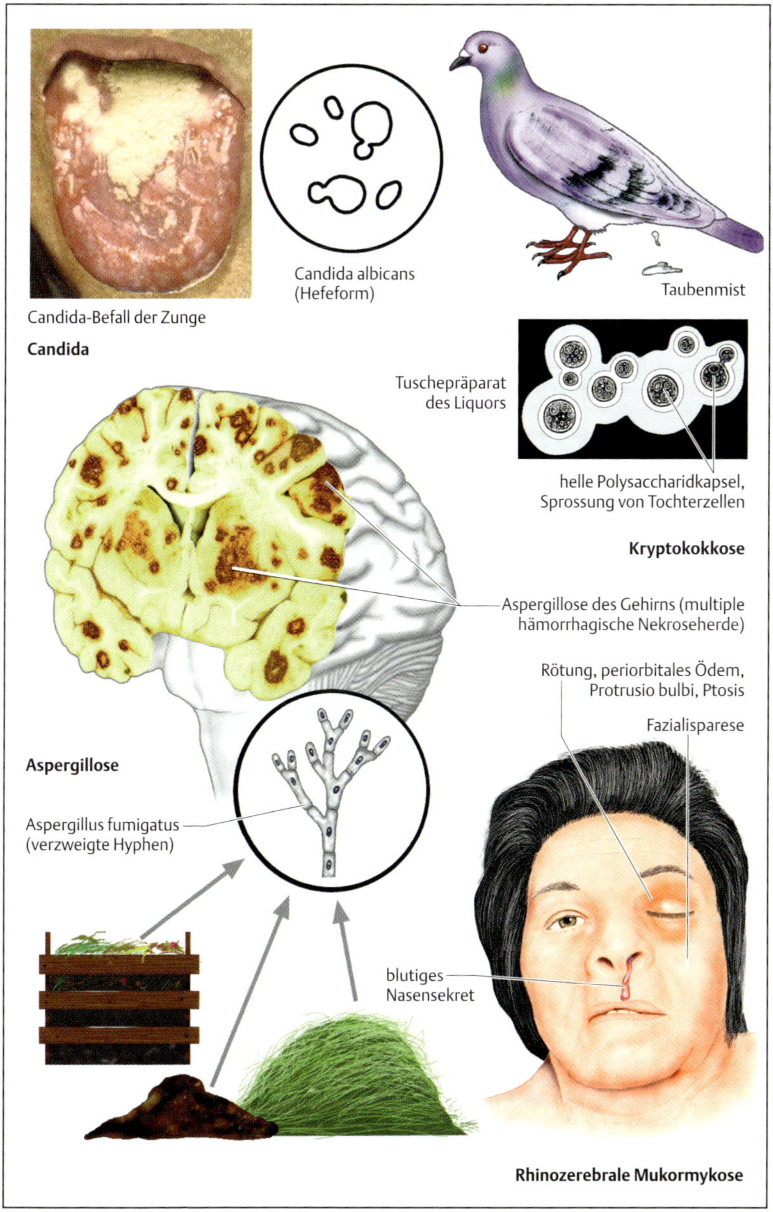
Candida-Befall der Zunge
Candida albicans
(Hefeform)
Taubenmist
Candida
Tuschepräparat
des Liquors
helle Polysaccharidkapsel,
Sprossung von Tochterzellen
Kryptokokkose
Aspergillose des Gehirns (multiple
hämorrhagische Nekroseherde)
Rötung, periorbitales Ödem,
Protrusio bulbi, Ptosis
Fazialisparese
Aspergillose
Aspergillus fumigatus
(verzweigte Hyphen)
blutiges
Nasensekret
Rhinozerebrale Mukormykose

Protozoen- und Wurminfektionen

■ Toxoplasma gondii (Toxoplasmose)

Das Protozoon durchläuft 3 Entwicklungsstadien: *Endozoiten* (*Tachyzoiten*; akutes Infektionsstadium) sind bogenförmige, vermehrungsfähige Formen, die bei einer akuten Infektion im Blut zirkulieren und durch Blut/Blutprodukte übertragen werden. Aus ihnen entstehen *Zystozoiten* (*Bradyzoiten*; latentes Infektionsstadium). Sie bilden im Gewebe (z. B. Muskulatur) Zysten, in denen sich durch Teilung mehrere 1000 Zystozoiten ansammeln. *Oozysten* entwikkeln sich nur in Darmmukosazellen des Endwirtes (Hauskatze) und werden mit dem Kot ausgeschieden. Nach 2–4 Tagen erscheinen in ihnen Sporozoiten (sporulierte Oozysten), die infektiös sind. Durch ihre orale Aufnahme oder durch Verzehr rohen, zystenhaltigen Fleisches können sich im Endwirt neue Oozysten bilden bzw. die Sporozoiten gelangen in den Zwischenwirt (Mensch, Schwein, Schaf). In letzterem verändern sich die Sporozoiten zu Endozoiten. Infolge hämatoger oder lymphatischer Ausbreitung bilden sie in zahlreichen Organen Zysten. Bei normaler Immunfunktion verursachen diese Zysten keine weiteren Symptome. Eine diaplazentare Erregerübertragung (*konnatale Toxoplasmose* ⇨ Hydrozephalus, intrazerebrale Kalkeinlagerungen, Chorioretinitis) ist nur bei einer Erstinfektion der Frau während der Schwangerschaft möglich. Bei *intaktem Immunsystem* führt die akute Infektion nur gelegentlich zu Symptomen wie Lymphadenopathie, Müdigkeit, Leistungsabfall, gering erhöhter Körpertemperatur, Gelenk- und Kopfschmerzen. Im latenten Infektionsstadium (Zystenform) lassen sich IgG-Antikörper nachweisen. Besteht eine *Immunschwäche* (S. 240), entwickelt sich eine Toxoplasmose meist über Reaktivierung der latenten Infektion. *Augen* (Chorioretinitis, Iridozyklitis), Herz, Leber, Milz, peripheres Nervensystem (*Neuritis*) oder Muskulatur (*Myositis*) können betroffen sein, wobei das ZNS (vor allem *Enzephalitis*, selten *Myelitis*) häufig befallen wird.

Diagnostik ⇨ EEG (Verlangsamung, Herdbefund), CT/MRT (einzelne oder multiple, ringförmig kontrastmittelanreichernde, abszeßartige Läsionen), Liquor (lymphomonozytäre Pleozytose, geringe Proteinerhöhung). *Therapie* ⇨ Pyrimethamin + Sulfadiazin bzw. Clindamycin + Folinsäure.

■ Taenia solium (Neurozystizerkose)

Durch Verzehr rohen oder unzureichend gegarten Schweinefleisches befällt der Schweinebandwurm den menschlichen Dünndarm. Dort führt er zu keinen oder nur geringen Beschwerden. Eihaltige Wurmglieder (Proglottiden) werden im Verlauf mit dem Stuhl ausgeschieden. Infolge unzureichender hygienischer Gegebenheiten gelangt mit Wurmeiern kontaminierte Nahrung in den Körper von Schwein (Zwischenwirt) oder Mensch. Die eiförmigen Larven durchdringen die Darmwand und erreichen hämatogen, lymphatisch oder direkt verschiedene Organe (Augen, Haut, Muskel, Lunge, Herz). Besonders das ZNS ist betroffen. Epileptische Anfälle, erhöhter intrakranieller Druck, Verhaltensänderungen (Demenz, Orientierungsstörung), Hemiparese, Aphasie und Ataxie sind mögliche und uncharakteristische Folgeerscheinungen. Spinale Zysten sind selten. *Diagnostik* ⇨ CT (einzelne oder multiple hypodense Zysten mit und ohne Kontrastmittelaufnahme, Verkalkungen und/oder Hydrozephalus), MRT (Zysten-/Ödemlokalisation), Liquor (geringe lymphozytäre Pleozytose, gelegentliche Eosinophilie). *Therapie* ⇨ Praziquantel oder Albendazol. Operative Entfernung intraventrikulärer Zysten oder Shunt beim Hydrozephalus.

■ Plasmodium falciparum (zerebrale Malaria)

Die Übertragung der Protozoen geschieht gewöhnlich durch den Stich der weiblichen Anophelesmücke. Im Leberparenchym erfolgt die erste ungeschlechtliche Vermehrung (*präerythrozytäre Schizogenie*). Danach werden Erythrozyten befallen (*intraerythrozytäre Entwicklung*), wobei die wiederholte Freisetzung von Merozoiten zu Fieberschüben führt. Plasmodium falciparum ist vorzugsweise in den Kapillaren von Gehirn, Herz, Leber und Niere zu finden. *Erregernachweis* ⇨ Blutausstrich („dicker Tropfen"). *Therapie* ⇨ siehe spezielle Lehrbücher.

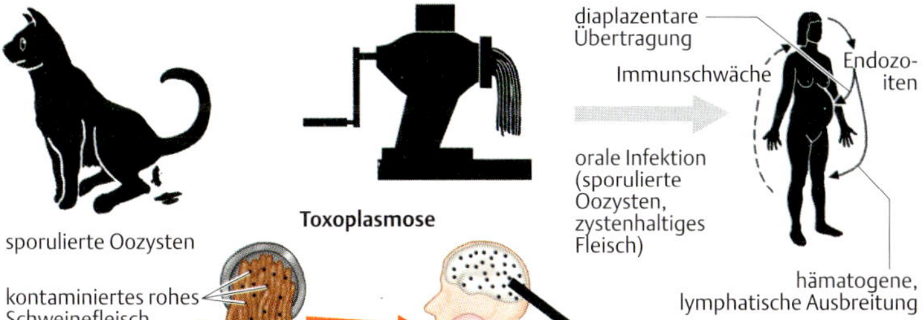

Toxoplasmose

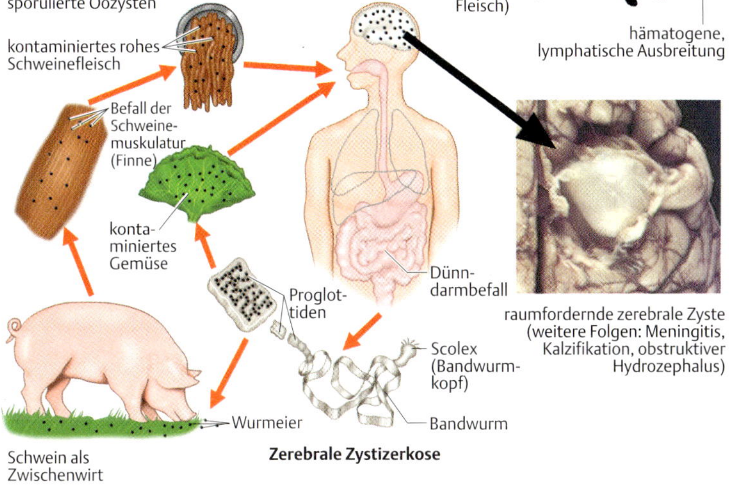

Zerebrale Zystizerkose

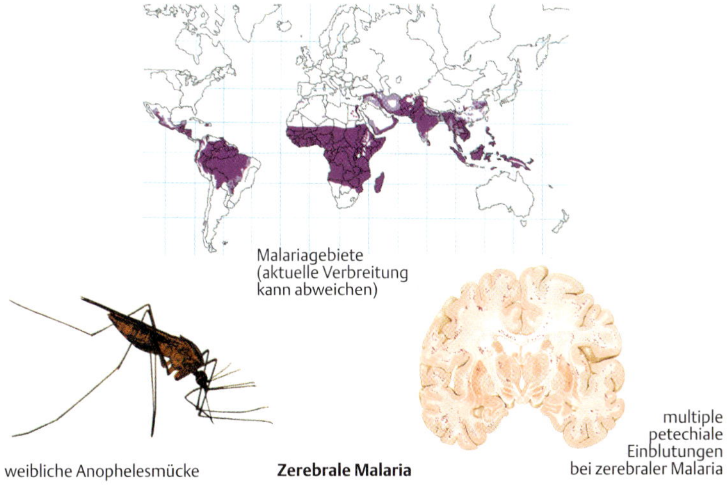

Zerebrale Malaria

Humane übertragbare spongiforme Enzephalopathien

Gemeinsame *Merkmale* sind vakuoläre (spongiforme) Veränderungen von Neuronen und Neuropil, die Übertragbarkeit (durch Gewebe, kontaminierte Instrumente) auf Menschen und die teilweise genetische Determinierung. Diese Enzephalopathien werden wegen ihrer Veränderungen im Prion-Protein (PrP) als *Prion-Krankheiten* bezeichnet. „Prion" (proteinaceous infectious particle) ist die Bezeichnung für nukleinsäure- (DNA-, RNA-) freie infektiöse Eiweißpartikel, die die spongiformen Enzephalopathien übertragen. Andere denkbare Vektoren sind Viren oder Virinos (kleine Informationsmoleküle aus Nukleinsäuren), jedoch konnten bisher nie Nukleinsäuren als infektiöse Partikel nachgewiesen werden.

Normales zelluläres Prion-Protein (PrP^{C}) wird im Zellinneren synthetisiert, zur Zellmembran befördert und nach Rücktransport durch Endozytose in das Zellinnere verbracht. Dort wird PrP^{C} teils durch Proteasen abgebaut, teils wieder an die Zelloberfläche transportiert. Seine Bedeutung ist bisher unbekannt. PrP^{c} findet sich bei allen Säugetieren und vor allem in Neuronen angereichert. Mit PRNP wird das für die Expression von PrP^{C} in menschlichen Zellen verantwortliche Gen auf dem kurzen Arm von Chromosom 20 benannt. PRNP-Mutationen führen zu einem veränderten Prion-Protein (ΔPrP), das Ursache der *genetisch* bedingten spongiformen Enzephalopathien ist. Die durch Infektion *erworbenen* spongiformen Enzephalopathien werden von einem veränderten Prion-Protein (PrP^{SC}) hervorgerufen. PrP^{SC} entsteht aus PrP^{C}, indem PrP^{SC} die Zelle infiziert und sich mit PrP^{C} zu einer heterodimeren Formation verbindet. Daraus bildet sich durch Konformationsänderung des PrP^{C}-Moleküls unter Mitwirkung eines bisher unbekannten zellulären Proteins X PrP^{SC}. Protein X soll die Energie für die Proteinumfaltung liefern und/oder den zur Faltung notwendigen Energieaufwand vermindern, der die spontane Umwandlung von PrP^{C} zu PrP^{SC} (meistens) verhindert. PrP^{SC} kann nicht entstehen, wenn die Zelle kein PrP^{C} bildet. PrP^{SC} erreicht das ZNS vermutlich durch axonalen Transport oder mittels lymphatischer Zellen. Gleichartige Entstehungswege sind für die spongiformen Enzephalopathien bei Tieren (z. B. Scrapie, BSE = bovine spongiforme Enzephalopathie) bekannt. Da weder ΔPrP noch PrP^{SC} zellulär abgebaut werden können, sammeln sich die Proteine in der Zelle an, bilden PrP-Amyloid und induzieren die weiteren neuropathologischen Veränderungen. PrP und Amyloid bzw. Akkumulation von PrP (*PrP overexpression myopathy*) wurden bei Myopathien (Einschlußkörperchen-Myositis, s. S. 344) gefunden.

■ Creutzfeldt-Jakob-Krankheit (CJK)

CJK tritt in einer Inzidenz von 1 Fall zu 10^6 Einwohnern pro Jahr, meist um das 60. Lebensjahr auf. Davon sind 85–90% sporadisch (spontane Genmutation oder Konformationsänderung von PrP^{C} zu PrP^{SC}), 5–15% familiär (meist autosomal dominant) und einzelne iatrogen (Übertragung durch Hirnelektroden, Wachstumshormon, Dura-/Korneatransplantate) zuzuordnen. Die Krankheit ist gewöhnlich rasch progredient. Der Tod tritt meist 4–12 Monate nach den ersten Symptomen ein, Verläufe über Wochen bis Jahre kommen vor. *Frühe Symptome* wie Müdigkeit, Schwindelgefühl, abnehmende geistige Flexibilität, Ängstlichkeit, Schlafstörungen, illusionäre Verkennungen, zunehmende Teilnahmslosigkeit und depressive Stimmungslage sind wenig charakteristisch. *Kernsymptom* ist die rasch progrediente Demenz zusammen mit Myoklonien, erhöhter Schreckhaftigkeit, motorischen Veränderungen (Rigor, Muskelatrophien, Faszikulationen, zerebelläre Ataxie) und Sehstörungen. *Spätsymptome* sind akinetischer Mutismus, ausgeprägte Myoklonien, epileptische Anfälle und vegetative Störungen. Eine neue *Variante von CJK* (junge Patienten, anfangs vorwiegend Verhaltensauffälligkeiten, längere Überlebenszeiten) wurde in Großbritannien beschrieben und als Folge des Verzehrs BSE-kontaminierten Rindfleisches angesehen. *Diagnostik* ⇨ EEG (ca. 1/s periodische bi-/triphasische Sharp-wave-Komplexe), CT/MRT (vorwiegend kortikale Atrophie), Liquor (neuronenspezifische Enolase erhöht, Nachweis von 14-3-3-, Tau- oder S100-beta-Protein).

■ Gerstmann-Sträussler-Scheinker-Krankheit (GSS) und fatale familiäre Insomnie (FFI) s. S. 114, 280

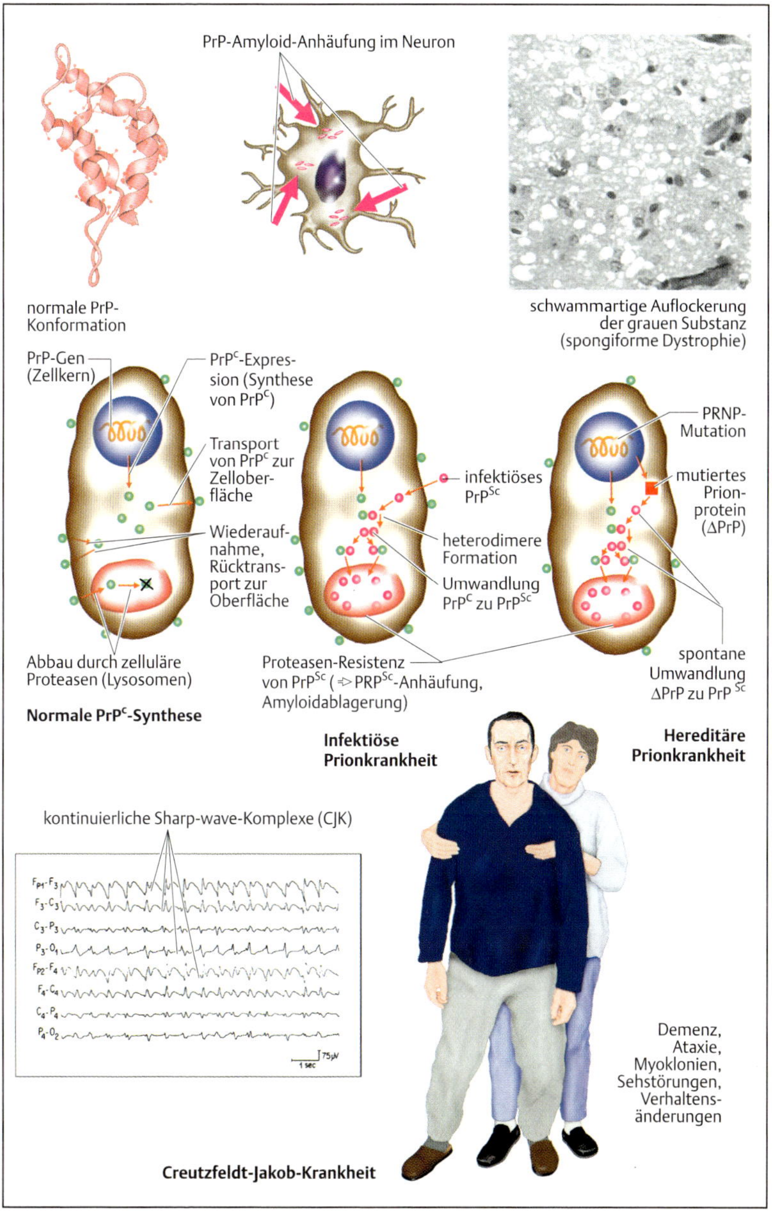
PrP-Amyloid-Anhäufung im Neuron
normale PrP-Konformation
schwammartige Auflockerung der grauen Substanz (spongiforme Dystrophie)
PrP-Gen (Zellkern)
PrP^{C}-Expression (Synthese von PrP^{C})
Transport von PrP^{C} zur Zelloberfläche
Wiederaufnahme, Rücktransport zur Oberfläche
Abbau durch zelluläre Proteasen (Lysosomen)
Normale PrP^{C}-Synthese
infektiöses PrP^{Sc}
heterodimere Formation
Umwandlung PrP^{C} zu PrP^{Sc}
Proteasen-Resistenz von PrP^{Sc} (⇨ PRP^{Sc}-Anhäufung, Amyloidablagerung)
Infektiöse Prionkrankheit
PRNP-Mutation
mutiertes Prionprotein (ΔPrP)
spontane Umwandlung ΔPrP zu PrP ^{Sc}
Hereditäre Prionkrankheit
kontinuierliche Sharp-wave-Komplexe (CJK)
Fp1-F3
F3-C3
C3-P3
P3-O1
Fp2-F4
F4-C4
C4-P4
P4-O2
75µV
1 sec
Demenz, Ataxie, Myoklonien, Sehstörungen, Verhaltensänderungen
Creutzfeldt-Jakob-Krankheit

Symptome

Das Spektrum von Symptomen reicht von nahezu beschwerdefrei bis zu der für einen speziellen Tumor kennzeichnenden Symptomatik. Im Einzelfall wird deshalb die Entscheidung zur weiterführenden Diagnostik nicht allein von Symptomen und dem Untersuchungsbefund bestimmt, sondern man wird abhängig von der Situation auch dann ein CT oder MRT veranlassen, wenn die Möglichkeit eines Hirntumors sicher auszuschließen ist.

■ Unspezifische Syndrome

Tumoren, die meist unspezifische Beschwerden hervorrufen, sind *Astrozytome*, *Oligodendrogliom*, zerebrale *Metastasen*, *Ependymom*, *Meningeom*, *Meningeosis neoplastica* und *primäres zerebrales Lymphom*.

Verhaltensänderungen. Die Betroffenen klagen über Abgeschlagenheit, rasche Erschöpfbarkeit und Müdigkeit. Angehörige oder Arbeitskollegen beobachten Unkonzentriertheit, Vergeßlichkeit, Initiativverlust, Einengung der Gedankenwelt, Gleichgültigkeit, nachlassende Sorgfalt in der Erledigung von Aufgaben, Entscheidungsschwäche, Vernachlässigung der körperlichen Hygiene und des äußeren Erscheinungsbildes sowie eine allgemeine Langsamkeit. Häufig wird anfänglich eine Depression oder eine Überlastungsreaktion vermutet. Im Verlauf treten Teilnahmslosigkeit, Abgestumpftheit und Somnolenz immer stärker in den Vordergrund. Symptome einer zunehmenden Verwirrtheit, Orientierungsstörung und Demenz können sich ebenfalls einstellen.

Kopfschmerzen. Sie werden von mehr als der Hälfte aller Patienten mit einem Hirntumor angegeben. Demgegenüber steht bei Patienten mit Kopfschmerzen oft die Furcht vor einem möglichen Hirntumor im Hintergrund. Wenn sie als einzige Beschwerden vorhanden sind, der neurologische Befund regelhaft ist und sie einer Kategorie von primären Kopfschmerzen (S. 182 ff.) sicher zugeordnet werden können, ist ein Hirntumor als Ursache wenig wahrscheinlich. Tritt dagegen eine Symptomänderung bei langjährig bekannten Kopfschmerzen auf, ist eine weitere Diagnostik angezeigt. Aus der Art der Kopfschmerzen kann kein Rückschluß auf die „Gutartigkeit" oder „Bösartigkeit" eines Tumors gezogen werden.

Übelkeit, Erbrechen, Schwindelgefühl. Ein allgemeines Unwohlsein, Schwindelgefühl und/oder Taumeligkeit wird öfter angegeben. Die Beschwerdeschilderung ist dabei vage, meist als Empfindung einer Unsicherheit oder „Andersartigkeit". Übelkeit kann das seltener auftretende (Nüchtern-) Erbrechen begleiten, jedoch kommt auch spontanes, projektilartiges Erbrechen („im Schwall") vor.

Epileptischer Anfall. Fokale oder generalisierte Anfälle, besonders wenn sie zum 1. Mal im Erwachsenenalter auftreten, legen den Verdacht auf einen bestehenden Hirntumor nahe.

Fokale neurologische Symptome. Sie entwickeln sich im Verlauf, können aber in geringer Ausprägung auch schon frühzeitig zu finden sein. Je nach zugrundeliegendem Tumorleiden sind dies z. B. Inkontinenz, Hirnnervenausfälle, Hemiparese, Aphasien, apraktische Störungen oder Ataxie.

Erhöhter intrakranieller Druck. Hirndruckzeichen (S. 158) ohne ausgeprägte fokale neurologische Befunde rufen vor allem *Medulloblastom*, *Ependymom* des 4. Ventrikels, *Hämangioblastom* des Kleinhirns, *Kolloidzyste* des 3. Ventrikels, *Kraniopharyngeom* und *Glioblastom* (Frontalhirnbereich, Corpus callosum) hervor. Ein *zervikaler Tumor* ist sehr selten als Ursache zu finden. Eine *Stauungspapille* zeigt einen erhöhten intrakraniellen Druck an, ist aber kein verläßliches Kriterium zum Nachweis oder Ausschluß eines Hirntumors. Die akute Stauungspapille führt *nicht* zu Sehstörungen.

■ Spezifische Syndrome

Einige Tumoren bewirken aufgrund ihrer Lokalisation und/oder ihrer verursachten Funktionsstörungen merkmalsspezifische Symptome. Hierzu gehören *Kraniopharyngeom*, *Olfaktoriusmeningeom*, *Hypophysentumor*, *Kleinhirnbrückenwinkeltumor*, *pontines Gliom*, *Chondrosarkom*, *Chordom*, *Glomustumor*, *Schädelbasistumoren* und Tumoren im Bereich des *Foramen magnum*. Bei zunehmender Größe treten dann unspezifische Syndrome hinzu.

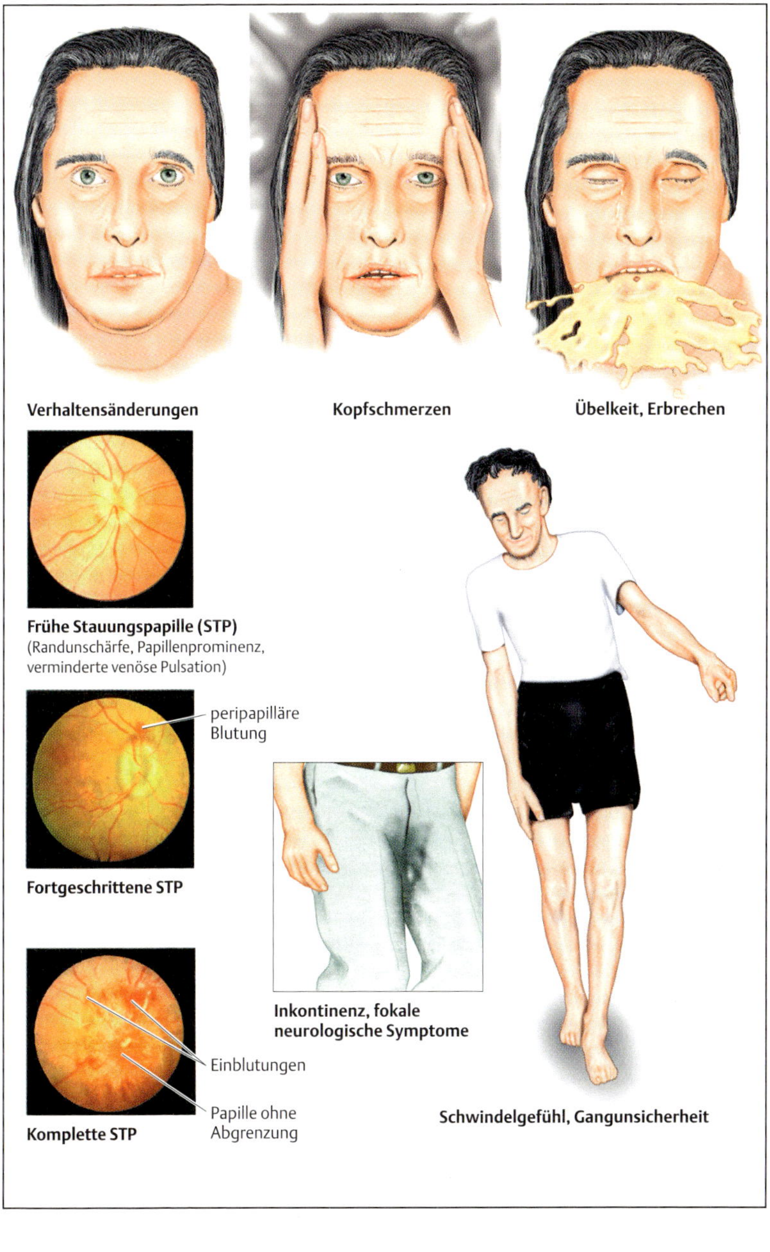
Verhaltensänderungen
Kopfschmerzen
Übelkeit, Erbrechen
Frühe Stauungspapille (STP)
(Randunschärfe, Papillenprominenz, verminderte venöse Pulsation)
peripapilläre Blutung
Fortgeschrittene STP
Inkontinenz, fokale neurologische Symptome
Einblutungen
Papille ohne Abgrenzung
Komplette STP
Schwindelgefühl, Gangunsicherheit

Benigne Tumoren

■ Astrozytome (WHO °I und II)

Sie entwickeln sich aus blastomatösen Astrozyten. Die Einstufung (S. 377) der benignen (WHO °I) bzw. semibenignen (WHO °II) Formen berücksichtigt ihr biologisches Verhalten.

Pilozytisches Astrozytom (WHO °I). Der langsam wachsende, meist im Kindes- und jungen Erwachsenenalter auftretende Tumor wächst vor allem in axialen (Kleinhirn, N. opticus, Chiasma, Hypothalamus, Pons) Regionen. Ein Zusammenhang mit einer Neurofibromatose vom Typ I ist nicht ungewöhnlich. Klinisch wird je nach Lokalisation auch die Bezeichnung *Kleinhirn-*, *Optikus-* oder *Ponsgliom* verwendet. Die Symptomatik kann über längere Zeiträume uncharakteristisch verlaufen (Kopfschmerzen, Gangstörungen, Sehminderung, Diabetes insipidus, Pubertas praecox, Hirnnervenausfälle).

Niedriggradiges Astrozytom (WHO °II). Das *fibrilläre* Astrozytom überwiegt gegenüber dem *gemistozytischen* oder *protoplasmatischen* Typ. Diese Tumoren wachsen vorwiegend frontotemporal in den Großhirnhemisphären. Eine maligne Transformierung ist möglich. Epileptische Anfälle, Verhaltensänderungen und Kalkeinlagerungen kommen vor.

Oligodendrogliom (WHO °II). Meistens manifestieren sich diese Neoplasmen in der 4. und 5. Lebensdekade und breiten sich frontotemporal in mehr kortikaler Lagebeziehung aus. Dann kann ein leptomeningealer Befall eintreten. Bei einem gemeinsamen Auftreten mit Astrozytomen spricht man von *Oligoastrozytomen*. Kalzifizierte Anteile sind relativ oft vorhanden.

Pleomorphes Xanthoastrozytom (WHO °II). Mit temporaler Vorzugslokalisation findet sich der seltene Tumor bei Kindern und jüngeren Erwachsenen. Klinisch besteht meist eine Epilepsie. Rezidive sind möglich (Grad-III-Tumoren).

■ Meningeome (WHO °I)

Wahrscheinlich entstehen die extrazerebralen, in der Mehrzahl gutartigen, langsam wachsenden Tumoren aus Zellen der Arachnoidea. 12 histologische Subtypen sind bekannt. Rezidive, deren Inzidenz von der operativ realisierbaren Tumorentfernung bestimmt wird, sind möglich. Häufig sind neben der Dura mater umgebende Knochenstrukturen (Hyperostose, seltener Knochenausdünnung) und venöse Sinus mitbetroffen. Meningeome können überall im ZNS gefunden werden. Bevorzugt werden *supratentoriell* die Falx-, Parasagittal-, Keilbein- und Konvexitätsregion, *infratentoriell* Tentorium, Kleinhirnbrückenwinkel und kraniospinaler Übergang sowie *spinal* der thorakale Bereich befallen. Multilokuläre oder intraventrikuläre Manifestationen sind selten. *Extrakranielle* Meningeome finden sich z. B. in Orbita, Haut oder Nasennebenhöhlen. Ein familiäres Auftreten wird u. a. bei der Neurofibromatose Typ II beobachtet.

■ Plexus-chorioideus-Papillom (Plexuspapillom; WHO °I)

Häufig befällt dieser seltene Tumor im Kindesalter den (linken) Seiten-, bei Erwachsenen den 4. Ventrikel. Klinisch führend sind die Symptome eines erhöhten intrakraniellen Drucks, die akut bei Verlegung der Liquorabflußwege eintreten können.

■ Hämangioblastom (WHO °I)

Etwa 10% der Patienten haben ein von-Hippel-Lindau-Syndrom (S. 294). Überwiegend tritt dieser solide oder zystisch wachsende Tumor im Kleinhirn auf, wobei die Vermisregion öfter als die Hemisphären betroffen ist. Symptome wie Schwindel, Kopfschmerzen, Rumpf- oder Gangataxie stellen sich ein. Ein Verschlußhydrozephalus kann frühzeitig auftreten.

■ Ependymom (WHO °I–II)

Vor allem bei Kindern und jungen Erwachsenen wächst dieser Tumor sowohl im Ventrikelsystem, wo der 4. Ventrikel (im höheren Alter als *Subependymom*, WHO °I) am häufigsten betroffen ist, als auch extraventrikulär. Spinale Vorzugslokalisationen liegen zervikal, zervikothorakal, lumbosakral und in der Cauda equina. Zystische und kalzifizierte Anteile kommen vor.

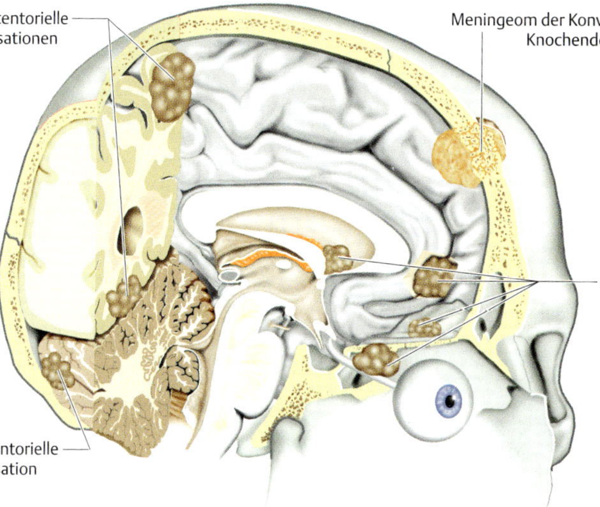

Vorzugslokalisation von Meningeomen

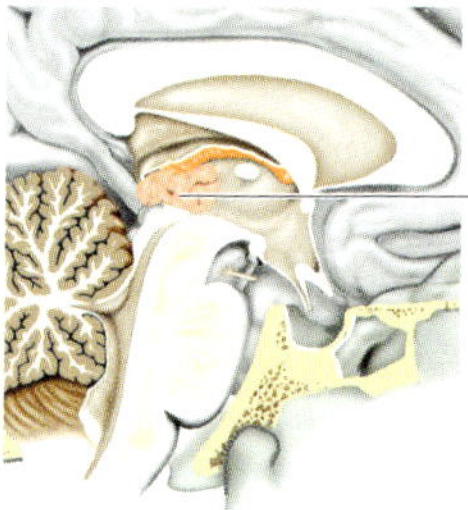

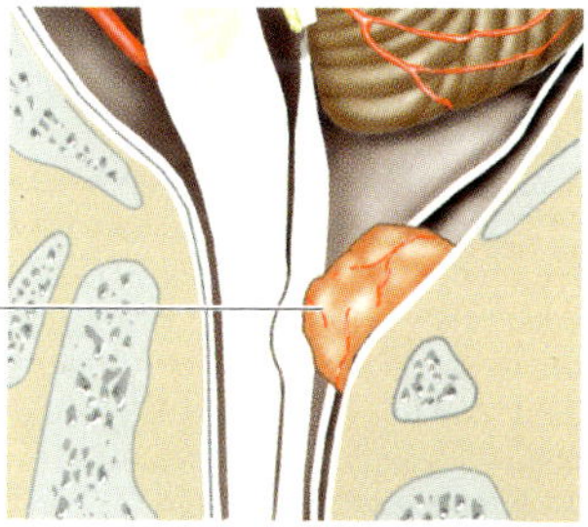

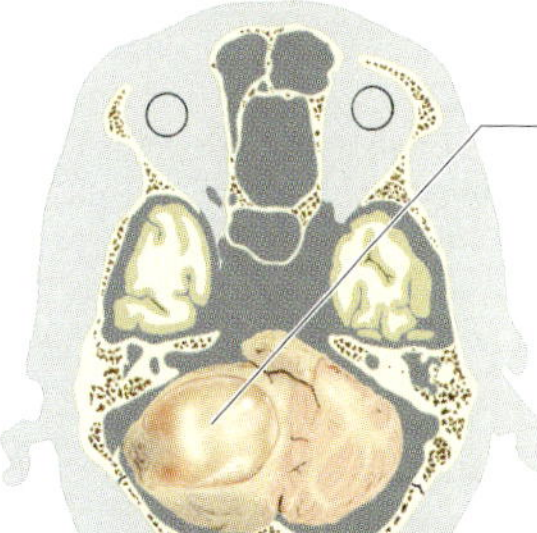

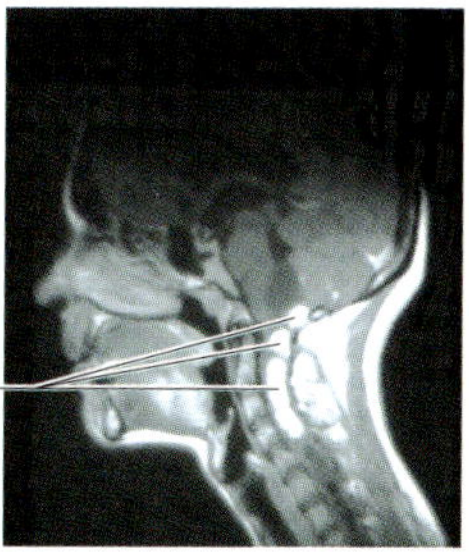

MRT (sagittal, T_1-Wichtung)

Ortsbezogene Tumoren

■ Supratentorielle Region

Kolloidzyste 3. Ventrikel. Die mit einer gallertähnlichen Flüssigkeit gefüllten Zysten liegen in Nähe des Foramen interventriculare (Monroi). Kleinere Zysten können symptomlos bleiben. Größere Zysten bewirken einen chronischen Verschlußhydrozephalus (S. 162). Bei plötzlicher Verlegung des Foramens entwickelt sich eine akute intrakranielle Druckerhöhung sowie ein Bewußtseinsverlust. Symptomatische Zysten werden stereotaktisch punktiert bzw. operativ entfernt.

Kraniopharyngeom (WHO °I). *Papilläre* Kraniopharyngeome kommen fast ausschließlich bei Erwachsenen vor und beziehen meist den 3. Ventrikel mit ein. *Adamantinomatöse* Kraniopharyngeome treten in den ersten beiden Lebensdekaden auf. Sie besitzen zystische und kalzifizierte Anteile, die bei den papillären Typen fehlen. Aufgrund ihrer supraselllären Lokalisation verursachen sie Sehstörungen, hormonelle Ausfälle (Wachstumsverzögerung, Schilddrüsen-/Nebennierenrindeninsuffizienz, Diabetes insipidus) und Liquorzirkulationsstörungen. Große Tumoren führen zu Verhaltensänderungen und epileptischen Anfällen.

Hypophysenadenome (WHO °I). *Mikroadenome* (meist hormonaktiv) sind kleiner als 10 mm. Größere Adenome werden *Makroadenome* (oft hormoninaktiv) genannt. Die lokale Tumorausdehnung bedingt *intraselläre* (Hypothyreose, Morbus Addison, Amenorrhö als Zeichen der Hypophysenvorderlappeninsuffizienz, selten Diabetes insipidus), *supraselläre* (Chiasmaläsion S. 82, Hypothalamuskompression, Hydrozephalus) und *paraselläre* (Kopfschmerzen, Läsion der Hirnnerven III–VI, Umwachsen der A. carotis interna, Diabetes insipidus) Symptome. Während diese Störungen allmählich in Abhängigkeit vom Tumorwachstum eintreten, entsteht eine akute Hypophyseninsuffizienz durch Einblutungen oder Infarkte (postpartal als Sheehan-Syndrom). Eine primäre Prolaktinerhöhung durch *Prolaktinome* (Prolaktinspiegel > 200 µg/l) ist von einer sekundären (meist < 200 µg/l) zu unterscheiden. Letztere kommt u. a. in der Schwangerschaft, bei parasellär wachsenden Tumoren, durch Dopaminantagonisten (Neuroleptika, Metoclopramid, Reserpin) oder im Rahmen von epileptischen Anfällen vor. Klinisch macht sich das Prolaktinom bei Frauen durch eine sekundäre Amenorrhö, Galaktorrhö und Hirsutismus bemerkbar, bei Männern stellen sich eher uncharakteristische Beschwerden wie Kopfschmerzen, Impotenz und seltener Galaktorrhö ein. *Wachstumshormon* (*growth hormone* = *GH*)*-produzierende Tumoren* verursachen im Jugendalter einen Riesenwuchs, bei Erwachsenen eine Akromegalie. Kopfschmerzen, Potenzstörungen, Polyneuropathie, Diabetes mellitus, Organvergrößerungen (Struma) und Hypertonie sind weitere Symptome. *ACTH-produzierende Tumoren* manifestieren sich als Morbus Cushing.

Pinealistumoren. Meist sind dies Germinome (WHO °III), ferner Pinealozytome (WHO °I) und Pinealoblastome (WHO °IV). Die Klinik umfaßt Parinaud-Syndrom (S. 358), Hydrozephalus und Symptome einer subarachnoidalen Metastasierung (S. 262).

■ Infratentorielle Region

Akustikusneurinom (WHO °I). Hierbei handelt es sich um ein Schwannom des vestibulären Anteils des VIII. Hirnnervs. Hörstörungen, selten akut als „Hörsturz", Tinnitus, Schwindel sind frühe Symptome. Bei weiterer Größenzunahme stellen sich Hirnnervenläsionen (V, VII, IX, X) und Ataxie ein. Auch ein Verschlußhydrozephalus ist dann möglich. Ein bilaterales Auftreten kommt bei einer Neurofibromatose vom Typ II vor.

Chordom. Dieser Tumor wächst extradural im Klivusbereich und zerstört das umgebende Knochengewebe. Er verursacht durch die lokale Raumforderung eine Kompression des Hirnstamms, Hirnnervenausfälle (III, V, VI, IX, X, XII), hypophysäre Störungen, Gesichtsfelddefekte sowie Kopfschmerzen.

Paragangliome. Zu dieser Gruppe von Tumoren zählen *Phäochromozytom* (ausgehend vom Nebennierenrindenmark), *sympathisches* (aus neuroendokrinen Zellen des sympathischen Nervengeflechts) und *parasympathisches* Paragangliom (sog. *Chemodektom*, aus chemorezeptiven Zellen mit parasympathischer Innervation). Letzteres ist ein stark vaskularisierter, teils infiltrierend wachsender Tumor. Er geht von den Glomuskörperchen aus.

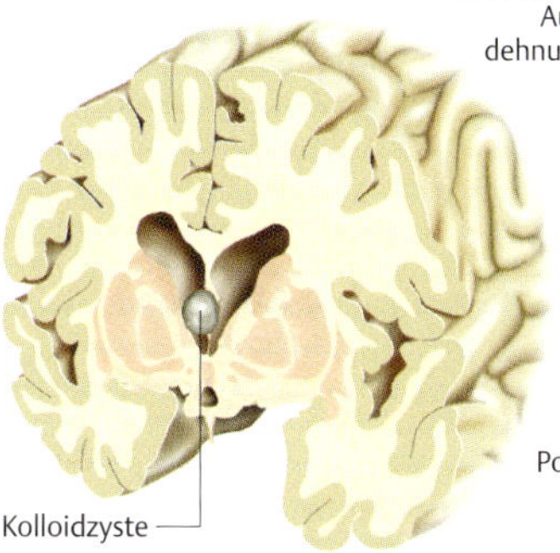

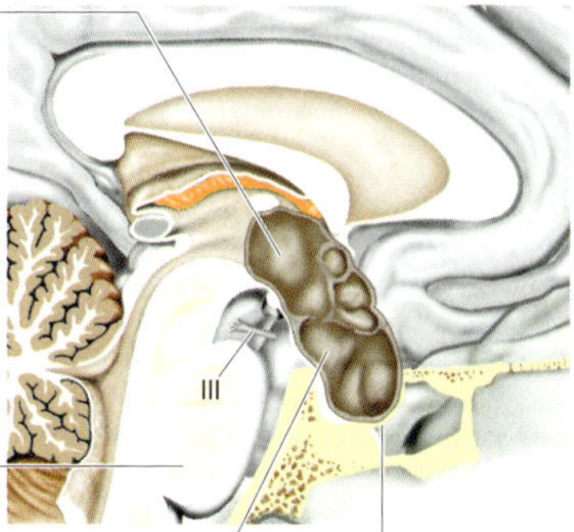

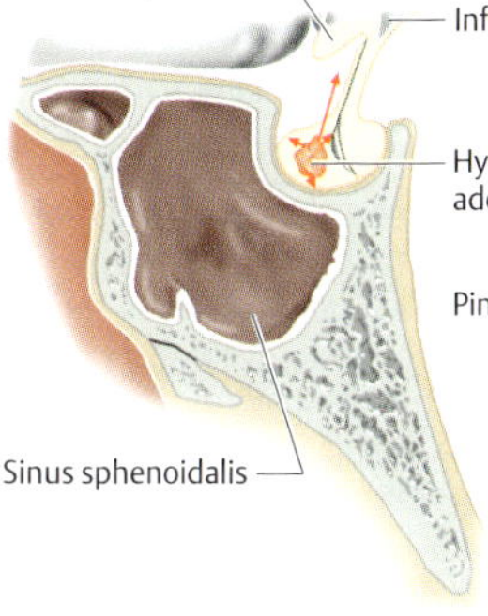

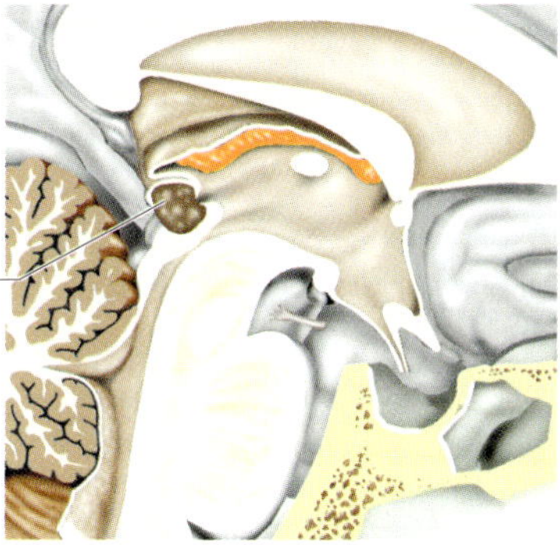

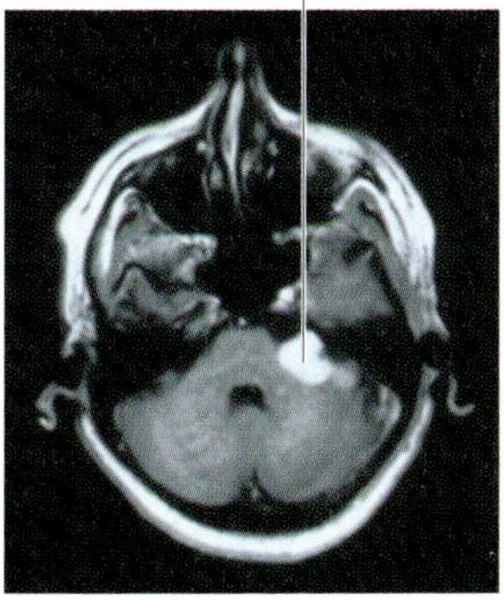

MRT (axial, T_1-Wichtung)

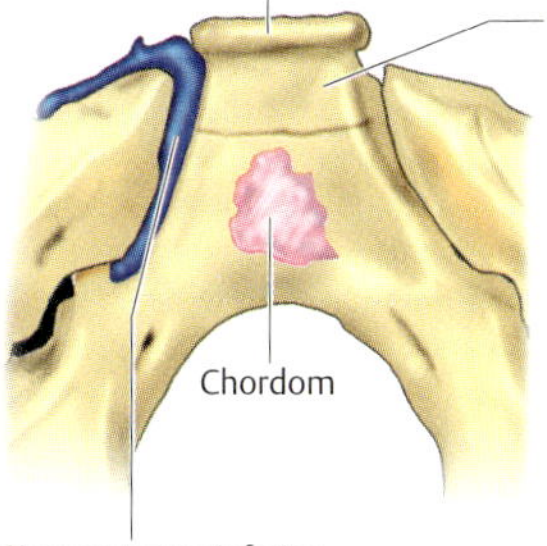

Maligne Tumoren

■ Anaplastisches Astrozytom (WHO °III) und Glioblastom (WHO °IV)

Die rasch infiltrativ wachsenden, meist zwischen dem 40. und 65. Lebensjahr auftretenden Tumoren finden sich überwiegend supratentoriell in frontotemporaler Vorzugslokalisation. Sie können vereinzelt auch infratentoriell (Hirnstamm, Kleinhirn, spinal), multifokal oder sehr selten in diffuser Ausbreitung (*Gliomatosis cerebri*) vorkommen. Ein Wachstum über das Corpus callosum nach kontralateral („*Schmetterlingsgliom*") ist nicht ungewöhnlich. Zum Zeitpunkt der klinischen Diagnose hat der Tumor oft schon eine Größe von mehreren Zentimetern erreicht. Ein begleitendes Hirnödem kann bereits bei relativ kleinen Tumoren beträchtliche Ausmaße annehmen. Metastasen außerhalb des ZNS (Knochen, Lymphknoten) sind eine Seltenheit. Kontrastmittel reichert sich im CT/MRT ring- bis girlandenförmig um eine hypodense/hypointense Zone an.

■ Primäres zerebrales Lymphom (WHO °IV)

Gewöhnlich handelt es sich um Non-Hodgkin-Lymphome vom B-Zell-, nur vereinzelt vom T-Zell-Typ. Sie finden sich gehäuft bei angeborenen (Wiskott-Aldrich-Syndrom) oder erworbenen (Immunsuppression bei Transplantation, AIDS) Immundefekten. Lymphome können überall im ZNS auftreten (80% supra-, 20% infratentoriell). Ein (primärer) *leptomeningealer Befall* führt zu Kopfschmerzen, Hirnnervenausfällen, Polyradikuloneuropathie, Meningismus und Ataxie. Am *Auge* ist eine Infiltration von Uvea und Glaskörper möglich (Sehstörungen; Spaltlampenuntersuchung). Des weiteren treten Lymphome als *solitäre/multiple Tumoren* oder als *diffuser Befall* (periventrikulär, Marklager) im ZNS in Erscheinung. Sie verursachen daher neben lokalen Symptomen auch Syndrome wie Psychose, Demenz oder Anorexie. CT (iso- bis hyperdense Läsionen – die ohne Kontrastmittelgabe nicht in Erscheinung treten können – mit umgebendem Ödem; raumfordernder Effekt fehlt oder ist gering; Kontrastmittel führt zu einer meist homogenen Anreicherung). MRT (Ödemdarstellung; sensitiv im Aufspüren eines spinalen, leptomeningealen oder multilokulären Befalls; im MRT können Lymphome noch gefunden werden, wenn das CT keinen Tumor mehr zeigt). Liquor (frühzeitig maligne Zellen, Liquoreiweiß muß noch nicht erhöht sein; Biopsie, immunzytologische Liquorzellendiagnostik vor Therapiebeginn, da speziell Cortison eine weitere diagnostische Zuordnung unmöglich machen kann).

■ Anaplastisches Oligodendrogliom (WHO °III)

Die klinische Bedeutung dieser seltenen Form von Oligodendrogliomen liegt in ihrer guten chemotherapeutischen Zugänglichkeit (PCV-Schema = Procarbazin + CCNU + Vincristin). Die histologische Einordnung der zellulären Anaplasie kann schwierig sein, so daß zur Diagnose die klinischen und radiologischen Befunde heranzuziehen sind. Eine leptomeningeale Aussaat bzw. meningeale Gliomatose kommt vor.

■ Anaplastisches Ependymom (WHO °III)

Mit subarachnoidaler, selten extraneuraler (z. B. Lunge, Leber, Ovar) Metastasierung.

■ Primitive neuroektodermale Tumoren (PNET, WHO °IV)

Hiermit werden Medulloblastom und alle hochmalignen embryonalen ZNS-Tumoren zusammengefaßt, die histologisch nicht von einem Medulloblastom zu unterscheiden sind und extrazerebellär auftreten. PNET kommen überwiegend im Kindesalter vor. Das *Medulloblastom* wächst bevorzugt in der Vermisregion des Kleinhirns. Es besteht eine Tendenz zur leptomeningealen und subarachnoidalen Ausbreitung (*Abtropfmetastasen*). MRT (gute Darstellung von Tumoren, spinaler Metastasierung). CT (meist hyperdense Läsion).

■ Primäre zerebrale Sarkome (WHO °IV)

Zu dieser Gruppe gehören das meningeale Sarkom, Fibrosarkom, Chondrosarkom, Rhabdomyosarkom und das maligne fibröse Histiozytom. Sehr selten, Neigung zu Lokalrezidiven. Metastasen sind eine Rarität.

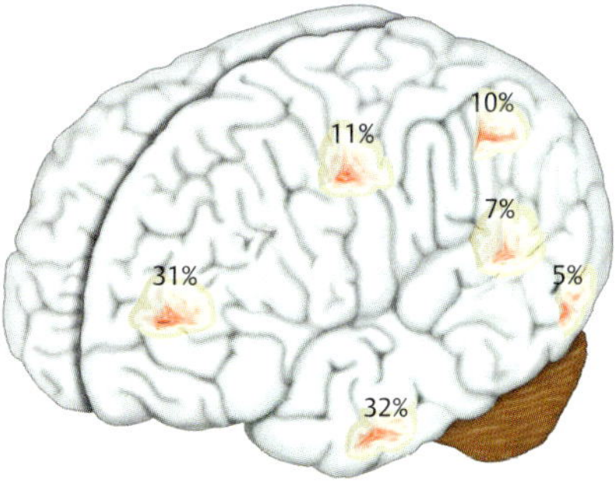

topographische Verteilung anaplastischer Astrozytome und Glioblastome

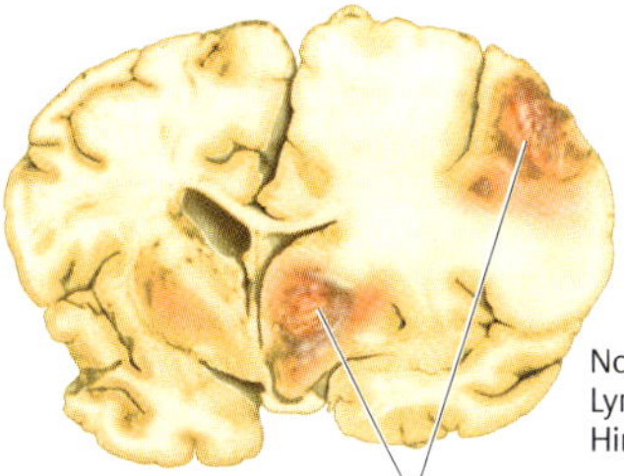

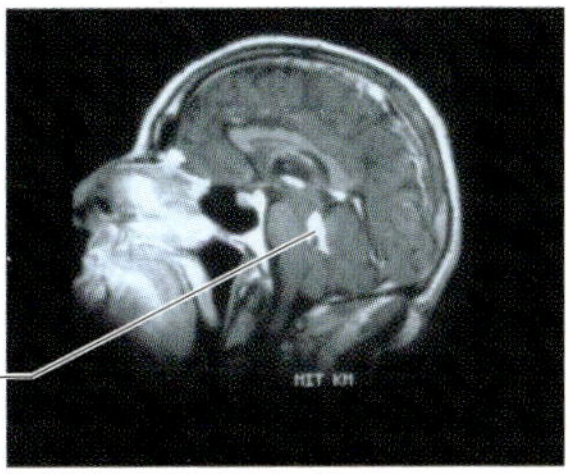

MRT (sagittal, T_1-Wichtung, nach Kontrastmittelgabe)

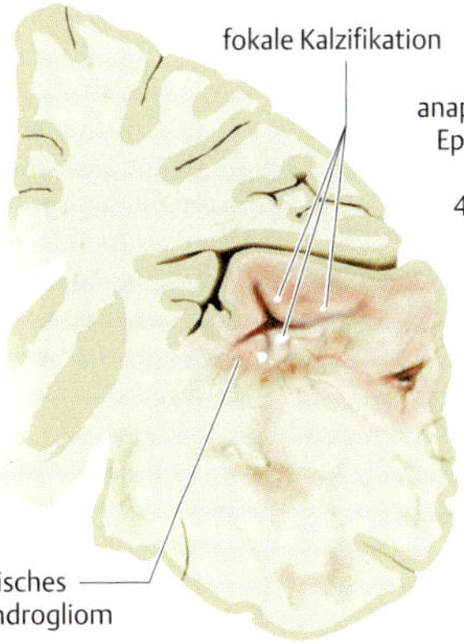

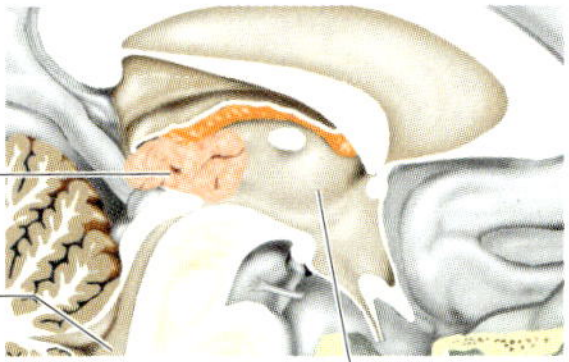

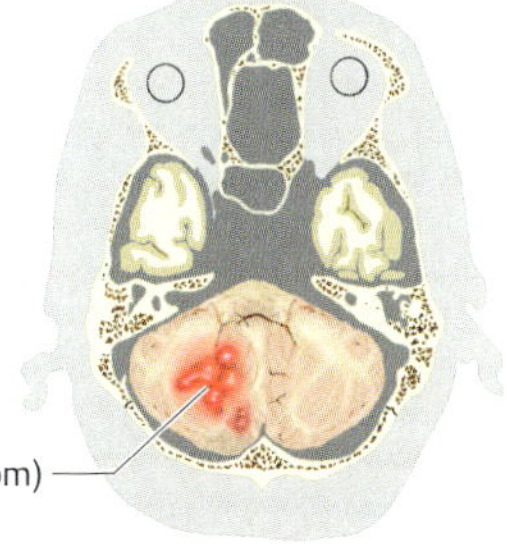

Metastasen

Sie erreichen das Nervensystem *hämatogen* (Hirn-, spinale und leptomeningeale Metastasen), auf *lymphatischem* Wege (peripheres Nervensystem) und über den *Liquor* (Abtropfmetastasen). Außerdem können die *lokale Ausbreitung* des Tumors (Infiltration des Armplexus beim Pancoast-Tumor), seiner Metastasen (Kompression des Rückenmarks durch Wirbelkörpermetastasen), von ihm befallene Lymphknoten (Kompression peripherer Nerven) oder eine perineurale Infiltration (Melanom, Speicheldrüsenkarzinom) Läsionen des Nervengewebes herbeiführen. Nur ein kleiner Anteil proliferierender Tumorzellen besitzt die Attribute zur Metastasierung. Deshalb können metastasierende Zellen in ihrem biologischen Verhalten und ihrer Reaktion auf therapeutische Maßnahmen vom Primärtumor differieren. Entscheidend für Tumorwachstum und Metastasierung ist die Ausbildung von Gefäßen. Durch Invasion des Tumors in das umgebende Gewebe haben die metastasierenden Zellen die Möglichkeit, sich über Lymphgefäße, Venen und Arterien in andere Körperregionen auszubreiten. Je nach Lage des Primärtumors und je nach nachgeschaltetem Kapillarsystem siedeln sich Metastasen in Wirbelkörpern, Leber oder Lunge ab. Das Nervensystem wird dann ausgehend von dieser Absiedlung (meistens in der Lunge) in einem weiteren Schritt befallen (*Kaskaden-Hypothese*), oder die metastasierenden Zellen passieren das kapilläre Bett ohne Zwischenstation. Möglich ist auch der unmittelbare Übertritt von Metastasen in den systemischen Kreislauf über ein offenes Foramen ovale (*paradoxe Embolie*).

■ Intrakranielle Metastasen

85% aller *Hirnmetastasen* liegen supratentoriell und 15% in der hinteren Schädelgrube. Bei *Männern* finden sich vorwiegend pulmonale, gastrointestinale und urogenitale Primärtumoren, bei *Frauen* Brust-, Lungen-, Gastrointestinaltumoren und Melanome. Prostata-, Uterus- und gastrointestinale Tumoren metastasieren bevorzugt ins Kleinhirn. Die meisten Metastasen verursachen Symptome durch ihren lokalen raumfordernden Effekt und das sie umgebende Hirnödem. Absiedlungen von Melanomen, Chorionkarzinomen und Hodentumoren neigen zu Hämorrhagien. Metastasen der *Kalotte* verursachen meist keine Symptome. Metastasen der *Schädelbasis* bewirken vor allem Schmerzen und Hirnnervenausfälle. Absiedlungen in der *Dura* können regional raumfordernd wirken, anliegende Hirnstrukturen infiltrieren oder subdurale Flüssigkeitsansammlungen ähnlich einem Hygrom bewirken. Metastasen der *Hypophyse* (überwiegend bei Brusttumoren) zeigen sich durch endokrinologische und Hirnnervenstörungen.

■ Spinale Metastasen

Spinale Symptome (lokale und/oder radikuläre Schmerzen, Paraparese/Paraplegie, Gangataxie) entstehen überwiegend aufgrund von Wirbelkörpermetastasen, die *epidural* raumfordernd wirken. Das Knochenmark ist schmerzunempfindlich. Schmerzen entstehen dann, wenn Tumorgewebe das Periost, paravertebrales Weichteilgewebe, Nervenwurzeln oder das Rückenmark komprimiert. Wirbelkörperfrakturen oder eine Instabilität der Wirbelsäule verursachen zusätzlich Schmerzen. Besonders in der Anfangsphase einer spinalen Metastasierung können Schmerzen der einzige Hinweis auf eine solche Tumoraussaat sein. *Subarachnoidale* oder *intramedulläre* Metastasen sind selten (< 5%).

■ Leptomeningeale Metastasen (Meningeosis neoplastica)

Tumorzellen befallen Meningen sowohl diffus als auch multifokal. Ein Übergreifen auf Hirngewebe, Rückenmark, kraniale oder spinale Nerven ist möglich. Ein *zerebraler* leptomeningealer Befall führt zu Kopfschmerzen, Gangataxie, mnestischen Störungen, epileptischen Anfällen und Hirnnervenausfällen (wie Fazialisparese, Hörstörungen, Schwindel, Diplopie, Sehverlust). *Spinale* Symptome zeigen sich als Nacken- oder Rückenschmerzen, radikuläre Schmerzausbreitung, Parästhesien, Paraparese, Blasen- und Darmatonie.

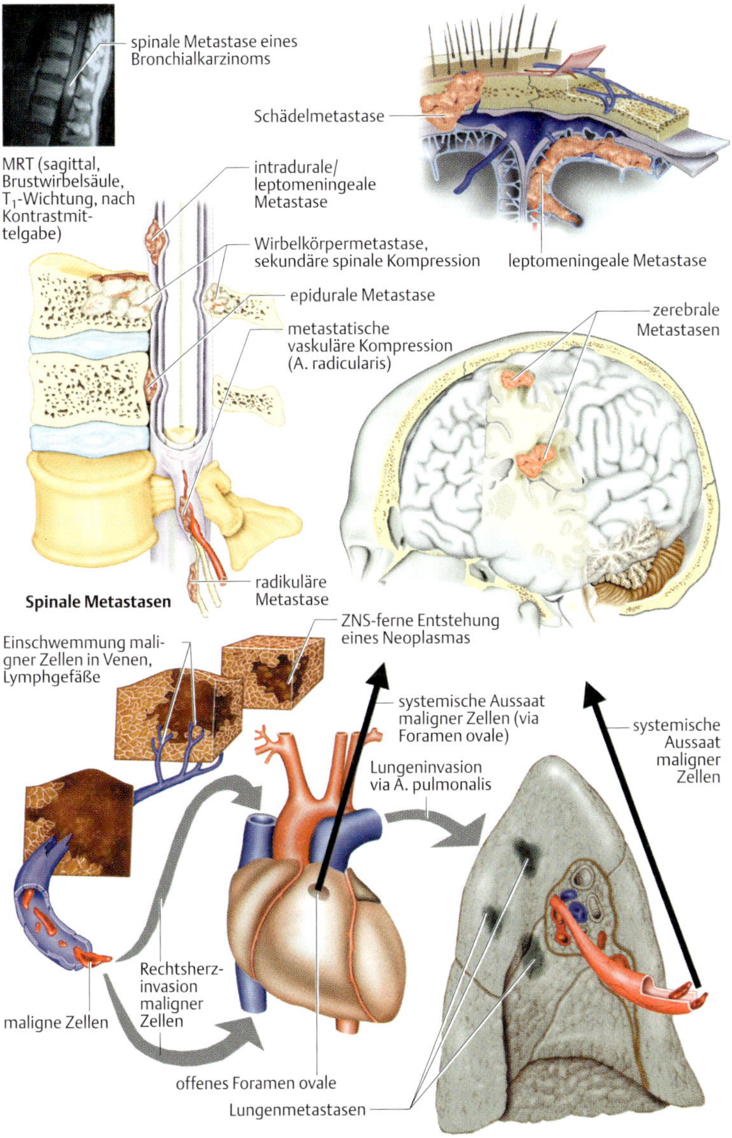

Spinale Metastasen

Pathogenese zerebraler Metastasen

Klassifikation und Therapieprinzipien

Therapie und Prognose werden wesentlich von der Art des Hirntumors beeinflußt. Deshalb ist der Ausgangspunkt des Behandlungsplans eine neuropathologische Klassifikation und Gradierung des Tumors, die auf histologischen Kriterien fußt und den klinischen Verlauf berücksichtigt (Tabelle 31, S. 377). Ein Unterschied zwischen histologischer Einordnung und klinischer Entwicklung erklärt sich aus der Gewebsheterogenität des Tumors und der dann möglicherweise nicht repräsentativen Biopsie. Außerdem wird die Prognose nicht allein von histologischen Tumormerkmalen bestimmt, sondern auch vom Alter des Patienten, dem Ausmaß der operativen Tumorentfernung, dem neurologischen prä- und postoperativen Befund und dessen Progredienz sowie von der Tumorlokalisation.

■ Häufigkeiten (nach Lantos et al. 1997)

Bis zum 20. Lebensjahr sind Medulloblastom, pilozytisches Astrozytom, Ependymom und Astrozytom (WHO °II) die häufigsten Tumorformen. Danach finden sich bis zum ca. 45. Lebensjahr vor allem Astrozytom (WHO °II), Oligodendrogliom, Akustikusneurinom (Schwannom) wie auch Ependymom. Nach dem 45. Lebensjahr sind überwiegend Glioblastom, Meningeom, Akustikusneurinom und Oligodendrogliom zu erwarten. Hypophysentumoren, Metastasen, Kraniopharyngeome, Angiome, Lymphome und Sarkome sind insgesamt selten.

■ Schweregrad klinischer Symptome (Tabelle 32, S. 378)

Die globale Einschätzung der Beeinträchtigung durch den Tumor erfolgt häufig nach der Karnofsky-Skala (*Karnofsky performance status*, Karnofsky et al. 1951). Sie ermöglicht eine standardisierte Beurteilung des klinischen Verlaufs.

■ Therapieprinzipien

Ziel der Behandlungsmaßnahmen ist die weitgehende bis vollständige Tumorentfernung ohne bleibende schwerwiegende neurologische Funktionsstörungen. Dieses Ziel ist allerdings wegen des engen räumlichen Funktionsbezugs der Hirnstrukturen und/oder der diffusen Grenzen zwischen Tumor und Hirngewebe oft nur in mehr oder weniger idealer Annäherung zu verwirklichen. Das therapeutische Vorgehen besteht in unterschiedlichen kombinierten Modalitäten. Dabei wird es vom Allgemeinzustand des Patienten, dem Malignitätsgrad des Tumors und der Tumorlokalisation geleitet.

Symptomatische Therapie. *Ödemtherapie* ⇨ Die antiödematöse Wirkung der Glukokortikosteroide setzt zeitlich (um Stunden) verzögert ein. Bei akuter Hirndrucksymptomatik ist deshalb eine i. v. Osmotherapie (mit Mannit 20% über zentralen, Glycerin 10% über peripheren Venenkatheter) nötig. Orales Glycerin kommt zur Senkung der Kortikoiddosis in der chronischen Therapie zur Anwendung. *Antiepileptische Therapie* ⇨ Antiepileptika (z. B. Phenytoin, Carbamazepin) sind nach einem Anfall, zur Anfallsprophylaxe bei rasch wachsenden Tumoren und postoperativ indiziert. *Schmerztherapie* ⇨ bei Kopfschmerzen, Meningeosis neoplastica, lokal infiltrativ wachsenden Tumoren entsprechend WHO-Stufenplan. *Unruhe* ⇨ Hirnödemtherapie, Psychopharmaka (Levomepromazin, Melperon, Chloprothixen). *Thromboseprophylaxe* ⇨ Gefährdung durch tiefe Beinvenenthrombosen/Lungenembolie. Heparin s.c.

Grad-I-Tumoren. Unter Umständen – z. B. bei einem „Zufallsbefund" – Verlaufsbeobachtung des Tumors (MRT in 3- bis 6monatigen Intervallen). Sonst vollständige operative Entfernung anstreben. Ist dies möglich, besteht keine verminderte Lebenserwartung. Eine radiochirurgische Behandlung (nach histologischer Sicherung) kann bei nicht oder nicht vollständig operablen Tumoren angewendet werden. Hormonelle Störungen der Hypophysentumoren oder Kraniopharyngeome können Komplikationen verursachen. Rezidive sind bei Meningeomen und Kraniopharyngeomen selten.

Grad-II-Tumoren. Die 5-Jahre-Überlebensrate erreicht 50–80%. Bei vollständiger Tumorentfernung durch die Operation kann diese eine Heilung bedeuten. Da diese Tumoren langsam wachsen, ist eine Operation nur in dem Ausmaß möglich, wie sie nicht zu neurologischen Ausfällen führt (Teilresektion, ggf. Rezidivoperation). Deshalb im Einzelfall in Abhängigkeit von der Tumorlokalisation auch nur stereotaktische Biopsie zur Diagnosesicherung und Klassifikation, anschließend weitere Verlaufsbeobachtung (MRT alle 3 Monate). Bei Progredienz des Tumors Operation und/oder Radiotherapie. Eine

Chemotherapie sollte nur bei nicht (mehr) operablen und bereits bestrahlten Tumoren erfolgen.

Grad-III-Tumoren. Unter Ausschöpfung aller Therapiemöglichkeiten (Operation, postoperative Radiotherapie, Chemotherapie) liegen die medianen Überlebenszeiten bei 2 Jahren. Längere Überlebenszeiten sind aber in dieser Gruppe nicht ungewöhnlich. Die Wirksamkeit der Chemotherapie ist bisher wegen geringer Erfahrungen bei malignen Formen des Meningeoms, Plexuspapilloms, Pinealozytoms, Neurinoms, Hämangioperizytoms und Hypophysenadenoms ungeklärt.

Grad-IV-Tumoren. Auch unter Anwendung aller Behandlungsmaßnahmen (Operation, postoperative Radiotherapie, Chemotherapie) bewegen sich die medianen Überlebenszeiten um die 10 Monate. Allenfalls 5% der Patienten mit Glioblastomen leben länger als 5 Jahre. Die medianen Überlebenszeiten der Medulloblastome, PNET und primären zerebralen Lymphome können mehrere Jahre betragen.

Hirnmetastasen: Operation zugänglicher solitärer Metastasen bei nicht rasch progredienter Grunderkrankung oder unbekanntem Primärtumor. Fokale Radiotherapie (als interstitielle [⇨ Brachytherapie] oder perkutane stereotaktische Radiochirurgie [⇨ Gamma-Knife, X-Knife]) solitärer Metastasen < 3 cm Durchmesser. Ganzhirnbestrahlung bei multiplen Metastasen oder solitären Metastasen mit fortgeschrittener Grunderkrankung. Chemotherapie bei ausreichendem Allgemeinzustand und Chemosensibilität des Primärtumors. Keine Operation bei kleinzelligem Bronchialkarzinom, zerebralem Lymphom und Keimzelltumoren (Radio-/Chemotherapie).

Spinale Metastasen: Operation bei lokal begrenzten Tumoren, anschließende Strahlentherapie. Ausgedehnte Metastasen werden nur bestrahlt.

Leptomeningeale Metastasen: Chemotherapie (intrathekal, i. v. oder intraventrikulär), Neuraxisbestrahlung.

Nachbetreuung. Die Frequenz von klinischen Verlaufsuntersuchungen hängt von der Dignität des Tumors und dem Erfolg der operativen, strahlen- und chemotherapeutischen Behandlung ab. Dabei sind individuelle Besonderheiten und Komplikationen im Verlauf zu berücksichtigen. Bei benignen, vollständig entfernten Tumoren kann eine CT-/MRT-Kontrolle nach 3 Monaten ausreichend sein, bei malignen Tumoren sind 6wöchige klinische Untersuchungen und vierteljährliche CT-/MRT-Kontrollen sinnvoll. Die Untersuchungsintervalle können bei Rezidivfreiheit und zunehmendem Abstand zur initialen Behandlung verlängert werden.

Schädel-Hirn-Trauma (SHT)

Die Auswirkungen eines Schädel-Hirn-Traumas werden von *akuten* Schädigungen (Primärschaden) und deren *Folgen* (Sekundär- und Spätschäden) bestimmt.

(Fremd-)Anamnese. Über das Ausmaß eines SHT informieren Unfallhergang und Zustand des Patienten am Unfallort. Angaben zu Vorerkrankungen, Medikamenteneinnahme (besonders Antikoagulanzien), Alkohol, Drogen, Erbrechen und epileptischen Anfällen sind für die Beurteilung des SHT wichtig.

Befund. *Inspektion* ⇨ Hämatome, Blutungen aus Nase oder Gehörgang, offene Wunden, Frakturen.

Neurologischer Befund ⇨ Atmung, Kreislauf, Motorik, Pupillen, Herdsymptome.

Zusatzdiagnostik. *Labor* ⇨ Blutbild, Gerinnung, Elektrolyte, Blutzucker, Alkoholspiegel/Drogennachweis (Urin), Harnstoff, Kreatinin, Serumosmolalität. Evtl. Schwangerschaftstest.

Röntgen ⇨ Kopf, evtl. Halswirbelsäule. Kraniales CT mit Knochenfenster (nur bei vollständig normalem neurologischem Befund im Einzelfall kein CT).

Problembezogen ⇨ MRT (Kopf/Angiotomographie, spinal), EEG, Doppler-Sonographie, evozierte Potentiale.

Polytrauma ⇨ Blutgruppe/Kreuzprobe/Blutkonserven bereitstellen. Frakturen? Abdominale Blutung? Lungenschäden?

■ Primärschaden

Je nach Art der Gewalteinwirkung werden unterschiedliche Anteile von Schädel und Gehirn verletzt. Die *Läsionen* können fokal (Hämatom, Kontusion, Infarkt, Ödem) oder diffus (Hypoxie, Subarachnoidalblutung, Ödem) vorhanden sein. Der Schweregrad eines SHT spiegelt sich in der *Bewußtseinsstörung* (S. 116 ff) wider. Einzelheiten zur Beurteilung der Bewußtseinsstörung finden sich auf S. 378 f. (Tabellen 33 und 34).

Region	Verletzung
Kopfschwarte	Kephalhämatom (Neugeborene), Platzwunde, Skalpierung
Schädel	• *Bruchmechanismus* ⇨ Biegungs- (z. B. durch Schlag)/Berstungsbruch (durch breitflächige Schädelkompression) • *Brucharten* ⇨ Linearfraktur (Fissur, Spaltbruch, Nahtsprengung)/Impressionsfraktur/Stückbruch/Lochbruch/wachsende Schädelfraktur (nur bei Kindern) • *Lokalisation* ⇨ Konvexitäts- (Schädeldach)/Schädelbasisbruch • *Schädelbasisfraktur* ⇨ frontobasale (Brillenhämatom, Blutung Nase/Mund, Rhinoliquorrhö)/laterobasale Fraktur (Hörstörung, Trommelfelläsion, Blutung Gehörgang, Fazialisparese) • *Gesichtsschädelfraktur* ⇨ Mittelgesichtsfrakturen Le Fort I–III/Orbitabodenfraktur
Dura	Offenes[1] SHT, Liquorfistel, Pneumozephalus/Pneumatozele
Gefäß	Akute epidurale/subdurale/subarachnoidale/intrazerebrale Blutung, Karotis-Sinus-cavernosus-Fistel, arterielle Gefäßwanddissektion
Gehirn[2]	• Kontusion • diffuse axonale Läsion (klinisch ⇨ Koma, vegetative Funktionsstörungen, Dekortikations-/Dezerebrationssyndrom, keine fokale Läsion im CT/MRT) • penetrierende (offen oder geschlossen[3])/perforierende (offen) Hirnverletzung • Hirnstammläsion

[1] Duraeröffnung + offene Verbindung zwischen Hirn und Außenwelt [2] Hirnnervenläsionen sind hier nicht aufgeführt [3] ohne Duraeröffnung

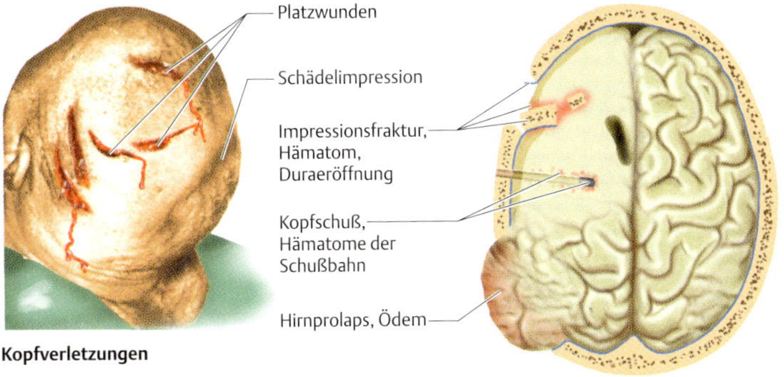

Kopfverletzungen

Schädel-Hirn-Traumen (Schema)

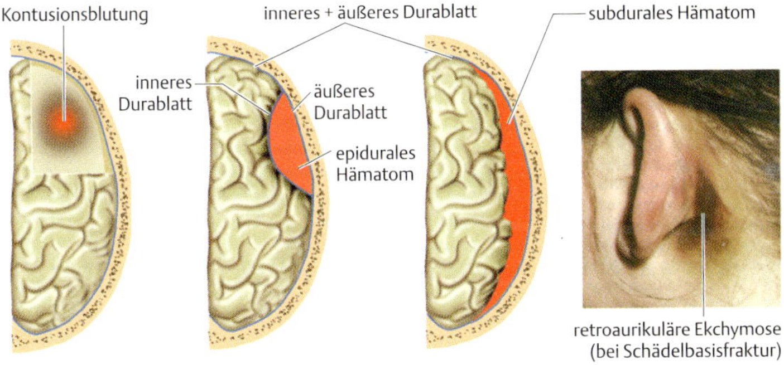

Posttraumatische intrakranielle Hämatome

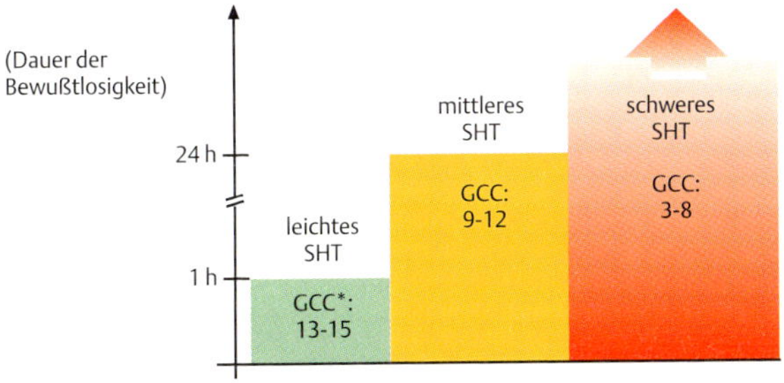

Einteilung des Schädel-Hirn-Traumas (SHT; *Glasgow Coma Scale)

■ Sekundärschaden

Schädigung	Lokalisation/Syndrom	Besonderheit
Primär		
• Hämatom	⇨ epidural	⇨ luzides Intervall[1], initial sofort bewußtlos oder progrediente Bewußtseinsstörung
	⇨ subdural	⇨ symptomfreies Intervall, dann zunehmende Bewußtseinsstörung möglich
	⇨ subarachnoidal	⇨ Meningismus
	⇨ intrazerebral	⇨ ICP[2] ⇧, Herdsymptome, oft schwere ZNS-Läsion
• erhöhter ICP	• Hirnödem, Hydrozephalus, raumforderndes Hämatom	• S. 162. Gefahr der Herniation
• Ischämie	• Vasospasmus, arterielle Dissektion, Fettembolie	• akute Herdsymptome
• epileptischer Anfall	• fokal/generalisiert	• häufig nach fokalen Läsionen
• Infektion • Amnesie	• Liquorfistel/offenes SHT • antero-/retrograd	• rezidivierende Meningitis, Enzephalitis, Empyem, Abszeß, Ventrikulitis • S. 134
Sekundär		
• Blutdruckabfall, Hypoxie, Anämie	• Schock, Atemstörung	• Polytrauma, Pneumo-/Hämatothorax, Herzbeuteltamponade, Blutverlust, Gerinnungsstörung
• Fieber, Meningitis	• Infektion	• Pneumonie, Sepsis, Liquorfistel
• Wasserhaushalt	• Hypothalamusläsion	• zentraler Diabetes insipidus[3], SIADH[4]

[1] Initiale Bewußtlosigkeit ⇨ Aufwachen, einige Stunden unauffällig ⇨ erneute Bewußtlosigkeit [2] intrakranieller Druck [3] Polyurie, Nykturie, Polydipsie, Serumosmolalität > 295 mosmol/kg, Urinosmolalität ⇩ [4] inadäquates ADH-Sekretions-Syndrom ⇨ klinisch Euvolämie, Serumosmolalität < 275 mosmol/kg, inadäquate Urinkonzentration > 100 mosmol/kg, Urin-Natrium ⇧ bei normaler Wasser-/Salzaufnahme, keine Nebennieren-/Schilddrüsen-/Hypophysen-/Nierenfunktionsstörung

Übersicht zu den Spätfolgen eines SHT s. S. 379 (Tabelle 35).

■ Prognose

Die Folgen eines SHT werden vor allem von Verhaltensänderungen und körperlichen Behinderungen bestimmt.

SG[1]	Prognose
Leicht	Ein posttraumatisches Syndrom bildet sich bei 85–90% der Betroffenen nach 1 Jahr zurück. In 10–15% bleibt ein chronisches posttraumatisches Syndrom bestehen
Mittel	Bei fokalen Läsionen scheint die Prognose ungünstiger zu sein als bei diffusen Schädigungen. Allgemein bilden sich die Symptome langsamer und unvollkommener zurück als beim leichten SHT. Verläßliche Studien zur Langzeitprognose fehlen bisher
Schwer	Die Mortalität liegt (altersabhängig) zwischen 30–80%. Jüngere Patienten haben eine bessere Prognose als ältere. Vor allem Verhaltensänderungen (Gedächtnis, Aufmerksamkeit, Affekt, Persönlichkeit) sind eine wesentliche Spätfolge

[1] Schweregrad des SHT (S. 378 f., Tabellen 33 und 34)

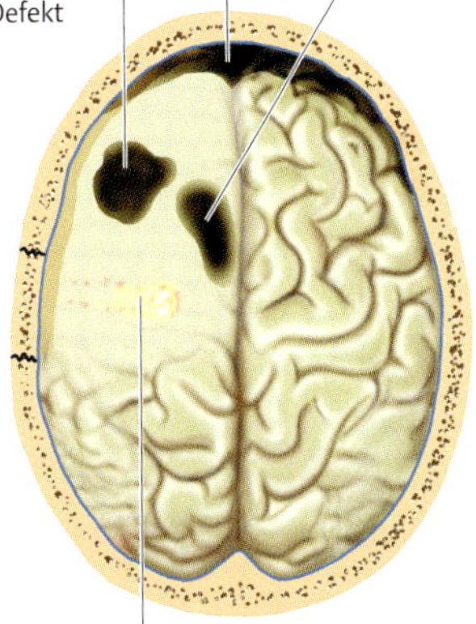

Zerebrale Traumafolgen

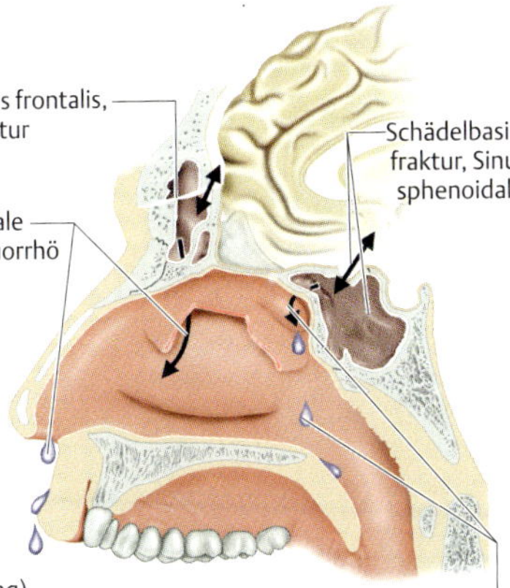

Liquorfistel

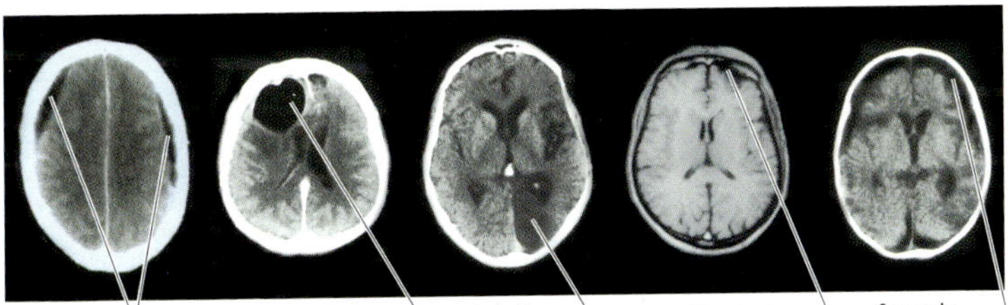

Posttraumatische neuroradiologische Befunde

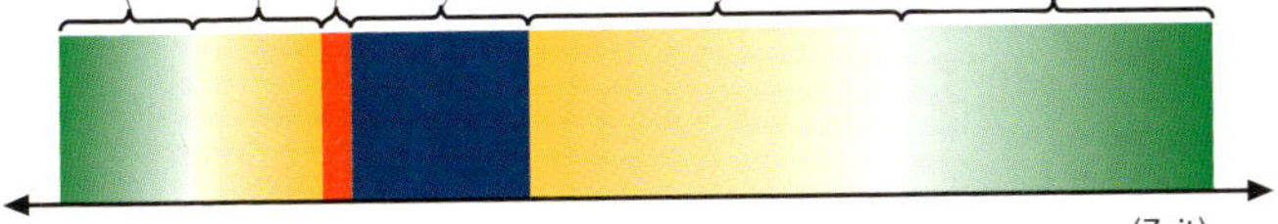

Zeitlicher Verlauf von Gedächtnisstörungen
(geschlossenes Schädel-Hirn-Trauma)

■ Posttraumatische Kopfschmerzen

Nach einem SHT sind *akute* (< 8 Wochen) oder *chronische* (> 8 Wochen) Kopfschmerzen möglich. Die Schwere des Traumas erlaubt keine Vorhersage zur Dauer und Intensität der Kopfschmerzen. Die Schmerzen können umschrieben oder diffus lokalisiert sein, sie können andauern oder episodisch auftreten. Unter körperlicher Anstrengung, psychischer Belastung und geistiger Anspannung verstärken sich die Schmerzen häufig. Ruhe sowie Abschirmung von äußeren Reizen führen zur Schmerzabnahme. Art und Ausprägung des Kopfschmerzes sind individuell sehr variabel. Bei stetig zunehmenden Schmerzen und/oder neu auftretenden neurologischen Störungen sind posttraumatische Spätschäden (S. 379) durch eine weiterführende Diagnostik auszuschließen.

■ Pathogenese zerebraler Läsionen

Unmittelbare Gewalt (stumpfe/durchbohrende Traumen), Beschleunigungs- (Akzeleration) und Bremskräfte (Dezeleration) können Kopfhaut, Schädel, Hirnhäute, Gefäße, Liquorräume und Gehirn verletzen. *Primäre* Schäden resultieren aus mechanischen Läsionen dieser Gewebe. Traumatisiertes Gehirngewebe reagiert auf physiologische Abweichungen empfindlicher als nichttraumatisiertes Gewebe. Daher treten *sekundäre* zerebrale Schäden als Folge zellulärer Funktionsstörungen durch globale und regionale Veränderungen der zerebralen Durchblutung sowie des Stoffwechsels auf. Ursächlich sind an der Entwicklung sekundärer Hirnläsionen Schädigungen der *Blut-Hirn-Schranke, Hypoxie, neurochemische Änderungen* (Anstieg von Acetylcholin, Noradrenalin, Dopamin, Adrenalin, Magnesium, Calcium, exzitatorische Aminosäuren wie Glutamat), *zytotoxische Vorgänge* (Bildung freier Radikale, calciumaktivierte Proteasen und Lipasen) und *Entzündungsreaktionen* (Ödem, Einwanderung von Leukozyten/Makrophagen, Freisetzung von Zytokinen) beteiligt.

Epiduralhämatom. Einblutung in das Spatium epidurale (S. 6, 267) durch Ablösung des äußeren Durablattes vom Schädelknochen und Riß einer Meningealarterie (meist temporale Linearfraktur ⇨ A. meningea media). Seltener bei venösen Blutungen (Einriß eines Sinus).

Subduralhämatom. Blutung in den Subduralraum (S. 6, 176, 267). Durch Verletzung großer Brückenvenen und/oder bei Kontusionsherden. Häufig temporale Lokalisation.

Intrazerebrales Hämatom. Einblutungen in das Hirngewebe am Ort der Gewalteinwirkung, ihr gegenüberliegend (Contrecoup) oder in die Liquorräume (S. 176, 267).

Subarachnoidalblutung. Einriß von Gefäßen der Pia mater.

■ Therapieprinzipien

Unfallort. Unfallort sichern. *Erste Hilfe* ⇨ Atemwege freihalten, adäquate Atmung sicherstellen. Kreislaufstörungen erkennen und behandeln, ggf. Flüssigkeitszufuhr (z. B. Ringer-Laktat). Wunden verbinden. Motorische Unruhe vermindern. Lagerung mit starr fixierter Halswirbelsäule und 30° hochgelagertem Oberkörper. *Dokumentation* ⇨ Allgemeiner und neurologischer Befund, applizierte Medikamente, Unfallhergang, zeitlicher Ablauf. *Transport* ⇨ unter Kontrolle von Atmung und Kreislauf.

Krankenhaus. Problemorientierte Ausrichtung aller Maßnahmen. Hierzu gehören Sicherstellung von *Atmung* und *Kreislauf* ⇨ Messungen von Blutgasen, Blutdruck (zerebraler Perfusionsdruck > 60–70 mmHg, S. 162). Ausreichende Sauerstoffversorgung (Intubation, Beatmung) und suffizienter Kreislauf (i. v.-Zugang, Katecholamine, Volumengabe). Normalisierung der *Körpertemperatur*. Prophylaktische Gabe eines *Antiepileptikums*. *Tetanusschutz* überprüfen. *Dokumentation* aller Maßnahmen in einem Überwachungsbogen. *Hirndrucktherapie* ⇨ Sedierung, Analgesie, Oberkörper 30–40° hochlagern; ggf. Hyperventilation pCO_2 27–30 mmHg ⇨ Osmotherapie Mannitol 20% 0,35 mg/kg als Bolus über 10–15 min ⇨ Barbiturattherapie mit Thiopental. Neurochirurgische Entscheidung zur *operativen Therapie*.

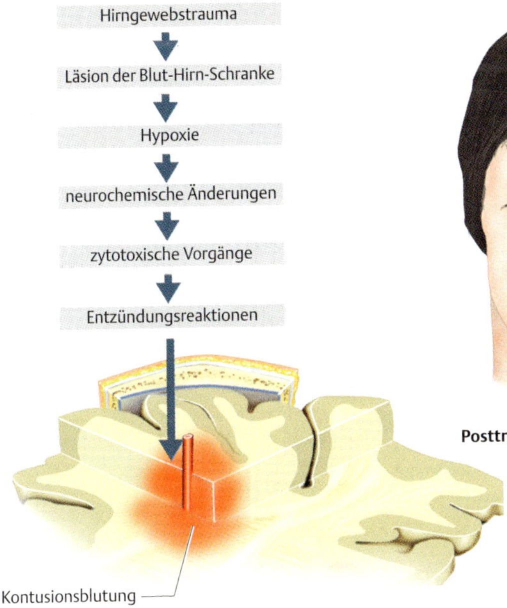

Pathogenese traumatischer Hirnläsionen

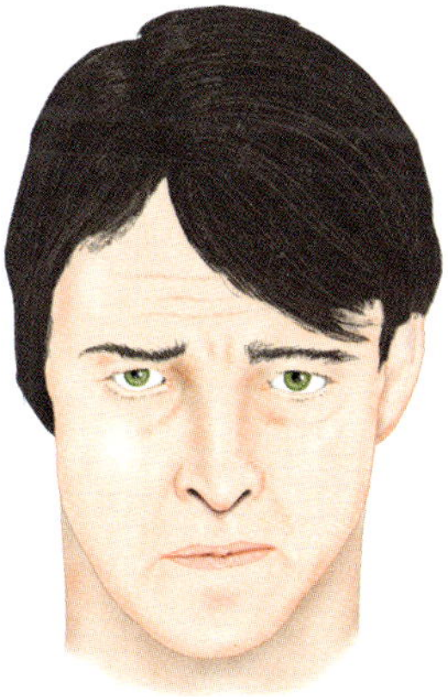

Posttraumatische Kopfschmerzen

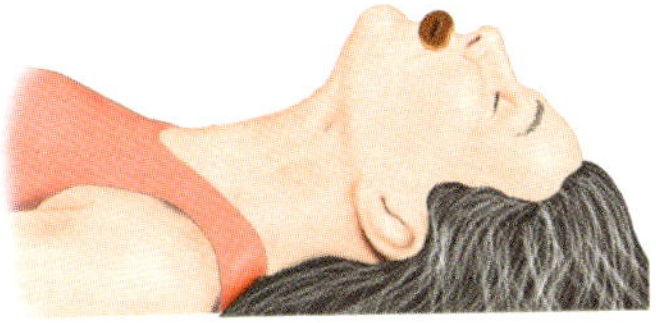

Freimachen und Freihalten der Atemwege

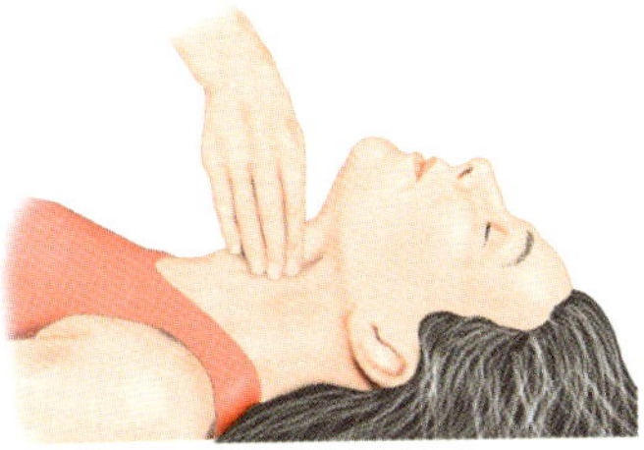

Beurteilung der Herz-Kreislauf-Funktion

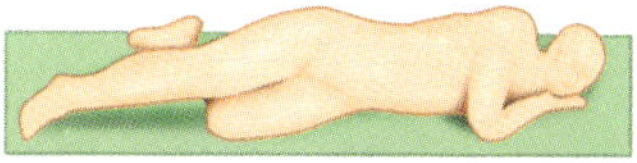

stabile Seitenlagerung:
Bewußtlosigkeit mit Spontanatmung

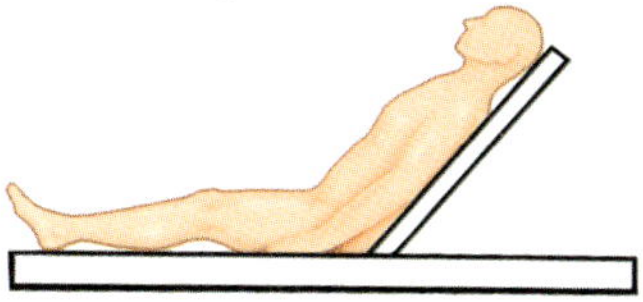

Rückenlage: Bewußtlosigkeit ohne Spontanatmung (Atemspende), vermutete Wirbelsäulenverletzung. Oberkörperhochlagerung bei Schädel-Hirn-Trauma

Erstmaßnahmen am Unfallort

Wirbelsäulentrauma

Verletzungen der Wirbelsäule können zu Schäden an Wirbelkörpern, Bändern, Bandscheiben, Gefäßen, Muskeln, Nervenwurzeln und dem Rückenmark führen. Zervikale und thorakolumbale Regionen sind am häufigsten betroffen. Radikuläre und spinale Läsionen entstehen durch *Kompression* (knöcherne Fragmente), *Überdehnung* (Wirbelsäuleninstabilität), *vaskuläre Schäden* (Ischämie, Blutung) und *direkte Verletzungen* (Schuß, Stich). Zur *Diagnostik* knöcherner Verletzungen ist nach Nativaufnahmen das (Spiral-)CT, zur Darstellung medullärer (Blutung, Kontusion, Ödem, Transsektion) und Weichteilläsionen (Hämatom, Ödem, Gefäßdissektion) das MRT am besten geeignet.

Halswirbelsäulendistorsion (HWS-Schleudertrauma). Eine *indirekte* Gewalteinwirkung (Frontalaufprall, Heckkollision) bewirkt die abrupte passive Retro- und folgende Anteflexion von Kopf- und Halsregion. Die auftretenden Kräfte (Ak-/ Dezeleration, Rotation, Traktion) können zu *zervikalen* (Rückenmark, Nervenwurzeln, Retropharyngealraum, Knochen, Bänder, Gelenke, Bandscheiben, Gefäße) und *kranialen Läsionen* (Gehirn, Augen, Temporomandibulargelenk) führen. Im Anschluß an den Unfall kann Symptomfreiheit über 4–48 Stunden – selten länger – bestehen (*freies Intervall*). Häufige *Beschwerden* sind Nacken-, Kopf- und Schulterschmerzen, Nackensteife, Schwindel wie auch Vergeßlichkeit, Konzentrations-, Schlaf- und Antriebsstörungen. Sie bilden sich meist nach 3–12 Monaten zurück. Warum bei 15–20% der Betroffenen diese Symptome länger andauern, ist bisher ungeklärt. *Einteilung der Schweregrade* (z. B. nach Erdmann) als Grad I (keine neurologischen/radiologischen Läsionen), Grad II (neurologische, aber keine radiologischen Läsionen) und Grad III (neurologische + radiologische Läsionen).

Wirbelkörperfraktur. *Stabile* Frakturen sind von *instabilen* zu unterscheiden. Bei letzteren kann jede Bewegung eine (weitere) Schädigung von Rückenmark und Nervenwurzeln bewirken. Deshalb muß bei Verdacht einer Wirbelkörperfraktur ein Transport in stabilisierter Rückenlage bei neutraler Kopfposition (Vakuummatratze) durchgeführt werden. Umlagerungen „per Hand“ mit Halsschienen-, Schaufel- und Brückengriff sind möglichst zu vermeiden. Zur Stabilitätsbeurteilung kann man den Wirbelsäulen-/Bandapparat in 3 Abschnitte unterteilen. Dabei gilt: Nur 1 Abschnitt betroffen = stabile Läsion, 2 Abschnitte = potentiell instabil und 3 Abschnitte = instabil. Einzelheiten s. S. 380 (Tabelle 36).

Nervenwurzel- und Armplexustrauma. Die Mehrzahl der *Wurzelläsionen* betrifft die Vorderwurzeln. Es überwiegen dann motorische vor sensiblen Ausfällen. Vor allem spinale Symptome und/oder ein Horner-Syndrom begründen den Verdacht eines Wurzelausrisses. Im Myelogramm (leere Wurzeltaschen, Ausbuchtungen des Subarachnoidalraumes) oder MRT lassen sich Wurzelausrisse nachweisen. Ausgedehnte *Plexusschädigungen* infolge einer Traktion von Schulter und Arm nach unten bzw. hinten (Motorradunfall) kommen mit Nervenwurzelausrissen kombiniert vor. Armplexusschäden können außerdem durch ungünstige *Lagerung* in der Narkose, supraklavikulären starken *Druck* (Rucksacklähmung) oder *lokale Gewalteinwirkung* (Stich, Schuß, Knochenfragmente, Prellung, Zerreißung) entstehen. Klinische Ausfälle beziehen sich dann häufig auf den oberen Armplexus (S. 34, 321).

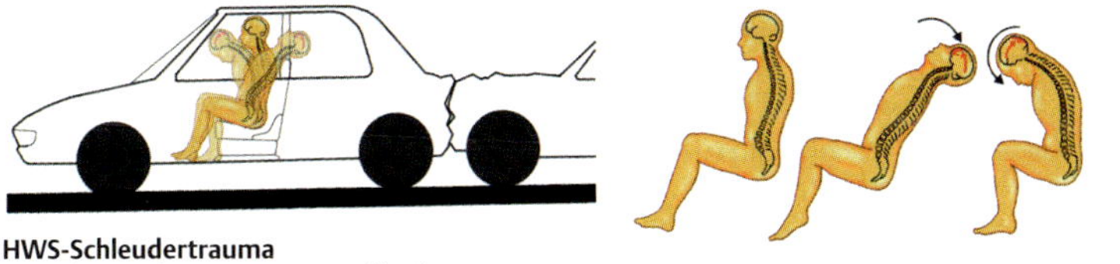

HWS-Schleudertrauma
(Gewalteinwirkung, Bewegungsablauf)

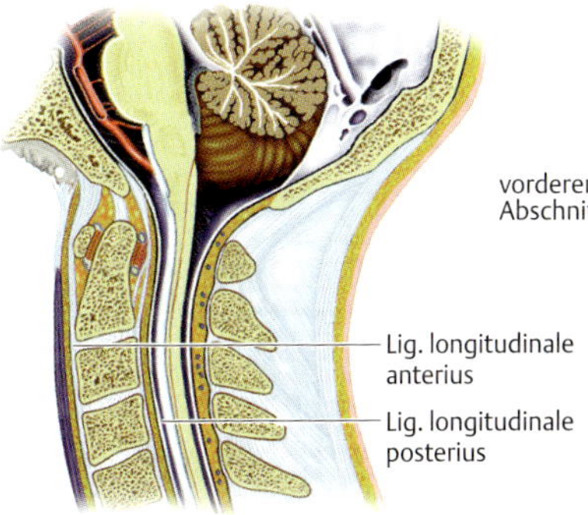

normale HWS-Strukturen

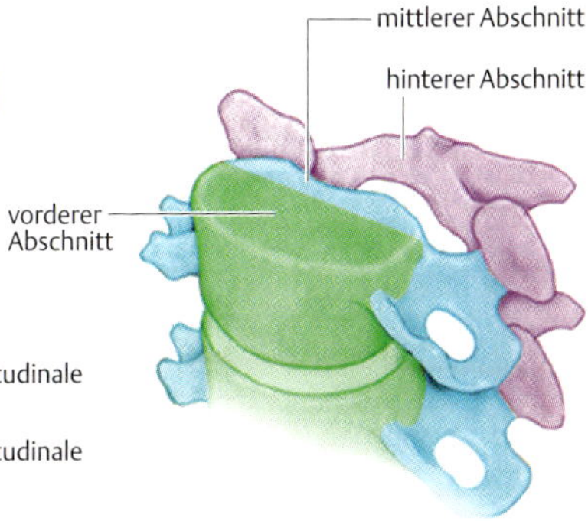

Abschnitte zur Stabilitätsbeurteilung

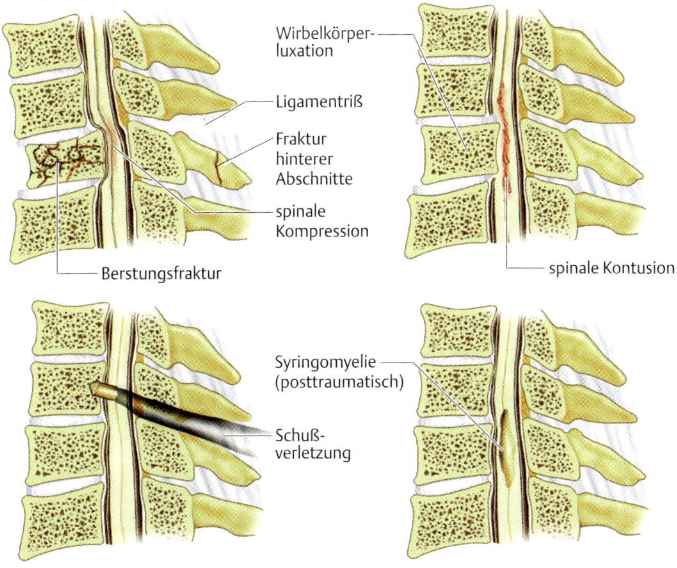

Verletzungsarten der Wirbelsäule

Rückenmarktrauma

Eine Duraeröffnung durch Stich, Schuß, Knochenfragmente oder schwere Wirbelkörperluxationen führt zur *offenen* Verletzung des Rückenmarks. *Geschlossene* Rückenmarkläsionen (Dura erhalten) entstehen infolge indirekter Gewalteinwirkung. Der spinale Funktionsausfall (*Querschnittssyndrom*) kann *komplett* oder *inkomplett* (S. 48) sein.

Akutes Stadium (spinaler Schock). Es zeigt sich als Querschnittssyndrom unterhalb der spinalen Läsion mit Verlust aller willkürlichen und reflektorischen *motorischen* (schlaffe Tetra-/Paraplegie, Reflexausfall), *sensiblen* (⇨ Dekubitalulkus) und *vegetativen* (Harnretention ⇨ Überlaufblase, Darmatonie ⇨ paralytischer Ileus, Anhidrose ⇨ Hyperthermie, kardiovaskulär ⇨ orthostatische Hypotonie/Herzrhythmusstörung/hypertone Blutdruckspitzen) Funktionen. *Rückbildung* nach 3–6 Wochen mit Übergang in das Rehabilitationsstadium. Prinzipien der Akuttherapie s. S. 380 (Tabelle 38).

Rehabilitationsstadium. Abhängig von der Läsionshöhe werden unterschiedliche Syndrome deutlich.

Höhe[1]	Motorik	Sensibilität[2]	Vegetativum[3]
C1–3[4]	Tetraplegie, Parese der Nackenmuskulatur, Spastik, Atemlähmung	Ausfall ab Hinterkopf/Unterkieferrand; Schmerzen Hinterkopf, Nacken, Schulterregion	Reflektorische Funktionen ohne willkürliche Steuerung, Horner-Syndrom
C4–5	Tetraplegie, Zwerchfellatmung	Ausfall ab Clavicula/Schulterhöhe	Wie vorstehend
C6–8[5]	Tetraplegie, Spastik, schlaffe Parese der Armmuskulatur, Zwerchfellatmung	Ausfall ab oberem Brustwand-/Rückenbereich + Arme (Schulter ausgespart)	Wie vorstehend
Th1–5	Paraplegie, Atemvolumen verringert	Ausfall ab Innenseite Unterarm, oberem Brustwand-/Rückenbereich	Reflektorische Funktion von Blase, Mastdarm; Erektion ohne willkürliche Steuerung
Th5–10	Paraplegie, Spastik	Ausfall ab entsprechender Höhe im Brustwand-/Rückenbereich	Wie vorstehend
Th11–L3	Paraplegie, schlaff	Je nach Läsionsort Ausfall ab Leistenregion/Oberschenkelvorderseite	Wie vorstehend
L4–S2[6]	Distale Paraplegie, schlaff	Je nach Läsionsort Ausfall ab Unterschenkelvorderseite/Fußrücken, Fußsohle/Oberschenkelrückseite	Schlaffe Lähmung von Blase/Mastdarm; keine Erektion
S3–5[7]	Keine Ausfälle	Ausfall perianal + Oberschenkelinnenseite	Schlaffe Lähmung von Blase/Mastdarm; keine Erektion

[1] Läsion des Rückenmarksegmentes [2] S. 32ff [3] Störungen von Blasen-, Darm-, Mastdarmfunktion, Potenz, Schweißsekretion, Herz-Kreislauf-System; S. 140ff [4] Hohe Halsmarkläsion [5] Untere Halsmarkläsion [6] Epikonus [7] Konus

Chronisches Stadium – Spätkomplikationen. Fehlende *Rückbildung* neurologischer Funktionsausfälle. *Komplikationen* umfassen Venenthrombose, Lungenembolie, Atemfunktionsstörungen, Ileus, Harnwegsinfektionen, gestörte Sexualfunktionen, kardiovaskuläre Störungen, Spastik, chronische Schmerzen, Dekubitalulkus, heterotope Ossifikationen und/oder Syringomyelie.

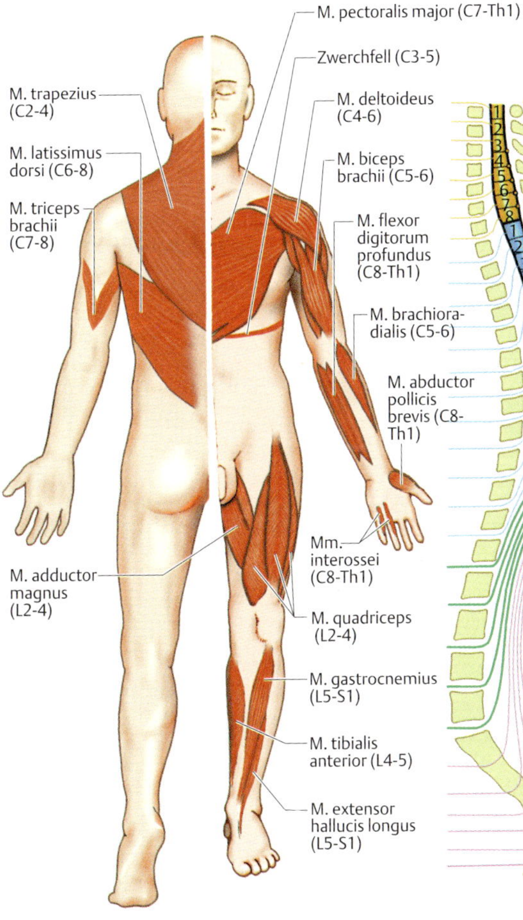

Segmentkennmuskeln

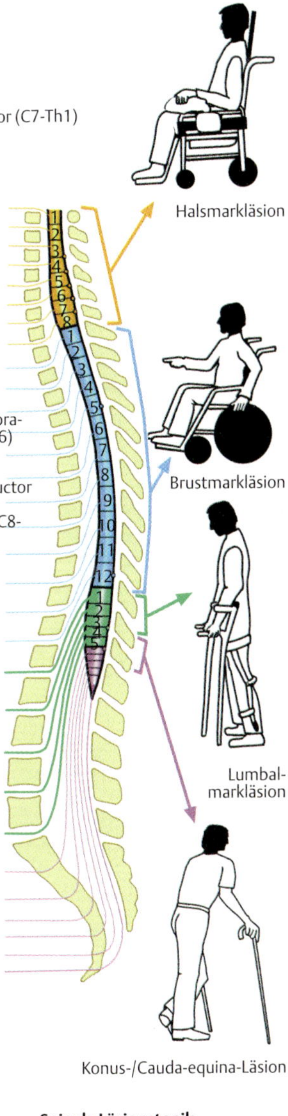

Spinale Läsionstopik

Zerebelläre Symptome

Koordinations- und Gleichgewichtsstörung. Mit *Ataxie* werden unregelmäßige und schlecht aufeinander abgestimmte, ungelenke Bewegungsabläufe (*Dyssynergie*) bezeichnet. Merkmale sind Schwanken beim Sitzen (*Rumpfataxie*) bzw. Stehen (*Standataxie*), ein Ziel zu kurz (*Hypometrie*) oder zu weit (*Hypermetrie*) ansteuernde Bewegungen (*Dysmetrie*) sowie ein unsicherer, torkelnder, breitbeiniger Gang („wie betrunken") mit relativ rascher und unregelmäßiger Schrittfolge (*Gangataxie*, S. 54). Durch Zeigeversuche läßt sich diese Ziel- und Bewegungsungenauigkeit (Vorbeizeigen, wackelnde Bewegungen, terminale ausfahrende Armbewegungen = *Intentionstremor*, S. 62) prüfen, so durch den *Finger-Nase-*, *Finger-Finger-* und *Knie-Hacke-Versuch* mit offenen und geschlossenen Augen. Im *Baranyschen Zeigeversuch* weicht der Arm beim Herabsenken mit geschlossenen Augen seitlich zu einem vorher angepeilten Ziel ab, und zwar ipsilateral zur Läsion. Die Standunsicherheit – bis hin zur Stehunfähigkeit (*Astasie*) – wird im Gegensatz zur spinalen (sensiblen) Ataxie durch Öffnen oder Schließen der Augen nicht beeinflußt (*Romberg-Versuch*). Beim Treten auf der Stelle für 30–60s mit geschlossenen Augen erfolgt eine Körperdrehung zur Läsionsseite (*Unterberger-Tretversuch*). Bereits bei leichter Ataxie ist der Seiltänzergang gestört bis nicht ausführbar (⇨ *Abasie* = Gehunfähigkeit). Rasch alternierende, rhythmische und differenzierte Bewegungen sind beeinträchtigt (*Dysdiadochokinese*). Die Schrift ist vergröbert, zittrig und durch große Buchstaben (*Makrographie*) gekennzeichnet. Zeichnen von parallelen Linien oder einer Spirale ergibt unruhig ausfahrende Linienverläufe.

Sprechstörung. Die Aussprache (S. 130) ist schleppend, undeutlich („lallend", „verwaschen") und wenig betont (monoton, *Dysarthrophonie*). Zusätzlich kann sie diskontinuierlich („abgehackt", stockend, skandierend) sein. Atmung und Sprachfluß sind unkoordiniert. Dadurch kommt ein Wechsel von leisen zu lauten Silben und Wörtern zustande („explosive" Sprache).

Augenbewegungsstörung. Ein Blickrichtungsnystagmus ist oft vorhanden. Willkürliche rasche Augenbewegungen (*Sakkaden*) erfolgen zu kurz oder zu weit (*okuläre Dysmetrie*) und sind deshalb von Nachschwankungen begleitet. Langsame Blickfolgebewegungen verlaufen ruckartig (sakkadiert). Häufig findet sich dann auch eine fehlende Unterdrückung des *vestibulookulären Reflexes* (S. 26). Dabei unterbleibt die (normale) visuelle Suppression des Nystagmus. Es kommt zur gestörten Fixation bei Kopfwendungen.

Muskeltonus. Eine muskuläre Hypotonie ist überwiegend bei einseitigen und akuten Kleinhirnläsionen zu finden. Sie läßt sich durch passives Pendeln/Schütteln der Arme/Beine feststellen, beim Vorhalten der Arme (*Positions-/Halteversuch*) oder durch leichtes Beklopfen durch den Untersucher der ausgestreckten Arme am Handgelenk. Dabei sinkt der Arm auf der betroffenen Seite ab bzw. es kommt dort zu ausfahrenden Bewegungen (*Rebound-Phänomen*). Letzteres zeigt sich auch in einer ungebremsten Arm-Rückschlagbewegung, wenn bei geschlossenen Augen und kräftiger Beugung des Armes dieser durch den Untersucher plötzlich losgelassen wird.

■ Läsionstopographie

Zerebelläre Symptome treten bei Läsionen des Kleinhirns und/oder der zugehörigen Bahnsysteme (S. 54) auf. Bei letzteren stellen sich dann zusätzliche, durch die Ausdehnung der Läsion bestimmte Symptome (z. B. Hirnnervenausfälle, Drehschwindel, Sensibilitätsstörungen, Hemiparese) ein.

■ Zusatzuntersuchungen

Die Auswahl der geeigneten diagnostischen Methoden richtet sich nach dem jeweiligen Syndrom (s. folgende Seiten). Hierzu gehören bildgebende Diagnostik wie CT/MRT, neurophysiologische Untersuchungen (Nervenleitgeschwindigkeit, EMG), EKG, Labor-/Gewebsdiagnostik (Blut, Liquor, Knochenmark, Muskel-/Nervenbiopsie) und Augenuntersuchungen (Optikusatrophie, Kayser-Fleischer-Ring, tapetoretinale Degeneration).

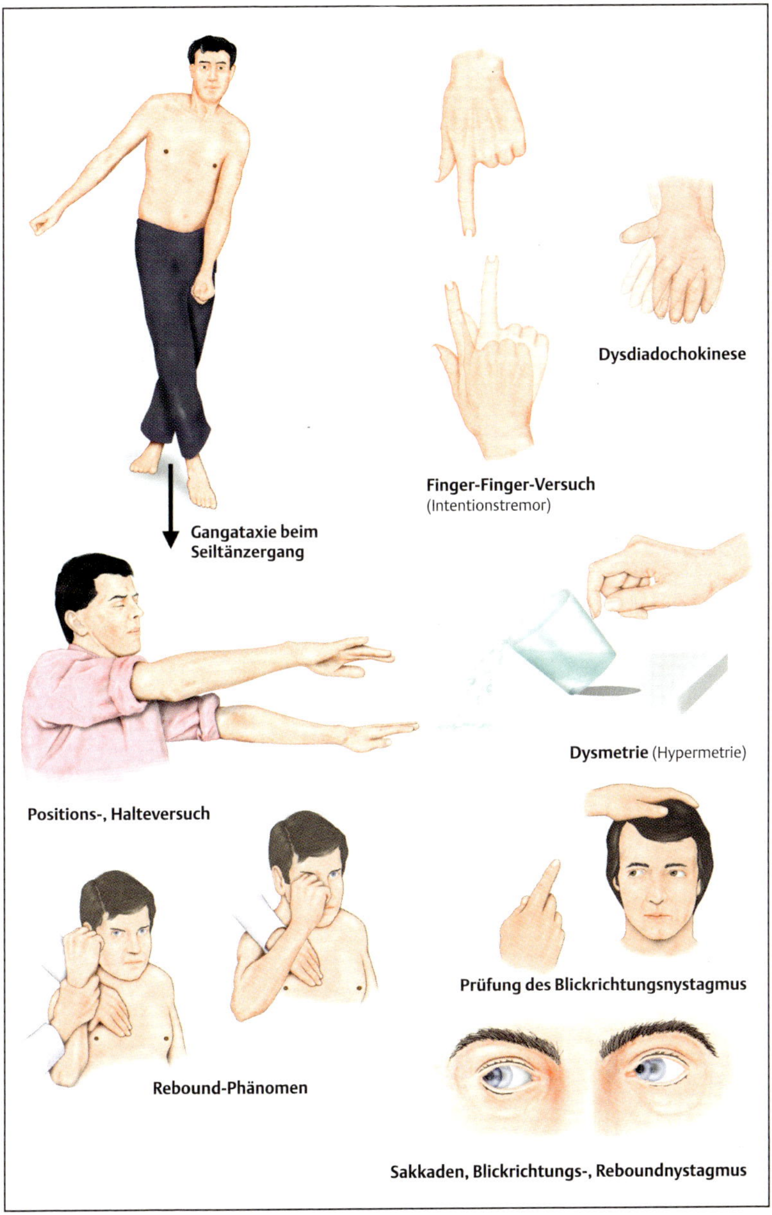
Gangataxie beim Seiltänzergang
Finger-Finger-Versuch (Intentionstremor)
Dysdiadochokinese
Positions-, Halteversuch
Dysmetrie (Hypermetrie)
Rebound-Phänomen
Prüfung des Blickrichtungsnystagmus
Sakkaden, Blickrichtungs-, Reboundnystagmus

Erworbene zerebelläre Syndrome

Manifestation	Ätiologie	Merkmale/Besonderheiten
Akut (Minuten bis Stunden)	• Infektion[1]	• virale Infektion (Varicella-Zoster, Epstein-Barr, Röteln, Mumps, Influenza, Parainfluenza, Echo, Coxsackie, Zytomegalie, FSME, Herpes simplex). Kinder > Erwachsene. Sonderform: Opsoklonus[2]-Ataxie-Syndrom • Abszeß • Miller-Fisher-Syndrom (Ataxie, Ophthalmoplegie, Areflexie; S. 395)
	• vaskulär	• Hirnstammsyndrome (S. 70ff, 170) überwiegen • Infarkt ist von einer Blutung durch die bildgebende Diagnostik unterscheidbar • Komplikationen sind vor allem anfangs möglich und verlangen rasche Gegenmaßnahmen (S. 174f)
	• toxisch	• Alkohol, Barbiturate, Phenytoin, Lithium
Subakut (Tage bis Wochen)	• Tumor[3]	• Hinterkopfschmerzen (ausstrahlend nach frontal, Nacken, Schultern), rezidivierendes Erbrechen, Nackensteifigkeit, Vertigo, Rumpfataxie, möglicher Verschlußhydrozephalus
	• paraneoplastisch[4] • toxisch	• zerebelläre Symptomatik geht der Entdeckung des Tumors oft Monate (bis Jahre) voraus. Nachweis von antineuralen Antikörpern in Serum und Liquor • Alkohol • Medikamente (Phenytoin/andere Antiepileptika, Lithium, 5-Fluorouracil, Cytosinarabinosid) • Schwermetalle (Quecksilber, Thallium, Blei) • Lösungsmittel (Toluol, Tetrachlorkohlenstoff)
	• physikalisch	• Hypoxie, Hitzschlag, Hyperthermie
Chronisch (Monate bis Jahre)	• Infektion	• progrediente Röteln-Panenzephalitis (sehr selten nach kongenitaler Rötelninfektion bei Jungen, Beginn zwischen 8–19 Jahren mit Ataxie, Demenz, Spastik und Dysarthrie) • Creutzfeldt-Jakob-Krankheit (S. 252)
	• vaskulär	• meningeale Siderose führt zu Ataxie + Hörstörungen/Taubheit (leptomeningeale Einlagerung von Hämosiderin bei chronischer subarachnoidaler Blutung ⇨ Angiom, Oligodendrogliom, Ependymom der Cauda equina, postoperativ)
	• metabolisch	• Hypothyreose, Malabsorptionssyndrom (Vitamin-E-Mangel), Vitamin-B_1-Mangel (akut ⇨ Wernicke-Enzephalopathie) • Refsum-Krankheit (Serum-Phytansäurespiegel ⇧) • Wilson-Krankheit (Ataxie, Tremor, Dysarthrophonie, Dysphagie, Dystonie, Verhaltensstörungen)
Intermittierend	• metabolisch	Hereditäre metabolische Störungen bei Säuglingen, Kindern und Jugendlichen (s. auch S. 306f, 386f): • Aminosäurenstoffwechselstörungen (Hypermammoniämie, Hartnup-Syndrom, Ahornsirupkrankheit) • Speicherkrankheiten (metachromatische Leukodystrophie, neuronale Zeroidlipofuszinose, Sialidose, GM_2-Gangliosidose)

[1] Auswahl; zahlreiche andere Infektionen können eine Ataxie zusammen mit anderen Symptomen einer Enzephalomyelitis hervorrufen [2] Hochfrequente Salven von Sakkaden in alle Blickrichtungen, kein intersakkadisches Intervall [3] S. 254 ff Kleinhirnastrozytome, Medulloblastom, Ependymom, Hämangioblastom (von-Hippel-Lindau-Syndrom), Meningeom (Kleinhirnbrückenwinkelregion), Metastase (Lungen-/Mammakarzinom, Melanom) [4] Paraneoplastische zerebelläre Degeneration; häufig assoziierte Tumoren (Antikörper) sind Lungen- (anti-Hu), Mamma- (anti-Ri), Uterus-, Ovarkarzinome (anti-Yo), Lymphome/Morbus Hodgkin. Opsoklonus bei thorakalem Neuroblastom (Kinder), Bronchial-/Mamma-/Ovarialkarzinom

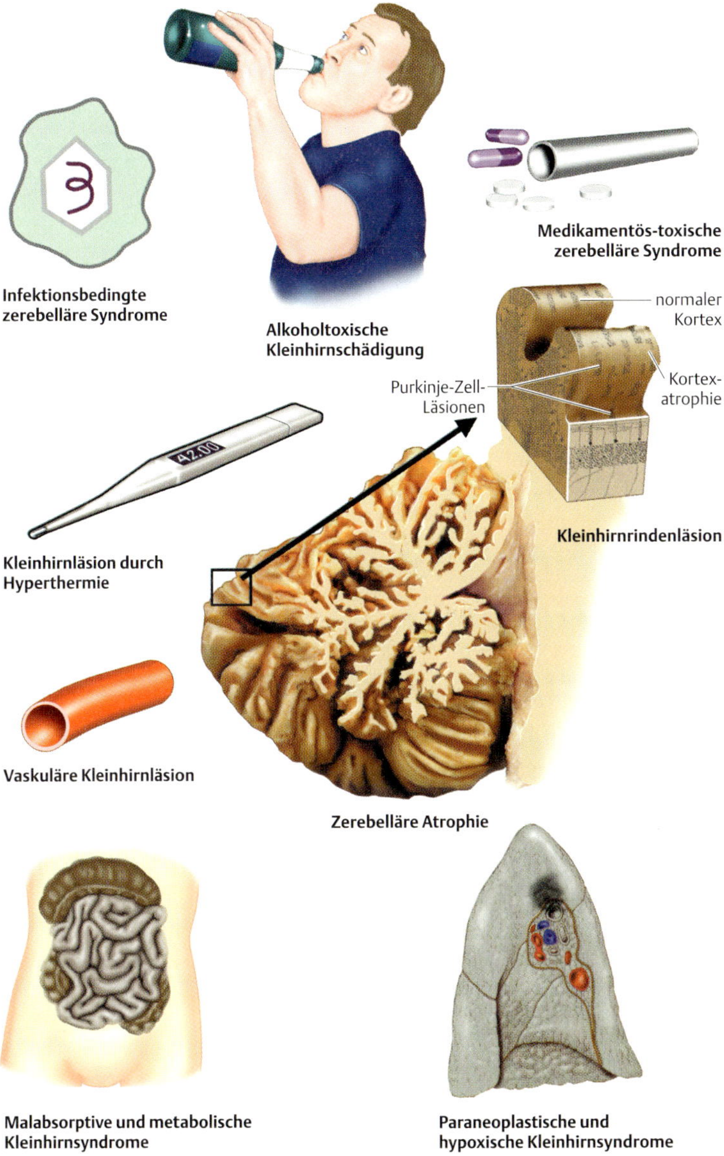
Infektionsbedingte zerebelläre Syndrome
Alkoholtoxische Kleinhirnschädigung
Medikamentös-toxische zerebelläre Syndrome
normaler Kortex
Kortex-atrophie
Purkinje-Zell-Läsionen
42.00
Kleinhirnrindenläsion
Kleinhirnläsion durch Hyperthermie
Vaskuläre Kleinhirnläsion
Zerebelläre Atrophie
Malabsorptive und metabolische Kleinhirnsyndrome
Paraneoplastische und hypoxische Kleinhirnsyndrome

Erbliche Kleinhirnsyndrome

■ Autosomal-rezessive zerebelläre Syndrome

Syndrom	Merkmale/Besonderheiten	CL[1]/Genprodukt
Friedreich-Ataxie[2,7]	*Häufige Symptome* • fortschreitende Extremitäten-/Gangataxie • Alter bei Beginn < 30 Jahre • fehlende Muskeleigenreflexe der Beine • neurophysiologischer Nachweis einer sensiblen Neuropathie *Wechselnde Symptome* • Dysarthrie, distale Muskelatrophien/-paresen (ca. 50%), Hohlfuß (ca. 50%), Skoliose, Optikusatrophie (ca. 25%), Nystagmus (ca. 20%), Augenbewegungsstörungen (S. 276), Hörstörungen (ca. 10%), Kardiomyopathie (ca. 65%), Diabetes mellitus (ca. 10%)	9q13–21.1/Frataxin *Mutation*: verlängerter GAA-Trinukleotid-Repeat
Ataxie mit Vitamin-E-Mangel	• Beginn im Kindes- oder Erwachsenenalter • Gangataxie • Dysarthrie • weitere Symptome ähnlich Friedreich-Ataxie	8q13/α-Tocopheroltransferprotein
Abetalipoproteinämie[3] (S. 300)	• Steatorrhö, weitere Symptome ähnlich Friedreich-Ataxie	4q24/Triglyceridtransferprotein
Ataxia teleangiectatica[4]	• Ataxie fällt beim Laufenlernen zuerst auf • Choreoathetose • Augenbewegungsstörungen[5] • okulokutane Teleangiektasien • Immundefekte (Infektanfälligkeit) • erhöhtes Risiko für maligne Tumoren • α-Fetoprotein im Serum erhöht	11q22.3/Phosphatidylinositol-3'-Kinase und rad3[6]

[1] Chromosomen-Lokalisation [2] „Klassische" Form [3] Bassen-Kornzweig-Syndrom; Mangel an Vitamin A und E, niedrige Cholesterin-/Triglyceridwerte, Akanthozytose [4] Louis-Bar-Syndrom [5] Okulomotorische Apraxie [6] DNA-Reparatur- bzw. Zellzyklen-Kontroll-Gen [7] Gentest verfügbar bzw. möglich

Mitochondriale Syndrome mit Ataxie S. 402

■ Autosomal-dominante zerebelläre Syndrome

Syndrom	Merkmale/Besonderheiten	CL/Genprodukt
Spinozerebelläre Ataxie (SCA)[1]	• *Typ 1*: Ataxie, Dysphagie, Augenbewegungsstörungen, Verlängerung der zentralen und peripheren Überleitungszeiten	• 6p 22–23/Ataxin-1[5]
	• *Typ 2*: Ataxie, Myoklonus, Tremor, abgeschwächte Muskeleigenreflexe	• 12q23–24.1/Ataxin-2
	• *Typ 3*[2]: Ataxie, Dystonie, Rigor, Spastik, faziale Myokymien, Ophthalmoplegie	• 14q 24.3-qter/Ataxin-3
Episodische Ataxie[3]	• *Typ 1*: Sekunden bis Minuten dauernde Episoden von Stand-/Gangataxie; 1–10mal täglich; Provokation durch Müdigkeit, Fieber, Menstruation, Hyperventilation, emotionale oder körperliche Belastungen; zwischen den Attacken beschwerdefrei bis auf Myokymien Gesicht/Hände	• 12p13/Kaliumkanal (Punktmutation)
	• *Typ 2*: Minuten bis Stunden (selten Tage) dauernde Episoden; täglich, monatlich bis 1mal/Jahr; Kopfschmerzen, Dysarthrie, Intentionstremor, Tinnitus, Ataxie, Übelkeit, Erbrechen, Nystagmus; Provokation wie Typ 1, Alkohol, kohlenhydratreiches Essen; zwischen Attacken Ataxie, Nystagmus, Kopftremor	• 19p13/spannungsabhängiger Calciumkanal[4] (Punktmutation)
Gerstmann-Sträussler-Scheinker-Syndrom (S. 252)	Erkrankung um das 40.–50. Lebensjahr. Anfangs zerebelläre Ataxie, im weiteren Verlauf Dysarthrophonie, Demenz, Nystagmus, Rigor, Seh- und Hörstörungen	20pter-p12/P102L
Fatale familiäre Insomnie (S. 252)	Progrediente Schlafstörungen, vegetative Störungen (arterielle Hypertonie, Tachykardie, Hyperthermie, Hyperhidrose), Myoklonus, Tremor, Ataxie	20pter-p12/D178N

[1] Weitere Typen (Genort) SCA4 (16q22.1), SCA5 (11), SCA6 (19p) und SCA7 (3p12–21.1) sind bekannt [2] Machado-Joseph-Krankheit [3] Typ 2 läßt sich durch Einnahme von Acetazolamid eher als Typ 1 bessern [4] Andere Mutationen dieses Gens finden sich bei SCA6 und der familiären hemiplegischen Migräne [5] Gentest verfügbar

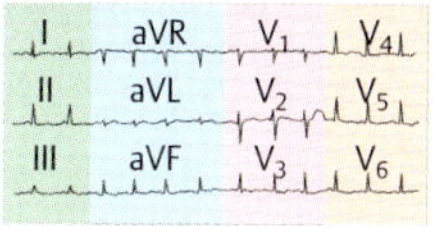

Kardiomyopathie bei FA
(EKG mit Repolarisationsstörungen, Linkstyp)

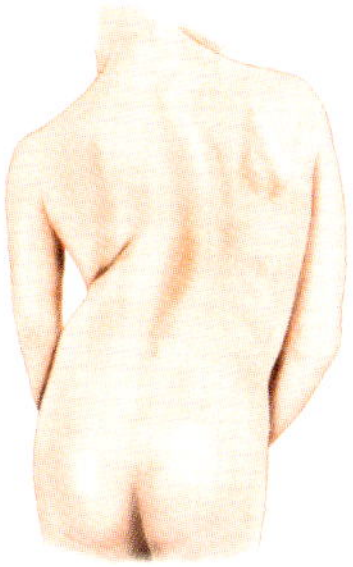

Skoliose bei FA

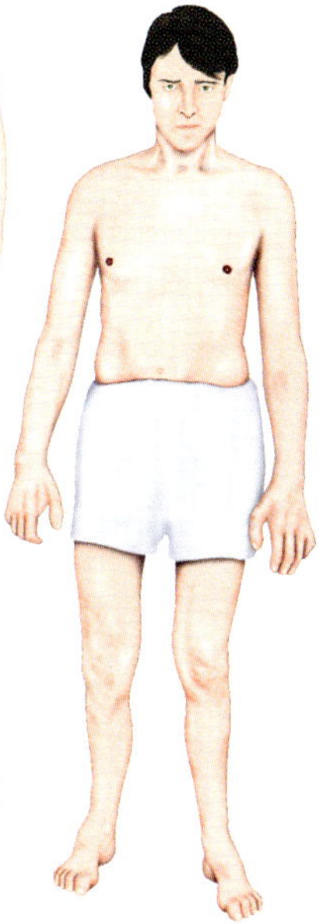

Friedreich-Ataxie (FA)

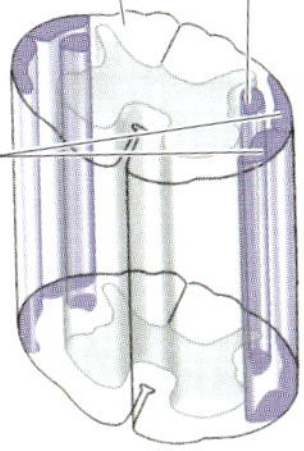

Spinale Degeneration bei FA

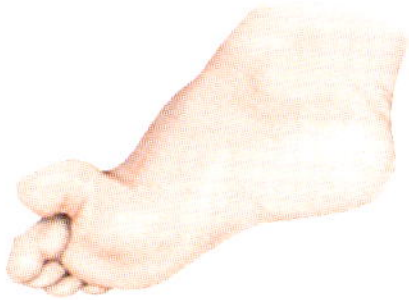

Ballenhohlfuß mit Zehen-Krallenstellung

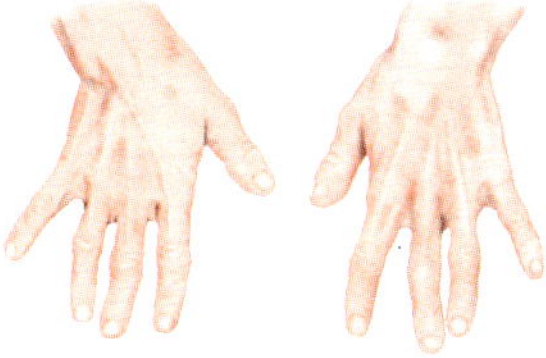

Distale Muskelatrophien

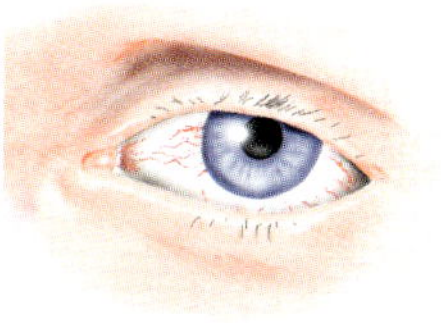

Okuläre Teleangiektasien

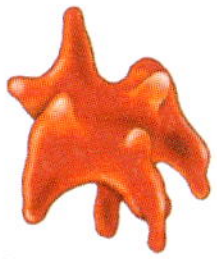

Akanthozyt
(Stechapfelform eines Erythrozyten) bei Abetalipoproteinämie

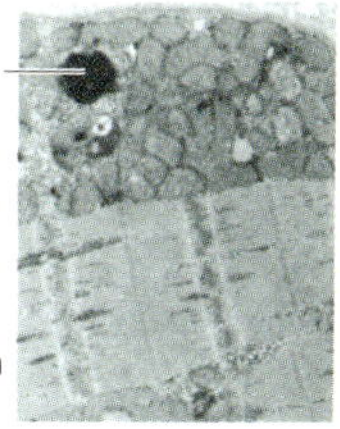

Mitochondriale Enzephalomyopathie

Die Diagnose von Rückenmarkssyndromen basiert auf dem lokalen Ausmaß, dem spinalen Läsionsniveau und der zeitlichen Entwicklung einer Schädigung (S. 48; Tabelle 39, S. 381).

Akute Myelopathien

Symptomentstehung innerhalb von Minuten, Stunden bis hin zu Tagen.

■ **Trauma** (S. 274)

■ **Myelitis**

Virale Myelitis (S. 234 ff). Enteroviren (Polio, Coxsackie, Echo), Herpes zoster, Varizellen, FSME, Rabies, HTLV-1, HIV, Epstein-Barr-Virus, Zytomegalie, Herpes simplex, postvakzinal.

Nicht virale Myelitis (S. 222 ff). Mykoplasmen, Neuroborreliose, Abszeß (epidural/intramedullär), Tuberkulose, Parasiten (Echinokokken, Zystizerken, Biharziose), Pilze, Neurosyphilis, Sarkoidose, postinfektiöse Myelitis, Multiple Sklerose/Neuromyelitis optica (Devic-Syndrom), akute nekrotisierende Myelitis, Kollagenose (Vaskulitis), paraneoplastische Myelitis, subakute Myelooptikoneuropathie (SMON), Arachnoiditis (postoperativ, postmyelographisch, intrathekale Medikamentengabe).

■ **Vaskuläre Syndrome** (S. 22)

A.-spinalis-anterior-Syndrom. Segmentale Parästhesien, ringförmig ausstrahlende Schmerzen gehen den motorischen Ausfällen um Minuten bis Stunden voraus. Es folgen schlaffe Para- oder Tetraparese (Tractus corticospinalis, Vorderhornregion), dissoziierte Sensibilitätsstörungen ab spinaler Läsionshöhe (Tractus spinothalamicus ⇨ gestörtes Schmerz-/Temperaturempfinden bei erhaltenem Vibrationsempfinden/Lagesinn) sowie Harn- und Stuhlinkontinenz. Oft finden sich nur Teilaspekte dieses Syndroms.

A.-spinalis-posterior-Syndrom. Selten und schwierig zu diagnostizieren. Schmerzen über der Wirbelsäule und Parästhesien in den Beinen. Vibrationsempfinden und Lagesinn sind unterhalb des Läsionsortes aufgehoben, segmental in Schädigungshöhe globale Anästhesie mit Ausfall der Muskeleigenreflexe. Bei Läsionsausdehnung ⇨ Paresen und Sphinkterstörungen.

A.-sulcocommissuralis-Syndrom. Segmentale Schmerzen in Läsionshöhe, gefolgt von gleichseitiger schlaffer Arm-/Beinparese, Störung von Tiefensensibilität, Lagesinn, Berührungsempfinden und kontralateraler dissoziierter Sensibilitätsstörung (Brown-Séquard-Syndrom). Selten Sphinkterstörungen.

Kompletter spinaler Infarkt. Akutes Querschnittssyndrom mit schlaffer Para- oder Tetraplegie, Sphinkterstörungen und totalem Sensibilitätsausfall unterhalb des Läsionsortes. Vegetative Funktionsstörungen wie Vasodilatation, Lungenödem, Darmatonie und gestörte Thermoregulation können hinzukommen. Oft liegt ein Infarkt der A. radicularis magna zugrunde.

Zentraler spinaler Infarkt. Akute Paraplegie, Sensibilitätsausfall und Sphinkterlähmung.

Claudicatio spinalis. Körperliche Belastung (Laufen, längere Spaziergänge) ist von Parästhesien in den Beinen bis hin zu Paraparesen gefolgt. Die Symptome gehen in Ruhe zurück, treten nicht im Liegen auf. Bei lumbosakralen Schmerzen ist ursächlich nach einer arteriovenösen Durafistel zu suchen, sonst liegt meist eine hochgradige Aortenstenose vor (s. auch S. 284).

Durale/perimedulläre arteriovenöse (AV) Fistel. AV-Kurzschluß zwischen den Durablättern/subarachnoidal. Krampfartige, stechende Schmerzen und/oder eine allmählich zunehmende, episodenartig mit Remissionen einhergehende Paraparese und Sensibilitätsstörungen.

Spinale Blutung. Sie kann epidural, subdural, subarachnoidal oder intramedullär (Hämatomyelie) auftreten. Ursächlich sind intradurale/-medulläre AV-Malformationen, kavernöses Hämangiom, Tumor, Aneurysma, Trauma, Lumbalpunktion oder Gerinnungsstörungen.

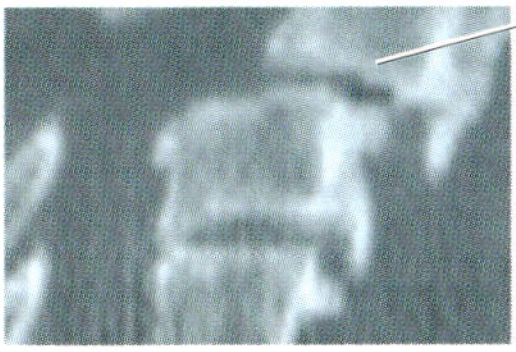

Trauma

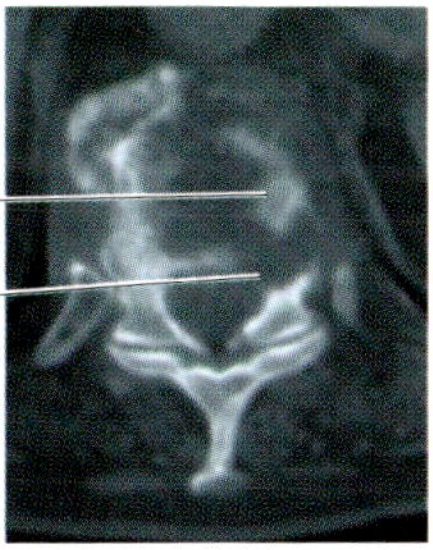

Spondylitis
(Brustwirbelkörper)

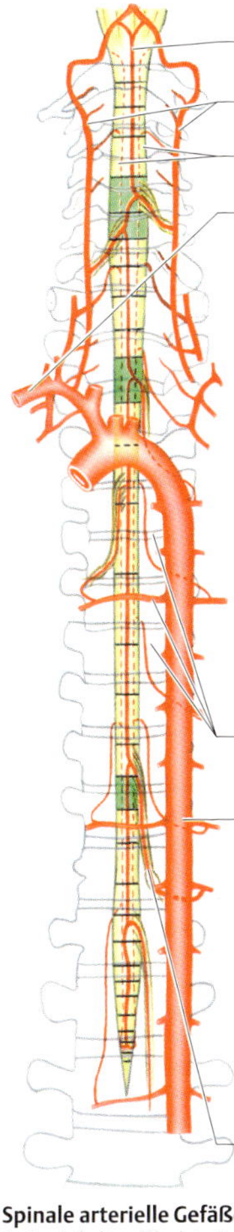

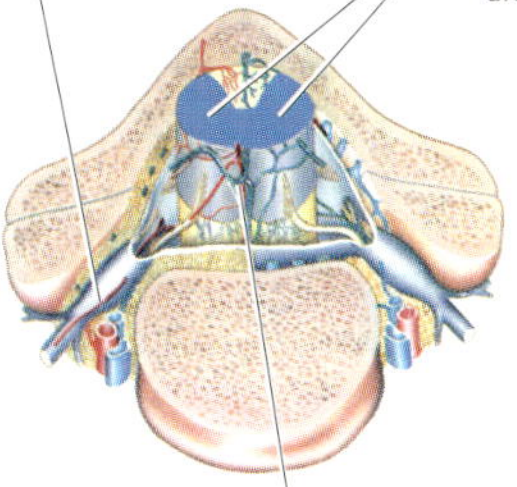

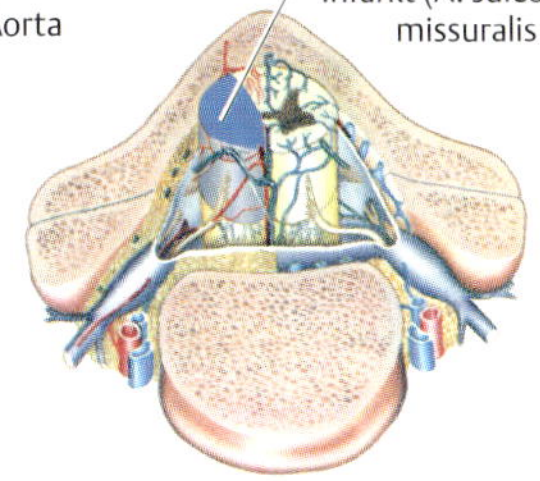

Spinale arterielle Gefäße
(grün: infarktgefährdete Regionen, „letzte Wiesen“)

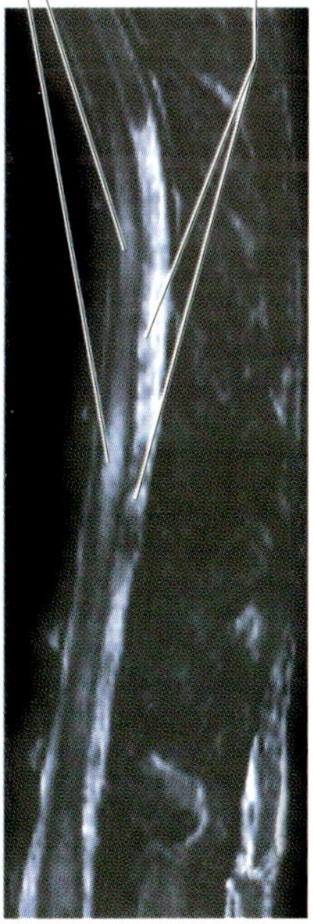

Thorakale Durafistel
(MRT, T_2-Wichtung, Seitenansicht der Brustwirbelsäule)

Subakute und chronische Myelopathien

Grundsätzlich können die Ursachen akuter Rükkenmarkssyndrome (S. 282) auch subakute oder chronische Krankheitsverläufe herbeiführen. Die vollständige Symptomatik kann sich dann über Tage bis Wochen (⇨ subakut) bzw. Monate bis Jahre (⇨ chronisch) entwickeln. Myelopathien durch Entwicklungsstörungen s. S. 288 ff.

■ Raumfordernde Läsionen

Syndrom	Symptome	Ursachen	Diagnostik/Therapie[1]
Zervikale Myelopathie	Zunehmende Para-/Tetraparese, Spastik, Lhermitte-Zeichen, HWS-Bewegungsminderung, mögliche zervikale radikuläre Ausfälle	Spinale Kompression[2] durch HWS-Veränderungen[3]	Evozierte Potentiale, EMG bei radikulären Läsionen, HWS-Röntgennativaufnahmen, evtl. Myelographie, CT, MRT/Operation bei progredienten Störungen, ausgeprägter Stenose, sonst symptomatisch
Spinale Lumbalkanalstenose[4] („Claudicatio spinalis")	*Anfangs*: im Stehen oder Gehen (besonders treppab) einsetzende Parästhesien („Schweregefühl") und Paraparese, Rückbildung nach einer Pause. *Später*: nur teilweise Rückbildung durch Hinlegen, Verkürzung der Gehstrecke	Spinale Kompression durch LWS-Veränderungen[5]	Diagnostik wie vorstehend, entsprechend modifiziert/Operation bei deutlich verkürzter Gehstrecke, anhaltenden Symptomen; sonst analgetisch und Physiotherapie (Stärkung der Rumpfmuskulatur)
Syringomyelie[6]	Schmerzen, zentromedulläre Ausfälle, Kyphoskoliose	Entwicklungsstörung des Neuralrohres, Liquorzirkulationsstörung, posttraumatisch, Tumor	Diagnostik wie vorstehend, entsprechend modifiziert/Operation bei zunehmender Symptomatik, z. B. Schmerzen[7]
Neoplasie	Schmerzen, Sensibilitätsstörungen, segmentale/radikuläre Paresen, Lhermitte-Zeichen (zervikal), inkomplettes/komplettes Querschnittssyndrom	*Intramedullär*: Ependymom, Gliom. *Extramedullär*: Meningeom, Neurinom, Angiom. *Extradural*: Metastase, Sarkom	Diagnostik wie vorstehend, entsprechend modifiziert/Operation, Radiotherapie indikationsbezogen. Symptomatisch Kortikosteroide, Analgetika

[1] Prinzipien [2] Symptome ab einem Sagittaldurchmesser des Wirbelkanals von 7–12 mm (normal 17–18 mm) [3] Primäre Spinalkanalenge, Bandscheibenprotrusion/-vorfall, degenerative Wirbelsäulenveränderungen (Spondylose, Osteochondrose), nach starker HWS-Extension (Trauma, chiropraktisches Manöver, Zahnextraktion) bei vorbestehender Zervikalstenose, Morbus Paget, Verkalkungen des hinteren Längsbandes [4] Keine Myelo-, sondern eine Radikulopathie, Erwähnung hier aus differentialdiagnostischen Gründen [5] Primäre Spinalkanalenge, Bandscheibenprotrusion/-vorfall, degenerative Wirbelsäulenveränderungen [6] Syringobulbie ⇨ Schmerzen (V), kaudale Hirnnervenläsionen (VIII–XII), Nystagmus [7] Subokzipitale Dekompression bei Chiari-Malformation (S. 292), Shunt ⇨ Syringostomie

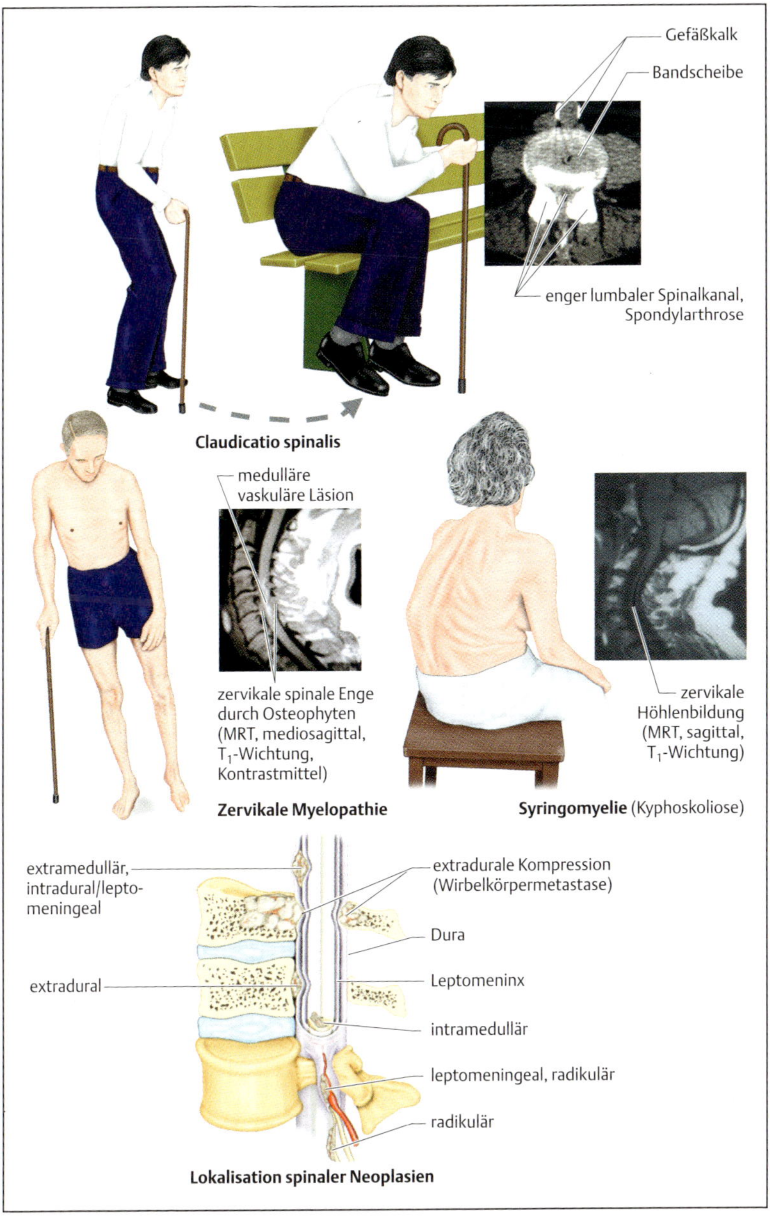

Claudicatio spinalis

Zervikale Myelopathie

Syringomyelie (Kyphoskoliose)

Lokalisation spinaler Neoplasien

■ Nicht raumfordernde Läsionen

Myelitis. Die auf S. 282 aufgeführten Ursachen sind im Einzelfall zu berücksichtigen.

Funikuläre Myelopathie. Im mittleren bis höheren Lebensalter werden Mißempfindungen (Brennen, Kribbeln) an den Extremitäten, Gangunsicherheit und Erschöpfbarkeit bemerkt. Sehstörungen, depressive und psychotische Symptome sind möglich. Gewichtsverlust, Zungenbrennen und Magenbeschwerden können begleitend hinzutreten. Den neurologischen Befund kennzeichnen eine Störung des Lagesinns (⇨ spinale Ataxie), spastische Paraparese, wechselnde Muskeleigenreflexe und vegetative Störungen (Potenz, Blase, Obstipation). Eine megalozytäre Anämie ist überwiegend vorhanden. Ursächlich besteht ein Vitamin-B_{12}-Mangel (Resorptionsstörung, Kachexie, Medikamente). Die Therapie besteht in einer möglichst frühzeitigen parenteralen Gabe von Cyano- oder Hydroxocobalamin. Neurologische Störungen können trotz normalem Hämatokrit und normalen Erythrozytenzahlen eintreten.

Toxische Myelopathie. Überwiegend zeigen sich anfangs die Symptome einer Polyneuropathie. Erst später treten die Zeichen einer Myelopathie hinzu. Solche neurotoxischen Schädigungen bewirken z. B. Lösungsmittelmißbrauch („Schnüffler"), verstärkter Verzehr von Kichererbsen (Lathyrismus) und Konsum von mit Schmieröl versetztem Speiseöl (Triorthokresylphosphat/TOKP-Vergiftung).

Hereditär. Die *familiäre spastische Paraplegie* (= FSP; *Spinalparalyse* = SPG, S. 304) kann in jungen Jahren oder erst im Erwachsenenalter beginnen. Autosomal-dominant werden die Typen 3, 4 und 6 (Genlokus ⇨ SPG3A: 14q11.2–q24.3, SPG4: 2p21–p24, SPG6: 15q11.1) vererbt, X-chromosomal-rezessiv die Typen SPG1 und SPG2 (Genlokus ⇨ Xq28 bzw. Xq22) und autosomal-rezessiv die Typen SPG5A sowie SPG5B (Genlokus ⇨ 8q12–q13 bzw. 16q24.3). Die Sensibilität ist normal. Blasenfunktionsstörungen treten im Verlauf selten auf. Es besteht eine Degeneration der Pyramidenbahn. Wechselnde neurologische Störungen können bei einzelnen Typen hinzukommen. *Spinale Muskelatrophien* S. 304. *Adrenomyeloneuropathie* S. 384.

Zusatzdiagnostik bei Myelopathien[1]

Methode	Information
EP[2]	SEP[3]: Leitungsverzögerung. MEP[4]: Verlängerung der ZML[5]
Röntgennativ	Anomalien der Wirbelsäule/des kraniozervikalen Übergangs, degenerative Veränderungen, Fraktur/Destruktion, Spondylolisthese
(Spiral-)CT	Wie vorstehend, Raumforderung, 3D-Rekonstruktion
MRT	Spinale Raumforderung, Myelitis, vaskuläre Myelopathie, (MR-)Myelographie
Skelettszintigramm	Wirbelkörperläsionen (traumatisch, neoplastisch, entzündlich, degenerativ)
Liquoruntersuchung	Entzündliche, blutige (vaskulär), neoplastische Liquorveränderungen
Myelographie[6]	Veränderungen im Stehen (Wirbelgleiten), spinale Enge, Arachnopathie, Wurzelausriß
Spinale Angiographie	AV-Fistel/Malformation, Lokalisation einer Blutungsquelle

[1] Urodynamische Untersuchung bei Blasenfunktionsstörungen (S. 156) [2] Evozierte Potentiale [3] Somatosensorisch EP [4] Motorisch EP [5] Zentrale motorische Leitungszeit [6] Wenn durch CT bzw. MRT keine eindeutige Information erhältlich, bei dringlicher Diagnostik ohne Möglichkeit einer CT-/MRT-Untersuchung oder Funktionsbeurteilung (im Stehen)

Therapieprinzipien einiger Myelopathien

Ursache	Maßnahme
Myelitis	*HSV/VZV*[1]: Aciclovir. *Bakteriell*: Antibiotika. Kortikosteroide bei fehlendem Erregernachweis
Neoplasie[2]	Operation/Wirbelsäulenstabilisierung, Radiotherapie, Kortikosteroide, Chemo-/Hormontherapie
Vaskuläre Läsion	*AV-Malformation*: Embolisation, Operation. *Ischämie/Hämatomyelie*: Symptomatisch, Krankengymnastik

[1] HSV: Herpes-simplex-Virus, VZV: Varicella-Zoster-Virus [2] Wahl der Therapie von Art und Ausdehnung der Neoplasie abhängig

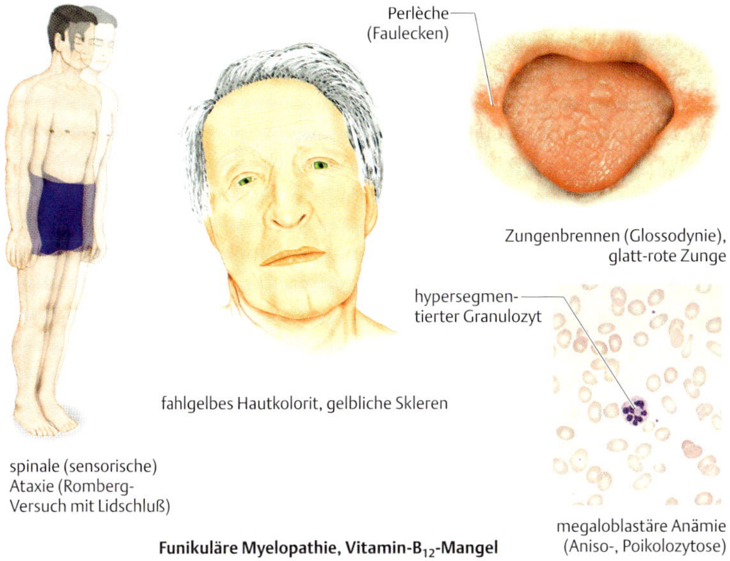

Funikuläre Myelopathie, Vitamin-B_{12}-Mangel

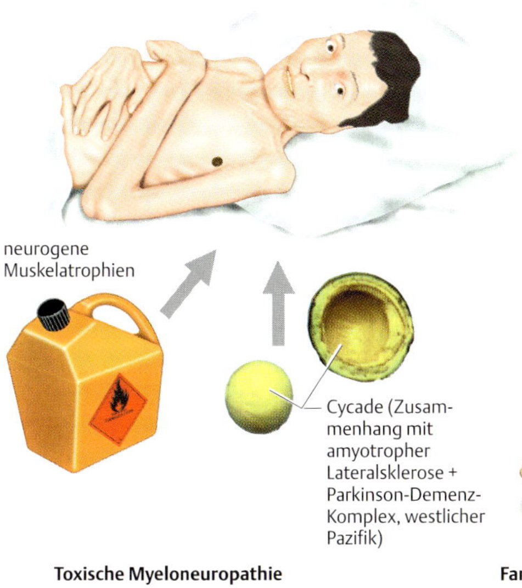

Toxische Myeloneuropathie

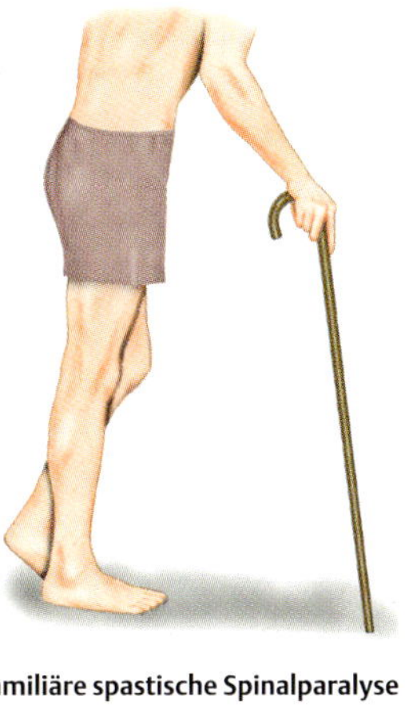

Familiäre spastische Spinalparalyse

Hereditäre Krankheiten

Phänotyp. Das Erscheinungsbild (Phänotyp hier im engeren Sinne Krankheitsbild) eines Individuums zu einem Entwicklungszeitpunkt ist das Ergebnis des Zusammenwirkens von Genotyp (gesamte genetische Information einer Zelle oder des Individuums) und Umwelt.

Vererbung. Das menschliche Genom setzt sich aus 22 Chromosomenpaaren (Autosomen) und 2 Geschlechtschromosomen (X und Y) zusammen. Der vollständige Chromosomensatz wird jeweils vom Vater und von der Mutter vererbt. Gene sind aus Basenpaaren aufgebaut. Hiervon werden die für Proteine kodierenden Genabschnitte Exons, die nichtkodierenden Introns genannt.

Familiär auftretende Erkrankungen können unterschiedlich vererbt werden: *monogen* (⇨ 1 Gen bestimmt in einem autosomalen oder X-chromosomalen rezessiven bzw. dominanten Erbgang 1 Merkmal = Vererbung nach Mendelschen Regeln), *polygen* (⇨ mehrere/viele Gene sind für den Phänotyp verantwortlich) oder *multifaktoriell* (⇨ sowohl genetische als auch exogene Faktoren legen den Phänotyp fest). Eine *mitochondriale* Vererbung findet ausschließlich maternal statt.

Mutation. Hierunter wird eine Änderung der DNA-Sequenz verstanden. Sie kann die Kern- oder die mitochondriale (zytoplasmatische) DNA betreffen. Mögliche Ursachen einer *Genmutation* liegen in einem Austausch (Substitution eines Basenpaares = Punktmutation), Verlust (Deletion), Einschub (Insertion) oder in einer zu starken Zunahme (instabiler Trinucleotid repeat) von Basenpaaren innerhalb eines Gens. Ferner sind Mutationen infolge einer *Genommutation* mit Abänderung der Chromosomenzahl (z. B. Trisomie 21) bzw. eine *Chromosomenmutation* mit Veränderung der Chromosomenstruktur bekannt. Mutationen können sowohl in *Keimzellen* (Keimbahnmutationen) wie auch in *Körperzellen* (somatische Mutationen ⇨ Ursache von Neoplasien, Autoimmunkrankheiten, Fehlbildungen) vorkommen.

Diagnostik. Grundlage bilden die Daten zum *Familienstammbaum*. Liegt eine monogene Erkrankung vor, ist bei Kenntnis der krankheitsverursachenden Genmutation eine *direkte* Genotypendiagnostik möglich. Die *indirekte* Genotypendiagnostik basiert bei bekanntem Genlocus auf der Untersuchung von gesunden und erkrankten Familienangehörigen.

Fehlbildung (Malformation) und Entwicklungsstörung (Tabelle 40, S. 381)

Fehlbildung. Morphologische Anomalie (Mißbildung) eines Organs, Organ- oder Körperteils bei ansonsten normal entwickeltem Gewebe. Sie entsteht pränatal aufgrund eines (primären) Anlagefehlers. Als *Dysplasie* wird eine Fehlbildung durch eine fehlerhafte Organisation und/oder Funktion von Geweben oder Gewebeanteilen bezeichnet (z. B. tuberöse Sklerose, Neurofibromatose, Migrationsstörung, Neoplasien).

Entwicklungsstörung. Bei normaler (primärer) Anlage verursachen Defekte (*Disruptionen*) ursprünglich sich normal entwickelnder Organe, Organ- oder Körperteile (sekundäre) Anomalien. Mechanische Einflüsse bewirken Form- und Lageanomalien (*Deformationen*) eines Organs, Organ- oder Körperteils.

■ Infantile Zerebralparese (zerebrale Bewegungsstörung, CP)

Die CP ist eine manifeste, aber nicht unveränderliche Bewegungs- und Haltungsstörung infolge prä-, peri- oder postnataler zerebraler nicht progredienter Läsionen. Meist sind mehrere Faktoren an der Entstehung der zugrunde liegenden Hirnschädigung beteiligt. Beispielsweise sind dies *pränatal* chromosomale Störungen, Infektionen, Hypoxie, Blutgruppenunverträglichkeit, *perinatal* Hypoxie/Hirnblutung/ Verletzung beim Geburtsvorgang, Medikamentennebenwirkungen, Kernikterus und *postnatal* Meningoenzephalitis, Hirninfarkt, Tumoren, metabolische Veränderungen sowie Traumen.

Symptome. Nach der Geburt und in der weiteren Entwicklung fallen fehlende Spontanbewegungen, verzögerte statomotorische Fortschritte und abnorme Bewegungsmuster auf. Wesentliche Befunde sind zentrale Paresen (Hemi-, Tetra-, Paraparese) mit Spastik, Ataxie und Choreoathetose (S. 66). Begleitend können mentale Retardierung, epileptische Anfälle, Verhaltensänderungen (Unruhe, Impulsivität, Konzentrationsschwäche, verminderte Affektsteuerung), Sehstörungen, Schwerhörigkeit, Sprech- und

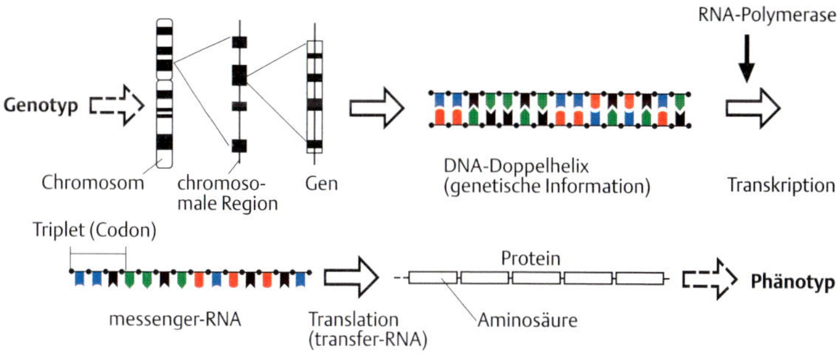

Zusammenhang von Geno- und Phänotyp

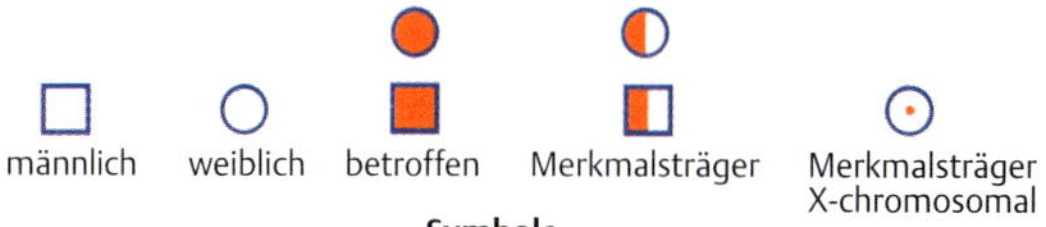

Symbole

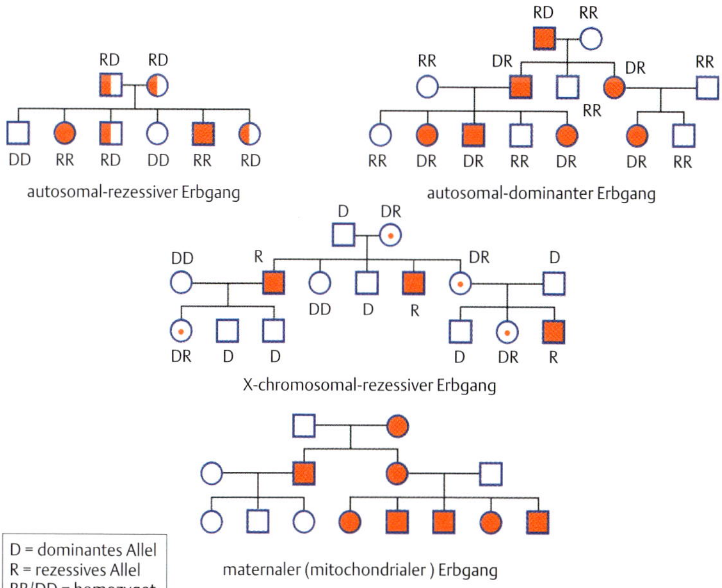

D = dominantes Allel
R = rezessives Allel
RR/DD = homozygot
RD/DR = heterozygot

Beispiele für Vererbungsgänge

Sprachstörungen hinzutreten. Die motorischen Beeinträchtigungen bewirken Skelett- und Gelenkdeformitäten (Spitzfuß, Kontraktur, Skoliose, Hüftgelenksdislokation).

Therapie. Frühzeitige Krankengymnastik, Ergotherapie, Logopädie, Perzeptionstraining. Botulinumtoxin zur Minderung spastischer Fehlhaltungen (dynamischer Spitzfuß, Beinadduktoren, Armbeugespastik). Orthopädische Versorgung. Seh-/Hörhilfen. Entwicklungsförderung.

■ Hydrozephalus

Allgemein wird mit Hydrozephalus eine Erweiterung der zerebralen Liquorräume (S. 8) durch eine (relative) Liquorabflußbehinderung (S. 162) bezeichnet. Ätiologisch sind vor allem Anomalien (wie Aquäduktstenose, Dandy-Walker-/Chiari-Malformation), Infektion (Toxoplasmose, Ventrikulitis), Blutung oder Tumor (Kolloidzyste 3. Ventrikel, Mittellinientumor) von Bedeutung.

Symptome. Sind die Schädelnähte noch nicht fest verbunden, hat ein kongenitaler Verschlußhydrozephalus durch die Erhöhung des intrakraniellen Drucks eine Makrozephalie mit abnormer Kopfform (Stirnvorwölbung) zur Folge. Darüber gibt die regelmäßige Messung des Kopfumfangs eher Auskunft als Hirndruckzeichen (S. 158). Letztere sind im Säuglingsalter in der Regel gering ausgeprägt und können sich hinter Symptomen wie Reizbarkeit, Gedeihstörung, schrillem Schreien und psychomotorischem Entwicklungsdefizit verbergen. Die dünne Kopfhaut zeigt eine vermehrte Venenzeichnung, die große Fontanelle ist gespannt, und es besteht eine vertikale Blickparese (Unterlid bedeckt die geöffneten Augen bis zur Pupille, das Oberlid läßt einen Skleraanteil frei ⇨ „Phänomen der untergehenden Sonne"). Bei geschlossenen Schädelnähten sind Hirndruckzeichen führend.

Therapie. Bei akutem Hydrozephalus, wenn eine medikamentöse Therapie (Carboanhydrasehemmer, Osmodiuretikum) unzureichend ist, liquorableitende Operation (externe Liquordrainage, Shuntsystem) und/oder operative Beseitigung der Ursache des Hydrozephalus.

■ Porenzephalie

Zu den häufigeren Ursachen eines lokalen Hirnsubstanzverlustes (πορος = Öffnung) zählen Infarkt, Blutung, Trauma und Infektion. Meist besteht eine Verbindung zum Liquorraum (echte Porenzephalie). Selten verursacht eine porenzephale Zyste Hirndruckzeichen. Bei großen zystischen Formationen wird das Gehirn zerstört, und es entsteht eine *Hydranenzephalie*. Eine Porenzephalie kann symptomlos sein oder aber zu Lokalsymptomen führen (Parese, epileptischer Anfall).

■ Arachnoidalzyste

Sie entwickelt sich infolge einer unzureichenden Entwicklung der Leptomeninx (S. 6). Daher liegen die (überwiegend supratentoriellen) Zysten entweder innerhalb von Arachnoideaverdopplungen oder zwischen Arachnoidea und Pia mater. Teilweise besteht eine Verbindung zum Subarachnoidalraum. Die Ausdehnung der Zysten kann erheblich sein, ohne daß dies zu klinischen Symptomen führt. Selten führt eine Arachnoidalzyste zu Liquorzirkulationsstörungen (Mittellinie, infratentoriell) oder (progredienten) Raumforderungszeichen (Einblutung, Ventilmechanismus, Ruptur). Nur dann ist eine Therapie (Shuntsystem, Fenestration, Exzision) notwendig.

■ Balkenmangel (Agenesie des Corpus callosum)

Eine Balkenhypoplasie oder -agenesie kann isoliert auftreten oder zusammen mit anderen Anomalien (Chiari-Malformation, Heterotopie, Chromosomendefekt, *Aicardi-Syndrom* ⇨ BNS-Anfälle, Mikroophthalmie, Chorioretinopathie, kostovertebrale Fehlbildungen). Der isolierte Balkenmangel ist bisweilen als „zufälliger" Befund im CT oder MRT zu finden, ohne daß klinische Symptome manifest sind. Zystische Fehlbildungen des Septum pellucidum (Cavum septi pellucidi, Cavum vergae) können eine Blockade des Liquorraums mit Hirndruckzeichen verursachen.

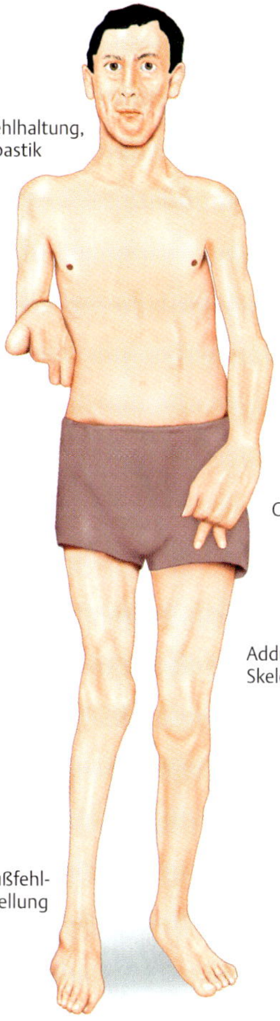

Zerebrale Bewegungsstörung
(zentrale Parese rechts)

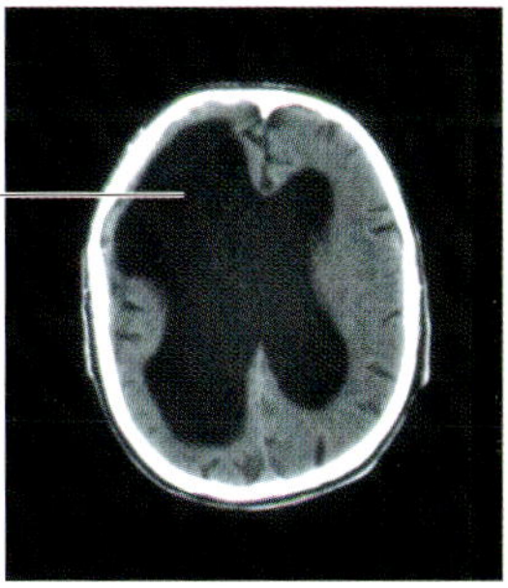

CT-Bild (axial)

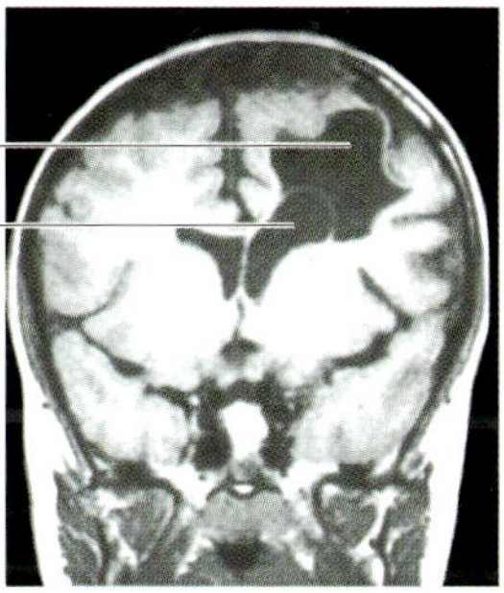

MRT-Bild (koronar, T_1-Wichtung)

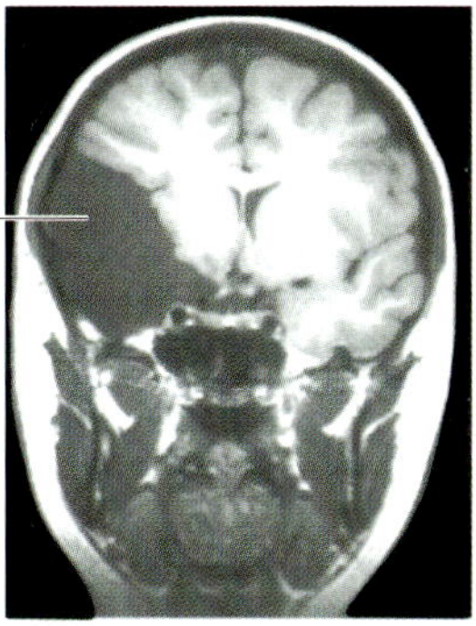

MRT-Bild (koronar, T_1-Wichtung)

■ Kraniozervikale Übergangsanomalien

Syndrom	Symptome	Ursachen	Diagnostik/Maßnahme
Platybasie	Meist asymptomatisch	Abflachung der Schädelbasis	Röntgen-Nativ[1]/Keine
Atlasassimilation	Meist asymptomatisch. Medulläre Symptome möglich	Verschmelzung 1. Halswirbel mit Okziput	Röntgen-Nativ, CT, MRT/Operative Dekompression bei Symptomen
Basiläre Impression	Okzipitale, zervikale Schmerzen, verminderte Kopfbeweglichkeit. Nach Jahren Gangstörung, Blasenentleerungsstörung, Dysarthrie, Dysphagie, Vertigo, Nausea	Verminderte Ausbildung des Os occipitale mit folgendem „Hochstand" der HWS[2]	Röntgen-Nativ, CT, MRT/Meist symptomatisch, bei medullären Symptomen operativ
Klippel-Feil-Syndrom[3]	Kurzer Hals, Kopffehlhaltung, Schulterhochstand, Kopfschmerzen, radikuläre Armsymptome. Spinale Kompression möglich	Verschmelzung von Halswirbelkörpern (Blockwirbel)	Wie vorstehend/Symptomatisch

[1] Winkel Nasenwurzel – Clivus > 145° [2] Kongenital (bei Chiari-Malformation), erworben (Morbus Paget, Osteomalazie). [3] Weitere Fehlbildungen können hinzukommen (z. B. Syringomyelie, Spina bifida, Gaumenspalte, Syndaktylie)

■ Dysrhaphische Anomalien (Neuralrohrdefekte)

Syndrom	Symptome	Ursachen	Diagnostik/Maßnahme
Anenzephalie	Keine Schädelkalotte. Großhirnaplasie. Gesichtsschädel normal entwickelt	Verschlußdefekt des vorderen Neuralrohranteils	Pränatale Ultraschalluntersuchung/Schwangerschaft beendigen
Enzephalozele	Mediane Schädellücke mit Vorwölbung von Hirnstrukturen[1]	Hemmungsmißbildung (unvollständiger Neuralrohrschluß)	α-Fetoprotein-Spiegel α[2], pränatale Ultraschalluntersuchung/Folsäure-, Vitamin-B_{12}-Gabe in der Schwangerschaft, ggf. operative Therapie
Dandy-Walker-Malformation	Hydrozephalus, Hypo-/Agenesie Vermis cerebelli, zystische Erweiterung des 4. Ventrikels und der hinteren Schädelgrube. Variable Gesichtsdysmorphie	Embryonale Entwicklungsstörung	CT, MRT/Shuntanlage
Chiari-Malformation[3]	Kaudale Hirnnervenstörungen (Schluck-, Atemstörung), Kopf-/Nacken-/Schulterschmerzen, Kopffehlhaltung, Vertigo, Downbeat-Nystagmus, Hydrozephalus (Typ II)	Entwicklungsstörung der frühen Embryonalzeit (5.–6. Woche)	CT, MRT/Subokzipitale Dekompression; bei Hydrozephalus Shuntanlage, frühe Operation einer Myelomeningozele
Spina bifida[4]	*Spina bifida occulta*: Dermalsinus, lumbale Hypertrichose, lumbosakrale Fistel, Beinschmerzen, Gangstörungen, Fußdeformitäten, Blasenstörung (Enuresis nocturna im Jugendalter). *Übrige Formen*: bei Geburt sensomotorische Querschnittslähmung, Blasen-Mastdarm-Störung, Fußdeformitäten, Hydrozephalus möglich	Hemmungsmißbildung (unvollständiger Neuralrohrschluß)	α-Fetoprotein-Spiegel ⇑[2], pränatale Ultraschalluntersuchung, Röntgen-Nativ, CT, MRT/Folsäuregabe in der Schwangerschaft, operative Therapie, Krankengymnastik, orthopädische Therapie
Tethered-cord-Syndrom	Vorstehende Symptome in wechselnder Ausprägung. Tiefstand des Conus medullaris, fixiertes Filum terminale	Traktionsläsion von Myelon/Kauda	MRT/Bei symptomatischen kaudalen spinalen, radikulären Adhäsionen Operation

[1] *Meningozele* = nur Meningen; *Meningoenzephalozele* = Meningen + Hirnanteile; *Meningoenzephalozystozele* = Meningen + Hirnanteile + Ventrikelanteile [2] Im Serum der Mutter, Amnionflüssigkeit bei Meningo-/Meningomyelozele [3] *Typ I*: Ein-/beidseitige Kleinhirntonsillenherniation mit/ohne kaudale Verlagerung der Medulla oblongata; Hydrozephalus, Syringomyelie (S. 284), Schädelbasisanomalie möglich. *Typ II*: Wie Typ I + Kaudalverlagerung Medulla oblongata, Kleinhirnanteile, 4. Ventrikel + Myelomeningozele. *Typ III*: Wie Typ II + okzipitale Enzephalozele [4] *Rhachischisis* = Spaltbildung der Wirbelsäule, kein Neuralrohrschluß; *Spina bifida occulta* = fehlender Wirbelbogenschluß, normale Lage von Myelon/Meningen; *Meningozele* = Prolaps der Arachnoidea mit Hautbedeckung bei knöchernem/duralem Defekt; *Myelomeningozele* = Prolaps von Myelon oder Cauda equina + Arachnoidea, knöcherner/duraler Defekt; *Diastematomyelie* = bindegewebige oder knöcherne Spaltbildung des Rückenmarks in der Längsachse

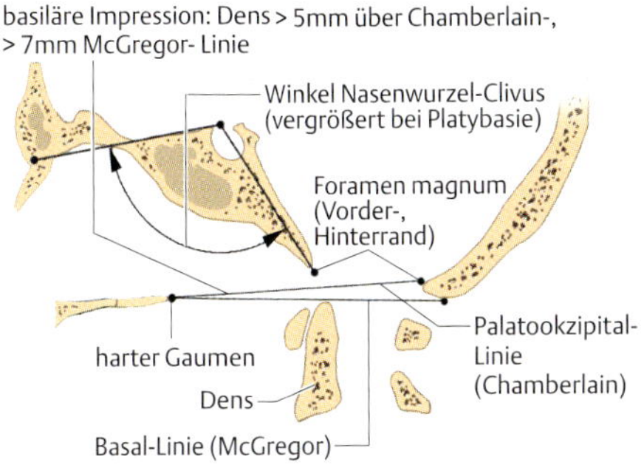

Bestimmungslinien der Platybasie und basilären Impression

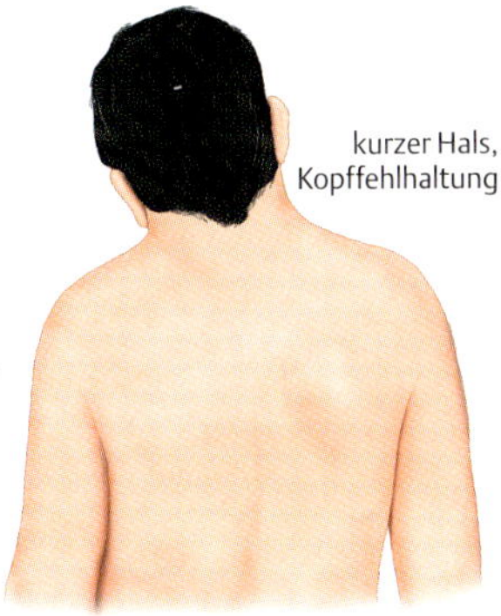

Klippel-Feil-Syndrom

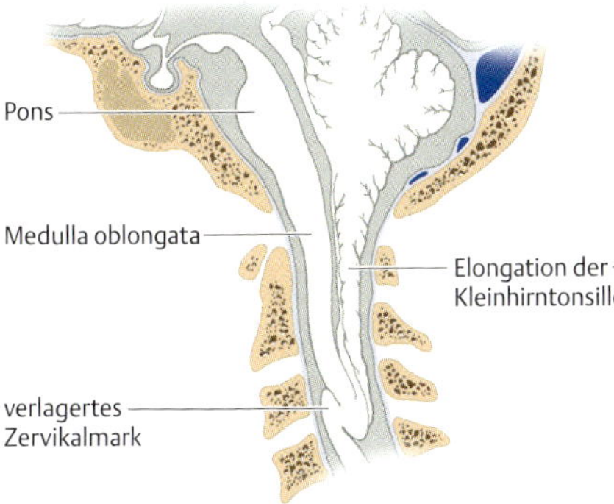

Chiari-Malformation (Typ II)

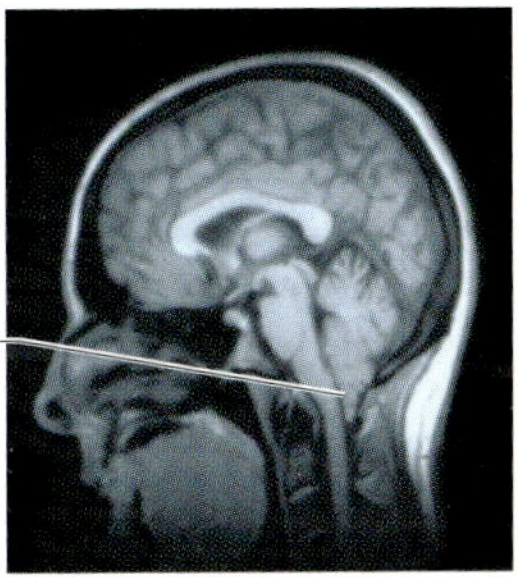

Chiari-Malformation Typ I
(sagittal, MRT, T_1-Wichtung)

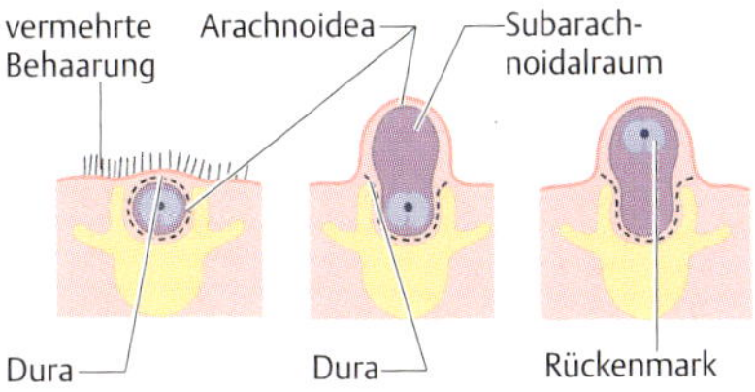

Spina bifida
(links: Spina bifida occulta, Mitte: Meningozele, rechts: Meningomyelozele)

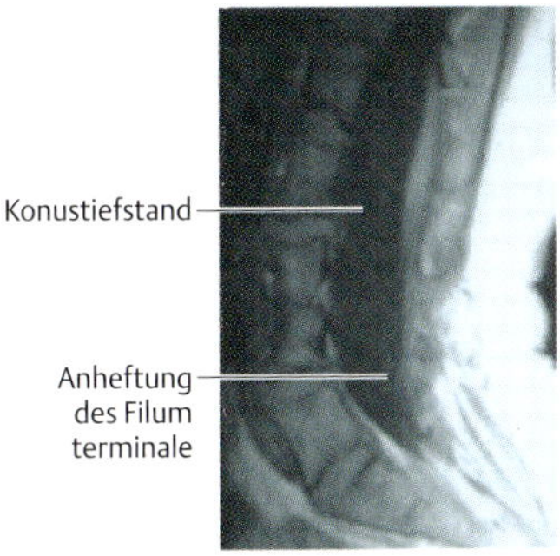

Tethered-cord-Syndrom
(sagittal, MRT, T_1-Wichtung)

Phakomatosen

Mit diesem Begriff werden kongenitale Krankheitsbilder zusammengefaßt, deren gemeinsames Merkmal Anomalien des Zentralnervensystems und der Haut (*neurokutane Syndrome*) sind. Neben autosomal-dominantem Erbgang, hoher Penetranz, variabler Phänotypexpressivität kennzeichnet NF, TSC und VHL das Auftreten von benignen (*Hamartom*) und seltener malignen (*Hamartoblastom*) Fehlbildungstumoren (*Tumorsuppressorgen-Krankheiten*⇨ Tumorsuppressorgen = ein das Tumorwachstum hemmendes Gen; seine Funktionsabnahme begünstigt eine Tumorentwicklung).

■ Neurofibromatose (NF, Morbus Recklinghausen)

Der Genlocus für den Typ 1 (NF1, „klassische" Form) ist 17q11.2 und der des Typ 2 (NF2) 22q12.2.

Symptome. Führende Hinweise der NF1 sind *Hautveränderungen* (frühzeitig Café-au-lait-Flecke, sommersprossenartige axillare/inguinale Befunde, im Verlauf zunehmend Neurofibrome/plexiforme Neurofibrome), *Augensymptome* (Lisch-Knoten = weißliche Irishamartome, Optikusgliom) und *Knochenläsionen* (Zysten, pathologische Frakturen, Schädelknochendefekte, Skoliose). Syringomyelie, Hydrozephalus, epileptische Anfälle, Pubertas praecox oder Phäochromozytom können hinzukommen. Kennzeichnend für NF2 sind bilaterale *Akustikusneurinome* (progredienter Hörverlust). Kutane Befunde sind eher selten, unterschiedliche ZNS-Tumoren (Neurofibrom, Meningeom, Schwannom, Gliom) dagegen häufiger. Bei Jugendlichen ist eine subkapsuläre Katarakt typisch.

Therapie. Operation symptomatischer Tumoren.

■ Tuberöse Sklerose (TSC, Morbus Bourneville-Pringle)

Die 2 bekannten Genloci (TSC1: 9q34, TSC2: 16p13.3) führen zu keinen klinisch unterscheidbaren Syndromen.

Symptome. Wesentliche Zeichen sind *epileptische Anfälle* (BNS, fokal, generalisiert), *Hautveränderungen* (frühzeitig ⇨ hypomelanotische lineare Flecken, mit ultraviolettem Licht gut sichtbar; später ⇨ Adenoma sebaceum, subunguale Angiofibrome, lederartige Hautverdikkung der Lendenregion), *Augenveränderungen* (Retinahamartom) und *Tumoren* (Herz-Rhabdomyom, Nieren-Angiomyolipom, Zysten). Eine mentale Retardierung zusammen mit Verhaltensänderungen (vokale und motorische Stereotypien, psychomotorische Unruhe) wird im Verlauf deutlicher. Im CT/MRT sind periventrikuläre Kalkanteile/kortikale Läsionen und Tumoren nachweisbar.

Therapie. Symptomatisch (Antiepileptikum).

■ Von-Hippel-Lindau-Syndrom (VHL)

Genlocus 3p25–26.

Symptome. *Zerebelläre* (zystische) und *spinale* Hämangioblastome verursachen Kopfschmerzen, Schwindel, Ataxie, Hydrozephalus (bei Kompression des 4. Ventrikels) und Paresen. Weitere Symptome finden sich an *Augen* (Angiomatosis retinae ⇨ Netzhautablösung), *Nieren* (Zysten, Karzinom), *Nebennieren* (Phäochromozytom), *Pankreas* (multiple Zysten) und *Nebenhoden* (Zystadenome).

Therapie. Die Behandlung ist auf möglichst frühzeitige operative Entfernung der Tumoren bzw. Beseitigung vaskulärer Komplikationen ausgerichtet (organbezogene Verlaufsuntersuchungen).

■ Kutane Angiomatose mit ZNS-Beteiligung

Sturge-Weber-Syndrom (SWS, enzephalofaziale Angiomatose). Bei Geburt ist ein uni- oder bilateraler Naevus flammeus (Portwein-Naevus) im Kopfbereich zu sehen. Er kann lokalisiert (Augenoberlid ⇨ regelmäßig mit Hirngefäßbeteiligung, Stirn) oder weiter ausgebreitet (ganzer Kopf, Körper) sein. Nicht alle Hautangiome gehen mit einem zerebralen Befall einher.

Familiäre Teleangiektasie (Osler-Rendu-Weber-Krankheit, FT). Autosomal-dominant vererbte Gefäßanomalien (Haut, Schleimhaut, Magen-Darm-Trakt, urogenital, ZNS). Die Teleangiektasien neigen zur Blutung. Arteriovenöse pulmonale Fisteln verursachen eine Zyanose und Polyglobulie.

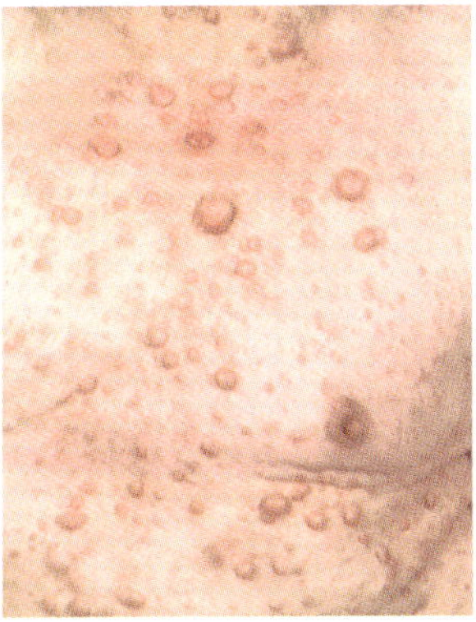

Neurofibrome

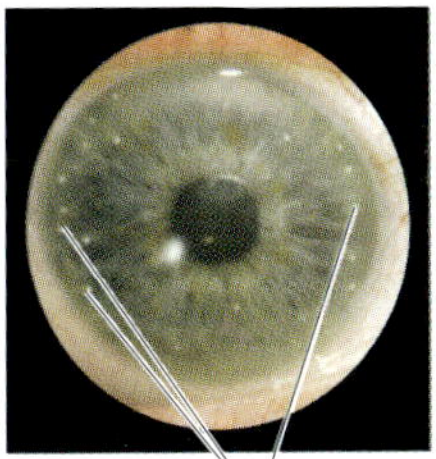

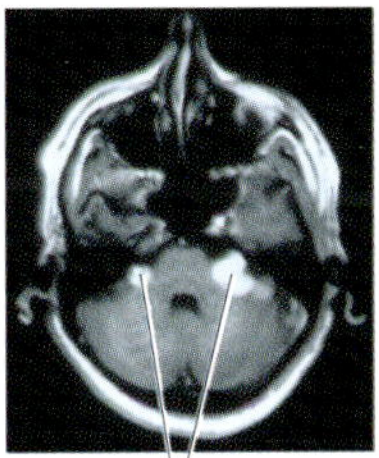

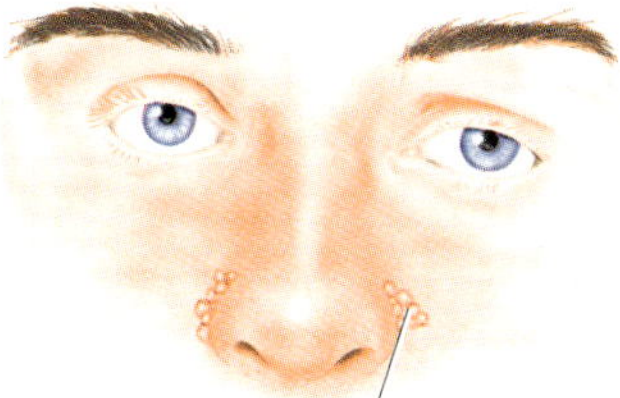

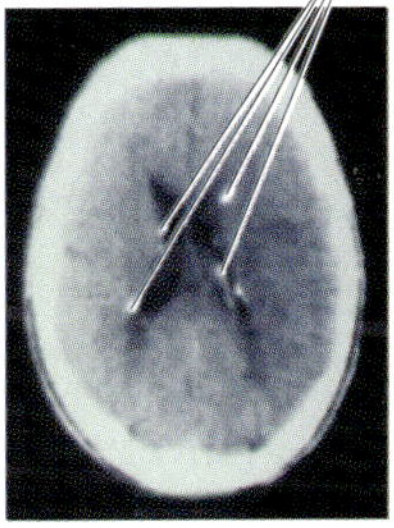

Tuberöse Sklerose

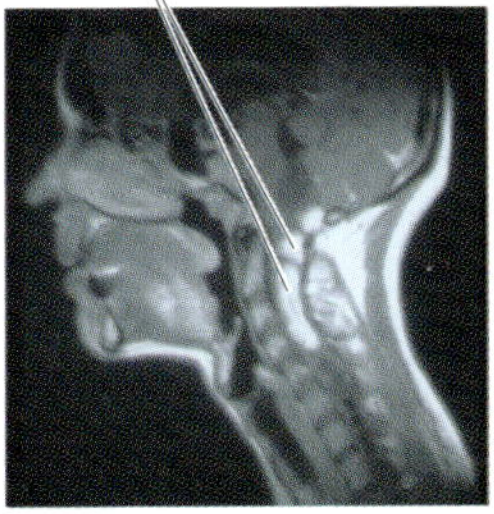

Von-HIppel-Lindau-Syndrom
(sagittal, MRT)

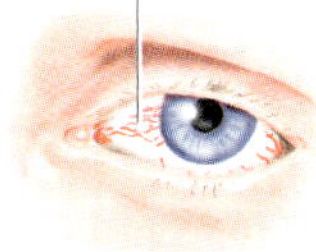

Ataxia teleangiectatica

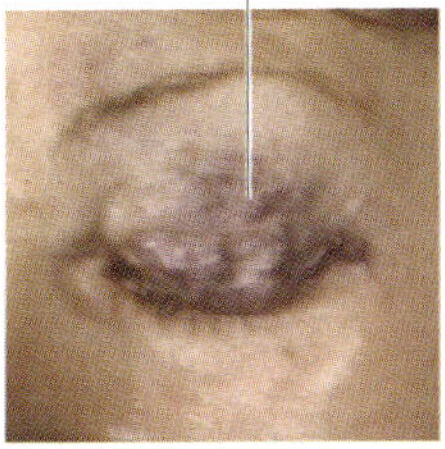

Sturge-Weber-Syndrom

In den meisten Industrieländern zeigt der Altersaufbau der Bevölkerung heute eine zahlenmäßig geringe junge und eine anwachsende ältere Generation. Berechnungen zur zukünftigen Bevölkerungsentwicklung lassen erwarten, daß eine weitere Zunahme der über 65jährigen und eine Abnahme der unter 15jährigen eintreten wird.

Altern

Altern bezeichnet einen inaktiven, zeitbestimmten (biologischen) Verlauf. Der Begriff *Seneszenz* bezieht sich auf die mit zunehmendem Alter eintretenden körperlichen (alternsbedingten) Veränderungen. Ungeklärt ist, ob diese Veränderungen beim Menschen Ergebnis eines genetisch spezifisch vorbestimmten Alterungsvorganges oder kumulativer Schäden mit steigendem Lebensalter sein können. Zu letzteren rechnen schädigende Einflüsse wie Zunahme spontaner chromosomaler Mutationen, geänderte Proteinkonformationen, gestörter Zellmetabolismus durch Anhäufung freier Sauerstoffradikale sowie mitochondriale Funktionsstörungen bei Steigerung apoptotischer (= DNA-gesteuerter „programmierter" Zelluntergang) und Rückgang regenerativer Vorgänge. Es ist jedoch möglich, daß diese Abläufe nicht Ursache, sondern Folge des Alterungsprozesses sind.
Die *Lebensspanne*, d. h. die Lebensdauer eines Individuums, das nicht durch Krankheit oder Unfall, sondern infolge eines „natürlichen Todes" verstirbt, beträgt beim Menschen ungefähr 85 Jahre. Die maximale Lebensspanne wird durch das Alter des am längsten lebenden Lebewesens bestimmt. Für den Menschen liegt sie bei 120 Jahren. Gegenüber der Lebensspanne ist die *Lebenserwartung* abzugrenzen. Hiermit ist das statistisch zu erwartende durchschnittliche Lebensalter der Bevölkerung zu einem bestimmten Zeitpunkt gemeint. Historisch hat sich die Lebenserwartung besonders in diesem Jahrhundert deutlich erhöht. Praktisch bedeutsam ist hierbei die Eigenständigkeit im Alter (*aktive Lebenserwartung*), z. B. hinsichtlich persönlicher Hygiene, Essen, Kleidung, Einkaufen und finanzieller Transaktionen. Etwa 35% der über 85jährigen sind in ihrer selbständigen Lebensführung beeinträchtigt, und ca. 20% leben in einem Pflegeheim.

Altern und Krankheit

Die physiologische Reserve und damit die Ausgleichsfähigkeit auf exogene (z. B. Medikamente, Trauma, Infektionen) und endogene (z. B. Diabetes mellitus, Herzinsuffizienz, Schilddrüsenfunktionsstörung) Einflüsse nimmt mit dem Alter ab. So können sich Krankheiten früher und schwerwiegender als in jungen Lebensjahren manifestieren. Ferner ist die Wahrscheinlichkeit z. B. einer Alzheimer-Krankheit, eines Sturzes oder Schlaganfalls aufgrund altersbedingter Veränderungen im Organismus im Senium größer als in jungen Jahren. Die Häufigkeiten für Hirntumoren (S. 254) nehmen mit dem Alter zu. Dabei überwiegen Metastasen, Gliome, Meningeome, Akustikusneurinom und primäre zerebrale Lymphome.
Aus diesen Zusammenhängen kann aber nicht die Diagnose einer „Alterskrankheit" abgeleitet werden: Altern ist und verursacht keine Krankheit. Das Risiko einer Krankheit wird jedoch durch altersbedingte Veränderungen erhöht. In der ärztlichen Tätigkeit sind vor allem die mit zunehmendem Alter auftretenden *physiologischen* („normalen") körperlichen Veränderungen (s. Tabelle 41, S. 382) gegenüber krankhaften abzugrenzen.

Altern und Degeneration

Morphologisch können unterschiedliche zerebrale altersbezogene Veränderungen *ohne* Krankheitsbezug eintreten (*Involution* = Rückbildung von Organfunktionen). *Makroskopisch* sind dies leptomeningeale parasagittale fibröse Verdickung, Hirnvolumenabnahme, Leukoaraiose, Größenzunahme der Liquorräume und gyrale Atrophie. *Mikroskopisch* finden sich regional zahlenmäßig differierende neuronale und axonale Verluste, Gliaproliferationen und neuronale Strukturänderungen. Zu letzteren gehören z. B. Lipofuscin, Neuromelanin, granulovakuoläre Degeneration, mikrotubuläre neurofibrilläre Bündel (neurofibrillary tangles = NFT), senile Plaques, Lafora- und Lewy-Körper.
Degenerative Krankheiten sind demgegenüber durch eine Zunahme dieser, weiterer bzw. anderer morphologischer Änderungen, durch Funktionsstörungen *und* hierdurch verursachte klinische Symptome/Syndrome gekennzeichnet.

Abiotrophie bezeichnet eine genetisch bestimmte altersabhängige Manifestation degenerativer Veränderungen. Klinische Merkmale degenerativer Krankheitsbilder sind ihr *allmählicher*, bisweilen asymmetrischer Beginn, ihr teilweise *familiäres* Auftreten und ihre *Progredienz*, die allerdings verschiedenartig lange Phasen gleichbleibender Symptome umfassen kann.

Alzheimer-Krankheit (AK)

Im Alter ist die (sporadische) AK häufigste Ursache einer Demenz (S. 136). Sie verläuft kontinuierlich oder schrittweise fortschreitend zumeist über 8–10 Jahre (Schwankungsbreite: 1–25 Jahre). Risikofaktoren sind neben dem Lebensalter familiäres Auftreten, weibliches Geschlecht und der Nachweis von Apo Eε4. Eine Risikominderung scheinen nichtsteroidale Antiphlogistika herbeizuführen. Selten ist eine familiäre autosomal-dominante AK.

■ Symptome

Beginn. Gedächtnisstörungen treten schleichend und kaum merklich ein. Von einer altersbezogenen Vergeßlichkeit (S. 136) sind sie anfangs nicht bis schwer zu unterscheiden. Allmählich führen jedoch die kognitiven Funktionseinbußen zu Verhaltensauffälligkeiten, beispielsweise bei Bankgeschäften, im Berufsleben, beim Einkaufen, in der Ortsorientierung und/oder Bedienung von technischen Geräten (wie Telefon, Kochherd, Fernseher, Computer). Werden diese Einbußen von den Betroffenen realisiert, können ängstliche und depressive Reaktionen dazukommen. Aus therapeutischen Gründen ist die Abgrenzung von depressiv bedingten kognitiven Defiziten (*Pseudodemenz*) wichtig (Tabelle 42, S. 383).

Mittleres Stadium. Infolge Verwirrtheit und Orientierungsschwierigkeiten (S. 132) sind die Erkrankten nicht mehr in der Lage, beruflichen und sozialen Anforderungen nachzukommen. Sie benötigen Aufsicht und Hilfe bei fast allen Aktivitäten. Dabei können alltägliche Gewohnheiten, einfache Gespräche und gängige Umgangsformen erstaunlich gering beeinträchtigt sein. Sprachverständnis und Wortfindung sind bis hin zur Aphasie (S. 126) herabgesetzt. Apraktische Störungen (S. 128) sind oft vorhanden. Ergebnisse einfacher Rechenaufgaben oder Zeitangaben sind fehlerhaft. Eine visuelle Agnosie ist selten.

Spätstadium. Durch den Verlust an Einsichts- und Urteilsvermögen sowie an kognitiven Fähigkeiten werden sinnvoll geplante Tätigkeiten unmöglich. Zielloses Umherirren, ungerichtete motorische Aktivität und fehlendes Erkennungsvermögen von (auch nahestehenden) Personen gestalten die Betreuung schwierig. Sie wird besonders durch die Änderung des Tag-Nacht-Rhythmus (tagsüber schweigsam bis apathisch, nachts unruhig), impulsive Handlungen wie Kofferpacken oder Weglaufen, Wahnsymptome, Halluzinationen, Mißtrauen, Verdächtigungen gegenüber engsten Angehörigen, aggressives Verhalten und Vernachlässigung der körperlichen Hygiene sehr erschwert. Mit fortschreitender Symptomatik benötigen die Erkrankten Hilfe bei einfachen Verrichtungen wie Essen, An-/Auskleiden und Toilettengang. Harn- und Stuhlinkontinenz, Bettlägrigkeit, Mutismus und Akinese können eintreten. Pathologische Reflexe (Saug-, Greifreflex) finden sich. Myoklonien (Unterscheidung zur CJK, S. 252) auf akustische und taktile Reize sowie epileptische Anfälle sind möglich. Der Tod tritt infolge von sekundären Komplikationen (z. B. Pneumonie, Herzversagen) ein.

■ Pathogenese

Frühe *metabolische* Störungen finden sich bei der Untersuchung mit PET oder SPECT bilateral im parietotemporalen Kortex. Neurotransmitter kortikaler cholinerger (Nucleus basalis, mediale Septalregion), serotonerger (Raphekerne) und noradrenerger (Locus coeruleus) Projektionen nehmen frühzeitig ab. Wahrscheinlich ist auch die glutamaterge (exzitatorische) kortikale Aktivität bei relativem Übergewicht GABAerger (hemmender) Wirkungen vermindert. *Neuropathologische* Befunde betreffen in der Regel entorhinalen Kortex, Hippocampus, temporalen Kortex, primäre/sekundäre Sehrindenregionen und Nucleus basalis. Sie zeigen sich als Neuronenverlust, neuritische (senile) Plaques (NP) und NFT. Der zentrale Anteil der NP enthält Aß-Amyloid, Apolipoprotein E (Apo E) und andere Proteine. Er wird von untergegangenen Neuronen, aktivierten Gliazellen, Makrophagen und entzündlichen Vorgängen umgeben. Die NFT setzen sich aus gepaarten helikalen Filamenten (PHF), die aus τ-

Zentralnervensystem

Protein bestehen, zusammen. τ-Proteine stabilisieren das mikrotubuläre (neurofibrilläre) Zytoskelett. Die vermehrte Phosphorylierung der τ-Proteine führt zur Entstehung der NFT.
ß-Amyloid (normale Funktion unbekannt) entsteht proteolytisch aus dem transmembranös gelegenen Amyloid-Precursor-Protein (APP), das neurotrophische und -protektive Eigenschaften besitzt. Das APP-Gen liegt auf Chromosom 21. So erklärt sich bei der Trisomie 21 (Down-Syndrom) die Akkumulation von Aß-Amyloid. Die Anhäufung von Aß-Amyloid in arteriellen zerebralen Gefäßen verursacht eine Amyloidangiopathie im Alter (S. 178). Für Apo E (⇨ Cholesterintransport) ist das Gen auf Chromosom 19 (Allele ε2, ε3, ε4) lokalisiert. Zur sporadischen und familiären Manifestation der AK hat das ε4-Allel eine enge Beziehung. Zusätzlich sind bei familiärer AK 2 Gene gefunden worden, die Presenilin-1 (⇨ Chromosom 14) und -2 (⇨ Chromosom 1) genannt wurden und eigene transmembranöse Proteine kodieren. Ihre Defekte verursachen einen frühzeitigen Ausbruch einer AK.

■ Therapieprinzipien

Eine spezifische Therapie der AK ist nicht bekannt. Symptomatische und sozialpsychiatrische Maßnahmen sowie familiäre Hilfe stehen im Vordergrund. Eine Besserung u. a. kognitiver Defizite ist in der Frühphase der Erkrankung durch Acetylcholinesterasehemmer (Tacrin, Donezepil, Rivastigmin) möglich. Es liegen Hinweise auf eine protektive Wirkung der Östrogentherapie bei Frauen nach der Menopause vor.

Pick-Krankheit, frontotemporale Demenz (FTD)

Klinisch werden Verhaltensänderungen (z. B. Distanzminderung, Apathie, Abulie, Zwangssymptome, amnestische Aphasie, verstärkte Eßlust) neben semantischen Gedächtnisstörungen festgestellt. Im CT und MRT stellt sich eine (asymmetrische) bilaterale frontotemporale Atrophie dar. Neuronenuntergänge, Gliose und ballonierte Neuronen (Pick-Zellen) sind neuropathologisch wechselnd ausgeprägt.

Vaskuläre Demenz (Tabelle 14, S. 367)

Es gibt keine einheitliche vaskuläre Ursache eines durch zerebrovaskuläre Störungen verursachten dementiellen Syndroms. Deshalb wird auch der Begriff Binswanger-Krankheit, der eine nosologische Einheit nahelegt, zunehmend weniger verwendet. In Annäherung entspricht er einer SAE (s.u.). Wesentliche Risikofaktoren einer vaskulären Demenz sind Alter, arterielle Hypertonie, Diabetes mellitus und generalisierte Artherosklerose. Vaskulär bedingte Schäden sind nach der AK der häufigste Grund für eine Demenz.

Multiinfarktdemenz. Multiple kleinere (lakunäre) oder größere bilaterale Infarkte führen in Abhängigkeit von ihrer Lokalisation stufenweise zu wechselnden neurologischen fokalen Defiziten, Verhaltensstörungen und zu kognitiven Einbußen. CADASIL (S. 172) kommt als seltene hereditäre Disposition in Frage.

Subkortikale arteriosklerotische Enzephalopathie (SAE). Kennzeichnend ist eine Rarefizierung des Marklagers (Leukoaraiose) infolge einer Mikroangiopathie (white matter ischemia), die im MRT deutlicher als im CT zu erkennen ist. Neuropathologisch spiegeln sich die Marklagerläsionen in einer Demyelinisierung mit reaktiver Gliose und Wandveränderungen kleiner arterieller Gefäße (Hyalinose, fibrinoide Nekrose, Hypertrophie) wider. Dies führt in den Terminalregionen der Marklagergefäße zu chronischen ischämischen und sekundären metabolischen Läsionen. Symptome einer Demenz, Gangstörungen, Pseudobulbärparalyse, Urininkontinenz und andere neurologische Ausfälle entwickeln sich im Gegensatz zur Multiinfarktdemenz allmählich und kontinuierlich.

Strategische Infarktdemenz. Nach entsprechend lokalisierten Infarkten (z. B. im limbischen System, Thalamus, Assoziationskortex) kann eine Demenz auftreten.

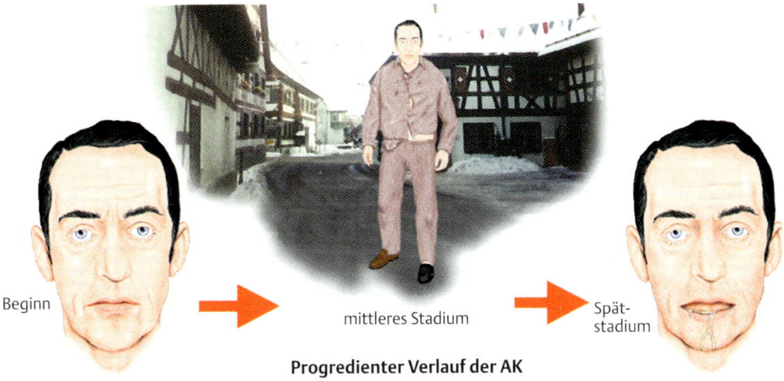

Progredienter Verlauf der AK

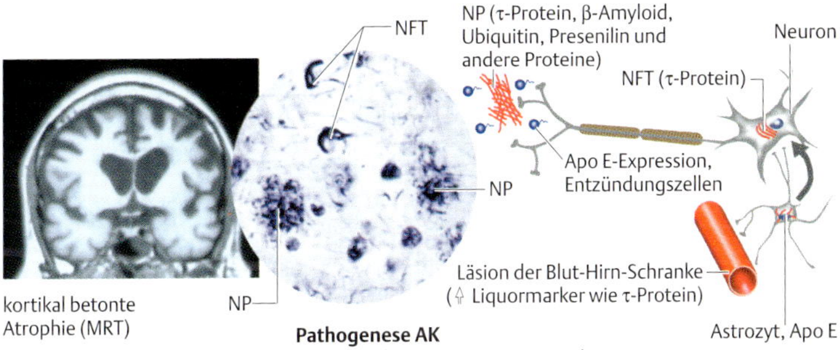

Pathogenese AK
(links: MRT koronar, Mitte: ZNS-Histologie, rechts: Schema)

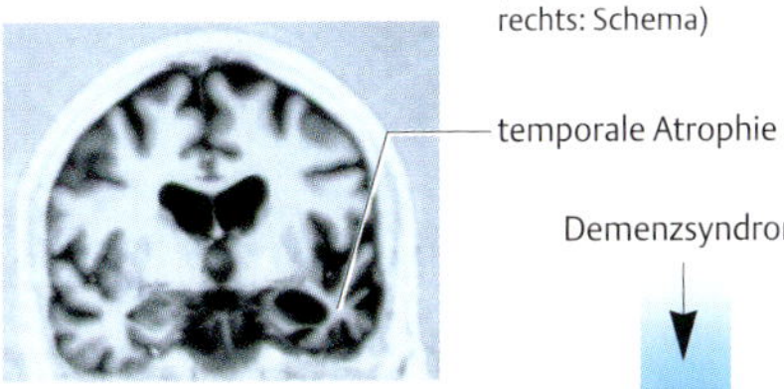

Pick-Krankheit (koronar, MRT)

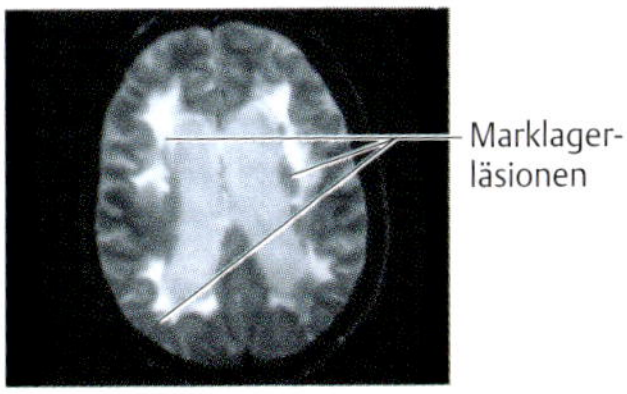

Vaskuläre Demenz
(axial, MRT, T_2-Wichtung)

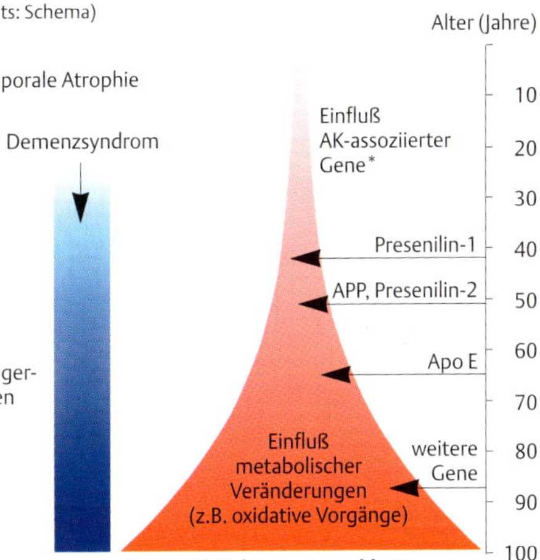

Altern und Alzheimer-Krankheit
(*je länger der Pfeil, desto stärker der Einfluß)

Huntington-Krankheit (HK)

Erste Symptome entwickeln sich gewöhnlich um das 35.–45. Lebensjahr. Ein Beginn vor dem 20. Lebensjahr (Westphal-Variante) zeichnet sich durch Akinesie, langsamen Bewegungsablauf, epileptische Anfälle, Aktionstremor und Myoklonien aus. Nach dem 70. und vor dem 10. Lebensjahr manifestiert sich die HK nur ausnahmsweise. Vollständige Pflegebedürftigkeit tritt nach 10- bis 15jährigem Krankheitsverlauf ein.

■ Symptome

Beginn. Altersbezogen sind bei früher Manifestation choreatische Hyperkinesen geringer ausgeprägt als Akinesie und kognitive Störungen. Umgekehrte Beobachtungen sind bei späterem Symptombeginn zu machen. *Verhaltensänderungen* wie Depression, erhöhte Suizidalität, zunehmendes Mißtrauen, stetige Kritikbereitschaft, Reizbarkeit, Impulsivität, Gefühlsausbrüche, Aggressivität, mangelnde Hygiene, Initiativverlust oder sexuelle Übergriffe erschweren familiäre und soziale Interaktionen bzw. führen zur Straffälligkeit. Die Betroffenen werden schwerfälliger im Denken, ihre Belastbarkeit nimmt ab, Konzentration und Gedächtnis lassen nach. Schwierigkeiten in der Bewältigung von Aufgaben am Arbeitsplatz oder im Haushalt werden offensichtlich. Die *Chorea* (S. 66; Tabelle 43, S. 383) kann anfangs als „nervöse" Unruhe fehlgedeutet werden. Sie sistiert bei heftiger Ausprägung auch im Schlaf. Begleitend sind Akinesie, Dystonie oder abnehmende Willkürmotorik möglich. Das Gehen ist durch eine verminderte Gleichgewichts- und Haltungskontrolle gestört. Augenmotilitätsdefizite sind als Befund häufig.

Mittleres Stadium. Dementielle Symptome (S. 136) treten zunehmend zusammen mit vermindertem Antrieb hervor. Choreatische, dystone und akinetische Bewegungsstörungen zeigen sich generalisierter ausgeprägt. Stürze sind häufig.

Spätstadium. Die oft zu beobachtende Kachexie ist durch Muskelatrophie (⇨ Interossealmuskulatur im Handbereich) und Gewichtsverlust trotz ausreichender Kalorienzufuhr charakterisiert. Choreatische Hyperkinesen gehen zugunsten akinetischer Symptome zurück. Die Motorik ist allgemein stark beeinträchtigt. Eine Urininkontinenz ist nicht ungewöhnlich. Vollständige Pflegeabhängigkeit.

■ Pathogenese (Abkürzungen s. S. 211)

Neben einer generalisierten Hirnatrophie ist vor allem das dorsale Striatum (S. 210) atrophiert. Neurochemisch liegt ein ausgeprägter Mangel an Gamma-Aminobuttersäure (GABA) und ihres Syntheseenzyms Glutamat-Decarboxylase vor. Die HK wird autosomal-dominant mit vollständiger Penetranz vererbt, d. h. alle Genträger zeigen Symptome. Das Gen (D) ist am Ende des kurzen Armes von Chromosom 4 lokalisiert. Dort finden sich vermehrte Wiederholungen der Trinukleotid-Sequenz CAG (Cytosin, Adenin, Guanidin ⇨ normal < 30, bei HK > 40), deren Anzahl (z. B. bei jugendlicher Manifestation über 50) mit dem Erkrankungsalter korreliert (⇨ *Antizipation* = zunehmend frühere Manifestation in Folgegenerationen). Das Genprodukt wird als *Huntingtin* bezeichnet. Die pathophysiologischen Vorgänge sind bisher ungeklärt. Vermutet wird u. a. eine verstärkte Stimulation von Glutamatrezeptoren (NMDA-Rezeptor), die zu exotoxischen neurodegenerativen Veränderungen führt. Der direkte *Gentest* an Blutzellen erlaubt eine Diagnose auch vor klinischem Erkrankungsbeginn. Die aus einem möglicherweise positiven Befund folgenden sozialen und psychischen Konsequenzen müssen vor Veranlassung des Testes mit den Betroffenen geklärt sein.

Neuroakanthozytose

Erythrozyten mit dornartigen Fortsätzen (Stechapfelform) werden Akanthozyten genannt. Mit neurologischen Syndromen kommt eine Akanthozytose im frischen Blutausstrich (> 3%) bei der *Abetalipoproteinämie* (= Bassen-Kornzweig-Syndrom, S. 280, 307 ⇨ Cholesterin + Triglyzeride ⇩), dem *McLeod-Syndrom* (X-chromosomal rezessive Myopathie; Kell-Precursor-Protein fehlt) und der *Neuroakanthozytose* (Lipoproteine normal) vor. Der Vererbungsmodus letzterer ist ungeklärt. Kardinalsymptome sind orofaziale Dyskinesien (⇨ Lippen-, Zungenbiß) und Chorea, die sich meist um das 20.–30. Lebensjahr zeigen.

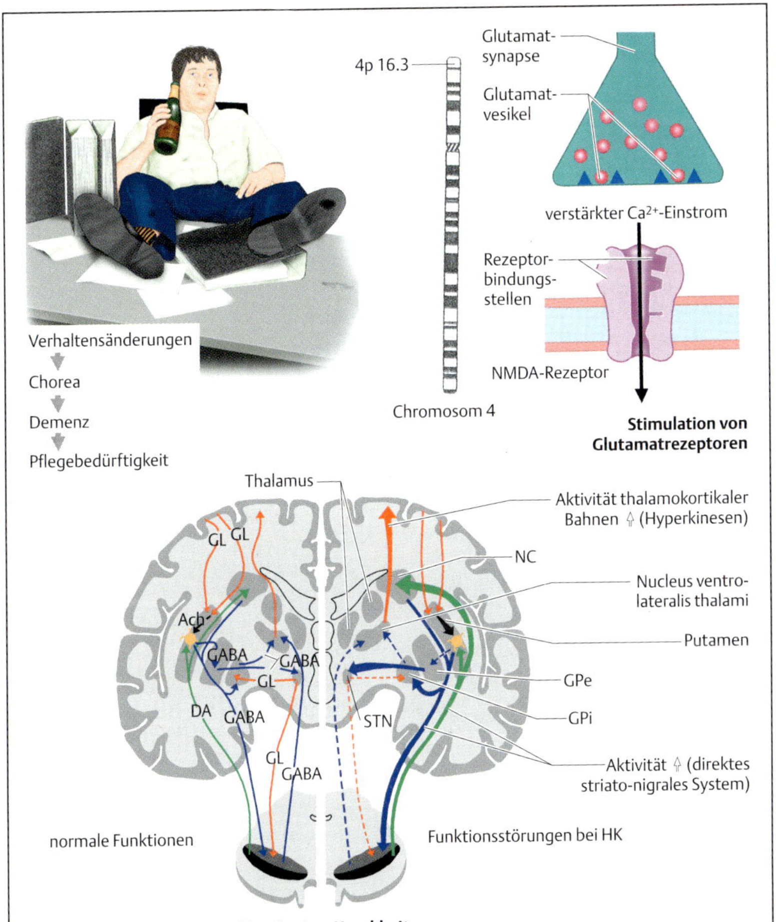

Huntington-Krankheit

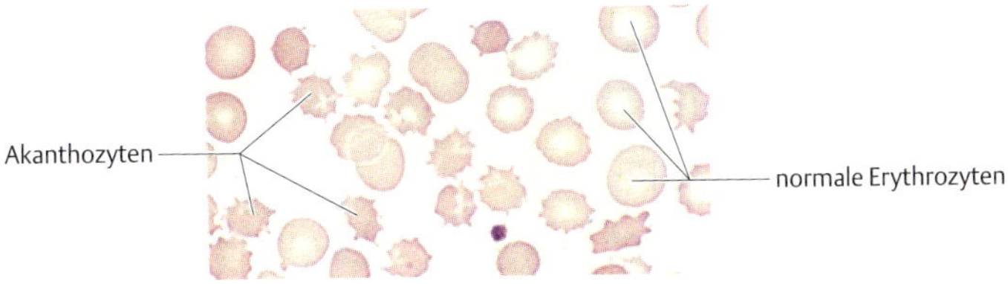

Akanthozytose

Atypische Parkinson-Syndrome

Etwa 80% aller Parkinson-Syndrome sind *idiopathisch* bedingt (⇨ Morbus Parkinson, S. 206 ff). In den übrigen Fällen liegt die Differentialdiagnose zwischen einem *symptomatischen* (Tabelle 44, S. 383) oder einem durch neurodegenerative Veränderungen hervorgerufenen *atypischen* Parkinson-Syndrom (Parkinson-Plus-Syndrom). Zu den häufigeren atypischen Parkinson-Syndromen zählen MSA, PSP und CBD. Besonders zum Zeitpunkt der klinischen Erstdiagnose kann die Zuordnung eines Parkinson-Syndroms zu einer der genannten Kategorien, speziell zu einem idiopathischen oder atypischen Syndrom, nicht eindeutig möglich sein.

■ Multisystematrophie (MSA)

Merkmale der sporadischen, nichtfamiliären, allmählich progredienten Erkrankung des Erwachsenenalters sind unterschiedlich ausgebildete *vegetative* und *zerebelläre* Störungen mit *Parkinson-Symptomen*. Letztere sprechen schlecht auf L-Dopa an. Historisch gehören zur MSA olivo-ponto-zerebelläre Atrophie (OPCA), idiopathische orthostatische Hypotension (IOH), Shy-Drager-Syndrom und striato-nigrale Degeneration (SND). Überwiegend tritt eine MSA zwischen dem 45. und 69. Lebensjahr auf. Die vegetativen Ausfälle betreffen Impotenz, Harninkontinenz (S. 156, pathologisches Urethral-/Anal-Sphinkter-EMG ⇨ erhöhte Polyphasierate) und orthostatische Hypotonie (S. 148) mit evtl. Hypertonie im Liegen. Kleinhirnstörungen zeigen sich als Gangataxie mit häufigen Stürzen, Dysarthrie und okulomotorische Veränderungen. Akinesie, Rigor und posturale Instabilität (S. 206), die die Sturzgefährdung erhöht, ohne typischen Ruhetremor kennzeichnen die Parkinson-Symptomatik.

■ Progressive supranukleäre (Blick-)Parese (PSP)

Die PSP (Synonym: *Steele-Richardson-Olszewski-Syndrom*) beginnt meist um das 40. Lebensjahr. Führende (symmetrische) *Symptome* des progredienten, nichtfamiliären Krankheitsbildes sind Gang- und Standunsicherheit mit häufigen plötzlichen Stürzen (oft nach hinten), axiale Dystonie, Rigor sowie Akinesie zusammen mit Verhaltensänderungen (Bradyphrenie, Reizbarkeit, sozialer Rückzug, rasche Ermüdbarkeit, unkontrollierbares Lachen/Weinen) und Pseudobulbärparalyse (S. 166). Die vertikale supranukleäre Blickparese kann anfangs nach oben vorhanden sein, charakteristisch ist jedoch eine kaudale Lähmung. Dabei sind die Patienten nicht in der Lage, entsprechende vertikale willkürliche Blickwendungen auszuführen. Passive vertikale Augenbewegungen bleiben wegen des intakten VOR (S. 26) als Puppenkopfphänomen aber auslösbar. Das Vollbild mit aufrechter Körperhaltung, Retrokollis, aufgerissenen Augen, hochgezogener Stirn, Dysarthrie, Dysphagie und Frontalhirnsyndrom (S. 122) ist selten mit anderen Krankheitsbildern zu verwechseln. Dagegen können Frühsymptome erhebliche differentialdiagnostische Schwierigkeiten bereiten. Eine Besserung der Beschwerden ist durch L-Dopa selten und dann wenig auffällig.

■ Kortikobasale Degeneration (CBD)

Zu den anfangs asymmetrischen Leitsymptomen der progredienten Erkrankung mit Beginn nach dem 60. Lebensjahr zählen Akinesie, Rigor, Gliedmaßenapraxie (S. 128) und kortikale sensorische Defizite (Astereognosie, Graphanästhesie). Letztere stören die Extremitätenmotorik so stark, daß die Gliedmaßen „fremdgesteuerte" Spontanbewegungen auszuführen scheinen (*Alien-limb-Phänomen*). Die Gangstabilität ist frühzeitig verringert. Im Verlauf treten Dysarthrie, Dysphagie, Myoklonus, dystone Armhaltung (Hand-/Unterarmbeugung, Oberarmadduktion), Aktions-/Haltetremor, supranukleäre Augenbewegungsstörungen (S. 86), Blepharospasmus und kognitive Defizite hinzu. Durch L-Dopa keine Symptombesserung.

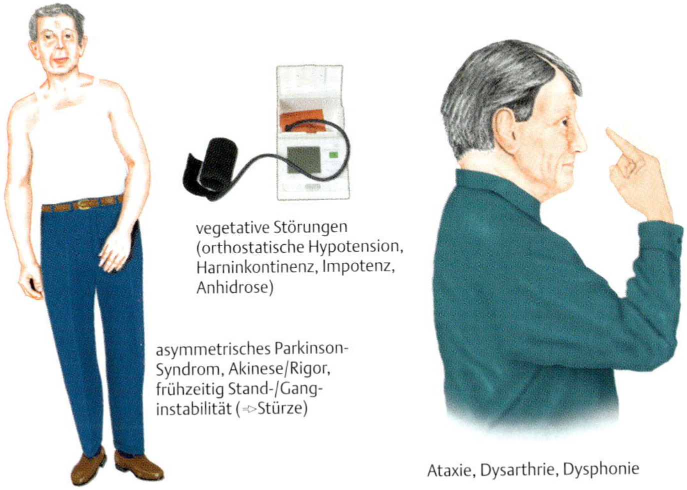

Multisystematrophie

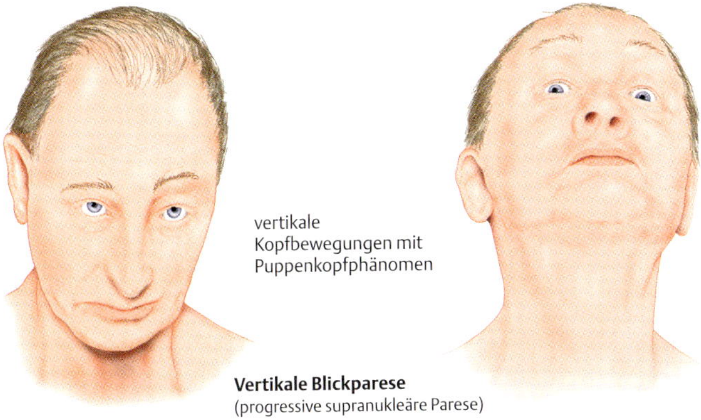

Vertikale Blickparese
(progressive supranukleäre Parese)

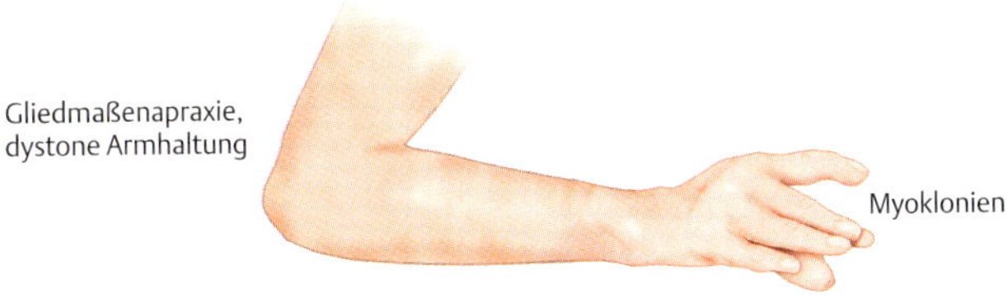

Kortikobasale Degeneration

Motoneuronkrankheiten

Eine Degeneration zerebraler und/oder spinaler motorischer Neuronen (S. 44) bewirkt eine sehr variable Vielfalt neurologischer Krankheitsbilder mit wechselnden Verläufen.

■ Syndrome des 1. motorischen Neurons
(S. 46; Tabelle 45, S. 384)

Hereditär. Hierzu gehören Formen wie die *familiäre spastische Spinalparalyse* (S. 286), die *Adrenomyeloneuropathie* und die *spinozerebelläre Ataxie Typ 3* (S. 280).

Erworben. Exogen verursachte Krankheitsbilder sind *Lathyrismus* (toxische zentrale Paraparese mit Spastik durch Lathyrus sativus = Kichererbse), *Kassawaismus* (toxische Motoneuronläsion durch Stärkemehl = Tapioka aus Knollen der Pflanze Maniok = Kassawa) und *tropische spastische Paraparese* (HTLV-1-assoziierte Myelopathie = HAM).

■ Syndrome des 2. motorischen Neurons
(S. 50; Tabelle 46, S. 385)

Klinisch sind die *hereditären* spinalen Muskelatrophien häufiger anzutreffen. Dabei kommen altersbezogen unterschiedliche Manifestationsformen vor. *Erworbene* Syndrome sind selten.

■ Syndrome des 1. und 2. motorischen Neurons

Hereditär. Bei 5–10% der Betroffenen tritt die amyotrophe Lateralsklerose (ALS) familiär (fALS) auf. Die ALS des Kindes- und Jugendalters wird unter der Bezeichnung *juvenile ALS* geführt und autosomal-rezessiv (ALS2 Genlocus 2q33–q35, ALS4 Genlocus 9q34, ALS5 Genlocus 15q) vererbt. Für die *adulte familiäre ALS* ist ein autosomal-dominanter Erbgang vorhanden (ALS1 Genlocus 21q22.1, ALS 3 Genlocus ungeklärt). Der ALS1 liegt eine Mutation des Gens für die Superoxiddismutase 1 (SOD1) zugrunde. SOD1 hat eine Aufgabe im Abbau zytotoxischer Sauerstoffradikale zu Wasserstoffperoxid. Wie durch den SOD1-Defekt eine neurotoxische Wirkung vermittelt wird, ist ungeklärt.

Erworben. Die Mehrzahl der Patienten wird von der sporadischen Form der ALS (sALS) zwischen dem 50. und 70. Lebensjahr befallen (Tabelle 47, S. 386). Charakteristische *Frühsymptome* sind eine asymmetrische proximale (beeinträchtigte Armhebung, Schwierigkeiten beim Aufstehen vom Sitzen) oder distale (Schwäche beim Zugreifen, erschwertes Schlüsseldrehen im Schloß, vermehrtes Stolpern) Extremitätenschwäche bzw. bei bulbärem Beginn eine Dysarthrie. Muskelkrämpfe im Beinbereich und andauernde rumpfnahe lebhafte Faszikulationen in verschiedenen Muskelgruppen sind hiermit häufig verbunden. Im *Verlauf* werden dann Paresen, Muskelatrophien, Dysphagie und Dysarthrie immer deutlicher. Eine Schwäche der Atemmuskulatur führt zu Atemstörungen. Die Läsion des 1. Motoneurons erklärt die *Befunde* Spastik, gesteigerte Reflexe, Pseudobulbärparalyse, emotionale Labilität und Babinski-Zeichen (nur inkonstant zu finden). Die Läsion des 2. Motoneurons verursacht Muskelatrophie und Faszikulationen. Schädigungen beider Motoneuronen sind die Ursache von Dysarthrie, Dysphagie und Schwäche. Parästhesien geben etwa 10% der Betroffenen an. Schmerzen können im Krankheitsverlauf auftreten. Störungen der Blasen-Mastdarm-/Sexualfunktionen, des Schwitzens wie auch Dekubitalulzera gehören nicht zum Bild der ALS. Die mediane Überlebenszeit der gewöhnlich rasch fortschreitenden Krankheit liegt bei 3–5 Jahren ab Symptombeginn.

■ Therapieprinzipien
Die Behandlung der Motoneuronkrankheiten ist im wesentlichen symptomatisch. Hierzu gehören symptombezogen: Logopädie, Kommunikationshilfen. Dem Ausmaß der Dysphagie angepaßte Ernährung (Schlucktraining, perkutane endoskopische Gastrostomie, operative Verfahren). Verminderung der Speichelsekretion. Medikamentöse Therapie der emotionalen Labilität, Spastik und Muskelkrämpfe. Physio-/Ergotherapie (Atemübungen, Kontrakturprophylaxe, Mobilisation, Hilfen zur Eigenbeweglichkeit). Orthesen. Atemtherapie (Aspirationsprophylaxe, Sekretolyse, Heimbeatmung, Tracheotomie). Psychosoziale Unterstützung. Durch Riluzol (Glutamat-Antagonist) wird die Überlebenszeit bei der ALS gegenüber Placebo verbessert.

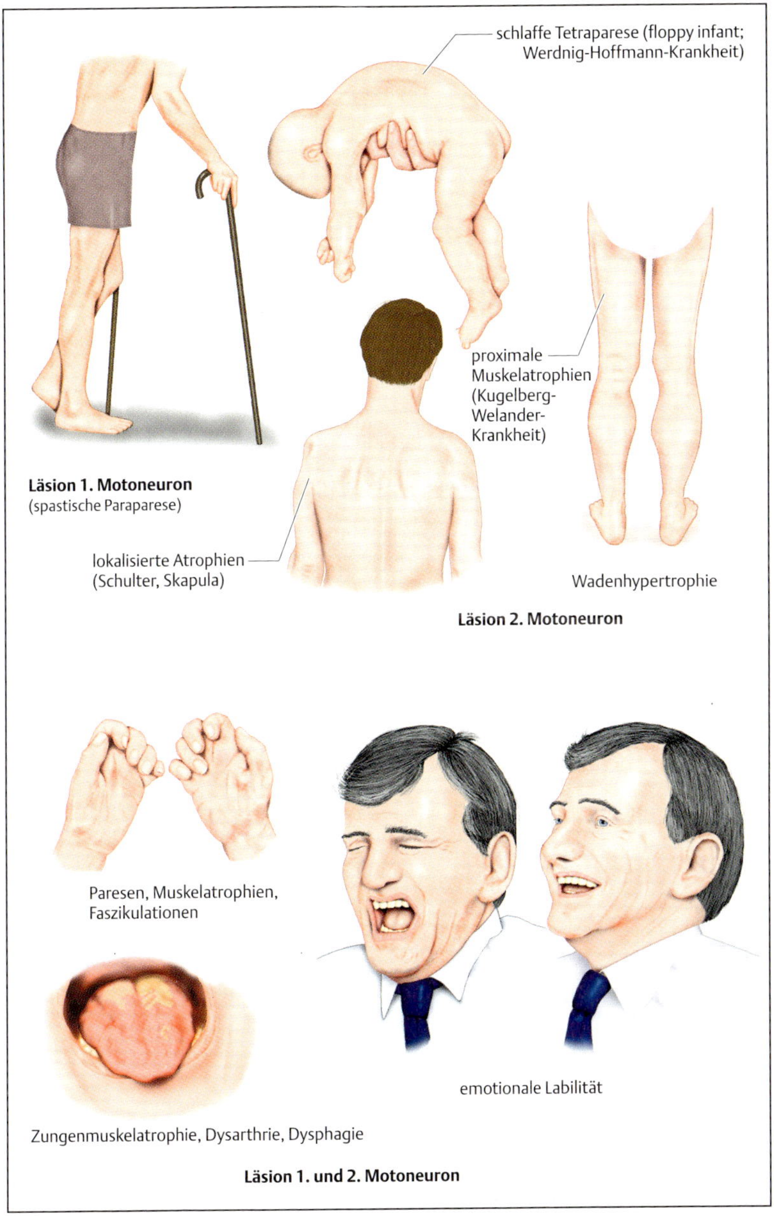
schlaffe Tetraparese (floppy infant; Werdnig-Hoffmann-Krankheit)
proximale Muskelatrophien (Kugelberg-Welander-Krankheit)
Läsion 1. Motoneuron
(spastische Paraparese)
lokalisierte Atrophien (Schulter, Skapula)
Wadenhypertrophie
Läsion 2. Motoneuron
Paresen, Muskelatrophien, Faszikulationen
emotionale Labilität
Zungenmuskelatrophie, Dysarthrie, Dysphagie
Läsion 1. und 2. Motoneuron

Enzephalopathie ist eine krankheitsunspezifische Bezeichnung für nichtentzündliche, lokale oder generalisierte Hirnfunktionsstörungen. Abhängig von den auslösenden Bedingungen können die Symptome reversibel, andauernd oder progredient sein. Gewöhnlich sind mehrere zerebrale Funktionssysteme betroffen. Entsprechend vielgestaltig sind die möglichen klinischen Syndrome.

Hereditäre metabolische Enzephalopathien

Die Mehrzahl dieser Erkrankungen wird autosomal-, seltener X-chromosomal-rezessiv vererbt. Häufig verursachen sie schwerwiegende Schädigungen. Ursächlich liegt ein primärer Enzymdefekt (Enzymopathie) zugrunde, der monogen, multifaktoriell, mitochondrial oder durch andere Genommutationen (S. 288) vererbt wird. Allgemeine klinische Merkmale sind neben einer Heredität die fortschreitende Entwicklung der Erkrankung, wiederholte Bewußtseinsstörungen, Spastik, zerebelläre Ataxie, nichtpyramidale Syndrome und postnatal sich entwikkelnde psychomotorische Retardierung. In den einzelnen Tabellen (Neugeborenenperiode und Säuglingsalter s. S. 386 f) ist eine Auswahl von Krankheitsbildern (Lyon et al. 1996) getroffen worden. Eine frühere oder spätere Manifestation als angegeben ist bei einzelnen Syndromen nicht ungewöhnlich.

■ Metabolische Enzephalopathie im frühen Kleinkindalter (bis 2. Lebensjahr)

Syndrom	(Enzym-)Defekt	Symptome
• Phenylketonurie	• Phenylalanin-Hydroxylase	• psychomotorische Retardierung, Hyperaktivität, Bewegungsstörungen, Stereotypien
• Hartnup-Krankheit	• gestörter renaler/intestinaler Transport neutraler Aminosäuren	• rötlich-schuppende Hautveränderungen bei Belichtung, emotionale Labilität, episodische zerebelläre Ataxie
• Gaucher-Krankheit (Typ III, subakut-neuropathisch)	• S. 387	• generalisierte epileptische Anfälle, Ataxie, Myoklonien, progrediente geistige Retardierung, supranukleäre Augenbewegungsstörungen, Splenomegalie
• Niemann-Pick-Krankheit (Typ C)	• nicht genau bekannt	• geistige Retardierung, epileptische Anfälle, Ataxie, Dysarthrie, vertikale Blickparese
• metachromatische Leukodystrophie	• Arylsulfatase-A-Mangel	• progrediente Gangstörung, Spastik, fortschreitende Demenz, Dysarthrie, Erblindung, zerebelläre Ataxie, Polyneuropathie
• Leigh-Krankheit[1]	• kein konstanter Defekt[2]	• Atemstörungen, Blickparesen, Ataxie, muskuläre Hypotonie, Retinitis pigmentosa, epileptische Anfälle

[1] Subakute nekrotisierende Enzephalomyelopathie [2] Bekannt sind mitochondriale Atmungsketten- (Komplex IV, V) und Proteinsynthese-Defekte. Klinisch heterogene Symptomatik. Multiple bilateral-symmetrische Läsionen im MRT unter Aussparung der Corpora mamillaria. Liquor-Laktat ⇧. Keine Ragged red fibers im Muskelbiopsat

■ Metabolische Enzephalopathie im Kindes- und Jugendalter (3.–18. Lebensjahr)

Syndrom	(Enzym-)Defekt	Symptome
Abetalipoproteinämie	S. 280, 300	Gangstörung, Ataxie, Dysarthrie, Polyneuropathie, Hemeralopie
progressive Myoklonusepilepsie[1] mit Lafora-Körpern[2]	Lysosomen	epileptische Anfälle, Myoklonien, Demenz, zerebelläre Ataxie, epileptische visuelle Phänomene
Wilson-Krankheit (dystoner Typ)	Kupfertransportprotein[3]	Leberfunktionsstörung/Leberzirrhose, Verhaltensänderungen, fazio-oropharyngealer Rigor (Dysarthrie, Dysphagie), Parkinson-Syndrom, Tremor, Dystonie, Kayser-Fleischer-Ring (S. 309)
neuronale Ceroidlipofuscinose (Spielmeyer-Vogt)	lysosomale Lipopigmentablagerungen	Sehverlust, Dysarthrie, Demenz, epileptische Anfälle, Myoklonien, Parkinson-Syndrom
Hallervorden-Spatz-Krankheit	nigropallidale Eisenablagerungen[4]	Gangstörungen, Dystonie, Dysarthrie, Verhaltensänderungen, Demenz, retinale Pigmentdegeneration
Adrenoleukodystrophie[5]	Peroxisomen (S. 386)	Verhaltensänderungen/Demenz, Gangstörungen, kortikale Blindheit, Tetraspastik, Taubheit, primäre Nebennierenrindeninsuffizienz
Homocystinurie[6]	Cystathionin-β-Synthetase[7]	Demenz/Verhaltensänderungen, Osteoporose, Linsenektopie
Fabry-Krankheit[6]	α-Galactosidase A (Glykosphingolipide ⇧)	Attacken von Finger-/Zehen-/abdominalen Schmerzen, Angiokeratoma corporis diffusum, Katarakt
mitochondriale Syndrome	S. 402	S. 402

[1] Weitere Formen (S. 68) sind z. B. progressive Myoklonusepilepsie Unverricht-Lundborg, Myoklonusepilepsie mit Ragged red fibers (MERFF, S. 402), späte Formen anderer Lysosomendefekte (wie Sialidose Typ I, G_{M2}-Gangliosidose) [2] Zytoplasmatische Einschlußkörper aus Glykoprotein-Mucopolysacchariden in Gehirn, Muskulatur, Haut und Leber (Synonym: Lafora-Krankheit) [3] Autosomal-rezessiv, Gendefekt 13q14.3. Serum-Caeruloplasmin ⇩, Kupfergehalt der Leber/freies Serumkupfer/Urin-Kupferausscheidung ⇧, Einbaurate markierten ^{64}Cu in Caeruloplasmin ⇩, Signaländerungen im MRT (Corpus striatum, Nucleus dentatus, Thalamus) [4] Im MRT bilateral-symmetrisch Globus pallidus hypointens mit zentraler Hyperintensität („Tigeraugen-Zeichen") [5] Adrenomyeloneuropathie S. 384[6] Schlaganfallrisiko ⇧ [7] Häufigste Form

■ Metabolische Enzephalopathie im Erwachsenenalter

Syndrom	(Enzym-)Defekt	Symptome
metachromatische Leukodystrophie	Arylsulfatase-A-Mangel	Verhaltensänderungen, Gangstörungen, Demenz
Krabbe-Krankheit	S. 387	Gangstörungen, Tetraspastik, Polyneuropathie, Optikusatrophie
Adrenoleukodystrophie	Peroxisomen	Adulte Form sehr selten
neuronale Ceroidlipofuscinose (Kufs)	lysosomale lamelläre Lipopigmentablagerungen	Typ A: Epilepsie, Myoklonus, Demenz, Ataxie Typ B: Verhaltensänderungen/Demenz, faziale Dyskinesien, Bewegungsstörungen
G_{M1}-Gangliosidose	S. 387	progrediente Dysarthrie/Dystonie
G_{M2}[1]-Gangliosidose	S. 387	chronische Symptomzunahme (S. 387)
Wilson-Krankheit (pseudosklerotischer Typ[2])	siehe oben	Halte-/Intentionstremor (Beginn in einem Arm), Verhaltensänderungen, Dysarthrie, Dysphagie, maskenartiger Gesichtsausdruck, Parkinson-Syndrom
Gaucher-Krankheit Typ III	S. 387	supranukleäre Ophthalmoplegie, epileptische Anfälle, Myklonus, Splenomegalie
Niemann-Pick-Krankheit (Typ C)	S. 387	zerebelläre Ataxie, Intentionstremor, Dysarthrie, supranukleäre vertikale Blickparese
mitochondriale Syndrome	S. 402	S. 402

[1] Tay-Sachs-Krankheit [2] Westphal-Strümpell

Erworbene metabolische Enzephalopathien

Hypoxisch-ischämische Enzephalopathie. Akuter Sauerstoffmangel (pa_{O_2} < 40 mmHg) und/oder Blutdruckabfall (systolisch < 70 mmHg) führen innerhalb von Sekunden zum Bewußtseinsverlust. Wesentliche *Ursachen* sind insuffiziente Pumpfunktion des Herzens (z. B. durch Myokardinfarkt, Schock, Herzrhythmusstörungen), Ersticken, Kohlenmonoxidvergiftung, Plegie der Atemmuskulatur (spinales Trauma, Guillain-Barré-Syndrom, Myasthenie) und unzureichende Beatmung (Narkose). Wird die Sauerstoff-/Kreislaufversorgung in 3–5 Minuten wieder ausreichend etabliert, sind in der Regel keine permanenten Schäden zu erwarten. Nur ausnahmsweise sind längere Zeitintervalle tolerabel, z. B. bei Unterkühlung oder Barbituratintoxikation. Bei darüber hinaus gehenden Intervallen treten zerebrale (*Dauer-*) *Schäden* auf. Prognostisch ungünstig nach wiederhergestelltem Kreislauf ist ein Ausfall der Hirnstammreflexe (S. 26, 118) und ein protrahiertes Koma (S. 118). Es kann in ein apallisches Syndrom oder den Hirntod überleiten (S. 120). Wird das Bewußtsein wiedererlangt, sind unterschiedliche *postanoxische Syndrome* möglich. Hierzu gehören: Demenz, visuelle Agnosie, Parkinson-Syndrom mit Verhaltensänderungen, Choreoathetose, zerebelläre Ataxie, Intentions- oder Aktionsmyoklonus (Lance-Adams-Syndrom) sowie Korsakow-Syndrom. Ein *verzögertes postanoxisches Syndrom* zeigt sich nach anfänglicher Erholungsphase innerhalb von 1–4 Wochen vorwiegend mit Verhaltensänderungen (Apathie, Verwirrtheit, Unruhe), die sich zurückbilden oder progredient zunehmen (mit Gangstörungen, Parkinson-Syndrom, Koma). *Hyperkapnie* (arterieller p_{CO_2} $\Uparrow$, p_{O_2} $\Downarrow$) mit respiratorischer Azidose bedingt durch eine chronische Ateminsuffizienz (Emphysem, fibrosierende Alveolitis, fehlender Atemantrieb) verursacht Kopfschmerzen, Verhaltens- und Bewußtseinsstörungen (S. 116 ff), Asterixis (S. 68), Muskelfaszikulationen sowie bilaterale Stauungspapillen.

Hypoglykämie. Sinkt der Blutzucker auf Werte unter 40 mg/dl, machen sich *akut* Verhaltensänderungen (Unruhe, Hungergefühl, Schwitzen, Angst, Verwirrtheit) bemerkbar. Bei weiterem Absinken tritt Bewußtlosigkeit (Grand-mal-Anfall, weite Pupillen, Hautblässe, flache Atmung, Bradykardie, Muskelhypotonie) ein. Werden keine Gegenmaßnahmen durch intravenöse Gabe von Glukoselösung getroffen, entstehen gravierende zerebrale Schädigungen. *Subakute* Hypoglykämien führen zu Denkverlangsamung, Aufmerksamkeitsstörungen und Hypothermie. *Chronische* Hypoglykämien (Verhaltensänderungen, Ataxie; S. 324) sind selten (Inselzelltumoren).

Hyperglykämie (S. 324). Die *diabetische Ketoazidose* kennzeichnen Symptome wie Dehydratation, Kopfschmerzen, Müdigkeit, abdominale Schmerzen und Kussmaul-Atmung (tief, rhythmisch, normal bis beschleunigt). Der Blutzucker liegt über 350 mg/dl (pH $\Downarrow$, p_{CO_2} $\Downarrow$, HCO_3^- $\Downarrow$). Die *hyperosmolare nichtketonische Hyperglykämie* zeichnet sich durch Blutzuckerwerte über 600 mg/dl bei fehlender bis geringer Ketoazidose aus. Es sind vor allem ältere Patienten gefährdet, die wegen eines Hirntumors mit Kortikosteroiden und/oder hyperosmolaren Substanzen behandelt werden.

Hepatische/portosystemische Enzephalopathie. Ihre spezifische *Ursache* ist unbekannt. Sie tritt bei schweren hepatozellulären Funktionsstörungen (hepatische Enzephalopathie) und/oder infolge intra- bzw. extrahepatischer venöser Shunts (portosystemische Enzephalopathie) auf. Letztere können spontan (bei Leberzirrhose) oder iatrogen (portokavaler Shunt, transjugulärer intrahepatischer Stent-Shunt) bedingt sein. Die *Symptomatik* umfaßt verschiedene Schweregrade (Tab. 50, S. 387) mit Verhaltensänderungen bis hin zum Koma wie auch wechselnde Kombinationen neurologischer (gesteigerte bis abgeschwächte Reflexe, Babinski-Reflex, Rigor, Muskelhypotonie, Asterixis, Dysarthrophonie, Tremor) und elektroenzephalographischer (generalisierte symmetrische δ-/triphasische Wellen) Befunde. Die Diagnose beruht neben den klinischen Merkmalen auf dem Ausschluß anderer Ursachen der Enzephalopathie (Intoxikation, Sepsis, Meningoenzephalitis, Elektrolytstörungen) und dem Nachweis eines erhöhten (arteriellen) Serum-Ammoniaks.

Eine *chronische Enzephalopathie* (Kopftremor, Asterixis, Choreoathetose, Ataxie, Verhaltensänderungen) nach mehrfachen Episoden eines hepatischen Komas kann durch eine rechtzeitige Lebertransplantation verhindert werden.

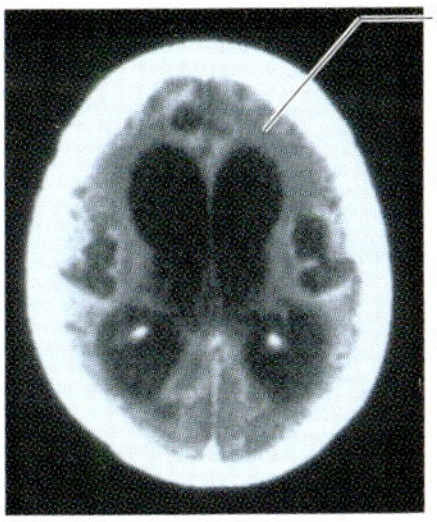

Hypoxisch-ischämische Enzephalopathie
(apallisches Syndrom, axiales CT)

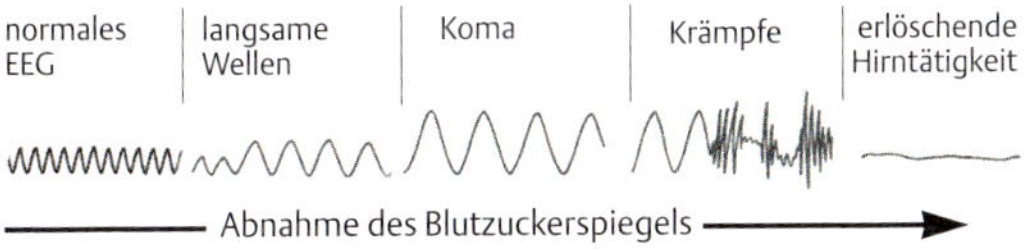

Hypoglykämie (EEG-Veränderungen)

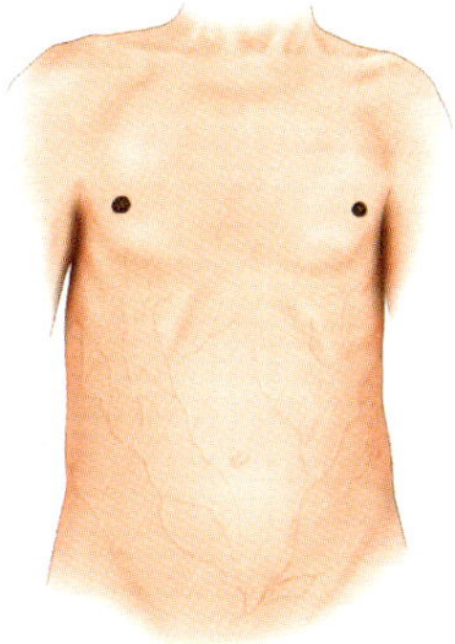

Leberzirrhose (Aszites, Gynäkomastie, fehlende Brust-/Achselbehaarung)

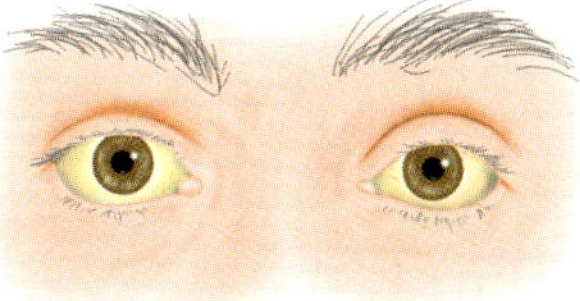

Haut-, Sklerenikterus

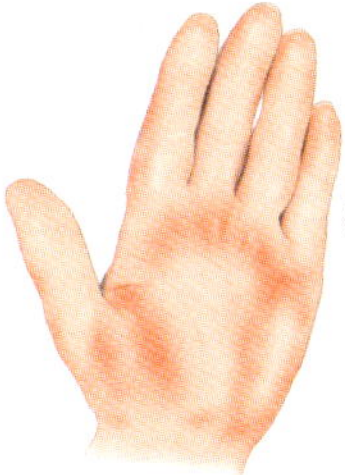

Palmarerythem

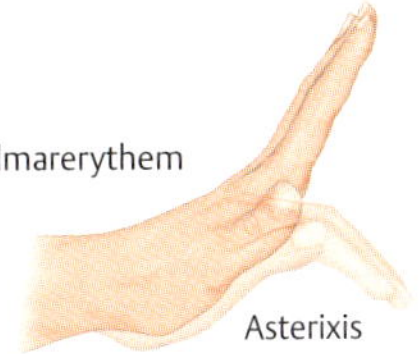

Asterixis

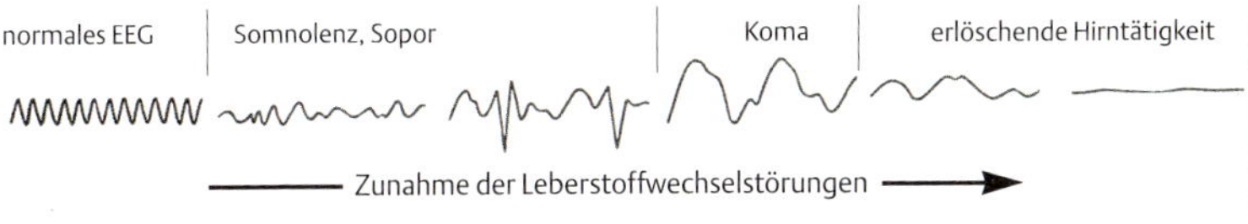

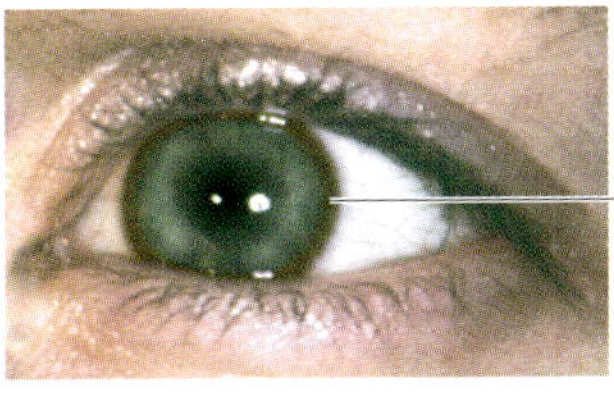

Hepatische Enzephalopathie

Flüssigkeits- und Elektrolytstörungen. Die *Osmoregulation* bezieht sich auf die Steuerung des *Wasserhaushaltes*. Hierüber wird die Natriumkonzentration (Na^+K) im Serum beeinflußt. Hypothalamische Osmorezeptoren (S. 142) regulieren ADH-Freisetzung und Durstgefühl, die beide wiederum die Urinosmolalität und das Trinkverhalten modifizieren. An mehr als 95% der Plasmaosmolalität (= Menge gelöster, osmotisch aktiver Partikel/kg Wasser) haben Natriumsalze ihren Anteil. Eine Hyperhydratation bewirkt einen Abfall der Plasmaosmolalität ($Na^+K \Downarrow$) mit Hemmung von Durstgefühl und ADH-Sekretion. Folge ist ein gering konzentrierter Urin (Urin-$Na^+K \Downarrow$). Umgekehrt resultiert eine Dehydratation in einen Anstieg der Plasmaosmolalität ($Na^+K \Uparrow$) mit Steigerung von Durstgefühl und ADH-Sekretion. Das Ergebnis ist ein konzentrierter Urin (Urin-$Na^+K \Uparrow$).

Die *Volumenregulation* bezieht sich auf die Steuerung des *Natriumhaushaltes*. Hierüber wird die Gewebeperfusion (S. 148) beeinflußt. Rezeptoren (Karotissinus, Vorhöfe) wirken über den Sympathikus, das Renin-Angiotensin-Aldosteron-System und natriuretische Peptide auf die renale Natriumausscheidung/-retention. *Volumendepletionen* („Dehydratation") oder *-expansionen* („Hyperhydratation") sind als kombinierte Wasser- und Natriumveränderungen klinisch häufiger anzutreffen als isolierte Wasser- bzw. Natriumdefizite.

Bei neurologischen Krankheitsbildern (Schädel-Hirn-Trauma, Meningoenzephalitis, Hirntumor, Subarachnoidalblutung, akute Porphyrie) verursacht das *Syndrom einer inadäquaten ADH-Sekretion* (SIADH) eine Wasserretention (Volumenexpansion), Ausscheidung eines konzentrierten Urins und eine Hyponatriämie. Je rascher letztere eintritt, desto gravierender zeigen sich Symptome wie Verwirrtheit, epileptische Anfälle und Bewußtseinsstörungen.

Eine Konstellation aus Tetraplegie, Pseudobulbärparalyse und Locked-in-Syndrom (S. 120), die sich innerhalb weniger Tage bei schwer allgemeinerkrankten Patienten (postoperativ, Alkoholiker) entwickelt, weist auf eine *zentrale pontine Myelinolyse* (S. 314) hin. Die Mehrzahl der Fälle ist mit einer zu schnell korrigierten Hyponatriämie, Serum-Hyperosmolalität und Mangelernährung assoziiert. Es kommen auch inkomplette Syndrome mit Verwirrtheit, Dysarthrie und Blickparesen vor.

Calcium/Magnesium. Eine *Hyperkalzämie* führt neben Allgemeinsymptomen zu Apathie, progredienter Schwäche, Bewußtseinsstörungen bis hin zum Koma. Die *Hypokalzämie* ruft eine gesteigerte neuromuskuläre Erregbarkeit (Muskelkrämpfe, Laryngospasmus, Tetanie, Chvostek- und Trousseau-Zeichen), Reizbarkeit, Halluzinationen, Depression und epileptische Anfälle hervor. Ähnliche Symptome kann eine *Hypomagnesiämie* bewirken.

Urämische Enzephalopathie. Begleitend zu den Befunden einer Niereninsuffizienz zeigen sich *Symptome* wie Verhaltensänderungen (Apathie, Leistungsabfall, Aufmerksamkeitsstörungen, Verwirrtheit, Halluzinationen), Kopfschmerzen, Dysarthrie und Hyperkinesen (Myoklonien, Choreoathetose, Tremor, Asterixis). Abhängig von dem Ausmaß des Nierenversagens kann sich ein Koma entwickeln. Zerebrale Komplikationen (intrakranielle Hämatome, gestörter Medikamentenmetabolismus, hypertensive Enzephalopathie) der Grunderkrankung sind im Einzelfall differentialdiagnostisch bedeutsam. Während oder nach einer Hämo- bzw. Peritonealdialyse kann ein ähnliches neurologisches Syndrom entstehen (*Dysequilibrium-Syndrom*). Die *Dialyse-Enzephalopathie* (Dialyse-Demenz) ist wahrscheinlich Folge einer Aluminiumintoxikation bei chronischer Hämodialyse. Symptome umfassen Dysarthrie mit Stottern/Stammeln, Myoklonien, epileptische Anfälle und Verhaltensänderungen (S. 122 ff). Sie tritt heute nur noch ausnahmsweise auf.

Endokrine Enzephalopathie. Bei endokrinologischen Störungen können Symptome wie Agitation mit Halluzinationen und Wahn, Angst, apathische und depressive Zustandsbilder, Euphorie, Reizbarkeit, Schlafstörungen, Gedächtnis- und Konzentrationsstörungen, Verlangsamung sowie Bewußtseinsstörungen im Vordergrund stehen. In wechselnder Ausprägung sind solche Verhaltensänderungen beispielsweise bei (hochdosierter) Kortikosteroidtherapie, Cushing-Krankheit, Hyperthyreose, Hypothyreose, Hyperparathyreoidismus, Hypoparathyreoidismus oder Addison-Krankheit möglich.

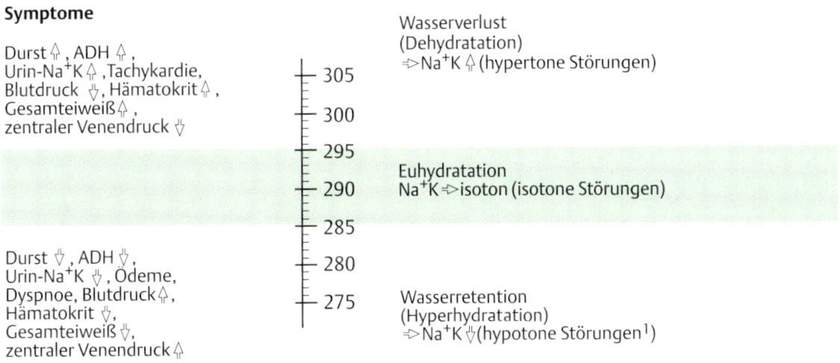

Wasserhaushalt (mosm/kg Wasser; [1]„Pseudo-Hyponatriämie" bei Hyperglykämie, -lipidämie, -proteinämie)

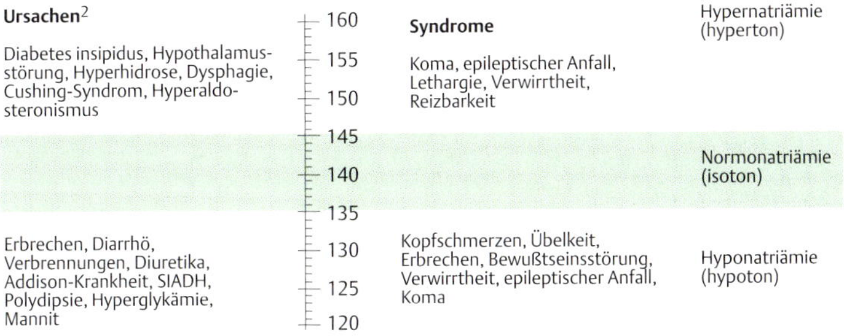

Natriumhaushalt (mmol/l; [2] Beispiele, teilweise kombinierte Defizite)

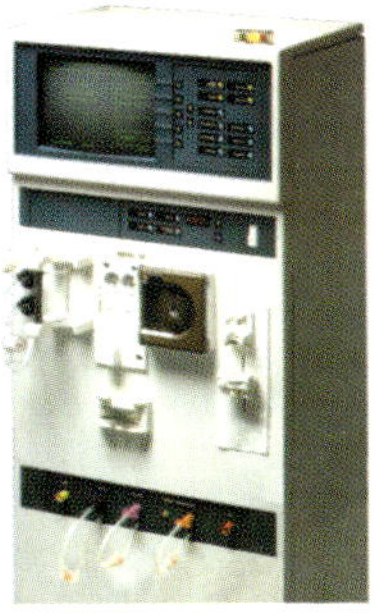

Dialyse bei urämischer Enzephalopathie

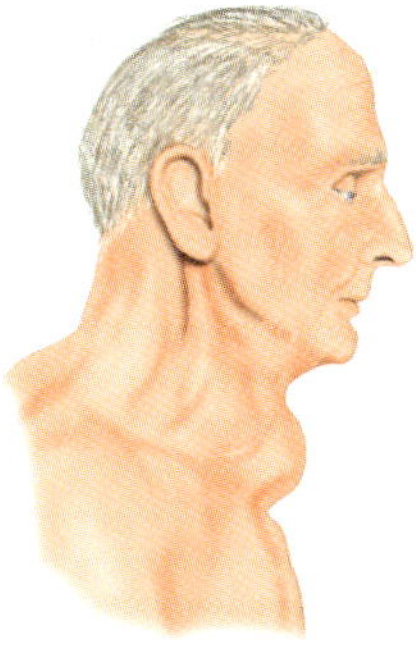

Hypothyreose, Struma

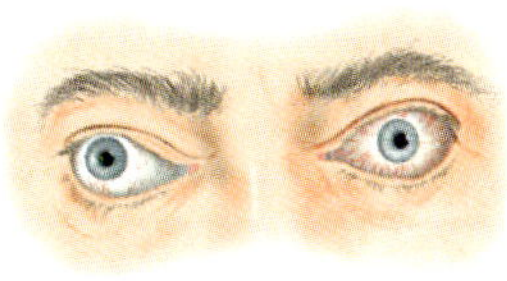

Ausgeprägte endokrine Orbitopathie
(bei Basedow-Krankheit)

Septische Enzephalopathie / Multiorganversagen/Verbrennungen. Begleitend zu den schwerwiegenden Allgemeinsymptomen dieser Krankheitsbilder können sich innerhalb von Stunden neurologische Syndrome wie Konzentrations- und Orientierungsstörungen, Verwirrtheit sowie psychomotorische Unruhe einstellen. In schwerer Ausprägung entwickeln sich Delir oder Sopor bis zum Koma. Die Entstehung dieser Syndrome ist ungeklärt. Fokale neurologische Befunde fehlen. Ein Meningismus ohne Nachweis einer Meningoenzephalitis kann vorhanden sein. Im EEG zeigen sich Allgemeinveränderungen (generalisierte δ- bis θ-Aktivität). Die Prognose der Enzephalopathie ist bei nicht rasch therapeutisch beherrschbarer Grunderkrankung schlecht.

Paraneoplastische Enzephalopathie. Paraneoplastische Syndrome treten als ortsferne Auswirkung eines Neoplasmas auf. Grundlegend für ihre Diagnose ist der Ausschluß einer lokalen Tumor-/Metastaseninfiltration, Therapie- oder anderen sekundären Komplikation des Tumors. Es können das zentrale Nervensystem (Tab. 51, S. 388) oder neuromuskuläre Anteile (S. 406) betroffen sein.

Wernicke-Korsakow-Syndrom. Eine *Wernicke-Enzephalopathie* kennzeichnet Blickrichtungs-/dissoziierter Nystagmus, Ophthalmoplegie (Abduzens-, konjugierte Blickparese, selten Miose), Stand-/Gangataxie und Bewußtseinsstörung (S. 116; apathisch, indifferent, somnolent). Leitsymptome des *Korsakow-Syndroms* sind Gedächtnisstörungen (S. 134) mit Konfabulationen, eingeschränkte Orientierung und verminderte Flexibilität. Meist treten beide Syndrome kombiniert auf und werden dann als *Wernicke-Korsakow-Syndrom* bezeichnet. Symptome wie Polyneuropathie, vegetative Störungen (Orthostase, Tachykardie, Belastungsdyspnoe) und Anosmie können hinzukommen. Ursächlich besteht ein Vitamin-B_1(Thiamin)-Mangel infolge von Alkoholismus oder Ernährungsdefiziten (thiaminfreie parenterale Therapie, Malignom, gastroenterologische Erkrankung). Dadurch wird die Funktion thiaminabhängiger Enzyme (Transketolase, Pyruvatdecarboxylase, α-Ketoglutarat-Dehydrogenase Serumpyruvat/-laktat ⇧, Transketolaseaktivität in Erythrozyten ⇩) gestört. Im MRT zeigen sich Läsionen paraventrikulär (⇨ Thalamus/Hypothalamus/Corpora mamillaria) und periaquäduktal (⇨ mesenzephal/motorische Vaguskerne/vestibuläre Kerne/oberer Kleinhirnwurm). Die Therapie besteht in sofortiger i. v.-Gabe von Thiamin (50–100 mg) in Glukoselösung. Ein Wernicke-Syndrom exazerbiert bei „latentem“ Thiaminmangel durch parenterale Glukosegabe ohne Vitamin B_1.

Enzephalopathien durch Substanzmißbrauch

Alkohol. *Akute Alkoholwirkungen (Rausch).* Sie zeigen sich *leicht* (Blutalkoholspiegel 0,1–1,5‰ ⇨ Dysarthrie, Koordinationsstörungen, Enthemmung, gehobenes Selbstgefühl, unkritische Selbsteinschätzung), *mittel* (1,5–2,5‰ ⇨ Ataxie, Nystagmus, explosive Reaktionen, Aggressivität, Euphorie, vermehrte Suggestibilität) oder *schwer* (> 2,5‰ ⇨ fehlerhafte Situationseinschätzung, starke Ataxie, Bewußtseinsstörung, vegetative Dysfunktion mit Hypothermie, Hypotonie bis hin zum Atemstillstand). Eine zusätzliche Intoxikation mit anderen Substanzen (Sedativa, Hypnotika, Drogen) ist nicht ungewöhnlich. Weiterhin ist die Möglichkeit eines Schädel-Hirn-Traumas mit Sub-/Epiduralhämatom und/oder intrazerebraler Blutung zu bedenken. Ein *pathologischer* (komplizierter, atypischer, abnormer) *Rausch* durch relativ geringe Alkoholmengen ist selten. Er führt zu einem Ausbruch starker Erregung und destruktiven Verhaltens mit anschließendem Tiefschlaf. Für das Ereignis besteht eine Amnesie.

Alkoholentzugssyndrom. Nach chronischer Alkoholeinwirkung bewirkt eine Phase relativer oder vollständiger Abstinenz vegetative Symptome (Hyperhidosis, Tachykardie, Insomnie, Nausea, Erbrechen), Tremor, Konzentrationsstörungen und Verhaltensänderungen. Die Symptome werden als *Prädelir* zusammengefaßt. Das sich anschließende *Delir* (Delirium tremens) zeichnet sich durch eine Verstärkung der prädeliranten Symptomatik sowie optische Halluzinationen aus. Komplizierend sind hierbei internistische Erkrankungen (Hepatopathie, Pankreatopathie, Pneumonie, Sepsis, Elektrolytstörungen), *epileptische Anfälle* und eine seltene (auditive) *Alkoholhalluzinose* ohne vegetative Symptome oder Orientierungsstörungen.

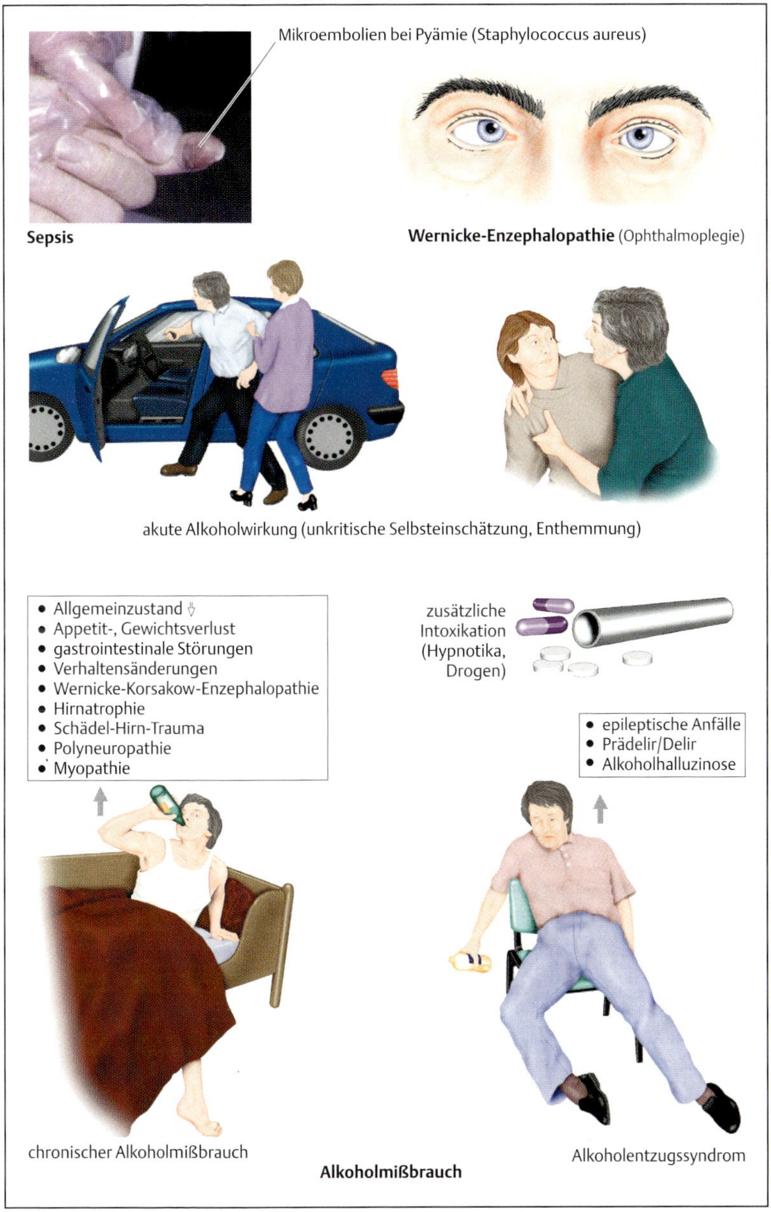
Mikroembolien bei Pyämie (Staphylococcus aureus)
Sepsis
Wernicke-Enzephalopathie (Ophthalmoplegie)
akute Alkoholwirkung (unkritische Selbsteinschätzung, Enthemmung)
• Allgemeinzustand ⇩
• Appetit-, Gewichtsverlust
• gastrointestinale Störungen
• Verhaltensänderungen
• Wernicke-Korsakow-Enzephalopathie
• Hirnatrophie
• Schädel-Hirn-Trauma
• Polyneuropathie
• Myopathie
zusätzliche Intoxikation (Hypnotika, Drogen)
• epileptische Anfälle
• Prädelir/Delir
• Alkoholhalluzinose
chronischer Alkoholmißbrauch
Alkoholentzugssyndrom
Alkoholmißbrauch

Alkoholfolgeschäden. Verschiedene Syndrome sind mit einem chronischen Alkoholmißbrauch verknüpft, wobei aber wahrscheinlich die alkoholtoxische Wirkung nicht ihre alleinige Ursache darstellt. Das Bild einer *zerebralen Atrophie* stellt sich häufig im CT bzw. MRT dar. Es scheint durch Abstinenz reversibel zu sein. Eine Kombination aus Hirnatrophie und kognitiven Störungen wird als *Alkoholdemenz* bezeichnet. Mehrheitlich dürfte es sich aber um ein Wernicke-Korsakow-Syndrom (S. 312) handeln. *Kleinhirnatrophien* betreffen bevorzugt die vorderen oberen Wurmabschnitte (⇨ Stand-/Gangataxie). Weitere mögliche Folgeschäden sind *fetales Alkoholsyndrom* (Fehlbildungen, Hyperaktivität, Aufmerksamkeitsstörungen, beeinträchtigte Feinmotorik) bei Kindern von Alkoholikerinnen, *zentrale pontine Myelinolyse* (S. 310) und *Tabak-Alkohol-Amblyopie* (bilaterale Visusminderung/Skotom; wahrscheinlich kombinierter Vitamin-B_1-, -B_6-, -B_{12}-Mangel).

Drogen. In der Tabelle sind die von einigen Substanzen verursachten neurologischen Symptome aufgeführt.

Substanz	Pupillen	Motorik	Reflexe[3]	Verhalten/Bewußtsein
Cocain[1,2]	weit	Chorea, Tremor, Dystonie, Myoklonus, Bruxismus	⇧	Angst, Unruhe, Insomnie, Psychose/Hypervigilität ⇨ Lethargie, Koma
Amphetamine[1,2]	weit	Chorea, Bruxismus, Muskelkrämpfe, Tremor	⇧	Euphorie, Überaktivität, Dysphorie, Halluzinationen, Verwirrtheit/Hypervigilität
MDMA[1,2,4]	weit	Tremor, Rigor	⇧	Angst, Überaktivität, Psychose/Koma[5]
Opiate[1,6]	sehr eng	reduziert, Parkinson-Syndrom	⇩	Euphorie/Somnolenz ⇨ Koma, Atemdepression
LSD[7]	weit, langsame Reaktion	Tremor	⇧	Euphorie, Panik, Depression, Halluzinationen, illusionäre Verkennung
Phencylidin	eng, Nystagmus	Ataxie, Tremor, muskuläre Hypertonie	⇧	Euphorie, Dysphorie, Psychose, Aggressivität, Halluzinationen/selten Koma

[1] Epileptische Anfälle möglich [2]Hirninfarkt/-blutung möglich [3]⇩: schwach, ⇧: lebhaft bis gesteigert [4] Methylendioxy-methamphetamin, Ecstasy [5] Durch Dehydration, Hyponatriämie, Hirnödem, kardiovaskuläre Komplikationen; Hyperthermie, Rhabdomyolyse [6] Myelopathie, Polyneuropathie, Guillain-Barré-Syndrom, Rhabdomyolyse bei chronischem Heroinkonsum möglich [7] D-Lysergsäurediäthylamid

Iatrogene Enzephalopathien

Unerwünschte Wirkungen diagnostischer und therapeutischer Maßnahmen haben eine große Bedeutung in der Bewertung von Indikation und Risiko ärztlicher Handlungen bzw. in der Differentialdiagnose von Syndromen. Die Schwierigkeit in der klinischen Zuordnung von Symptomen zu den möglichen diagnostischen und/oder therapeutischen Faktoren ist vor allem darin begründet, daß relativ gleichartige neurologische Syndrome sehr unterschiedliche Ätiologien haben können. Einige Beispiele sind tabellarisch aufgeführt (Tabelle 52, S. 389).

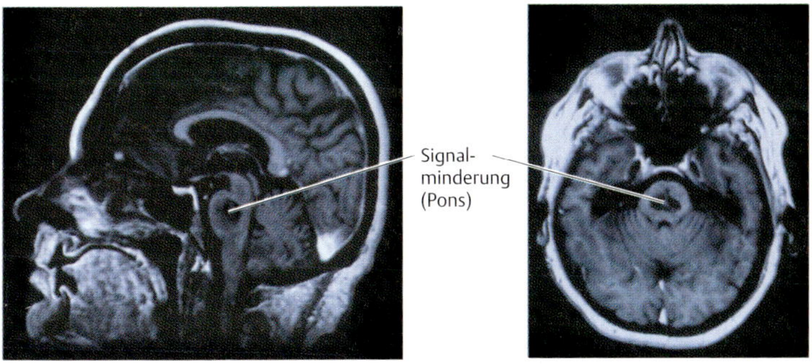

Zentrale pontine Myelinolyse
(MRT, sagittal/axial, T_1-Wichtung)

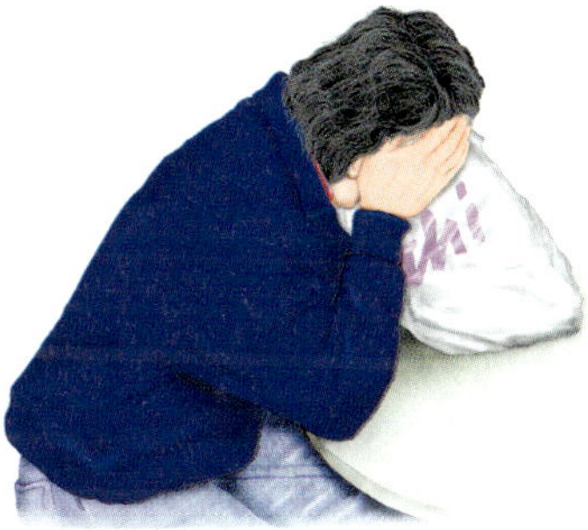

Inhalation von Industrie-/Haushaltschemikalien („Schnüffeln")

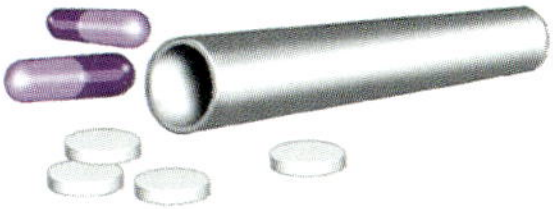

Iatrogene Enzephalopathie

- Äthylenoxid (Gassterilisation)
- Blei (Kinder)
- Industrieabfälle
- organische Lösemittel (Kohlenwasserstoffe, Ketone, Ester, Alkohole)
- Organozinnverbindungen (Holzschutzmittel, Silikongummi, Hitzestabilisator)
- Pestizide
- Quecksilber
- Thallium (Rattengift)

Enzephalopathien durch industrielle Toxine

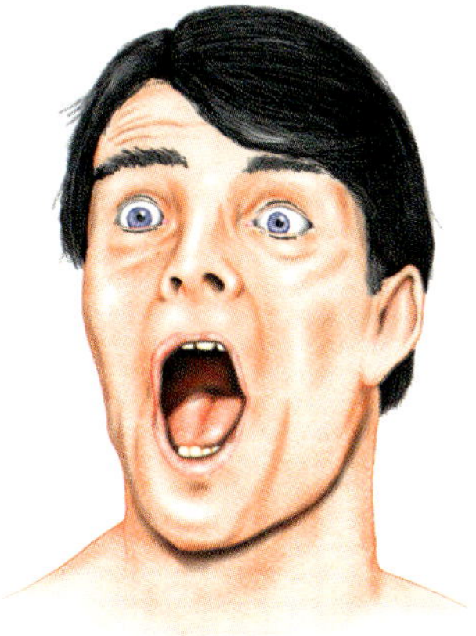

Drogen (Verhaltensänderung)

Neuropathiesyndrome

Neuropathien sind Krankheitsbilder des peripheren Nervensystems. Sie entstehen infolge einer Läsion des Neurons (Neuronopathie) und/oder des peripheren Nervenfortsatzes (periphere Neuropathie). *Neuronopathien* zeigen sich als Syndrome der Vorderhornzelle (Motoneuronläsion, S. 50) oder des sensiblen Neurons (sensible Neuronopathie, Ganglionopathie; S. 2, 107, 390). Krankheiten aufgrund von Motoneuronläsionen sind auf S. 304 beschrieben. *Periphere Neuropathien* resultieren aus einer Schädigung des Myelins (Myelinopathie) und/oder des Axons (Axonopathie). Bei Wurzelläsionen spricht man von Radikulopathie (1 Wurzel ⇨ Monoradikulopathie, mehr als 1 Wurzel ⇨ Polyradikulopathie), beim Befall einzelner Nerven von Mononeuropathie, bei Beteiligung mehrerer Nerven von multipler Mononeuropathie bzw. von Schwerpunktpolyneuropathie (allgemeiner Befall mit Betonung einzelner Nerven) und bei ausgebreiteten Affektionen von Polyneuropathie (= PNP). Vegetative Nerven (S. 140) sind oft mitbetroffen. Die Begriffe PNP und periphere Neuropathie werden oft synonym verwendet.

■ Symptome

Leitsymptome einer Neuropathie sind Sensibilitäts-, motorische und vegetative Störungen. Die ätiologische Diagnose einer PNP wird von der klinischen Zuordnung der Symptomschwerpunkte und deren zeitlicher Entwicklung geleitet (Tab. 53, S. 390).

Sensibilitätsstörungen (S. 106) Oftmals geben sie erste Hinweise auf eine Neuropathie. *Defizite* der Sensibilität zeigen prägnante Verteilungsmuster: Sie betreffen Abschnitte der Extremitäten distal oder proximal symmetrisch (socken-, strumpf-, handschuhförmig) bzw. asymmetrisch (multiple Mononeuropathie) sowie einzelne Nerven (Hirn-, Rumpf-, Extremitätennerven, S. 32f). *Fehlverarbeitungen* sensorischer Einflüsse (S. 108f) zeigen sich als Hyperalgesie (Schmerzempfinden gesteigert), Hyperästhesie (verstärkte Empfindung durch Schwellenerniedrigung), Parästhesie (spontane oder provozierbare Mißempfindung), Dysästhesie (abnorme spontane oder provozierbare schmerzhafte Empfindung) oder Allodynie (Schmerzempfinden nicht schmerzhafter Reize). *Schädigungen* dick bemarkter, schnell leitender A-β-Fasern bewirken Beschwerden wie Prickeln, Ameisenlaufen, Kribbeln, Spannungs-/Preßgefühl und Schwellungsempfinden. Läsionen dünn myelinisierter, langsam leitender A-δ-/C-Fasern (small fibre neuropathy) führen zur Hypalgesie/Analgesie plus Thermhypästhesie/-Anästhesie sowie Mißempfindungen (Kälte, Hitze) und Schmerzen (Brennen, Schneiden, dumpfes Ziehen).

Motorische Störungen (S. 50). Periphere Paresen zeigen sich meist zuerst distal. Bei sehr langsamer Progredienz, kann die Atrophie vor der Schwäche manifest werden. Überwiegend fällt jedoch letztere primär auf. Reflexabschwächung /-ausfall ist in der Regel zu finden. Hirnnerven können betroffen sein. Überaktivitäten motorischer A-α-Fasern verursachen Muskelkrämpfe, Faszikulationen und/oder Myokymien.

Vegetative Störungen (S. 146f). Sie führen zu Dysfunktionen von Vasomotoren (Synkopen), Herzrhythmus (Tachy-/Bradykardie, Frequenzstarre), Blasen-/Darmtätigkeit (Harnverhalt, Diarrhö, Obstipation, Gastroparese), Potenz (erektile Impotenz, retrograde Ejakulation), Schweißsekretion, Pupillen und Trophik (Hautulkus, Knochen-/Gelenkveränderungen).

■ Ursachen (Tab. 54, S. 390)

PNP werden von hereditären oder erworbenen Störungen verursacht.

■ Diagnostik (Tab. 55, S. 391)

Die Diagnose einer Neuropathie basiert auf einer ausführlichen Anamnese und dem körperlichen Untersuchungsbefund. Der ungezielte, nicht durch diese Informationen geleitete Einsatz technischer Untersuchungen, führt im allgemeinen nur zu einer Kostenzunahme und zu einer Ansammlung von Daten, denen eine rationale Begründung fehlt und die sogar zu diagnostischen Irrtümern verleiten können.

Die Zusatzdiagnostik baut auf *neurophysiologischen* (Nervenleitgeschwindigkeiten = NLG, Nadelmyographie = EMG), *klinisch-chemischen* (Blut, Liquor), *bioptischen* (Nerv-, Haut-, Muskelbiopsie) und *genetischen* Untersuchungen auf.

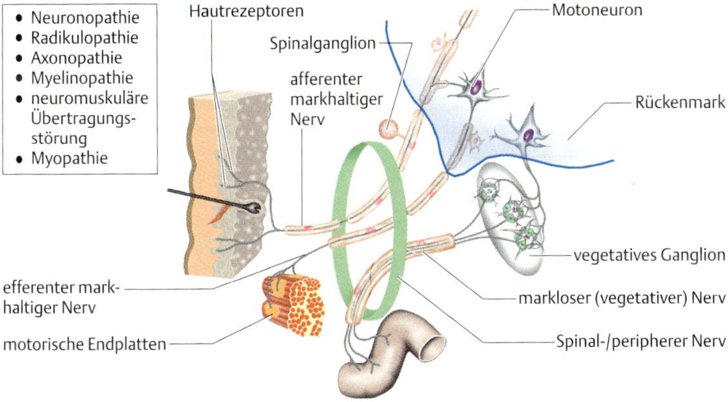

Periphere Nervenläsionen

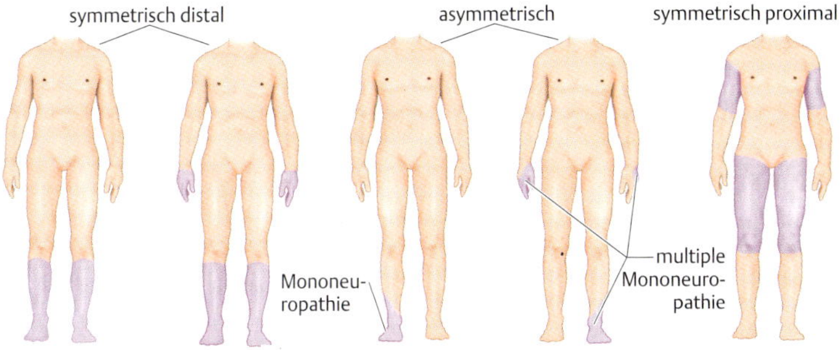

Mögliche Verteilung von Sensibilitätsstörungen

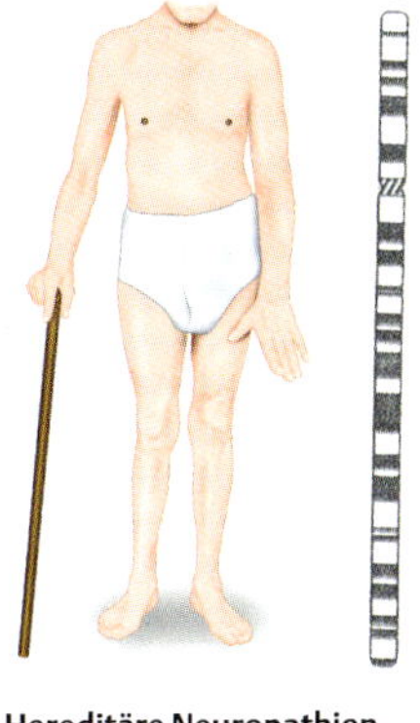

Hereditäre Neuropathien

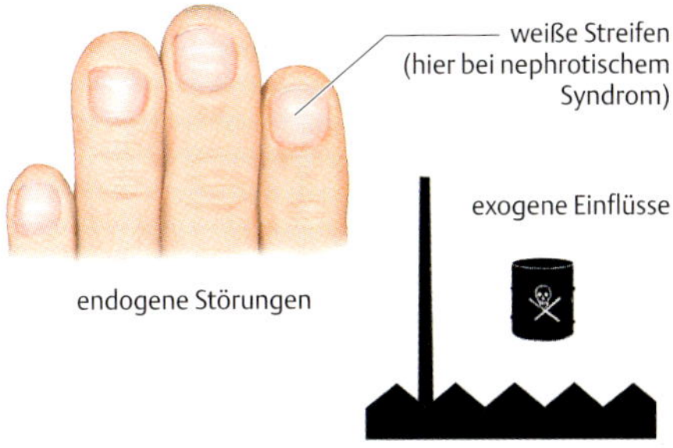

Erworbene Neuropathien

Radikuläre Läsionen

■ Merkmale und Symptome

Führend sind sensible Irritationen (Kribbeln, Brennen, intensive Schmerzen). Ebenso wie Sensibilitätsausfälle (vor allem Algesie, S. 104f) erstrecken sie sich auf das zugehörige Dermatom (S. 32ff). Durch Bewegung, Erschütterung, Husten, Pressen oder Niesen werden die Schmerzen verstärkt (⇨ algophobe Schonhaltung). Paresen betreffen vor allem segmentale Kennmuskeln (S. 32, 50). Vegetative Ausfälle fehlen an den Extremitäten. Die segmentalen Muskeldehnungsreflexe (S. 40) fallen frühzeitig aus. Bei lumbalen Radikulopathien ist das Zeichen nach Lasègue (Anheben des gestreckten Beines ⇨ Schmerz) und Bragard (Anheben des gestreckten Beines ⇨ Dorsalflexion des Fußes ⇨ Schmerz) vorhanden. Strukturelle radikuläre Läsionen bilden sich schlechter als distal gelegene Schädigungen zurück. Blasen-, anorektale und Sexualfunktionsstörungen sind die Folge einer Beteiligung des Rückenmarks (S. 48, 282), der Cauda equina (S. 48) oder des Plexus sacralis (s. unten).

Pseudoradikuläre Syndrome (Synonyme: z. B. myofasziales Syndrom, Tendomyalgie, Myotendinose) zeichnen sich durch Arm-/Beinschmerzen, umschriebene druckschmerzhafte Muskelregionen, algophobe Schonung/Minderinnervation ohne radikuläre Befunde aus.

■ Ursachen

Tab. 56, S. 392; S. 320

Plexusläsionen (S. 321)

■ Merkmale und Symptome

Armplexus. Die *komplette Läsion* resultiert in einer schlaffen Lähmung aller Muskeln, gefolgt von Atrophien, mit einem vollständigen Sensibilitätsausfall. Eine *obere Läsion* (C5–6; obere Armplexusparese, Erb-Lähmung) zeigt sich mit betonten schlaffen Paresen der Schulter (Abduktoren, Außenrotatoren), des Oberarms (Beugung) und des M. supinator. Der Arm hängt im Ellenbogen gestreckt mit nach hinten gedrehter Handfläche herunter. Sensible Ausfälle sind an der Außenseite von Ober- und Unterarm inkonstant zu finden. Hand- und Unterarmbewegungen sind erhalten. Die *untere Läsion* (C8–Th1; untere Armplexusparese, Déjerine-Klumpke-Lähmung) führt vor allem zu Lähmungen der Handmuskeln. Die Hand entwickelt eine Krallenstellung mit Atrophien der kleinen Handmuskeln. Sensibilitätsstörungen betreffen den ulnaren Unterarm- und Handbereich. Ein Horner-Syndrom entsteht durch Beteiligung des Halssympathikus. Die Prognose für eine spontane Rückbildung ist für die obere Armplexusparese günstiger als für die untere.

Beinplexus. Die *Plexus-lumbalis-Läsion* (L1–4) führt zur Parese der Hüftbeuger und Kniestrekker entsprechend einem Femoralisausfall, zusätzlich sind die Oberschenkelaußenrotatoren wie auch -adduktoren gelähmt. Die Sensibilität in den entsprechenden Versorgungsgebieten (S. 36) ist gestört. Eine *Plexus-sacralis-Läsion* (L5–S3) ist durch Paresen der Gesäßmuskeln, Kniebeuger, Dorsalextensoren und Plantaflexoren von Fuß sowie Zehen gekennzeichnet. Sensibel sind die Rückseite des Oberschenkels, Unterschenkel und Fuß betroffen. Läsionen des lumbalen *Sympathikus* verursachen Beinschmerzen, Anhidrose der Fußsohle und einen überwärmten Fuß.

■ Ursachen

Tab. 57, S. 393

Mononeuropathien (S. 322 f)

Die Läsion einzelner Nerven stellt sich bevorzugt in exponierten Regionen (Prädilektionsstellen) ein. Mechanische Ursachen (Kompression, Überdehnung, Durchtrennung) überwiegen (Tab. 58, S. 394).

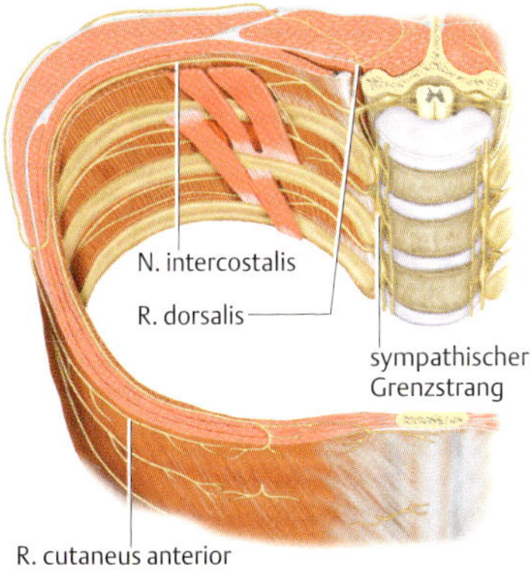

Segmentale Innervation (radikulär)

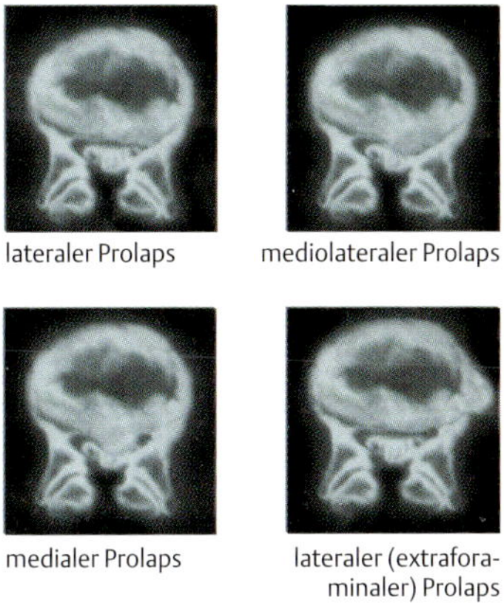

Bandscheibenvorfall (CT, axial, Lumbalwirbel)

BSR = Bizepssehnenreflex
TSR = Trizepssehnenreflex
QSR = Quadrizepssehnenreflex
TPR = Tibialis-posterior-Reflex
ASR = Triceps-surae-Reflex

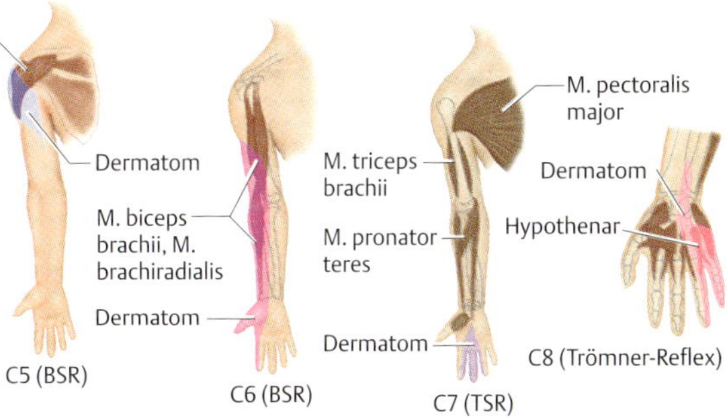

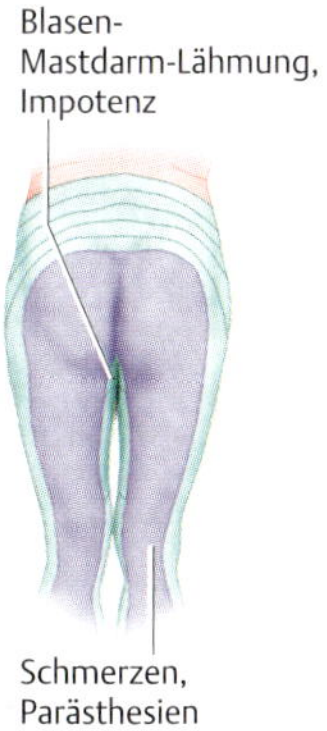

Kaudasyndrom (ASR)

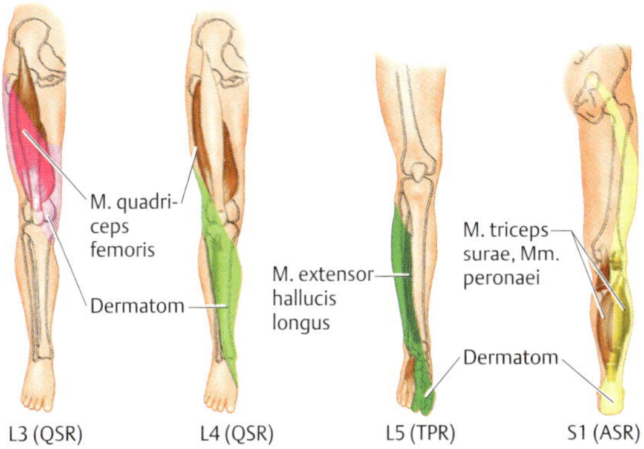

Radikuläre Syndrome

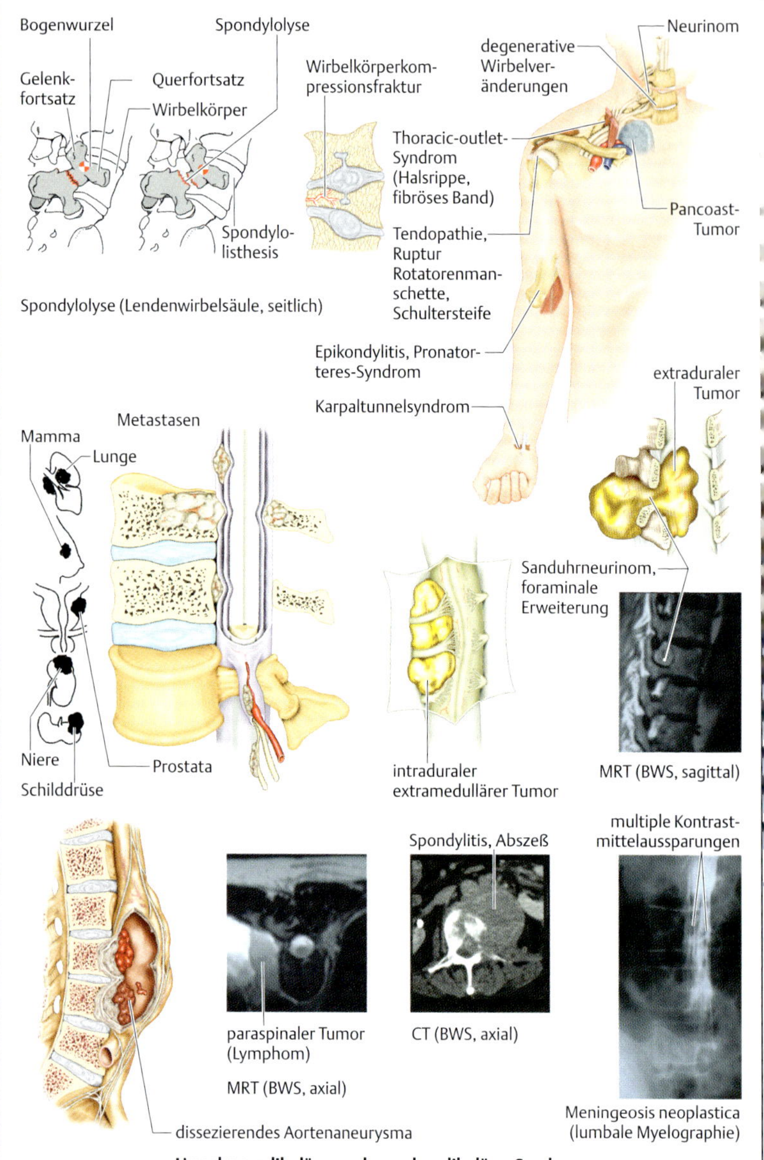

Ursachen radikulärer und pseudoradikulärer Syndrome

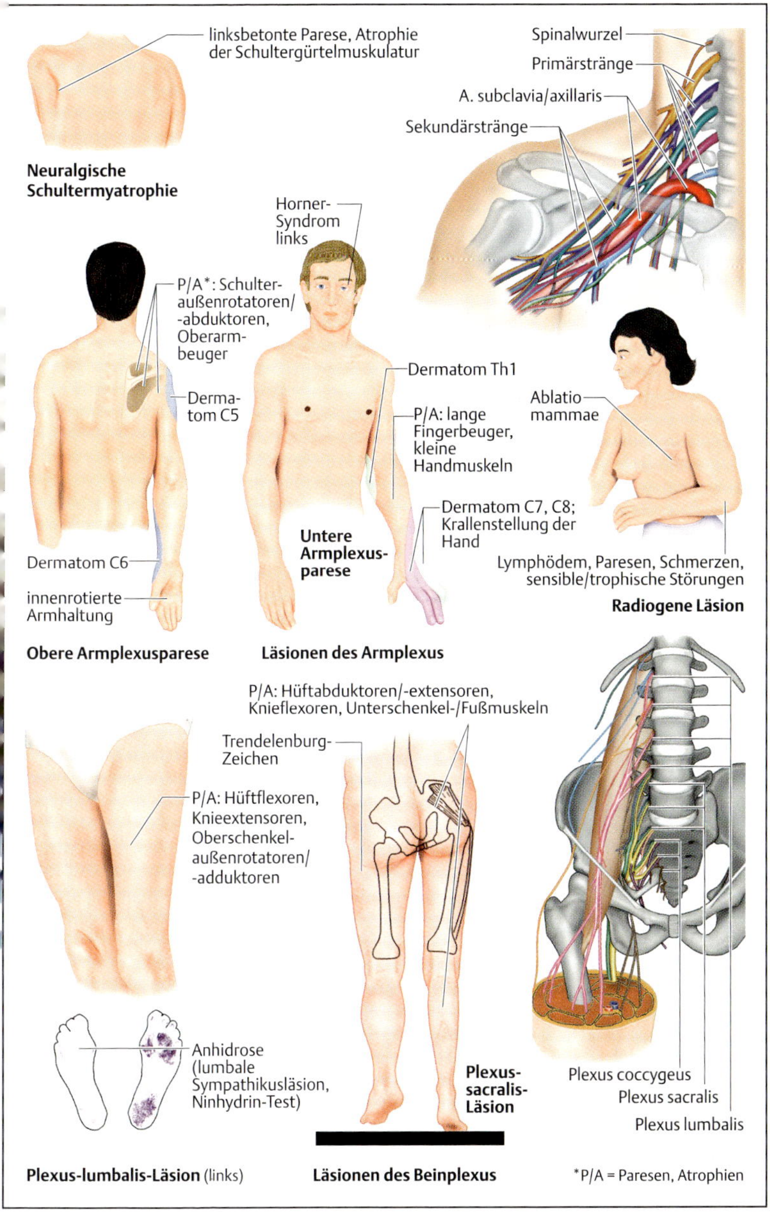

linksbetonte Parese, Atrophie der Schultergürtelmuskulatur
Neuralgische Schultermyatrophie
Spinalwurzel
Primärstränge
A. subclavia/axillaris
Sekundärstränge
Horner-Syndrom links
P/A*: Schulteraußenrotatoren/-abduktoren, Oberarmbeuger
Dermatom C5
Dermatom Th1
P/A: lange Fingerbeuger, kleine Handmuskeln
Ablatio mammae
Dermatom C7, C8; Krallenstellung der Hand
Untere Armplexusparese
Dermatom C6
innenrotierte Armhaltung
Lymphödem, Paresen, Schmerzen, sensible/trophische Störungen
Radiogene Läsion
Obere Armplexusparese
Läsionen des Armplexus
P/A: Hüftabduktoren/-extensoren, Knieflexoren, Unterschenkel-/Fußmuskeln
Trendelenburg-Zeichen
P/A: Hüftflexoren, Knieextensoren, Oberschenkelaußenrotatoren/-adduktoren
Anhidrose (lumbale Sympathikusläsion, Ninhydrin-Test)
Plexus-sacralis-Läsion
Plexus coccygeus
Plexus sacralis
Plexus lumbalis
Plexus-lumbalis-Läsion (links)
Läsionen des Beinplexus
*P/A = Paresen, Atrophien

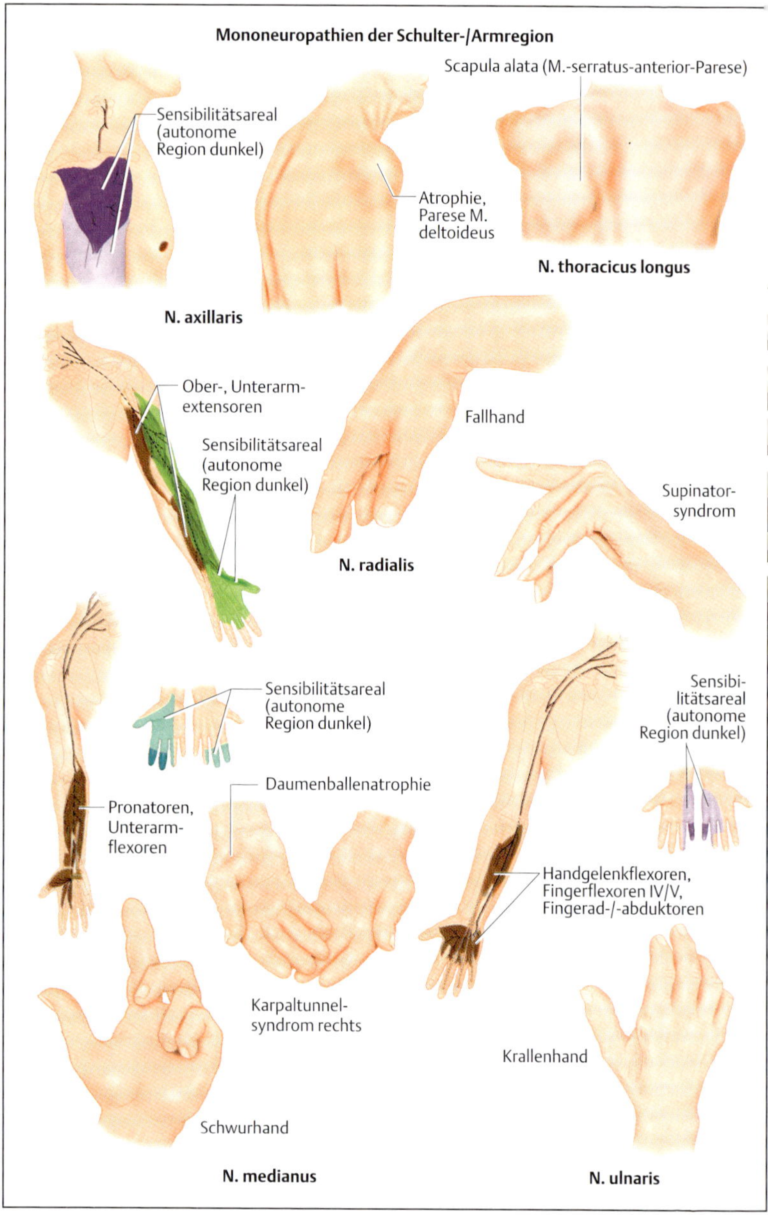
Mononeuropathien der Schulter-/Armregion
Sensibilitätsareal (autonome Region dunkel)
N. axillaris
Atrophie, Parese M. deltoideus
Scapula alata (M.-serratus-anterior-Parese)
N. thoracicus longus
Ober-, Unterarm-extensoren
Sensibilitätsareal (autonome Region dunkel)
Fallhand
N. radialis
Supinator-syndrom
Sensibilitätsareal (autonome Region dunkel)
Daumenballenatrophie
Pronatoren, Unterarm-flexoren
Karpaltunnel-syndrom rechts
Schwurhand
N. medianus
Sensibi-litätsareal (autonome Region dunkel)
Handgelenkflexoren, Fingerflexoren IV/V, Fingerad-/-abduktoren
Krallenhand
N. ulnaris

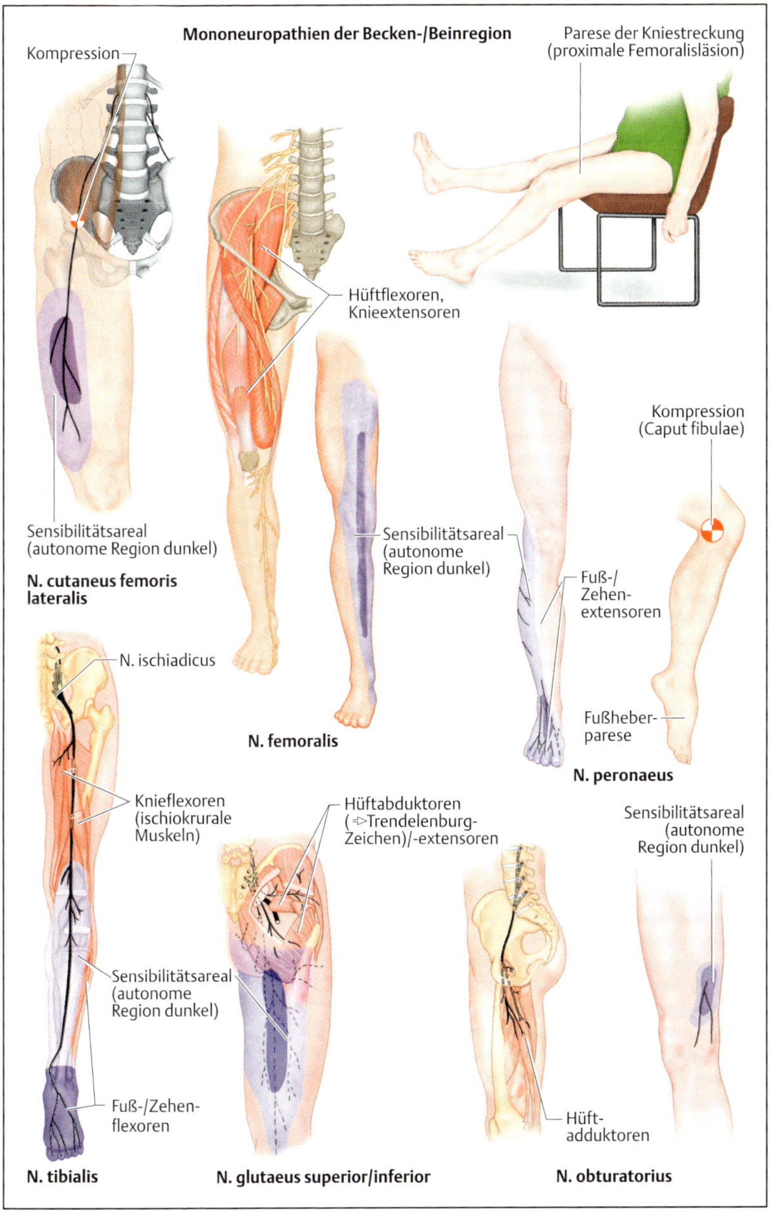
Mononeuropathien der Becken-/Beinregion
Kompression
Sensibilitätsareal (autonome Region dunkel)
N. cutaneus femoris lateralis
Hüftflexoren, Knieextensoren
Parese der Kniestreckung (proximale Femoralisläsion)
Sensibilitätsareal (autonome Region dunkel)
N. femoralis
Kompression (Caput fibulae)
Fuß-/Zehen-extensoren
Fußheber-parese
N. peronaeus
N. ischiadicus
Knieflexoren (ischiokrurale Muskeln)
Sensibilitätsareal (autonome Region dunkel)
Fuß-/Zehen-flexoren
N. tibialis
Hüftabduktoren (⇨Trendelenburg-Zeichen)/-extensoren
N. glutaeus superior/inferior
Sensibilitätsareal (autonome Region dunkel)
Hüft-adduktoren
N. obturatorius

Diabetische Neuropathien

■ Diabetes mellitus (DM)

Das Syndrom DM entsteht durch einen beeinträchtigten Kohlenhydratstoffwechsel. Ursache ist ein absoluter oder relativer Insulinmangel (*Typ 1* ⇨ autoimmun entzündliche Zerstörung der pankreatischen Inselzellen, ca. 10%; *Typ 2* ⇨ nicht autoimmun bedingte Insulinresistenz und eingeschränkte Insulinsekretion, meist Übergewicht, ca. 90%). Die Folgen liegen in einem gesteigerten Arterioskleroserisiko, mikrovaskulären Veränderungen und peripheren Neuropathien. Zur Diagnose des DM führt der Nachweis diabetischer Symptome (z. B. Retinopathie, Nephropathie, Angiopathie, Polyneuropathie) und/oder ein erhöhter Blutzuckerspiegel nüchtern (≥ 126 mg/dl) bzw. nach standardisierter oraler Glukosebelastung. Die Blutzuckerwerte zeichnen sich rückwirkend in glykierten Hämoglobinen (HBA_1, HBA_{1C} ⇨ 4–6 Wochen) und Proteinen (Fruktosamin ⇨ 8–14 Tage) ab.

■ Syndrome

Pathogenese. Die distal symmetrische Manifestation der diabetischen Polyneuropathie (DPN) ist das Ergebnis einer generalisierten Läsion peripherer Nervenanteile. Diese ist eng mit einer anhaltenden *Hyperglykämie* und ihren weiteren metabolischen Veränderungen (⇨ Polyole, Phospholipide, Fettsäuren, oxidative Radikale, fehlende Nervenwachstumsfaktoren) verknüpft. Normale Blutzuckerwerte können eine DPN (zumindest teilweise) verhindern. Umgekehrt ist eine länger bestehende ausgeprägte DPN nicht durch eine Euglykämie vollständig reversibel. Pathomorphologisch bestehen dann ausgeprägte Nervenfaseruntergänge. Ungeklärt ist, ob diese durch die chronische Hyperglykämie selbst oder durch mikrovaskuläre (partiell entzündliche?) Veränderungen zustande kommen. Wiederholte *Hypoglykämien* (S. 308) führen ebenfalls zu einer Neuropathie.

Symptome. Allgemein können die Symptome als *Funktionsausfall* (Sensibilitätsminderung, sensorische Ataxie, Thermanästhesie, Hypalgesie, vegetative Dysfunktionen, Paresen) oder als *Überfunktion* (Par-/Dysästhesien, Schmerzen) beschrieben werden. Eine Klassifikation der verschiedenen Symptome findet sich in Tabelle 59 (S. 395). Die Kombination unterschiedlicher Befunde ist im Einzelfall nicht ungewöhnlich.

Diagnose. Eine *DPN* wird durch den Nachweis eines Diabetes mellitus, einer chronischen Hyperglykämie, einer distal symmetrischen sensomotorischen PNP der unteren Extremitäten, den Ausschluß anderer möglicher Ursachen der Beschwerden (lumbosakrale/radikuläre diabetisch verursachte Läsionen ⇨ Tab. 59, andere Neuropathien/Grunderkrankungen) sowie den Befund einer assoziierten, etwa ebenso schwer ausgebildeten Retino- und Nephropathie diagnostiziert. *Andere* symmetrische und asymmetrische diabetische *neuropathische Syndrome* erfordern eine differentialdiagnostisch angepaßte Zusatzdiagnostik (S. 391).

Therapieprinzipien. Wesentliches Ziel ist eine *Normalisierung der Blutzuckerwerte.* Werden *Schmerzen* (S. 108) durch die Neuropathie selbst und nicht durch andere Ursachen hervorgerufen, können z. B. trizyklische Antidepressiva (Amitriptylin, Cloimipramin), Antiepileptika (Carbamazepin, Gabapentin, Lamotrigin), Antiarrhythmika (Lidocain, Mexiletin), Capsaicin (lokal als Creme 0,75%) oder transdermales Clonidin schmerzlindernd wirksam sein. *Vegetative Syndrome* bedürfen spezieller, der Art der Dysfunktion angepaßter Maßnahmen. Zusätzliche *neurotoxische Faktoren* (Alkohol, Vitaminmangel, Medikamente) sind zu vermeiden. Besonderes Augenmerk benötigen *Komplikationen* der DPN (Fußulzera, Infektionen, Paresen, Sturzgefährdung).

Urämische Neuropathie

Distal symmetrische, sensible (Parästhesien, restless legs), motorische, axonale, beinbetonte PNP. Sie tritt unabhängig von der Art der Nephropathie begleitend bei einer Urämie auf. Die Therapie der Niereninsuffizienz steht im Vordergrund.

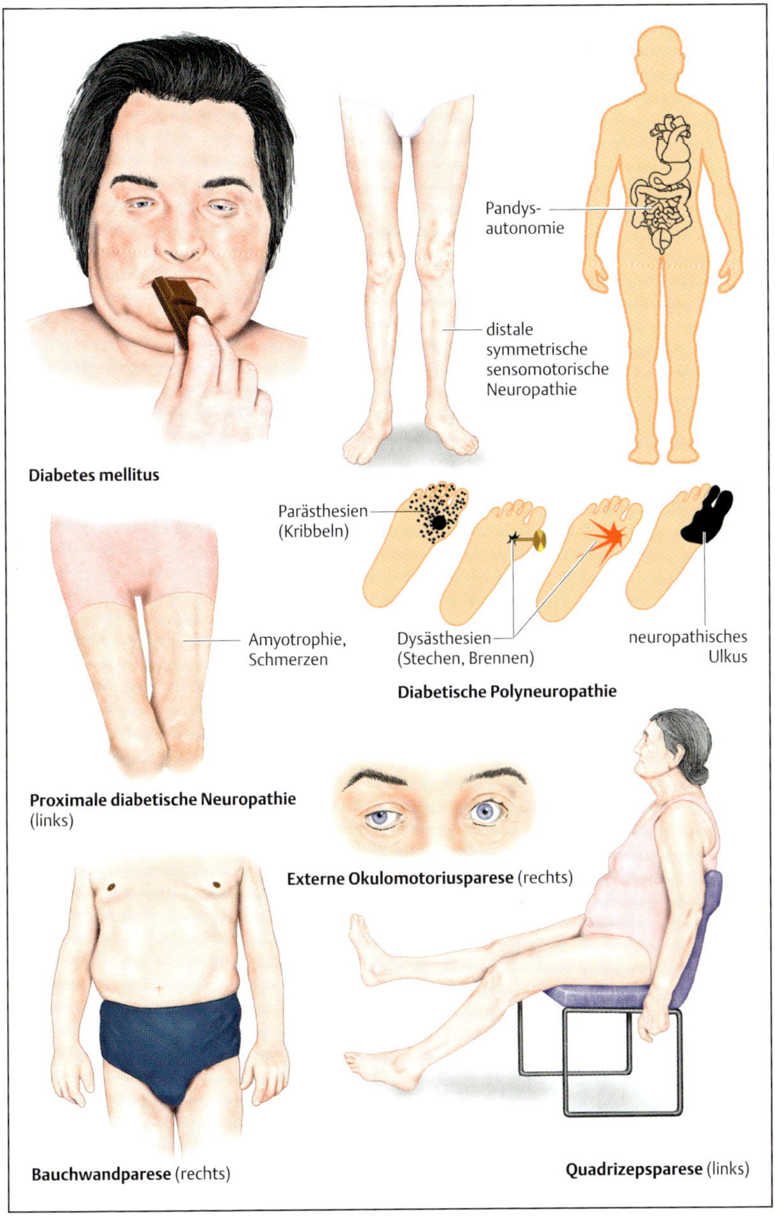

Diabetes mellitus

Diabetische Polyneuropathie

Proximale diabetische Neuropathie (links)

Externe Okulomotoriusparese (rechts)

Bauchwandparese (rechts)

Quadrizepsparese (links)

Entzündliche Polyneuropathien

■ Guillain-Barré-Syndrom (GBS)

Hierunter wird eine Gruppe immunvermittelter, postinfektiöser, monophasisch verlaufender, akut entzündlicher Neuropathien verstanden (Tab. 60, S. 395). Etwa 2 Drittel der Betroffenen geben eine vorausgegangene respiratorische oder gastrointestinale Infektionskrankheit an. Das Intervall zwischen Infektion und GBS-Beginn liegt bei 1–4 Wochen. Oft bleibt der auslösende Erreger unbekannt. Ein nachgewiesener Zusammenhang besteht für bestimmte Viren (Zytomegalie-, Epstein-Barr-, Varicella-Zoster-Virus; HIV ⇨ lymphozytäre Liquorpleozytose!), Bakterien (Campylobacter jejuni, Mycoplasma pneumoniae) und Impfungen (Rabies).

Pathogenese. Modellhaft wird angenommen, daß die Erreger der vorausgegangenen Infektion autoreaktive T-Zellen induzieren, die nach einer Latenzphase von Tagen bis Wochen zur Aktivierung antigenspezifischer T- und B-Zellen führen. Das Zielantigen ist bisher unbekannt. Die von B-Zellen produzierten IgG-Antikörper lassen sich in unterschiedlicher Häufigkeit im Serum nachweisen. Sie können die Impulsfortleitung blockieren (⇨ akute Lähmungen), Komplement und Makrophagen aktivieren (⇨ Myelinläsion). T-Lymphozyten vom T_H1-Typ setzen proinflammatorische Zytokine (IFN-γ, TNF-α; S. 220) frei, die Makrophagen stimulieren (⇨ pathomorphologische periphere Nervenläsionen). Axonale Aussprossung und Remyelinisierung bilden nach Beendigung der Entzündungsreaktion die Basis regenerativer Vorgänge.

Symptome. Kennzeichnend sind akute, symmetrische, häufig rasch von distal nach proximal zunehmende Paresen, Areflexie und relativ geringe Sensibilitätsstörungen (Parästhesien). Schmerzen (Rückenregion, elektrisierend, dumpf ziehend, unangenehm kribbelnd, Myalgien) sind vor allem anfangs nicht ungewöhnlich. Sie können zu Fehlbeurteilungen führen („Bandscheibenvorfall", „Erkältung", „Rheuma"). Hirnnervenbeteiligung (VII/oft bilateral, III, IV, VI, IX, X), Paresen der Atemmuskulatur und vegetative Ausfallerscheinungen sind fast regelhaft vorhanden. Besonders Atem- und autonome Störungen (Tachy-/Bradykardie, Hyper-/Hypotonie, Elektrolyt-/Wasserhaushalt) bergen ein hohes Komplikationsrisiko. Der plötzliche Beginn der Erkrankung mit ausgeprägten Lähmungserscheinungen verursacht Angst beim Patienten und seinen Angehörigen.

Allgemein sind Symptomatik und Verlauf stark variabel. Prognostisch ungünstig sind: Alter > 60 Jahre, rasches Fortschreiten zur Tetraplegie innerhalb von 7 Tagen, Notwendigkeit einer Beatmung, Amplitude des evozierten motorischen Antwortpotentials <20% des unteren Normwertes. Symptome anderer, seltener Formen des GBS sind auf S. 395 aufgeführt.

Diagnose (Tab. 61, S. 396). Sie beruht auf den klinischen Merkmalen. Neurophysiologische Parameter unterstützen die klinische Diagnose, helfen in der differentialdiagnostischen Entscheidung und informieren über Art wie Ausmaß der peripheren Nervenläsionen. Der Liquorbefund ist vor allem in der Abgrenzung zu anderen Ursachen der klinischen Befunde von Nutzen. Die Zuordnung zu einer bestimmten Form des GBS ist nicht immer einfach.

Therapieprinzipien. Die besondere Gefährdung des Patienten liegt in den Störungen der Atem- und weiteren vegetativen Funktionen sowie in den Lähmungen (⇨ tiefe Venenthrombose, Lungenembolie, Nervendruckläsionen, Dekubitalulzera, Kontrakturen) begründet. Deshalb ist eine engmaschige Überwachung auf einer Intensivstation besonders anfangs nötig. Psychologische Führung und verständliche Information zum Krankheitsgeschehen sind zur Bewältigung der seelischen Belastungen von Patient und Angehörigen wichtig. Die spezifische Therapie besteht in der i.v.-Gabe von Immunglobulinen oder Plasmapherese.

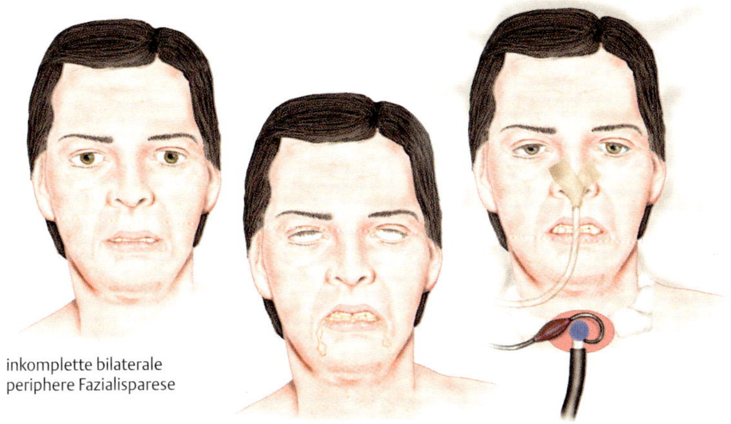

Guillain-Barré-Syndrom (AIDP)

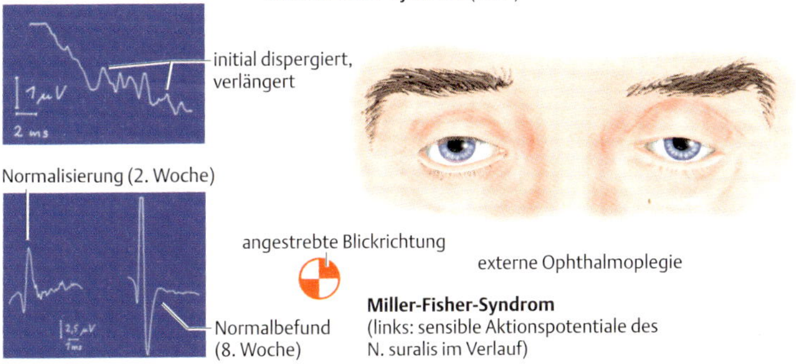

Miller-Fisher-Syndrom
(links: sensible Aktionspotentiale des N. suralis im Verlauf)

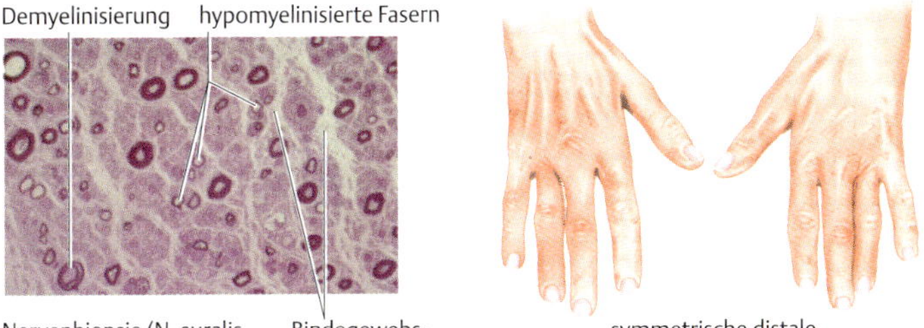

Chronisch entzündliche demyelinisierende Polyradikuloneuropathie (CIDP)

■ Chronisch entzündliche demyelinisierende Polyradikuloneuropathie (CIDP)

Wesentliche Unterschiede zum GBS bestehen in der subakuten Symptomentwicklung über mindestens 2 Monate und der Wirksamkeit einer medikamentösen Immunsuppression (Corticosteroide, Azathioprin, Cyclophosphamid), die abhängig vom Krankheitsverlauf abgestuft zur Therapie mit Immunglobulinen oder Plasmapherese eingesetzt wird. Ein progredienter oder rezidivierender Verlauf überwiegt gegenüber einem monophasischen. Vorausgehende Infektionen sind ungewöhnlicher als beim GBS, ansonsten gleicht die Symptomatik diesem Syndrom. Schmerzen können begleitend auftreten oder Phasen der Symptomzunahme ankündigen. Die neurophysiologischen Befunde sind mit einer Demyelinisierung vereinbar, das Liquorprotein ist deutlich erhöht, und die Suralisbiopsie zeigt den Befund einer chronischen De-/Remyelinisierung mit vereinzelten entzündlichen Infiltraten.

■ Multifokale motorische Neuropathie (MMN)

Hierbei treten progrediente asymmetrische, distal betonte, gewöhnlich in den Armen beginnende Paresen auf. Sie können meist dem Versorgungsgebiet einzelner peripherer Nerven (vor allem N. radialis, N. medianus, N. ulnaris, N. peroneus communis) zugeordnet werden. Muskelkrämpfe und Faszikulationen sind häufig, Sensibilitätsstörungen fehlen oder sind allenfalls gering vorhanden. Im Kontrast zu den deutlichen Paresen können Muskelatrophien abwesend oder nur gering vorhanden sein. Die Reflexe sind abgeschwächt, ausgefallen oder (selten) lebhaft auslösbar. Ein motorischer Leitungsblock findet sich bei Bestimmung der Nervenleitgeschwindigkeit. IgM-Antikörper gegen GM_1 können im Serum erhöht sein. Therapeutisch sind wiederholte intravenöse Immunglobulingaben oder Cyclophosphamid wirksam. Im Einzelfall ist die Abgrenzung gegenüber einer amyotrophen Lateralsklerose, distalen spinalen Muskelatrophie (S. 385) und einer CIDP notwendig.

■ Paraproteinämische Polyneuropathien

Vorwiegend treten diese PNP bei monoklonalen IgM-, seltener bei IgG- oder IgA-Gammopathien nicht maligner Genese auf. In ca. 20 % ist allerdings ein Übergang in ein Plasmozytom oder eine Waldenström-Makroglobulinämie mit der Zeit möglich (**m**onoclonal **g**ammopathy of **un**determined **s**ignificance = MGUS; Merkmale: κ-Typ, M-Protein < 25 g/l, selten Bence-Jones-Proteinurie, ohne Skelett-/Organbeteiligung, normales Blutbild). Die Symptome sind die einer langsam progredienten, distal symmetrischen, teils schmerzhaften, sensomotorischen PNP. Im Serum können Antikörper gegen **M**yelin-**a**ssoziiertes **G**lykoprotein (MAG) gefunden werde. Das Liquorprotein ist erhöht. Die Therapie ist immunsuppressiv, wobei deren Zeitpunkt, Art und Umfang bisher nicht eindeutig geklärt sind. Ein *POEMS-Syndrom* (osteosklerotisches Myelom) ist eine seltene systemische Manifestation des Plasmozytoms (**P**NP + **o**rganomegaly + **e**ndocrinopathy + **M** protein + **s**kin changes).

■ Infektiös bedingte Neuropathien

Sie sind im Rahmen von Infektionskrankheiten wie Lepra, HIV, Herpes zoster, Borreliose, Tetanus, Botulismus oder Diphtherie möglich. Lepra ist weltweit die häufigste Ursache einer PNP. Der Erreger Mycobacterium leprae befällt kältere Körperregionen wie oberflächliche Hautnerven, Nase, vordere Augenregion und Testes. Periphere Nerven sind segmental verdickt (Ellenbogen, Hand-/Fußgelenk). In anhidrotischen, depigmentierten Hautarealen findet sich eine dissoziierte Sensibilitätsstörung. Je nach Art der Lepra zeigen sich typische klinische neuropathische Syndrome.

■ Neuralgische Amyotrophie

Akute, besonders nachts starke Schmerzen im Schulterbereich, die über Tage bis Wochen andauern, werden von Paresen und Muskelatrophien gefolgt. Selten Sensibilitätsstörungen (N. axillaris). Meistens spontane Rückbildung.

■ Vaskulitische Neuropathie

Periphere Nerven sind bei Kollagenosen in unterschiedlicher Häufigkeit multifokal, seltener symmetrisch mitbetroffen (S. 180). Eine rasch einsetzende immunsuppressive Therapie ist wichtig, um die Prognose zu verbessern. Die isolierte sensible Trigeminusneuropathie kann bei verschiedenen Kollagenosen auftreten.

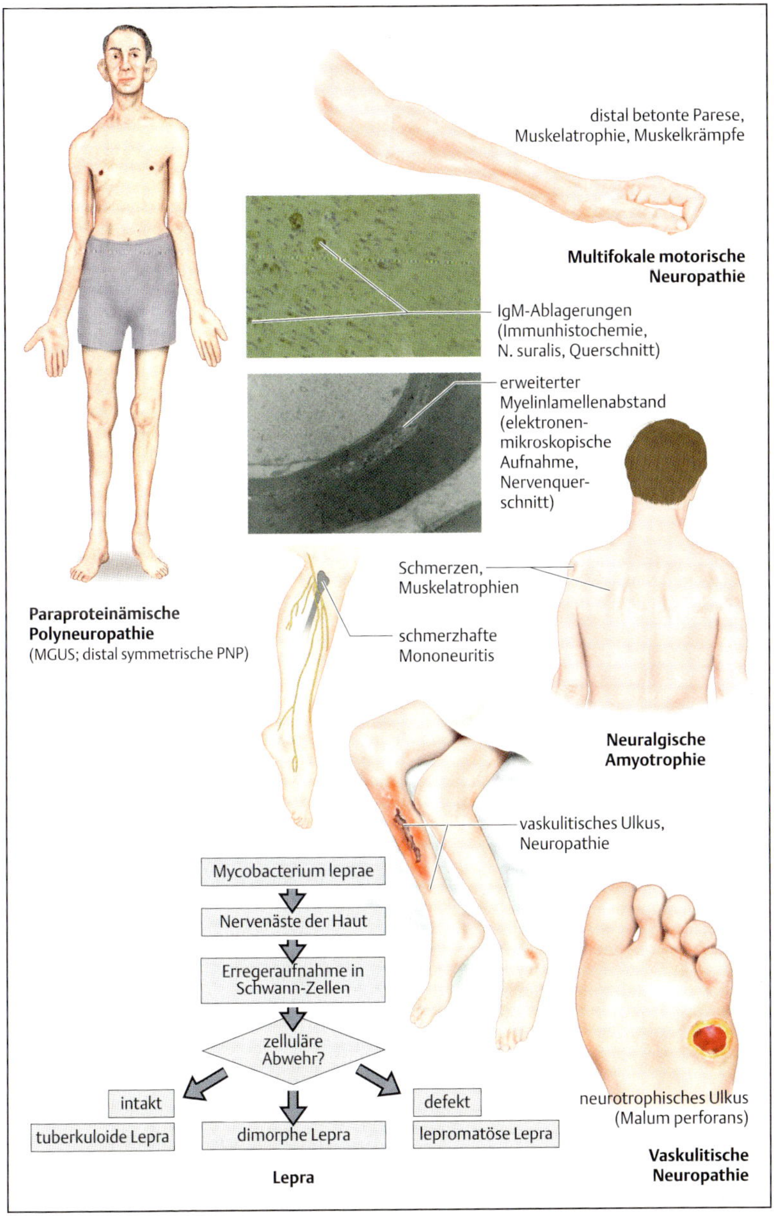
distal betonte Parese,
Muskelatrophie, Muskelkrämpfe
Multifokale motorische Neuropathie
IgM-Ablagerungen (Immunhistochemie, N. suralis, Querschnitt)
erweiterter Myelinlamellenabstand (elektronenmikroskopische Aufnahme, Nervenquerschnitt)
Schmerzen, Muskelatrophien
schmerzhafte Mononeuritis
Paraproteinämische Polyneuropathie
(MGUS; distal symmetrische PNP)
Neuralgische Amyotrophie
vaskulitisches Ulkus, Neuropathie
Mycobacterium leprae
Nervenäste der Haut
Erregeraufnahme in Schwann-Zellen
zelluläre Abwehr?
intakt
tuberkuloide Lepra
dimorphe Lepra
defekt
lepromatöse Lepra
Lepra
neurotrophisches Ulkus (Malum perforans)
Vaskulitische Neuropathie

Traumatische periphere Nervenläsionen

Akute oder chronische mechanische Schädigungen peripherer Nerven durch Druck, Schnitt, Quetschung, Schlag oder Zug (Traktion) verursachen vorübergehende oder chronische Nervenläsionen. Diese hängen vom Umfang der lokalen Nervenverletzung ab.

Läsion	Ursache[1]/Merkmal	Bezeichnung[2]/Prognose
Lokale Blockade der Nervenleitung mit normaler Fortleitung distal der Läsion	Lokale Demyelinisierung durch Druck/Leitungsblock ohne Denervationszeichen im EMG	*Neurapraxie*/Rückbildung meist innerhalb einiger Wochen
Axonale Läsion und Myelinscheidenläsion, jedoch erhaltene Nervenhülle[3]; Waller-Degeneration[4]	Nervenquetschung/Eine Regeneration von proximal nach distal findet je nach Umfang (partiell, komplett) unterschiedlich schnell (Wochen, Monate, Jahre) entlang der Hüllstrukturen[3] statt[5]	*Axonotmesis*/Proximal der Läsion innervierte Muskelgruppen zeigen früher als distale Regenerationszeichen im EMG
Läsion von Axon, Myelin und Hüllstrukturen. Waller-Degeneration[4]	Starke Traktion, offene Wunde mit Schnittverletzung/Axonale Regeneration stark eingeschränkt; Fehlregeneration und Neurombildung sind häufig	*Neurotmesis*/Völlige Wiederherstellung tritt in der Regel nicht ein

[1] Beispiel [2] Nach Seddon, 1943 [3] Nervenhülle = Basalmembran der Schwann-Zelle + Endoneurium [4] Distal der Läsion [5] Axonale Regenerationsgeschwindigkeit ca. 1–2 mm/Tag für proximale Nervenanteile, nach distal zunehmend geringer

■ Pathogenese

Lokale *Druckläsion* eines Nerven bewirkt eine Verschiebung des Axoplasmas seitwärts, weg von der Kompressionsregion. Dadurch kommt es zu einer Invagination mit folgender Demyelinisierung in Höhe der Ranvier-Schnürringe, die für die saltatorische Impulsfortleitung dann nicht mehr zur Verfügung stehen (Leitungsblock). Großkalibrige Fasern werden bevorzugt betroffen. Die *Nervenquetschung* zerstört das Axoplasma bei intakter Basallamina. In die zerstörte Region wandern Schwann-Zellen und Axonfortsätze ein. Die Regenerationsprozesse finden über intakte Hüllstrukturen Anschluß an Muskelfasern. Eine *Durchtrennung* des Nerven führt zu proliferierenden Axonen und Schwann-Zellen, die an den proximalen Nervenendigungen Neurome bilden. Bei einer Nervennaht erreichen zwar die von proximal regenerierenden Anteile die distalen Leitbahnen (Büngner-Bänder), sie sind aber nicht in der Lage, die Nervenfunktion vollständig wiederherzustellen.

■ Therapieprinzipien

Läsion	Maßnahmen
Wurzelausriß	Ersatzoperation (z. B. Tenodesen, Sehnen-Muskel-Umverteilung). Schmerztherapie
Armplexus	• *offen* ⇨ primäre Nervennaht. • *geschlossen* ⇨ operative Exploration, wenn nach 3–5 Monaten eine Reinnervation ausbleibt, bei fehlender Besserung evtl. Ersatzoperation
Keine Nervendurchtrennung (Neurapraxie oder Axonotmesis)	• Befund zum Unfallzeitpunkt und nach 3 Wochen einschließlich Neurographie und Elektromyographie. Physikalische Therapie • weitere klinische und neurophysiologische Untersuchungen alle 2–5 Monate • bei klinischen/neurophysiologischen Zeichen einer Regeneration Fortsetzung der physikalischen Therapie • Ausbleiben von klinischen/neurophysiologischen Zeichen einer Regeneration ⇨ operative Revision nach 2–3 (lokalisierte Verletzungen z. B. durch Schußwunden) bzw. 4–5 Monaten (ausgedehnte Verletzungen z. B. durch Traktionsschäden)
Nervendurchtrennung (Neurotmesis)	• *Primärnaht* bei Schnittverletzungen (z. B. Messer, Glas) • *Sekundärnaht* nach 2–4 Wochen bei Quetschung und/oder Zerstörung des Epineuriums

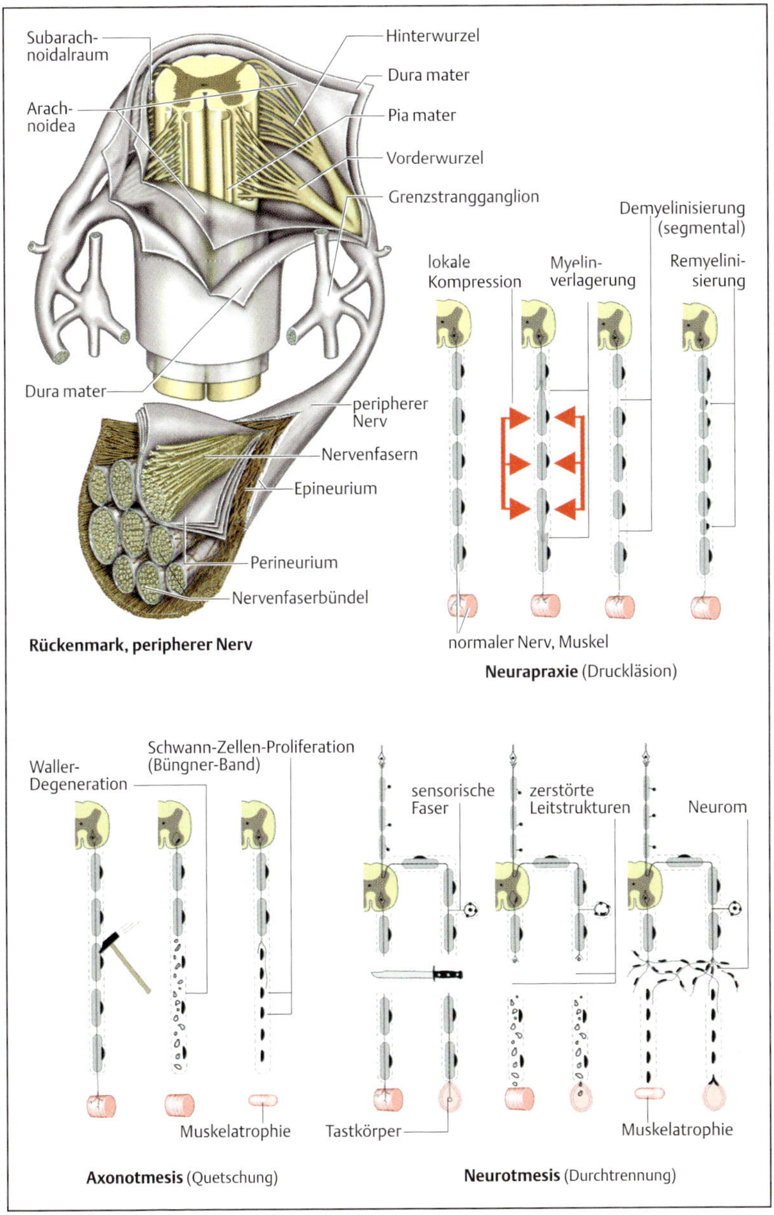
Subarachnoidalraum
Arachnoidea
Hinterwurzel
Dura mater
Pia mater
Vorderwurzel
Grenzstrangganglion
Dura mater
peripherer Nerv
Nervenfasern
Epineurium
Perineurium
Nervenfaserbündel
Rückenmark, peripherer Nerv
Demyelinisierung (segmental)
lokale Kompression
Myelinverlagerung
Remyelinisierung
normaler Nerv, Muskel
Neurapraxie (Druckläsion)
Schwann-Zellen-Proliferation (Büngner-Band)
Waller-Degeneration
Muskelatrophie
Axonotmesis (Quetschung)
sensorische Faser
zerstörte Leitstrukturen
Neurom
Tastkörper
Muskelatrophie
Neurotmesis (Durchtrennung)

Hereditäre nichtmetabolische Neuropathien (Tab. 62, 63, S. 396 f)

Neuropathien bei Systemkrankheiten s. S. 280

■ Hereditäre motorisch-sensorische Neuropathie (HMSN)

Diese Gruppe der insgesamt seltenen erblichen Neuropathien kommt häufiger als andere hereditäre Formen vor.

HMSN Typ I. Typische Befunde sind Hohlfuß (Pes cavus), Hammerzehe (Digitus malleus), distale periphere Paresen mit Muskelatrophien, Ganginstabilität (S. 60, leichtes Umknicken, Steppergang), Pallhypästhesie mit erhaltenem Lagesinn und Reflexverlust. Tastbar verdickte Nerven (z. B. N. auricularis magnus, N. ulnaris, N. peroneus) sind in etwa der Hälfte, ein Tremor bei ca. einem Drittel der Betroffenen zu finden. Allgemein ist das klinische Bild sehr variabel. Unterschiedliche Subtypen werden mit CMT1 bei dominantem, CMT4 bei autosomal-rezessivem und CMTX bei X-chromosomalem Erbgang bezeichnet. Sie sind vom Genotyp, nicht aber vom Phänotyp her voneinander unterscheidbar.

HMSN Typ II. CMT2A und B ähneln in ihrem klinischen Erscheinungsbild dem Typ I. Jedoch setzt die Symptomatik später als beim Typ I ein, Reflexausfälle sind selten, es fehlen tastbare Nervenverdickungen. CMT2C manifestiert sich mit Stimmbandlähmung (Heiserkeit, inspiratorischer Stridor), proximalen und distalen peripheren Paresen, distalen Muskelatrophien sowie Reflexverlust.

HMSN Typ III. Die seltene PNP (Eponym: Déjerine-Sottas) stellt sich bei Geburt oder im Kindesalter mit generalisierten peripheren Paresen, Reflexverlust, tastbaren Nervenverdickungen, im Verlauf mit Hörstörungen, Skelettdeformitäten und sensiblen Ausfällen (⇨ Ataxie) dar.

■ Hereditäre Neuropathie mit Neigung zu Druckparesen (HNPP)

Charakteristisch sind durch relativ geringe Kompression verursachte, rückbildungsfähige Paresen und sensible Ausfälle, die einem peripheren Nerven (N. ulnaris, N. peroneus, N. radialis, N. medianus) zuzuordnen sind. Symptome einer generalisierten PNP oder schmerzlose Plexusläsionen sind möglich. Wegen der „wurstähnlichen" histopathologischen Veränderungen des Suralisnerven wird auch von einer *tomakulösen Neuropathie* gesprochen.

Hereditäre metabolische Neuropathien

Weitere Neuropathien sind bei den zugehörigen Stoffwechselkrankheiten (S. 306 ff) aufgeführt.

■ Porphyrien

Von den bekannten Porphyrien sind 4 der hepatischen Formen mit dem Auftreten einer Enzephalopathie und PNP verknüpft: Porphyria variegata, akute intermittierende Porphyrie, hereditäre Koproporphyrie und Delta-Aminolävulinsäure-Dehydratase-Mangel (⇨ autosomal-rezessiv, übrige autosomal-dominant). Grundlegend ist eine für die einzelne Porphyrie spezielle hereditäre Enzymstörung innerhalb der Hämbiosynthesekette. Schwerwiegende PNP-Syndrome zeigen sich bei akuten porphyrischen Attacken, die vorwiegend durch Medikamente (s. „Rote Liste") ausgelöst werden können. Zur *Symptomatik* gehören Abdominalschmerzen (kolikartig), Extremitätenschmerzen, Parästhesien, Tachykardie und wechselnde periphere Paresen. Die Enzephalopathie zeigt sich als Verwirrtheit, Unkonzentriertheit, Somnolenz, Psychose, Halluzinationen und/oder epileptische Anfälle. Die Diagnose beruht auf dem Nachweis von Metaboliten des Porphyrinstoffwechsels im Urin und Stuhl.

■ Neuropathien bei hereditären Lipidstoffwechselstörungen

Eine PNP findet sich bei der *metachromatischen Leukodystrophie* (S. 306), *Krabbe-Krankheit* (S. 307), *Abetalipoproteinämie* (S. 300), *Adrenomyeloneuropathie* (S. 384), *Tangier-Krankheit* (Tonsillenhypertrophie, Hepatosplenomegalie, niedriges Serum-Cholesterin, Serum-HDL-Mangel), *Fabry-Krankheit* (punktförmige, rote Angiokeratome Nabel/Gesäß-/Genitalregion, retinale Gefäßveränderungen, Korneaeinlagerungen, Nephropathie, schmerzhafte Neuropathie; Ablagerungen von Glykosphingolipiden infolge eines α-Galaktosidase-Mangels) und der *Refsum-Krankheit*. Letztere ist durch eine autosomal-rezessiv vererbte Phytansäurespeicherung gekennzeichnet, die zu tapetoretinaler Degeneration, Nachtblindheit (Hemeralopie) und distalsymmetrischem PNP-Syndrom mit verdickten peripheren Nerven sowie stark erhöhtem Liquoreiweiß bei normaler Zellzahl führt. Die Erhöhung der Phytansäure im Serum kann klinisch-chemisch bestimmt werden.

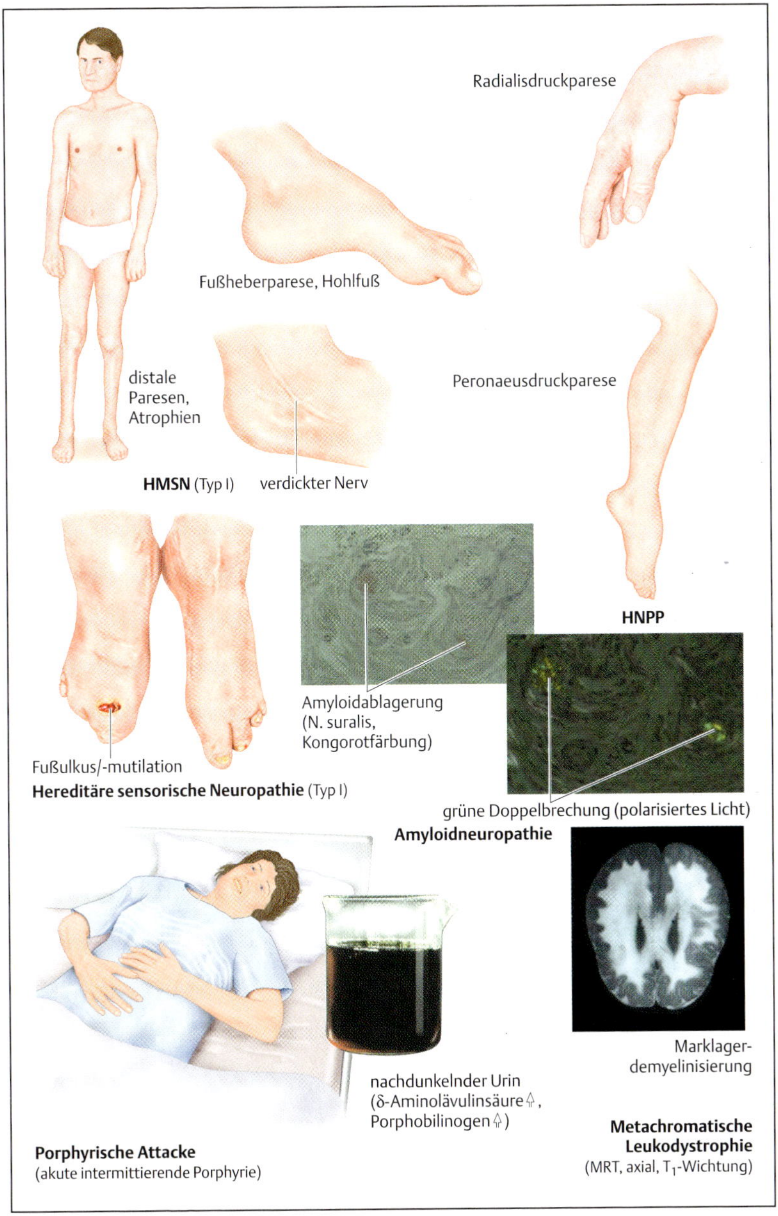
Radialisdruckparese
Fußheberparese, Hohlfuß
distale
Paresen,
Atrophien
Peronaeusdruckparese
HMSN (Typ I)
verdickter Nerv
HNPP
Amyloidablagerung
(N. suralis,
Kongorotfärbung)
Fußulkus/-mutilation
Hereditäre sensorische Neuropathie (Typ I)
grüne Doppelbrechung (polarisiertes Licht)
Amyloidneuropathie
Marklager-
demyelinisierung
nachdunkelnder Urin
(δ-Aminolävulinsäure ⇧,
Porphobilinogen ⇧)
Metachromatische
Leukodystrophie
(MRT, axial, T_1-Wichtung)
Porphyrische Attacke
(akute intermittierende Porphyrie)

Myopathiesyndrome

Myopathien sind Krankheitsbilder der Skelettmuskulatur. Vielfältige genetische oder erworbene pathologische Vorgänge verursachen muskuläre Störungen. Unterschiedliche Organe sind bei bestimmten Myopathien befallen, oder die Muskulatur ist im Rahmen einer Systemkrankheit mitbetroffen. Diese pathogenetische Heterogenität erklärt die teilweise unübersichtliche Klassifikation von Myopathien. Durch molekularbiologische Methoden hat sich die Einordnung hereditärer Muskelkrankheiten diagnostisch erheblich verbessert. Leider trifft dies nicht im gleichen Maße auf die Therapie zu. Deshalb stehen bei diesen Myopathien Fragen der Prognose und genetischen Beratung im Vordergrund.

■ **Symptome** (Tab. 64, S. 397)

Muskelschwäche (S. 52) ist die häufigste Folge einer Myopathie. Sie kann sich akut, rasch oder allmählich zunehmend, wechselnd wie auch unter Belastung abnehmend bemerkbar machen. Ferner kann sie lokalisiert (Augen-, Gesichts-, Zungen-, laryngeale, pharyngeale, Nakken-, Arm-, Bein-, Rumpfmuskeln), proximal oder distal sowie asymmetrisch oder symmetrisch auftreten. Seltener sind *Muskelschmerzen, -steifigkeit* oder *-krämpfe*. *Muskelatrophien* oder *-hypertrophien* treten abhängig von der Erkrankung in wechselndem Ausmaß, dann aber häufig in charakteristischer Verteilung auf. Skelettdeformierungen und/oder Fehlhaltungen sind Folge der Muskelschwäche oder Teil des Syndroms. Akute Lähmungen, Myoglobinurie, Herzrhythmusstörungen oder Sehstörungen sind weitere Symptome, die eine Myopathie begleiten können.

■ **Ursachen**

Myopathien werden durch hereditäre oder erworbene Störungen verursacht (Tab. 65, 66, S. 398).

■ **Diagnostik** (Tab. 67, S. 399)

In der Klärung einer Myopathie besitzen sowohl Anamnese wie auch klinischer Befund den größten Stellenwert (S. 316).
Eine pharmakologische Testung ist bei myasthenen Syndromen indiziert. Die neurophysiologische Diagnostik hilft eine Neuropathie (S. 391) auszuschließen, akute Muskelveränderungen genauer zuzuordnen sowie Störungen der muskulären Erregungsbildung und -fortleitung einzugrenzen. Viele Myopathien sind die Folge pathobiochemischer Abläufe oder Veränderungen. Häufig führen dann klinisch-chemische Untersuchungen weiter. Die bildgebende Diagnostik des Muskels unterstützt die Zuordnung von Muskelatrophien und -hypertrophien. Die Durchführung einer Muskelbiopsie ist oft notwendig, um die genaue Art der myopathischen Veränderungen festzustellen. Schließlich sind molekularbiologische Untersuchungen in der Klassifikation hereditärer Myopathien von grundlegender Bedeutung.

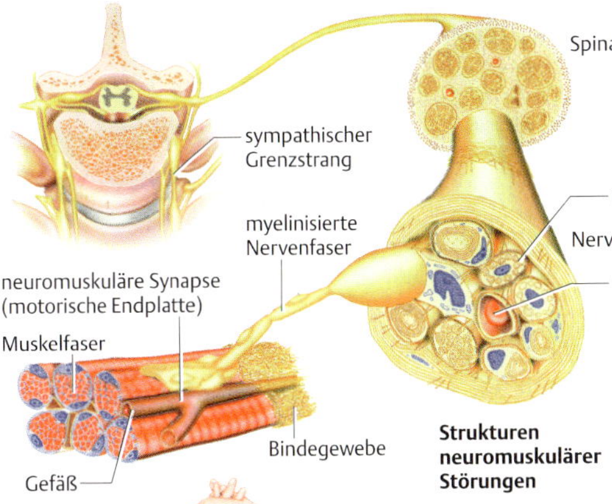

Strukturen neuromuskulärer Störungen

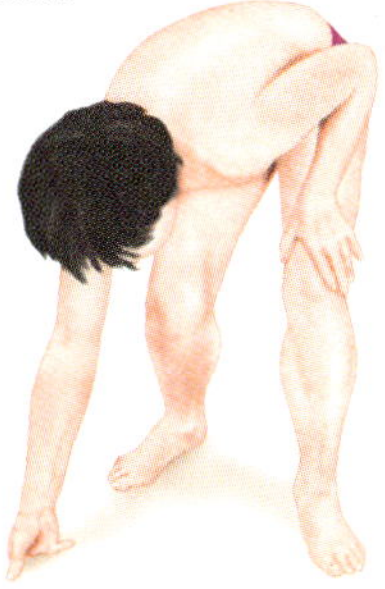

Beckengürtel-, Oberschenkelschwäche (Gowers-Zeichen)

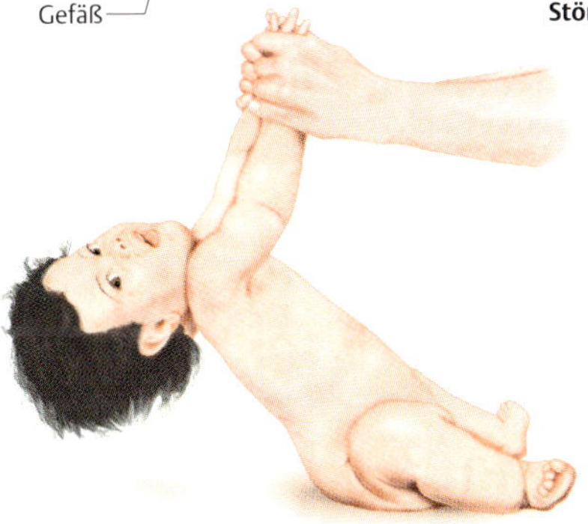

fehlende Kopf-, Rumpfkontrolle (kongenitale Myopathie)

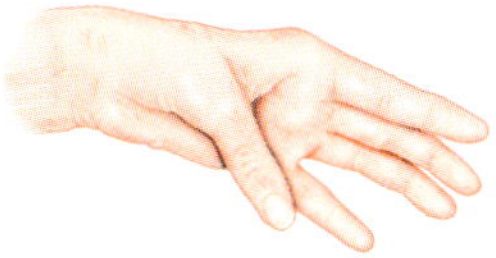

myotone Reaktion (Daumenadduktion nach Thenarperkussion)

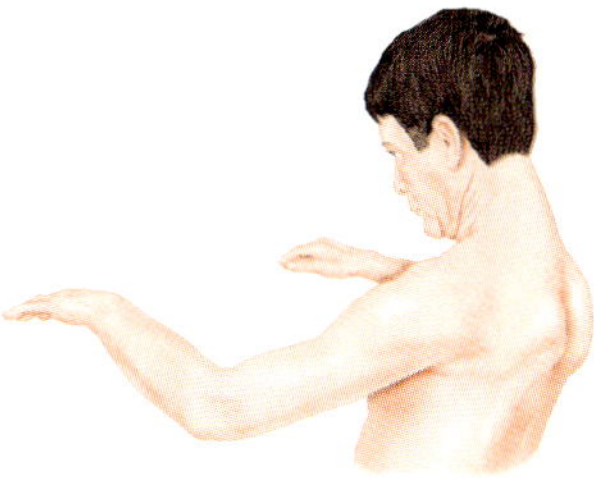

Schultergürtel-, Oberarmschwäche

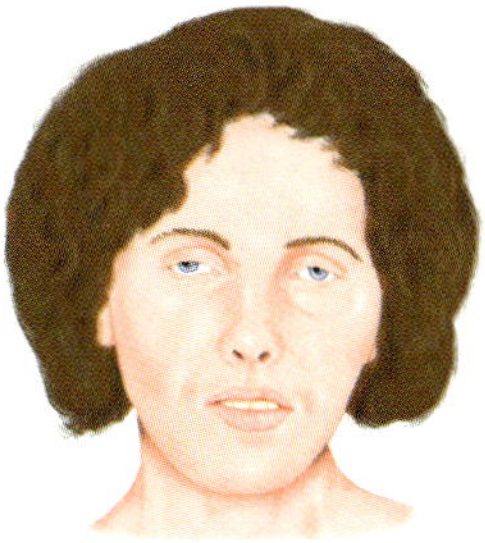

myopathische Gesichtsschwäche (Facies myopathica: Ptosis, Schwäche der mimischen Muskulatur, müder Gesichtsausdruck)

Myopathiesymptome

Muskeldystrophien

Diese hereditären Myopathien gehen mit einer fortschreitenden Degeneration von Muskelfasern einher. Sporadische Fälle können auftreten.

■ Pathogenese (Tab. 65, S. 398)

Mutationen des Dystrophin-Gens charakterisieren einen Teil der X-chromosomal gebundenen, rezessiv vererbten Muskeldystrophien (Dystrophinopathien). Dystrophin ist ein subsarkolemmal angeordnetes Protein des Zytoskeletts, das je nach Schweregrad der Muskeldystrophie fehlt, alteriert oder vermindert ist. Seine genaue Funktion ist unbekannt, ein membranstabilisierender Effekt wird vermutet. Die Aufdeckung von Genmutationen der Dystrophin-assoziierten Glycoproteine ermöglicht die Zuordnung einiger Gliedergürteldystrophien (Sarkoglykanopathien). Andere Gliedergürteldystrophien werden z. B. durch Mutationen für intrazellulär kodierende Enzyme (Calpain-3) verursacht. Emerin ist ein funktionell nicht genau geklärtes nukleäres Membranprotein, dessen Genmutation für die Emery-Dreifuss-Muskeldystrophie verantwortlich ist.

■ Symptome

Die klinische Abgrenzung der einzelnen Krankheitsbilder orientiert sich am Vererbungsmodus, Manifestationsalter und Verteilungsmuster der Muskelatrophien bzw. -(pseudo)hypertrophien. Zusätzliche Symptome wie Herzbeteiligung, Kontrakturen, Skelettdeformierungen, endokrine Störungen oder Augenbeteiligung sind für die klinische Klassifikation hilfreich. Die Prognose wird vom Typ der Muskeldystrophie bestimmt (Tab. 68, S. 400).

■ Diagnose

Die klinische Syndromdiagnose wird durch die Zusatzuntersuchungen EKG, Bestimmung der Creatinkinase (CK-MM), DNA-Diagnostik (EDTA-Blut) und EMG ergänzt. Ist durch die DNA-Analyse für die Dystrophinopathien keine Mutation zu finden, dann kann der Dystrophin-/Sarkoglykannachweis (immunhistochemisch im Muskelbiopsat, weitere Analyse durch Immunoblot-Verfahren oder Polymeraseketten-Reaktion) zwischen den Typen Duchenne und Becker differenzieren bzw. die Dystrophinopathien von anderen Formen einer Muskeldystrophie abgrenzen. Die DNA-Analyse unterstützt in der Diagnose von Konduktorinnen (nur in Einzelfällen zusätzliche Biopsie nötig) und in der vorgeburtlichen Diagnostik einer Muskeldystrophie.

■ Therapieprinzipien

Ziele sind, Kontrakturen und Skelettdeformierungen zu verhindern, die aufrechte Sitzposition und Gehfähigkeit so lange wie möglich zu erhalten und Übergewicht zu vermeiden. Die *Allgemeinmaßnahmen* konzentrieren sich auf die genetische Beratung, Informationen zu Narkoserisiken, Unterstützung in sozialen und psychischen Problemen. Die schulische/berufliche Belastung richtet sich nach der individuellen Leistungsfähigkeit und Prognose der Muskeldystrophie. In der *Physiotherapie* sind Kontrakturvorbeugung und Atemübungen (gegen erhöhten inspiratorischen Widerstand, tiefes Atmen, Lagerungsdrainage) wichtig. Bei alveolärer Hypoventilation nächtliche intermittierende Beatmung mit erhöhtem Druck (CPAP). *Orthesen* können je nach Ausmaß der Muskelparesen sinnvoll sein (Nachtschienen ⇨ Spitzfußvorbeugung, Peroneusfeder, Sitzkissen, Stützmieder, Beinschienen). *Hilfsmittel* sind entsprechend der Zunahme der Muskelschwäche angebracht (Polster, Eßhilfen, Toiletten-/Badhilfen, Treppenlift, Rollstuhl/elektrischer Antrieb, behindertengerechtes Auto). Operative Maßnahmen kommen in der Skoliosebehandlung, Vorbeugung einer Hüftgelenkskontraktur (Spaltung des Tractus iliotibialis), Skapulopexie/Skapulodese (Scapula alata) und Beseitigung von Gelenkfehlstellungen/-kontrakturen zur Anwendung. Reizleitungsstörungen des Herzens (Emery-Dreifuss-Muskeldystrophie) benötigen eine rechtzeitige Schrittmacherimplantation. Bei schweren Kardiomyopathien (Tab. 68, S. 400) stellt sich bei einzelnen Muskeldystrophien (Becker, Emery-Dreifuss) die Frage einer Herztransplantation.

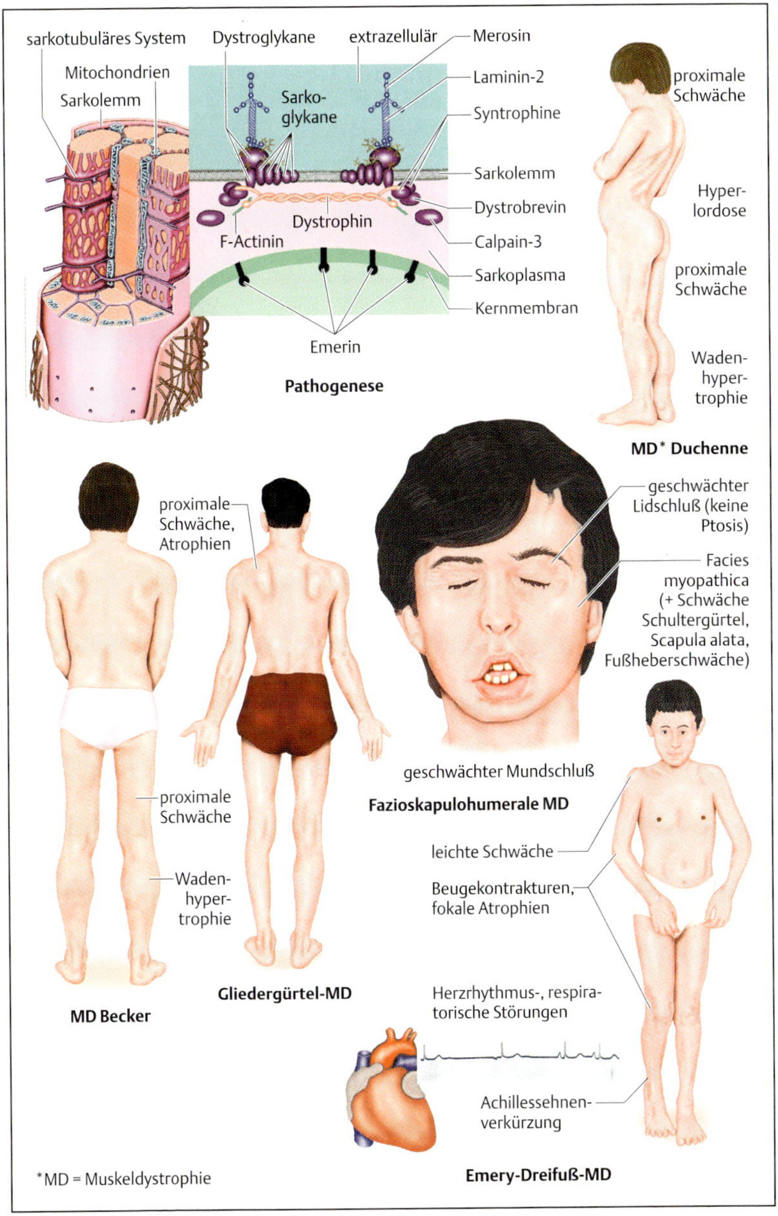

sarkotubuläres System
Dystroglykane
extrazellulär
Merosin
Mitochondrien
Laminin-2
Sarkolemm
Sarko-
glykane
Syntrophine
Sarkolemm
Dystrobrevin
Dystrophin
F-Actinin
Calpain-3
Sarkoplasma
Kernmembran
Emerin
Pathogenese
proximale
Schwäche
Hyper-
lordose
proximale
Schwäche
Waden-
hyper-
trophie
MD* Duchenne
geschwächter
Lidschluß (keine
Ptosis)
Facies
myopathica
(+ Schwäche
Schultergürtel,
Scapula alata,
Fußheberschwäche)
proximale
Schwäche,
Atrophien
geschwächter Mundschluß
Fazioskapulohumerale MD
proximale
Schwäche
Waden-
hyper-
trophie
leichte Schwäche
Beugekontrakturen,
fokale Atrophien
Gliedergürtel-MD
MD Becker
Herzrhythmus-, respira-
torische Störungen
Achillessehnen-
verkürzung
*MD = Muskeldystrophie
Emery-Dreifuß-MD

Myotonien (Tab. 69, S. 401)

■ Pathogenese

Die myotone Reaktion ist Folge einer gesteigerten Muskelmembraninstabilität. Ursächlich besteht ein Ionenkanaldefekt, den eine Punktmutation des zugehörigen Kanalgens (Tab. 65, S. 398) hervorruft.

■ Symptome

Myotonie steht für das Symptom einer nicht willkürlich zu beeinflussenden vorübergehenden Muskelkontraktion (⇨ Gefühl von Muskelsteifigkeit). Krankheitsbilder mit diesem Symptom werden als Myotonien bezeichnet. Bei Narkosen kann es durch depolarisierende Muskelrelaxanzien zu schweren myotonen Reaktionen kommen. Wehenhemmende Mittel wie Fenoterol (z. B. Partusisten) können eine akute allgemeine myotone Steifigkeit induzieren.

■ Diagnose

Durch eine willkürliche Muskelanspannung (Aktionsmyotonie), Beklopfen des Muskels (Perkussionsmyotonie) und elektromyographisch läßt sich die myotone Reaktion feststellen. Die weitere Zuordnung einzelner Syndrome ist durch den Vererbungsmodus, begleitende Symptome und molekulargenetische Diagnostik möglich. Die Creatinkinase ist in der Regel nicht erhöht, Muskelatrophien fehlen mit Ausnahme der myotonen Dystrophie. Muskelhypertrophien stellen sich bei der Myotonia congenita ein. Spaltlampenuntersuchung zum Ausschluß einer myotonen Katarakt (⇨ myotone Dystrophie, proximale myotone Myopathie).

■ Therapieprinzipien

Medikamente, die die Muskelfasermembraninstabilität beeinflussen, vermindern die Myotonie und damit die Muskelsteifigkeit (z. B. Mexiletin). Kardiale Nebenwirkungen der Medikamente sind besonders bei der myotonen Dystrophie zu beachten. Auskühlung vermeiden.

Episodische Lähmungen (Tab. 69, S. 401)

■ Pathogenese

Eine Funktionsstörung des muskulären *Natriumkanals* ist den hyper-, normokaliämischen Lähmungen, der kaliumsensitiven Myotonie (Myotonia fluctuans = PAM) sowie der Paramyotonia congenita eigen. Der hypokaliämischen Lähmung liegt eine Störung des *Calciumkanals* zugrunde.

■ Symptome

Klinisches Merkmal der hypo- und hyperkaliämischen Formen sind die in unregelmäßigen Zeitabständen auftretenden schlaffen Schwächezustände und Lähmungen, deren Dauer und Ausmaß wechseln. Lähmungen der Darm- und Blasensphinkterens fehlen. Zwischen den einzelnen Attacken besteht Beschwerdefreiheit. Die *Paramyotonia congenita* manifestiert sich durch eine bei Bewegung zunehmende Muskelsteifigkeit (paradoxe Myotonie), die durch Kälte bzw. Abkühlung zunimmt, und durch die nachfolgende Muskelschwäche.

■ Diagnose

Allgemein ist eine Zuordnung durch Familienanamnese, Serumkaliumspiegel und molekulargenetische Untersuchung (Nachweis der Mutation des Kanalgens) möglich. Bei unklarer diagnostischer Situation im Intervall Provokation von Lähmungsattacken durch Glukose-Insulin-Belastung bei hypo-, Kaliumbelastung/Muskelarbeit (Fahrrad-Ergometer) bei hyperkaliämischer Paralyse. Für die Paramyotonia congenita sind die durch Kälte induzierbare Symptomatik, der dominante Vererbungsmodus, die paradoxe Myotonie und die Punktmutation des Natriumkanalgens wegweisend.

■ Therapieprinzipien

Akute Attacke. *Hypo*kaliämische Episoden ohne starke Lähmungen benötigen keine Behandlung. Bei generalisierter Paralyse orale Kaliumgabe. Die Mehrzahl der *hyper*kaliämischen Lähmungen ist bei leichter Ausprägung nicht behandlungsbedürftig (körperliche Bewegung). Bei schwerer Symptomatik Calciumglukonat i. v. oder Inhalation von Salbutamol.

Prävention. Bei *hypo*kaliämischen Lähmungen kochsalz- und kohlenhydratarme Ernährung. Meiden von stärkeren körperlichen Belastungen. Medikamentös Acetazolamid oder Spironolacton oral. Bei *hyper*kaliämischen Lähmungen häufige kohlenhydratreiche Mahlzeiten. Körperliche Belastungen und Kälte meiden. Medikamentöse Prävention mit Hydrochlorothiazid oder Acetazolamid oral.

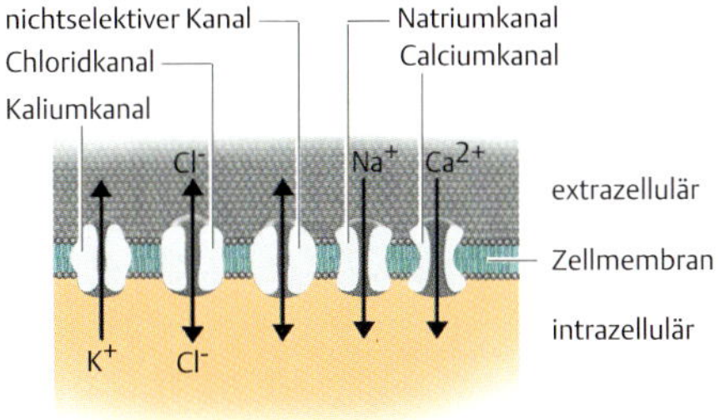

Ionenkanäle
(Aufrechterhaltung des Transmembranpotentials)

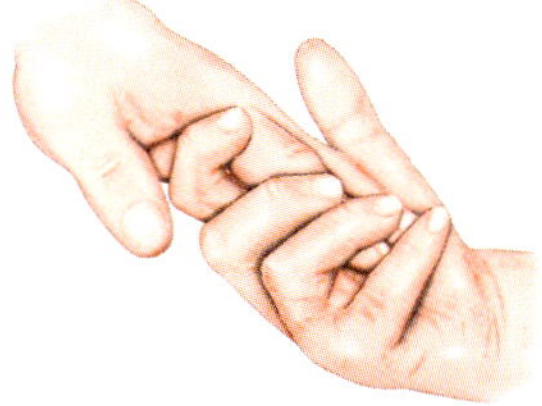

Aktionsmyotonie
(verzögerte Handöffnung nach Zugreifen)

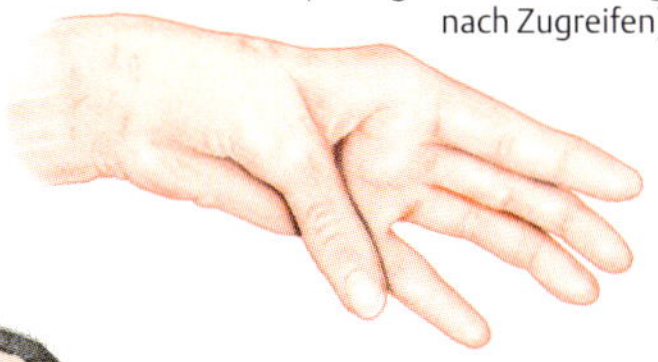

Perkussionsmyotonie
(Daumenadduktion nach Thenarperkussion)

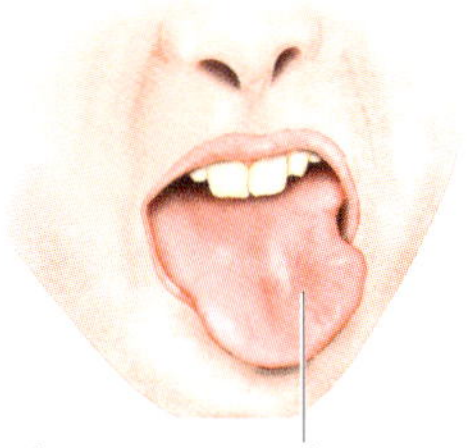

Perkussionsmyotonie der Zunge

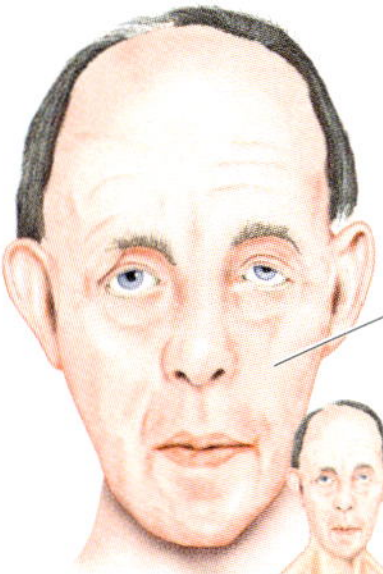

Facies myopathica, geschwächter Lidschluß, Atrophie vordere Halsmuskulatur, myotone Katarakt

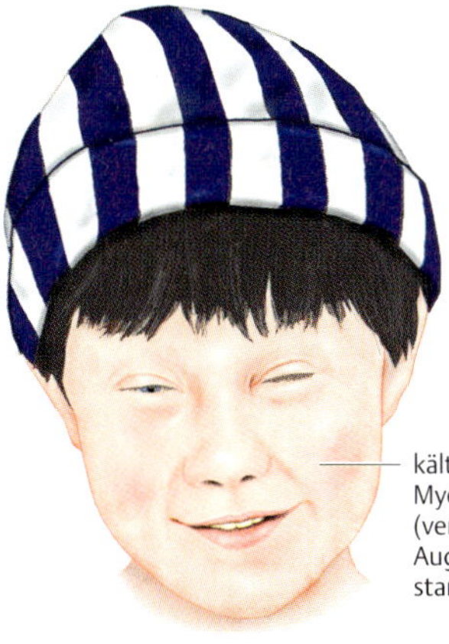

kälteinduzierte Myotonie (verzögerte Augenöffnung, starre Mimik)

Paramyotonia congenita

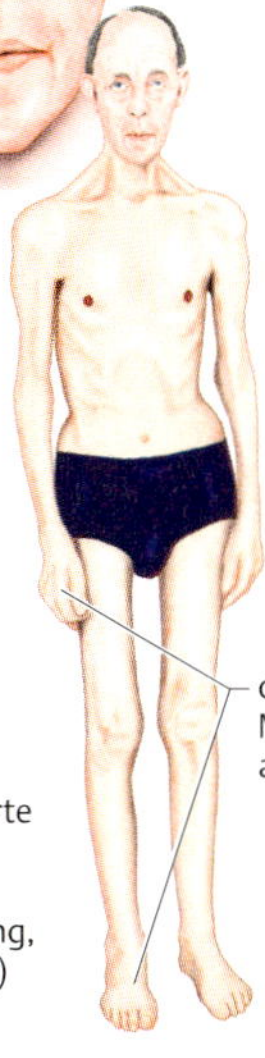

distal betonte Muskelatrophie

Myotone Dystrophie

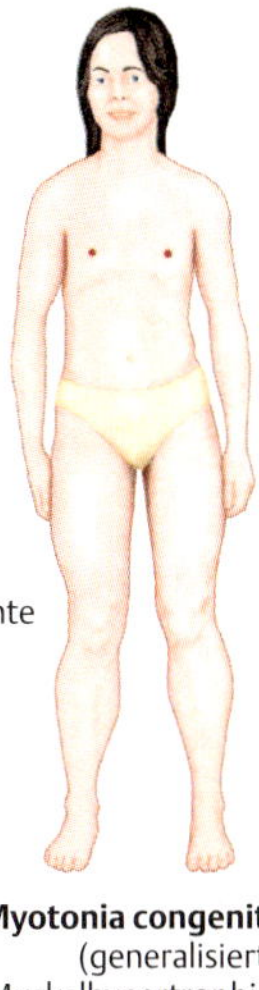

Myotonia congenita
(generalisierte Muskelhypertrophie)

Kongenitale Myopathien

Diese Myopathien sind gegenüber (kongenitalen) Muskeldystrophien und neurogenen Muskelveränderungen durch pathomorphologischen Besonderheiten in der Muskulatur (⇨ Muskelbiopsie) unterscheidbar. Teilweise sind auch chrakteristische Syndrome vorhanden. Meist fallen bei der Geburt eine hypotone proximale Muskelschwäche (floppy infant) und eventuell auch Sklettanomalien (z. B. hoher Gaumen, Hüftluxation, Pes cavus, Thoraxdeformierungen) auf. Viele Erkrankungen verlaufen nur langsam progredient und verursachen keine schweren Behinderungen. CK und EMG sind häufig normal oder zeigen nur leichte Veränderungen. Genetisch ist die Klassifikation einiger dieser Syndrome möglich (Tab. 70, S. 402).

Metabolische Myopathien

Die Mehrzahl (Tab. 71, S. 402 f) führt zu belastungsabhängigen Beschwerden (Muskelschmerzen, -krämpfe und -schwäche, Myoglobinurie). Eine progrediente proximale Muskelschwäche kennzeichnet Myopathien mit einem Mangel der sauren Maltase (Glykogenose Typ II) bzw. der Amylo-1,6-Glucosidase (Glykogenose Typ III, debranching enzyme deficiency) wie auch die myopathische Form des Carnitinmangels.

Mitochondriopathien. Eine Funktion der Mitochondrien ist die Synthese von ATP durch oxidative Phosphorylierung. Substrate hierfür sind vor allem Pyruvat und Fettsäuren. Das System zur oxidativen Phosphorylierung ist die Atmungskette (Lokalisation an der inneren Mitochondrienmembran). Die β-Oxidation findet im Inneren der Mitochondrien (Matrix) statt. Die Atmungskettenenzyme werden von der mitochondrialen (mtDNA) und der Kern-DNA (nDNA) kodiert.

Gemeinsames Merkmal mitochondrialer Syndrome ist eine Störung der Atmungskette und/oder der β-Oxidation. Daraus resultieren heterogene klinische und biochemische Befunde bei unterschiedlichen Krankheitsbildern (Tab. 71, S. 402 f), denen Mutationen der mt- oder nDNA zugrunde liegen. Deshalb können mitochondriale Erkrankungen maternal (nur Oozyten, nicht Spermien enthalten Mitochondrien) oder autosomal (infolge nDNA-Mutationen) vererbt werden. Sporadisch entstehen sie spontan bei mtDNA-Mutationen (keine Weitervererbung).

Die vielfältigen möglichen Symptome betreffen Muskulatur (verminderte Ausdauer, Schmerzen, Krämpfe, Myoglobinurie), ZNS (epileptische Anfälle, Kopfschmerzen, Verhaltensänderungen), Auge (Ptosis, externe Ophthalmoplegie, tapetoretinale Degeneration), Innenohr (Hörminderung), Herz (Rhythmusstörungen, Insuffizienz), Darm (Diarrhö, Erbrechen), Endokrinium (Diabetes mellitus, Hypothyreose) und vegetatives System (Impotenz, Schwitzen). Die Diagnostik basiert vor allem auf klinisch-chemischen (Laktaterhöhung in Ruhe und anhaltend nach Belastung im Blut/teilweise Liquor), muskelbioptischen (ragged red fibres, partieller Cytochrom-C-Oxidasemangel) und molekularbiologischen (mtDNA-Analyse im Muskel, Thrombozyten, Lymphozyten) Befunden. Eine kausale Therapie ist nicht möglich. Symptomorientiert wird bei Defekten der β-Oxidation eine fettarme, kohlenhydratreiche Ernährung empfohlen. Carnitin wird bei einem systemischen Carnitinmangel eingesetzt. Bei Störungen der Atmungskette gibt es Empfehlungen zur Therapie mit Coenzym Q, Vitamin K_3, Vitamin C und/oder Thioctsäure.

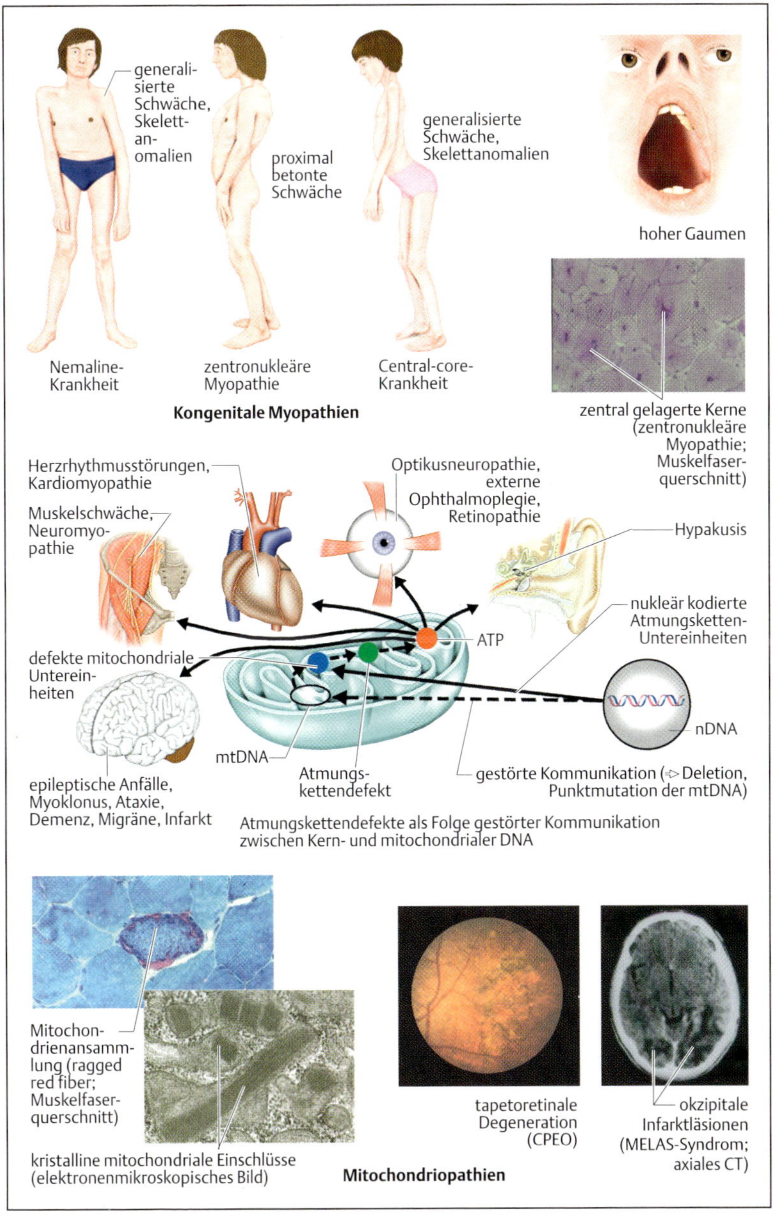

Kongenitale Myopathien

Mitochondriopathien

Myasthene Syndrome

■ Myasthenia gravis (MG)

Pathogenese. Die belastungsabhängige Schwäche der MG wird von einer Störung der neuromuskulären Übertragung bewirkt. Hierfür ist eine Läsion von nikotinischen Acetylcholinrezeptoren (AChR) der postsynaptischen Membran verantwortlich. Die AChR werden von IgG-AChR-Autoantikörpern beschädigt (⇨ beschleunigter AChR- Abbau, funktionelle AChR-Blokkade, komplementvermittelte Membranläsion). An der Entstehung dieser Autoimmunreaktion hat der Thymus, der in der Reifung und Entfernung von normalen autoreaktiven T-Lymphozyten eine Aufgabe hat, wesentlichen Anteil. Zusätzlich zu diesen erworbenen gibt es seltene kongenitale und familiäre Myasthenien.

Symptome. Die führenden Symptome sind asymmetrische Schwäche und Ermüdbarkeit der Skelettmuskulatur. Mit körperlicher Belastung nimmt die Muskelschwäche zu, unter Ruhe nimmt sie ab. Anfangs sind oft nur die Augenmuskeln betroffen. Allerdings bleibt die Symptomatik im Verlauf lediglich bei etwa 15% der Patienten auf die Augen begrenzt (okuläre Myasthenie), in den übrigen Fällen besteht eine Generalisierung. Ist die faziopharyngeale Muskulatur betroffen, stellen sich mimische Schwäche, Dysarthrie, Kau- und Schluckstörungen ein. Die Kopfkontrolle ist vermindert, Flüssigkeit kann aus der Nase laufen, das Schlucken von Nahrung und Speichel ist erschwert. Die Schwächung der Atemmuskulatur vermindert das Abhusten mit Verstärkung der Aspirationsgefahr. Durch die allgemeine Schwäche wird Aufstehen, Gehen und Stehen bis hin zur Hilflosigkeit beeinträchtigt. Bestimmte Medikamente (Tab. 72, S. 403), Infektionen, starke emotionale Belastung, Elektrolytstörungen, hormonelle Veränderungen und grelles Licht (Augen) wirken symptomverstärkend. Begleitende Erkrankungen (Hyperthyreose, Thyreoiditis, rheumatoide Arthritis, Kollagenose) sind nicht ungewöhnlich. Lebensbedrohlich sind krisenhafte Symptome (myasthene oder cholinerge Krise, Tab. 73, S. 404).

Diagnose. Die Angaben des Patienten zur belastungsabhängigen muskulären Ermüdbarkeit bilden den Ausgangspunkt der weiteren Diagnostik. Durch unterschiedliche Maßnahmen läßt sich die muskuläre Schwäche beurteilen und durch weitere Untersuchungsmethoden eingrenzen (Tab. 74, S. 404).

Therapieprinzipien. Die okuläre MG wird symptomatisch mit Acetylcholinesterase(AChE)-Hemmern (z. B. Pyridostigminbromid) behandelt. Eine Kombination mit Kortikosteroiden oder Azathioprin erfolgt bei unzureichender Wirkung. Generalisierte Myasthenien werden primär mit AChE-Hemmern therapiert. Bei guter Wirksamkeit wird in einer stabilen Phase die Thymektomie durchgeführt. Bei verminderter Wirkung der AChE-Hemmer oder schwerer MG wird die Symptomatik durch Steroide, Azathioprin und/oder Plasmapherese/Immunglobuline gebessert und dann thymektomiert. Die weitere Therapie richtet sich nach dem Erfolg dieser Maßnahmen. Bei optimaler Therapie liegt die Letalität unter 1%. Die Mehrzahl der Betroffenen führt, allerdings bei lebenslanger immunsuppressiven Therapie, ein normales Leben. Besondere Therapieanforderungen bestehen bei krisenhaften Entwicklungen, in der Schwangerschaft, Thymom, neonataler MG, kongenitaler MG und Defektmyasthenien.

■ Lambert-Eaton myasthenes Syndrom (LEMS)

Beim LEMS werden Autoantikörper vor allem gegen spannungsgeregelte Calciumkanäle der präsynaptischen Membran der neuromuskulären Synapse gebildet (⇨ verminderte Transmitterfreisetzung). Häufig ist eine Assoziation mit einem Bronchialkarzinom, wobei das LEMS der Tumormanifestation vorausgehen kann (paraneoplastisches Syndrom). Kennzeichen des LEMS sind die proximale, durch kräftige Innervation sich kurzfristig bessernde (Bein-)Schwäche mit folgender Erschöpfung, die vegetativen Störungen (Mundtrockenheit) sowie die schlecht auslösbaren Reflexe. Im EMG besteht ein erniedrigtes Muskelsummenaktionspotential, bei (höherfrequenter) Serienstimulation zeigt sich ein Anstieg der Potentialamplituden (Inkrement). Die Therapie kann symptomatisch mit 3,4-Diaminopyridin (erhöht die Transmitterfreisetzung) und AChE-Hemmern erfolgen. Immunsuppressive bzw. chemotherapeutische (Tumortherapie) Behandlungen können die Symptomatik vermindern.

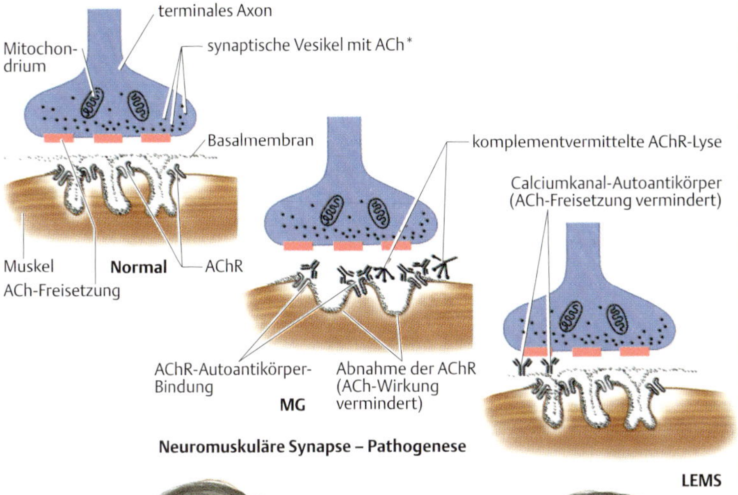

Neuromuskuläre Synapse – Pathogenese

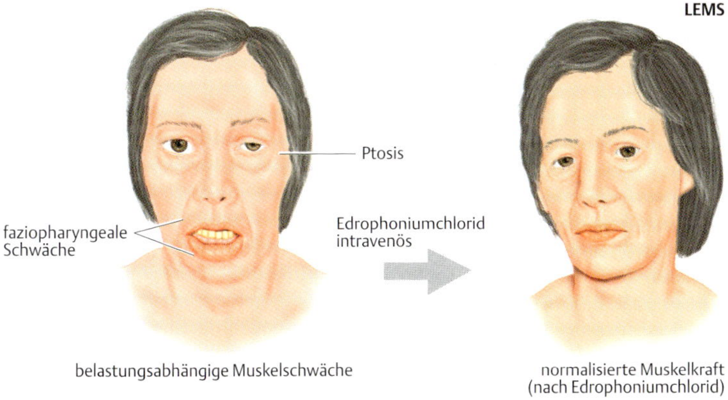

Myasthenia gravis

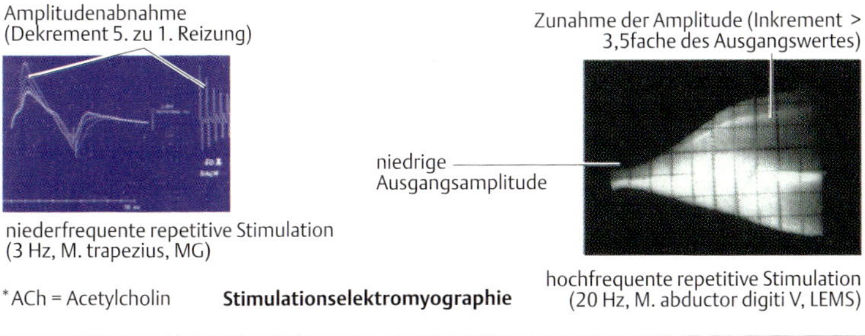

*ACh = Acetylcholin

Stimulationselektromyographie

Myositiden

Es handelt sich um eine heterogene Gruppe entzündlicher Myopathien, für die sich 3 Syndrome charakterisieren lassen: Poly- (PM), Dermato- (DM) und Einschlußkörperchenmyositis (IBM).

■ Pathogenese

Die Mehrzahl der in unseren Breiten auftretenden Myositiden sind als Autoimmunkrankheiten aufzufassen. Ihre Ursache ist unbekannt. Die histologischen Veränderungen sind gleichartig durch Entzündung, Fibrose und Muskelfaserverlust charakterisiert. Bei der *PM* dringen zytotoxische $CD8^+$-T-Lymphozyten in Muskelfasern ein und bewirken deren Schädigung (⇨ Lokalisation zellulärer Infiltrate innerhalb des Muskels). Die Aktivierung dieser T-Zellen erfolgt durch eine pathogene Expression von HLA-Klasse-I-Antigenen auf der normalerweise HLA-negativen Muskelfaseraußenseite. Gegen Muskelgefäße gerichtete Antikörper werden in der Entstehung einer *DM* als wesentliche Faktoren angesehen. Diese Antikörper aktivieren das Komplementsystem (membrane attack complex), das über endotheliale vaskulitische Läsionen die Gefäßschädigung einleitet. Daraus resultiert eine Gewebsischämie mit folgendem Muskelzelluntergang (⇨ perifaszikuläre Atrophie). Einwandernde Entzündungszellen (T-Zellen, Makrophagen) richten weiteren Schaden an. Die Vorgänge bei der *IBM* sind ungeklärt. Andere Myositiden werden durch *definierte Vektoren* (Bakterien, Viren, Parasiten, Pilze) verursacht.

■ Syndrome

Polymyositis. Anfangs fällt eine langsam zunehmende proximale Schwäche der unteren, im Verlauf dann auch der oberen Extremitäten auf. Typisch sind Paresen des M. deltoideus und der Nackenbeugemuskulatur. Eine Dysphagie ist möglich. Muskelatrophien folgen den Paresen erst nach einiger Zeit. Andere Autoimmunkrankheiten können mit einer Myositis assoziiert sein (overlap syndrome) z. B. progressive systemische Sklerose, systemischer Lupus erythematodes, rheumatoide Arthritis, Panarteriitis nodosa, Polymyalgia rheumatica und Sjögren-Syndrom. Häufig sind dann Muskelschmerzen führend. Dies trifft ebenfalls auf das hypereosinophile Syndrom (Churg-Strauss) und die Fasziitis mit Eosinophilie (Shulman-Syndrom) zu.

Dermatomyositis. Gegenüber der PM ist der Verlauf der DM rascher. Vor allem hebt sie sich von der PM aber durch charakteristische Hautveränderungen ab. Ein blaurot bis lilafarbenes (heliotropes) Erythem findet sich an sonnenexponierten Körperregionen (Augenlider, Wangen, vordere Hals- und Brustregion, Streckseiten der Extremitäten, Fingerknöchel). Am Nagelwall zeigen sich kleine Blutungen und Teleangiektasien. Subkutane Kalkablagerungen können bei Kindern auftreten. Neoplasmen sind bei der DM insgesamt 6mal häufiger als bei der PM. Eine Assoziation der DM mit einer Sklerodermie oder einer Mischkollagenose (mixed connective tissue disease) ist bekannt.

Einschlußkörperchenmyositis. Distale, teils asymmetrische beinbetonte Paresen (Fußextensoren) und Atrophien sowie ein früher Verlust des Quadrizepsreflexes sind relativ typisch. Neben den sporadischen gibt es hereditäre Formen der IBM (s. auch S. 252).

■ Diagnose

Die Diagnose wird durch das charakteristische Syndrom, die erhöhten sarkoplasmatischen Enzyme (besonders CK-MM), die EMG-Veränderungen und den Befund der Muskelbiopsie gesichert. Bildgebende Verfahren wie Sonographie, Computer- und Kernspintomographie können bei der Abschätzung der Muskelatrophie helfen. Der Nachweis von Antikörpern kann bei gemeinsamem Auftreten mit Kollagenosen eine Bedeutung haben (S. 180).

■ Therapieprinzipien

Die Behandlung der PM und DM ist immunsuppressiv (Kortikosteroide, Azathioprin, hochdosierte Immunglobuline i. v.). Nach Stabilisierung der Erkrankung ist eine Physiotherapie zur Förderung der Rückbildung eingetretener Schäden angebracht. Eine IBM kann manchmal durch Immunglobuline günstig beeinflußt werden.

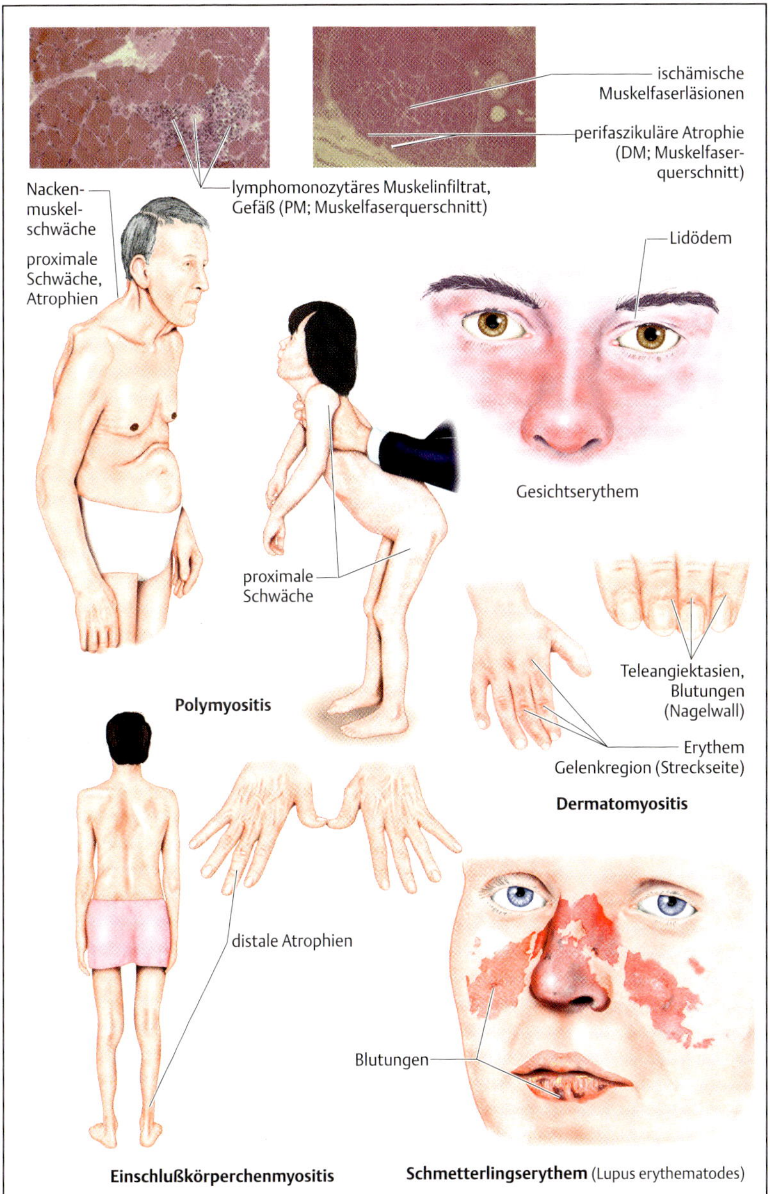

Polymyositis

Dermatomyositis

Einschlußkörperchenmyositis

Schmetterlingserythem (Lupus erythematodes)

Muskelschmerz (Myalgie)

Der als ziehend, krampfartig und bohrend empfundene Schmerz wird durch eine Stimulation von Nozizeptoren (S. 108) ausgelöst. Mechanische Einwirkungen wie Druck oder Zug verursachen akut einsetzende und nicht länger als der einwirkende Reiz anhaltende Myalgien. Gewebsläsionen und entzündliche Vorgänge bewirken allmählich zunehmende und länger dauernde Schmerzen. Myalgien infolge ischämischer und/oder metabolischer Ursachen treten unter Muskelarbeit, nicht aber in Ruhe auf. Eine Sensibilisierung von Nozizeptoren durch schmerzauslösende Substanzen wie Bradykinin, Serotonin und Prostaglandine erklärt die Schmerzhaftigkeit von normalerweise als nichtschmerzhaft empfundenen Reizen (Allodynie). „Muskelkater" (Beginn nach 8–24 Stunden, Dauer etwa 5–7 Tage) entsteht durch Überbelastungen (gleichzeitige Dehnung und Kontraktion) von Muskelanteilen. Dadurch kommt es zu Muskelfaserläsionen, die zu einer sterilen schmerzauslösenden Entzündungsreaktion führen. Neuropathien, spinale und supraspinale Einflüsse können an der Entstehung und Auslösung von Myalgien beteiligt sein.

■ Ursachen für Muskelschmerzen

Syndrom, Ursache	Ätiologie[1]
Lokaler Muskelschmerz	
• Hämatom	• Trauma, Gerinnungsstörung
• Myositis	• *Infektion:* Streptokokken, Trichinose, Influenza, epidemische Pleurodynie; *nichtinfektiös:* noduläre Herdmyositis, eosinophile Fasziitis, Sarkoidose, Myositis ossificans
• Ischämie	• Arteriosklerose (Claudicatio intermittens), Embolie
• toxisch-metabolisch	• akute Alkoholmyopathie, metabolische Myopathie (S. 402, 405)
• Überaktivität motorischer Einheiten	• Stiff-man-Syndrom, Neuromyotonie, Tetanus, Strychninvergiftung, amyotrophe Lateralsklerose, Tetanie
• belastungsinduziert	• metabolische Myopathie, Arteriosklerose, „Muskelkater"
• Parkinson-Syndrom	• Rigor
• Muskelkrampf	• Polyneuropathie, metabolische Störung (Elektrolyte, Urämie, Schilddrüsenfunktionsstörung)
• Ruheschmerz	• Restless-legs-Syndrom, Painful-legs-and-moving-toes-Syndrom
Ausgebreiteter Muskelschmerz	
• Myositis	• Poly-/Dermatomyositis (S. 344)
• toxisch-metabolisch	• Hypothyreose, Medikamente[2], mitochondriale Myopathie (S. 340, 402, 405)
• verschiedene Ursachen	• Polymyalgia rheumatica, Amyloidose, Osteomalazie, Guillain-Barré-Syndrom, Porphyrie, Hypothyreose, Corticosteroidentzug, Fibromyalgiesyndrom

[1] Beispiele [2] z. B. Emetin, Lovastatin, ε-Aminocapronsäure

(nach Layzer, 1994)

Rhabdomyolyse

Eine lokale oder generalisierte Muskelgewebeschädigung (Rhabdomyolyse) kann eine Myoglobinurie bei stark erhöhten Serum-Creatinkinasewerten verursachen. Meist mit akutem Beginn stellen sich proximale oder diffuse Paresen ein, begleitet von Myalgien, Muskelschwellung und teilweise fieberhaften Allgemeinveränderungen (Übelkeit, Erbrechen, Kopfschmerzen). Eine Urinverfärbung ist sofort oder Stunden nach dem auslösenden Ereignis möglich. Ursachen sind bestimmte Myopathien (wie Polymyositis, Central-Core-Krankheit, metabolische Myopathien, S. 402, 405), Muskelüberlastungen und -traumen (lange Märsche, Hitzschlag, Delirium tremens, Status epilepticus), toxische Substanzen (s. unten) und Infektionskrankheiten (Septikämie, Coxsackie, Echoviren, Influenza).

Maligne Hyperthermie (MH)

Die MH ist eine lebensbedrohliche Störung der Skelettmuskelfunktion. Es kommt zu Temperatursteigerung, Muskelrigidität, Hyperhidrose, Tachykardie, Zyanose, Laktatazidose, Hyperkaliämie, massivem Creatinkinaseanstieg und Myoglobinurie. Auslöser können Inhalationsanästhetika wie Halothan oder Succinylcholin sein. Die Disposition wird autosomal-dominant vererbt (verschiedene Genorte: 19q13.1, 17q11–

24, 7q12.1, 5p, 3q13.1, 1q32). Die Creatinkinasewerte können erhöht sein. Eine Gefährdung kann mit dem In-vitro-Kontrakturtest in Speziallabors festgestellt werden. Das Risiko einer MH besteht ebenfalls für die Central-/Multicore-Krankheit und das King-Denborough-Syndrom (Kleinwuchs, Skelettanomalien, Ptosis, hoher Gaumen). Das *maligne Neuroleptikasyndrom* kann sich klinisch wie eine MH präsentieren, unterscheidet sich von einer MH durch den meist subakuten (Tage bis Wochen) Beginn, fehlende Heredität und Auslösung durch Psychopharmaka (Haloperidol, Phenothiazine, Lithium). Es kann nach abruptem Absetzen von Dopaminergika bei Parkinson-Kranken auftreten.

Toxische neuromuskuläre Syndrome

Bei rechtzeitiger Beendigung der Noxe (Tab. 75, S. 405) sind die Muskelfaserläsionen rückbildungsfähig.

Myopathie bei endokrinologischen Störungen

Schilddrüsenfunktionsstörungen (Hyper- oder Hypothyreose), Hyperparathyreoidismus, Cushing-Syndrom, Steroidmyopathie und Akromegalie sind von einer proximalen Muskelschwäche begleitet. Eine vorwiegend allgemeine Schwäche ist bei der Nebennierenrindeninsuffizienz und beim primären Hyperaldosteronismus zu finden. Die Muskelschwäche bildet sich mit frühzeitiger Korrektur der endokrinen Störung bzw. nach Absetzen der Steroide in der Regel zurück.

Critical-illness-Neuropathie (CIP) und -Myopathie (CIM)

Vor allem eine Sepsis kann zu neurologischen Syndromen in Form einer Enzephalopathie (S. 312), CIP oder CIM führen. Die CIP ist eine akute, reversible und axonal betonte Polyneuropathie. Bei symmetrisch distalen Paresen führt sie vor allem auch zu einer Beteiligung der Atemmuskulatur mit der Folge einer verlängerten Beatmungsdauer und verzögerten Mobilisation. Eine CIM manifestiert sich durch generalisierte Paresen. Die klinische Abgrenzung gegenüber einer CIP ist schwierig, oft ist diese nur durch eine Muskelbiopsie möglich.

Paraneoplastische Syndrome (Tab. 76, S. 406)

Wie das ZNS (S. 388) können das periphere Nervensystem und die Skelettmuskulatur als Fernwirkung eines Neoplasmas mitbetroffen sein. Dabei ist eine Manifestation der verschiedenen Syndrome Monate bis Jahre vor Entdeckung des Malignoms bemerkenswert. Die neuromuskulären Syndrome treten meist subakut in Tagen bis Wochen auf und verursachen ausgeprägte Symptome.

4 Untersuchung

- Klinische Untersuchung
- Zusatzuntersuchungen

Ausführliche Darstellungen zur Untersuchung finden sich in den verschiedenen Lehrbüchern (S. 409).

Klinische Untersuchung

Die Ziele der klinischen Untersuchung sind:
- Datenerhebung (Symptome und Befunde),
- Datenzuordnung (anatomische und funktionelle Diagnose),
- Datenbewertung (ätiologische oder pathologische Diagnose).

■ Datenerhebung

Anamnese und körperliche Untersuchung bilden die Ausgangspunkte des diagnostischen Prozesses. Da neurologische Krankheiten eng mit dem Erleben seitens des Patienten, der zeitlichen Entwicklung von Symptomen, mit familiären, sozialen, beruflichen und hereditären Faktoren verknüpft sind, hat die Anamnese grundlegende Bedeutung für die klinische Diagnose. Eine unzutreffende Diagnose hat häufig ihren Ursprung in einer unzureichend erhobenen Anamnese.

Anamnese. Sie informiert in der Form eines strukturierten Gespräches über die Beschwerden des Patienten. Der Patient ist in dieser Situation der „Experte", da nur er allein, im Einzelfall ergänzt durch Beobachtungen nahestehender Personen, etwas über seine Beschwerden weiß. Durch Zuhören, Geduld, Offenheit und Schaffung einer vertrauensvollen Atmosphäre soll im Ergebnis ein genaues Bild über Art, Lokalisation, Dauer und Intensität der Beschwerden beim Arzt vorhanden sein. Die Anamneseerhebung ist nicht durch Fragebögen, Computerprogramme oder Erledigung durch Dritte ersetzbar. Sie ist eine wesentliche Grundlage des Vertrauensverhältnisses zwischen Patient und Arzt. Dabei verdienen in der Neurologie einige Punkte besondere Beachtung:
- *Art der Beschwerden.* Wichtig ist dabei das richtige Verständnis für die vom Patienten verwandten Begriffe (z. B. Verschwommensehen für Doppelbilder, Schwindel für Gangataxie, Kopfschmerzen für Migräne, Lahmheit für Parästhesien).
- *Ausmaß der Beschwerden.* Wie intensiv sind sie, woran haben sie gehindert, wie sind sie jetzt?
- *Beginn der Beschwerden.* Wann, wie rasch traten sie auf, an welcher Körperregion haben sie begonnen?
- *Zeitlicher Ablauf der Beschwerden.* Wie haben sie sich entwickelt? Sind sie immer gleich stark? Was hat sie gebessert, was hat sie verschlimmert?
- Begleitende *weitere Beschwerden*
- *Frühere gleichartige Beschwerden*
- *Frühere Erkrankungen* und ihr Verlauf.
- Soziale, berufliche, familiäre *Besonderheiten*
- Medikamente, Rauchen, Alkohol, Drogen, Exposition zu Toxinen.
- Vorausgegangene *Diagnostik* und *Behandlungen*
- Bei aphasischen, verwirrten, dementen, bewußtseinsgestörten oder bewußtlosen Patienten sind *Angaben von Dritten* nötig, um genauere Informationen zu bekommen.

Befund. Die allgemeine und neurologische körperliche Untersuchung liefert Hinweise auf gestörte Funktionsabläufe. Voraussetzung ist eine solide Kenntnis (neuro)anatomischer, (neuro)physiologischer und (neuro)pathologischer Grundlagen. Die Befunderhebung wird von den Ergebnissen der Anamnese geleitet. Dies bedeutet, daß die vom Patienten angegebenen Beschwerden und sein körperlicher Allgemeinzustand den Untersuchungsgang führen. Eine Anwendung aller neurologischen Untersuchungstechniken ist zeitaufwendig und unwirtschaftlich, mit dem Ergebnis einer meist verwirrenden Anzahl von Einzelbefunden. Besondere Untersuchungssituationen stellen sich bei Kindern, Verhaltensänderungen, Bewußtlosigkeit und bei Patienten mit psychiatrischen Erkrankungen. Für den neurologischen Befund sind die folgenden Einzelheiten von Bedeutung:
- *Inspektion.* Kleidung, äußeres Erscheinungsbild, Körperhaltung, einzelne Bewegungen, Ausdrucksweise, Gestik, Mimik.
- *Verhalten.* Orientierung (Person, Ort, Zeit), Aufmerksamkeit, Konzentration, Gedächtnis, Gedankenablauf, Sprachvermögen, Bewußtsein.
- *Hirnnervenfunktion.* Pupillen, Gesichtsfeld, Augenhintergrund, Augenbewegungen, Gesichtsmotorik, Sensibilität, Hören, Zunge, Schlucken, Sprechen, Reflexe.
- *Motorik.* Muskelatrophie/-hypertrophie, spontane Muskelbewegungen, Koordination, Paresen, Tremor, Dystonien, Muskeltonus.

- *Reflexe*. S. 40.
- *Sensibilität*. Die Ergebnisse werden von der Aufmerksamkeit und „Empfindsamkeit" des Patienten wesentlich mitbestimmt. Ungenau abgegrenzte Sensibilitätsstörungen ohne weitere neurologische Defizite sind häufig schwierig einzuordnen. Hilfreich kann dann die Rückbesinnung auf neuroanatomische Tatsachen (S. 32ff, 106f) sein.
- *Stand* und *Gang*. Die Beobachtung und Prüfung dieser Funktionen liefert wesentliche Hinweise auf motorische Einbußen (S. 42ff)
- *Vegetative Funktionen*. Fragen zur Blasenfunktion, Stuhlgang/-kontrolle, Potenz. Blutdruck, Herzaktion, Schwitzen.

■ Datenzuordnung

Die Ergebnisse der Anamnese und der körperlichen Untersuchung können neuroanatomischen Strukturen (S. 2ff) und/oder neurophysiologischen Vorgängen (S. 40ff) zugeordnet werden. Dies führt zu einer anatomischen und funktionellen Klassifikation (topische Diagnose) der Symptome des Patienten.

■ Datenbewertung

Im einem nächsten Schritt findet dann die Bewertung der so klassifizierten Symptome statt. Dabei wird festgestellt, ob die Symptome Ergebnis struktureller Läsionen (z. B. Blutung, Nervenkompression, Infektion) oder funktioneller Störungen (z. B. epileptischer Anfall, Migräne, Parkinson-Syndrom) sind. Die Grenze zwischen neuropathologischen und neuropathophysiologischen Vorgängen ist allerdings nicht fest, da sich beide in der Regel mehr oder weniger gegenseitig beeinflussen. Gleichzeitig fließen in die Dateninterpretation Überlegungen zu Ätiologie und Pathogenese mit ein. Im Idealfall ist das Ergebnis des klinischen diagnostischen Entscheidungsprozesses eine ätiopathogenetisch begründete, aus einer strukturellen Läsion und/oder gestörten Funktion ableitbare nosologische Diagnose (Krankheitsdiagnose).

Zusatzuntersuchungen

Die klinische Untersuchung kann zu einer eindeutigen Diagnose wie Migräne oder Parkinson-Krankheit führen. Weitere apparative Untersuchungen können dann nur noch diese Diagnose bestätigen. Zusätzliche Diagnostik wird in diesen Situationen nur nötig sein, wenn begründete Zweifel an der Eindeutigkeit oder zur Ätiologie bestehen, wie beispielsweise bei einem epileptischen Anfall oder neu aufgetretenen Kopfschmerzen.

Anders sind die Voraussetzungen, wenn mehrere diagnostische Möglichkeiten ohne verläßliche Hinweise auf die richtige Diagnose gegeben sind. Dann sind weitere Informationen nötig. Der Umfang von Zusatzuntersuchungen richtet sich nach den klinischen Befunden und deren Bewertung. Die Veranlassung von oft kostenintensiven, teilweise risikoreichen Untersuchungen ist unbegründet, wenn nur eine vage oder keine klinische (therapeutische, prognostische) Fragestellung mit ihrem Einsatz verknüpft wird. In jedem Fall ist eine individuelle Bewertung von Kosten, Risiken und Nutzen einer Untersuchung für den Patienten durchzuführen.

■ Klinisch-chemische Diagnostik

Tabelle 77, S. 407.

■ Neurophysiologische Diagnostik

Untersuchung/Ziele	Risiken	Anmerkungen
Elektroenzephalographie: Beurteilung der elektrischen Hirnaktivität[1]	• Ableitung mit Oberflächenelektroden: keine • Nadelelektroden: Infektion • Auslösung eines Anfalls durch Provokationsmethoden[2]	Sphenoidale, subdurale oder Tiefenableitungen[3] bei speziellen Fragestellungen der (präoperativen) Epilepsiediagnostik
Evozierte Potentiale (EP) • VEP[4]: Untersuchung des N. opticus, Chiasma opticum und Tractus opticus • AEP[5]: Untersuchung peripherer und zentraler Anteile des VIII. Hirnnervs[6] • SEP[7]: Untersuchung somatosensibler Systeme[8] • MEP[9]: Untersuchung der kortikospinalen motorischen Bahnen	• keine • keine • keine • mögliche Auslösung epileptischer Anfälle. Nicht bei Herzschrittmachern, Metall im Stimulationsgebiet, Schwangerschaft, instabiler Fraktur	• Diagnostik vor allem prächiasmatischer Läsionen • vor allem bei Multipler Sklerose, Tumoren der hinteren Schädelgrube, Hirnstammläsion bei Koma und Hirntod, intraoperatives Monitoring • Beurteilung proximaler peripherer Nervenläsionen (Plexus, Wurzeln), spinaler/parietaler Läsionen • Pyramidenbahnläsionen, Motoneuronläsionen, Wurzelkompression, Plexusläsionen, Stimulation tief liegender Nerven, Differentialdiagnose psychogener Paresen
Elektromyographie: Untersuchung der elektrischen Muskelaktivität	Nicht bei Gerinnungsstörungen. Verletzungsgefährdung bei speziellen Untersuchungen[11]	Befunde informieren über Störungen motorischer Einheiten bei peripheren Nervenläsionen oder Myopathien. Sie sind nicht krankheitsspezifisch. Einmalnadeln bei Infektionskrankheiten[10]
Elektroneurographie: Bestimmung der motorischen und sensiblen Nervenleitgeschwindigkeiten	Nadelableitungen nicht bei Gerinnungsstörungen	Lokalisation (proximal, distal, Leitungsblock) und Art (axonal, demyelinisierend) peripherer Nervenläsionen[12]
Elektrookulographie: Registrierung und Zuordnung von Augenbewegungen/Nystagmus	Kalorische Prüfung nicht mit Wasser bei Trommelfellperforation	Abgrenzung und Lokalisation peripherer sowie zentral-vestibulärer Läsionen. Sakkadendifferenzierung

[1] Bei Epilepsie, lokalisierten (Neoplasma, Trauma, Meningoenzephalitis, Infarkt) oder generalisierten (Intoxikation, Hypoxie, metabolische Enzephalopathie, Creutzfeldt-Jakob-Krankheit, Hirntod, Koma) Störungen, Schlafanalyse (Polysomnographie), Verlaufsberuteilung genannter Ekrankungen [2]Photostimulation, Hyperventilation, Schlaf, Schlafentzug [3] In spezialisierten Kliniken zur präoperativen Diagnostik bei Epilepsiechirurgie [4] Visuell EP [5] Akustisch EP [6] Periphere Nerven- und kochleäre Läsionen werden vor allem audiometrisch, periphere und zentrale Störungen elektrookulo- und posturographisch erfaßt [7] Somatosensorisch EP [8] Funktionsprüfung sensibler Bahnen (S. 104) durch Stimulation des N. tibialis, N. medianus, N. ulnaris und N. trigeminus [9] Magnetisch EP [10] Creutzfeldt-Jakob-Krankheit, Hepatitis [11] Z. B. Pneumothorax bei Untersuchung des M. serratus anterior, Rektumwandperforation (M. sphincter ani) [12] F-Wellen-Bestimmung zur Lokalisation proximaler Nervenschädigungen, H-Reflex bei S_1-Syndrom

■ Neuropsychologische Diagnostik

Eine Funktionsprüfung des Denkens (Kognition), Verhaltens und affektiver Vorgänge wird ausführlicher vorgenommen, wenn anamnestische Angaben und Untersuchungsbefunde auf eine mentale Störung hinweisen. Die Ziele sind eine genaue Erfassung, Verlaufsbeobachtung, prognostische Einordnung, ätiologische Zuordnung und Behandlung der jeweiligen Störung (S. 122ff). Die klinische Untersuchung liefert Hinweise auf Art und Umfang der Einbußen, die durch weitere Zusatzuntersuchungen in Zusammenarbeit mit einem Neuropsychologen exakter diagnostiziert werden können.

Klinische Prüfung	Fragestellung/Untersuchung
• Aufmerksamkeit (S. 116)	• wach, somnolent, soporös, komatös? Aktivierbarkeit, Konzentrationsspanne, Auffassungsgabe
• Orientierung	• Person (Name, Alter, Geburtstag/-ort), Ort (jetziger Aufenthalt, Wohnort). Zeit (Wochentag, Datum, Monat, Jahr). Situation (Anlaß der Untersuchung, Art der Beschwerden)
• Merkfähigkeit, -spanne	• Monate rückwärts aufzählen, Wort rückwärts buchstabieren, willkürliche Zahlenfolgen zwischen 1–9 wiederholen, 3 Gegenstände nach 3 Minuten erinnern, Figuren erinnern, bekannte Persönlichkeiten benennen, Allgemeinwissen abfragen
• serielle Subtraktion	• beginnend mit 100 kontinuierlich vom jeweiligen Ergebnis 3 (oder 7) subtrahieren
• Frontalhirnfunktion	• Perseveration[1], Handsequenz-Test[2], Sinn eines Sprichwortes erklären
• Sprache (S. 124, 128)	• Aufforderungen ausführen, Benennung von Objekten, Nachsprechen, Schreiben, Vorlesen, einfache Rechenaufgaben
• Praxie	• S. 128
• Raumorientierung, visuelles Erkennen	• S. 132. Farben/Gegenstände benennen

(nach Schnider, 1997)

[1] Nachzeichnen von einfachen Figuren (Luria-Schlaufen) [2] Sequenz „Faust – geöffnete Hand seitlich – geöffnete Hand horizontal" nachahmen

■ Neurosonographische Diagnostik

Ultraschalluntersuchungen werden an extra- und intrakraniellen Hirnarterien durchgeführt. Dazu sendet eine Untersuchungssonde ein Ultraschallsignal kontinuierlich (continuous wave = cw; Querschnitts-, keine Tiefeninformation) oder gepulst (pulse wave = pw; Strömungeninformationen in unterschiedlichen Tiefen) aus, dessen Schallreflexionen aufgenommen (Echoimpulsprinzip) und analysiert (Frequenzspektrumanalyse, farbliche Kodierung) werden. Nach dem Dopplerprinzip läßt sich die Strömungsgeschwindigkeit der Blutkörperchen bestimmen. Da die Blut-Strömungsgeschwindigkeit mit dem Stenosegrad eines Gefässes korreliert, sind so Informationen über den Gefäßzustand erhältlich. Mit der direkten Gefäßbeschallung sind mit dem *cw-Doppler* Strömungsrichtung, Stenosen und Verschlüsse feststellbar. Die Kombination von pw-Doppler und Ultraschall-Schnittbild (Echoimpuls) wird in der *Duplexsonographie* benutzt, um gleichzeitig Strömung (farbkodiertes Strömungsbild) und Gewebsstrukturen (Gewebebild) sichtbar zu machen. Hiermit ist eine Darstellung und Quantifizierung von Stenosen, von Dissektionen, extrakraniellen Vaskulitiden und Gefäßanomalien gegeben. Mit der *transkraniellen Doppler- und Duplexsonographie* (TCD) können intrakranielle Arterien z.B. im Hinblick auf Stenosen/Verschlüsse, Umgehungskreisläufe, Vasospasmen (nach Subarachnoidalblutung), Gefäßkurzschlüsse (Angiom, Fistel) und hämodynamische Reserven untersucht werden.

■ Bildgebende Diagnostik

Die Neuroradiologie stellt mit bildgebenden Methoden die morphologischen Veränderungen bei neurologischen Krankheitsbildern dar. Therapeutische Eingriffe (interventionelle Verfahren) kommen vor allem bei vaskulär verursachten Erkrankungen (Embolisation von Angiomen, Fisteln und Aneurysmen; Thrombolyse; Angioplastie; Neoplasma-Devaskulierung; Stentimplantation) zum Einsatz. Um eine sinnvolle und gezielte Anwendung der sehr differenzierten Untersuchungsmöglichkeiten zu ermöglichen, sind eindeutig formulierte klinische Fragestellungen für den Neuroradiologen wichtig.

Methode	Fragestellung/Untersuchungsziele[1]
Konventionelles Röntgen[2] Schädel, Wirbelsäule	Metallische Fremdkörper, lufthaltige Räume, Fraktur, Kalottendefekte, knöcherne Anomalien, Osteolysen, degenerative Wirbelsäulenveränderungen
Computertomographie (CT) Kopf, Wirbelsäule, Wirbelkanal, CT-gesteuerte diagnostische Eingriffe, 3D-Rekonstruktion	Skelettdarstellung (Anomalien, Fraktur, Osteolyse, degenerative Veränderungen, Spinalkanalstenose), Metastasen, Traumen, intrakranielle Blutung, zerebrale Ischämie, Hydrozephalus, Kalkeinlagerung, Bandscheibenveränderungen, kontrastmittelgestützt[3] (zerebral, Spinalkanal, CT-Angiographie)
Magnetresonanztomographie (MRT)[4] • Kopf, Wirbelsäule, Wirbelkanal • Skelettmuskulatur	• Neoplasien (zerebral, spinal), Entzündungen (Enzephalitis, Myelitis, Abszeß, AIDS, Multiple Sklerose), zerebrale Anomalien (Epilepsie), Leukodystrophien, MR-Angiographie (Aneurysma, Angiom), zerebrale/spinale Ischämie, spinales Trauma, Hydrozephalus, Myelopathie, Bandscheibenveränderungen • Muskelatrophien, Myositis
Angiographie[3,5] Zerebral, spinal zur Vorbereitung einer Behandlung[6]	Hochgradige Gefäßstenose, Aneurysma, arteriovenöse Angiome/Fisteln, Sinusthrombose, Vaskulitis
Myelographie[3,7]	Weitgehend durch CT und vor allem MRT ersetzt. Spezielle Fragen spinaler Diagnostik
Nuklearmedizinische Diagnostik • Skelettszintigraphie • Liquorraumszintigraphie • Emissionstomographie[8]	• Metastasen, Spondylodiszitis • Funktionsprüfung intraduraler Katheter, Liquorfistel • Hirnperfusion, metabolische zerebrale Störungen, degenerative Krankheiten, Epilepsiediagnostik

[1] Beispiele [2] Röntgenaufnahmen ohne Kontrastmittel, Schichtaufnahmen [3] Risiken: Allergie (⇨ Unverträglichkeit), latente Hyperthyreose (⇨ Thyreotoxikose), Schilddrüsenkarzinom (⇨ lange keine Radiojodtherapie möglich), Niereninsuffizienz, Linksherzinsuffizienz (⇨ Lungenödem), Plasmozytom (⇨ Nierenversagen) [4] Mit *Gadoliniumgabe* („Kontrastmittel") Anreicherung bei Störungen der Blut-Hirn-Schranke (z. B. bei akuten Multiple-Sklerose-Läsionen). *T1-Wichtung*: Liquor/Ödem dunkel (hypointens), Diploe/Fettgewebe hell (hyperintens), weiße Substanz hell, graue Substanz dunkel. *T2-Wichtung*: Liquor/Ödem hell, Kopfhaut dunkel, Diploe/Fettgewebe hell, Muskulatur dunkel, weiße Substanz dunkel, graue Substanz hell. *Kontraindikation*: Herzschrittmacher, mobiles ferromagnetisches Material [5] Nicht bei Gerinnungsstörung [6] Endovaskuläre oder operative Therapie [7] Selten generalisierte epileptische Anfälle, Meningitis, postpunktionelle Kopfschmerzen. Bei spinalen Raumforderungen akute Querschnittssyndrome möglich. Nicht bei Gerinnungsstörung [8] SPECT = Single-Photon-Emission-Computertomographie, PET = Positronen-Emissions-Tomographie

■ Bioptische Diagnostik

In Lokalanästhesie Gewebsentnahme zur Klärung von Neuropathien (meist N. suralis, S. 391), Myopathien (mittelgradig betroffener Muskel, S. 399) und Vaskulitiden (A. temporalis bzw. Nerven- und/oder Muskelbiopsie). CT-/MRT-gesteuerte Biopsie von spinalen Tumoren, Hirntumoren und Abszessen.

5 Tabellenanhang

- Ergänzungen
- Detailinformationen
- Übersichten
- Hilfestellungen

Tabelle 1 Hirnnervenmerkmale (S. 28)

Bahn	Hirnnerv/Kern	Funktion
Somato-sensorisch (afferent)	• II (Retina, Ganglien)	• Sehen
	• III (Propriozeptoren Augenmm.[1])	• Propriozeption[2]
	• IV (Propriozeptoren Augenmuskel)	• Propriozeption
	• V (Ganglion semilunare, Propriozeptoren Kaumuskeln, M. tensor veli palatini, M. tensor tympani)	• Sensibilität Gesicht/Nase/Nasenraum/Mundhöhle, Propriozeption, Dura (S. 6, 94)
	• VI (Propriozeptoren Augenmuskel)	• Propriozeption
	• VII (Ganglion geniculi)	• Ohrmuschelhöhle, Teile des Gehörgangs, Membrana tympani außen (sensibel)
	• VIII (Ganglion vestibulare; Ganglion spirale)	• Gleichgewicht; Gehör
	• IX (Ganglion superius)	• Mittelohr, Tuba Eustachii (sensibel)
	• X (Ganglion superius)	• Äußerer Gehörgang/Dura hintere Schädelgrube (S. 5)
Vegetativ (afferent)	• I (Riechzellen der Riechschleimhaut)	• Riechen
	• VII (Ganglion geniculi)	• Geschmack vordere 2/3 Zunge (Chorda tympani), Geschmack Unterfläche weicher Gaumen (N. petrosus major)
	• IX (Ganglion inferius, Ganglion superius)	• Geschmack/sensibel hinteres 1/3 Zunge, Rachenschleimhaut, Tonsillen, Tuba auditoria (sensibel)
	• X (Ganglion inferius)	• Bauchraum (sensibel), Epiglottis (Geschmack)
Motorisch (efferent)	• III (Nucl.[3] oculomotorius)	• Augenmuskeln (außer IV, VI), Lidhebung (M. levator palpebrae superioris)
	• IV (Nucl. trochlearis)	• Schräge Augenbewegungen (M. obliquus superior)
	• V (Nucl. motorius N. trigemini)	• Kauen[4], Gaumensegelspannung[5], Trommelfellspannung[6]
	• VI (Nucl. n. abducentis)	• Laterale Augenbewegung (M. rectus lateralis)
	• VII (Nucl. n. facialis)	• Gesichtsmuskeln, Platysma, M. stylohyoideus, M. digastricus
	• IX (Nucl. ambiguus)	• Pharynxmuskeln, M. stylopharyngeus
	• X (Nucl. ambiguus)	• Schlucken (Pharynxmuskeln), Sprechen (N. laryngeus superior),
	• XI (Nucl. ambiguus, motorische Vorderhornzellen des Zervikalmarks)	• Pharynx-/Larynxmuskeln, M. sternocleidomastoideus[7], M. trapezius[8]
	• XII (Nucl. n. hypoglossi)	• Zungenmuskeln
Vegetativ (efferent)	• III (parasympathisch, Westphal-Edinger-Kern)	• Pupillenverengung (M. sphincter pupillae), Linsenwölbung (M. ciliaris)
	• VII (parasympathisch, Nucl. salivatorius superior)	• Nasen-/Tränendrüsensekretion, Speichelsekretion (Glandula sublingualis et submandibularis)
	• IX (parasympathisch, Nucl. salivatorius inferior)	• Speichelsekretion (Glandula parotis)
	• X (parasympathisch, Nucl. dorsalis n. vagi)	• Lunge, Herz, Darm bis linke Colonflexur (motorisch); Drüsensekretion (Atemwege, Darm)

[1] Augenmuskeln [2] s. S. 104. [3] Nucleus [4] M. masseter, M. temporalis, Mm. pterygoideus lateralis et medialis [5] M. tensor veli palatini [6] M. tensor tympani [7] Schulterhebung, Fixierung der Scapula, Mitbewegung der Halswirbelsäule [8] Kopfdrehung, -beugung, -streckung

Tabelle 2 Kennmuskeln motorischer Nervenwurzeln (S. 32)

Segment	Kennmuskel
C4	Diaphragma
C5	Mm. rhomboidei, M. supraspinatus, M. infraspinatus, M. deltoideus
C6	M. biceps brachii, M. brachioradialis
C7	M. triceps brachii, M. extensor carpi radialis, M. pectoralis major, M. flexor carpi radialis, M. pronator teres
C8	M. abductor pollicis brevis, M. abductor digiti quinti, M. flexor carpi ulnaris, M. flexor pollicis brevis
L3	M. quadriceps femoris, M. iliopsoas; Mm. adductor longus, brevis et magnus
L4	M. quadriceps femoris (M. vastus medialis)
L5	M. extensor hallucis longus, M. tibialis anterior, M. tibialis posterior, M. gluteus medius
S1	M. gastrocnemius, M. gluteus maximus

Tabelle 3 Tremorphänomene (S. 62)

Bezeichnung	Merkmale
Physiologischer T.[1](PT)	Normal vorhanden, kaum sichtbar, asymptomatisch. Bedeutung ungeklärt. Isometrischer T. z. B. beim Halten eines schweren Gegenstandes
Verstärkter physiologischer T., medikamenten- und toxisch induzierter T.	Amplitude > PT, Frequenz = PT. Fehlt in Ruhe. Überwiegend HT[2]. *Psychische Belastungen* (Angst, Ermüdung, Frieren, Aufregung). *Metabolische Störungen* (Hyperthyreose, Hypoglykämie, Phäochromozytom). *Medikamentös-toxisch* (Alkohol-/Drogen-/Medikamentenentzug, Quecksilber, Mangan, Lithium, Valproinsäure, Ciclosporin A, Amiodaron, Flunarizin, Cinnarizin, trizyklische Antidepressiva, Neuroleptika ⇨ tardiver T.)
Essentieller T. (ET)	*Klassischer ET*: HT > BT[3]. Ca. 60% autosomal-dominant, Rest sporadisch. Hände > Kopf > Stimme > Rumpf. Häufig Abnahme durch Alkohol. *Orthostatischer T.*: Nur im Stehen ⇨ Unsicherheit, Stillstehen erschwert. *Aufgabenbezogener T.*
T. bei Parkinson-Syndrom	RT[4]. s. S. 206. Ein HT und BT kommt vor
Zerebellärer T.	Symptomatischer IT[5] bei Kleinhirnstörungen. HT sowie Kopf-/Rumpf-T. im Stehen sind möglich (alkoholtoxisch)
Holmes-T. (rubraler, Mittelhirn-T., Myorrhythmien)	RT + HT + IT, proximal betont, stark behindernd. Bei Läsionen nigrostriataler und zerebello-thalamischer Bahnen (Multiple Sklerose, Infarkt)
T. bei (Poly-) Neuropathien	RT, HT oder IT, proximal oder distal betont. 3–10 Hz[6]
Gaumensegel (palataler)-T.	Symptomatisch (medulläre Läsion durch Enzephalitis, Multiple Sklerose, Hirnstamminfarkt) oder essentiell (klickendes Ohrgeräusch)
Psychogener T.	Wechselnde Körperregionen. Begleitende Muskelanspannung (Kokontraktion)

[1]T. = Tremor. [2]HT = Haltetremor. [3]BT = Bewegungstremor. [4]RT = Ruhetremor. [5]IT = Intentionstremor. [6] Bei hereditärer motorisch-sensorischer Neuropathie Typ I, chronischer demyelinisierender Polyradikulitis, paraproteinämischer Neuropathie, diabetischer Neuropathie, urämischer Neuropathie

Tabelle 4 Mesenzephale Hirnstammsyndrome (S. 71)

Anteriore Läsion (Mittelhirnfuß, Weber-Syndrom)

Ursache. Infarkt. Seltener sind Blutungen, Tumor (Germinom, Teratom, Pineozytom, Pineoblastom, Astrozytom, Meningeom des Tentoriumrandes, Lymphom) oder Multiple Sklerose.

Läsion	Symptom
Fasern des N. oculomotorius	Ipsilaterale Okulomotoriusparese + parasympathische Fasern (weite, lichtstarre Pupille)
Pyramidenbahn	Kontralaterale zentrale Parese + Gesicht (⇨ supranukleäre Fazialisparese) + Spastik. Dysarthrie (supranukleäre Hypoglossusparese)
Substantia nigra	Rigor (selten feststellbar)

Mediale Läsion (Mittelhirnhaube = Tegmentum, Benedikt-Syndrom)

Ursache. Wie bei anteriorer Läsion.

Läsion	Symptom
Fasern des N. oculomotorius	Ipsilaterale Okulomotoriusparese + parasympathische Fasern
Lemniscus medialis	Kontralaterale Minderung von Berührungs-, Lage- und Vibrationsempfinden
Nucleus ruber	Kontralateraler Tremor (Myorhythmie, ⇨ *Nucleus-ruber-Syndrom*; Holmes-Tremor)
Substantia nigra	Rigor ist möglich
Beteiligung des Pedunculus cerebellaris superior	Kontralaterale Ataxie (⇨ *Claude-Syndrom*)

Dorsale Läsion (Mittelhirndach = Tectum, Parinaud-Syndrom)

Ursache. Tumor des 3. Ventrikels. Infarkt. Arteriovenöse Malformation. Multiple Sklerose. Große Aneurysmen der hinteren Schädelgrube. Trauma. Shunt-Malfunktion. Metabolische Erkrankungen (Morbus Wilson, Niemann-Pick-Krankheit). Infektionskrankheiten (Morbus Whipple, Aids).

Läsion	Symptom
Okulomotoriuskerne	Pathologische Lidretraktion durch vermehrte Aktivität des M. levator palpebrae superioris (*Collier-Zeichen*). Im Verlauf Akkommodationsparese, mittelgradig dilatierte Pupillen (reagieren nicht auf Lichteinfall, verengen sich bei Konvergenzimpuls)
Fasciculus longitudinalis medialis	Konjugierte supranukleäre Blickparese nach oben (vertikale Blickparese ⇨ bei vertikaler passiver Kopfauslenkung bewegen sich die Augen nach oben, nicht bei willkürlichem Blick). Konvergenznystagmus mit Bulbusretraktion (*Nystagmus retractorius*) bei kranialer Blickrichtung
Kern des N. trochlearis	Trochlearisparese
Aquäduktkompression	Hydrozephalus (Kopfschmerzen, Papillenödem)

Fortsetzung **Tabelle 4** Mesenzephale Hirnstammsyndrome (S. 71)

Basilarisspitzensyndrom (top of the basilar syndrome)

Ursache. Großes Aneurysma des Basilariskopfes. Embolus/Thrombus im oberen Basilarisabschnitt. Vaskulitis. Postangiographisch. (Keine zentrale Parese.)

Läsion	Symptom
Mittelhirn	Ein- oder beidseitige vertikale Blickparese. Gestörte Konvergenz. Nystagmus retractorius. Blitzartige Oszillationen (Scheinbewegungen der Umgebung beim Gehen oder bei Kopfbewegungen). Collier-Zeichen. Augenfehlstellung mit Doppelbildern. Pupillen von klein und reagierend bis groß und nicht-reagierend
Thalamus, Anteile des Temporal- und Okzipitallappens	Gesichtsfeldstörungen (homonyme Hemianopsie, kortikale Blindheit). Wechselnd: Somnolenz, pedunkuläre Halluzinationen (traumähnliche, szenische Halluzinationen), Gedächtnisstörungen, Desorientiertheit, psychomotorische Unruhe

Tabelle 5 Pontine Hirnstammsyndrome (S. 72)

Anteriore Läsion (Brückenfuß)

Ursache. Thrombose der A. basilaris, Blutung, zentrale pontine Myelinolyse, Hirnstammenzephalitis, Tumor, Trauma. Arterieller Hypertonus (lakunärer Infarkt).

■ Mittlerer Brückenfuß

Läsion	Symptom
Pyramidenbahn	Kontralaterale zentrale Parese unter Aussparung des Gesichts
Fasern des N. trigeminus	Ipsilaterale Abschwächung der Sensibilität im Gesicht, periphere Parese der Kaumuskeln
Pedunculus cerebellaris medius	Ipsilaterale Ataxie

■ Lakunäre Läsion*

Läsion	Symptom
Pyramidenbahn	Kontralaterale zentrale Parese, teilweise beinbetont, mit oder ohne Gesichtsbeteiligung
Pedunculus cerebellaris medius	Ipsilaterale Ataxie, Dysarthrie und Dysphagie können je nach Lokalisation der Läsion hinzukommen (dysarthria clumsy hand syndrome)

* Ähnliche Syndrome sind auch bei supratentoriellen lakunären Läsionen (Capsula interna, thalamokortikale Bahnen) möglich

■ Locked-in-Syndrom (S. 120)

Läsion	Symptom
Bilaterale Schädigung der ventralen Brücke (kortikobulbäre, kortikospinale Bahnen), Abduzenskern, pontine paramediane retikuläre Formation, Fasern des N. trigeminus	Tetraplegie, Aphonie, Schluckunfähigkeit, horizontale Blicklähmung (Ausfall kalorischer Nystagmus), Ausfall Kornealreflex (Gefahr der Kornealulzeration)

Ungestört sind die Lid- und vertikalen Blickbewegungen (Aussparung der supranukleären okulomotorischen Bahnen), Sensibilität, Vigilanz (retikuläres aufsteigendes System intakt) sowie Spontanatmung.

Fortsetzung **Tabelle 5** Pontine Hirnstammsyndrome (S. 72)

Dorsale Läsion (Brückenhaube)

Ursache. Wie bei Brückenfuß-Läsionen.

■ Orale (obere) Brückenhaube (Raymond-Céstan-Syndrom)

Läsion	Symptom
Trigeminuskerne/-fasern	Ipsilateraler Sensibilitätsausfall Gesicht, periphere Parese der Kaumuskulatur
Pedunculus cerebellaris superior	Ipsilaterale Ataxie, Intentionstremor
Lemniscus medialis	Kontralaterale Minderung Berührungs-, Lage- und Vibrationsempfinden
Tractus spinothalamicus	Kontralateraler Verlust Schmerz- und Temperaturempfinden
Paramediane pontine Formatio reticularis (PPRF; „pontines Blickzentrum")	Ausfall der ipsilateralen konjugierten Blickwendung (Verlust des optokinetischen und vestibulären Nystagmus ⇨ PPRF-Läsion, aber ungestörter vestibulookulärer Reflex/VOR, S. 84)
Pyramidenbahn	Kontralaterale zentrale Parese unter Aussparung des Gesichts

■ Kaudale (untere) Brückenhaube

Läsion	Symptom
Pyramidenbahn	Kontralaterale zentrale Parese unter Aussparung des Gesichts
Kern/Fasern des N. facialis	Ipsilaterale (nukleäre = periphere) Fazialisparese (⇨ *Millard-Gubler-Syndrom*)
Fasern des N. abducens	Ipsilaterale Abduzensparese (⇨ *Foville-Syndrom*, Blickwendung „weg" von der Läsion; Ausfall des VOR)
Zentrale Sympathikusbahn	Ipsilaterales Horner-Syndrom
PPRF	Ausfall der ipsilateralen konjugierten Blickwendung
Lemniscus medialis und lateralis	Kontralaterale Minderung Berührungs-, Lage- und Vibrationsempfinden
Tractus spinothalamicus lateralis	Kontralateraler Verlust Schmerz- und Temperaturempfinden

Tabelle 6 Medulläre Hirnstammsyndrome (S. 73)

Mediale Läsion

Ursache. Thrombose der A. spinalis anterior bzw. der zugehörigen A. vertebralis.

Läsion	Symptom
Kern/Fasern des N. hypoglossus	Ipsilaterale periphere (nukleäre) Hypoglossusparese
Pyramidenbahn	Kontralaterale zentrale Lähmung (schlaff, bei isolierter Pyramidenbahnläsion) + Aussparung des Gesichts
Lemniscus medialis	Kontralaterale Minderung Berührungs-, Lage- und Vibrationsempfinden (Schmerz- und Temperaturempfinden ungestört)
Fasciculus longitudinalis medialis	Upbeat-Nystagmus

Laterale Läsion (dorsolaterales Medulla-oblongata-Syndrom, Wallenberg-Syndrom)

Ursache. Verschluß der A. cerebelli inferior posterior (PICA) oder A. vertebralis. Seltenere Ursachen sind Metastasen, Blutung bei vaskulären Malformationen, Multiple Sklerose, Vertebralisdissektion (nach chiropraktischen Maßnahmen), Trauma, Schußverletzungen, Cocainintoxikation.

Läsion	Symptom
Nucleus tractus spinalis n. trigemini	Ipsilaterale Analgesie/Thermanästhesie des Gesichts und fehlender Kornealreflex. Eventuell Gesichtsschmerzen
Nucleus n. cochlearis	Ipsilaterale Hörminderung
Nucleus ambiguus	Ipsilaterale Parese von Pharynx und Larynx (Heiserkeit, Gaumensegellähmung, Dysarthrie und Dysphagie; keine Störung der Zungenbeweglichkeit)
Nucleus tractus solitarii	Ageusie (Geschmacksstörungen)
Nucleus dorsalis n. vagi	Tachykardie und Dyspnoe
Nucleus vestibularis inferior	Nystagmus von der Läsion weggerichtet, Fallneigung zur Läsionsseite, Übelkeit und Erbrechen
Tractus tegmentalis centralis	Ipsilaterale Myorhythmien des Gaumensegels und des Pharynx
Zentrale Sympathikusbahn	Ipsilaterales Horner-Syndrom
Formatio reticularis	Singultus
Pedunculus cerebellaris inferior	Ipsilaterale Ataxie und Intentionstremor
Tractus spinocerebellaris anterior	Ipsilaterale Muskeltonusminderung
Tractus spinothalamicus lateralis	Kontralateraler Verlust Schmerz- und Temperaturempfinden bei erhaltenem Berührungs-, Lage- und Vibrationsempfinden (*dissoziierte Empfindungsstörung*)

Bei Beteiligung der unteren Pons Doppelbilder. Hinterkopfschmerzen vor allem bei Vertebralisdissektion.

Tabelle 7 Syndrome bei Fazialisläsionen (S. 98)

Syndrom	Ätiologie
Hypo-/Amimie	Basalganglienstörung (S. 206), Depression
Blepharospasmus, Meige-Syndrom, Lidöffnungsapraxie, oromandibuläre Dystonie, Tic (S. 64ff)	Basalganglienstörung
Melkersson-Rosenthal-Syndrom (rezidivierende Gesichts-/Lippenschwellung, periphere Fazialisparese, Lingua plicata)	Unbekannt
Heerfordt-Syndrom (Fieber, Uveitis, Parotitis, periphere Fazialisparese)	Gelegentlich Sarkoidose, Lymphom. Kryptogenetisch
Beidseitige periphere Fazialisparese	Neuroborreliose, Guillain-Barré-Syndrom, Fisher-Syndrom, Botulismus
Moebius-Syndrom	Kongenitale beidseitige Fazialisparese (+ Ausfall VI beidseits, einseitig XII sowie IV, VIII, IX)
Synkinesien (unwillkürliche Mitbewegungen von Gesichtsmuskeln, z. B. Lidspaltenverengung bei Mundspitzen)	Fehlgeleitete Regeneration nach Fazialisparese
Pseudobulbärparalyse	Multiple bilaterale supratentorielle oder pontine vaskuläre Läsionen
Facies myopathica	Myopathien (myotone Dystrophie, Myasthenie, fazio-skapulo-humerale Muskeldystrophie)
Gustatorisches Schwitzen (Frey-Syndrom)/Weinen („Krokodilstränen")	Fehlgeleitete Regeneration des N. auriculotemporalis/N. facialis
Progressive faziale Hemiatrophie	Unbekannt

Tabelle 8 Neurologische Ursachen von Schluckstörungen (S. 102)

Symptom	Läsionsort	Mögliche Erkrankung
Wegen Parese orale Phase erschwert, (leicht) verzögerter Schluckreflex	Supratentoriell unilateral	Hirninfarkt, Tumor, Hirnblutung
Verzögerter Schluckreflex, Aspiration vor allem von Flüssigkeiten, verlängerte orale Phase (Pseudobulbärparalyse, Akinesie, Dysarthrie, Dysphonie, Speichelfluß, oromandibuläre Dystonie)	Supratentoriell bilateral	Vaskuläre Läsionen (Infarkt, Multiinfarkt, Blutung), Trauma, Tumor, Multiple Sklerose, Enzephalitis, Parkinson-Syndrom, Multisystematrophie, Alzheimer-Krankheit, Creutzfeldt-Jakob-Krankheit, Hydrozephalus, Dystonien (medikamentös-toxisch, Chorea), Intoxikation, Zerebralparese
Fehlender Schluckreflex, gestörte pharyngeale Phase, Aspirationsgefährdung groß, verminderter Hustenreflex (Bulbärparalyse, Dysarthrie, Atemstörungen)	Hirnstamm, Kleinhirn	Vaskuläre Läsionen, Multiple Sklerose, Tumor, Trauma, amyotrophe Lateralsklerose, Syringobulbie, Poliomyelitis, Arnold-Chiari-Malformation, zentrale pontine Myelinolyse, Listerienmeningitis, spinobulbäre Muskelatrophie, spinozerebelläre Degeneration
Je nach betroffenem Nerv/Muskel: Kauschwäche, gestörte orale Phase, verminderter Lippenschluß, nasaler Flüssigkeitsaustritt, gestörte pharyngeale Phase (Dysarthrie)	Hirnnerv	Fazialisparese, Guillain-Barré-Syndrom, Neuropathie bei Diabetes mellitus, Amyloidose, Schädelbasissyndrom S. 74.
Wie vorstehend (generalisierte Myopathie, Dysphonie)	Neuromuskulär	Myasthenie, amyotrophe Lateralsklerose, Lambert-Eaton-Syndrom, Botulismus, Poly-/Dermatomyositis, Sklerodermie, Hyperthyreose, okulopharyngeale Muskeldystrophie, myotone Dystrophie, fazio-skapulo-humerale Muskeldystrophie, Nemaline-Krankheit

Tabelle 9 Schmerzformen[1,2] (S. 108)

Bezeichnung	Merkmal	Ätiologie[1]
Nozizeptiver (somatischer, S. 110) Schmerz[3]	Parästhesien, Allodynie[4], Sensibilitätsminderung, gut lokalisierbar	Meralgia paraesthetica, Karpaltunnelsyndrom, Hautläsion
Neuropathischer Schmerz, Neuralgie (S. 186, 318 ff)	Im Nervenausbreitungsgebiet starke Schmerzen, Parästhesien, Allodynie, Sensibilitätsausfall, druckschmerzhafter Nerv, gut lokalisierbar	Mononeuritis, Polyneuropathie, Trauma, Nervenkompression, Trigeminusneuralgie, Neurom
Radikulärer Schmerz (S. 319 f)	Wie vorstehend + Verstärkung durch Dehnung (z. B. Lasègue)/Bewegung	Bandscheibenvorfall, Polyradikulitis, Meningeosis, Neurinom
Übertragener Schmerz	S. 110	S. 110
Deafferentierungsschmerz, Anaesthesia dolorosa	Schmerz in anästhetischem und analgetischem Nervenareal	Plexusläsion, radikuläre Läsion, Trigeminusläsion
Phantomschmerz	Im Bereich der amputierten Extremität empfundene Schmerzen	Nach Gliedmaßenamputation
Zentraler Schmerz	Brennend-bohrender Schmerz im Bereich neurologischer Defizite, ungenau lokalisierbar, oft dissoziierte Empfindungsstörung, Dysästhesie, Parästhesie, Auslösung durch Stimuli	Hirninfarkt, -blutung, Tumor (Kortex, Thalamus, Marklager, Capsula interna), Hirnstamm, Rückenmark; Syrinx, Trauma, Multiple Sklerose (Hirnstamm, Rückenmark)
Chronischer Schmerz („Schmerzkrankheit")	Schmerzdauer > 6 Monate; Beeinträchtigung sozialer Kontakte, der Emotionalität, der körperlichen Aktivität	Sensitierung von Nozizeptoren? Transsynaptische Neuropeptidinduktion (Calcitonin generelated peptide = CGRP, Substanz P = SP, Neurokinin A = NKA)?
Psychogener Schmerz	Diskrepanz zwischen Symptomen und Organbefund bzw. syndromatischer Zuordnung	Psychiatrische Erkrankung

[1]Auswahl [2]Fließende Übergänge der einzelnen Formen [3]Nozizeptorschmerz [4]Schmerzauslösung durch normalerweise nicht schmerzauslösende Reize

Tabelle 10 Charakteristika von Schlafstadien (S. 112)

Stadium	EEG[1]	EOG[2]	EMG[3]
Wach	α-Aktivität (8–13/s)	Lidschläge, Sakkaden	Hoher Tonus, Bewegungsartefakte
NREM 1	Zunehmende ϑ-Aktivität (2–7/s), Vertexwellen[4]	Langsame Augenbewegungen[5]	Geringe Tonusminderung
NREM 2	ϑ-Aktivität, Schlafspindeln[6], K-Komplexe[7]	Keine Augenbewegungen bis Stadium 4, EEG-Artefakte	Muskeltonus bis Stadium 4 weiter abnehmend
NREM 3	Gruppen hoher δ-Wellen (0,5–2/s, Amplitude > 0,75 µV)		
NREM 4	Gruppen hoher δ-Wellen		
REM	ϑ-Aktivität, Sägezahnwellen[8] möglich	Konjugierte rasche Augenbewegungen, episodisch	Niedriger, mittlerer Tonus

(nach Berger, 1992)

[1]Elektroenzephalogramm [2]Elektrookulogramm [3]Elektromyogramm [4]Bis 200 µV steile parasagittale Wellen [5]Slow eye movements = SEM [6]Spindelförmige 11,5–14/s-Wellen; Dauer 0,5–1,5 s; 3–8mal/s [7]Biphasische, im Beginn negative δ-Wellen, spontan oder durch akustische Stimuli [8]Gruppierte regelmäßige ϑ-Aktivität mit Sägeblatt-ähnlichem Aussehen

Tabelle 11 Diagnose des Hirntodes (nach: Wissenschaftlicher Beirat der Bundesärztekammer, 1998; S. 120)

Voraussetzungen	**Akute schwere primäre oder sekundäre Hirnschädigung** **Ausschluß anderer Ursachen**[1]
Klinische Befunde	Koma Lichtstarre mittelweite bis maximal weite Pupillen[2] Kein okulozephaler Reflex[3] Kein Kornealreflex[3] Keine Reaktion auf Schmerzreize im Trigeminusbereich Kein Pharyngeal- und Trachealreflex[3] Keine Spontanatmung[4]
Nachweis der irreversiblen Hirnschädigung	▪ **Beobachtungszeiten**[5] *Supratentorielle primäre Hirnschädigung* Erwachsene und Kinder älter als 2 Jahre ⇨ mindestens 12 Stunden Kinder jünger als 2 Jahre ⇨ mindestens 24 Stunden[6] Neugeborene ⇨ mindestens 72 Stunden[6] *Infratentorielle primäre Hirnschädigung* Wie bei supratentorieller Schädigung, aber zusätzlich 1 der Zusatzuntersuchungen[6] *Sekundäre Hirnschädigung* Erwachsene und Kinder älter als 2 Jahre ⇨ mindestens 72 Stunden ▪ **Ergänzende Befunde**[7] Null-Linien-EEG Erloschene evozierte Potentiale[8] Fehlende zerebrale Zirkulation

[1] Intoxikation, sedierende Medikamentenwirkung, neuromuskuläre Blockade, primäre Unterkühlung, Kreislaufschock, Koma durch endokrine/metabolische/entzündliche Krankheit als mögliche Ursache oder mitwirkende Ursache der Hirnfunktionsausfälle im Untersuchungszeitraum [2] kein Mydriatikum [3] S. 26 [4] Apnoe-Test: Beatmung mit 100% Sauerstoff über 10–20 Minuten, dann Hypoventilation mit 1–2 l 100% Sauerstoff/Minute, bis der P_aCO_2 60 mmHg beträgt (Kontrolle durch Blutgasbestimmung); dann Abtrennung vom Atemgerät und Beobachtung, ob ein spontaner Atemantrieb erfolgt [5] Die klinischen Befunde müssen im Anfang und am Ende des Beobachtungszeitraumes gleich sein [6] Mindestens 2mal eine der folgenden Zusatzuntersuchungen: Null-Linien-EEG oder Ausfall der frühen akustisch evozierten Potentiale oder Nachweis der fehlenden zerebralen Zirkulation (Doppler-Sonographie, Perfusionsszintigramm); die standardisierten Durchführungskriterien sind hierbei streng zu beachten [7] Liegt einer der ergänzenden Befunde vor, kann der Hirntod sofort festgestellt werden, wenn die Voraussetzungen und klinischen Befunde erfüllt sind [8] Frühe akustische, somatosensible zerebrale oder hochzervikale Komponenten evozierter Potentiale

Protokoll zur Feststellung des Hirntodes

Name ______________ Vorname ______________ geb: ______________ Alter: ______________
Klinik: ______________
Untersuchunngsdatum: ______________ Uhrzeit: ______________ Protokollbogen- Nr.: ______________

1. Voraussetzungen:

1.1 Diagnose ______________
Primäre Hirnschädigung: ________ supratentoriell ______________ infratentoriell ______________

Sekundäre Hirnschädigung: ______________

Zeitpunkt des Unfalls/Krankheitsbeginns: ______________

1.2 Folgendende Feststellungen und Befunde bitte beantworten mit ja oder nein

Intokation:	ausgeschlossen: ________	Metabolisches oder endokrines Koma	ausgeschlossen: ________	
Relaxation:	ausgeschlossen: ________	Schock	ausgeschlossen: ________	
Primäre Hypothermie:	ausgeschlossen: ________	Systolischer Blutdruck	________	mm Hg

2. Klinische Symptome des Ausfalls der Hirnfunktion

2.1 Koma ______________
2.2 Pupillen weit/ mittelweit
Lichtreflex beidseits fehlt ________ 2.5 Trigeminus-Schmerz-Reaktion beidseits fehlt ______________
2.3 Okulo- zephaler Reflex beidseits
(Puppenkopf- Phänomen) fehlt ________ 2.6 Pharyngeal-/Tracheal-Reflex fehlt ______________

2.4 Korneal- Reflex beidseits fehlt ________ 2.7 Apnoe-Test bei $p_a CO_2$ ________ mmHg erfüllt ______________

3. Irreversibilitätsnachweis durch 3.1 oder 3.2

3.1 Beobachtungszeit:
Zum Zeitpunkt der hier protokollierten Untersuchungen bestehen die oben genannten Symptome seit ________ Std.
Weitere Beobachtung ist erforderlich
mindestens 12/24/72 Stunden ja ________ nein ________

3.2 Ergänzende Untersuchungen:
3.2.1 Isolektrisches (Null- Linien-) EEG,
30 Min. abgeleitet: ja ________ nein ________

3.2.2 Frühe akustisch evozierte Hirnstamm-
potentiale Welle III- V beidseits erloschenja ________ nein ________
Medianus- SEP beids. erloschenja ________ nein ________

3.2.3 Zerebraler Zirkulationsstillstand beidseits festgestellt durch:
Dopplersonographie: ________ Perfusionsszintigraphie: ________ Zerebrale Angiographie: ________

Datum ________ Uhrzeit ________ untersuchender Arzt ______________
Name Unterschrift

Abschließende Diagnose:
Aufgrund obiger Befunde, zusammen mit den Befunden der Protokollbögen Nr. ________, wird
der Hirntod und somit der **Tod des Patienten** festgestellt am: ________ um ________ Uhr.

Untersuchender Arzt: ______________ ______________
Name Unterschrift

(nach: Wissenschaftlicher Beirat der Bundesärztekammer, 1998)

Tabelle 12 Läsionstopik und Symptomatik von Sprechstörungen (Dysarthrien; S. 130)

Läsion	Symptomatik	Mögliche Erkrankungen[1]
Peripher[2]	Sprechen undeutlich (labiale/linguale Artikulation gestört, Rhinolalia = Näseln, ungenaue Differenzierung von Vokalen/Konsonanten), Dyspnoe. Flüsterstimme (Rekurrensparese). Heiserkeit (Laryngitis, Stimmbandpolyp, Extubation)	Fazialisparese, Myasthenie, amyotrophe Lateralsklerose, Diphtherie, Guillain-Barré-Syndrom, Syringobulbie, Tumor
Kleinhirn/ Hirnstamm (S. 54, 70)	Ataktische Dysarthrie (skandierend abgehackte Sprache), Artikulationsstörung. Rauhe, tiefe Stimme (Läsion des N. vagus)	S. 278 f, Multiple Sklerose, Infarkt
Basal-ganglien (nicht-pyramidale Dysarthrie)	Hypophonie (S. 206, monoton, leise, undeutlich). Spasmodische Dysphonie (S. 64). Hyperkinetisch (S. 66, explosives, lautes, unkoordiniertes, abgehacktes Sprechen)	Parkinson-Syndrom, Dystonie, Chorea, Tic, Myoklonus
Marklager/ Kortex	Monotone, verlangsamte, rauhe, gepreßte Sprache. Tiefe, schwankende Tonlage. Ungenaue Artikulation	Bilaterale Marklagerläsionen (Pseudobulbärparalyse, lakunäre Infarkte, Multiple Sklerose), einseitige Infarkte
Diffus	Undeutliches, mühsames, langsames Sprechen	Intoxikation, metabolische Störungen

[1]Beispiele, s. auch S. 64. [2]Läsion pontin (Bulbärparalyse), nukleär (2. motorisches Neuron), peripherer Nerv oder Muskulatur

Tabelle 13 Symptome und Ursachen einer Gedächtnisstörung (Amnesie; S. 134)

Amnesie	Symptome	Ätiologie[1]/Lokalisation
Transitorische, globale Amnesie[2]	Akut einsetzend, zeitlich begrenzt. Immer gleiche Fragen („Was mache ich hier?“). Ratlos, ängstlich. Alltägliche Handlungen nicht gestört. Antero-/retrograde Amnesie	(Venöse) Ischämie? Migräne? (Weitgehende) Rückbildung
Akute, vorübergehende Amnesie	Neben antero-/retrograder Amnesie Symptome der Begleiterkrankung	Komplex-fokale epileptische Anfälle. Posttraumatisch
Akute, andauernde Amnesie	Neben antero-/retrograder Amnesie Symptome der Begleiterkrankung	Bilaterale Infarkte (Hippocampus, Thalamus, A. cerebri anterior). Trauma (orbitofrontal, mediobasal, dienzephal). Hypoxie (Herz-Kreislauf-Stillstand, Kohlenmonoxidvergiftung)
Subakute, andauernde Amnesie	Oft anfangs Verwirrtheit, antero-/retrograde Amnesie. Symptome der verursachenden Krankheit	Wernicke-Korsakow-Syndrom. Herpes-simplex-Enzephalitis. Basale Meningitis (Tuberkulose, Sarkoidose, Pilze)
Chronische, progrediente Amnesie	Anterograde, im Verlauf auch retrograde Amnesie. Symptome der verursachenden Krankheit	Tumor (3. Ventrikel, Temporallappen). Paraneoplastische „limbische“ Enzephalitis (Bronchialkarzinom). Alzheimer-Krankheit, Pick-Krankheit

[1]Auswahl [2]Synonym: amnestische Episode

Tabelle 14 Mögliche Ursachen einer Demenz (S. 136)

Ursache[1]	**Diagnostische Kriterien**[2]
Alzheimer-Krankheit (S. 297 f)	Vorwiegend temporale und parietale Degenerationen. Selten autosomal dominante Vererbung. Keine fokalen neurologischen Defizite. *Kognitives Defizit*: Anterograde Amnesie, amnestische Aphasie, Akalkulie, visuell-räumliche Leistungen. *Verhaltensänderung*: Anfangs kaum. Anosognosie oder Dissimulation, paranoide Symptome, gestörter Schlaf-Wach-Rhythmus
Vaskuläre Demenz	Subkortikale vaskuläre Demyelinisierung durch multiple Infarkte, Lakunen oder Vaskulitiden. Fluktuierender Verlauf. *Neurologische Herdsymptome*: Hemiparese, Aphasie, Apraxie, Gangstörung, Blasenfunktionsstörungen, Babinski. Pseudobulbärparalyse (bilaterale Läsionen der kortikobulbären Bahnen ⇨ Dysarthrophonie, Dysphagie, Zungen-/faziale Parese, emotionaler Kontrollverlust mit plötzlichem Lachen oder Weinen). *Kognitives Defizit*: Merkfähigkeit („forgetting to remember"), Frontalhirnstörung (S. 122). *Verhaltensänderung*: Verlangsamt, antriebsgemindert, gestörter Schlaf-Wach-Rhythmus
Depression	Psychomotorische Verlangsamung, Antriebsminderung, Angst bewirken den Eindruck einer Demenz („Pseudodemenz"). S. Tabelle 42, S. 383
Alkohol	Korsakow-Syndrom: Orientierungs-/Merkfähigkeitsstörung, Konfabulationen
Hydrozephalus	Normaldruckhydrozephalus (S. 160)
Metabolisch-endokrinologisch	Morbus Wilson, Hypothyreose, Hypophyseninsuffizienz, hepatische/urämische Enzephalopathie, Hypoglykämien, Vitamin-B_{12}-Mangel, Wernicke-Enzephalopathie, hypoxisch
Tumor	S. 254 ff
Parkinson-Syndrom	S. 206 ff
Huntington-Krankheit	S. 300
Infektion (S. 222 ff)	HIV/andere Virusenzephalitiden, Prionenkrankheiten, Neurosyphilis, Morbus Whipple, Hirnabszesse, Neurosarkoidose
Trauma	Chronisches Subduralhämatom, posttraumatisch
Frontotemporale Degeneration, Pick-Krankheit (S. 298)	Gedächtnisfunktionen, visuell-räumliche Leistungen längere Zeit erhalten. Frontalhirnsyndrom (S. 122). Bei Pick-Krankheit frontotemporale asymmetrische Atrophie von Kortex und Marklager

[1]Nach relativer Häufigkeit geordnet. Sehr seltene Ursachen sind nicht aufgeführt. [2] Frühsymptome. Im Verlauf in der Regel Symptomzunahme und weitere Störungen

Tabelle 15 Hypothalamisch-hypophysäre Regelgrößen (S. 142)

Regelgröße	Hormon	Stimulus	Effekt	Anmerkung
Wasserhaushalt und Blutdruck	ADH	RR[1] ⇩, ⇧Plasmaosmolalität	Renale Wasserrückresorption und arterielle Vasokonstriktion (bei höheren ADH-Spiegeln)	ADH ⇩: Diabetes insipidus. (Ektope Produktion von) ADH ⇧ Syndrom der inadäquaten ADH-Produktion (SIADH)
Trijodthyronin (T_3), Thyroxin (T_4)	T_3, T_4	⇩ / ⇧ T_3/T_4	Anstieg/Abfall von TRH[2] ⇨ TSH[3]	(Basales) TSH ⇧ meist primäre Hypothyreose; TSH ⇩: meist Hyperthyreose
Corticosteroide	ACTH[4]	⇩ / ⇧Cortisol	Anstieg/Abfall CRH[5]	ACTH ⇧ Cushing-Syndrom; ACTH ⇩: sekundäre Nebenniereninsuffizienz
Testosteron (Mann)	LH, FSH[6]	⇩ / ⇧Testosteron	Anstieg/Abfall GnRH[7]	Testosteron ⇩: Abnahme Muskelmasse, Libidoverlust, Hypospermie, Impotenz
Östradiol, Progesteron (Frau)	LH, FSH	⇩ / ⇧Östradiol, Progesteron	Anstieg/Abfall GnRH	LH-/FSH ⇩: Zyklusstörungen, Mamma-/Uterusatrophie, Osteoporose, Atherosklerose
Prolactin (PRL)	PRL	⇧PRL ⇩ PRL	⇧Dopamin[8] ⇩ VIP[9], TRH	PRL ⇧ Galaktorrhoe, (♀) Amenorrhoe, Kopfschmerzen
Wachstumshormon	GH[10]	Sehr unterschiedliche Stimuli	GHRH[11] Somatostatin[12]	GH-Wirkung über Mediatoren (Somatomedine). GH⇧ Akromegalie; GH ⇩: Zwergwuchs (Kinder), Gewichtszunahme, Muskelatrophien.
Endogene Opioidpeptide	β-Endorphin (Hypophyse)	Sehr unterschiedliche Stimuli	Analgesie, Nahrungsaufnahme, Thermoregulation, Lernen, Gedächtnis	

[1]Blutdruck [2]Thyreotropin-releasing Hormon [3]Thyreoidea-stimulierendes Hormon des HVL = Thyreotropin [4]Adrenocorticotropes Hormon des HVL = Corticotropin [5] Corticotropin-releasing Hormon [6] LH = Luteinisierendes Hormon, FSH = Follikel-stimulierendes Hormon (beide HVL); Synonym: Gonadotropine [7]Gonadotropin-releasing Hormon [8]Aus Hypothalamus, hemmt Prolactinfreisetzung über D_2-Rezeptoren der Hypophyse [9] Vasoaktives intestinales Peptid (HVL) [10]GH = human growth hormone = STH = Somatotropin [11] Growth-hormone-releasing Hormon (stimulierend wirksam) [12]Aus Hypothalamus (hemmend wirksam)

Tabelle 16 Syndrome bei Läsionen des limbischen Systems (S. 144)

Syndrom	Symptome	Läsion*
Delir, akuter Verwirrtheitszustand	Störungen von Bewußtsein, Aufmerksamkeit, Wahrnehmung, Gedächtnis, Schlaf-Wach-Rhythmus, des Denkens. Optische Halluzinationen. Wechsel zwischen motorischer Hypo-/Hyperaktivität. Affektive Störungen (Angst, Depression, Reizbarkeit, Euphorie, Ratlosigkeit)	Bilateral mediobasaler Temporallappen (Hippocampus, Corpus amygdaloideum), Hypothalamus
Pathologisches Lachen und Weinen	Unkontrollierbarer emotionaler Ausbruch. Begleitend bei zentralen Lähmungen (Pseudobulbärparalyse, amyotrophe Lateralsklerose, Multiple Sklerose), fokalem epileptischem Anfall (gelastischer Anfall). Prodrom eines Hirninfarktes	Capsula interna, Basalganglien, Thalamus, Tractus corticonuclearis
Aggressives, gewalttätiges Verhalten. Unkontrollierte Wutausbrüche	Reaktion auf nicht bedrohliche Situationen oder aus relativ geringem Anlaß. Bei fokalem epileptischem Anfall, nach Schädel-Hirn-Trauma, hypoxischer Enzephalopathie, Hirntumor, Herpes-simplex-Enzephalitis, Tollwut, Hirninfarkt/-blutung, Hypoglykämie, Intoxikation (Drogen, Alkohol)	Mediobasaler Temporallappen (Corpus amygdaloideum)
Emotionale Indifferenz, Apathie, akinetischer Mutismus	Meist im Rahmen einer Grunderkrankung, z. B. Alzheimer-/Pick-Krankheit, Herpes-simplex-/Aids-Enzephalitis, hypoxische Enzephalopathie, Hirninfarkt/-blutung	Bilateral Area septalis, Gyrus cinguli
Gedächtnisstörung, transitorische globale Amnesie (S. 134 und Tabelle 13)	*Korsakow-Syndrom*: Störung des Kurzzeitgedächtnisses (erhaltenes Langzeitgedächtnis) und Zeitgefühls. Ungestört sind andere kognitive Funktionen und Bewußtsein	Beide Corpora mamillaria, mediobasaler Temporallappen
Störung der Sexualität	*Verstärkte* sexuelle Aktivität: posttraumatisch, nach Hirnblutungen, Dopaminergika bei Parkinson-Syndrom. *Verminderte* sexuelle Aktivität: Depression, medikamentöse Nebenwirkung	Area septalis, Hypothalamus

*Die aufgeführten Läsionen führen nicht immer zu diesen Syndromen. Auch ist Lokalisation und Ausmaß der in Frage kommenden Läsionen noch unsicher

Tabelle 17 Untersuchung bei vegetativen Kreislaufstörungen (S. 148)

„Durchblutungsstörungen“ werden zu häufig als Ursache von Symptomen wie Schwindel, Synkopen, Beeinträchtigung der Konzentration, Vergeßlichkeit oder Tinnitus angenommen. Die Diagnose einer kardiovaskulären Ursache zerebraler Symptome verlangt deren Nachweis (s. auch S. 166 ff).

Methode	Durchführung	Normalbefund
Sympathikus (Blutdruck)		
Schellong-Test (Orthostasetest)	Blutdruck- und Pulsmessung jede Minute. 10 Minuten Rückenlage, dann 5 Minuten stehen (ggf. Kipptisch)	Blutdruckabfall systolisch bis 10 mmHg, diastolisch bis 5 mmHg, Herzfrequenzzunahme bis 20/Minute
Valsalva-Manöver (VM)	Nach tiefer Inspiration Ausatmung gegen Widerstand (bis 40 mmHg) über 10–15 Sekunden (orientierend bei Mundschluß/zugehaltener Nase). Blutdruckmessung am Anfang, Ende und im Verlauf oder kontinuierlich	Kein Blutdruckabfall über 50% des Anfangswertes bei Ausatmung gegen Widerstand. Nach Ende des VM Blutdruckzunahme im Verlauf über den Ausgangswert (+ Reflex-Bradykardie)
Handgrifftest	Isometrische Muskelkontraktion (Handgriff) mit 30% der Maximalkraft für 3 Minuten	Diastolischer Blutdruck > 15 mmHg
Parasympathikus (Herzfrequenz)		
Schellong-Test mit 30/15-Quotient	Kontinuierliches EKG	Quotient aus RR-Intervall des 30. und 15. Herzschlages nach dem Aufstehen ist > 1
Respiratorische Sinusarrhythmie (Atemtest)	Ableitung des EKGs in Rückenlage. Maximal tiefe, ruhige Atemzyklen in einer Frequenz von 6/Minute. Aufzeichnung von 8 Zyklen. Wiederholung nach einer Ruhepause	Bestimmung des Quotienten aus längstem (Exspiration) RR- und kürzestem (Inspiration) RR-Intervall. Normal > 1,2 (altersabhängig)
VM mit EKG	Kontinuierliches EKG	Quotient aus längstem und kürzestem RR-Intervall ist > 1 (altersabhängig)
Karotissinusdruck*	Einseitige Karotissinusmassage für 10–20 Sekunden unter kontinuierlicher Blutdruck-/EKG-Kontrolle in Reanimationsbereitschaft	Reflektorischer Herzfrequenz-/Blutdruckabfall

(nach Low, 1997)

* Nicht bei Karotisstenose. Gefahr des Herzstillstandes, ischämischen Hirninfarktes

Tabelle 18 Atemstörungen bei neurologischen Krankheitsbildern (S. 150)

Hypoventilation	
Läsion	*Mögliche Ursachen*
Hirnstamm, obere Zervikalregion	Tumor, Infarkt, Blutung, Meningoenzephalitis (Listerien, Poliomyelitis), Trauma, Multiple Sklerose, Intoxikation, Parkinson-Syndrom (Rigor der Atemmuskulatur)
Motorische Vorderhornzelle	Amyotrophe Lateralsklerose, Tetanus, Poliomyelitis, Post-Polio-Syndrom
Peripherer Nerv	Guillain-Barré-Syndrom, Phrenikusläsion
Neuromuskulär	Myasthenia gravis, Botulismus, Lambert-Eaton-Syndrom, Muskeldystrophie, Polymyositis, saurer Maltasemangel, Elektrolytstörungen (Na⇩, K⇩, Ca⇧, Phosphat⇩, Mg⇧)
Hyperventilation	
Mögliche metabolische Änderungen	
Ca^{2+}⇩ ⇨ Korpopedalspasmen, Parästhesien, Tetanie; *Phosphat* ⇩ ⇨ Muskelparesen; *pH*⇧ ⇨ Schwindelgefühl, Sehstörungen, Synkope, epileptischer Anfall	Pneumonie, Lungenembolie, Bronchialasthma, Azidose (diabetisch, renal, Laktat⇧), Angst, Schmerzen, psychische Erkrankung, Meningoenzephalitis, zerebraler Tumor, Fieber, Sepsis, Salicylate

Tabelle 19 Neurologische Ursachen gastrointestinaler Funktionsstörungen (S. 154)

GI-Syndrom[1]	**Beschwerden**	**Krankheit**[2]
Dysphagie	S. 102	Tabelle 8
Gastroparese	Verzögerte Magenentleerung ⇨ Nausea, Erbrechen, Anorexie, Völlegefühl	Diabetes mellitus, Amyloidose, paraneoplastisches Syndrom, Dermatomyositis, Duchenne-Muskeldystrophie
Intestinale Pseudoobstruktion	Gestörte Darmmotilität ⇨ Nausea, Erbrechen, Völlegefühl, Gewichtsverlust, Störungen der Peristaltik	Parkinson-Syndrom, Multiple Sklerose, spinales Querschnittssyndrom, Guillain-Barré-Syndrom, Diabetes mellitus, Botulismus, Amyloidose, paraneoplastisches Syndrom, Medikamente (trizyklische Antidepressiva, Codein, Morphium, Clonidin, Phenothiazine, Anticholinergika, Vincristin), Morbus Hirschsprung
Obstipation[3]	Sehr unterschiedlich. Entleerungsfrequenz ⇩, harter Stuhl, verstärktes Pressen, Völlegefühl, Gefühl der unvollständigen Darmentleerung, Schmerzen, Flatulenz, Aufstoßen	Bewegungsmangel, Schluck-/Ernährungsstörungen, spinales Querschnittssyndrom, Schädel-Hirn-Trauma, Hirnstammläsionen, Parkinson-Syndrom, Multisystematrophie, Multiple Sklerose, Diabetes mellitus, Porphyrie, Medikamente (Morphium, Codein, trizyklische Antidepressiva)
Diarrhö[4]	Entleerungsfrequenz ⇧, flüssiger Stuhl, Tenesmus	Diabetes mellitus, Amyloidose, HIV-Infektion, Medikamente, Morbus Whipple
Erbrechen[5]	Würgen, Gähnen, Nausea, vermehrter Speichelfluß, Hautblässe, Schweißausbruch, Apathie, Blutdruckabfall, Tachykardie	Erhöhter intrakranieller Druck (S. 158), Schwindel (S. 58), Migräne, Meningitis, Meningiosis, Medikamente (Digitalis, Morphium, Chemotherapeutika), Intoxikation
Anale Inkontinenz	Vollständiger oder teilweiser Verlust der Kontrolle über die Stuhlausscheidung	Diabetes mellitus, Multiple Sklerose, Rückenmarksläsion, Läsion Conus medullaris/Cauda equina, dementielle Syndrome, Frontalhirnläsion (Tumor, Infarkt)

[1]Gastrointestinales Syndrom [2]Neurologische Krankheitsbilder, die häufiger mit gastrointestinalen Syndromen einhergehen bzw. neurogene Ursachen solcher Syndrome [3]Normale Darmentleerungsfrequenz liegt bei 3×/Woche, jedoch besteht eine subjektive Variabilität. [4]Normale Stuhlfrequenz bis 3×/Tag. Diarrhö = Zunahme des Stuhlgewichts über 200g/Tag. Pseudodiarrhö = erhöhte Stuhlfrequenz ohne erhöhtes Stuhlgewicht. Diarrhö ist von einer Analinkontinenz abzugrenzen. [5]„Brechzentrum“ innerhalb der Formatio reticularis zwischen Olive und Tractus solitarius, kontrolliert und steuert Vorgänge beim Erbrechen. *Afferenzen*: Chemorezeptoren der Area postrema (S. 140), vestibulär, kortikal, limbisches System, gastrointestinal, somatosensorisch. *Efferenzen*: N. phrenicus (Diaphragma), spinal (Atem-, Abdominalmuskulatur), N. vagus (Larynx, Pharynx, Ösophagus, Magen)

Tabelle 20 Neurogene Blasenfunktionsstörungen (S. 156)

Läsionsort	Krankheit	Blasenfunktionsstörung
Supratentoriell	Hirninfarkt (frontaler Kortex, motorische Bahnen)	Frequenz ⇧, Drang ⇧ [1], Dranginkontinenz[2], Detrusorhyperreflexie
	Parkinson-Krankheit	Detrusorhyperreflexie, hypokontraktile Blase
	Frontaler Hirntumor	Frequenz ⇧, Drang ⇧, Dranginkontinenz
	Demenz	Meist als Spätmanifestation: Frequenz ⇧ Dranginkontinenz
Supra- und infratentoriell	Multiple Sklerose[3] (unterschiedliche Störungen in Abhängigkeit vom Läsionsort)	Frequenz ⇧, Drang ⇧, imperativer Harndrang, Dranginkontinenz, Detrusorhyperreflexie, DSD[4]
	Amyotrophe Lateralsklerose	Frequenz ⇧, Dranginkontinenz, Detrusorhyperreflexie
	Multisystematrophie	Nykturie, Frequenz ⇧, Dranginkontinenz, willkürliche Entleerungsstörung
Rückenmark[5]	Trauma, Tumor, Ischämie, Myelitis, Multiple Sklerose, zervikale Myelopathie, spinale arteriovenöse Fistel	*Läsion oberhalb S2* („Reflexblase") ⇨ Hyperreflexie, Restharn, DSD *Läsion sakrales Miktionszentrum* („autonome Blase") Restharn, Detrusorareflexie, Blasenreflexstörung
Cauda equina, periphere Nerven	Autonome Neuropathie (z. B. Diabetes mellitus, paraneoplastisch, Guillain-Barré-Syndrom, medikamentös, toxisch), Trauma, Lumbalkanalstenose, Myelodysplasie, Tumor, Herpes zoster, Arachnopathie, Bandscheibenvorfall	Restharn, Detrusorareflexie, Blasenreflexstörung, vermindertes Füllungsempfinden, Frequenz ⇩

[1]Pollakisurie [2]Urge-Inkontinenz ⇨ unfreiwilliger Urinverlust bei starkem (imperativem) Harndrang [3]Harnwegsinfektionen sind häufig [4]Detrusor-Sphinkter-Dysergie [5]Im Stadium des spinalen Schocks besteht eine Detrusorareflexie (Blasenatonie, „Schockblase") mit Restharn (Überlaufinkontinenz). Blasenüberdehnung kann zu starker Blutdruckerhöhung begleitet von Kopfschmerzen, Schwindel und Hyperhidrosis oberhalb der spinalen Läsion führen

Tabelle 21 Ursachen eines erhöhten intrakraniellen Drucks (S. 158)

Pathogenese	Krankheitsbild
Raumforderung	Hämatom (epidural, subdural, intrazerebral), Hirntumor/Metastase, Hirnabszeß
Liquorvolumen ⇧	Hydrozephalus
Hirnvolumen ⇧	Pseudotumor cerebri, Hirninfarkt, globale Hypoxie/Ischämie, hepatische Enzephalopathie, akute Hyponaträmie
Hirn- und Blutvolumen ⇧	Schädel-Hirn-Trauma, Meningitis, Enzephalitis, Eklampsie, hypertensive Enzephalopathie, Sinusvenenthrombose

Tabelle 22 Ursachen einer intrakraniellen Druckerniedrigung (S. 160)

Pathogenese	Befund	Ursache
Spinale Zirkulationsstörung[1]	Fehlender Druckanstieg bei Queckenstedt-Test	Tumor, Arachnopathie, Bandscheibenvorfall
Liquorfistel	Spinaler duraler Defekt, Rhinorrhö, Otorrhö	Vorhergegangene LP[2], Trauma, neurochirurgisch postoperativ, Tumor, Osteomyelitis
Dehydratation	Durst, Hauttrockenheit, Müdigkeit, Blutdruckabfall, Benommenheit bis zur Bewußtlosigkeit	*Isoton, hypoton*: Erbrechen, Diarrhö, Diuretikum. *Hyperton*: Dursten, starkes Schwitzen, Mannitgabe
Spontan	Erniedrigter ICP	Spinale Liquorfistel (?)

[1]Bei einer kompletten Blockade fällt der Druck bei der Entleerung kleiner Volumina stark ab. Es besteht dabei das Risiko, ein spinales Kompressionssyndrom durch Einklemmung zu verschlimmern. [2]Lumbalpunktion

Tabelle 23 Ursachen chronischer täglicher Kopfschmerzen (S. 182)

Kopfschmerz	Symptome/Krankheitsbilder
Primärer Kopfschmerz	
Chronischer Spannungskopfschmerz	S. 182
Migräne	Geringe bis starke, oft einseitige Schmerzen (***transformed migraine***). Zusätzlich Migräneattacken (S. 184)
Atypischer Gesichtsschmerz	Ein- oder beidseitig, oft nasolabial oder im Gaumenbereich betont, wechselnd intensiv, als sehr quälend empfunden. Unterschiedliche Behandlungen und operative Eingriffe bewirken keine Schmerzänderung bzw. eine Schmerzzunahme. Sämtliche klinischen und apparativen Untersuchungen liefern normale Befunde („Ausschlußdiagnose")
Sekundärer Kopfschmerz	Posttraumatischer K.[1], medikamenteninduzierter K., vaskulär (S. 182), intrakranielle Raumforderung, Hydrozephalus, Sinusitis, Parkinson-Syndrom, zervikale Dystonien, Myoarthropathien des Kausystems[2], psychiatrische Krankheitsbilder (Depression, Schizophrenie, Hypochondrie), Läsionen der Halswirbelsäule (degenerativ, Fraktur, Klippel-Feil-Syndrom, Down-Syndrom, basiläre Impression, Osteoporose, ossäre Metastasen, Spondylitis, rheumatoide Arthritis), Zervikalmarkläsion /Meningismus (Tumor, Blutung, Syringomyelie, zervikale Myelopathie, v. Hippel-Lindau-Syndrom, Meningitis, Meningeosis carcinomatosa, Liquorunterdruck)

[1]Kopfschmerz [2]temporomandibular joint (TMJ) dysfunction, oromandibuläre Dysfunktion

Tabelle 24 Prognostische Anhaltspunkte bei Epilepsien (S. 198)

Günstig	Ungünstig
Nur 1 Anfallstyp	Mehrere Anfallstypen
Keine weiteren Beeinträchtigungen	Zusätzliche neurologische Störungen
Höheres Alter bei Epilepsiebeginn	Beginn in jüngeren Jahren
Epileptisches Syndrom ist mit einer Krankheit aufgetreten, die vollständig ausheilt	Spontane Anfälle
Kurzdauernde einzelne Anfälle	Status epilepticus
Niedrige Anfallsfrequenz	Hohe Anfallsfrequenz
Gut mit Medikamenten zu behandeln	Unzureichende Anfallskontrolle mit Antiepileptika

(nach Neville, 1997)

Tabelle 25 Mögliche Ursachen einer Synkope (S. 200)

Ursache	Störung/Auslöser
Kardial	*Arrhythmien* (Brady-, Tachy- oder Reflexarrhythmien), *Herzkrankheiten* (z. B. Kardiomyopathie, Myxom, Mitralstenose, angeborene Fehlbildungen, Lungenembolie)
Blutdruckregulation	*Hypovolämie, Hypotonus* (vagovasal bei Emotionen wie Schmerz, Angst, Anblick von Blut, Ekel; orthostatisch-dysregulatorisch bei langem Stehen, Hitze, Übermüdung, Alkohol; Multisystemdegeneration; Polyneuropathien, z. B. hereditäre Formen, toxisch, bei Amyloidose; Polyradikuloneuropathien/Guillain-Barré-Syndrom; medikamentös durch Antihypertensiva, Nitrate), *Querschnittslähmung* oberhalb Th 6
Zerebrovaskulär	*Subklavia-Anzapf-Syndrom, Basilarismigräne, Takaysu-Krankheit*
Metabolisch	*Hypoglykämie, Hyperventilation, Anämie, Anoxie, postprandial* (ältere Menschen)
Verschiedene Faktoren	Starker *Husten* (Hustensynkope, „Hustenschlag", Ictus laryngis), *Miktion* (Miktionssynkope), *Defäkation*, längeres *Lachen* („Lachschlag", Geloplegie), *Glossopharyngeusneuralgie*, respiratorischer *Affektkrampf* im Kleinkindesalter („Schreikrampf"), *Popkonzert* (weibliche Teenager), Rückenlage bei *Schwangeren* (supine syndrome)

Tabelle 26 Ursachen einer Sturzattacke (S. 204)

Bezeichnung	Ursache	Merkmale
Drop attack	TIA[1] der vertebrobasilären Gefäße	Meist Begleitsymptome wie Schwindel, Doppelbilder, Ataxie oder Parästhesien
	TIA der A. cerebri anterior	Gemeinsamer Ursprung beider anterioren Arterien aus der A. carotis interna
	Kolloidzyste des 3. Ventrikels	Lageabhängige Kopfschmerzen
	Tumor der hinteren Schädelgrube	Sturz nach plötzlicher Kopfbeugung
Parkinson-Syndrom	Morbus Parkinson, Multisystematrophie	S. 206 f
Muskelschwäche	Myopathie, Guillain-Barré-Syndrom, Polyneuropathie, spinale Läsionen	S. 50 f
Spinale oder zerebelläre Ataxie, Gangapraxie	Funikuläre Myelose, Kleinhirnläsionen, metabolische Enzephalopathien, Hydrozephalus, Status lacunaris, zervikale Myelopathie, Multiple Sklerose	s. einzelne Krankheitsbilder
Kryptogenetisch	Unbekannt	Frauen ab 40. Lebensjahr nur im Gehen
Vestibuläre Störung	Morbus Ménière (vestibuläre Sturzattacke ⇨ Tumarkins otolithische Krise); gelegentlich z. B. Otitis media, toxisch oder traumatisch	Schwindel, Übelkeit, Nystagmus, Tinnitus. Bei vestibulärer Sturzattacke können Begleitsymptome fehlen
Kataplexie	Durch Emotionen (Schreck, Lachen, Ärger) ausgelöster Muskeltonusverlust	Isoliert oder zusammen mit Narkolepsie

[1]Transitorisch ischämische Attacke

Tabelle 27 Diagnostische Kriterien der MS (Altersgruppe 10–59 Jahre; S. 218)

Diagnose	Schübe	Klinisch[1]		Apparativ[1]	Liquor[2]
Klinisch gesicherte MS	2 2	2 1	 und	– 1	– –
Laborgestützt gesicherte MS	2 1 1	1 2 1	oder und	1 – 1	+ + +
Klinisch wahrscheinliche MS	2 1 1	1 2 1	 und	– 1 1	– – +
Laborgestützt wahrscheinliche MS	2	–		–	+

(nach Poser et al., 1983)

[1]Anzahl der klinisch bzw. durch apparative Diagnostik nachgewiesenen Läsionen [2]Oligoklonale Banden oder erhöhtes IgG im Liquor

Tabelle 28 Therapeutische Hinweise zur Meningoenzephalitis (S. 224)

Klinik	Zusatzbefund	Medikament[1]
Bisher gesunder Patient	Grampositive Kokken im Liquor	Vancomycin + Cephalosporin[2]
	Gramnegative Kokken im Liquor	Penicillin G
	Grampositive Stäbchen im Liquor	Ampicillin oder Penicillin G + Aminoglykosid[3]
	Gramnegative Stäbchen im Liquor	Cephalosporin[2] + Aminoglykosid[3]
Bisher gesunder Patient	Kein Nachweis von Erregern im Grampräparat des Liquors[5]	Wahrscheinliche *bakterielle* Infektion: Cephalosporin[2]. Alter > 50 Jahre + Ampicillin Wahrscheinliche *virale* Infektion: Influenza A: Amantadin oder Rimantadin; Herpes simplex S. 236; Zytomegalie S. 244; Polio S. 242; HIV S. 241; Varicella-Zoster S. 239
Septischer Fokus vorhanden (z. B. Mastoiditis), neurochirurgischer Eingriff, Schädel-Hirn-Trauma	Entsprechende Befunde z. B. im Knochenfenster des CT	Vancomycin + Cephalosporin[2]
Abwehrschwäche/immunsuppressive Therapie[4]	Evtl. Hirnstammsymptome oder gramnegative Stäbchen im Liquor	Ampicillin + Ceftazidim
Nosokomiale Infektion	Evtl. gramnegative Stäbchen im Liquor	Cephalosporin[2] + z. B. Oxacillin oder Fosfomycin + Aminoglykosid[3]
Neurologische Herdsymptome	Temporaler Herdbefund (EEG, CT und/oder MRT)	Aciclovir (S. 236)
Spinale und radikuläre Schmerzen	Epiduraler spinaler Abszeß (Diagnose durch Myelographie, CT oder/und MRT)	Cephalosporin[2] + z. B. Oxacillin oder Fosfomycin + Aminoglykosid[3]. Operation
Neugeborene (Alter < 3 Monate)	Kein Erregernachweis im Grampräparat des Liquors	Ampicillin + Cephalosporin[21]

[1] Empfehlungen nach Quagliarello und Scheld, 1997 [2] Z.B. Cefotaxim oder Ceftriaxon [3] Gentamycin oder Tobramycin [4] Möglichkeit einer tuberkulösen Infektion, Pilzmeningitis oder opportunistischen Infektion (S. 233, 245 f) beachten [5] Aseptische/virale Meningitis S. 234

Tabelle 29 Häufige Bakterielle Erreger einer Meningitis und Meningoenzephalitis (S. 226)

Erreger	Besiedlung/Fokus	Besonderheiten
Pneumokokken (S. pneumoniae/gram+/extrazelluläre Diplokokken) ⇨ Erwachsene[1]	Nasen-, Rachenschleimhaut; Schädel-Hirn-Trauma, neurochirurgische Eingriffe, externe Liquorableitung	Zusätzlich kann eine Sinusitis, Otitis media oder Pneumonie bestehen/vorausgehen. Posttraumatisch noch nach Jahren Meningitis, auch rezidivierende Meningitis möglich (Liquorfistel? Immundefizienz?). Perakute (apurulente Meningitis[2]), akute oder subakute (Tage bis Wochen) Verläufe. Epileptische Anfälle. Gefahr von Hirnabszessen, subduralem Empyem oder zerebraler Vaskulitis
Meningokokken (N. meningitidis[3]/gram-/intrazelluläre Diplokokken) ⇨ Kinder und Jugendliche[4]	Nasopharynx	Perakute Verläufe mit Sepsis, Nebennierenrindeninsuffizienz und Verbrauchskoagulopathie (Waterhouse-Friderichsen-Syndrom). Petechiale bis konfluierende Hautblutungen. Myo-/Perikarditis
Haemophilus influenzae (gram-/Stäbchen) ⇨ Kinder und Jugendliche	Nasen-, Rachenschleimhaut	Meist Typ B. Begleitend kann eine Sinusitis, Otitis media oder Pneumonie vorkommen/vorausgehen
Listerien (L. monocytogenes/gram+/Erregernachweis schwierig) ⇨ Neugeborene[5], Erwachsene Alter > 50 Jahre	Gastrointestinal über kontaminierte Lebensmittel (Milchprodukte, Salate)	Häufig im Verlauf fokale neurologische Ausfälle, vor allem als Hirnstammenzephalitis (Rhombenzephalitis). Prädisposition: Schwangerschaft, hohes Alter, Alkoholismus, Immunsuppression, maligne Grunderkrankung. Liquorbefunde stark variabel („buntes Zellbild")
Staphylokokken (S. aureus/gram+) ⇨ Neugeborene und Erwachsene *Enterobakterien* (gram-/Stäbchen) ⇨ Neugeborene	Endokarditis, Schädel-Hirn-Trauma, externe Liquorableitung, Lumbalpunktion, Harnwege, Spondylodiszitis	In Verbindung mit Sepsis, i. v. Drogenkonsum, Alkoholismus, Diabetes mellitus und/oder malignen Grunderkrankungen
Tuberkelbakterien (säurefeste Stäbchen)	Extrazerebrale Organtuberkulose	S. 232

Gram+ = grampositiv, gram- = gramnegativ [1] Alter >18 Jahre [2] Sehr rasch verlaufende Meningitis mit niedriger Liquorzellzahl, hohem Liquorgesamtprotein, hohem Liquorlaktat und zahlreichen Bakterien im Liquorausstrich. [3] Gruppe A: Zentralafrika, Südamerika; Gruppe B: Europa; Gruppe C: Nordamerika; Typwechsel möglich [4] Alter: 3 Monate bis 18 Jahre [5] Alter ≤ 3 Monate

Tabelle 30 Erregerprävalenzen zerebraler Virusinfektionen (S. 234)

Häufig	Vereinzelt	Selten
Meningitis		
Enteroviren[1,3], Arboviren[2,3], HIV[5], HSV Typ 2[4]	HSV Typ 1[4], LCMV[3], Mumpsvirus[3]	Adenoviren[4], CMV[4], Epstein-Barr-Virus (EBV)[4], Influenzavirus A + B[3], Masernvirus[3], Parainfluenzavirus[3], Rötelnvirus[3], Varicella-Zoster-Virus (VZV)[4]
Enzephalitis, Myelitis		
Arboviren, Enteroviren, HSV Typ 1, Mumpsvirus	CMV, EBV, HIV, Masernvirus[3], VZV	Adenoviren, Influenza A, LCMV, Parainfluenzavirus, Tollwutvirus[3], Rötelnvirus, HTLV I[5,6]

[1] Poliovirus 1–3, Coxsackievirus (B5, A9, B3, B4, B1, B6), Echovirus (7, 9, 11, 30, 4, 6, 18, 2, 3, 12, 22), Enterovirus (70, 71) [2] arthropode borne virus; hierzu zählen Alpha-, Flavi-, Pesti-, Bunya- und Orbiviren [3] RNA-Virus [4] DNA-Virus [5] Retrovirus [6] human T-cell lymphotropic virus Typ I bei Myelitis

Tabelle 31 Malignitätsgrade einiger Hirntumoren (S. 264)

Tumor	Grad I (benigne)	Grad II (semi-benigne)	Grad III (maligne)	Grad IV (maligne)
Neuroepitheliale Tumoren				
Astrozytome (Gliome)				
– fibrilläres, protoplasmatisches, gemistozytisches Astrozytom		+++	++	
– anaplastisches Astrozytom			+++	
– Glioblastom				+++
– pilozytisches Astrozytom	+++		+	
– pleomorphes Xanthoastrozytom		+++	++	
Oligodendrogliome				
– Oligodendrogliom		+++		
– anaplastisches Oligodendrogliom			+++	
Ependymome				
– Ependymom (zellulär, papillär, epithelial)	++	+++	++	
– anaplastisches Ependymom			+++	
Mischgliome				
– Oligoastrozytom		+++		
– anaplastisches Oligoastrozytom			+++	
Plexus-choroideus-Tumoren				
– Plexuspapillom	+++			
– Plexuskarzinom			+++	++
Neuronale/gemischt neuronale-gliale Tumoren				
– Gangliozytom	+++			
– Gangliogliom		+++		
– anaplastisches Gangliogliom			+++	
Pinealistumoren				
– Pinealozytom	+++	++		
– Pinealoblastom (PNET)				+++
Embryonale Tumoren				
– primitive neuroektodermale Tumoren (PNET), s. S. 260				+++
– Neuroblastom				+++
Hirnnerventumoren				
– Schwannom (Neurinom)	+++			
Meningeale Tumoren				
– Meningeom	+++			
– anaplastisches Meningeom			+++	
Gefäße				
– Hämangioperizytom		+++	++	
– Glomustumoren	+++			
Lymphom				
– primäres zerebrales Lymphom			++	+++
Keimzelltumoren				
– Germinom			+++	
Sellatumoren				
– Hypophysenadenom	+++		+	
– Kraniopharyngeom	+++			
Metastasen				+++

(nach Kleihues et al., 1993 und Krauseneck, 1997)

+++: häufig; ++: selten; +: vereinzelt

Tabelle 32 Karnofsky-Skala zur Einschätzung der Beeinträchtigung (S. 264)

Allgemeinzustand	%	Anmerkungen
Normale Tagesaktivität und Arbeit ohne Einschränkung ausführbar.	100	Normal, beschwerdefrei, ohne Krankheitszeichen
Keine spezielle Therapie nötig	90	Normale Lebensführung möglich, geringfügige Symptome
	80	Normale Lebensführung mit Anstrengung möglich, einige Symptome oder Befunde sind deutlicher ausgeprägt
Arbeitsunfähig. Die meisten persönlichen Bedürfnisse können selbständig erledigt werden, wobei aber wechselnde Unterstützung notwendig werden kann. Häusliche Versorgung möglich	70	Selbstversorgung, aber nicht mehr fähig zu arbeiten oder übliche Aktivität durchzuhalten
	60	Gelegentliche Hilfe nötig, aber Selbstversorgung noch möglich
	50	Häufig auf Hilfe und medizinische Versorgung angewiesen
Nicht mehr in der Lage, sich selbst zu versorgen. Betreuung im Krankenhaus, auf Pflegestation oder mit Pflegedienst/Familie zu Hause. Krankheitsverlauf kann rasch progedient sein	40	Behindert, pflegebedürftig, häusliche Versorgung aber noch möglich
	30	Schwer behindert, Krankenhauseinweisung, Zustand noch nicht bedrohlich
	20	Schwer krank, hospitalisiert
	10	Moribund

Tabelle 33 Glasgow Coma Scale (S. 266)

I Augenöffnung	II Beste verbale Reaktion	III Beste motorische Reaktion (Arme)	PW
		• Befolgen von Aufforderungen	⇨ 6
	• orientiert	• gezielte Abwehr von Schmerzreizen	⇨ 5
• spontan	• verwirrt	• Zurückziehen auf Schmerzreize	⇨ 4
• nach Aufforderung	• einzelne Wörter	• Beugung auf Schmerzreize	⇨ 3
• nach Schmerzreiz	• Lautäußerungen	• Streckung auf Schmerzreize	⇨ 2
• keine Reaktion	• keine Reaktion	• keine Reaktion	⇨ 1

(nach Teasdale, 1995)

Addition der Punktwerte (PW) für Spalte I–III ergibt den jeweiligen Skalenwert. Dabei entspricht 13–15: *leichtes* SHT, 9–12: *mittelschweres* SHT, 3–8: *schweres* SHT

Tabelle 34 Beurteilungskriterien des Schädel-Hirn-Traumas (S. 266)

SG[1]/PW[2]	Risiko[3]	Symptome und Befunde[4]
Leicht/13–15	Niedrig	**Bewußtlosigkeit/Bewußtseinsstörung ≤ 1 Stunde** • asymptomatisch (bis auf allenfalls Kopfschmerzen, Schwindel, Kopfschwartenhämatom, Platzwunde)
Mittel/9–12	Mittel	**Bewußtlosigkeit/Bewußtseinsstörung zum Unfallzeitpunkt oder danach ≤ 24 Stunden** • zunehmende Kopfschmerzen • Alkohol-/Drogenintoxikation • keine verläßlichen Angaben zum Unfallgeschehen. Polytrauma, schwere Gesichtsverletzungen, Schädelbasisfraktur, Verdacht einer Impressionsfraktur oder offenen Schädelhirnverletzung. Posttraumatisch ⇨ epileptischer Anfall, Erbrechen, Amnesie • Alter < 2 Jahre (ausgenommen Bagatellunfälle), mögliche Kindesmißhandlung
Schwer/3–8	Hoch	**Bewußtlosigkeit/Bewußtseinsstörung < 24 Stunden + Hirnstammsyndrom oder Bewußtlosigkeit/Bewußtseinsstörung > 24 Stunden oder posttraumatische Psychose > 24 Stunden** • Bewußtseinsstörung nicht durch Alkohol/Drogen/Medikamente, nicht postiktal oder metabolisch bedingt • neurologische Herdsymptome • Impressionsfraktur, offenes SHT

(nach White und Likavec, 1992)

[1] Schweregrad [2] Skalenwert der Glasgow Coma Scale [3] Risiko für Sekundärschäden; Einordnung in die Risikogruppe bei 1 oder mehreren Symptomen und Befunden [4] fett hervorgehoben = Kriterium zur Beurteilung des Schweregrades

Tabelle 35 Spätfolgen eines Schädel-Hirn-Traumas (S. 268)

Syndrom	Symptome	Besonderheit
Posttraumatisches Syndrom	Kopfschmerzen, Nausea, Schwankschwindel, orthostatische Dysregulation, depressive Verstimmung, Reizbarkeit, Erschöpfbarkeit, Schlafstörung, Konzentrationsstörung	Meist nach leichtem SHT. Die psychosoziale Beeinträchtigung kann erheblich sein
Chronisches SDH[1]	Kopfschmerzen, Verhaltensänderung, Herdsymptome	Meist leichte Traumen (bei Hirnatrophie, Alkoholikern)
Subdurales Hygrom	Wie SDH	Symptome können im Liegen ab-, im Stehen zunehmen
Liquorrhö	Liquorabfluß aus Nase oder Ohr; rezidivierende Meningitis; Hirnabszeß	Rhinoliquorrhö verstärkt durch Kopfbeugen. Otoliquorrhö bei laterobasaler Fraktur
Hydrozephalus	Kopfschmerzen, Verhaltensänderung, Harninkontinenz	Normaldruckhydrozephalus, Sinusvenenthrombose
Epilepsie	Fokale/generalisierte Anfälle	Noch Jahre nach dem SHT möglich
Enzephalopathie	Verhaltensänderungen	S. 122 ff. Nach Sepsis. Boxer-Enzephalopathie (S. 302, Tab. 44)
Critical-illness-Neuropathie und Myopathie	Entwöhnung vom Beatmungsgerät schwierig, Extremitätenparesen	Nach Sepsis und Multiorganversagen
Heterotope Ossifikation[2]	Erschwerte/eingeschränkte Gelenkbewegung, Schmerzen	Nach Muskeltrauma
Lagerungsschaden	Dekubitalulkus, periphere Nervenläsion, Gelenkfehlstellung	Sachgemäße Lagerung beachten (vor allem gelähmte Extremitäten)

[1] Subduralhämatom [2] Myositis ossificans

Tabelle 36 Beurteilung von Wirbelkörperfrakturen (S. 272)

Fraktur/Luxation	Pathogenese	Stabilität[1]
HWS[2]		
• atlantoaxiale Luxation • Jefferson-Fraktur[4] • Densfraktur • beidseitige Axisbogenfraktur[6] • Luxationsfraktur HW 3–7 • laterale Kompressionsfraktur	• Verrenkung zwischen HW[3] 1 und 2 • axiale Gewalteinwirkung • Hyperflexion • Hyperflexion und Distraktion • Hyperflexion • Flexion und axiale Kompression	• instabil • instabil • instabil[5] • instabil • instabil • stabil
BWS[7], *LWS*[8]		
• Kompressionsfraktur • Berstungsfraktur • Luxationsfraktur	Sturz (Rücken, Gesäß, gestreckte Beine), direktes Trauma. Oft pathologische Frakturen (Osteoporose, Myelom, Metastase)	• stabil • stabil • instabil

(nach Ogilvy und Heros, 1993; Sartor, 1996)

[1] Zum Verletzungszeitpunkt [2] Halswirbelsäule [3] Halswirbel [4] Bruch des Atlasrings durch Kompression zwischen Okziput und 2. HW [5] Können bei fehlender Densverlagerung übersehen werden; teilweise auch stabil [6] Hangman's fracture [7] Brustwirbelsäule [8] Lendenwirbelsäule

Tabelle 37 Klassifikation spinaler traumatischer Querschnittssyndrome (S. 274)

Funktionsausfall	Kategorie	Merkmale
Komplett	A	Fehlende sensible oder motorische Funktion, auch nicht in S4–5
Inkomplett	B	Keine motorische Funktion. Sensibilität ist unterhalb des neurologischen Niveaus erhalten und schließt S4–5 mit ein
Inkomplett	C	Motorische Funktion ist unterhalb des neurologischen Niveaus erhalten, wobei die meisten Kennmuskeln einen Kraftgrad < 3 aufweisen
Inkomplett	D	Motorische Funktion ist unterhalb des neurologischen Niveaus erhalten, wobei die meisten Kennmuskeln einen Kraftgrad ≥ 3 aufweisen
Keiner	E	Normale motorische und sensible Funktionen

(American Spinal Cord Injury Association Impairment Scale; nach Ditunno et al., 1994)

Tabelle 38 Therapieprinzipien spinaler Läsionen (S. 274)

Traumafolge	Maßnahmen
HWS-Distorsion	Schmerztherapie, Wärme-/Kälteapplikation, Immobilisierung (so kurz wie möglich). Frühzeitig aktive Übungstherapie. Chronischen Beschwerden vorbeugend entgegenwirken
Fraktur	*Stabil* ⇨ konservativ (Extension/Fixation). ***Instabil*** ⇨ operativ
Arterielle Dissektion	Antikoagulation
Spinale Läsion	Methylprednisolon i. v. innerhalb 8 Stunden nach dem Trauma (Bolus 30 mg/kg in 15 min, danach 5,4 mg/kg/h über 23 Stunden). Atmungs-/Kreislaufkontrolle, Thromboseprophylaxe, Schmerztherapie, Blasen-/Darmentleerung, schonende Körperlagerung/Dekubitusprophylaxe. Verlegung in spezialisiertes Querschnittszentrum

Tabelle 39 Symptome spinaler Läsionen (S. 282)

Merkmal	Läsion	Symptome
Spinales Niveau (S. 48)	• Halsmark • Brustmark • Lumbal-/Sakralmark	• Tetraplegie • Paraplegie • Paraplegie bzw. Konussyndrom mit Blasen-Mastdarm-Lähmung und „Reithosenanästhesie"
Lokale spinale Ausdehnung (S. 32, 50)	• Vorderwurzel • Hinterwurzel • inkomplettes Querschnittssyndrom • komplettes Querschnittssyndrom	• schlaffe Muskellähmung, neurogene Muskelatrophie, Reflexstörung (⇨ Kennmuskeln, s. Tabelle 2, S. 357) • lokale/radikuläre/projizierte/übertragene Schmerzen, sensible Ausfälle im zugeordneten Dermatom • Brown-Séquard-Syndrom, Hinterstrangsyndrom, Vorderhornsyndrom, Hinterhornsyndrom, zentromedulläres Syndrom, Spinalis-anterior-Syndrom • S. 48
Zeitliche Entwicklung	• akut • chronisch	• spinaler Schock • Spastik, sensible und vegetative Störungen

Tabelle 40 Fehlbildungen und Entwicklungsstörungen (S. 288)

Merkmal	Syndrom[1]	Anmerkung[2]
Makrozephalie (Kopfumfang ⇧)	Hydrozephalus (S. 290), Hydranenzephalie („Blasenhirn" bei Anenzephalie), Megalenzephalie (massive Zunahme der Gehirngröße)	4. Woche bzw. 2.–4. Monat
Kraniostenose (frühzeitige Verknöcherung der Schädelnähte, S. 4)	Turrizephalus (⇨ Lambda- und Kranznaht; Oxyzephalus, „Turmschädel"), Skaphozephalie (⇨ Sagittalnaht; Dolichozephalus, „Lang-" oder „Kahnschädel"), Brachyzephalie (⇨ Kranznaht; „Kurzschädel")	Vor dem 4. Lebensjahr
Migrationsstörung (unzureichende Migration von Neuroblasten ⇨ graue Substanz)	Schizenzephalie (Schlitz-/Spaltbildung des Gehirns), Agyrie (Lissenzephalie[3]; keine oder nur einige Gyri), Pachygyrie (breite, plumpe Gyri), Hetero-/Dystopie (graue Substanz außerhalb des Kortex)	2.–5. Monat
Mikrozephalie (Kopfumfang ⇩)	Mikroenzephalie (vermindertes Hirnwachstum)	5. Woche (primär), peri- oder postnatal (sekundär)
Dysrhaphie (Neuralrohrdefekt)	S. 292	3.–4. Woche bzw. 4.–7. Woche
Chromosomaler Defekt	Down-Syndrom (Trisomie 21, Mongolismus), Patau-Syndrom (Trisomie 13), Edwards-Syndrom (Trisomie 18), Cri-du-chat-Syndrom (Deletion kurzer Arm Chromosom 5), Klinefelter-Syndrom (XXY), Turner-Syndrom (XO), Fragiles-X-Syndrom	Genommutation
Phakomatose	S. 294	
Prä-/perinatale Infektion	Röteln, Zytomegalievirus, kongenitale Neurosyphilis, HIV/Aids, Toxoplasmose	
Mentale Retardierung	Begleitend bei zahlreichen Syndromen (wie Mikrozephalie, Hydrozephalus, Down-Syndrom, peri-/pränatale Infektionen)	
Zerebrale Läsion	Ulegyrie (kortikomedulläre postanoxische Narbenbildung), Porenzephalie (S. 290), Hemiatrophie, infantile Zerebralparese (S. 288 f)	Prä-, peri- oder postnatal

[1] Auswahl [2] Zeitangaben beziehen sich auf das Gestations- bzw. Lebensalter [3] 2 Formen: Typ I = Miller-Dieker-Syndrom (u. a. mit kraniofazialen Mißbildungen), Typ II (starke Heterotopie, u. a. zusammen mit Fukuyama-Muskeldystrophie)

Tabelle 41 Altersbezogene neurologische Veränderungen (S. 296)

Altersbedingte Veränderung	Folge	Erhöhtes Risiko[1] für
⇩ Akkommodationsfähigkeit	Presbyopie	
Miosis	⇩ Licht-/Konvergenzreaktion	
Linsentrübung	Blendung, ⇩ Sehkraft	Blindheit
⇩ Hören (Innenohr)	Presbyakusis	Taubheit
⇩ Geruchs-/Geschmacksempfinden	Riech-/Schmeckstörung	
⇧ Körperfett	⇧ Verteilungsvolumen für fettlösliche Medikamente[2]	Adipositas
⇩ Körperwassergehalt, ⇩ Durstempfinden	⇩ Verteilungsvolumen für wasserlösliche Medikamente[2]	Dehydratation, Exsikkose
Arterielle Gefäße	Atherosklerose, Störungen der zerebralen Auroregulation, der Blut-Hirn-Schranken-Funktionen, Abnahme des zerebralen Blutflusses, verminderte Hirngewebstoleranz gegenüber Ischämie und metabolischen Veränderungen	Schlaganfall[3], Leukoaraiose[4], subkortikale arteriosklerotische Enzephalopathie (S. 172), zerebrale Amyloidangiopathie[5], Vorhofflimmern, Herzinfarkt
Motorik	⇩ Beweglichkeit, ⇩ Reaktionsvermögen, ⇩ Koordination, ⇩ Feinmotorik, Muskelatrophie (besonders Thenar, Mm. interossei dorsales, M. tibialis anterior), ⇩ Muskelkraft, ⇧ Muskeltonus der Beine, Hypokinese der Arme, Gangstörung (S. 60)	Sturz (S. 204), Osteoporose, Angst zu stürzen/Inaktivität (verminderte soziale Kontakte, Vereinsamung)
Reflexe	⇩ Reflexbewegungen (S. 42), Palmomentalreflex, Schnauzenreflex, Greifreflex	Sturz
Sensorik	Pallhypästhesie Zehen-/Knöchelregion, Lagesinn ⇩	Polyneuropathie, Ataxie, Sturz
⇩ Hirnvolumen	Altersgebundene Vergeßlichkeit[6] (Störungen des episodischen Gedächtnis, S. 134)	Alzheimer-Krankheit, Leukoaraiose[4]
⇩ Zerebrale Dopaminsynthese	Gebundene Körperhaltung	Parkinson-Syndrom
⇩ Zerebrales Noradrenalin		Depression
⇩ Non-REM-Stadium 4 (S. 112)	Frühes Aufwachen, Insomnie	Schlafapnoesyndrom

(nach Resnick, 1998)

[1] Krankheitsrisiko im Alter [2] Vermehrte Gefährdung für Medikamentennebenwirkungen[3] Besonders durch Grenzzoneninfarkt, Subduralhämatom (durch ein relativ geringes Trauma) [4] Rarefizierung des Marklagers, die sich bilateral (weitgehend) symmetrisch im CT als Hypodensität und im MRT als Hyperintensität (T2-Wichtung, FLAIR-Sequenz = Fluid-attenuated-inversion-recovery-Sequenz) zeigt [5] Erhöhtes Risiko nichttraumatischer Hirnblutungen (S. 176) [6] Benign senescent forgetfulness, age-associated memory impairment (AAMI)

Tabelle 42 Unterschiedsmerkmale Depression – Demenz (S. 297)

Demenz	Depression
Gedächtnisstörung wird häufig heruntergespielt, semantische Paraphasien	Ausführliche Angaben zur Gedächtnisstörung, sichere Wortwahl
Kognitive Defizite bei Testung deutlich ausgeprägt	Kognitive Defizite bei Testung nicht stark ausgeprägt
Langsame Entwicklung depressiver Symptome	Rascher Beginn der depressiven Symptomatik (Grübeln, Angst, frühes Erwachen, Appetitstörung, Selbstzweifel)
Selten frühere depressive Phasen	Häufig frühere depressive Phasen

Tabelle 43 Unterschiedsmerkmale von Hyperkinesen (S. 300)

Syndrom	Merkmale
Chorea (S. 66)	Überschießende, spontane, abrupte, wechselnde und unregelmäßige Bewegungen. Ausprägung variiert von Unruhe mit wenig Gestikulationen, zappeligen Handbewegungen und unsicher tanzender Gangstörung bis hin zu kontinuierlich fließenden heftigen, behindernden Hyperkinesen
Dystonie (S. 64)	Unwillkürliche, andauernde und schablonenhafte Muskelkontraktionen, die zu drehenden Bewegungen und abnormer Körperhaltung führen
Athetose (S. 66)	Periphere lokalisierte dystone Bewegungen
Ballismus (S. 66)	Wuchtig schleudernde proximal betonte Extremitätenbewegungen
Tic (S. 68)	Wiederkehrende, stereotype, lokal begrenzte Zuckungen. Willkürliche Unterdrükung möglich, die von einer erhöhten inneren Anspannung begleitet wird
Myoklonus (S. 68)	Kurze, ruckartige, schreckhaft wirkende Muskelzuckungen, die wiederholt in gleichen Muskelgruppen auftreten

(nach Harper, 1996)

Tabelle 44 Symptomatische Parkinson-Syndrome (S. 302)

Ursache	Beispiel
Infektionskrankheit	Encephalitis lethargica[1] (postenzephalitisch), Masern, Zeckenenzephalitis, Poliomyelitis, Zytomegalievirus, Influenza A, Herpes simplex
Intoxikation	MPTP[2], Mangan (Bergleute, Industrieprozesse), Kohlenmonoxid, Methanol
Medikament[3]	Neuroleptikum (Phenothiazine[4], Butyrophenone[5], Thioxanthene[6], Benzamid[7]), Reserpin, Calciumkanalblocker (Cinnarizin, Flunarizin)
Andere Erkrankung[8]	Multiple Hirninfarkte/subkortikale arteriosklerotische Enzephalopathie[9], Boxerenzephalopathie (Dementia pugilistica), Normaldruckhydrozephalus (S. 160), (frontaler) Hirntumor, Subduralhämatom, Basalganglienverkalkung[10], neuroleptisches malignes Syndrom[11]

[1] Während des 1. Weltkrieges (nur noch von historischer Bedeutung) [2] 1-Methyl-4-Phenyl-1,2,3,6-Tetrahydropyridin ⇨ durch die Umwandlung von MPTP in MPP^+, das sich in dopaminergen Neuronen anreichert, wird der Elektronentransfer der mitochondrialen Atmungskette gestört; es kommt zur Ansammlung von freien Radikalen und zum Untergang dopaminerger Neurone. MPTP fand sich 1982 als Heroin-Verunreinigung [3] Parkinsonoid [4] Z.B. Fluphenazin, Levomepromazin, Perazin, Perphenazin, Promazin, Triflupromazin [5] Z.B. Benperidol, Fluspirilen (Diphenylbutylpiperidin), Haloperidol [6] Chlorprothixen, Clopenthixol, Fluanxol [7] Metoclopramid [8] Hierunter finden sich Bezeichnungen wie Pseudo-Parkinson-Syndrom, hypokinetisch-rigides Syndrom, hyperton-hypokinetisches Syndrom [9] Lower-body parkinsonism [10] Autosomal-rezessiv als Fahr-Krankheit, bei Hypoparathyreoidismus und Pseudohypoparathyreoidismus [11] Parkinson-Hyperthermie-Syndrom: Rigor, Hyperthermie, Bewußtseinsstörung durch Neuroleptika, Um-/Absetzen von Dopaminergika oder L-Dopa

Tabelle 45 Läsionen des 1. Motoneurons (S. 304)

Syndrom	Symptome
Hereditär	
Familiäre spastische Spinalparalyse	S. 286. *Dominanter Typ*[1]: Beginn je nach Typ mit 1–50 Jahren und später. Gangstörung, verzögerte motorische Entwicklung bei Kindern, sehr langsam progredient. *X-chromosomal-rezessiver Typ*[2]: Beginn mit 1–20 Jahren. Gangstörung. *Autosomal-rezessiver Typ*[3]: Beginn je nach Typ mit 1–50 Jahren. Gangstörung
Adrenomyeloneuropathie[4]	X-chromosomal-rezessive Vererbung. Beginn meist nach dem 20. Lebensjahr. Progrediente zentrale Paraparese mit Spastik, Polyneuropathie, Urininkontinenz. Addison-Krankheit möglich. Weibliche Heterozygote (Genträgerinnen) entwickeln in ca. 20% ein ähnliches Syndrom
Spinozerebelläre Ataxie Typ 3	S. 280
Erworben	
Primäre Lateralsklerose	Beginn meist ab 50 Jahre. Langsam progrediente symmetrische Paraspastik ohne stärkere Parese, Dysarthrie. Männer > Frauen
Lathyrismus (S. 304)	Beginn bis 50 Jahre. Subakut oder allmählich einsetzende Gangstörung (Zehenspitzen-/Scherengang, dorsale Rumpfneigung), Wadenkrämpfe, Parästhesien, Blasenentleerungsstörung
Tropische spastische Paraparese[5] (TSP)	Allmählicher Beginn bis 60 Jahre. Rückenschmerzen, Dysästhesien, Paraparese mit Spastik, Blasenentleerungsstörung, Impotenz

[1] Mögliche Zusatzsymptome: z. B. zerebelläre Ataxie, Dystonie, Optikusatrophie, tapetoretinale Degeneration, Muskelatrophie [2] Mögliche Zusatzsymptome: z. B. kognitive Störungen, Dysarthrie, Optikusatrophie, Taubheit [3] Mögliche Zusatzsymptome: z. B. zerebelläre Ataxie, Dysarthrie, sensorische Neuropathie, Optikusatrophie, Ichthyosis, Demenz [4] Gestörte β-Oxidation langkettiger Fettsäuren (VLCFA; C_{24-26}) durch defekten peroxisomalen Transport ⇨ Ansammlung von VLFCA im Nerven-/Nebennierenrindengewebe, Blutplasma [5] HTLV-1-assoziierte Myelopathie (= HAM, *h*uman *T* cell *l*ymphotropic *v*irus type *1*); Jamaika, Japan, Karibik

Tabelle 46 Läsionen des 2. Motoneurons (S. 304)

Syndrom[1]	Merkmale
Hereditär	
Proximale[2] (SMA)[3]	*SMA I*[4]: Beginn < 3 Monate. AR. Schlaffe Tetraparese[5]. Dreieckige Mundform, paradoxe Atembewegungen, Trinkschwäche. Sitzen unmöglich. *SMA II*: Beginn < 5 Jahre. AR. Kinder lernen Sitzen, aber nicht Stehen/Gehen. Skolioseentwicklung. Gelenkkontrakturen. *SMA III*[6]: SMA IIIa ⇨ Beginn = 3 Jahre. AR. Verzögerte motorische Entwicklung. Kinder lernen Stehen/Gehen. SMA IIIb ⇨ Beginn 3–30 Jahre. AR. Ungestörte Entwicklung. Waden(pseudo)hypertrophie. Keine bulbäre Muskelbeteiligung. CK[7] teils ⇧. *SMA IV*: Beginn > 30 Jahre. AR
Nichtproximale[8] SMA	*Distale SMA*[9]: Unterschiedliche Formen mit variablem Beginn (infantil, juvenil, adult). Allgemein langsamer Verlauf, teils stationär nach einigen Jahren, teils progredient. Begleitend können Symptome wie Myoklonus, Taubheit, Dysphonie, Dysarthrie und Ataxie hinzutreten. *Skapuloperoneale Muskelatrophie*[10]: Beginn Jugend-/Erwachsenenalter. Paresen ⇨ Fußhebung, Schultergürtel, Arme. *Progressive Bulbärparalyse*[11]: Beginn Erwachsenenalter[12]. Progrediente Parese der bulbären Muskulatur. Im Verlauf distale Muskelatrophien, Beteiligung der Atemmuskulatur
Spinobulbäre Muskelatrophie Typ Kennedy	Beginn 20–70 Jahre. Gynäkomastie, allmähliche progrediente Muskelatrophie (Beine > Arme, proximal > distal, asymmetrisch; Dysarthrie, Dysphagie; Zungenatrophie). CK leicht ⇧ XR. Genlocus Xq12
Erworben	
Akute virale Infektion	Poliomyelitis (S. 242), andere Enteroviren (z. B. Echo, Coxsackie, Enterovirus Typ 70/71 ⇨ akute hämorrhagische Konjunktivitis), Mumpsvirus
Postpolio-Syndrom	S. 242
Lymphom	Begleitend bei Hodgkin- und Non-Hodgkin-Lymphomen. Liquorprotein ⇧ Oligoklonales IgG im Liquor
Radiogen	Monate und Jahre nach einer Bestrahlung paraaortaler Lymphknoten (Hodentumor, Uteruskarzinom). Rasche Progredienz möglich

(nach Tandan, 1996; Rudnik-Schöneborn, Mortier und Zerres, 1998)

AR = autosomal-rezessiv, AD = autosomal-dominant, XR = X-chromosomal-rezessiv
[1] Auswahl [2] Proximale Muskelgruppen betroffen [3] SMA = spinale Muskelatrophie; Genlocus für SMA I–III ⇨ 5q12.2–q13.3 [4] AR; infantile SMA, Werdnig-Hoffmann-Krankheit [5] Floppy infant, „Froschhaltung" in Rückenlage, keine Kopfkontrolle [6] AR > AD; juvenile SMA, Kugelberg-Welander-Krankheit [7] Creatinkinase [8] Distale oder lokalisierte (monomele, segmentale SMA) Muskelgruppen symmetrisch/asymmetrisch betroffen [9] AR > AD [10] AD ⇨ Beginn ca. 30–50 Jahre, langsam fortschreitend, AR ⇨ Beginn < 5 Jahre, rasch progredienter Verlauf möglich [11] AD/AR [12] Typ Fazio-Londe mit Beginn 2–13 Jahre, rasch progredient

Tabelle 47 Läsionen des 1. und 2. Motoneurons (S. 304)

Diagnostische Kategorien[1]	
Eindeutige ALS	Befunde einer Läsion des 1. + 2. Motoneurons in 3 Körperregionen[2]
Wahrscheinliche ALS	Befunde einer Läsion des 1. + 2. Motoneurons in 2 Körperregionen
Mögliche ALS	Befunde einer Läsion des 1. + 2. Motoneurons in 1 Körperregion oder Befunde einer Läsion des 1. Motoneurons in 2–3 Körperregionen
Vermutliche ALS	Befunde einer Läsion des 2. Motoneurons in 2–3 Körperregionen
Diagnostische Merkmale	Progrediente Symptome einer Läsion des 1. (S. 46) und 2. Motoneurons (S. 50). Faszikulationen in mehr als 1 Körperregion. Neurogene EMG-Befunde, normale Nervenleitgeschwindigkeiten/kein motorischer Leitungsblock. Abwesenheit von: sensorischen Defiziten, Sphinkterstörungen, Sehstörungen, vegetativen Störungen, Parkinson-Syndrom, Alzheimer-/Pick-/Huntington-Krankheit
Syndrome mit ALS-ähnlichen Symptomen und Befunden	Zervikale radikuläre Syndrome, zervikale Myelopathie. Monoklonale Gammopathie. Multifokale motorische Neuropathie (GM_1-Antikörper). Lymphom. Paraneoplastisches Syndrom. Hyperthyreose. Hyperparathyreoidismus. Diabetische Amyotrophie. Postpolio-Syndrom. Hexosaminidase-A-Mangel. Postradiogene Läsion. Toxisch (Blei, Quecksilber, Mangan). Myopathie (Einschlußkörper-Myositis, Polymyositis, Muskeldystrophie). Spinale Muskelatrophie. Creutzfeldt-Jakob-Krankheit

[1] Nach Leigh und Ray-Chaudhuri, 1994 [2] Hirnstamm, Arm proximal/distal, Thorax, Bein proximal/distal

Tabelle 48 Metabolische Enzephalopathie der Neugeborenenperiode (Geburt bis 28 Tage, S. 306)

Syndrom	(Enzym-)Defekt	Symptome
Galaktosämie	Galactose-1-Phosphat-Uridyltransferase[1]	Milchunverträglichkeit, Apathie, Ikterus, Anämie, Katarakt, psychomotorische Retardierung
Nichtketotische Hyperglycinämie	Defekte Umwandlung von Glycin zu Serin	Hypotonie, Dyspnoe, Myoklonien, generalisierte Anfälle
Hyperammonämie	Harnstoffzyklus[2]	Krisenartige Episoden mit Erbrechen, Trinkschwäche, Somnolenz, Koma, Anfällen, Hyperpnoe, Hyperpyrexie
Ahornsirupkrankheit	Abbaustörung verzweigtkettiger Aminosäuren	Muskuläre Hypotonie, epileptische Anfälle, Koma, Ketoazidose
Zellweger-Syndrom	Peroxisomen[3]	Muskuläre Hypotonie, Trinkschwäche, Nystagmus, epileptische Anfälle, kraniofaziale Dysmorphie

[1] Mehrere Typen ⇨ hohe Galactose-1-Phosphat-Spiegel [2] Defekte aller 6 Enzyme des Harnstoffzyklus sind bekannt. Treten selten im Erwachsenenalter auf. Hyperammonämie bei Defekt der Carbamylphosphatsynthetase, Ornithintranscarbamylase, Argininosuccinatsynthetase (Citrullinämie), Argininosuccinase. Arginasedefekt führt zur Arginämie. [3] Zytoplasmatische Organellen. Bedeutung für Fettsäureoxidation, Gallensäure-/Cholesterinsynthese, Stoffwechsel der Pipecol- und Phytansäure, Plasmalogen-(Myelin-)Synthese. Weitere peroxisomale Syndrome sind neonatale Adrenoleukodystrophie, infantile Refsum-Krankheit, Hyperpipecolatämie

Tabelle 49 Metabolische Enzephalopathie des Säuglingsalters (1. Lebensjahr, S. 306)

Syndrom	(Enzym-)Defekt	Symptome
Tay-Sachs-Krankheit[1]	Hexosaminidase-A (⇨ Gangliosid-G_{M2}-Anhäufung)	Abnorme akustische Schreckreaktion, Entwicklungsverzögerung, anfangs muskuläre Hypotonie, später Spastik, Anfälle, Erblindung, Demenz, Optikusatrophie[2]
Gaucher-Krankheit[3] (Typ II, akut-neuropathisch)	Glucocerebrosidase (⇨ Lipidspeicherung)	Motorischer Kontrollverlust, Apathie, Dysphagie, Retroflexion des Kopfes, Strabismus, Splenomegalie
Niemann-Pick-Krankheit[4] (Typ A)	Sphingomyelinasemangel (Sphingomyelinspeicherung ⇨ Niemann-Pick-Zellen)	Vergrößerung von Milz, Leber, Lymphknoten, Lungeninfiltrate, Spastik, muskuläre axiale Hypotonie, Erblindung, Nystagmus, makulärer Cherry-red spot
G_{M1}-Gangliosidose	β-Galactosidase	Kraniofaziale Dysmorphie, anfangs schlaffe, dann spastische Paresen, Visusabnahme, Nystagmus, Strabismus, Hepatomegalie
Krabbe-Krankheit (Globoidzell-Leukodystrophie)	β-Galactocerebrosidase (Galactocerebroside ⇧)	Allgemeine Muskelhypertonie, Erbrechen, Opisthotonus, Spastik, Erblindung, Taubheit
Pelizaeus-Merzbacher-Krankheit[5]	Proteolipid-Protein-Synthese	Nystagmus, Ataxie, psychomotorische Retardierung, Choreoathetose

[1] G_{M2}-Gangliosidose [2] Cherry-red spot (kirschroter Fleck) im Augenfundus in über 90% [3] Glucocerebrosidose; 3 Subtypen bekannt ⇨ Typ I nicht neuropathisch (juvenil) mit hämatologischen Veränderungen, Knochenfrakturen, ⇨ Typ III, s. S. 307 [4] Verschiedene Typen (A, B, C). Typ B ohne neurologische Symptome [5] Weitere sudanophile (orthochromatische) Leukodystrophien sind bekannt

Tabelle 50 Stadien der hepatischen/portosystemischen Enzephalopathie (S. 308)

Stadium	Verhalten[1]	Motorik	EEG[2]
I	Aufmerksamkeits- und Konzentrationsstörung, Euphorie oder Depression, Dysarthrie, Schlafstörung	Handschrift undeutlich, Asterixis +/-	Meist normal bis ϑ-Wellen
II	Schläfrig, deutliche Verhaltensänderung (verwirrt, desorientiert, Apraxie)	Asterixis	Pathologisch (δ-Wellen)
III	Stark verwirrt, Somnolenz bis Sopor	Asterixis	Pathologisch (δ-/triphasische Wellen)
IV	Koma	Mit (Stadium IVA) oder ohne (Stadium IVB) motorische Reaktionen auf Schmerzreize	Pathologisch (triphasische/arrhythmische δ-/Subdelta-Wellen)

(nach Adams und Foley, 1952)

[1] Zur Beurteilung früher Stadien dienen psychometrische Verfahren, z. B. Zahlenverbindungstest (number connection test ⇨Zeitaufwand des Patienten zur numerischen Verbindung von 25 bezifferten Kreisen), Zeichnen eines fünfzackigen Sterns [2]Unspezifische Änderungen, andere Befunde sind möglich

Tabelle 51 Paraneoplastische Syndrome des ZNS (S. 312)

Ort	Syndrom ⇨ Manifestation	Symptome	Häufige Tumoren	Läsionen/Antikörper
Zerebral supratentoriell	• Photorezeptor-/Retina-Degeneration ⇨ Wochen bis Monate • limbische Enzephalitis ⇨ Wochen bis Monate	• zunehmende Erblindung ohne Schmerzen • Unruhe, Verwirrtheit, Gedächtnisstörungen ⇨ Demenz, epileptische Anfälle	• kleinzelliges Bronchialkarzinom • kleinzelliges Bronchialkarzinom	• Untergang von Photorezeptoren/Anti-CAR[1] • Neuronenuntergang, perivaskuläre und meningeale lymphozytäre Infiltrate ⇨ medialer Temporallappen, limbisches System/ANNA-1[2]
Zerebral infratentoriell	• Hirnstammenzephalitis ⇨ Tage bis Wochen • subakute zerebelläre Degeneration ⇨ Wochen bis Monate • Opsoklonus-Myoklonus ⇨ Wochen	• Dysphagie, Dysarthrie, Nystagmus, Diplopie, Ataxie, Schwindel • zerebelläre Ataxie, Dysarthrie, Nystagmus, Doppelbilder, Vertigo • abrupte irreguläre Augen- und Muskelbewegungen, zerebelläre Ataxie, Enzephalopathie	• kleinzelliges Bronchialkarzinom • kleinzelliges Bronchialkarzinom, Ovarial-/Mammakarzinom, Morbus Hodgkin • Neuroblastom (Kinder), Mamma-/Bronchialkarzinom (Erwachsene)	• Neuronenuntergang, entzündliche Infiltrate im Hirnstamm • Untergang von Purkinje-Zellen/APCA[3] • Neuronenuntergang Nucleus dentatus (Erwachsene)/ANNA-2[4]
Rückenmark	• nekrotisierende Myelopathie ⇨ Stunden, Tage bis Wochen • Stiff-person-Syndrom[5] ⇨ Tage bis Wochen	• schlaffe Para-/Tetraplegie, Blasen-Mastdarm-Störungen, segmentale Sensibilitätsstörungen • schmerzhafte Muskelrigidität, anfangs durch emotionale/akustische/taktile Stimuli auslösbar, vegetative Störungen	• kleinzelliges Bronchialkarzinom, Lymphom • kleinzelliges Bronchialkarzinom, Hodgkin-Lymphom, Mammakarzinom, Pharynxkarzinom	• Nekrosen der weißen und grauen Substanz des Rückenmarks • im MRT transitorische hochzervikale Läsionen möglich/Anti-GAD[6]

(nach Brown, 1998)

[1] CAR = cancer-associated retinopathy [2] ANNA-1 = antineural nuclear antibody, type 1 = Anti-Hu [3] APCA = anti-Purkinje cell cytoplasmic antibody = Anti-Yo [4] ANNA-2 antineural nuclear antibody, type 2 = Anti-Ri [5] Synonym: Stiff-man-Syndrom. Kein einheitliches Syndrom (z. B. axiale Muskeln oder distale Muskeln stärker betroffen). Ursächlich wird eine supraspinal verminderte Hemmung von Motoneuronen vermutet ⇨ kontinuierliche Anspannung von Agonisten und Antagonisten [6] Anti-GAD = Glutamic-acid-decarboxylase-Antikörper, es wurden auch Antikörper gegen Amphiphysin (terminales synaptisches Protein) gefunden

Tabelle 52 Iatrogene Enzephalopathien (S. 314)

Substanz	Unerwünschte Wirkung[1]
Neuroleptikum	Parkinsonoid (S. 383, Tabelle 44), Früh-/Spätdyskinesien (S. 66), Akathisie[2], Senkung der Krampfschwelle
Thymoleptikum	Somnolenz, Antriebssteigerung, Verwirrtheit, Akathisie, Senkung der Krampfschwelle, Tremor, Serotoninsyndrom[3]
ASS[4]	Tinnitus, Schwindel
Baclofen	Müdigkeit, Depression, Kopfschmerzen, Senkung der Krampfschwelle
L-Dopa, Dopamin-Agonisten	Verwirrtheit, Halluzinationen, Psychose, Schlafstörungen, Hyperkinesen
Corticosteroide, ACTH	Depression, Antriebssteigerung, Manie, Schlafstörungen, Kopfschmerzen, Schwindel, Schwitzen, Senkung der Krampfschwelle, Tremor
Antibiotika	*Aminoglykoside:* Tinnitus, Hörstörung. *Chinolonderivate:* Schlafstörungen, Halluzinationen, Kopfschmerzen, Senkung der Krampfschwelle, Schwindel, Somnolenz, Tinnitus. *Tetrazykline:* Pseudotumor cerebri (Kinder), Abduzensparese (Erwachsene)
Glykoside	Sehstörungen, Somnolenz, Halluzinationen, epileptische Anfälle, Delir
Calciumantagonisten	Müdigkeit, Schlafstörungen, Kopfschmerzen, Depression. Flunraizin/Cinnarizin: Parkinsonoid
Cumarine	Intrakranielle Blutung (2–12 %/Jahr)
Radiotherapie[5]	*Akut* (< 1 Woche): Kopfschmerzen, Nausea, Somnolenz, Fieber. *Subakut* (2–16 Wochen): Somnolenz, fokale neurologische Defizite, Leukoenzephalopathie, Hirnstammsyndrom (selten). *Spät* (> 4 Monate): Strahlennekrose[6], Leukoenzephalopathie, Demenz, Sekundärtumor
Chemotherapeutika[7]	*Akut:* Insomnie, Verwirrtheit, Unruhe, Stupor, generalisierte Krämpfe, Myoklonus. *Spät:* Apathie, Demenz, Insomnie, Inkontinenz, Gangstörungen, Ataxie

(nach Biller, 1998; Diener und Kastrup, 1998; Keime-Guibert et al., 1998)

[1] Auswahl [2] Unvermögen zum Stillsitzen mit quälenden Empfindungen in den Beinen. Bewegung verschafft nur kurze Erleichterung [3] Symptome: Verwirrtheit, Fieber, Unruhe, Myoklonien, Diaphorese, Tremor, Diarrhö, Ataxie. Meist bei Medikamenteninteraktion, z. B. Fluoxetin + Sertralin, Serotonin-Wiederaufnahmehemmer + Tryptophan/MAO-Hemmer/Carbamazepin/Lithium/Cloimipramin [4] Acetylsalicylsäure [5] Syndrome auch in Kombination mit Chemotherapeutika [6] 1–2 Jahre nach perkutaner, ca. 6 Monate nach interstitieller Bestrahlung. Fokale neurologische Ausfälle [7] Methotrexat (hochdosiert i. v., intrathekal), Cisplatin, Vincristin, Asparaginase, Procarbazin, 5-Fluorouracil, Cytosinarabinosid, Nitrosoharnstoffe (hochdosiert), Ifosfamid, Tamoxifen, Etoposid (hochdosiert)

Tabelle 53 Neuropathiesyndrome (S. 316)

Syndrom	Mögliche Ursachen
Symmetrische motorische Ausfälle überwiegen	Amyotrophe Lateralsklerose (ALS), multifokale motorisiche Neuropathie, Guillain-Barré-Syndrom, CIDP[1], akute Porphyrie, hereditäre motorisch-sensorische Neuropathie
Asymmetrische oder fokale motorische Ausfälle überwiegen	*Neuronopathie:* ALS, Poliomyelitis, spinale Muskelatrophie *Radikuläre Läsion:* Wurzelkompression (Bandscheibenvorfall, Tumor), Herpes zoster, meningeale Karzinomatose, Diabetes mellitus *Plexusläsion:* neuralgische Schultermyatrophie, Tumorinfiltration, Diabetes mellitus, tomakulöse Neuropathie, Kompression (Lagerung) *Multiple Mononeuropathie:* Vaskulitis, Diabetes mellitus, multifokale motorische Neuropathie, Neuroborreliose, Sarkoidose, HIV, tomakuläre Neuropathie, Lepra, Neurofibromatose, Kryoglobulinämie, HNPP (S. 332), neoplastische Infiltration *Mononeuropathie:* Engpaßsyndrom (N. medianus, N. ulnaris), Kompression (N. interosseus anterior, N. peroneus), Bleivergiftung, Diabetes mellitus
Vegetative Störungen überwiegen	Diabetes mellitus, Amyloidose, Guillain-Barré-Syndrom, Vincristin, Porphyrie, HIV, idiopathische Pandysautonomie, Botulismus, paraneoplastische Neuropathie
Schmerzen überwiegen	Diabetes mellitus, Vaskulitis, Guillain-Barré-Syndrom, Urämie, Amyloidose, Arsen, Thallium, HIV, Fabry-Krankheit, kryptogenetische Neuropathie
Sensible Störungen überwiegen (Ataxie)	Diabetes mellitus, Alkohol, Ethambutol, Vitamin-B_{12}-Mangel, Folsäuremangel, Überdosierung mit Vitamin B_6, paraneoplastisch, Metronidazol, Phenytoin, Thalidomid, Lepra, Zytostatikum (Vincristin, Vinblastin, Vindesin, Cisplatin, Paclitaxel), Amyloidose (dissoziierte Empfindungsstörung), hereditäre sensorische Neuropathie, monoklonale Gammopathie, Tabes dorsalis, Friedreich-Krankheit (S. 280)
Ganglioneuropathie[2] (Ataxie)	Paraneoplastisch, Sjögren-Syndrom, Cisplatin, Vitamin-B_6-Intoxikation, HIV, idiopathische sensorische Neuronopathie

(nach Barohn, 1998)

[1] Chronisch entzündliche demyelinisierende PNP [2] Asymmetrischer Verlust der Propriozeption ohne Paresen

Tabelle 54 Erworbene und hereditäre Neuropathien (S. 316)

Ursache	Beispiele
Erworben	
• metabolische Störung	• Diabetes mellitus, Urämie, Hypothyreose, Akromegalie
• Mangelernährung	• Vitaminmangel (B_1 ⇨ Beri-Beri, B_6, B_{12}, E), Malabsorption
• immunvermittelt	Guillain-Barré-Syndrom, Fisher-Syndrom, chronisch entzündliche demyelinisierende PNP (CIDP), multifokale motorische Neuropathie, Pandysautonomie, neuralgische Schultermyatrophie[1], Vaskulitis, Kollagenose, Plasmozytom, benigne monoklonale Gammopathie, Churg-Strauss-Syndrom, Kryoglobulinämie, rheumatoide Arthritis
• Infektion	• Herpes zoster, Lepra, Lyme-Borreliose, HIV, Neurolues, Diphtherie, Typhus, Paratyphus
• Medikamente[2]	• Carbimazol, Cisplatin, Cytarabin, Enalaprin, Ethambutol, Etoposid, Gentamicin, Gold, Imipramin, Indometacin, INH, Paclitaxel, Phenytoin, Procarbazin, Suramin, Thalidomid, Vinca-Alkaloide, Vitamin B_6
• (Umwelt-, Industrie-) Toxine[2], Drogen[2]	• Alkohol, Arsen, Benzol, Blei, Heroin, Hexachlorophen, Pentachlorphenol, polychlorierte Biphenyle, Quecksilber, Tetrachlorkohlenstoff, Thallium, Triarylophosphat
• Neoplasie	• *paraneoplastisch:* Karzinome von Lunge, Magen, Mamma, Morbus Hodgkin, Leukäme. *Infiltration:* Morbus Hodgkin, Leukämie, Meningeosis carcinomatosa, Polyzythämie
• mechanisch	• Kompression, Trauma, Zerrung
• unbekannt	• Critical-illness-PNP
Hereditär	S. 332, 396 f

(nach Barohn, 1998)

[1] Ursache ungesichert [2] Sehr viele Substanzen können eine PNP verursachen. Hier sind nur einige aufgeführt

Tabelle 55 Zusatzdiagnostik bei Neuropathien (S. 316)

Methode	Information/Parameter
Neurographie	*Motoneuronläsion:* normal (Leitungsblock beachten) *Ganglionopathie:* MSAP[1] normal bis ⇩, SNAP[2] normal bis ⇩, (Dermatom-) SEP[3] ⇩ *Radikulopathie:* H-Reflex seitendifferent/ausgefallen[4], F-Wellen teils verzögert, (Dermatom-)SEP ⇩ *Axonale Läsion:* normale motorische NLG[5], MSAP ⇩, SNAP ⇩ *Demyelinisierung:* DML[6] ⇧, NLG ⇩ bzw. lokaler Leitungsblock (durch Inching lokalisieren), MSAP ⇩/dispergiert, F-Welle verlängert oder ausgefallen, SNAP bei motorischer Neuropathie normal/dispergiert und ⇩ bei sensibler Neuropathie
Nadelelektromyographie	*Motoneuronläsion:* Fibrillationen, positive Wellen, Faszikulationen. Amplitude, Polypasierate, Dauer der MAP[7] ⇧ *Ganglionopathie:* leichtgradig neurogen veränderte MAP möglich *Radikulopathie:* pathologische Spontanaktivität paravertebrale Muskulatur/Kennmuskeln (S. 357), MAP[8] neurogen verändert *Axonale Läsion:* pathologische Spontanaktivität (Fibrillationen, Faszikulationen), MAP neurogen verändert *Demyelinisierung:* keine pathologische Spontanaktivität, Maximalinnervation mit gelichtetem Muster
Klinisch-chemische Untersuchung[9]	*Basisuntersuchung:* Blutsenkung, Differentialblutbild, Blutzucker (Tagesprofil), C-reaktives-Protein, Calcium, Natrium, Kalium, alkalische Phosphatase, SGOT[10], SGPT[11], CK[12], γ-GT[13], Elektrophorese, Rheumafaktoren, Vitamin-B_{12}-/Folsäure-Spiegel, Borrelien-/HIV-Antikörper, TSH[14] basal, Triglyceride, Cholesterin, Urinstatus, Hämokkult-Test *Spezielle Untersuchungen:* Liquor, Homocystein, Hämoglobin A_{1c}, Luesserologie, Parathormon, antinukleäre Antikörper (z. B. Sm, RNP, Ro SS-A, La SS-B, Scl-70, Jo-1, Pm-Scl), antineuronale Antikörper (ANNA-1, anti-Hu), myelinassoziiertes Glykoprotein (MAG), Gangliosid-Antikörper (GM_1, GD_{1a}, GD_{1b}, GQ_{1b}), Schwermetalle (Blut, Urin), Prophyrine, Kryoglobuline, Serum-Phytansäure, langkettige Fettsäuren (VRCFA; C_{24-26}), Molekulargenetik
Suralisbiopsie[15]	Vaskulitis, Amyloid-Neuropathie, Neuropathie bei Sarkoidose, Lepra, chronische Neuropathie (HMSN III/metachromatische Leukodystrophie, ggf. auch andere hereditäre Neuropathien ⇨ S. 332; chronisch entzündliche Neuropathie; Polyglukosan-Körper-Neuropathie), Tumor (Neurinom, neoplastische Infiltration, ggf. paraneoplastische Neuropathie), ggf. Neuropathie bei monoklonaler Gammopathie
Bildgebende Diagnostik	Geleitet vom klinischen Befund (spinale, radikuläre, Plexus-, distale periphere Läsion?) Nativ-Röntgen, Sonographie, CT, MRT, Myelographie, Skelettszintigraphie und/oder Angiographie

⇧= verlängert; ⇩ = erniedrigt, ausgefallen
[1](Evoziertes) Muskelsummenaktionspotential [2] Amplitude des sensiblen Nervenaktionspotentials [3] Somatosensorisch evozierte Potentiale amplitudenvermindert/ausgefallen [4] Technisch bedingt nur für S1 bestimmbar [5] Nervenleitgeschwindigkeit [6] Distale motorische Latenz [7] Muskelaktionspotentiale [8] Frühestens nach 2 Wochen [9] Keine vollständige Aufzählung [10] Serum-Glutamat-Oxalacetat-Transaminase [11] Serum-Glutamat-Pyruvat-Transaminase [12] Creatinkinase [13] Gamma-Glutamyltranspeptidase [14]Thyreotropin
[15] Eventuell zusätzlich Muskelbiopsie sinnvoll

Tabelle 56 Ursachen radikulärer Syndrome (S. 318)

Ursache	Anmerkung
Degenerativ • Bandscheibenvorfall • Spondylosis deformans • enger Spinalkanal • Spondylolisthesis	 • meist symptomatische Therapie ausreichend[1] • wulst-, spangen-, spornförmige Spondylophyten als Folge degenerativer Bandscheibenveränderungen • S. 284 • Verschiebung von Wirbelkörpern bei beidseitiger Spondylolyse[2]
Trauma	S. 272
Neoplasma	Primärer spinaler Tumor (S. 284), Metastase/Meningeosis neoplastica (S. 262)
Infektiös-entzündlich	S. 222 ff. Herpes zoster, Borreliose, epiduraler Abszeß, Spondylitis, Sarkoidose, Arachnopathie
Vaskulär	S. 282
Metabolisch	Diabetes mellitus (S. 324; Tab. 59, S. 395)
Entzündlich-rheumatisch	Spondylitis ankylosans (Bechterew-Krankheit), rheumatoide Arthritis
Fehlbildung	S. 288 ff.
Iatrogen	Injektion, Punktion, Operation
Strahlentherapie	Radiogene Amyotrophie (Cauda equina)[3]
Pseudoradikuläres Syndrom[4], nichtradikuläre Schmerzen	• *Arm:* Karpaltunnelsyndrom, Schultersteife, Periarthropathia humeroscapularis, Syringomyelie • *Bein:* Facettensyndrom, Ileosakralgelenksyndrom, Kokzygodynie, Koxarthrose, heterotope Ossifikation • *allgemein:* Polyradikulitis, Kollagenosen, rheumatische Erkrankungen, Fehlbildungen, Myopathien/Muskeltrauma, Überlastung, Arthropathien, Endometriose, Osteomyelitis, Osteoporose, arterielle Dissektion, Prostatitis, Zystitis, Paget-Krankheit, Somatisierung

(nach Mumenthaler et al., 1998)

[1] Absolute Operationsindikation: lumbaler Massenvorfall mit Sphinkterstörung, zervikaler Vorfall mit spinaler Kompression, hochgradige Paresen. Relative Indikation: fehlende Schmerzrückbildung bei radikulären Schmerzen, häufige Rezidivvorfälle mit radikulärer Symptomatik [2] Spaltbildung im Wirbelbogen [3] Monate bis Jahre nach Radiotherapie (paraaortale Bestrahlung) maligner Hodentumoren, Lymphom. Zunehmende schlaffe Paraparese ohne wesentliche Sensibilitätsstörungen [4] Aus differentialdiagnostischen Gründen hier aufgeführt

Tabelle 57 Ursachen von Plexusläsionen (S. 318)

Ursache	Anmerkung
Neoplasma	• *Arm:* Neurinom, Metastase, Mamma-/Bronchialkarzinom (Pancoast-Tumor) • *Bein:* urogenitale Tumoren, Rektumkarzinom, Lymphom
Vaskulär	• *Bein:* Psoashämatom bei Antikoagulation, Hämophilie. Aneurysma
Metabolisch	• *Bein:* Diabetes mellitus (S. 395, Tab. 59)
Entzündlich	• *Arm:* neuralgische Schulteramyotrophie (S. 328) • *Bein:* Beinplexusneuropathie. Vaskulitis
Trauma	• *Arm:* Stich, Schuß, Zerrung, Quetschung (Unfall, Geburt), zervikaler Wurzelausriß (S. 272) • *Bein:* Beckenfraktur, Fraktur des Os sacrum
Kompression	• *Arm:* Tragen von Lasten (Rucksacklähmung), Thoracic-outlet-Syndrom (Th1–C8)[1], kostoklavikuläres Syndrom, Hyperadduktionssyndrom
Infektion	• *Bein:* Psoasabszeß
Iatrogen	• *Arm:* Lagerung, Retraktion (Herzoperation), nach Plexusanästhesie • *Bein:* Hüftgelenkoperation, Gefäßoperation, Hysterektomie, Lagerung
Gravidität	• *Bein:* Schwangerschaftende, Entbindung
Strahlentherapie	• *Arm:* radiogene Armplexusparese nach Monaten bis Jahren • *Bein:* nach Radiotherapie von Neoplasmen im Beckenbereich

[1] Mögliche Ursachen des Engpasses der oberen Thoraxapertur sind Halsrippe, fibröses Band, enge Skalenuslücke

Tabelle 58 Häufigere Mononeuropathien (S. 318, 322 f.)

Nerv	Läsion ⇨ Syndrom	Ursache[1]
N. axillaris	Abduktionsparese, Deltoideusatrophie	Schultergelenksluxation
N. thoracicus longus	Scapula alata, keine sensiblen Defizite, Armhebung nach vorne paretisch	Kompression („Rucksacklähmung"), neuralgische Schultermyatrophie, postinfektiös
N. radialis	• OA[2] ⇨ Fallhand mit Sensibilität ⇩ radialer Handrücken, betont zwischen 1. und 2. Finger • PUA[4] ⇨ Supinatorsyndrom[5]	• Kompression[3]/Fraktur Höhe Humerusschaft • Fraktur Radiusköpfchen[5]
N. medianus	• OA ⇨ Schwurhand[6] • PUA ⇨ Pronator-teres-Syndrom[7], Interosseus-anterior-Syndrom[8] • DUA[9] ⇨ Karpaltunnelsyndrom, Brachialgia paraesthetica nocturna[10]	• Kompression, Fraktur • Überlastung, Kompression, Fraktur • Kompression, arteriovenöse Fistel/Urämie, rheumatoide Arthritis, Gravidität, Diabetes mellitus, Hypothyreose, monoklonale Gammopathie
N. ulnaris	• OA ⇨ Krallenhand[11] • PUA ⇨ Krallenhand • DUA ⇨ unterschiedliche Paresetypen	• Processus supracondylaris • Trauma, Kompression, Arthrose, habituell • Kompression, habituell
N. cutaneus femoris lateralis	Meralgia paraesthetica[12]	Kompression
N. femoralis	• proximale Läsion ⇨ Parese Kniestreckung • intrapelvine Läsion ⇨ zusätzliche Parese der Hüftbeuger (Gangstörung)	• Psoashämatom, -abszeß • postoperativ (Hüftgelenksoperation, Hysterektomie), Trauma
N. ischiadicus	Peroneus- + Tibialis(teil)läsion	Trauma, Hüftgelenkoperation, intraglutäale Injektion
N. peroneus communis	Läsion Höhe Caput fibulae ⇨ Fußheberparese (Steppergang)	Kompression, Fraktur, Distorsion, Kompartmentsyndrom
N. tibialis	• Kniekehlenläsion ⇨ Parese aller Beuger (Fuß, Zehen), sensibler Ausfall Wadenrückseite/Fußsohle. Schmerzen. Achillessehnenreflex fehlt • Unterschenkelläsion ⇨ Krallenstellung der Zehen. Reflex erhalten • Tarsaltunnelsyndrom[13] ⇨ Schmerzen Wade, Knöchel, Fußsohle. Zehenkrallenstellung	• Fraktur, Kompression • Kompression • Kompression, Trauma

[1] Auswahl [2] Läsion in Höhe des Oberarms [3] „Parkbanklähmung", Tourniquet (Blutleere) [4] Läsion in Höhe Ellenbogen, proximaler Unterarm [5] R.-profundus-Läsion: Schmerzen Unterarmstreckseite, keine Sensibilitätsstörungen, Parese der langen Finger-/Daumenstrecker bei erhaltener (radialer) Anhebung der Hand [6] Parese radialer Hand-/Fingerbeuger, Pronatoren, Thenaratrophie; Sensibilität ⇩ erste $3^{1}/_{2}$ Finger, trophische Störungen [7] Schmerzen Unterarmaußenseite [8] Läsion: N. interosseus anterior; keine Sensibilitätsdefizite, Beugeschwäche Endglieder Daumen-, Zeige-, Mittelfinger [9] Läsion distaler Unterarm, Handgelenk [10] Nächtlich-morgendliche schmerzhafte (Arm)Parästhesien; im Verlauf sensible Ausfälle, Thenaratrophie, Parase [11] Überstreckung der Finger in Grund-, Beugung in Mittel- und Endgelenken, sensibles Defizit letzte $1^{1}/_{2}$ Finger [12] Parästhesien, Schmerzen Oberschenkelaußenseite [13] Läsion dorsal des inneren Fußknöchels

Tabelle 59 Diabetische Polyneuropathiesyndrome (S. 324)

Syndrom	Merkmale
Symmetrische Verteilung	
• diabetische Polyneuropathie (DPN)[1]	• distal, primär sensibel, mit oder ohne Schmerzen. NLG[2] ⇩ und/oder respiratorische Herzfrequenzänderung (S. 370) ⇩. Reflexverlust[3], Pallhypästhesie/-anästhesie im Zehnenbereich gleichzeitig oder nachfolgend. Im Verlauf verstärkter Sensibilitätsausfall, Lagesinnstörung (sensorische Ataxie), Mißempfindungen, trophische Veränderungen und Paresen. Vegetative Dysfunktionen
• diabetische Pandysautonomie	• kardiovaskulär[4], gastrointestinal[5], urogenital[6], Haut[7]. Gewöhnlich mit einer DPN assoziiert. Kann aber auch isoliert auftreten
• PNP der kleinen Fasern (small fibers) mit Gewichtsverlust	• schmerzhaft (Brennen, dumpfes Ziehen, nachts betont). Vegetative Dysfunktionen. Relativ geringer Ausfall von Ästhesie, Vibration, Lagesinn, Kraft und Reflexen
• hypoplykämische PNP	• bei Insulinom. Möglicherweise auch durch wiederholte Hypoglykämien
Asymmetrische Verteilung	
• lumbosakrale radikuläre Neuropathie/Plexusneuropathie[8,9]	• selten symmetrisch. Starke Schmerzen von lumbal zur Oberschenkelvorderseite gerichtet. Parese und Atrophie der vom N. femoralis innervierten Muskeln. Ausfall Patellarsehnenreflex. Kaum sensible Defizite
• thorakolumbale Radikuloneuropathie[9]	• segmental gürtelförmige Schmerzen, sensible Defizite, Bauchwandparese
• Engpaßsyndrome	• Karpaltunnelsyndrom (Tab. 58), Ulnarisläsion in Ellenbogenhöhe
• kraniale Mononeuropathie[9,10]	• III ⇨ akute, schmerzhafte[11] Ophthalmoplegie meist ohne Pupillenbeteiligung. VII ⇨ akute, oft schmerzhafte Parese vom peripheren Typ

(nach Taylor und Dyck, 1999)

[1] Kann klinisch nicht von einer möglichen zusätzlichen urämischen Neuropathie differenziert werden [2] Nervenleitgeschwindigkeit (sensibel/motorisch) [3] Vor allem Achillessehnenreflex [4] Ruhetachykardie, Frequenzstarre [5] Gastroparase, Diarrhö, Obstipation, Cholezystopathie, Stuhlinkontinenz [6] Gestörte Blasenentleerung, erektile Impotenz, retrograde Ejakulation [7] Verminderte Schweißsekretion, Hyperkeratosen [8] Synonyme: proximale diabetische Neuropathie, diabetische Amyotrophie, Femoralisneuropathie [9] Prognostisch günstig (partielle oder komplette Remissin) [10] Lokalinfektionen (rhinozerebrale Mukormykose, S. 246; Otitis externa circumscripta) können beim Diabetes mellitus Hirnnervenausfälle verursachen [11] Peri-/retroorbital, frontotemporal, hemisphäral

Tabelle 60 Spektrum des Guillain-Barré-Syndroms (S. 326)

Syndrom	Merkmale[1]
Akute entzündliche demyelinisierende Polyradikuloneuropathie (AIDP)[2]	Perivenöse lymphozytäre Infiltrate und Demyelinisierungen. IgM-/IgG-Antikörper[3] gegen GM_1
Akute motorisch-sensible axonale Neuropathie (AMSAN)[4]	Ausgeprägte Paresen, frühzeitig Muskelatrophien. Axonale Degenerationen. IgG-Antikörper gegen GM_1
Akute motorisch-axonale Neuropathie (AMAN)[4]	Rein motorische Neuropathie mit axonalen Degenerationen. IgG-Antikörper gegen GM_1, GD_{1a}, GD_{1b}
Miller-Fisher-Syndrom (MFS)	Doppelbilder (meist externe Ophthalmoplegie), Ataxie, Areflexie. IgG-Antikörper gegen GQ_{1b}[5]

(nach Hahn, 1998)

[1] Es sind häufige Symptome und Befunde aufgeführt. Im Einzelfall sind weitere motorische, sensible oder vegetative Störungen zusätzlich möglich [2] Häufigste Form in Europa, Nordamerika und Australien [3] Gangliosid-Antikörper [4] Häufig in Nordchina, Japan und Mexiko, selten in westlichen Ländern [5] In über 95% der Patienten vorhanden, korrelieren mit dem Verlauf

Tabelle 61 Diagnostische Kriterien des Guillain-Barré-Syndroms (S. 326)

Notwendig	Unterstützend	Zweifelhaft	Ausschluß
• progrediente Paresen mehr als 1 Extremität • Reflexabschwächung oder -verlust	• Progression über Tage bis 4 Wochen • (relative) Symmetrie der Symptome • geringe Sensibilitätsstörungen • Hirnnervenbeteiligung, speziell VII • Rückbildung 2–4 Wochen nach Ende der Progression • vegetative Dysfunktion • initial fieberfrei • Liquorprotein ⇧[1] • typische neurophysiologische Befunde[2]	• stark asymmetrische Symptome • initiale oder anhaltende Blasen-/Stuhldysfunktion • Granulozyten im Liquor/Zellzahl > 50 mononukleäre Zellen/mm^{-3} • scharf begrenzter Sensibilitätsausfall im Rumpfbereich	• Diagnose einer Myasthenie, Botulismus, Poliomyelitis, toxischen Neuropathie • Porphyrie • kürzliche Diphtherie • isolierte Sensibilitätsstörungen ohne Paresen

(nach Asbury und Cornblath, 1990)

Die Kriterien bedeuten: „Notwendig" = notwendige Voraussetzung der Diagnose GBS, „unterstützend" = spricht für die Diagnose, „zweifelhaft" = Diagnose unwahrscheinlich, „Ausschluß" = schließt die Diagnose GBS aus
[1] Kann im Beginn normal sein, im Verlauf Anstieg bis mehrere g/l, Schrankenstörung; Zellzahl < 10 mononukleäre Zellen/mm^{-3}
[2] *Frühphase*: partieller Leitungsblock mit Amplitudenminderung des evozierten motorischen Antwortpotentials (proximale Stimulation), Ausfall der Reflex- und F-Antworten bei proximaler Läsion, im EMG reduzierte Anzahl aktivierbarer motorischer Einheiten (paresebedingt).
Verlauf: mehr oder weniger stark erniedrigtes motorisches Antwortpotential, im EMG geringe bis ausgeprägte Zeichen der Denervation (Prognose günstiger, je geringer die Normabweichungen)

Tabelle 62 Genetische Besonderheiten hereditärer PNP (S. 332)

Syndrom	Erbgang[1]/Genlocus
HMSN Typ I	
CMT1A[2]	AD/17p11.2–12[3]
CMT1B	AD/1q22–23[4]
CMT1C	AD/?
CMT4A	AR/8q
CMT4B	AR/11q23
CMT4C	AR/5q
CMTX1	XD/Xq13.1[5]
CMTX2	XR/Xp22.2
CMTX4	XR/Xq26
HMSN Typ II	
CMT2A	AD/1p36
CMT2B	AD/3q13–22
CMT2C	AD/?
CMT2D	AD/7p14
HMSN Typ III	
CMT3A	AD/17p11.2–12[3]
CMT3B	AD/1q22–23[4]
CMT3C	AD/8q
HNPP	AD/17p11.2–12[3]

(nach Mendell, 1998, Schaumburg et al., 1992 und Schöls, 1998)

[1] AD = autosomal-dominant, AR = autosomal-rezessiv, XR = X-chromosomal-rezessiv, XD = X-chromosomal-dominant [2] CMT = Charcot-Marie-Tooth [3] Gen: PMP22 (PMP = peripheres Myelinprotein) [4] Gen: P_0 (Punktmutation) [5] Gen: Connexin 32 (Punktmutation)

Tabelle 63 Merkmale seltener nichtmetabolischer Neuropathien (S. 332)

Syndrom	Erbgang/ Genlocus	Klinische Merkmale/NLG[1]
Riesenaxonneuropathie (GAN)	AR/16q24.1	PNP-Syndrom, helles, krauses Haar, Gangstörungen. NLG gering ⇩
HSN[2] Typ I	AD/9q22.1–22.3	Sensorische und autonome Neuropathie, Reflexe ⇩, Sensibilitätsausfall Füße, Restless legs, perforierende Fußulzera, Hörverlust, lanzinierende Extremitätenschmerzen, deformierende Arthropathie. Motorische NLG normal
FAP[3]	AD	Autonome PNP (⇨ vegetative Dysfunktionen), dissoziierte Sensibilitätsstörungen, Schmerzen, trophische Störungen, Glaskörpertrübungen, Kardiomyopathie, Nephropathie, Hepatopathie

[1] Nervenleitgeschwindigkeit [2] Hereditäre sensorische Neuropathie [3] Familiäre Amyloid-Polyneuropathie. Verschiedene Subtypen mit unterschiedlichen Serumproteinveränderungen (Transthyretin, Apolipoprotein A-1, Gelsolin), aus denen das sich extrazellulär ablagernde Amyloid (AF) entsteht. Durch Lebertransplantation können die Amyloid-Vorläufer entfernt und eine Rückbildung der Amyloidablagerungen erreicht werden

Tabelle 64 Myopathiesyndrome (S. 334)

Merkmal	Mögliche Ursachen
Akute generalisierte Paresen	Myasthenia gravis, Botulismus, episodische Lähmung[1], Poly-/Dermatomyositis, akute Rhabdomyolyse, Critical-illness-Myopathie, medikamentös-toxische Myopathie[2], Hypermagnesiämie
Subakute oder chronische proximal betonte Paresen	Myasthenia gravis, Lambert-Eaton-Syndrom, Muskeldystrophie, kongenitale Myopathie, Poly-/Dermatomyositis, metabolische Myopathie, Mitochondriopathie, Elektrolytstörung, endokrinologische Störung[3], medikamentös-toxische Myopathie
Subakute oder chronische distal betonte Paresen	Einschlußkörperchenmyositis, myotone Dystrophie, fazioskapulohumerale Muskeldystrophie, Nemaline-Myopathie, Central-core-Krankheit, skapuloperoneales Syndrom, Welander-Myopathie[4], okulopharyngodistale Myopathie
Episodische Paresen	Myasthenia gravis, Lambert-Eaton-Syndrom, dyskaliämische Lähmungen, Paramyotonia congenita, Neuromyotonie, Conn-Syndrom, Thyreotoxikose
Asymmetrische oder lokalisierte Paresen	Fazioskapulohumerale Muskeldystrophie, Myasthenia gravis, ischämische Muskelnekrose, lokale Myositis, Muskelriß/-trauma
Multisystembeteiligung	Mitochondriopathien, Critical-illness-Myopathie, myotone Dystrophie, proximale myotone Myopathie, Dermatomyositis
Dysphagie	Myasthenia gravis, Polymyositis, myotone Dystrophie, okulopharyngeale Muskeldystrophie, Einschlußkörperchenmyositis, Mitochondriopathie
Myalgie	Virale/eitrige/parasitäre/granulomatöse/interstitielle Myositis, Dermato-/Polymyositis, Vaskulitis, eosinophile Fasziitis, Polymyalgia rheumatica, Fibromyalgie. Alkohol, Drogen. Hypothyreose. Metabolische Myopathien. Muskelüberlastung. Neuromyotonie. Stiff-person-Syndrom
Muskelkrämpfe (Crampi)	Idiopathisch, belastungsinduziert, Gravidität, Urämie, Hypothyreose, Elektrolytstörung
Muskelhypertrophie	Muskeldystrophie (Duchenne/Becker: Waden, Deltoideus), Myotonia congenita, Amyloidose, Zystizerkose, Akromegalie, Glykogenose Typ II (Pompe)
Kardiomyopathie	Muskeldystrophie Duchenne/Becker, Emery-Dreifuss-Muskeldystrophie, myotone Dystrophie, zentronukleäre Myopathie, Nemaline-Krankheit, Glykogenose Typ II
CKämie[5]	Körperliche Belastung, Muskeltrauma (Sturz, Injektion, epileptischer Anfall), medikamentös-toxisch (Alkohol), Hypothyreose, Merkmalsträgerin (Muskeldystrophie Duchenne/Becker), beginnende Myopathie (Muskeldystrophie, Myositis, Glykogenose), hereditär

[1] Hypo- oder hyperkaliämische Form [2] Tab. 66 [3] Hypo-/Hyperthyreose, Akromegalie, Cushing-Krankheit, Hyperparathyreoidismus, Conn-Syndrom, Cushing-Syndrom [4] Myopathia distalis tarda hereditaria [5] Erhöhte Creatinkinase (CK) im Serum ohne klinische Befunde einer Myopathie; (Narkose-)Risiko einer malignen Hyperthermie (S. 346)

Tabelle 65 Beispiele hereditärer Myopathien (S. 334)

Bezeichnung	Myopathie	EB[1]	Genlocus	Genprodukt
Dystrophinopathien	Duchenne-MD[2]	XR[3]	Xp21.2	Dystrophin
	Becker-MD	XR	Xq21.2	Dystrophin
Sarkoglykanopathien	LGMD2D[4]	AR[5]	17q21	α-Sarcoglykan[6]
	LGMD2E	AR	4q12	β-Sarcoglykan
	LGMD2C	AR	13q12	γ-Sarcoglykan
	LGMD2F	AR	5q33	δ-Sarcoglykan
Weitere LGMD	LGMD2A	AR	15q15.1–21.1	Calpain-3
	LGMD2B	AR	2p13.3.–13.1	Dysferlin
	LGMD1A	AD	5q22.3–31.3	?
	LGMD1B	AD	1q11–21	?
	LGMD1C	AD	3p25	Caveolin-3
Weitere MD	Fazioskapulohumerale MD	AD	4q35	?
	Okulopharyngeale MD	AD	14q11.2–q13	PABP2[7]
	Myotone MD[8]	AD	19q13	DMPK[9]
	Emery-Dreisfuss-MD	XR	Xq28	Emerin
Kanalkrankheiten				
Chloridkanal	MC[10] Thomsen	AD	7q35	Chloridkanal
	MC Becker	AR	7q35	Chloridkanal
Natriumkanal	HyperPP[11]	AD	17q23.1–25.3	Natriumkanal
	Paramyotonia congenita	AD	17q23.1–25.3	Natriumkanal
	PAM[12]	AD	17q23.1–25.3	Natriumkanal
Calciumkanal	HypoPP[13]	AD	1q32	Calciumkanal[14]
	Maligne Hyperthermie	AD	1q31–32	Calciumkanal[14]
	Maligne Hyperthermie	AD	19q13.1	Calciumkanal[15]
	Central-core-Krankheit	AD	19q13.1	Calciumkanal[15]
Mitochondriopathien	Mitochondrien-Myopathie[16]		Mitochondriale DNA[17]	

(Genlocus nach OMIM)

[1] Erbgang [2] Muskeldystrophie [3] X-chromosomal-rezessiv [4] LGMD: allgemeine Abkürzung für Gliedergürtelmuskeldystrophien (limb-girdle muscular dystrophy) [5] Autosomal-rezessiv [6] Adhalin 7 Poly(A)-binding-protein-2 [7] Poly(A)-binding-protein-2 [8] Instabiler trinucleotid repeat (CTG) [9] Myotonin-Proteinkinase [10] Myotonia congenita [11] Hyperkaliämische periodische Paralyse [12] Kaliumsensitive Myotonie (Myotonia fluctuans) [13] Hypokaliämische periodische Paralyse [14] Dihydropyridinrezeptor [15] Ryanodinrezeptor [16] Überweigend Systemkrankheiten, meist maternal vererbt oder sporadisch [17] Nukleäre DNA-Mutationen sind selten

Tabelle 66 Beispiele erworbener Myopathien (S. 334)

Bezeichnung	Myopathie
Neuromuskuläre Endplattenstörungen	Myasthenia gravis, Lambert-Eaton-Syndrom, Botulismus
Endokrine Myopathien	Hyper-/Hypothyreose, Cushing-Syndrom, Akromegalie, Conn-Syndrom, primärer Hyperparathyreoidismus
Entzündliche Myopathien	Polymyositis, Dermatomyositis, Myositis bei Vaskulitis, Churg-Strauss-Syndrom, granulomatöse Myositis, Einschlußkörperchenmyositis, erregerbedingte Myositis (Bakterien, Viren, Parasiten)
Toxisch-medikamentöse Myopathie[1]	Alkohol, Corticosteroide, Lovastatin, Simvastatin, Cocain, Emetin, Diazocholesterol

[1] Zahlreiche weitere Medikamente oder toxische Einflüsse sind bekannt, aber insgesamt selten

Tabelle 67 Zusatzdiagnostik bei Myopathien (S. 334)

Methode	Information/Parameter
Pharmakologische Testung	Edrophoniumchlorid (S. 404). In-vitro-Test bei Verdacht einer malignen Hyperthermie
Neurographie/ Stimulationselektromyographie	Zum Ausschluß einer peripheren Neuropathie als Ursache muskulärer Symptome (S. 404). Serienstimulation: Nachweis einer neuromuskulären Überleitungsstörung
Nadelelektromyographie[1]	• *Muskeldystrophie*: Fibrillationen, positive Wellen, pseudomyotone Entladungen möglich. Kurze, niedrigamplitudige MAP, Polyphasierate ⇧, rasch dichtes Interferenzmuster • *Myositis*: Fibrillationen, positive Wellen, pseudomyotone Entladungen. Polyphasierate ⇧, schmale, niedrige MAP • *Myotonie/Paramyotonie*: myotone Entladungen. MAP wie bei Muskeldystrophie
Klinisch-chemische Untersuchung	• *Creatinkinase*: > 10 000[2] ⇨ akute Rhabdomyolyse, Myositis, toxische Myopathie, Anfangsphase Muskeldystrophie Duchenne/Becker. 4.–10 000 ⇨ Muskeldystrophie Duchenne/Becker im Verlauf, Myositis. 1.–4000 ⇨ Muskeldystrophien, hypokaliämische oder hypothyreotische Myopathie, kongenitale Myopathie, Konduktorin (Muskeldystrophie). Bis 1000 ⇨ spinale Muskelatrophie, amyotrophe Lateralsklerose, Einschlußkörperchenmyositis, chronische/infektiöse Myositis • *Myoglobin*: bei starkem Muskelzerfall Myoglobinurie[3] • *Serumlaktat/-pyruvat* (venös): kann in Ruhe und nach leichter körperlicher Belastung bei Mitochondriopathien, Atmungskettendefekten erhöht sein. Fehlender Anstieg bei Störung der Glyko(geno)lyse[4] • *Molekulargenetik*: abhängig vom Ergebnis der Immunhistochemie (Dystrophien) und biochemischen Muskelanalyse (Mitochondriopathien). Ggf. in Ergänzung zur Klinik (Kanalkrankheiten) • *weitere Untersuchungen*[5]: Blutsenkungsgeschwindigkeit, Hepatitis-Antigen, ANCA[6] (Vaskulitis). Eosinophilie (eosinophile Fasziitis, Churg-Strauss-Syndrom). Sarkoplasmatische Enzyme wie SGOT, SGPT, Laktatdehydrogenase, Aldolase. γ-GT (erhöht bei PROMM[7]). TSH-basal. Rheumafaktor (Myositis). Antikörper: AChR[8] (Myasthenie). Jo-1 (Myositis, Antisynthetase-Syndrom), Pm-Scl (Myositis bei systemischer Sklerose), SS-A(Ro) (Myositis bei Sjögren-Syndrom), U_1RNP (Mischkollagenose)
Bildgebende Diagnostik	Sonographie, CT/MRT: Verteilung von Atrophien, Fett- und Bindegewebe. Unterstützung bei Wahl des Biopsieortes. Lokalisation lokaler Muskelveränderungen (Tumor, Einblutung, Pyomyositis/Ossifikation ⇨ Szintigraphie)
Muskelbiopsie[9]	Insbesondere zum definitiven Nachweis einer entzündlichen, vaskulitisch bedingten oder metabolischen Myopathie. Klärung einer nicht eindeutig als „myogen" oder „neurogen" einzuordnenden Erkrankung. Sporadische Fälle einer Muskeldystrophie

[1]Abkürzungen s. S. 391 [2] U/L der CK-MM; einzelne Beispiele [3] Alkohol, Barbiturate, akute Myositis, maligne Hyperthermie, Carnitin-Palmityl-Transferase-Mangel, Glykogenose Typ V/VII, posttraumatisch, nach Krampfanfall, idiopathisch [4] Bestimmung durch Arbeitstest (unter Ischämie Gefahr einer Rhabdomyolyse) [5] Auswahl, s. S. 391 [6] Antineutrophile Antikörper [7] Proximale myotone Myopathie [8] Acetylcholinrezeptor [9] Entnahme aus einem mittelgradig vom Krankheitsprozeß betroffenen Muskel. 2 Teile in Isopentan-Stickstoffgemisch tieffrieren (u. a. Histochemie, Immunhistochemie, ggf. biochemische Diagnostik), 1 Teil in Glutaraldehyd für Elektronenmikroskopie fixieren

Tabelle 68 Klinik einiger[1] Muskeldystrophien (S. 336)

Kriterium	MD[2] Duchenne	MD Becker	Gliedergürtel-MD	Fazioskapulohumerale MD	Myotone MD
Mittleres Manifestationsalter (Jahre)	2	12	Jugend-/Erwachsenenalter	Jugend-/Erwachsenenalter	Jugend-/Erwachsenenalter
Geschlecht[3]	m	m	m/w	m/w	m/w
Symptombeginn	Beckengürtel	Beckengürtel	Oft Beckengürtel	Gesicht, Schultergürtel	Kopf, Schultergürtel, Arme, Fußheber
Gesichtsmuskulatur beteiligt	Nein	Nein	Nein	Ja	Ja (Katarakt)
(Pseudo-)Hypertrophie	Waden, M. deltoideus, gluteal	Waden	Selten Waden	Fehlt	Fehlt
Herzbeteiligung	Häufig	Selten	Gelegentlich	Fehlt	Häufiger (Herzschrittmacher)
Erbgang	X-chromosomal-rezessiv	X-chromosomal-rezessiv	Meist autosomal-rezessiv	Autosomal-dominant	Autosomal-dominant
CK[4]	50 (bis 300)fach erhöht	20 (bis 200)fach erhöht	Unter 10fach erhöht	Normal bis 4fach erhöht	Normal bis 3fach erhöht
Dystrophin	Fehlt	Defekt	Normal	Normal	Normal
Myotonie	Nein	Nein	Nein	Nein	Ja
Prognose	3–6 Jahre Gangstörung, 5–6 Hypertrophien, 6–11 zunehmende Paresen und Kontrakturen, Tod zwischen 15–30 Jahren	Langsame Progredienz. Gehunfähig ca. 20 Jahre nach Beginn. Mittleres Alter bei Tod 42 (23–89)	Überwiegend langsam. Lebensspanne meist nur gering verkürzt	Langsame Progredienz. Gehfähigkeit bleibt erhalten. Lebensspanne normal	Gehfähigkeit bleibt erhalten. Lebensspanne nur bei ausgeprägter Symptomatik verkürzt

[1] Krankheitsbilder wie Emery-Dreifuss-MD, okulopharyngeale MD, distale Myopathien, proximale myotone MD und kongenitale MD sind in der Tabelle nicht aufgeführt. Sie sind insgesamt sehr selten (Inzidenz unter $1/10^6$ Einwohner) [2] Muskeldystrophie [3] m = männlich, w = weiblich [4] Creatinkinase

Tabelle 69 Myotonien und episodische Lähmungen (S. 338)

Kriterium	Hyperkaliämische Lähmungen	Paramyotonia congenita	Myotonia fluctuans	Myotonia congenita Thomsen	Myotonia congenita Becker	Proximale myotone Myopathie[1]	Myotone Dystrophie
Episodische Lähmung	Ja	Ja	Nein	Nein	Ja	Nein	Nein
Kälteinduzierte Lähmung	Nein	Ja	Nein	Nein	Nein	Nein	Nein
Kaliuminduzierte Lähmung	Ja	Teilweise	Nein	Nein	Nein	Nein	Nein
Paradoxe Myotonie[2]	Gelegentlich	Ja	Nein	Nein	Nein	Nein	Nein
Weitere Organbeteiligung[3]	Nein	Nein	Nein	Nein	Nein	Ja	Ja
Erbgang	AD[4]	AD	AD	AD	AR[5]	AD	AD
Defekt	Natriumkanal	Natriumkanal	Natriumkanal	Chloridkanal	Chloridkanal	?	Proteinkinase
Merkmale	Attackendauer der Lähmungen unterschiedlich bis zu 4 Stunden	Attacken von Muskelsteifigkeit und Schwäche können bis zu 1 Tag anhalten	Variable Ausprägung der Myotonie	Generalisierte Myotonie, keine Schwäche	Myotonie stärker als beim Typ Thomsen. Transitorische Schwäche	Proximale Muskelschwäche. Katarakt. Muskelschmerzen. Geringe Muskelatrophie	Muskelschwäche vor allem kraniozervikal, geringer an den Extremitäten (vor allem distal). Katarakt. Herzreizleitungsstörungen

(nach Ptacek et al., 1993)

[1] Im Gegensatz zur myotonen Dystrophie kein Cytosin-Thymin-Guanin(CTG)-Repeat [2] Mit wiederholter willkürlicher Muskelkontraktion nimmt die Myotonie im allgemeinen ab („warm up"), bei der paradoxen Myotonie dagegen zu [3] Neben Muskulatur [4] Autosomal-dominant [5] Autosomal-rezessiv

Tabelle 70 Beispiele kongenitaler Myopathien (S. 340)

Myopathie	Genort/Gen	Merkmale
Central-core-Krankheit	AD[1]: 19q13.1/Ryanodinrezeptor	Neonatale Hypotonie. Langsam progredient. Schmächtige Muskulatur. Skelettanomalien[2]. Reflexe ⇩ bis fehlend. Belastungsabhängige Muskelsteifigkeit. Gefährdung für eine maligne Hyperthermie
Nemaline-Krankheit (NEM1)	AD: 1q22–23/Tropomysin-3	Neonatale Hypotonie. Nicht progredient. Hoher Gaumen
Nemaline-Krankheit (NEM2)	AR[3]: 2q21.2–22/?	Verzögerte motorische Entwicklung. Schmächtige Muskulatur, dünne Extremitäten. Dysplasie[4]. Atemstörungen (Diaphragmamuskulatur paretisch), wiederholte Pneumonien. Dysphagie, Dysarthrie. Reflexe ⇩ bis fehlend
Zentronukleäre (myotubuläre) Myopathie	XR[5]: Xq28/?	Neonatale Hypotonie. Faziale Muskelschwäche, externe Ophthalmoplegie. Reflexe ⇩. Atemstörungen, Dysphagie. Hoher Gaumen

[1] Autosomal-dominant [2] Kongenitale Hüftluxation, Thoraxdeformation, Kyphoskoliose, Pes cavus [3] Autosomal-rezessiv [4] Längsovales Gesicht, offener Mund, Mikrognathie, hoher Gaumen, Kyphose, Hyperlordose, Pes cavus, Kardiomyopathie, Herzinsuffizienz [5] X-chromosomal-rezessiv; autosomal-rezessive oder -dominante Erbgänge mit weniger schwerwiegenden Symptomen kommen vor

Tabelle 71 Metabolische Myopathien (S. 340)

Myopathie/Genort	Defekt/Erbgang	Merkmale
Kohlenhydratstoffwechsel		
• saurer Maltasemangel[1] (Typ II, Pompe)/17q25.2–25.3	• 1,4-Glucosidase/autosomal-rezessiv	• langsam progrediente proximale Myopathie, Atemstörungen (nächtliche Hypoventilation)
• Muskel-Phosphorylase-Mangel[1] (Typ V, McArdle)/11q13	• Myophosphorylase/autosomal-rezessiv	• belastungsinduzierte Muskelschmerzen, -steife, Kontrakturen mit Rückgang in Ruhe. Rhabdomyolyse
• Phosphofructokinase-Mangel (Typ VII, Tarui)/12q13.3	• Phosphofructokinase/autosomal-rezessiv	• ähnlich McArdle
Fettstoffwechsel		
• Carnitinmangel-Myopathie/?	• Carnitin/autosomal-rezessiv?	• symmetrische, proximale, langsam progrediente Myopathie. CK ⇧
• CPT[2]-I-Mangel/11q13	• CPT I/autosomal-rezessiv	• belastungs-, kälteinduzierte Muskelschmerzen, -schwäche. Rhabdomyolyse. Hypoglykämie, Hyperammonämie
• CPT-II-Mangel/1p32	• CPT II/autosomal-rezessiv	• durch Belastungen/Fasten induzierte Muskelschmerzen, Rhabdomyolyse

Fortsetzung **Tabelle 71** Metabolische Myopathien (S. 340)

Myopathie/Genort	Defekt/Erbgang	Merkmale
Mitochondrien		
• CPEO[3]	• mtDNA-Deletion in ca. 50 %	• Ptose, externe Ophthalmoplegie, tapetoretinale Degeneration, Herzrhythmusstörungen, proximale Myopathie
• KSS[4]	• mtDNA-Deletion/-Duplikation	• Erkrankungsbeginn vor dem 13. Lebensjahr, Ataxie, Hörstörung, Liquoreiweiß ⇧, endokrine Störungen sonst wie CPEO
• MERRF[5]	• mtDNA-Punktmutation	• Myoklonus, Ataxie, epileptische Anfälle, Ataxie
• MELAS[6]	• mtDNA-Punktmutation	• episodisches Erbrechen, fokale epileptische Anfälle, Kleinwuchs, proximale Muskelschwäche
• LHON[7]	• mtDNA-Punktmutation	• akuter/subakuter bilateraler Visusverlust, Augenschmerzen
• MILS[8]	• mtDNA-Punktmutation[9]	• Entwicklungsstörungen, Ataxie, Dystonie, Sehstörungen, Atemstörungen[10]

[1] Adulter Typ [2]Carnitin-Palmitoyltransferase; Defekt ist bei Typ I an der äußeren, bei Typ II an der inneren Mitochondrienmembran lokalisiert [3] Chronisch progressive externe Ophthalmoplegie [4] Kearns-Sayre-Syndrom, bei Herzrhythmusstörungen ggf. Schrittmacherimplantation [5]Myoklonusepilepsie mit Ragged red fibres [6] Myopathie, Enzephalopathie, Laktatazidose und „stroke-like episodes" [7]Hereditäre Leber-Optikusneuropathie [8] Maternally inherited Leigh syndrome [9] Autosomal-rezessive und sporadische Formen kommen vor [10] Im MRT (T2) bilateral symmetrische Läsionen (Hirnstamm, periaquäduktal, Kleinhirn, Basalganglien)

Tabelle 72 Medikamente bei Myasthenia gravis (S. 342)

Myasthenieverstärkend	Ausweichmöglichkeit
Antibiotika: Tetracycline, Aminoglykoside, Polymyxine, Gyrasehemmer, Penicilline	Cephalosporine, Chloramphenicol
Psychopharmaka: Benzodiazepine, Barbiturate, trizyklische Antidepressiva, Chlorpromazin, Haloperidol, Droperidol, Lithium	Promethazin, Thioridazin. In niedriger Dosierung bei sorgfältiger Überwachung: Chlordiazepoxid, Maprotilin, Mianserin, Carbamazepin
Antiepileptika: Phenytoin, Ethosuximid, Barbiturate	Carbamazepin
Herz-/Kreislaufmittel: Chinidin, Ajmalin, Procainamid, Lidocain, Ganglioplegika, Nifedipin, Betablocker[1]	Digitalis, Reserpin, Methyldopa, Tocainid, Verapamil (niedrige Dosierung)
Verschiedene: ACTH, Kortikosteroide[2], D-Penicillamin, Morphin und Derivate, Magnesium, Allgemeinanästhesie (Muskelrelaxanzien)	Acetylsalicylsäure, Gold, Indometacin, Paracetamol, Diclofenac, Lokal-/Regionalanästhesie, Spinalanästhesie, Inhalationsanästhetika/vertiefte Allgemeinnarkose

(Auswahl nach McNamara und Guay, 1997)

[1] Maskieren Myastheniesymptome [2] In hoher Anfangsdosierung

Tabelle 73 Krisensyndrome bei Myasthenie (S. 342)

Syndrom	Symptome und Befunde	Auslöser
Myasthene Krise	Unruhe, Ängstlichkeit, Verwirrtheit, Atemschwäche, verminderter Hustenstoß, Dysphagie, Dysarthrie, Mydriasis, Ptose, Tachykardie, Hautblässe	Infektionskrankheiten, chirurgische Eingriffe, Narkose, Medikamente, psychosoziale Belastungen, gestörte Medikamentenaufnahme (Erbrechen, Durchfall), Krankheitsprogredienz, bisher unbekannte Myasthenie (und vorgenannte Faktoren)
Cholinerge Krise	Unruhe, Ängstlichkeit, Verwirrtheit, Atemschwäche, verminderter Hustenstoß, Dysphagie, Dysarthrie, Miosis, Bradykardie, Hautrötung, Muskelfaszikulationen/-krämpfe, Speichelfluß, Tenesmen, Diarrhö	(Relative) Überdosierung von AChE-Hemmern. Vergiftung durch Acetylcholin

Tabelle 74 Untersuchungen bei Myasthenia gravis (S. 342)

Maßnahme	Ziel	Bewertung
Edrophophoniumchlorid (Tensilon, Camsilon)-Test[1]	Zunahme der Muskelkraft (meist am besten am Rückgang der Ptose, der Augenfehlstellung und der Verbesserung des Sprechens/Schluckens zu erkennen)	Bei deutlichem Rückgang der Muskelschwäche (Beginn nach 30 Sekunden über ca. 5 Minuten) als eindeutige Antwort zu werten. Sensitivität für oMG[2] ca. 86%, für gMG[3] etwa 95%
Elektromyogramm (EMG)[4]	Nachweis der neuromuskulären Überleitungsstörung (Dekrement bei Serienreizung, evtl. Jitter bei Einzelfaser-EMG)	Dekrement von mindestens 10% ist pathologisch. Sensitivität der Serienreizung bei oMG um 34%, bei gMG bis 77%. Zunahme des Dekrements durch vorherige Muskelbelastung. Sensitivität Einzelfaser-EMG bei 92%
Bestimmung der Acetylcholin-Rezeptoren-Antikörper im Serum	Feststellung einer Erhöhung der Antikörper-Titer im Serum	Sensitivität bei oMG 50%, bei gMG ca. 90%. Falsch positive Ergebnisse bei Lambert-Eaton-Syndrom und selten bei amyotropher Lateralsklerose möglich
Bildgebende Diagnostik[5]	Beurteilung der Thymusgröße	Thymusvergrößerung durch Thymom oder Hyperplasie

(nach Phillips und Melnick, 1990)

[1] Kurzwirkender Hemmer der Cholinesterase, der zu diagnostischen Zwecken i. v. gegeben wird [2] Okuläre Myasthenia gravis [3] Generalisierte Myasthenia gravis [4] Z.B. Stimulation des N. accessorius mit wiederholten Einzelreizen (3/s über 3 s) und Ableitung vom M. trapezius [5] CT (mit Kontrastmittelgabe) oder MRT (jüngere Patienten, bessere Abgrenzung einer Thymushyperplasie)

Tabelle 75 Toxische Myopathien (S. 347)

Syndrom	Substanzen (Auswahl)
Muskelschwäche mit oder ohne Schmerzen, Rhabdomyolyse möglich	Alkohol, Chloroquin, Cimetidin, Clofibrat, Cocain, Colchicin, Corticosteroide, Cyclosporin, Disulfiram, Emetin, Ergotamin, Gemfibrozil, induzierte Hypokaliämie (Diuretika, Lakritze), Imipramin, Isoniazid, Lithium, Lovastatin, Meprobamat, Niacin, Pentazocin, Schilddrüsenhormone, Vincristin, Zidovudin
Myalgien	Alkohol, Allopurinol, Cimetidin, Clofibrat, Clonidin, Dihydroergotamin, Ergotamin, Methyldopa, Succinylcholin, Vincristin, Zidovudin
Polymyositis, Pseudo-Lupuserythematodes	Bezafibrat, Chlorpromazin, Cimetidin, Clofibrat, D-Penicillamin, Etofibrat, Etofyllinclofibrat, Fenofibrat, Gold, Hydralazin, Isoniazid, L-Tryptophan, Penicillin, Phenytoin, Procainamid, Tetracycline, Zidovudin
Myotonie	Cyclosporin, 20,25-Diazocholesterol, Diuretika, D-Penicillamin, Fenoterol, Pindolol, Propranolol
Lokale Muskelläsionen (Schmerzen, Schwellung, lokale Muskelatrophie)	Heroin, Insulin, Meperidin, Pentazocin

Tabelle 76 Neuromuskuläre paraneoplastische Syndrome (S. 347, 388)

Region	Syndrom ⇨ Manifestation	Symptome	Häufige Tumoren	Läsionen/Antikörper
Motoneuron	Subakute Muskelatrophie (Hände, bulbäre Muskeln) ⇨ Wochen bis Monate	Asymmetrische Paresen, Muskelatrophien (S. 304)	Kleinzelliges Bronchialkarzinom, Lymphom, Nierenzellkarzinom	Motoneurone/ Anti-Hu[1]
Spinale Hinterwurzel, Ganglion	Subakute sensible Neuronopathie ⇨ Wochen bis Monate	Ausgeprägte sensible Ausfälle, Reflexverlust, Ataxie, Parästhesien, Schmerzen	Kleinzelliges Bronchialkarzinom, andere Lungentumoren	Spinale Ganglien
Proximaler peripherer Nerv	• akute Polyradikulopathie ⇨ Stunden bis Tage • chronische Polyradikulopathie[3] ⇨ Wochen bis Monate	• aufsteigende sensomotorische Ausfälle[2] • chronisch progrediente/rezidivierende sensomotorische Ausfälle	• Hodgkin-Krankheit • kleinzelliges Bronchialkarzinom, Lymphom, Myelom	Segmentale Demyelinisierung, Neuritis
Distaler peripherer Nerv	• paraproteinämische Polyneuropathie ⇨ Wochen bis Monate • sensomotorische Polyneuropathie ⇨ Wochen bis Monate • Neuromyotonie	• S. 328 • distalsymmetrische Polyneuropathie • Muskelsteifigkeit, Crampi	• Plasmozytom • kleinzelliges Bronchialkarzinom, andere Karzinome • Thymom, Bronchialkarzinom	• segmentale Demyelinisierung • überwiegend axonale Läsionen • distaler motorischer Nerv/ Anti-VGPC[4]
Endplattenregion	• Lambert-Eaton-Syndrom ⇨ Wochen bis Monate • Myasthenia gravis ⇨ Wochen bis Monate	• S. 342 • S. 342	• kleinzelliges Bronchial-, Mamma-, Prostata-, Magenkarzinom • Thymom	• S. 343/Anti-VGCC-Antikörper[5] • S. 343/Skelettmuskelantikörper
Skelettmuskel	• Poly-/Dermatomyositis ⇨ Monate bis Jahre • Rhabdomyolyse ⇨ Tage bis Wochen	• S. 344 • rasch progrediente Paresen, Dysphagie	• unterschiedliche Karzinome (Mamma, Lunge, Ovar, Lymphom) • unterschiedliche Karzinome	• Myonekrosen, lymphomonozytäre Infiltrate • Myonekrosen, geringe entzündliche Infiltrate

(nach Brown, 1998)

[1] Bei kleinzelligem Bronchialkarzinom [2] Ähnlich Guillain-Barré-Syndrom (S. 326) [3] Ähnlich CIDP (S. 328) [4] VGPC = voltage-gated potassium channel; im EMG hochfrequente Entladungen mit 150–300 Hz [5] VGCC = voltage-gated calcium channel

Tabelle 77 Klinisch-chemische Diagnostik (S. 351)

Untersuchung/Ziele	Risiken	Anmerkungen
Antiepileptika • Kontrolle der Medikamenteneinnahme • Einschätzung einer Therapieresistenz • Vermeiden von Über- oder Unterdosierungen • Beurteilung von Arzneimittelinterferenzen	• fehlerhafte Laborwerte • Fehlbeurteilung der Meßwerte (Orientierung am „therapeutischen Spiegel" und nicht am klinischen Ziel Anfallsfreiheit)	Zeitpunkt der Abnahme wird vom Fließgleichgewicht (Balance zwischen Einnahme und Ausscheidung) des jeweiligen Antiepileptikums bestimmt
Lumbalpunktion • Messung des Liquordrucks • Gewinnung von Liquor zur Analyse • intrathekale Applikation von Medikamenten • Diagnostik (Kontrastmittel[1], radioaktive Substanzen[2])	• erhöhter intrakranieller Druck[3] • intraspinale Raumforderung[4] • postpunktionelle Kopfschmerzen • intraspinale Blutung (Gerinnungsstörung) • Meningitis • Diszitis	Subokzipitale oder laterale zervikale Punktion nur selten (keine lumbale Liquorentnahme möglich, Myelographie oberhalb einer spinalen Läsion) indiziert. Test nach Queckenstedt[5] wegen Myelographie/MRT nicht mehr sinnvoll

[1] Zur Myelographie [2] Zur Szintigraphie [3] Gefahr der transtentoriellen/zerebellären Herniation [4] Gefahr der akuten spinalen Dekompensation mit Querschnittslähmung [5] Jugulariskompression zur Prüfung der Durchgängigkeit des Subarachnoidalraums; gestört z. B. bei spinalem Tumor

Literatur

Weiterführende Literatur

Adler, R., J. M. Herrmann, K. Köhle, O. W. Schonecke, T. v. Uexküll, W. Wesiack (Hrsg.): Psychosomatische Medizin. Urban & Schwarzenberg, München, Wien, Baltimore, 1990.

Ahrens, S., M. Hasenbring, U. Schultz-Venrath, H. Strenge: Psychosomatik in der Neurologie. Schattauer, Stuttgart, New York, 1995.

Berg, B. O. (Hrsg.): Principles of child neurology. McGraw-Hill, New York, 1996.

Berger, M. (Hrsg.): Psychiatrie und Psychotherapie. Urban & Schwarzenberg, München, Wien, Baltimore, 1999.

Bradley, W. G., R. B. Daroff, G. M. Fenichel, C. D. Marsden (Hrsg.): Neurology in clinical practice (Volume 1 and 2). Butterworth-Heinemann, Boston, Oxford, Singapore, Melbourne, Toronto, Munich, Tokyo, New Delhi, 1996.

Brandt, T., J. Dichgans, H. C. Diener (Hrsg.): Therapie und Verlauf neurologischer Erkrankungen. W. Kohlhammer, Stuttgart, Berlin, Köln, 1998.

Brazis, P. W., J. C. Masdeu, J. Biller: Localization in clinical neurology. Little Brown and Company, Boston, 1996.

Brooke, M. H.: A clinician's view of neuromuscular diseases. Williams & Wilkins, Baltimore, 1986.

Delank, H. W., W. Gehlen: Neurologie. Ferdinand Enke Verlag, Stuttgart, 1999.

Dyck, P. J., P. K. Thomas, J. W. Griffin, P. A. Low, J. F. Poduslo (Hrsg.): Peripheral neuropathy (Volume 1 and 2). W. B. Saunders, Philadelphia, 1993.

Engel, A. G., C. Franzini-Armstrong (Hrsg.): Myology. McGraw-Hill, New York, 1994.

Engel, J., T. A. Pedley (Hrsg.): Epilepsy: a comprehensive textbook (Volume 1 to 3). Lippincott-Raven, Philadelphia, New York, 1998.

Graham, D., P. L. Lantos (Hrsg.): Greenfield's neuropathology (Volume 1 and 2). Arnold, London, Sydney, Auckland, 1997.

Greenberg, J. O.: Neuroimaging – a companion to Adams and Victor's Principles of Neurology. McGraw-Hill, New York, 1995.

Haerer, A. F.: DeJongs's – The neurologic examination. J. B. Lippincott, Philadelphia, New York, London, Hagerstown, 1992.

Hardman, J. G., L. E. Limbird, P. B. Molinoff, R. W. Ruddon, A. G. Gilman (Hrsg.): Goodman & Gilman's The pharmacological basis of therapeutics. McGraw-Hill, New York, 1996.

Kaplan, H. I., B. J. Sadock: Synopsis of psychiatry. Williams & Wilkins, Baltimore, 1998.

Kunze, K. (Hrsg.): Praxis der Neurologie. Georg Thieme Verlag, Stuttgart, New York, 1999.

Lyon, G., R. D. Adams, E. H. Kolodny: Neurology of hereditary metabolic diseases of children. McGraw-Hill, New York, 1996.

Rieß, O., L. Schöls (Hrsg.): Neurogenetik. Springer-Verlag, Berlin, Heidelberg, New York, 1998.

Riggs, J. E.: The neurology of ageing. W. B. Saunders, Philadelphia, 1998.

Rosenberg, R. N., S. B. Prusiner, S. DiMauro, R. L. Barchi: The molecular and genetic basis of neurological disease. Butterworth-Heinemann, Boston, 1998.

Schiffter, R.: Neurologie des vegetativen Systems. Springer-Verlag, Berlin, 1985.

Schlegel, U., M. Westphal (Hrsg.): Neuroonkologie. Georg Thieme Verlag, Stuttgart, New York, 1998.

Spillane, J. D., J. A. Spillane: An atlas of clinical neurology. Oxford University Press, Oxford, 1982.

Van Allen, M. W., R. L. Rodnitzky: Pictorial manual of neurological tests. Year Book Medical Publ., Chicago, London, 1981.

Watts, R. L., W. C. Koller (Hrsg.): Movement disorders: neurologic principles and practice. McGraw-Hill, New York, 1997.

Wiebers, D. O., A. J. D. Dale, E. Kokmen, J. W. Swanson (Hrsg.): Mayo clinic examinations in neurology. Mosby, St. Louis, 1998.

Quellen

(Seitenhinweise in eckigen Klammern)

Ackerman, M. J., D. E. Clapham: Ion channels – basic science and clinical disease. N. Engl. J. Med. 1997;336:1575–1585. [339]

Adams, R. D., J. M. Foley: The neurological disorders associated with liver disease. Proc. Assoc. Res. Nerv. Ment. Dis. 1952;32:198–237. [387]

Adams, R. D., M. Victor, A. H. Ropper: Principles of neurology. McGraw-Hill, New York, 1997. [60, 163]

Asbury, A. K., D. R. Cornblath: Assessment of current diagnostic criteria for Guillain Barré syn-

drome. Ann. Neurol. 1990;27(suppl.):S21–S24. [396]
Barohn, R. J.: Approach to peripheral neuropathy and neuronopathy. Semin. Neurol. 1998;18:7–18. [390]
Beninghoff, A., K. Goerttler: Lehrbuch der Anatomie des Menschen. Urban & Schwarzenberg, München, Berlin, Wien, 1967. [111]
Berger, M. (Hrsg.): Handbuch des normalen und gestörten Schlafs. Springer-Verlag, Berlin, Heidelberg, 1992. [113, 363]
Biller, J. (Hrsg.): Iatrogenic neurology. Butterworth-Heinemann, Boston, 1998. [314, 389]
Bogousslavsky, J., L. Caplan: Stroke syndromes. Cambridge University Press, Cambridge, 1995. [168, 170]
Brandt, T.: Vertigo: its multisensory syndromes. Springer-Verlag, London, 1991. [89]
Brandt, T.: Vestibuläre Funktionsstörungen und Schwindel. In: Huber, A., D. Kömpf (Hrsg.): Klinische Neuroophthalmologie. Georg Thieme Verlag, Stuttgart, New York, 1998. 546–560. [89]
Brown, R. H.: Paraneoplastic neurologic syndromes. In: Fauci, A. S., E. Braunwald, K. J. Isselbacher, J. D. Wilson, J. B. Martin, D. L. Kasper, S. L. Hauser, D. L. Longo (Hrsg.): Harrison's principles of internal medicine. McGraw-Hill, New York, St. Louis, San Francisco, Colorado Springs, Auckland, 1998. Chapter 103. [388, 406]
Bruni, J.: Episodic impairment of consciousness. In: Bradley, W. G., R. B. Daroff, G. M. Fenichel, C. D. Marsden (Hrsg.): Neurology in clinical practice. Butterworth-Heinemann, Boston, Oxford, Singapore, Melbourne, Toronto, Munich, Tokyo, New Delhi, 1996. 11–21. [200]
Commission on Classification and Terminology of the International League against Epilepsy: Proposal for revised classification of epilepsies and epileptic syndromes. Epilepsia 1989;30:389–399. [196]
Compston, A., G. Ebers, H. Lassmann, I. McDonald, B. Matthews, H. Wekerle (Hrsg.): McAlpine's multiple sclerosis. Churchill Livingstone, Edinburgh, London, Melbourne, New York, 1998. [220]
Conrad, B., A. O. Ceballos-Baumann (Hrsg.): Bewegungsstörungen in der Neurologie. Georg Thieme Verlag, Stuttgart, New York, 1996. [64, 68]
Deuschl, G., B. Koester: Diagnose und Behandlung des Tremors. In: Conrad, B., A. O. Ceballos-Baumann (Hrsg.): Bewegungsstörungen in der Neurologie. Georg Thieme Verlag, Stuttgart, New York, 1996. 222–253. [62f, 357]
Dichgans, J., T. Klockgether: Krankheiten des Kleinhirns. In: Kunze, K. (Hrsg.): Praxis der Neurologie. Georg Thieme Verlag, Stuttgart, New York, 1999. 411–443. [55]
Diener, H. C., O. Kastrup: Nebenwirkungen medikamentöser Therapie in der Neurologie. In: Brandt, T., J. Dichgans, H. C. Diener (Hrsg.): Therapie und Verlauf neurologischer Erkrankungen. W. Kohlhammer, Stuttgart, Berlin, Köln, 1998. 1275–1289. [389]
Ditunno, J. F., W. Young, W. H. Donovan, G. Creasey: The international standards booklet for neurological and functional classification of spinal cord injuries. Paraplegia 1994;32:70–80. [380]
Dubowitz, V.: Atlas der Muskelerkrankungen im Kindesalter. Hippokrates Verlag, Stuttgart, 1991. [53, 305, 335, 337, 339, 341, 345]
Duus, P.: Neurologisch-topische Diagnostik. Georg Thieme Verlag, Stuttgart, New York, 1995. [57, 79, 85, 87, 111, 358–361]
Dyck, P. J., P. K. Thomas (Hrsg.): Diabetic neuropathy. W. B. Saunders, Philadelphia, London, Toronto, Montreal, Sydney, Tokyo, 1999. [325]
Ebe, M., I. Homma: Leitfaden für die EEG-Praxis. Gustav Fischer Verlag, Stuttgart, Jena, New York, 1992. [309]
Fauci, A. S., H. C. Lane: Human immunodeficiency virus (HIV) disease: AIDS and related disorders. In: Fauci, A. S., E. Braunwald, E. M. Isselbacher, J. D. Wilson, J. B. Martin, D. L. Kasper, S. L. Hauser, D. L. Longo (Hrsg.): Harrison's principles of internal medicine. McGraw-Hill, New York, St. Louis, San Francisco, Colorado Springs, Auckland, 1998. Chapter 308. [241]
Fishman, R. A.: Cerebrospinal fluid in diseases of the nervous system. W. B. Saunders, Philadelphia, London, Toronto, Montreal, Sydney, Tokyo, 1992. [9, 163]
Frick, H., H. Leonhardt, D. Starck: Allgemeine Anatomie – Spezielle Anatomie I. Georg Thieme Verlag, Stuttgart, New York, 1992. [141]
Glaser, J. S. (Hrsg.): Neuro-ophthalmology. J. B. Lippincott, Philadelphia, 1990. [81,159]
Gram, L.: Epileptic seizures and syndromes. Lancet. 1990;336:161–163. [192, 194]
Grumme, T., W. Kluge, K. Kretzschmar, A. Roesler: Zerebrale und spinale Computertomographie. Blackwell Wissenschafts-Verlag, Berlin, Wien, 1998. [269]
Hacke, W., M. Hennerici, H. J. Gelmers, G. Krämer: Cerebral ischemia. Springer-Verlag, Berlin, Heidelberg, New York, 1991. [171]
Hahn, A. F.: Guillain Barré syndrome. Lancet. 1998;352:635–641. [395]
Hakim, A. M.: Ischemic penumbra. Neurology 1998;51(suppl. 3):S44–S46. [175]
Hardman, J. G., L. E. Limbird, P. B. Molinoff, R. W.

Ruddon, A. G. Gilman: Goodman & Gilman's the pharmalogical basis of therapeutics. McGraw-Hill, New York, St. Louis, San Francisco, Auckland, Bogotá, 1996. [199]

Harms, L.: Tuberkulöse Meningitis. In: Henkes, H., H. W. Kölmel (Hrsg.): Die entzündlichen Erkrankungen des Zentralnervensystems. ecomed, Landsberg/Lech, 1993. II-10/1–II-10/66. [233]

Harper, P. S. (Hrsg.): Huntington's disease. W. B. Saunders, London, Philadelphia, Toronto, Sydney, Tokyo, 1996. [383]

Hartje, W., K. Poeck: Klinische Neuropsychologie. Georg Thieme Verlag, Stuttgart, New York, 1997. [124, 126, 128, 132]

Henkes, H., H. W. Kölmel (Hrsg.): Die entzündlichen Erkrankungen des Zentralnervensystems. ecomed, Landsberg, 1993. [233, 249, 251]

Hichman, S. J., A. J. Lindahl: Minerva. BMJ 1999;318:408. [267]

Hoppenfeld, S.: Orthopädische Neurologie. Ferdinand Enke Verlag, Stuttgart, 1980. [320]

Huber, A., D. Kömpf (Hrsg.): Klinische Neuroophthalmologie. Georg Thieme Verlag, Stuttgart, New York, 1998. [83]

Huber, G., M. Voges: Andere Mißbildungen und Entwicklungsstörungen. In: Sartor, K. (Hrsg.): Neuroradiologie. Georg Thieme Verlag, Stuttgart, New York, 1996. 48–53.

Huber, P.: Zerebrale Angiographie für Klinik und Praxis. Georg Thieme Verlag, Stuttgart, New York, 1979. [11–19, 169, 171]

Jankovic, J.: Extrapyramidal disorders. In: Wyngaarden, J. B., L. H. South, J. C. Bennett (Hrsg.): Cecil textbook of medicine. W. B. Saunders, Philadelphia, London, Toronto, Montreal, Sydney, Tokyo, 1991. 2129–2130. [211, 301]

Jerusalem, F., S. Zierz: Muskelerkrankungen: Klinik – Therapie – Pathologie. Georg Thieme Verlag, Stuttgart, New York, 1991. [397]

Johns, D. R.: Mitochondrial DNA and disease. N. Engl. J. Med. 1995;333:638–644. [341]

Johnson, R. T.: Viral infections of the nervous system. Lippincott-Raven, Philadelphia, New York, 1998. [234, 239, 253]

Kahle, W.: Nervensystem und Sinnesorgane. Georg Thieme Verlag, Stuttgart, 1979. [7, 9, 34–37, 55, 57, 71 ff, 81, 95, 97]

Kandel, E. R., J. H. Schwartz, T. M. Jessell (Hrsg.): Principles of neural science. Prentice-Hall International, London, 1991. [43, 77, 85, 147, 301]

Karnofsky, D. A., J. H. Burchenal, G. C. Armistead, C. M. Southam, J. L. Bernstein, L. F. Craver, C. P. Rhoads: Triethylene melamine in the treatment of neoplastic disease. Arch. Intern. Med. 1951;87; 477–516. [264, 378]

Kaye, A. H., E. R. Laws Jr. (Hrsg.): Brain tumors. Churchill Livingstone, Edinburgh, Hongkong, London, Madrid, Melbourne, New York, Tokyo, 1995. [257–261]

Keime-Guibert, F., M. Napolitano, J.-Y. Delattre: Neurological complications of radiotherapy and chemotherapy. J. Neurol. 1998;245:695–708. [389]

Kleihues, P., P. C. Burger, B. W. Scheithauer: The new WHO classification of brain tumors. Brain Pathol. 1993; 3:255–268. [377]

Kolb, B., I. Q. Whishaw: Neuropsychologie. Spektrum Akademischer Verlag, Heidelberg, Berlin, New York, 1996. [123, 125]

Krauseneck, P.: Neoplasien. In: Jörg, J. (Hrsg.): Neurologische Therapie. Springer-Verlag, Berlin, Heidelberg, 1997. 242–293. [264 f, 377]

Kretschmann, H.-J., W. Weinrich: Klinische Neuroanatomie und kranielle Bilddiagnostik: Computertomographie und Magnetresonanztomographie. Georg Thieme Verlag, Stuttgart, New York, 1991. [13, 17, 169]

Krstic, R. V.: Die Gewebe des Menschen und der Säugetiere. Springer-Verlag, Berlin, Heidelberg, New York, 1978. [3, 317, 331, 335, 337]

Lance, J. W.: Mechanism and management of headache. Butterworth-Heinemann, Oxford, 1993. [183, 189]

Lantos, P. L., S. R. Vandenberg, P. Kleihues: Tumors of the nervous system. In: Graham, D., P. L. Lantos: Greenfield's neuropathology. Arnold, London, Sydney, Auckland, 1997. 583–879. [264]

Layzer, R. B.: Muscle pain, cramps, and fatigue. In: Engel, A. G., C. Franzini-Armstrong (Hrsg.): Myology. McGraw-Hill, New York, St. Louis, San Francisco, Colorado Springs, Auckland, 1994. 1754–1768. [346]

Leigh, P. N., K. Ray-Chaudhuri: Motor neuron disease. J. Neurol. Neurosurg. Psychiatry. 1994; 57:886–896. [386]

Lempert, Th.: Synkopen – Phänomenologie und Differenzierung von epileptischen Anfällen. Nervenarzt. 1997;68:620–624. [200, 374]

Levin, H. S., A. L. Benton, R. G. Grossman: Neurobehavioral consequences of closed head injury. Oxford University Press, New York, 1982. [269]

Low, P. A. (Hrsg.): Clinical autonomic disorders. Lippincott-Raven, Philadelphia, New York, 1997. [149, 151, 153, 155, 157, 370]

Lücking, C. H., C.-W. Wallesch: Phänomenologie und Klinik der Bewußtseinsstörungen. In: Hopf, H. C., K. Poeck, H. Schliack (Hrsg.): Neurologie in Praxis und Klinik. Georg Thieme Verlag, Stuttgart, New York, 1992. 2.1–2.18. [116, 119]

Ludin, H.-P., W. Tackmann (Hrsg.): Polyneuropathien. Georg Thieme Verlag, Stuttgart, New York, 1984. [317]

Lyon, G., R. D. Adams, E. H. Kolodny: Neurology of hereditary metabolic diseases of children. McGraw-Hill, New York, 1996. [304]

Mann, D. M. A.: Molecular biology's impact on our understanding of ageing. BMJ 1997;315:1078–1081. [299]

Masuhr, K. F., M. Neumann: Neurologie. Hippokrates, Stuttgart, 1996. [293]

Matthes, A., H. Schneble: Epilepsien. Georg Thieme Verlag, Stuttgart, New York, 1992. [193, 195, 197, 199]

McNamara, A. M., D. R. P. Guay: Update on drugs that may cause or exacerbate myasthenia gravis. Consult. Pharm. 1997;12:155–164. [403]

Medical Research Council: Aids to the examination of the peripheral nervous system. Her Majesty's Stationary Office, London, 1976. [52]

Mendell, J. R.: Charcot-Marie-Tooth neuropathies and related disorders. Semin. Neurol. 1998; 18:41–47. [396]

Moore, P. M., B. Richardson: Neurology of the vasculitides and connective tissue diseases. J. Neurol. Neurosurg. Psychiatry. 1998;65:10–22. [181]

Moore, P. M., L. H. Calabrese: Neurologic manifestations of systemic vasculitides. Semin. Neurol. 1994;14:300–306. [180]

Mumenthaler, M., H. Mattle: Neurologie. Georg Thieme Verlag, Stuttgart, New York, 1997. [93, 173]

Mumenthaler, M.: Neurologische Differentialdiagnostik. Georg Thieme Verlag, Stuttgart, New York, 1997. [61, 131, 374]

Mumenthaler, M., H. Schliack, M. Stöhr (Hrsg.): Läsionen peripherer Nerven und radikuläre Syndrome. Georg Thieme Verlag, Stuttgart, New York, 1998. [33–37, 47, 153, 318–323, 357, 392]

Netter, F. H.: Farbatlanten der Medizin. Band 6: Nervensystem II – Klinische Neurologie. Georg Thieme Verlag, Stuttgart, New York, 1989. [101, 155, 167, 209, 239]

Neville, B. G. R.: Epilepsy in childhood. BMJ 1997;315:924–930. [373]

Nieuwenhuys, R., J. Voogd, C. Van Huijzen: Das Zentralnervensystem des Menschen. Springer-Verlag, Berlin, Heidelberg, New York, 1991. [3, 15, 17, 23, 27, 31, 81, 141, 143, 145, 171, 211, 283]

Ogilvy, C. S., R. C. Heros: Spinal cord compression. In: Ropper, A. H. (Hrsg.): Neurological and neurosurgical intensive care. Raven Press, New York, 1993. 437–451. [380]

Online Medelian Inheritance in Man (OMIMO): National Center for Biotechnology Information. http://www3.ncbi.nlm. nih.gov/omim [398]

Olson, W. H., R. A. Brumback, G. Gascon, V. Iyer: Handbook of symptom-oriented neurology. Mosby, St. Louis, Baltimore, Boston, Chicago, London, Philadelphia, Sydney, Toronto, 1994. [47]

Pallis, C., D. H. Harley: ABC of brainstem death. BMJ Publishing Group, London, 1996. [121]

Parsons, M.: A colour atlas of clinical neurology. Wolfe Publishing, London, 1993. [207, 237]

Patten, J.: Neurological differential diagnosis. Springer-Verlag, Berlin, Heidelberg, New York, 1996. [83, 91, 215]

Perkin, G. D., F. H. Hochberg, D. C. Miller: Atlas of clinical neurology. Wolfe Publishing, London, 1993. [67, 233]

Pfister, H.-W.: Akut-entzündliche Erkrankungen des Zentralnervensystems. Akt. Neurologie. 1993;20:83–88. [224]

Phillips, L. H., P. A. Melnick: Diagnosis of myasthenia gravis in the 1990s. Semin. Neurol. 1990;10:62–69. [404]

Platzer, W.: Pernkopf Anatomie. Urban & Schwarzenberg, München, Wien, Baltimore, 1987. [5, 21, 75]

Plum, F., J. B. Posner: The diagnosis of stupor and coma. F. A. Davis Co., Philadelphia, 1980. [119, 151]

Poeck, K., W. Hacke: Neurologie. Springer-Verlag, Berlin, Heidelberg, New York, 1998. [127]

Poser, C. M., D. W. Paty, L. C. Scheinberg, W. McDonald, F. A. Davis, G. C. Ebers, K. P. Johnson, W. A. Sibley, D. H. Silberberg, W. W. Tourtellotte: New diagnostic criteria for multiple sclerosis: guidelines for research protocols. Ann. Neurol. 1983;13:227–231. [375]

Posner, J. B.: Neurologic complications of cancer. F. A. Davis, Philadelphia, 1995. [263, 285]

Prange, H. W. (Hrsg.): Infektionskrankheiten des ZNS. Chapman & Hall, Weinheim, 1995. [224–232]

Ptacek, L. J., K. J. Johnson, R. C. Griggs: Genetics and physiology of the myotonic disorders. N. Engl. J. Med. 1993;328:482–489. [401]

Quagliarello, V. J., W. M. Scheld: Bacterial meningitis: pathogenesis, pathophysiology, and progress. N. Engl. J. Med. 1992; 327:864–872. [225]

Quagliarello, V. J., W. M. Scheld: Treatment of bacterial meningitis. N. Engl. J. Med. 1997;336:708–716. [375]

Resnick, N. M.: Geriatric medicine. In: Fauci, A. S., E. Braunwald, E. M. Isselbacher, J. D. Wilson, J. B. Martin, D. L. Kasper, S. L. Hauser, D. L. Longo (Hrsg.): Harrison's principles of internal medicine. McGraw-Hill, New York, St. Louis, San Francisco, Colorado Springs, Auckland, 1998. Chapter 9. [382]

Ricker, K.: Miller-Fisher-Syndrom. Pers. Mitteilung, 1985. [327]

Ringelstein, E. B.: Zirkulationsstörungen. In: Kunze, K.: Praxis der Neurologie. Georg Thieme Verlag, Stuttgart, New York, 1999. 515–544. [167, 172]

Ropper, A. H. (Hrsg.): Neurological and neurosurgical intensive care. Raven Press, New York, 1993. [151, 163]

Ropper, A. H.: Miller Fisher syndrome and other acute variants of Guillain Barré syndrome. Baillière's Clin. Neurol. 1994;3:95–106. [326, 328]

Rosenberg, R. N. (Hrsg.): Atlas of clinical neurology. Butterworth-Heinemann, Boston, 1998. [287]

Rudnik-Schöneborn, S., W. Mortier, K. Zerres: Spinale Muskelatrophien. In: Rieß, O., L. Schöls (Hrsg.): Neurogenetik. Springer-Verlag, Berlin, Heidelberg, New York, 1998. 294–308. [385]

Sadler, T. W.: Medizinische Embryologie. Georg Thieme Verlag, Stuttgart, New York, 1998. [293]

Sartor, K. (Hrsg.): Neuroradiologie. Georg Thieme Verlag, Stuttgart, New York, 1996. [380]

Schaumburg, H. H., A. R. Berger, P. K. Thomas: Disorders of peripheral nerves. F. A. Davis, Philadelphia, 1992. [331, 396]

Schmidt, D.: Epilepsien und epileptische Anfälle. Georg Thieme Verlag, Stuttgart, New York, 1993. [197]

Schmidt, R. F., G. Thews (Hrsg.): Physiologie des Menschen. Springer-Verlag, Berlin, Heidelberg, New York, 1995. [101, 105, 109, 141, 149, 151]

Schnider, A.: Verhaltensneurologie. Georg Thieme Verlag, Stuttgart, New York, 1997. [25, 129, 133, 135, 353]

Schöls, L.: Erkrankungen des peripheren Nervensystems. In: Rieß, O., L. Schöls (Hrsg.): Neurogenetik. Springer-Verlag, Berlin, Heidelberg, New York, 1998. 315–332. [396]

Seddon, H. J.: Three types of nerve injury. Brain 1943;66:237–288. [330]

Skoog, I., J. Marcusson, K. Blennow: It's getting better all the time. Lancet. 1998;352(suppl. IV):4. [299]

Speckmann, E.-J., C. E. Elger: Introduction to the neurophysiological basis of the EEG and DC potentials. In: Niedermeyer, E., F. Lopes da Silva (Hrsg.): Electroencephalography – basic principles, clinical applications, and related fields. Williams & Wilkins, Baltimore, 1993. 15–26. [198]

Stefan, H.: Epilepsien – Diagnose und Behandlung. VCH, Weinheim, 1991. [195]

Stöhr, M.: Iatrogene Nervenläsionen. Georg Thieme Verlag, Stuttgart, New York, 1996. [321, 323]

Tandan, R.: Disorders of the upper and lower motor neurons. In: Bradley, W. G., R. B. Daroff, G. M. Fenichel, C. D. Marsden (Hrsg.): Neurology in clinical practice. Butterworth-Heinemann, Boston, Oxford, Singapore, Melbourne, Toronto, Munich, Tokyo, New Delhi, 1996. 1823–1852. [385]

Taylor, B. V., P. J. Dyck: Classification of the diabetic neuropathies. In: Dyck, P. J., P. K. Thomas (Hrsg.): Diabetic neuropathy. W. B. Saunders, Philadelphia, 1999. 407–414. [395]

Teasdale, G. M.: Head injury. J. Neurol. Neurosurg. Psychiatry. 1995;58:526–539. [267]

Toole, J. F., A. N. Patel: Cerebrovascular disorders. McGraw-Hill, New York, 1974. [169]

White, R. J., M. A. Likavec: The diagnosis and initial management of head injury. N. Engl. J. Med. 1992;327:1507–1511. [270, 379]

Wissenschaftlicher Beirat der Bundesärztekammer: Richtlinien zur Feststellung des Hirntodes. Dt. Ärztebl. 1998;30:49–56. [363, 365]

Zimmermann, M., H. O. Handwerker: Schmerz – Konzepte und ärztliches Handeln. Springer-Verlag, Berlin, Heidelberg, 1984. [109]

Sachverzeichnis

A

Abdominalschmerzen 332
Abduzensparese 70, 86f, 360
- Druckerhöhung, intrakranielle 160
- Neurosyphilis 231
- Neurotuberkulose 233
Abetalipoproteinämie 280f, 300, 307
Abiotrophie 297
Absence 194f
Absencenepilepsie 196
Absidia 248
Abszeß 222f
- spinaler 223
- subduraler 222f
- - spinaler 227
- tuberkulöser 232
Abszesse, multiple 248
Abulie 122f, 168
Acetylcholin 140, 152, 154, 210
Acetylcholinesterase-Hemmer 342
Acetylcholinrezeptor-Autoantikörper 342, 404
Acetylcholinrezeptorläsion 342f
Aciclovir 236, 238
Acquired immunodeficiency syndrome s. AIDS
Acrodermatitis chronica atrophicans 228
ACTH 142f
Adamkiewicz-Arterie 22f
Adduktorenreflex 40
ADEM (akute demyelinisierende Enzephalomyelitis) 234
Adenohypophyse 142
Adenoma sebaceum 294f
ADH (antidiuretisches Hormon) 142f
ADH-Sekretion, inadäquate 310
Adie-Syndrom 92
Adrenalin 148
Adrenoleukodystrophie 307
Adrenomyeloneuropathie 304, 384
AEP (akustisch evozierte Potentiale) 352
Ageusie 78
Aggressivität 369
Agnosie, visuell räumliche 80
Agonist, muskulärer 42
Agrammatismus 126
Agraphie 24, 128f
- spatiale 132
Agyrie 381
Ahornsirupkrankheit 278, 386
AICA s. Arteria cerebelli inferior anterior
Aicardi-Syndrom 290
AIDS 240f
- Leukenzephalopathie, multifokale, progressive 244
AIDS dementia complex 240
Akalkulie 128f
Akanthozyt 281
Akanthozytose 300f
Akathisie 66
Akinesie 206, 210
- Degeneration, kortikobasale 302
Akkommodation 84, 90f
Akkommodationsfähigkeit, verminderte 382
Akkommodationsparese 358
Akromegalie 347
Aktionsdystonie 64
Aktionsmyoklonus 66
Aktionsmyotonie 338f
Aktionstremor 62f
Aktivierungssystem, retikuläres 26
Akustikusneurinom 74, 258f
- bilaterales 294f
Alexie 128f
Algesie 32
Alien-hand-Syndrom 24
Alien-limb-Phänomen 302
Alkoholdemenz 314, 367
Alkoholentzugssyndrom 312f
Alkoholfolgeschäden 314
Alkoholhalluzinose 312
Alkoholismus, Enzephalopathie 312f
Alkoholsyndrom, fetales 314
Allodynie 110, 316
ALS s. Amyotrophe Lateralsklerose
Altern 296
- Alzheimer-Krankheit 299
- Degeneration 296f
- Krankheit 296
Alzheimer-Krankheit 68, 297ff, 367
- Pathogenese 297ff
Amaurose (s. auch Erblindung) 158
- einseitige 93
- kortikale
- - beidseitige 170
- - Leukenzephalopathie, multifokale, progressive 244
Amaurosis fugax 82, 168
- - Schlaganfall 166
Amimie 362
γ-Aminobuttersäure s. GABA
Aminosäuren
- exzitatorische 198
- inhibitorische 198
Aminosäurenstoffwechselstörung, Kleinhirnschädigung 278
Amnesie 134
- akute
- - andauernde 366
- - vorübergehende 366
- anterograde 134, 269
- chronische, progrediente 366
- globale, transitorische 366, 369
- retrograde 134, 269
- subakute, andauernde 366
Amphetamingebrauch 314
Amphotericin B 248
Amygdala 144f
Amylo-1,6-Glucosidase-Mangel 340
β-Amyloid 298
Amyloidangiopathie 298
Amyloid-Polyneuropathie, familiäre 397
Amyloid-Precursor-Protein 298
Amyotrophe Lateralsklerose 304, 386
- - Blasenfunktionsstörung 372
Amyotrophie 325
- neuralgische 328f
- radiogene 392
Anaesthesia dolorosa 363
Analgesie 316
Analreflex 40
Anämie, megalozytäre 286
Anamnese 350

Anastomosen, arterielle, leptomeningeale 168
Anenzephalie 292, 381
Aneurysma
- intrakranielles 167, 178 f, 359
- mykotisches 226 f
Aneurysmaruptur 176, 178 f
Anfall, epileptischer, Schlaganfall 166
Anfälle
- atonische 194
- einfach-fokale 192 ff
- epileptische 192 ff
- - Hirntumor 254
- - Mitochondriopathie 340 f
- - sekundär generalisierte 192
- - tuberöse Sklerose 294
- fokale 192 ff, 196 f
- generalisierte 194 ff
- komplex-fokale 192 ff
- myoklonische 194
- nichtepileptische 202 ff
- partielle s. Anfälle, fokale
- pseudoepileptische 200
- psychogene 202 f
- tonische 195
- tonisch-klonische 68, 200
- - generalisierte 194 f
- zerebrale s. Anfälle, epileptische
Anfallsbeendigung 198
Anfallsserie 196
Angiitis, zerebrale, isolierte 180
Angiographie 354
Angiom
- arteriovenöses 178 f
- kavernöses 178 f
Angiomatose
- enzephalofaziale s. Sturge-Weber-Syndrom
- kutane 294 f
Angiomatosis retinae 294
Angiotensin II 143
Angst, Parkinson-Syndrom 206
Angulus venosus 18 f
Anhidrose
- generalisierte 152
- segmentale 152
Anisokorie 90, 92
Ankleideapraxie 128
Anomie 124, 126
- taktile 24
Anophelesmücke 250 f
Anosmie 76
- einseitige 76
- Foster-Kennedy-Syndrom 74
- Keilbeinflügelsyndrom 74
Ansa subclavia 90 f
Antagonist, muskulärer 42
Antagonistenmitbewegung 46
Anterokollis 64
Anticholinergika 212
Antidiuretisches Hormon 142 f
Antiemetika 204
Antiepileptika 198
- Diagnostik, klinisch-chemische 407
Antigenpräsentation 220 f
Antikoagulation 174
Antikörper, myelintoxische 220
Antioxidantien 212
Anton-Syndrom 170
Antriebsminderung 122
Antriebsstörung, Meningoenzephalitis, virale 235
Anulus fibrosus 30 f
Aortenaneurysma, dissezierendes 320
Aortenbogen 10 f
Apallisches Syndrom 120 f
Apathie 369
Apertura
- lateralis Luschkae 8
- mediana Magendii 8
Aphasie 126 f
- Alzheimer-Krankheit 297
- amnestische 126
- Diagnostik 124
- epileptische, erworbene 196
- globale 126 f
- motorische 122, 126
- optische 24
- Schlaganfall 166
- sensorische 126
- subkortikale 126
- transkortikale 126 f
Aphemie 124
Aphonie 359
Apneusis 151
Apo E 297 f
Apparat, dioptrischer 80
Apraxie 24, 128 f
- Alzheimer-Krankheit 297
- bukkofaziale 122, 128
- diagnostische 24
- ideatorische 128
- ideomotorische 128 f
- konstruktive 132
Apraxie-ähnliches Syndrom 128
Aquädukt 8 f
Aquäduktkompression 358
Äquivalenz, motorische 42
Arachnoidalzotten 8 f
Arachnoidalzyste 290 f
Arachnoidea
- cranialis 6 f
- spinalis 30 f
Arc de cercle 202 f
Archizerebellum 54
Areflexie 326
Argyll-Robertson-Pupille 92 f, 230
Armdystonie 64
Armhebung, beeinträchtigte 304
Armnerven 35
Armplexus 32, 34
Armplexusläsion 272, 318, 321
- Ursache 393
Armplexusparese
- obere 318, 321
- untere 318, 321
Armplexustrauma 272
Arrhythmie 148
Arteria
- basilaris 13 ff
- - Verschluß 170 f
- carotis
- - communis 10 f
- - - Verschluß 168
- - externa 10 f
- - - Äste 10
- - interna 10 f
- - - Verschluß 168 f
- centralis longa 12 f
- cerebelli
- - inferior
- - - anterior 14
- - - - Verschluß 170
- - - posterior 14
- - - - Infarkt 70
- - - - Verschluß 170 f, 361
- - superior 14 f
- - - Verschluß 170
- cerebri
- - anterior 12 f
- - - Verschluß 168 f
- - media 11 ff, 29
- - - Verschluß 168 f
- - posterior 15 ff
- - - Verschluß 170 f
- choroidea anterior 10
- - - Verschluß 168
- communicans posterior 10 f, 16 f
- meningea media 10
- ophthalmica 10 f, 80 f
- - Verschluß 168
- radicularis magna 22 f
- recurrens Heubner 12 f
- rolandica 13
- spinalis
- - anterior 14, 22 f
- - posterior 14, 22 f
- subclavia, Verschluß 170
- vertebralis 14 f
- - aberrierender Ast 70
- - Hypoplasie 14
- - Verschluß 170, 361

Arteriae
- lenticulostriatae, Verschluß 168
- sulcocommissurales 22f
Arteria-radicularis-magna-Infarkt 282f
Arteria-spinalis-anterior-Syndrom 282f
Arteria-spinalis-posterior-Syndrom 282
Arteria-sulcocommissuralis-Syndrom 282f
Arterien
- spinale 22f, 283
- vertebrobasiläre 14f
- - intrakranielle 14f
Arteriitis temporalis 180
Articulatio temporomandibularis s. Kiefergelenk
Artikulation 130
Aspergillose 248f
Aspergillus fumigatus 248f
Aspiration 102
Astasie 276
Astasie-Absasie, hydrozephale 160
Asterixis 68f, 308, 387
Ästhesie, taktile 32
Astrozytom 256, 377
- anaplastisches 260f
- niedriggradiges 256
- pilozytisches 256
Ataxia teleangiectatica 280, 295
Ataxie 70, 390
- Creutzfeldt-Jakob-Krankheit 252
- episodische 280
- sensible 107
- spinale 49, 286f, 374
- spinozerebelläre 280, 304, 384
- mit Vitamin-E-Mangel 280
- zerebelläre 54f, 70, 252, 276f, 374
Atembewegung 150f
Atemhilfsmuskulatur 150f
Ateminsuffizienz, Guillain-Barré-Syndrom 327
Atemlähmung 242
Atemrhythmus 150f
Atemstörung 371
- nächtliche 150
- schlafassoziierte 114
- Schlaganfall 166
Atemtest 370
Athetose 383
Atlasassimilation 292
Atlasschlinge 14
Atmung 150f
- ataktische 151
- Koma 118
- unregelmäßige 118
Atmungskettendefekt 340f
Atmungsmuster, pathologisches 150f
Atrophie
- perifaszikuläre 344f
- zerebelläre 279
Atropintropfen 92f
Attacke
- amblyope 158
- porphyrische 332f
Attackendrehschwindel 58
Aufmerksamkeit 353
Aufmerksamkeitsstörung 122f
Aufwach-Grand-mal-Epilepsie 196
Augenabdeckung, wechselseitige 86
Augenbewegungen 54, 56
- Koma 118
- konjugierte 85
- reflektorische 84
- im Schlaf 363
- willkürliche 84
Augenbewegungsstörung 86f
- internukleäre 86
- Schlaganfall 166f
- supranukleäre 86f
- zerebellär bedingte 276f
Augendivergenzstellung, vertikale 70
Augenfehlstellung 70
Augenfolgebewegungen, langsame 84
Augenhintergrundveränderung, hypertensive 177
Augenhöhle s. Orbita
Augenmuskeln, extraokuläre 84f
Augenmuskelparese 86f
- Botulismus 50
- Drucksteigerung, intrakranielle 158
- Orbitaspitzensyndrom 74
- Tollwut 246
Augenregion, Schmerzen 188
- - multiple Sklerose 214
Augensymptome
- Neurosyphilis 230f
- Varicella-Zoster-Virus-Infektion 238
Aura
- Anfall, epileptischer 192
- Migräne 184
Auslöschphänomen 132
Automatismen 124, 193f
- orale 193
- spinale 46
Autoregulation, zerebrale Durchblutung 174
Autosom 288
Axonopathie 316
Axonotmesis 330f
Axonreflex, vasodilatatorischer 110f
Axonreflex-Test 152
Azathioprin 220

B

Babinski-Reflex 40, 49
Bahn, kortiko-pontine 44
Bahnen, thalamokortikale 56f, 130f, 185, 210f
Bahnsystem, kortikothalamisches 140
Bahnsysteme, parallel organisierte 210f
Bahnsysteme, motorische 43ff
Balancestörung 206
Balkenhypoplasie 290
Balken s. auch Corpus callosum
Balkenläsion 168
Balkenmangel 290
Ballismus 66f, 383
Bandscheibe 30f
Bandscheibenvorfall 319, 392
Bannwarth-Syndrom 228
Barany-Zeigeversuch 276
Barorezeptoren 143, 148
Basalganglien 210f
- Bewegungssteuerung 42
Basalganglienblutung 176f
Basalganglien-Gefäße 171
Basal-Linie 293
Basedow-Krankheit 311
Basiläre Impression 74, 106, 292
Basilarisspitzensyndrom 70, 359
Basilarisverschluß 170f
Bassen-Kornzweig-Syndrom s. Abetalipoproteinämie
Bauchhautreflex 40
Bauchwandparese 325
Beben, mimisches 230
Becken-Bein-Region, Mononeuropathie 323
Beckengürtelschwäche 335
Becker-Muskeldystrophie 337, 400
Becker-Myotonie 401
Befund, klinischer 350
Behçet-Krankheit 180
Beinbewegungen, periodische, im Schlaf 114
Beindystonie 64
Beinlähmung, zentrale 46
Beinnerven 37
Beinplexus (s. auch Plexus lumbalis) 32, 36f

Beinplexusläsion 318, 321
– Ursache 393
Benedikt-Syndrom 70
Beschäftigungskrampf 64
Beugereflex 40
Bewegungen, rhythmische 42
Bewegungsausführung 44 f
Bewegungskontrolle 54, 56
Bewegungsreflex 40
Bewegungsschwindel 58
Bewegungssteuerung 42 f
Bewegungsstörung
– medikamentös induzierte 66
– zerebrale 288, 290 f
Bewegungstremor 62 f, 357
Bewußtlosigkeit, Schädel-Hirn-Trauma 267 f
Bewußtsein 116 f
Bewußtseinsniveau 116 ff
Bewußtseinsstörung
– akute 116 f
– Anfall, epileptischer 192, 194
– psychogene 120
– Schlaganfall 166
Binswanger-Krankheit 298
Biopsie 354
Biot-Atmung 151
Bizepssehnenreflex 40, 319
Blase, automatische 48
Blasenentleerung, ungehemmte 160
Blasenfunktion, Steuerung 156 f
Blasenfunktionsdiagnostik 218
Blasenfunktionsstörung
– multiple Sklerose 216
– neurogene 156, 372
– Normaldruckhydrozephalus 160 f
Blasenhirn 381
Blasen-Mastdarm-Lähmung, atonische 48
Blepharospasmus 64 f, 204, 362
Blickdeviation, kontralaterale 86
Blickdysmetrie 54
Blickmotorik 56
Blickparese
– horizontale 359
– ipsilaterale 86
– kontralaterale 86
– supranukleäre
– – konjugierte 87, 358
– – progressive 302 f
– vertikale 290, 302 f, 358
Blickrichtungsnystagmus 88 f, 276 f
– Wernicke-Enzephalopathie 312
Blickstabilisation 54, 84, 88
Blickzentrum, pontines, Läsion 360
Blindheit s. Amaurose
Blinkreflex 26, 96
– akustischer 96
– visueller 96
Blutdruck 148
– Hypophysenfunktion 142
– Ischämieschwelle 174
– Parkinson-Syndrom 208
Blutdruckabfall, Durchblutung, zerebrale 174
Blutdruckregulationsstörung 148
– Synkope 374
Blutfluß, zerebraler 162
Blut-Hirn-Schranke 8 f
– Schädigung
– – Alzheimer-Krankheit 299
– – posttraumatische 270
– Überwindung durch Krankheitserreger 224
Blutleiter, venöse 6 f
Blut-Liquor-Schranke 8 f
Blutung
– intraventrikuläre 176 f
– intrazerebrale 148, 166 f, 176 ff
– – Pathogenese 178
– spinale 282
Bogenorgane 56 f
Borrelia burgdorferi 228
Borrelieninfektion, Nachweis 228
Botulismus 50
Bourneville-Pringle-Krankheit 294 f
Brachioradialisreflex 40
Brachyzephalie 381
Bradykinese 206
Bradyzoiten 250
Bragard-Zeichen 318
Brechzentrum 56
Brivudin 238
Broca-Aphasie 126 f
Broca-Region 124 f
Brodmann-Felder 24 f
Bronchialkarzinom 342
Brown-Séquard-Syndrom 48
Brücke (s. auch Pons) 2 f, 26
Brückenfußläsion 70, 72, 359
– paramediane 70, 72
Brückenhaubenläsion 70, 72, 360
Brückenvenen 18 f
Brudzinski-Zeichen 222
Brustmarkläsion 48, 274 f
BSE (bovine spongiforme Enzephalopathie) 252
Bulbärparalyse, progressive 385
Bulbokavernosusreflex 40
Bulbus
– medullae spinalis s. Medulla oblongata
– olfactorius 28 f, 75 ff
– – Virusmigration 237
Bulbusbewegungen, schwimmende 84

C

Calciumantagonisten 204
Calciumkanal-Krankheit 338, 398
Calvaria s. Schädeldach
Canalis
– caroticus 10
– facialis 96
– – Läsion 98
– vertebralis s. Wirbelkanal
Candida albicans 248 f
Candida-Endophthalmitis 248
Candidasepsis 248
Capsula-interna-Läsion 46
Carnitinmangel-Myopathie 402
Cauda equina 2
Cauda-equina-Läsion 275
– Blasenfunktionsstörung 372
Cavitas nasi s. Nasenhöhle
$CD4^+$-Lymphozyten 220
– HIV-Infektion 240 f
Central-core-Krankheit 341, 398, 403
Centrum ciliospinale 90
Cerebellum s. Kleinhirn
Ceroidlipofuscinose, neuronale 307
Chamberlain-Linie 293
Charcot-Gelenk 230
Chemodektom 258
Chemorezeptoren 150 f
Cheyne-Stokes-Atmung 118, 151
– Schlaganfall 166
Chiari-Malformation 290, 292 f
Chiasma opticum 80
– – Läsion 74 f, 82

Chiasmasyndrom 74 f
Chloridkanal-Krankheit 398
Chondrosarkom 254
Chorda tympani 78 f, 96 f, 147
Chordom 254, 258 f
Chorea 66 f, 383
Choreoathetose 66, 308
Chromosomen 288
Chromosomendefekt 381
Chromosomenmutation 288
Chronic-fatigue-Syndrom 114
Chronobiologie 112
Chronopathologie 112
Churg-Strauss-Syndrom 180 f, 344
CIDP s. Polyradikulopathie, demyelinisierende, chronisch entzündliche
Cingulumläsion 122
Circulus
- arteriosus cerebri 12 f
- Willisii s. Circulus arteriosus cerebri
Cisterna
- ambiens 8 f, 16
- cerebellomedullaris 8 f
- chiasmatica 8 f
- interpeduncularis 8 f, 16
- pontocerebellaris 8
- quadrigemina 16
CK-MM-Erhöhung 344, 397, 399
Clarke-Säule 104
Claude-Syndrom 358
Claudicatio spinalis 282, 284 f
Clindamycin 250
Cluster-Kopfschmerz 186 f
- Therapie 190
CMV s. Zytomegalievirus
Cocaingebrauch 314
Cocaintropfen 92
Cochlea 100 f
Colliculus inferior 100 f
Collier-Zeichen 358
Columna vertebralis s. Wirbelsäule
Completed stroke 166
Compliance, Druck, intrakranieller 162
Computertomographie 176, 354
COMT-Hemmer 212
Confluens sinuum 18 f, 29
Conus medullaris 2 f
- - Tiefstand 292 f
Corpus
- amygdaleum 144 f
- callosum (s. auch Balken) 24
- geniculatum
- - laterale 80 f
- - mediale 100 f
- mamillare 144 f
Corpus-callosum-Agenesie 24, 290
Cortex s. auch Hirnrinde
- entorhinalis 144
- praepiriformis 76 f
Corticosteroide, hypothalamisch-hypophysäre Funktion 368
Corti-Organ 100 f
Crampi 52, 397
Cranium s. Schädel
Creatinkinasewert im Serum, erhöhter 346, 397, 399
Creutzfeldt-Jakob-Krankheit 68, 252 f, 278
CRH 143
Cri-du-chat-Syndrom 381
Crista ampullaris 56 f
Critical-illness-Myopathie 347, 379
Critical-illness-Neuropathie 347, 379
CRPS (komplexes regionales Schmerzsyndrom) 110
Cryptococcus neoformans 248
CT s. Computertomographie
Cupula 56 f
Cushing-Antwort 148
Cushing-Krankheit 258
cw-Doppler 353
Cycade 287

D

Dandy-Walker-Syndrom 292
Darmmotilität 154
Datenbewertung 351
Datenerhebung 350 f
Datenzuordnung 351
Dauerdrehschwindel 58
Daumenballenatrophie 322
Deafferentierungsschmerz 363
Decarboxylasehemmer 212
Deefferenzierter Zustand 120
Deep brain stimulation 212
Defizit
- kognitives, depressiv bedingtes 297
- sensorisches, kortikales 302
Deformation 288
Degeneration
- Altern 296 f
- frontotemporale 367
- kortikobasale 302 f
- spinale, Friedreich-Ataxie 281
- tapetoretinale 332
- - Mitochondriopathie 340 f
- zerebelläre, subakute 388
Degenerative Krankheit 296
Dehnungsreflex, phasischer 40
Dehydratation 310, 373
Déjerine-Klumpke-Lähmung 318
Dejerine-Roussy-Syndrom 170
Déjerine-Sottas-Neuropathie 332
Dekompressionsoperation bei raumforderndem Infarkt 174
Dekortikationssyndrom 46 f, 118
Delir 116
- Läsion des limbischen Systems 369
Delirium tremens 312
Deltoideusatrophie 394
Demenz 136 f
- alkoholbedingte 314, 367
- Alzheimer-Krankheit 297
- Blasenfunktionsstörung 372
- Creutzfeldt-Jakob-Krankheit 252
- Diagnostik 136
- Differenzierung von der Depression 383
- Enzephalopathie, myoklonische 68
- frontotemporale s. Pick-Krankheit 298
- Huntington-Krankheit 300
- metabolisch-endokrinologisch bedingte 367
- Parkinson-Syndrom 208
- rasch progrediente 252
- thalamische 116
- Ursache 367
- vaskuläre 298 f, 367
- - subkortikale 172
Demyelinisierung 218, 220, 245
Denken, Funktionsprüfung 352 f
Depolarisationsshift, paroxysmaler 198
Depression 367
- Differenzierung von der Demenz 383
- multiple Sklerose 216
- Parkinson-Syndrom 206
Dermatom 32 f, 105
- Sensibilitätsstörung 318
Dermatomyositis 344 f, 406
Dermographismus 110

Detrusorkontrolle, willkürliche 156 f
Déviation conjugée 86
Devic-Syndrom 282
Dezerebrationssyndrom 46 f, 118, 158 f
Diabetes mellitus 324
Diagnostik s. auch Untersuchung
– bildgebende 353 f
– bioptische 354
– neurophysiologische 352
– neuropsychologische 352 f
– neurosonographische 353
– nuklearmedizinische 354
Dialyse-Enzephalopathie 310
3,4-Diaminopyridin 342
Diaphragma sellae 6
Diarrhö 371
Diencephalon s. Zwischenhirn
Digitus malleus 332
Diploevenen 18
Discus
– intervertebralis s. Bandscheibe
– nervi optici 80 f
Diskonnektionssyndrom 24, 128
Disruption 288
Dissektion, arterielle 172 f
Distanzlosigkeit 122
DNA-Sequenz, Mutation 288
Dopamin 143, 210
Dopaminmangel, striataler 210
Dopaminrezeptor-Antagonisten 204
Dopaminzellen, mesenzephale, Transplantation 212
Doppelbildersehen 82
– multiple Sklerose 216
Doppler-Sonographie, transkranielle 353
Down-Syndrom 381
Dranginkontinenz 160
Drehschwindel 58 f, 70
Drop attack 374
Druck, intrakranieller 158 ff, 162 f
– – akut erhöhter 258
– – Compliance 162
– – Elastance 162
– – erhöhter 74, 158 ff, 290
– – – Hirntumor 254
– – – Ursache 372
– – erniedrigter 160
– – – Ursache 373
Druckschmerzpunkte 110
Duchenne-Muskeldystrophie 52, 337 f, 400
Duplexsonographie 353
– transkranielle 353
Dura mater
– – cranialis s. Hirnhaut, harte
– – spinalis 30 f
Duraeröffnung 274
Durafistel
– arteriovenöse 282
– thorakale 283
Duragranulome 248
Durchblutung, zerebrale 174
Dysarthrie 124, 130
– amyotrophe Lateralsklerose 304
– Läsionstopik 366
– multiple Sklerose 216
– Myasthenia gravis 342
– Schlaganfall 166
Dysarthrophonie 130, 276
– HIV-Infektion 240
– Parkinson-Syndrom 206
Dysästhesie 106, 316
Dysdiadochokinese 276 f
Dysequilibrium-Syndrom 310
Dysfunktion, erektile 156
Dysgeusie 78
Dyskinesie 66 f
– orofaziale 66, 300
– tardive 66
Dysmetrie 276 f
– okuläre 276
Dysosmie 76
Dysphagie 102 f, 206, 362, 397
– Guillain-Barré-Syndrom 327
– Motoneuronkrankheit 304 f
– Myasthenia gravis 342
– Poliomyelitis 242
– Schlaganfall 166
Dysphonie, spasmodische 64
Dysplasie 288
Dysrhaphie 381
Dyssomnie 116
– extrinsische 114
– intrinsische 114
Dyssynergie 276
Dystone Reaktion, akute 66, 204 f
Dystonie 64 f, 383
– axiale 302
– Dopa-responsive, -sensitive 64, 208
– generalisierte 66
– kraniozervikale 64 ff
– multifokale 65
– okulomandibuläre 362
– oromandibuläre 64, 204
– Parkinson-Syndrom 208
– paroxysmale 64
– zervikale 64 f
Dystopie 381
Dystrophie, myotone 338 f, 401
Dystrophin 336
Dystrophinopathie 336, 398

E

Echolalie 68
Echopraxie 68
Ecstasy 314
Edinger-Westphal-Kern 71, 90 f
Edrophoniumchlorid-Test 404
Edwards-Syndrom 381
Eigenreflex 40 f
Einblutung, retinale 177
Eineinhalbsyndrom 86
Eingeweideschmerz 108
Einklemmungsformen 162
Einschlafmyoklonien 68
Einschlußkörperchen-Myositis 252, 344 f
Ejakulationsstörung 156
Ekchymose, retroaurikuläre 267
Elastance, Druck, intrakranieller 162
Elektroenzephalographie 352
Elektrolythaushaltsstörung, Enzephalopathie 310 f
Elektromyographie 32, 352
– Myasthenia gravis 404
Embolie 172 f
– paradoxe 262
Emboliequelle 168, 172 f
Emerin 336
Emery-Dreifuß-Muskeldystrophie 336 f, 398
Emotionale Vorgänge 144
Empfindungsstörung, dissoziierte 48, 107, 361
Empyem, subdurales 222
Encephalon s. Gehirn
Endoneurium 2
Endophthalmitis, Candida-Infektion 248
Endozoiten 250
Endplatte, motorische 2, 44
– – Läsion 50, 398
– – paraneoplastisches Syndrom 406
Endstellnystamus 88
Endstrominfarkt 172 f
Engpaßsyndrom 395
Enkephalin 210
Enteritis, Zytomegalievirus-Infektion 244
Enterovirenübertragung 242

Entfremdungserlebnisse 202
Entwicklungsstörung 288, 381
Entzündungsreaktion, Liquorraum 224
Enzephalitis 222 f
- Aspergillose 248
- Herpes-simplex-Virusinfektion 236 f
- HIV-Infektion 240
- limbische 388
- Lyme-Krankheit 228
- nekrotisierende, hämorrhagische 236
- Poliomyelitis 242
- Toxoplasmose 250
- virale 234 f, 376
- Zytomegalievirus-Infektion 244
Enzephalitisches Syndrom 222
Enzephalomeningitis 222
Enzephalomyelitis
- demyelinisierende, akute 234
- disseminata s. Multiple sklerose
- Lyme-Krankheit 228
Enzephalomyopathie, mitochondriale 281
Enzephalopathie 306 ff, 379
- arteriosklerotische, subkortikale 172 f, 298
- chronische 308
- endokrine 310
- hepatische 308 f, 387
- HIV-Infektion 240
- Hyperglykämie-bedingte 308
- Hypoglykämie-bedingte 308 f
- hypoxisch-ischämische 308
- iatrogene 314 f, 389
- Lyme-Krankheit 228
- metabolische 306 ff
- - erworbene 308 ff
- - hereditäre 306
- - Neugeborenenperiode 386
- - Säuglingsalter 387
- myoklonische 68
- - frühe 196
- paraneoplastische 312
- Porphyrie 332
- portosystemische 308, 387
- septische 226 f, 312
- spongiforme
- - bovine 252
- - übertragbare, humane 252 f
- urämische 310
Enzephalozele 292
Ependymom 254, 256 f, 377
- anaplastisches 260 f
Epiduralhämatom 267, 270
Epiduralraum 6
- spinaler 30 f
Epikonusläsion 48
Epilepsie 192 ff, 379
- erworbene 198
- genetisch bedingte 198
- idiopathische 196
- des Kindesalters 196
- Klassifikation 196 f
- kryptogenetische 196
- lokalisationsbezogene 196 f
- Manifestationsalter 197
- myoklonisch-astatische 195 f
- myoklonische, juvenile 196
- Pathophysiologie 198
- Prognose 373
- symptomatische 196
- Therapie 198
- Ursache 196, 198
Epileptische Reaktion, akute 196
Epileptisches Syndrom 196
Epineurium 2
Erb-Lähmung 318
Erblindung s. auch Amaurose
- CMV-Infektion, reaktivierte 244
- einseitige 82
- monokuläre, transitorische 166
Erbrechen 56
- Hirntumor 254
- Ursache 371
Ermüdbarkeit
- belastungsabhängige 50
- multiple Sklerose 214
Ermüdungssyndrom, postvirales 52
Erythema migrans 228 f
Exon 288
Exophthalmus
- Orbitaspitzensyndrom 74
- Sinus-cavernosus-Syndrom 74
Exterozeptoren 104
Extrapyramidalmotorische Störung 235
Extremitätenmotorik, gestörte 302
Extremitätenschmerzen, multiple Sklerose 214
Extremitätenschwäche, distale 304

F

Fabry-Krankheit 307, 332
Facettensyndrom 32
Facies myopathica 335 ff, 339, 362
Fallhand 47, 322, 394
Fallneigung 58
Falx
- cerebelli 6 f
- cerebri 6 f
Falxherniation 162 f
Famciclovir 238
Familienstammbaum 288
Farbagnosie 80
Farbtüchtigkeit 80
Fasciculus
- cuneatus 104
- longitudinalis medialis 56, 72 f, 84 ff
- - - Läsion 86, 358, 360
- telencephalicus medialis 144
Fasziitis mit Eosinophilie 344
Faszikulationen 50, 304, 328
Fazialisäste 96 f
Fazialisknie
- äußeres 96
- inneres 96
Fazialisläsion 98 f
- subkortikale 96
Fazialisparese 70
- Felsenbeinspitzensyndrom 74
- Guillain-Barré-Syndrom 327
- Lyme-Krankheit 228 f
- Neurosyphilis 230
- periphere 98 f, 360
- - beidseitige 362
- supranukleäre 96
- zentrale 46, 98
Fechterstellung 194
Fehlbildung 288, 381
Feinmotorikstörung 46, 206
Feiung, stille 242
Felsenbeinspitzen-Läsion 74
Fenoterol 338
Festination 206
Fetopathie, CMV-Infektion 244
Fettstoffwechselstörung, Myopathie 402
Fibromyalgie 52
- generalisierte 32
Fieber 152
- zentrales 152
Fieberkrämpfe 152, 196
Fila olfactoria 75 ff
- - Läsion 74 f
Filum terminale 2 f
- - externum 30
- - fixiertes 292 f
- - internum 30
Finger-Finger-Versuch 276
Finger-Nase-Versuch 276
Fingerstreckerparese 51
Fissura orbitalis superior, Läsion 74
Fistel, arteriovenöse, perimedulläre 282

Fixation 84
Fixationsnystagmus 88
Fixationssuppression, visuelle 26
Flexibilitätsstörung 122
Flimmerskotom 184
FLM s. Fasciculus longitudinalis medialis
Floppy infant 340
Fluconazol 248
Flucytosin 248
Flügelschlagen 68
Flüssigkeitshaushaltsstörung, Enzephalopathie 310 f
Folinsäure 250
Follikelstimulierendes Hormon 143
Foramen
– interventriculare 8 f
– jugulare, Läsion 74 f
– magnum
– – Einklemmungssymptome 158
– – Läsion 74 f
– – Tumor 254
– stylomastoideum, Läsion 98
Foramina vertebrales 30
Formatio reticularis 26 f, 54 f, 108 f, 140
– – pontine, paramediane, Läsion 360
Fornix 77, 144 f
Fortifikationsspektrum 184
Foscarnet 244
Foster-Kennedy-Syndrom 74 f
Fovea centralis 80
Foville-Syndrom 360
Fragiles-X-Syndrom 381
Fremdreflex 40 f
– pathologischer 40
– physiologischer 40
Frey-Syndrom 362
Friedreich-Ataxie 280 f
Frontalhirnfunktion 353
Frontalhirnläsion
– bilaterale 120 f
– Verhaltensänderung 122
Frontalhirnsyndrom 302
– lateralisiertes 122
Frontallappenepilepsie 194
FSH (follikelstimulierendes Hormon) 143
Funiculus posterior 104
Funktionsareale, kortikale 24 f
Funktionseinheit, neuromuskuläre 44
Fußextensorenatrophie 344
Fußheberparese 333, 394

G

GABA 140, 198, 210
GABA-Mangel 300
Galaktosämie 386
Galenus-Vene 18
γ-Aminobuttersäure s. GABA
Gammopathie 328
Ganciclovir 244
Gang. algophober 60
Gang
– ataktischer 60 f
– dystoner 60
– spastischer 60 f
Gangapraxie 61, 128, 374
Gangataxie 54 f, 276 f
Gangblockierung 206
Ganglion
– cervicale
– – inferius 90 f, 147
– – – Läsion 152
– – medium 147
– – superius 147, 154 f
– ciliare 147
– coeliacum 147
– geniculi 96
– – Läsion 98
– mesentericum
– – inferius 147, 154 f
– – superius 147, 154 f
– oticum 147
– pterygopalatinum 78 f, 96 f, 147
– spinale 30 f
– stellatum s. Ganglion cervicale inferius
– submandibulare 96, 147
– superius, Ramus meningeus 6
– trigeminale 6, 71, 94 f
Ganglioneuropathie 390
Ganglionitis 238
Gangstörung 60 f, 64, 106 f
– Drucksteigerung, intrakranielle 158
– Neurosyphilis 230
– Normaldruckhydrozephalus 160 f
– psychogene 60 f
– Rückenmarkläsion 49
Gangunsicherheit 302
Gangzyklus 60 f
Ganser-Syndrom 138
Gastrointestinale Funktion, Steuerung 154 f
Gastrointestinale Funktionsstörung, Ursache 371
Gastroparese 371
Gaucher-Krankheit 306 f, 387
Gaumen, hoher 341, 347
Gaumensegelmuskeln, Innervation 94
Gaumensegeltremor 357
GBS s. Guillain-Barré-Syndrom
Gedächtnis 134 f
– emotionales 144
– explizites 134 f
– implizites 134
Gedächtnisstörung 134 f, 366
– altersbezogene 134, 136
– Alzheimer-Krankheit 297
– Korsakow-Syndrom 312
– Läsion des limbischen Systems 369
– posttraumatische 269
Gefäße
– hirnversorgende 6
– vertebrobasiläre 171
Gefäßreaktive Substanzen 188
Gefäßtumor, zerebraler 377
Gehen 60 f
Gehirn 2 f
– Osmoregulation 8
– Region
– – infratentorielle 2
– – supratentorielle 2
Gehörknöchel-Kette 100
Gelegenheitsanfall 196
Gelenkschmerzen, Postpolio-Syndrom 242
Genmutation 288
Genom 288
Genommutation 288
Genotyp 288 f
– Diagnostik 288
Gerstmann-Sträussler-Scheinker-Syndrom 280
Gerstmann-Syndrom 128
Geruchsblindheit 76
Geruchssinn 76 f
Geschmacksbahn 78
Geschmacksfasern, Nervus facialis 96
Geschmacksknospen 78
Geschmackspapillen 78
Geschmackspapillenläsion 78
Geschmacksqualitäten 78
Geschmackssinn 78 f
Gesichtserythem 344 f
Gesichtsfeld 80
– binokulares 80 f
– monokulares 80 f
– tunnelförmiges 82 f
– Untersuchung 82
Gesichtsfeldausfall 82 f
– Leukenzephalopathie, multifokale, progressive 244
– Schlaganfall 166
Gesichtsfeldstörung 74
Gesichtsschädel 4 f
Gesichtsschädelfraktur 266

Gesichtsschmerz 74
- atypischer 373
Gesichtsschwäche, myopathische 335
Geste, antagonistische 64f
Gewalttätigkeit, Läsion des limbischen Systems 369
GHRH 143
Glandula parotis, Läsion 98
Glasgow Coma Scale 378
Glatirameracetat 220
Gleichgewicht 54, 60
Gliedergürtel-Muskeldystrophie 336f, 400
Gliedmaßenapraxie 128
- Degeneration, kortikobasale 302
Glioblastom 254, 260f
Gliom, pontines 254
Gliomatosis cerebri 260
Globoidzell-Leukodystrophie 387
Globusgefühl 102
Glomustumor 254, 377
Glossodynie 286f
Glukose-Insulin-Belastung 338
Glutamat 210
Glutamatantagonist 212, 304
Glutamat-Decarboxylase-Mangel 300
Glutamatrezeptoren, Stimulation 300f
Glutaminsäure 198
Glykogenose 340
GM_1-Gangliosidose 307, 387
GM_2-Gangliosidose 307
GnRH 143
Gonadotropine 143
Gordon-Reflex 40
Gowers-Zeichen 335
Grand-mal-Anfall 199
- tonisch-klonischer 195
Grand-mal-Serie 196
Grand-mal-Status 196
Granulomatose, lymphomatoide 180
Graphospasmus 64f
Grenzstrang, sympathischer 2, 147, 149
- - Läsion 152
Grenzzonen, vaskuläre 22
Grenzzoneninfarkt 172f
Großhirn 2f
Großhirnaplasie 292
Großhirnrinde s. Cortex; s. Hirnrinde
Guillain-Barré-Syndrom 326f, 395f
- diagnostische Kriterien 396
- Zytomegalievirus-Infektion 244
Gyrus
- angularis 124f
- cinguli 144f
- dentatus 144f
- hippocampi 144f
- postcentralis 78f, 94f

H

Haarzellen 100
Haarzellenauslenkung 57
Habituation 40
Haemophilus-influenzae-Meningitis 376
Hallervorden-Spatz-Krankheit 307
Halluzination
- hypnagoge 114
- olfaktorische 76
- Parkinson-Syndrom 208
- visuelle 194
Halsmarkläsion 48, 274f
- hohe 48
- untere 48
Halswirbelkörperluxation 283
Halswirbelsäulendistorsion 272f
- Therapieprinzipien 380
Haltemyoklonus 66
Haltereflex 40
Haltetremor 62f, 357
Halteversuch 276f
Haltungsänderung, Parkinson-Syndrom 206f
Hämangioblastom
- spinales 294
- zerebelläres 254, 256f, 294
Hämangioperizytom 377
Hamartoblastom 294
Hamartom 294
Hämatom
- epidurales 267, 270
- intrakranielles, posttraumatisches 267
- intrazerebrales, traumtisch bedingtes 270
- subdurales 267, 270
- - chronisches 379
Hammerzehe 332
Hämorrhagie s. Blutung
Handgrifftest 370
Handmuskelatrophie 48
Handmuskellähmung 318
Harnblase s. Blase
Hartnup-Syndrom 278, 306
Hautrezeptoren 104
Hautversorgung, inguinale 37
Head-Zonen 110f
Heerfordt-Syndrom 362
Helligkeitsempfinden 82
Hemialexie 24
Hemianopsie 82f
- altitudinale 82f
- heteronyme 82
- homonyme 82f
- komplette 82
Hemiatrophie, faziale, progressive 362
Hemiballismus 66f, 166
Hemichorea 166
Hemidystonie 64
Hemikranie 184
- paroxysmale, chronische 186, 190
Hemiparese 47
- Gang 61
- kontralaterale 46
- Leukenzephalopathie, multifokale, progressive 244
- spastische, kontralaterale 46
Hemiplegie 166f
- schlaffe, kontralaterale 46
Hemispasmus facialis 99
Hemisphärendominanz 24f
Hemisphärenläsion 93
- beidseitige 166
Herdenzephalitis 222f, 226
Herdsymptome
- Herpes-simplex-Virus-Enzephalitis 236
- Hirntumor 254
- Meningoenzephalitis, virale 234f
Hereditäre Krankheit 288f
Hering-Breuer-Reflex 150
Hering-Gesetz 84
Herniation
- obere 162f
- transtentorielle 118, 158f, 162f
Herpes
- labialis 236
- simplex 227
- zoster 180, 238f
Herpes-simplex-Virus-Enzephalitis 236f
Herpes-simplex-Virusinfektion 236f
Herz 148f
Herzrhythmusstörung, neurogene 148
Heterotopie 381
von-Heubner-Angiitis 230
Heubner-Arterie 12f
HHL s. Hypophysenhinterlappen
Hinterhornläsion 107
Hinterhornsyndrom 48
Hinterkopfschmerz 188, 278
Hinterstrang 104

Hinterstrangsymptome 48
Hinterwurzel, spinale, paraneoplastisches Syndrom 406
von-Hippel-Lindau-Syndrom 256 f, 294 f
Hippocampus 77, 79 f, 144 f
Hippus 90
Hirnabszeß 226 f
Hirnarterien, anteriore 12 f
Hirnatrophie
- alkoholbedingte 314
- frontotemporale, bilaterale 298
- generalisierte 300
- HIV-Infektion 240
- posttraumatische 269
Hirnbiopsie 244
Hirnblutung s. Blutung, intrazerebrale
Hirndefekt, zystischer, postkontusioneller 269
Hirndruckzeichen 158, 290
- Hirntumor 254
- Säuglingsalter 290
Hirndurchblutung 162
- arterielle, regionale 17
Hirnhaut
- harte 6 f
- weiche 6
Hirninfarkt 168 ff
- Blasenfunktionsstörung 372
- CMV-Vaskulitis 244
- Dekompressionsoperation 174
- hämodynamischer 172
- ischämischer 168 f, 172
- - Neurosyphilis 230
- lakunärer 168, 172
- Pathogenese 172 f
- nach Subarachnoidalblutung 176
- subkortikaler 172
Hirnkarte 24
Hirnkreislauf 10 ff
- hinterer 10
- vorderer 10
Hirnläsion 381
Hirnmetastase 262 f
- Therapie 265
Hirnnekroseherde, multiple 249
Hirnnerven 2, 6, 28 f, 73 ff
- Merkmale 356
Hirnnervenläsion
- Akustikusneurinom 258
- Chordom 258
- Hirntumor 254
- Kryptokokkose 248
- Meningeosis neoplastica 262
- Neurosyphilis 230 f
- Poliomyelitis 242
- Tollwut 246
- Varicella-Zoster-Virus-Infektion 238
Hirnnervenkerne 26, 44, 72 f
Hirnnerventumor 377
Hirnödem 162 f
- Astrozytom, anaplastisches 260
- Behandlung 174
- hydrozephales 162
- Therapie 264
Hirnrinde (s. auch Cortex) 24 f
- motorische 42 f
- prämotorische 42, 44
- somatosensorische 108 f
- supplementär-motorische 42, 44
- vestibuläre 58
- visuelle 80 f
Hirnschädel 4
Hirnschädigung
- Hypoglykämie-bedingte 308
- hypoxisch-ischämische 308
- irreversible, Nachweis 364
- perinatale 288
Hirnstamm 2, 26 f, 71 ff
- Atmungsregulation 150 f
- Bahnsysteme 26 f
Hirnstammanfall, tonischer 204 f
Hirnstammblutung 176 f
Hirnstammeinklemmung 118
Hirnstammenzephalitis 222 f, 388
Hirnstammkompression 118, 158
- Kleinhirninfarkt 170
Hirnstammläsion 46, 93, 98
- medulläre 70, 73
- pontine
- - laterale 70, 73
- - paramediane 70, 72
Hirnstammreflexe 118, 120
Hirnstammsyndrom
- medulläres 70, 360 f
- mesenzephales 70 f, 358
- - anteriores 70, 358
- - dorsales 70 f
- - mediales 70 f, 358
- - posteriores 358
- pontines 70, 72 f, 98, 359 f
Hirnstammtuberkulom 233
Hirnsubstanzverlust, lokaler 290
Hirntod 120
- Feststellung 120, 364 f
Hirntumor 254 ff
- benigner 256 f
- frontaler, Blasenfunktionsstörung 372
- Häufigkeit 264
- infratentorieller 258
- Klassifikation 264
- maligner 260 f
- Malignität 377
- Nachbetreuung 265
- Ödemtherapie 264
- Schmerztherapie 264
- supratentorieller 258
- Therapie 264 f
Hirnvenen 10, 18 ff
- kortikale 18
- zentrale 18 f
Hirnvolumen, erhöhtes 372
Hirnzyste 290
HIV-Enzephalopathie 240
HIV-Infektion 240 f
HIV-Myelopathie 240
HIV-Replikation 240 f
HMSN (hereditäre motorisch-sensorische Neuropathie) 332 f
HNPP (hereditäre Neuropathie mit Neigung zu Druckparesen) 332
Höhenschwindel 58
Hohlfuß 332
Holmes-Tremor 357 f
Homocystinurie 307
Hörbahn 100 f
Hören eines Wortes 124 f
Hörminderung, altersbezogene 382
Hormon
- antidiuretisches 142 f
- follikelstimulierendes 143
- luteinisierendes 143
Hormone, glandotrope 142
Horner-Syndrom 92, 152, 318, 360
- Armplexusparese, untere 321
- Kleinhirninfarkt 170
- Rückenmarkläsion 48
- Sinus-cavernosus-Syndrom 74
Hörnerv 100 f
Hörrinde 100 f
Hörstörung
- Akustikusneurinom 258, 294
- Mitochondriopathie 340 f
- Neurosyphilis 230
Hörsturz 230
Huntington-Krankheit 66, 300 f
Hustenreflex 26
HVL (Hypophysenvorderlappen) 142
HWS-Schleudertrauma s. Halswirbelsäulendistorsion

HWS-Veränderung, degenerative 188
Hydranenzephalie 290, 381
Hydrocephalus
- externus 162
- occlusus s. Verschlußhydrozephalus
Hydrophobie 246 f
Hydrozephalus 160 f, 290 f, 372, 381
- akuter 162
- Ätiologie 162 f
- chronischer 162
- kommunizierender 162 f
- - chronischer 160
- nach Schädel-Hirn-Trauma 379
- nach Subarachnoidalblutung 160, 176
- Therapie 290
Hygrom, subdurales 379
Hypakusis 340 f
Hypalgesie 316
Hyperalgesie 316
Hyperammonämie 278, 386
Hyperästhesie 316
Hyperekplexie 68
Hypereosinophiles Syndrom 344
Hyperglycinämie, nichtketotische 386
Hyperglykämie 324
- Enzephalopathie 308
- nichtketotische, hyperosmolare 308
Hyperhydratation 310
Hyperkalzämie 310
Hyperkapnie 151, 308
Hyperkinese 383
- choreatische 300 f
Hyperlipoproteinämie, Schlaganfallrisiko 172
Hypermetrie 276
Hyperosmie 76
Hyperparathyreoidismus 347
Hypersalivation 206 f
Hypersomnie 114, 116 f
Hyperthermie 152
- maligne 346 f, 398
Hypertonie, arterielle 148
- - Schlaganfallrisiko 172
Hyperventilation 151, 371
- Schlaganfall 166
Hyperventilationssyndrom 204 f
Hypochondrie 138
Hypogeusie 78
Hypoglykämie 324
- Enzephalopathie 308 f
Hypokalzämie 310
Hypokinese 206 f
Hypomagnesiämie 310
Hypometrie 276
Hypomimie 206 f, 362
Hypophonie 206
Hypophysenadenom 258 f, 377
- ACTH-produzierendes 258
- intraselläres 258
- supraselläres 258
- Wachstumhormonproduzierendes 258
Hypophysenhinterlappen 142
Hypophysenmetastase 262
Hypophysentumor 254
Hypophysenvorderlappen 142
Hyposmie 76
Hypothalamisch-hypophysäre Regelgrößen 368
Hypothalamus 140 ff
- Schmerzverarbeitung 108
- Thermoregulation 152 f
Hypothalamusläsion 152
Hypothermie 152
Hypothyreose 311
Hypotonie, arterielle 148
Hypoventilation 151, 371
Hypoxie, zerebrale, globale 172

I

Immunglobulin-G 220
Immunsuppression
- CMV-Infektion, reaktivierte 244
- medikamentöse 220
- Systemmykose, opportunistische 248
- Toxoplasmosereaktivierung 250
- Varicella-Zoster-Virus-Infektion 238
- Zytomegalievirus-Infektion 244
Immunvaskulitis 181
Impfung
- Poliomyelitis 242
- Tollwut 246
Impression, basiläre 74, 106, 292
Impulsiv-Petit-mal 196
Indifferenz, emotionale 369
Infarkt s. auch Hirninfarkt
- spinaler 282
- striatokapsulärer 172
Infarktdemenz, strategische 298
Infektion
- opportunistische 240
- perinatale 381
Infektionskrankheit 222 ff
- Parkinson-Syndrom 383
Inhalationsanästhetika 346
Inkontinenz
- anale s. Stuhlinkontinenz
- Hirntumor 254
INO (internukleäre Ophthalmoplegie) 86 f
Insomnie 114 f
- familiäre, fatale 280
- psychophysiologische 114
Instabilität, posturale 206, 210
Insult s. Schlaganfall
Intentionstremor 54, 62 f, 276, 357
- multiple Sklerose 216
Interferone 220
Internistische Erkrankung, Schlafstörung 114
Interozeptoren 104
Intoxikation
- Kleinhirnschädigung 278 f
- Myeloneuropathie 286 f
- Myopathie 52, 398, 405
- Parkinson-Syndrom 383
- Pupillenweite 92
Intron 288
In-vitro-Kontrakturtest 347
Involution 296
Irisatrophie 92
Ischämie, zerebrale 148, 166
- - globale 172
- - Läsionskaskade 175
- - Pathophysiologie 174
- - Primärprävention 174
- - Sekundärprävention 174
- - Therapie 174 f
Ischämieschwelle bei Blutdruckabfall 174
Isokortex 24 f

J

Jackson-Anfall 194
JC-Virus 244
Jod-Stärke-Test 152
Junction-Skotom 82 f

K

Kachexie, Huntington-Krankheit 300
Kakosmie 76
Kardiomyopathie 397
- Friedreich-Ataxie 281
- Mitochondriopathie 340 f
Karnofsky-Skala 378
Karotisbifurkation 10

Karotisdissektion 93
Karotisgefäße
– extrakranielle 10 f
– intrakranielle 10 ff
Karotisknie 10
Karotisregion, Ischämiesymptome 168
Karotis-Sinus-cavernosus-Fistel 74
Karotissinusdruck 370
Karotissinussyndrom 148
Karotisstenose 173
Karpaltunnelsyndrom 320, 322, 394 f
Karpopedalspasmus 371
Kaskaden-Hypothese 262
Kassawaismus 304
Kataplexie 114, 374
Katarakt, myotone 338
Katecholamine 141, 148
Kaudasyndrom 319
Kaudruck 94
Kaumuskeln, Innervation 94
Kausalgie 110
Kavernom 178 f
Kawasaki-Syndrom 181
Kayser-Fleischer-Ring 309
Keilbeinflügelsyndrom 74 f
Keilbeinhöhle 4 f
Keilbeinmeningeom 74
Keimbahnmutation 288
Keimzelltumor, zerebraler 377
Kennmuskeln 32 f, 275, 357
Kennmuskelparese 318 f
Keratokonjunktivitis, Varicella-Zoster-Virus-Infektion 238
Kerngruppe, respiratorische
– – dorsale 150
– – ventrale 150
Kernig-Zeichen 222
Ketoazidose, diabetische 308
Kiefergelenk 4 f
Kinetose 58
King-Denborough-Syndrom 347
Kleinhirn 2 f
– Afferenzen 54
– Bewegungsausführung 45
– Bewegungssteuerung 42
– Efferenzen 54
Kleinhirnabszeß 223
Kleinhirnatrophie 279
– alkoholbedingte 314
Kleinhirnblutung 176 f
Kleinhirnbrückenwinkel 8, 96
– Läsion 74, 98
Kleinhirnbrückenwinkel-Tumor 254
Kleinhirnfunktion, motorische 42, 45, 54 f
Kleinhirnfunktionsstörung 276
Kleinhirninfarkt 170
Kleinhirnkrankheiten 276 ff
Kleinhirnrindenläsion 279
Kleinhirnschädigung 278 f
Kleinhirnschenkel 54
Kleinhirnseitenstränge 104
Kleinhirnstiel 54
Kleinhirnsyndrom
– autosomal-dominantes 280
– autosomal-rezessives 280
– erbliches 280 f
– erworbenes 278 f
– infektionsbedingtes 278
Kleinhirntonsillen-Elongation 293
Kleinhirntumor 278
Klinefelter-Syndrom 381
Klippel-Feil-Syndrom 74, 292 f
Klivuskantensyndrom 74 f, 93
Kloni 193
Knie-Hacke-Versuch 276
Kniestreckerparese 323
Kognition 352
Kognitive Störung, Demenz 136 f
Kokzygealnerv 31
Kokzygodynie 32
Kollagenose 328
Kollateralen, kraniozervikale 171
Kolloidzyste des 3. Ventrikels 254, 258 f
Koma 118 f
– Pupillenbefund 92, 119
– Stimuli 118 f
Koma-ähnliches Syndrom 120 f
Kombinationskopfschmerz 182
Kommissur 24
Kompression
– medulläre 158
– mesenzephale 92
– spinale 273
Konfabulation 134, 312
Konfrontationstest 82 f, 215
Kontusion, spinale 273
Konusläsion 275
Konussyndrom 48
Konvergenzbewegung 90 f
Konvergenzreaktion 93
Konversionssyndrom 138
Koordinationsstörung 276 f
– multiple Sklerose 216 f
Kopfdrehung 57
Kopfgelenke 30
Kopfschmerzen 182 ff
– Akuttherapie 190
– Allgemeinmaßnahmen 190
– Blutung, intrazerebrale 176
– chronische 182, 373
– Diagnostik 190 f
– Druckerniedrigung, intrakranielle 160
– Drucksteigerung, intrakranielle 158
– frontoparietale 188
– Hirntumor 254
– medikamenteninduzierte 188
– Meningitis 222
– plötzliche 176
– posttraumatische 270
– Pseudotumor cerebri 160
– retrobulbäre 184
– Schlaganfall 166
– Schmerzprojektion 188 f
– sinugene 186 f
– Sinusthrombose 180
– Spannungstyp 182 f, 190, 373
– Subarachnoidalblutung 176
– bei Substanzgebrauch 188 f
– tägliche, chronische 182, 373
– Therapie 190 f
– vaskuläre Störung 182 f
– Vaskulitis, zerebrale 180
Kopfschwarte 4, 7
Kopftremor 64, 308
Kopfverletzung 266 ff
Koprolalie 68
Kornealreflex 26, 94, 96
Kornealreflexausfall 359
Körperdrehung 56
Körperhaltung 60 f
– abnorme 64
Körperschemastörung 132
Körpertemperatur 152
Korsakow-Syndrom 76, 312, 369
Kortex s. Cortex; s. Hirnrinde
Kortikosteroide 143
Koryphäen-Killer-Syndrom 138
Krabbe-Krankheit 387
Krallenhand 322, 394
Krampfanfälle s. Anfälle, epileptische
Krampi 52, 397
Kraniopharyngeom 254, 258 f, 377

- adamantinomatöses 258
- papilläres 258
Kraniostenose 381
Krankheitserreger
- Überwindung der Blut-Hirn-Schranke 224
- ZNS-Invasion, hämatogene 224f
Kranznaht 4f
Kreislauf 148f
Kreislaufstörung, vegetative, Untersuchung 370
Kremasterreflex 40
Krise
- cholinerge 342, 404
- myasthene 342, 404
- okulogyre 204f
Kryptokokkose 248f
Kufs-Krankheit 307
Kurzzeitgedächtnis 134
Kußmaul-Atmung 118, 308

L

Labyrinthfistel 88
Lachen, pathologisches 123, 166, 369
Lafora-Körper 307
Lagenystagmus 70, 88
Lagerungsnystagmus 88
Lagerungsschaden nach Schädel-Hirn-Trauma 379
Lagerungsschwindel 58
- paroxysmaler, benigner 88
Lagesinnstörung 286
Lagophthalmus 99
Lähmung
- episodische 338
- gekreuzte 46, 70
- hyperkaliämische 52, 338, 401
- hypokaliämische 52, 338
- kälteinduzierte 401
- Läsion
- - spinale 48f
- - zerebrale 46f
- myogene 52f
- periodische 401
- periphere 50ff
- - neurogene 50
- plexusbedingte 50
- pseudobulbäre 166
- schlaffe 50
- zentrale 46ff
Lambdanaht 4f
Lambert-Eaton-Syndrom 50, 52, 342f, 406
Landau-Kleffner-Syndrom 196
Langzeitgedächtnis 134
Lasègue-Zeichen 318
Läsion
- dienzephale 46
- kortikale, präzentrale, paramediane, bilaterale 46
- spinale 48f
- zerebrale, Lähmung 46f
Läsionskaskade, ischämische 175
Läsionstopik, spinale 275
Lateralsklerose
- amyotrophe s. Amyotrophe Lateralsklerose
- primäre 384
Lathyrismus 286, 304, 384
L-Dopa 212
- Nebenwirkungen 208
L-Dopa-Therapie, Bewegungsstörung 66
Lebenserwartung 296
Lebensspanne 296
Lebensstil, Kopfschmerzen 190
Leigh-Krankheit 306
Leitungsaphasie 126
Lemniscus
- medialis 27, 71f, 104
- trigeminalis 94f
Lemniscus-lateralis-Läsion 360
Lemniscus-medialis-Läsion 358, 360
Lemniskales System 104
Lennox-Gastaut-Syndrom 196
Lepra 328f
Leptomeninx 6
Lesen eines Wortes 124f
Leukenzephalitis 234
Leukenzephalopathie, multifokale, progressive 244f
Leukoaraiose 298
Leukodystrophie, metachromatische 306f
Lewy-Körper 210f
L-Glutamat 140
LH (luteinisierendes Hormon) 143
Lhermitte-Zeichen 48f, 214
Libidosteigerung, medikamentenbedingte 208
Licht-Nah-Dissoziation 92f
Lichtreaktion 26
- gestörte 92
Lichtreflex 90f
- direkter 90, 93
- indirekter 93
- Koma 119
- konsensueller 90
Licht-Wechsel-Test 92
Lidöffnungsapraxie 64, 128f, 362
Ligamentum denticulatum 30f
Limbisches System 76, 80, 140, 144f
- - Gedächtnis 134f
- - Läsion 369
- - Schmerzverarbeitung 108
Linearbeschleunigung, seitliche 57
Liquor cerebrospinalis 8f
Liquorableitung 290
Liquorbefund
- Aspergillose 248
- Herpes-simplex-Virus-Enzephalitis 236
- Meningitis
- - tuberkulöse 232
- - virale 234
- multiple Sklerose 218
Liquordruck 160ff
Liquoreiweiß, erhöhtes 233, 332
Liquorfistel 160, 268f, 373
Liquorglukose, erniedrigte 233, 248
Liquorlaktat, erhöhtes 233, 248
Liquorpulsation 8
Liquorraum
- äußerer 8
- Entzündungsreaktion 224
- innerer 8
Liquorrhö 379
Liquorvolumen 162
- intrakranielles, erhöhtes 372
Liquorzirkulation 8f
Liquorzirkulationsstörung
- spinale 373
- subarachnoidale 160f
Lisch-Knoten 294f
Listerienenzephalitis 376
Lobärhämatom 176f
Locked-in-Syndrom 120f, 170, 359
Lösungsmittelmißbrauch 286
Low-flow infarction 172
LSD-Gebrauch 314
Lumbalkanalstenose 284f
Lumbalmarkläsion 48, 274f
Lumbalnerven 31
Lumbalpunktion 30, 407
Lungenvolumina 151
Lupus erythematodes 345
Lyme-Krankheit 228
Lymphadenosis benigna cutis 228
Lymphom 385
- zerebrales 180, 377
- - primäres 260

Magnetresonanztomographie 354
– Herpes-simplex-Virus-Enzephalitis 236 f
– Leukenzephalopathie, multifokale, progressive 244 f
– MS-Diagnostik 218 f
Makroangiopathie 172
Makrographie 276
Makrozephalie 290, 381
Makulaorgane 56 f
Malaria, zerebrale 250 f
Maltase, saure, Mangel 402
Mantelkantensyndrom 46 f
Marcus-Gunn-Pupille 214
Marklagerdemyelinisierung 333
Marklagerschädigung 46
Massenbewegungen 46
Massenblutung, intrazerebrale 176
Masseterreflex 26
McGregor-Linie 293
McLeod-Syndrom 300
MDMA-Gebrauch 314
Mechanorezeptoren 104, 150
Medianusparese 322, 394
Medikamente
– dopaminerge 212
– Enzephalopathie 389
– bei Myasthenia gravis 403
– Parkinson-Syndrom 383
Medulla
– oblongata 2 f, 26, 73
– – Kompression 158
– – rostrale 148 f
– spinalis s. Rückenmark
Medulla-oblongata-Basis, Läsion 46
Medulla-oblongata-Infarkt 166, 170
Medulla-oblongata-Syndrom
– dorsolaterales 361
– laterales 70
Medulloblastom 254
Meige-Syndrom 64 f, 362
Meissner-Körperchen 104 f
Melatonin 112
Melkersson-Rosenthal-Syndrom 362
Mendel-Regeln 288
Ménière-Krankheit 88
Meningeom 256 f
Meningeosis neoplastica 262, 320
Meningismus 222 f
Meningitis 222 f
– aseptische 234
– asymptomatische 230
– bakterielle 226, 376
– Candida-Infektion 248
– chronische 232
– Erreger 376
– frühe, Neurosyphilis 230
– Herpes-simplex-Virusinfektion 236
– Lyme-Krankheit 228
– Poliovireninfektion 242
– tuberkulöse 232 f, 376
– verkäsende 233
– virale 234, 376
– Zytomegalievirus-Infektion 244
Meningitisches Syndrom 222
Meningoenzephalitis 222
– bakterielle 226, 376
– Candida-Infektion 248
– chronische, Neurosyphilis 230
– Erreger 376
– Kryptokokkose 248
– Therapie 224, 375
– tuberkulöse 232
– virale 234 f
Meningoenzephalozele 292
Meningoenzephalozystozele 292
Meningokokkenmeningitis 376
Meningomyelozele 293
Meningozele 292 f
MEP (magnetisch evozierte Potentiale) 352
Meralgia paraesthetica 394
Merkfähigkeit 353
MERRF (Myoklonusepilepsie mit Ragged red fibers) 68, 402
Mesencephalon s. Mittelhirn
Metastase(n) 320
– intrakranielle 262 f
– leptomeningeale 262
– spinale 262 f
– – Therapie 265
– zerebrale 377
Metastasierungswege 262
Migräne 184 f
– mit Aura 184
– ohne Aura 184
– Therapie 190
Migräneäquivalent 184
Migräneaura ohne Kopfschmerz 184
Migräneintervall 184
Migräne-Schmerzschwelle 184
Migrationsstörung 381
Mikroadenom, hypophysäres 258
Mikroaneurysmen 179
Mikroangiopathie 172
Mikroenzephalie 381
Mikrographie 206
Mikrozephalie 381
Miktion 156
Miktionszentrum
– pontines 156 f
– sakrales 156 f
Millard-Gubler-Syndrom 360
Miller-Fisher-Syndrom 278, 327, 395
Mimiksteuerung, emotionale 96
Miosis 90, 158
– altersbezogene 382
– asymmetrische 92
– medikamentös-toxische 92
Mischgliom 377
Mißempfindungen 316
– Parkinson-Syndrom 208
Mitochondriales Syndrom 307
Mitochondriopathie 340 f, 398, 402
Mittelhirn 2 f, 26, 140
Mittelhirnläsion 46 f, 118
Mixed connective tissue disease 344
MMN (multifokale motorische Neuropathie) 328 f
Moebius-Syndrom 362
Monoaminoxydase-Hemmer 212
Monoclonal gammopathy of undeterminated significance 328
Mononeuritis multiplex 106
– – HIV-Infektion 240
Mononeuropathie 50, 317 f, 394
– Becken-Bein-Region 323
– kraniale, diabetische 395
– Schulter-Arm-Region 322
Monoparese 46
– zentrale 47
Morbus s. Eigenname
Moria 122
Motoneuron
– erstes 44
– – Läsion 384, 386
– paraneoplastisches Syndrom 406
– zweites, Läsion 385 f
Motoneuronkrankheit 304 f
Motoneuronläsion, radiogene 385

Motorische Einheit 44 f
Motorische Funktion, Basalganglienfunktion 210
Motorische Störung 316
– – asymmetrische 390
– – fokale 390
– – multiple Sklerose 214 f
– – Schlaganfall 166
– – symmetrische 390
Motorisches System, nichtpyramidales 44
MPTP-Intoxikation 383
MRT s. Magnetresonanztomographie
MS s. Multiple Sklerose
MSA s. Multisystematrophie
Mucor 248
Mukormykose, rhinozerebrale 248 f
Multiinfarktdemenz 298
Multiorganversagen, Enzephalopathie 312
Multiple Sklerose 106, 214 ff, 358
– – Blasenfunktionsstörung 372
– – Diagnostik 218, 375
– – Differentialdiagnose 216
– – evozierte Potentiale 218
– – Liquorbefund 218 f
– – MRT-Befund 218 f
– – Ophthalmoplegie, internukleäre 86
– – Pathogenese 218, 220 f
– – primär chronisch progrediente 214
– – Prognose 216
– – progredient schubförmige 214
– – schubförmig remittierende 214
– – Schubrate 214
– – sekundär progrediente 214
– – Symptome 214 ff
– – – paroxysmale 216 f
– – – vegetative 216 f
– – Therapie 220
Multisystematrophie 302 f
– Blasenfunktionsstörung 372
Münchhausen-Syndrom 138
Mundwinkelparese 99
Musculus
– ciliaris 90 f
– dilatator pupillae 90 f
– erector spinae 32
– obliquus
– – inferior 84 f
– – superior 84 f
– rectus
– – inferior 84 f
– – lateralis 84 f
– – medialis 84 f
– – superior 84 f
– sphincter
– – pupillae 90 f
– – urethrae externus 156 f
Musculus-deltoideus-Atrophie 344
Musculus-deltoideus-Parese 322
Muskelatrophie 50 ff, 334, 336
– Creutzfeldt-Jakob-Krankheit 252
– distal betonte 339
– distale 51, 344 f
– – symmetrische 327
– Friedreich-Ataxie 281
– Huntington-Krankheit 300
– Poliomyelitis 242 f
– segmentale 49
– skapuloperoneale 385
– spinale 385
– – hereditäre 304
– – nichtproximale 385
– – proximale 385
– spinobulbäre, Typ Kennedy 385
– subakute 406
Muskelbiopsie 340, 354, 399
Muskeldystrophie 336 f
– fazioskapulohumerale 337, 400
– Klinik 400
– myotone 52, 400
– progressive 52
Muskeleigenreflex 40 f
– abgeschwächter 50
– ausgefallener 50
– – Poliomyelitis 242
– Funktion 42
Muskelfaserdegeneration 336
Muskelfremdreflex 40 f
– Funktion 42
Muskelfunktionsstörung 52
Muskelhypertrophie 334, 338 f, 397
Muskelinnervation 44
Muskelkater 346
Muskelkraft, Klassifikation 52
Muskelkrämpfe 52, 397
– Tollwut 246
Muskelkrankheit 52
Muskellähmung, schlaffe, segmentale 50
Muskelläsion, lokale 405
Muskeln, mimische, Innervation 96
Muskel-Phosphorylase-Mangel 402
Muskelpseudohypertrophie 336
Muskelrelaxanzien, depolarisierende 338
Muskelschmerzen 52 f, 334, 346, 397
– belastungsabhängige 340
– toxisch bedingte 405
Muskelschwäche 52, 334
– asymmetrische 342
– belastungsabhängige 50, 340, 342 f
– distal betonte 52
– endokrine Störung 347
– faziopharyngeale 342 f
– generalisierte 52
– hypotone, proximale, neonatale 340
– mimische 342 f
– proximal betonte 52 f
– proximale 344 f
– – progrediente 340
– Sturzattacke 374
– toxisch bedingte 405
Muskelsteifigkeit 338
Muskeltonus 42, 54, 56, 276
Muskeltonussteigerung 46
Muskulatur, paravertebrale 32
Mutation 288
– somatische 288
Mutismus, akinetischer 120 ff, 369
– – Creutzfeldt-Jakob-Krankheit 252
Myalgien s. Muskelschmerzen
Myasthene Reaktion 53
Myasthenes Syndrom 342 f
Myasthenia gravis 52, 342 f, 398, 406
– – Medikamente 403
– – Untersuchungen 404
Myasthenie 50
– Krisensyndrome 404
– okuläre 342
Myasthenes Syndrom 52 f
Mycobacterium tuberculosis 232
Mydriasis 90, 158
– Klivuskantensyndrom 74
– medikamentös-toxische 92
Myelinolyse, pontine, zentrale 310, 314 f, 359
Myelinopathie 316
Myelitis 222 f, 282
– bakterielle 227

Myelitis, Herpes-simplex-Virusinfektion 236
– Lyme-Krankheit 228
– Therapie 286
– virale 376
Myelitisches Syndrom 222
Myelographie 354
Myeloncephalon s. Medulla oblongata
Myelopathie 216
– akute 282 f
– chronische 48, 284 f
– funikuläre 286 f
– HIV-Infektion 240
– HTLV-1-assoziierte 304
– nekrotisierende 388
– subakute 284 f
– toxische 286 f
– vakuoläre 240
– zervikale 284 f
Mykose 248
Myofasziales Syndrom 318
Myogelose 32
Myoglobinurie 340, 346
Myokardischämie 148
Myoklonien
– Creutzfeldt-Jakob-Krankheit 252
– symptomatische 68
Myoklonus 66, 68 f, 383
– essentieller 68
– negativer 68 f
– physiologischer 68
Myoklonusepilepsie
– progressive, mit Lafora-Körpern 307
– mit Ragged red fibers 68
Myokymien 50
Myopathie
– Diagnostik 399
– endokrine 347, 398
– entzündliche 398
– erworbene 398
– hereditäre 336 f, 398
– kongenitale 52, 335, 340 f, 403
– metabolische 52, 340 f, 402
– Multisystembeteiligung 397
– myotone, proximale 401
– primäre 52
– sekundäre 52
– toxische 52, 398, 405
– X-chromosomal rezessive 300
– zentronukleäre 341, 403
– Zusatzdiagnostik 399
Myopathiesyndrom 334 f, 397
Myorhythmie 358
Myositis 52, 344 f
– ossificans 379
Myotendinose 318
Myotom 32 f
Myotone Reaktion 53, 338
Myotonia
– congenita 52, 338 f, 398
– – Becker 401
– – Thomsen 401
– fluctuans 401
Myotonie 338 f, 401
– kälteinduzierte 338 f
– paradoxe 338, 401
– toxisch bedingte 405

N

Nachtblindheit 332
Nackenbeugeschmerz 222
Nackenmuskelschwäche 344 f
Nackenschmerzen 188
Nackensteifigkeit 176, 222
Nadelelektromyographie 391, 399
Naevus flammeus 294
Narbenbildung, multiple Sklerose 220
Narkolepsie 114 ff
Nasenhöhle 4
Nasennebenhöhle 4
Nasenwurzel-Clivus-Winkel 292 f
Natriumhaushaltsstörung 310 f
Natriumkanal-Krankheit 338, 398
Nausea s. Übelkeit
Neglekt 132 f
– hemispatialer 133
Nemaline-Krankheit 341, 403
Neologismen 124
Neozerebellum 54
Nerv
– gemischter, peripherer 2
– peripherer 331
– – distaler, paraneoplastisches Syndrom 406
– – Läsion 50
– – proximaler, paraneoplastisches Syndrom 406
Nervenbiopsie 354
Nervendruckläsion 330
Nervendurchtrennung 330
Nervenfaserbündel 2
Nervenfasern
– afferente 2
– efferente 2
– sudorisekretorische 152
Nervenläsion, periphere, traumatische 330
Nervennaht 330
Nervenquetschung 330
Nervensystem
– autonomes s. Nervensystem, vegetatives
– gastrointestinales, intrinsisches 154 f
– peripheres 2 f
– vegetatives 2 f, 140 ff
– – peripheres 140 f, 144 ff
– – zentrales 140 f, 144
– viszerales s. Nervensystem, vegetatives
– zentrales s. ZNS
Nervenwurzel 2, 30
– hintere 30
– vordere 30
Nervenwurzelausriß 330
Nervenwurzelläsion 50 f
Nervenwurzeltrauma 272
Nervi palatini 78
Nervus
– abducens 28 f
– accessorius 28 f
– alveolaris inferior 94
– auriculotemporalis 94
– axillaris 34 f
– buccalis 94
– coccygeus 32
– cochlearis 100 f
– cutaneus femoris lateralis 36 f
– – – – Kompression 323
– – – – Neuropathie 394
– ethmoidalis anterior 94
– facialis 28 f, 96 ff, 130 f
– – Bahn, motorische 96
– – Fasern
– – – parasympathische 96
– – – sensible 96
– – – sensorische 96
– – Läsionsort 96
– femoralis 36 f
– frontalis 94
– glossopharyngeus 28 f, 78 f, 130 f
– glutaeus
– – inferior, Neuropathie 323
– – superior, Neuropathie 323
– hypoglossus 28 f, 130 f
– infraorbitalis 94
– intermedius 78, 96 f
– ischiadicus 36 f
– lacrimalis 94
– laryngeus recurrens 131
– lingualis 78 f, 94, 96 f
– mandibularis 94 f
– maxillaris 94 f
– medianus (s. auch Medianus) 34 f

- mentalis 94
- musculocutaneus 34 f
- nasociliaris 94
- oculomotorius (s. auch Okulomotorius) 26, 28 f, 90 f
- olfactorius 28 f
- ophthalmicus 94 f
- - Ramus tentorii 94
- opticus (s. auch Optikus) 28 f, 80 f
- peronaeus 36 f
- - communis, Neuropathie 394
- petrosus major 78 f, 96
- phrenicus 150
- radialis (s. auch Radialis) 34 f
- spinosus 94
- supraorbitalis 94
- supratrochlearis 94
- thoracicus longus, Neuropathie 322, 394
- tibialis 36 f
- trigeminus (s. auch Trigeminus) 6, 28 f, 94 f, 130 f, 184 f
- - Geruchssinn 76
- - Kompression, mikrovaskuläre 186
- - Rami meningei 6
- trochlearis 28 f
- ulnaris (s. auch Ulnaris) 34 f
- vagus 28 f, 130 f, 150, 154 f
- - Geschmackssinn 78
- - Ramus meningeus 6
- vestibularis 54
- vestibulocochlearis 28 f
- zygomaticus 94

Nervus-abducens-Läsion 360
Nervus-axillaris-Neuropathie 322, 394
Nervus-facialis-Läsion 360, 362
Nervus-femoralis-Neuropathie 323, 394
Nervus-ischiadicus-Neuropathie 394
Nervus-medianus-Neuropathie 322, 394
Nervus-obturatorius-Neuropathie 323
Nervus-oculomotorius-Läsion 358
Nervus-peronaeus-Neuropathie 323
Nervus-radialis-Neuropathie 322, 394
Nervus-suralis-Biopsie 327 f
Nervus-tibialis-Neuropathie 323, 394
Nervus-trigeminus-Läsion 359
Nervus-ulnaris-Neuropathie 322, 394
Nervus-vestibularis-Kompression, vaskuläre 88
Netzhaut 80
Netzwerk, neuronales 24
Neugeborenenkrämpfe 196
Neuralgie 363
- postzosterische 238
Neuralrohrdefekt 381
Neurapraxie 330 f
Neuraxis s. ZNS
Neuritis
- Toxoplasmose 250
- vestibularis 88
Neuroakanthozytose 300 f
Neuroborreliose 228
Neurocranium s. Hirnschädel
Neurodegenerative Krankheit 296 ff
Neurofibromatose 294
Neurographie 391, 399
Neurohypophyse 142
Neurokutanes Syndrom 294
Neuroleptika 204
Neuroleptikasyndrom, malignes 347
Neuroleptikatherapie, Bewegungsstörung 66
Neurologische Erkrankung, Schlafstörung 114
Neurologische Veränderung, altersbezogene 382
Neurolues 92
Neuromuskuläre Störung, Strukturen 335
Neuromuskuläres Syndrom 346 f
- - toxisches 347
Neuromyotonie 52, 406
Neuron, motorisches s. Motoneuron
Neurone, dopaminerge, Protektion 212
Neuronenveränderung, vakuoläre 252
Neuronopathie 316
Neuropathie
- autonome 372
- axonale
- - motorische, akute 395
- - motorisch-sensible, akute 395
- diabetische 324 f
- - proximale 325
- Diagnostik 391
- erworbene 390
- hereditäre 317
- - mit Neigung zu Druckparesen 332
- bei hereditärem Lipidstoffwechselstörung 332
- infektiös bedingte 328
- metabolische, hereditäre 332
- motorische, multifokale 328 f
- motorisch-sensorische, hereditäre 332 f
- nichtmetabolische, hereditäre 332 f
- periphere 316 f
- radikuläre, lumbosakrale 395
- sensible, subakute 406
- sensorische, hereditäre 397
- tomakulöse 332
- urämische 324
- vaskulitische 328 f
- Zusatzdiagnostik 391

Neuropathiesyndrom 316 f, 390
Neuropeptide, vasoaktive 184
Neurophysiologie 317
Neuroprotektion 212
Neuropsychologie 352 f
Neuroradiologie 353 f
Neurosekretion 142
Neurosonographie 353
Neurostimulation 212
Neurosyphilis 230 f
- meningovaskuläre 230
- Symptomentwicklung 231

Neurotmesis 330 f
Neurotransmitter 108, 116, 210
- vegetatives System 140

Neurotransmitteraktivität, verminderte 182
Neurotrophische Faktoren 212
Neurotuberkulose 232
Neurozystizerkose 250 f
Niemann-Pick-Krankheit 306 f, 387
Ninhydrintest 152, 321
Non-Hodgkin-Lymphom, zerebrales 260 f
Noradrenalin 140, 148
Normaldruckhydrozephalus 160 ff
- nach Schädel-Hirn-Trauma 269

Nozizeption 108 f
NREM-Schlaf 112 f, 363
Nuclei pontis 44
Nucleus
- cochlearis
- - anterior 100 f
- - posterior 100 f
- fastigii 54 ff
- lentiformis 210
- olfactorius 76 f

Nucleus, Onuf 156
- pulposus 30
- ruber 54 f, 71
- sensorius principalis 94 f
- subthalamicus 66
- - Ausschaltung 212
- suprachiasmaticus 112
- thoracicus 104
- tractus
- - mesencephali 94 f
- - solitarii 78 f, 96 f, 148 ff
- - spinalis 94, 96
- vestibularis 27, 54 f
Nucleus-caudatus-Hämatom 176
Nucleus-ruber-Läsion 358
Nucleus-ruber-Syndrom 358
Nuklearmedizin 354
Nutritionsreflex 40
Nystagmus 70, 88 f
- blickparetischer 88
- dissoziierter 86, 215, 312
- horizontaler 88
- kongenitaler 88
- multiple Sklerose 215 f
- optokinetischer 84, 88
- peripher-vestibulärer 88 f
- physiologischer 88
- retractorius 358
- rotatorischer 88
- spontaner 58
- torsioneller 88
- Untersuchung 88
- vertikaler 88
- Wernicke-Enzephalopathie 312
- zentral-vestibulärer 88

O

Oberarmschwäche 335
Oberflächensensibilität 104
- Prüfung 106
Oberschenkelschwäche 335
Obstipation 371
- Parkinson-Syndrom 208
Ocular tilt reaction 70
Odynophagie 102
OKN (optokinetischer Nystagmus) 84, 88
Okulomotorik 54, 84 f
- kortikale Repräsentation 85 f
Okulomotoriuskern 54
Okulomotoriuskernläsion 358
Okulomotoriusparese 86 f, 358
- externe 325
- Klivuskantensyndrom 74
- komplette 86
- nukleäre, ipsilaterale 46
- Pupillenweite 92
Okzipitallappenepilepsie 194
Olfaktoriusmeningeom 254
Olfaktoriussyndrom 74 f
Oligodendrogliom 256, 377
- anaplastisches 260 f
Oozysten 250 f
Ophthalmoplegie 158
- externe 53
- internukleäre 86 f
- Mitochondriopathie 340 f
- Varicella-Zoster-Virus-Infektion 238
Ophthalmoskopie 80
Opiatgebrauch 314
Opioidpeptide, endogene 368
Opisthotonus 66, 222
- Tollwut 246 f
Oppenheim-Reflex 40
Opsoklonus-Ataxie-Syndrom 278
Opsoklonus-Myoklonus 388
Optikusatrophie 159
- Keilbeinflügelsyndrom 74
- Orbitaspitzensyndrom 74
Optikusneuritis 214 f
Orbicularis-oculi-Reflex 26, 96
Orbicularis-oris-Reflex 96
Orbita 4 f
Orbitaachse 84 f
Orbitalphlegmone 227
Orbitaspitzenläsion 74 f
Orbitaspitzensyndrom 74 f
Orbitofrontalschädigung 122
Orbitopathie, endokrine 311
Organe, zirkumventrikuläre 140
Organtuberkulose 232
Organum vasculosum laminae terminalis 140 f
Orientierung 353
- im Raum 56
Orientierungsstörung 132 f
- Alzheimer-Krankheit 297
- räumliche 128, 132 f
Orthostasetest 149, 370
Osler-Rendu-Weber-Krankheit 294
Osmoregulation 8
Osmorezeptoren 143, 310
Ossifikation, heterotope 379
Östradiol, hypothalamisch-hypophysäre Funktion 368
Oszillopsie 58
Otholithenmembran 56 f
β-Oxidations-Störung 340
Oxytocin 142

P

Pachygyrie 381
Pachymeninx 6
Paläozerebellum 54
Palatookzipitallinie 293
Palilalie 68
Pallidotomie 212
Pallidum 210
Palmomentalreflex 96
Panarteriitis nodosa 180
Pancoast-Tumor 320
Pandysautonomie 325
- diabetische 395
Panenzephalitis, sklerosierende, subakute 68
Panikstörung 202 f
Papez-Leitungsbogen 144
Papillenatrophie
- Neurosyphilis 230
- temporale 215
Paragangliom 258
Paragrammatismus 124
Paralyse
- hypokaliämische, generalisierte 338
- progressive 230 f
- spastische, familiäre 384
Paramyotonia congenita 338 f, 398, 401
Paramyotonie 52
Paraneoplastisches Syndrom 342, 347, 388
- - neuromuskuläres 406
Paraparese 46
- spastische, tropische 304, 384
Paraphasien 126 f
- phonematische 127
- semantische 124
Paraplegie 274
- schlaffe 48
- spastische, familiäre 286
Paraplexia in flexion 214
Parapraxie 128
Parasomnie 114, 116
Paraspastik 48
- Gang 61
Parästhesien 49, 106
- Migräneaura 184
- multiple Sklerose 214
- Neuropathie
- - diabetische 324 f
- - periphere 316
- Porphyrie 332
- Schlaganfall 166

Parasympathikus 140f, 146f
– Blasenfunktionssteuerung 156f
– gastrointestinale Funktion 154f
– Herz-Kreislauf-Regulation 148f
– Kerngebiet 140
– Pupillomotorik 90
Parasympatholytika 92
Parese
– asymmetrische 397
– bilaterale, symmetrische, akute 326
– distal betonte 397
– distale 344
– – asymmetrische, progrediente 328
– episodische 397
– gekreuzte 47
– generalisierte, akute 397
– Guillain-Barré-Syndrom 326
– ipsilaterale 46
– lokalisierte 397
– multiple Sklerose 214
– periphere 47, 316
– – generalisierte 332
– – Porphyrie 332
– proximal betonte 397
– schlaffe
– – aufsteigende 246
– – Poliomyelitis 242
– – Tollwut 246
– supranukleäre, progressive 302f
– symmetrisch distale 347
– zentrale 288, 291
Parietallappenepilepsie 194
Parinaud-Syndrom 70, 92f
Parkinson-Krankheit
– Blasenfunktionsstörung 372
– Gang 61
Parkinson-Plus-Syndrom 302
Parkinson-Syndrom 64, 206ff, 357
– atypisches 302f
– medikamentös bedingtes 386
– Pathogenese 210f
– Sturzattacke 374
– symptomatisches 383
– Symptome 206ff
– – motorische 208
– – sensorische 208
– – vegetative 208f
– Therapie 212f
Parkinson-Tremor 62
Parosmie 76
Paroxysmale Störung, multiple Sklerose 216f
Patau-Syndrom 381
Pedunculus cerebellaris
– – inferior 54
– – medius 54
– – – Läsion 359
– – superior 54
– – – Läsion 358, 360
Pelizaeus-Merzbacher-Krankheit 387
Pendelnystagmus 88
Penumbra, ischämische 174
Perineurium 2
Peristaltik 154
Perkussionsmyotonie 338f
Perlèche 287
Peronaeusdruckparese 333
Persönlichkeitsveränderung
– Meningoenzephalitis, virale 234f
– Neurosyphilis 230
Pes cavus 332
Pfeilnaht 4
Phakomatose 294f, 381
Phänomen der untergehenden Sonne 290
Phänotyp 288f
Phantomschmerz 363
Phäochromozytom 258
Pharyngealreflex 26
Phencyclidingebrauch 314
Phenylketonurie 306
Pholedrintropfen 92
Phonation 130
Phonophobie 184
Phosphofructokinase-Mangel 402
Photophobie 184, 222
Photopsien 184
Phytansäure 332
Pia mater
– – cranialis s. Hirnhaut, weiche
– – spinalis 30f
PICA s. Arteria cerebelli inferior posterior
Pick-Krankheit 298f, 367
Pilzinfektion, opportunistische 248f
Pinealistumor 258f, 377
Pinpoint pupils 92
Pisa-Syndrom 65f
Plasmaosmolalität 310
Plasmapherese 342
Plasmodium falciparum 250
Plasmozytom 328
Platybasie 292f
Platysmaparese 99
Plexus
– brachialis (s. auch Armplexus) 32, 34f
– cervicalis 32, 34f
– – Hautversorgung 35
– choroideus 8f
– coccygeus 32
– hypogastricus 156
– lumbalis (s. auch Beinplexus) 32, 36f
– – Hautversorgung 37
– myentericus 154
– pelvicus 156
– pterygoideus 20f
– sacralis 32, 36
– submucosus 154
– venosi vertebrales interni 22
Plexus-choroideus-Papillom 256f
Plexus-choroideus-Tumor 377
Plexusläsion 318
– Ursache 393
Plexus-lumbalis-Läsion 318, 321
Plexusneuropathie, lumbosakrale 395
Plexus-sacralis-Läsion 318
Pneumokokkenmeningitis 376
Pneumonie, Zytomegalievirus-Infektion 244
PNP s. Polyneuropathie
POEMS-Syndrom 328
Poliomyelitis 242f, 385
Polioviren 242
Poliovireninfektion, asymptomatische 242
Pollakisurie 160
Polymyalgia rheumatica 52
Polymyositis 52, 344f, 406
– HIV-Infektion 240
– toxisch bedingte 405
Polyneuropathie 50, 316
– diabetische 395
– distal symmetrische 324
– entzündliche 326ff
– hereditäre, Genetik 396
– hypoglykämische 395
– der kleinen Fasern 395
– paraproteinämische 328f, 406
– sensomotorische 406
– – distal symmetrische 328
– – symmetrische 324f
– toxische 286f
Polyradikulitis, Herpes-simplex-Virusinfektion 236
Polyradikuloneuropathie
– demyelinisierende, entzündliche, akute 395
– HIV-Infektion 240
– Neuroborreliose 228

Polyradikulopathie
- demyelinisierende, chronisch entzündliche 327 f
- lumbosakrale, Zytomegalievirus-Infektion 244
- paraneoplastische 406
Polysomnographie 114
Polytrauma 266
Pons s. auch Brücke
- infarkt 170
- - lakunärer 359
- läsion 359 f
- - akute 92 f
- - dorsale 360
- - einseitige 86
- - lakunäre 359
- - ventrale, bilaterale 359
Pontomedulläres Syndrom, laterales 70
Pontozerebellum 44, 54 f
Porenzephalie 290 f, 381
Porphyrie 332 f
- intermittierende, akute 332 f
Positionsversuch 276 f
Postanoxisches Syndrom 308
Postpolio-Syndrom 242 f
Posttraumatisches Syndrom 268, 379
Potentiale
- evozierte 352
- - multiple Sklerose 218
- postsynaptische
- - exzitatorische 198
- - inhibitorische 198
Prächiasmale Läsion 82
Prädelir 312
Prämotorische Region, Läsion 122
Primärkomplex, tuberkulöser 232
PRIND (prolongiertes reversibles ischämisches neurologisches Defizit) 166 f
Prion-Krankheit 252 f
Prion-Protein 252 f
Progesteron, hypothalamisch-hypophysäre Funktion 368
Progressive ischemic stroke 166
Projektionsfelder, kortikale 24
Prolactin 143
- hypothalamisch-hypophysäre Funktion 368
Prolactinspiegelerhöhung 258
Prolaktinom 258
Prolongiertes reversibles ischämisches neurologisches Defizit 166 f
PROMM (proxiale myotone Myopathie) 338, 401
Pronator-teres-Syndrom 320
Propriozeptoren 104
Propulsion 206 f
Prosencephalon 2
Prosodie 124
Prosopagnosie 80
Prothese, neurokybernetische 198
Protopathisches System 104
Protozoeninfektion 250 f
Pseudobulbärparalyse 70, 304, 362
Pseudodemenz 297, 367
Pseudoinsomnie 114
Pseudo-Lupus-erythematodes 405
Pseudoobstruktion, intestinale 371
Pseudoradikuläres Syndrom 32, 318, 392
- - Ursache 320
Pseudotumor cerebri 160, 372
Psychiatrische Erkrankung, Schlafstörung 114
Psychische Veränderung, Schlaganfall 166
Pterion 4
Ptosis, Facies myopathica 335
Punktmutation 288
Pupille, erweiterte, lichtstarre 92
Pupillenerweiterung (s. auch Mydriasis), einseitige 92
Pupilleninnervationsstörung
- parasympathische 92 f
- sympathische 92 f
Pupillen-Lichtreflex 26
Pupillenstörung 92 f
- Drucksteigerung, intrakranielle 158
Pupillenverengung (s. auch Miose), einseitige 92
Pupillenweite, Koma 119
Pupillomotorik 90 f
- Koma 119
- Untersuchung 92
Pupillotonie 92 f
Puppenkopfphänomen 26, 118 f, 302 f
Putamen 210 f
Putameneinblutung 176
pw-Doppler 353
Pyknolepsie 196
Pyramidenbahn 44 f, 72 f
Pyramidenbahnläsion 358, 360
- pontine 359
Pyramidenbahnzeichen 40
Pyramidenregion, Läsion 46 f
Pyramidenseitenstrang, Läsion 46
Pyridostigminbromid 342
Pyrimethamin 250

Q

Quadrantenanopsie 82 f
Quadriceps-femoris-Reflex 40
Quadrizepsparese 325
- Gang 61
Quadrizepssehnenreflex 319
- Verlust 344
Queckenstedt-Test 373
Querschnittslähmung, Myelitis 223
Querschnittssyndrom 48, 274 f
- Infarkt, spinaler, kompletter 282
- inkomplettes 48
- komplettes 48
- sensibles 214
- traumatisches, Klassifikation 380
- Tuberkulose, spinale 232

R

Rabies s. Tollwut
Radialisdruckparese 332 f
Radialisparese 322, 394
Radiatio optica 80 f
Radikalfänger 212
Radikuläre Läsion 318 f
Radikuläre Symptome 48
Radikuläres Syndrom, Ursache 320, 392
Radikulitis
- Herpes-simplex-Virusinfektion 236
- Varicella-Zoster-Virus-Infektion 238
Radikuloneuropathie, thorakolumbale 395
Radikulopathie 316, 321
- lumbale 318
Radiologie 353 f
Radiotherapie, Enzephalopathie 389
Ragged red fibers 341
Ramsay-Hunt-Syndrom 238
Ranvier-Schnürring 2
RAS (retikuläres aktivierendes System) 116, 118
Raum
- infratentorieller 6 f
- supratentorieller 6 f

Raumforderung, intrakranielle 162 f, 372
Raumtiefe 80
Rausch, pathologischer 312
Rautenhirn 2
Raymond-Céstan-Syndrom 360
Reaktivierungstuberkulose 232
Rebound headache 188
Reboundnystagmus 277
Rebound-Phänomen 276 f
Recklinghausen-Krankheit 294
Reflex
- kutiviszeraler 110 f
- okulozephaler 26
- optokinetischer 84
- spinal-vegetativer, Rückbildung 48
- vegetativer 40
- - spinaler 110
- vestibulookulärer 26, 84, 88, 276
- - Koma 118 f
- viszerokutaner 110 f
- viszeromotorischer 110 f
- viszeroviszeraler 110
Reflexbewegung 42
Reflexbogen 40 f
Reflexdystrophie, sympathische 110
Reflexmyoklonus 66
Reflexstörung 46
- Lähmung, periphere 50
Reflexsysteme 26
Refsum-Krankheit 278, 332
Regelgrößen, hypothalamisch-hypophysäre 368
Regelkreis
- geschlossener, neuroendokrine Steuerung 142
- vestibulozerebellarer 54
Reithosenanästhesie 48
REM-Schlaf 112 f, 363
Renin 143
Renin-Angiotensin-Aldosteron-System 148
Restharnmenge 218
Restless-legs-Syndrom 66, 114
Retardierung
- mentale 381
- psychomotorische, progrediente 306
Retikuläres aktivierendes System 116, 118
Retina 80
Retinadegeneration 388
Retinopathie, Mitochondriopathie 341
Retrobulbärneuritis 214
Retrochiasmale Läsion 82
Retrokollis 64, 302
Retropulsion 206 f
Rhabdomyolyse 346, 406
Rhexisblutung 181
Rhizopus 248
Rhombencephalon 2
Rhythmogenese 26
Rhythmus, zirkadianer, Schlaf 112 f
Riechbahn 76 f
Riechepithel 76
Riechprüfung 76
Riechstörung 76
Riesenaxon-Neuropathie 397
Rigidität 206
Rigor 206 f, 210
- Creutzfeldt-Jakob-Krankheit 252
- Degeneration, kortikobasale 302
Riluzol 304
Rindenblindheit 82 f
Rippenatmung 150 f
Romberg-Versuch 276, 287
Röntgendiagnostik, konventionelle 354
Rosenthal-Vene 18 f
Ross-Syndrom 92
Röteln-Panenzephalitis, progrediente 278
Rotempfindlichkeit 82
Rückenmark 2 f, 30 f, 331
Rückenmarksgefäße 22 f
Rückenmarkskompression, Gibbusbedingte 233
Rückenmarksläsion 48 f
- Blasenfunktionsstörung 372
- Höhenlokalisation 48 f
- Symptome 381
- Therapieprinzipien 380
Rückenmarktrauma 274 f
- geschlossenes 274
Rucknystagmus 88
Ruhetremor 62 f, 206 f, 357
- Pathophysiologie 210
Rumpfataxie 54, 276
- multiple Sklerose 216

S

SAE (subkortikale arteriosklerotische Enzephalopathie) 172 f, 298
Sakkaden 84, 276 f
Sakkadenstörung 70
Sakkulus 56
Sakralmarkläsion 48
Sakralnerven 31
Salk-Polioimpfung 242
Sanduhrneurinom 320
Sarkoglykanopathie 336, 398
Sarkom, zerebrales, primäres 260
Saugreflex 96
Scapula alata 394
Schädel 4 f
Schädelbasis 4 f
Schädelbasisfraktur 266 f, 269
Schädelbasismetastase 262
Schädelbasissyndrom 74 f, 98
Schädelbasistumor 254
Schädeldach 4 f
Schädelfraktur 266
Schädel-Hirn-Trauma 266 ff
- Beurteilungskriterien 379
- Erstmaßnahmen am Unfallort 270 f
- Primärschaden 266
- Prognose 268
- radiologische Befunde 269
- Sekundärschaden 268
- Spätfolgen 379
- Therapie 270
Schädelhöhle 4 f, 7
Schädelimpression 267
Schallaufnahme 100
Schaukelnystagmus 70
Schellong-Test 370
Schielwinkel, sekundärer 86
Schilddrüsenfunktionsstörung 347
Schilddrüsenhormone 143
- hypothalamisch-hypophysäre Funktion 142 f, 368
Schizenzephalie 381
Schlaf 112 f
- imperativer 114
Schlafapnoe, obstruktive 114
Schlafapnoe-Syndrom 116
Schlafarchitektur 112 f
Schlaflähmung 114
Schlafpolygraphie 112
Schlafprofil 112 f
Schlafstadien 112 f, 363
Schlafstörung 114 f
- altersbezogene 382
- Parkinson-Syndrom 208
Schlaf-Wach-Rhythmus 112
- gestörter 114
Schlafzyklus 112

Schlaganfall 166 ff, 172 ff
- Pathophysiologie 174 f
- Risikofaktoren 172
- Ursache 172
Schluckreflex 102
Schluckstörung s. Dysphagie
Schluckvorgang 102 f
Schmeckprüfung 78
Schmeckstörung 78
Schmerzaufnahme 108 f
Schmerzempfinden, Verlust, einseitiger 360
Schmerzen 108 ff
- chronische 363
- lanzinierende 230 f
- multiple Sklerose 214
- neuropathische 108, 363, 390
- nozizeptive 108, 363
- Parkinson-Syndrom 208 f
- projizierte 108
- psychogene 363
- radikuläre 363
- somatische 108 f
- spontane 170
- übertragene 363
- viszerale 108 f
- - übertragene 108, 110
- zentrale 363
Schmerzformen 363
Schmerzkrankheit 138, 363
Schmerzmodifikation 109
Schmerzprojektion 188 f
Schmerzschwelle 108
Schmerzsyndrom, regionales, komplexes 110
Schmerzverarbeitung 108 f
Schmerzweiterleitung 108
Schmetterlingserythem 345
Schmetterlingsgliom 260
Schnauzreflex 96
Schock, spinaler 48, 274
Schoenlein-Henoch-Vaskulitis 181
Schreckreaktion 68
- akustische 26
Schreibkrampf 64 f
Schulter-Arm-Region, Mononeuropathie 322
Schultergürtelschwäche 335
Schultermyatrophie, neuralgische 321
Schutzreflex 42
Schweißdrüseninnervation 152 f
Schweißsekretionsstörung 152
Schwindel 58 f
- Hirntumor 254
- multiple Sklerose 216
- nichtvestibulärer 58 f
- peripher-vestibulärer 58
- physiologischer 58
- Schlaganfall 166
- zentral-vestibulärer 58
Schwitzen 56
- gustatorisches 362
- thermoregulatorisches, Störung 152
Schwurhand 322, 394
Seborrhö 208
Seesaw-Nystagmus 70
Segawa-Syndrom 64, 208
Segmentarterien 22
Segmentkennmuskeln 275
Sehachse 84 f
Sehbahn 80 f
Sehbahnläsion
- prächiasmale 82
- retrochiasmale 82
Sehen, stereoskopisches 80
Sehnenreflex 40
Sehrinde 80 f
Sehstörung
- Creutzfeldt-Jakob-Krankheit 252
- Drucksteigerung, intrakranielle 158
- Leukenzephalopathie, multifokale, progressive 244
- multiple Sklerose 214 ff
- Parkinson-Syndrom 208
- Pseudotumor cerebri 160
- Schlaganfall 166
Sehverlust, plötzlicher 168
Seiltänzergang 276 f
Sellatumor 377
Sensibilität 104 f
Sensibilitätsstörung 106 f, 316 f, 390
- dissoziierte 48, 107, 361
- Lokalisation 106
- multiple Sklerose 214
- radikuläre 106 f, 318
- Schlaganfall 166
- spinale 106 f
SEP (somatosensorisch evozierte Potentiale) 352
Sepsis 347
Septum-pellucidum-Fehlbildung, zystische 290
Sexualfunktion, Steuerung 156
Sexualität
- multiple Sklerose 216
- Parkinson-Syndrom 208
Sexualitätsstörung, Läsion des limbischen Systems 369
Sheehan-Syndrom 258
Shulman-Syndrom 344
Shunt, portokavaler 308
Sichel, temporale 81
Siderose, meningeale 278
Simulation 138 f
Singultus 68
- Medulla-oblongata-infarkt 166
Sinus
- caroticus 10
- cavernosus 18 f, 29
- durae matris 18 f
- petrosus superior 18 f
- rectus 18 f
- sagittalis
- - inferior 19
- - superior 18 f
- sigmoideus 19, 181
- sphenoidalis s. Keilbeinhöhle
- sphenoparietalis 19
- tentorii 18
- transversus 18 f, 29, 181
Sinusarrhythmie, respiratorische 370
Sinus-cavernosus-Syndrom 74 f, 93
Sinus-cavernosus-Thrombose 74
- septische 20
Sinusitis 186 f
Sinusthrombose 180 f
- aseptische 180 f
- septische 180
Skalp s. Kopfschwarte
Skaphozephalus 381
Skelettmuskel 53
- paraneoplastisches Syndrom 406
Skew deviation 70, 89
Skoliose 281
Skotom 82 f
- bitemporales 82
- homonymes
- - bilaterales 82
- - unilaterales 82
- temporales, oberes 82
SMA s. Muskelatrophie, spinale
Somatisierung 138 f
Somatisierungsstörung 138
Somatoforme Störung 138
Somatomedine 143
Somnambulismus 114
Somnolenz 116 f
Somnotypen 112
Sonographie 353
Soor 248 f
Sopor 116 f

Sozialverhaltensänderung 122
Spannungskopfschmerz 182 f, 190
- chronischer 373
Spasmus nutans 88
Spastik 46 f
- multiple Sklerose 214
Speicherkrankheit, Kleinhirnschädigung 278
Spielmeyer-Vogt-Krankheit 307
Spina bifida 292 f
- - occulta 292 f
Spinalarterien 22 f
Spinalganglion 2 f
Spinalis-anterior-Syndrom 48
Spinalnerv 2 f
- Ramus meningeus 30
Spinalnervenwurzelläsion 50 f
Spinalparalyse, spastische, familiäre 286 f, 304, 384
Spinngewebshaut s. Arachnoidea
Spinozerebelläres System 104
Spinozerebellum 54 f
Split-brain-Syndrom 24
Spondylitis 283
- tuberkulöse 232 f
Spondylolisthesis 320, 392
Spondylolyse 320, 392
Spondylosis deformans 392
Spontanbewegungen 50
- Koma 118 f
Spontannystagmus 88 f
Sprachdominanz 124
Sprache 124 f
- explosive 276
- Untersuchung 353
Sprachfähigkeit 124
Sprachhemmung 194
Sprachlautbildung 130
Sprachrepräsentation 124
Sprachstörung, Leukenzephalopathie, multifokale, progressive 244
Sprachverständnisstörung, Alzheimer-Krankheit 297
Sprechen 130 f
Sprechstörung 130 f
- Läsionstopik 366
- Poliomyelitis 242
- Schlaganfall 166
- zerebellär bedingte 276
SSPE (subakute sklerosierende Panenzephalitis) 68
Standataxie 54 f, 276
Standstörung 106
Standunsicherheit 302
Startle-Epilepsie 68
Startverzögerung 60 f
Status
- epilepticus 196
- lacunaris 172 f
- migraenosus 184
Stauungspapille 82, 158 ff
- Hirntumor 254 f
- Keilbeinflügelsyndrom 74
Steele-Richardson-Olszewski-Syndrom 302
Steifigkeit 52 f
Stellreflex 40, 42
Steppergang 60 f, 394
Stereotaxie 212
Steroidmyopathie 347
Steuerhormone 142
Stiff-person-Syndrom 60, 68, 388
Stimmbildung 130
Stimmstörung 64
Stimulationselektromyographie 343, 399
Streckspasmen 158
Streß, oxidativer 212
Stria terminalis 144 f
Striatum 210
Striatumatrophie 300
ST-Strecken-Senkung 148
Stuhlinkontinenz 371
Stupor 116
Sturge-Weber-Syndrom 294 f
Sturzattacke 204 f
- Ursache 374
Stützmotorik 54
Subarachnoidalblutung 166 f, 176 ff
- traumatisch bedingte 270
Subarachnoidalraum 6, 8
- spinaler 30 f
Subclavian-steal-Phänomen 170 f
Subclavian-steal-Syndrom 170
Subduralhämatom s. Hämatom, subdurales
Subduralraum 6
Subependymom 256
Subfornikalorgan 140
Subkortikale Strukturen 24 f
Substantia
- gelatinosa 104
- nigra 27, 71, 210 f
- - Läsion 358
- - Pigmentverlust 210
Substanzgebrauch, Kopfschmerzen 188 f
Substanzmißbrauch, Enzephalopathie 312 f
Subtraktion, serielle 353
Sulfadiazin 250
Superoxiddismutase 304
Supinatorsyndrom 322
Supratentorielle Läsion 86
Suralisbiopsie 391
Sutura
- coronalis 4 f
- lambdoidea 4 f
- sagittalis 4
Swinging-flashlight-Test 92
Sympathikus 140 f, 146 f
- Blasenfunktionssteuerung 156 f
- gastrointestinale Funktion 154 f
- Herz-Kreislauf-Regulation 148 f
- Kerngebiet 140
- Pupillomotorik 90
- Schweißsekretionssteuerung 152
Sympathikusbahn, zentrale, Läsion 360
Sympathikusläsion, lumbale 318, 321
Synapse
- dopaminerge, striatale 213
- neuromuskuläre 2, 342 f
Syndrom
- der inadäquaten ADH-Sekretion 310
- des 1. motorischen Neurons 304 f
- des 1. und 2. motorischen Neurons 304
- des 2. motorischen Neurons 304
Synkinesien 46, 362
- faziale 99
Synkope 68, 200 f
- kardiale 374
- metabolisch bedingte 374
- Ursache 374
- zerebrovaskuläre 374
Syringomyelie 107, 273, 284 f
Systemmykose, opportunistische 248

T

Tabak-Alkohol-Amblyopie 314
Tabes dorsalis 230 f
Tachyzoiten 250
Taenia solium 250
Tagesschläfrigkeit 114, 150
Tag-Nacht-Rhythmus-Störung 297
Takayasu-Arteriitis 180
Tangier-Krankheit 332
Tarsaltunnelsyndrom 394
Taschenmesserphänomen 46

Tay-Sachs-Krankheit 387
Teichopsie 184
Teleangiektasie, familiäre 294
Teleangiektasien 344 f
– okuläre 281
Telencephalon s. auch Großhirn
– impar 2
Temperaturempfinden, Verlust, einseitiger 360
Temporallappenepilepsie 194
Tendomyalgie 318
Tendomyopathie, generalisierte 32
Tendomyose 32
Tentorium cerebelli 6 f
Tentoriumschlitz 6
Territorialinfarkt 167 f, 172 f
Testosteron, hypothalamisch-hypophysäre Funktion 368
Tetanie 204, 371
Tethered-cord-Syndrom 292 f
Tetraparese 46
Tetraplegie 46, 274
– Locked-in-Syndrom 359
– schlaffe 48
Tetraspastik 48
Thalamokortikale Projektionen 56 f, 130 f, 185, 210 f
Thalamus 54 ff, 58
– Schmerzverarbeitung 108 f
Thalamusblutung 176 f
Thalamushand 170
Thalamusinfarkt 170
– paramedianer, bilateraler 116
Thalamuskerne 94
Thalamusschmerz 170
Thermhypästhesie 316
Thermoregulation 152 f
Thermosensoren 104, 152
Thiaminmangel 278, 312
Thomsen-Myotonie 401
Thorakalnerven 31
Thorakolumbales System 140
Thromboembolie, infektiöse 226 f
Thrombolysetherapie 174
Thrombophlebitis, bakterielle, zerebrale 226 f
Thrombose 172 f
Thrombozytenfunktionshemmer 174
Thymektomie 342
Thymusgröße 404
TIA (transitorische ischämische Attacke) 166
Tibialis-posterior-Reflex 40, 319
Tic 66, 68 f, 383
Tiefensensibilität 104 f
– Prüfung 106
Tinnitus 70
TOKP-Vergiftung 286
Tollwut 246 f
– salvatische 246
– urbane 246
Tollwutvirus, Infektionsweg 246 f
Tolosa-Hunt-Syndrom 74
Tonsillenherniation 162 f
Torsionsdystonie, idiopathische 64
Tortikollis 64 f, 88
Tourette-Syndrom 68
Toxoplasma gondii 250
Toxoplasmose 250 f
– konnatale 250
Trachealreflex 26
Tractus
– corticonuclearis 27, 44, 94 ff
– corticopontinus 27
– corticospinalis 27
– – anterior 44
– – lateralis 44
– olfactorius 76 f
– olivocerebellaris 54
– opticus 27 ff, 80 f
– reticulospinalis 44
– rubrospinalis 44
– spinocerebellaris 104 f
– – posterior 54, 57
– spinothalamicus 72, 140
– – anterior 104 f
– – lateralis 73, 104 f
– – – Läsion 360
– thalamocorticalis 104 f
– vestibulospinalis 44, 57
– – lateralis 56
Tractus-spinothalamicus-Läsion 360
Transitorische ischämische Attacke 166
Transplantation mesenzephaler Dopaminzellen 212
Traumafolgen, zerebrale 269 f
Tremor 62 f, 206 f, 357
– essentieller 357
– physiologischer 357
– psychogener 357
– zerebellärer 357
Tremorfrequenz 62
Trendelenburg-Zeichen 323
Treponema pallidum 230
TRH 143
Triceps-surae-Reflex 40, 319
Trigeminokortikale Verbindungen 94 f
Trigemino-vaskuläres System 184 ff
Trigeminuskernläsion 360
Trigeminusneuralgie 186 f
– multiple Sklerose 214
– Therapie 190
Trisomie 381
Trizepsreflex 40
Trizepssehnenreflex 319
Trochlearisparese 86 f, 358
Trommelfell 100 f
Trömner-Reflex 40
Truncus
– brachiocephalicus, Embolusquelle 168
– cerebri s. Hirnstamm
TSH (thyreoideastimulierendes Hormon) 142 f
Tuberkulom 232 f
Tuberkulose 232
– spinale 232
Tuberöse Sklerose 294 f
Tumor
– embryonaler 377
– von-Hippel-Lindau-Krankheit 294
– meningealer 377
– neuroektodermaler, primitiver 260
– neuroepithelialer, Malignität 377
– Neurofibromatose 294
– neuronal-glialer 377
– paraspinaler 320
– spinaler
– – extraduraler 284 f
– – extramedullärer 284 f
– – – intraduraler 320
– – intramedullärer 284 f
– – Therapie 286
– tuberöse Sklerose 294
Tumorsuppressorgen-Krankheit 294
Turner-Syndrom 381
Turrizephalus 381

U

Übelkeit 56
– Druckerniedrigung, intrakranielle 160
– Drucksteigerung, intrakranielle 158
– Hirntumor 254
Übergang, kraniozervikaler, Anomalie 292 f
Uhrentest 137
Uhthoff-Phänomen 216
Ulegyrie 381
Ulkus, neuropathisches 325

Ulnarisparese 322, 394
Unterberger-Tretversuch 276
Untersuchung (s. auch Diagnostik)
- klinisch-chemische 391, 399, 407
- klinische 350f
Urämie 324
Urin, nachdunkelnder 333
Utrikulus 56

V

Vagus-Nerv-Stimulator 198
Valaciclovir 238
Valsalva-Manöver 370
Varicella-Zoster-Virus
- Latenzphase, ganglionäre 238f
- Reaktivierung 238
Varicella-Zoster-Virus-Infektion 238f
Varizellen 238f
Vaskulitis
- bakterielle, zerebrale 226f
- Varicella-Zoster-Virus-Infektion 238
- zerebrale 180f, 216
Vasocorona 22f
Vasopressin 142f
Vasospasmus 176
Vater-Pacini-Körperchen 104f
Vegetative Störung 316, 390
- - Tollwut 246
Vegetative Symptome
- - multiple Sklerose 216f
- - Rückenmarksläsion 48
Vegetativer Zustand 120f
Vegetatives System s. Nervensystem, vegetatives
Vena
- basilaris 18f
- cerebri
- - interna 18f
- - magna 18f
- - media superficialis 18
- cervicalis profunda 20f
- facialis 18f
- Galeni 18f
- jugularis interna 18f
- occipitalis 18f
- petrosa 18f
- radicularis 22f
- retromandibularis 18f
- spinalis
- - anterior 22f
- - posterior 22f
- vertebralis 20
Venae
- cerebri
- - inferiores 18
- - profundae 18
- - superficiales 18
- - superiores 18f
- diploicae 18f
- emissariae 18
Venen
- extrakranielle 20f
- extrazerebrale 18f
- intrakranielle 18f
- kraniale 18
- kraniozervikale 20f
- spinale 22
- zerebrale s. Hirnvenen
- zervikale 18
Venenwinkel 18f
Ventrikeleinblutung 176
Ventrikelkompression 162f
Ventrikelsystem 8f
Ventrikulitis 222f
- bakterielle 226f
- Zytomegalievirus-Infektion 244f
VEP (visuelle evozierte Potentiale) 352
Verbrennung, Enzephalopathie 312
Vererbung 288f
Vergenzbewegungen 84
Vergeßlichkeit 134
Verhaltensänderung 122f
- Alzheimer-Krankheit 297
- Creutzfeldt-Jakob-Krankheit 252
- Drucksteigerung, intrakranielle 158
- Herpes-simplex-Virus-Enzephalitis 236f
- Hirntumor 254
- Huntington-Krankheit 300f
- multiple Sklerose 216f
- Normaldruckhydrozephalus 160
- Parese, supranukleäre, progressive 302
- Parkinson-Syndrom 206
- Pick-Krankheit 298
- nach Schädel-Hirn-Trauma 268
- nach Schlaganfall 166
Verhaltenstherapie bei Kopfschmerzen 190
Verkennung, illusionäre 122f
Verschlußhydrozephalus 158, 162f, 290
- Hämangioblastom, zerebelläres 256
- Kolloidzyste des 3. Ventrikels 258
Vertebrobasiläre Region, Ischämiesymptome 170f
Vertigo s. Schwindel
Verwirrtheitszustand 116f
- Alzheimer-Krankheit 297
- Läsion des limbischen Systems 369
Vestibularapparat 56f
Vestibuläre Störung 374
Vestibuläres System 56f
Vestibulariskerne 26, 56, 58
Vestibulozerebellum 54ff, 58
VIP 143
Virämie
- HIV 240
- Polioviren 242
- Varicella-Zoster-Virus 238
Virchow-Robin-Räume 6
Virostatikum 236, 238, 240, 244
Virusenzephalitis 376
Virusinfektion 234ff
- zerebrale 376
Virusmeningitis 376
Virusmyelitis 376
Viscerocranium s. Gesichtsschädel
Visusstörung, progrediente 214
Viszerosensoren 104
Vitamin-B_1-Mangel 278, 312
Vitamin-B_{12}-Mangel 286f
Vitamin-E-Mangel 278f
Volumendepletion 310
Volumenexpansion 310
Volumenregulation 310
VOR s. Reflex, vestibulookulärer
Vorderhirn 2
Vorderhornläsion 50
Vorderhornsyndrom 48
Vorderseitenstrang 104f
Vorgetäuschte Krankheit 138

W

Wachheitsstörung 116f
Wachkoma 120f
Wachstumshormon 143
- hypothalamisch-hypophysäre Funktion 368
Wadenhypertrophie 337
Waldenström-Makroglobulinämie 328
Wallenberg-Syndrom 70, 170, 361

Wärmeabgabe 152 f
Wärmebildung 152
Wasserhaushalt
- Hypophysenfunktion 142 f
- hypothalamisch-hypophysäre Funktion 368
Wasserhaushaltsstörung, Enzephalopathie 310 f
Wasserscheiden 22 f
Watschelgang 60
Weber-Syndrom 70, 358
Wegener-Granulomatose 180 f
Wehenhemmendes Mittel 338
Weinen, pathologisches 123, 166, 369
Wernicke-Aphasie 126 f
Wernicke-Enzephalopathie 278, 312 f
Wernicke-Korsakow-Syndrom 312, 314
Wernicke-Region 124 f
Wesensveränderung, Neurosyphilis 230
West-Syndrom 196
Willkürbewegung 42
Wilson-Krankheit 208, 278, 307, 309
Windpocken 238 f
Wirbelbogenfraktur 283
Wirbelfraktur, Therapieprinzipien 380
Wirbelkanal 30 f
- Durchmesser 30
Wirbelkörper-Berstungsfraktur 273
Wirbelkörperdestruktion 283
Wirbelkörperfraktur 272, 380
Wirbelkörper-Kompressionsfraktur 320
Wirbelkörpermetastase 262 f
Wirbelsäule 30 f
Wirbelsäuleninstabilität 272
Wirbelsäulenläsion, Therapieprinzipien 380
Wirbelsäulenstabilität, Beurteilung 272 f
Wirbelsäulentrauma 272 f
Wirbelveränderung, degenerative 320
Wiskott-Aldrich-Syndrom 260
Wortfindungsstörung, Alzheimer-Krankheit 297
Wurminfektion 250 f
Wurzeltasche 30 f
Wutausbrüche, unkontrollierte 369

X

Xanthoastrozytom, pleomorphes 256

Z

Zahnradphänomen 206
Zeckenbiß, Borrelienübertragung 228
Zehen, striatale 64
Zehendystonie 208 f
Zehengang 60
Zeigeversuche 276 f
Zellweger-Syndrom 386
Zentralskotom 82 f
- multiple Sklerose 214 f
Zentromedulläres Syndrom 48
Zerebelläre Symptome 276 f
Zerebellitis 222 f
Zerebralparese, infantile 288, 290 f
Zerebritis 222 f
Zervikalkanalstenose 285
Zervikalnerven 31
Zervikalsyndrom 188 f
Zisterne 8
- basale, vordere 8
ZNS 2 f, 24 ff
- Blasenfunktionskontrolle 156
- Infektionswege 225
- Kreislaufkontrolle 148
- Narbenbildung 220
ZNS-Erkrankung 166 ff
ZNS-Erregerinvasion, hämatogene 224 f
ZNS-Infektion 222 ff
- bakterielle 226 ff
- Lokalisation 222 f
- Pathogenese 224
- Therapie 224
- virale 234 ff
ZNS-Toxoplasmose 241
Zoster 106 f, 238 f
- sine herpete 238
Zosterexanthem 238 f
Zostermeningoenzephalitis 238
Zostermyelitis 238
Zungenbeinmuskeln, Innervation 94
Zungenbiß 199, 202
- Huntington-Krankheit 300
Zungenbrennen 286 f
Zungenlähmung 74
Zusatzuntersuchung 351
Zwerchfellatmung 150 f, 274
Zwerchfellmyoklonus 68
Zwischenhirn 2 f
Zyste, zerebrale 251
Zystizerkose, zerebrale 250 f
Zystozoiten 250
Zytoarchitektonik, kortikale 24 f
Zytokine, pyrogene 152
Zytomegalievirus 244 f
- Enteritis 244
- Enzephalitis 244
- intrauterine Infektion 244
- Meningitis 244
- Retinitis 244 f
- Vaskulitis 244
- Ventrikulitis 244 f